U0201824

张石革 主编

药师咨询
常见问题解答
——面向患者，答疑解惑

[第四版]

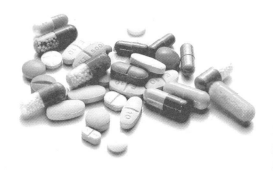

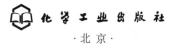

化学工业出版社

·北京·

内容提要

本书由知名药学专家荟萃临床药学知识和遣方用药经验,以问答的形式编撰而成。与上一版相比,本书新增200多个问答,全书1200多个问题均"来自患者,面向患者",问题来源于患者咨询中最常见、药师经常面对的疑问,解答的深度和力度力求贴近读者,简明易懂。

本书内容聚焦常见病及慢病的选药与用药,同时介绍了正确使用药物、认识药物另一面、药物相关知识。

本书可供临床药师、医师全面了解相关药品知识,作为接受患者咨询、正确解答疑问的案头参考书;也可有助于患者和广大百姓了解常见疾病常识,正确选药,安全合理用药。

图书在版编目(CIP)数据

药师咨询常见问题解答/张石革主编. —4版. —北京:
化学工业出版社,2020.6(2024.11重印)
ISBN 978-7-122-36455-5

Ⅰ. ①药… Ⅱ. ①张… Ⅲ. ①药物-问题解答
Ⅳ. ①R97-44

中国版本图书馆CIP数据核字(2020)第043378号

责任编辑:杨燕玲 满孝涵 郎红旗 装帧设计:张 辉
责任校对:宋 玮

出版发行:化学工业出版社
　　　　　(北京市东城区青年湖南街13号 邮政编码100011)
印　　装:大厂回族自治县聚鑫印刷有限责任公司
880mm×1230mm 1/32 印张21¾ 字数799千字
2024年11月北京第4版第4次印刷

购书咨询:010-64518888　　　　售后服务:010-64518899
网　　址:http://www.cip.com.cn
凡购买本书,如有缺损质量问题,本社销售中心负责调换。

定　　价:49.80元　　　　　　　　版权所有　违者必究

编辑委员会名单

前言 PREFACE

　　关注健康，珍爱生命！药师与医师、护师等"白衣战士"一起，是现代治疗团队的重要成员，是保障人民健康的主体力量，共同构筑成保护社会生产力的屏障。开展药学服务和药学咨询是时代赋予药师的使命，反映了现代医药服务模式和健康理念，体现了"以人为本"的宗旨，同时也是当代药师工作职责的拓展。解答公众在用药中的各种问题，指导患者安全与合理地用药，给予患者在用药全程中的关怀，是药师价值的体现，也是取得公众信任的最佳办法。但合理用药需要持之以恒，绝非一日之功，除掌握相应的法规外，药师尚需学习基础医学、循证医学、药物治疗学、药品经济学、药品社会学等综合知识。在药师工作中，最实际的内容是承接和解答患者有关用药的咨询，普及用药常识，审定和点评处方，提供"直接的和负责任的，以达到提高患者生命质量这一既定结果为目的与药物有关的服务"。

　　本书阐述了大众在常见病、慢病治疗中有关用药的诸多问题，包括懂药、选药、用药、管药的全程，对近千个药品常识进行了解释。相信会有助于药师了解200多种常见病和慢病的表现及选药，通晓合理用药的原则；同时也明白药亦是毒，药品是把双刃剑，在发挥药效的同时也会给人体带来不可回避的不良反应，提示患者在应用前宜仔细斟酌。

本书自2004年4月出版以来，由于选题新颖、理论前瞻、内容实用，深受读者的欢迎与肯定，已连续15年位居药学图书销售排行榜前列。但已历时15年，内容需要更新和补充；同时人类疾病谱在不断变换，临床诊疗指南也随之更新，因此，修订更新实属必须，以为广大药师和在临床一线工作者在疾病治疗中提供借鉴和参考。

编　者
2020年元月

目录 CONTENTS

第 一 篇　常见病及慢病的选药与用药

第 五 篇　正确使用药物

第 ④ 篇　药物相关知识

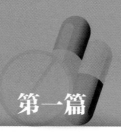

第一篇
常见病及慢病的选药与用药

选药首先必须看适应证，即所谓的"对症"！选药的原则可归纳为"安全、有效、经济、适宜"，其中最重要的是前两者。即在安全、无毒、不良反应小的情况下做到治疗有效或痊愈。

 ## 第一章　呼吸系统疾病

0001 感冒和流行性感冒有哪些不同?

（1）感冒（上感）　俗称伤风或急性鼻卡他，由鼻病毒、腺病毒、柯萨奇病毒、冠状病毒、副流感病毒等感染而致，其中鼻病毒常引起"鼻感冒"；腺病毒常引起"夏感冒"；埃可病毒和柯萨奇病毒常引起"胃肠型感冒"。感冒的传播途径有两种：① 直接接触传染；② 由感冒者的呼吸道分泌物（鼻黏液、打喷嚏或咳嗽产生的气溶胶）而传染。如感冒者以其鼻黏液传播病毒，污染手或室内物品，再由此到达易感者之手，进而种植于鼻黏膜。此外，人们对感冒病毒的易感性，也受许多因素（环境、体质、情绪）的影响。

（2）流行性感冒　俗称流感，常由流感病毒引起，一年四季中皆可发病，但以冬、春季较多，起病急，传染性强，往往在短时间内使很多人患病。流感一般2～3年小流行一次，多由B型病毒所致，如发生大的变异出现新的亚型，人体对新的亚型完全缺乏抵抗力，将会引发大的流行，大约15年发生一次。散发的流感多由C型病毒所致。儿童对流感病毒的抵抗力弱，发病率高于成年人，其中以5～14岁儿童高发。流感潜伏期为数小时至4天，并发症较多（如肺炎、心肌炎、心肌梗死、哮喘、中耳炎），年老人和体弱者易并发肺炎。

0002 流感是怎么传播的?

流感常常由流感病毒A型、B型、C型及变异型等（或者叫做甲、乙、丙型及变异型）所引起，病毒的外观和形态看起来，像球形或丝状形，其中A、B两型病毒的外部有糖蛋白层，内含血凝素和神经氨酸酶，极易发生变异；C型病毒含有血凝素，但不含神经氨酸酶，所以很少发生变异。

流感的传染源主要是患有流感的患者或无症状感染者，主要通过空气的飞沫传播，或由患者在打喷嚏、咳嗽、说话时所喷出的飞沫感染，其传染性极强，传播速度非常迅速，极易造成大流行。其潜伏期长者为4天，短者才2～6小时，一般为1～2天。

0003 感冒和流感各有哪些症状?

（1）感冒 发病较急，初起时常常会有"卡他症状"（即没有细菌或病毒感染的局部不适症状），后期才会出现全身症状。严重时可继发细菌感染，但普通感冒不会造成大的流行，并少见并发症。常见症状主要表现如下。

① 全身有畏寒、疲乏、无力、全身不适，有时有轻度发热或不发热、头痛、四肢痛、背部酸痛、食欲减退、腹胀、便秘等；幼儿则可能伴有高烧、呕吐、腹泻等症状。

② 鼻塞，病毒进入鼻黏膜细胞，释放出引起发炎的物质，使鼻腔及鼻甲黏膜充血、流鼻涕、或有水肿，同时嗅觉减退。

③ 打喷嚏，感冒后病毒进入鼻黏膜的细胞，黏膜细胞会释放出引起发炎的物质，鼻涕增多，使黏膜肿胀。肿胀的黏膜产生较多的呈黏液性或脓性黏液，有一部分会流出来，这就是流鼻涕。打喷嚏是由于鼻神经末梢觉察到鼻黏膜肿胀，大脑便作出反应，命令有关肌肉出现动作，便会打喷嚏。

④ 咽部可有轻、中度充血，咽喉肿痛、咽干燥感、声音嘶哑和咳嗽等症状。

⑤ 血常规检查可见白细胞计数仍属于正常或偏低。当并发细菌性感染时，则白细胞计数增多。

（2）流感 发病急骤，局部和全身症状表现得较为严重，其可分为以下4种类型。

① 单纯型。全身酸痛、周身不适、食欲减退不想吃饭、乏力、高热、头痛、畏寒等；上呼吸道症状可能有流涕、鼻塞、喷嚏、咽喉痛、干咳、胸背后痛和声音嘶哑等，典型病程大约1周。

② 肺炎型。在流行期间多见于小儿及老年体弱者，临床可见持续高热、呼吸困难、咳嗽、发绀及咯血等。肺部可听到湿性啰音。

③ 胃肠型。除全身症状外，尚有恶心、呕吐、腹痛、腹泻等胃肠道症状，典型病程2～4天，可迅速康复。

④ 神经型。表现为高热不退、头痛、谵妄以致昏迷。儿童可见抽搐。

0004 如何选用感冒药?

感冒为自限性疾病（病程大约3～7天，症状多在病毒颗粒复制的1～2天后出现），原则上尽量不用药物，对并发症状较重者宜采用对症治疗（解热、镇痛、镇咳、祛痰、减轻鼻充血等），以缓解症状，应用抗生素和抗病毒药应十分谨慎，必须严格控制用药指征。治疗感冒的原则是多饮水（温白开水、果汁），其次是对症用药！

（1）感冒后有微热或流感后出现高热，并伴有明显的头痛、关节痛、肌肉痛或全身酸痛，可选服含有非甾体抗炎药的对乙酰氨基酚、阿司匹林、贝诺酯、布洛芬等。

① 阿司匹林。成人一次300～600mg，一日3次。

② 贝诺酯。成人一次500～1500mg，一日3～4次；0.5～1岁的小儿一次25mg/kg，1～2岁幼儿一次250mg，3～5岁儿童一次500mg，均一日3次；6～12岁儿童一次500mg，一日4次。

③ 对乙酰氨基酚。成人一次300～600mg，一日3～4次，一日剂量不超过2000mg；儿童一次10mg～15mg/kg，每隔4～6小时给予一次，或1500mg/（$m^2 \cdot d$）分4～6次服，每隔4～6小时给予一次；12岁以下的小儿每24小时不超过5次量，一般不超过3天。

④ 布洛芬。一次200～400mg，每隔4～6小时给予一次。一日最大剂量为2400mg。缓释剂型一次300mg，一日2次，儿童一次5～10mg/kg，一日3次。

（2）感冒初始阶段可出现"卡他症状"，如鼻腔黏膜血管充血、喷嚏、流泪、流涕、咽痛、声音嘶哑等症状，可选服含有盐酸伪麻黄碱或氯苯那敏的制剂，如美扑伪麻、酚麻美敏、双扑伪麻、氨酚伪麻、伪麻那敏、氨酚曲麻等制剂。

（3）对伴有咳嗽者，可选服有氢溴酸右美沙芬的制剂，如酚麻美敏、美酚伪麻、双酚伪麻、美息伪麻、伪麻美沙芬等制剂。

（4）为对抗病毒，抑制病毒合成核酸和蛋白质，并抑制病毒从细胞中释放。可选服含有抗病毒药金刚烷胺、金刚乙胺的制剂，如复方酚咖伪麻（力克舒）胶囊、复方氨烷胺胶囊。

（5）为缓解鼻塞，局部选用1%麻黄碱、萘甲唑啉滴鼻剂、羟甲唑啉滴鼻剂、赛洛唑啉滴鼻剂等，使鼻黏膜血管收缩，减少鼻黏膜出血，改善鼻腔通气性。

0005 为何儿童易患感冒等传染病？

儿童就好像刚刚出土的幼苗，免疫系统不够健全，对许多传染病没有免疫力，新生儿虽有母体内带来的抗体，但也只能满足6个月左右的保护作用。此外，儿童的生理、身体特点也使他们易患传染病：① 儿童的呼吸道相对狭窄且短小，黏膜的血管丰富，细菌易于着落，易患呼吸道疾病。② 婴幼儿的肠黏膜上皮细胞所分泌的免疫球蛋白A较少，肠蠕动力小，因此易得细菌性或病毒性肠炎。③ 婴幼儿由于血脑屏障(进入大脑的血-脑保护屏障)尚未发育完全，病毒和细菌容易透过，因而也易发生中枢神经系统的感染脑炎。

儿童缺乏卫生意识，喜欢在地上或床边玩耍、吃手、啃玩具，给细菌、病毒带来更多的感染机会；如果儿童常常在人员密集场所，就更易患传染病。

一个多世纪以来，传染病一直是危害儿童健康的大敌，成为儿童健康的"头号杀手"，包括麻疹、天花、白喉、猩红热、川崎病、手足口病、流感和禽流感等。伴随主动、被动免疫的发展，一些严重的传染病已经灭绝，但仍然有多种传染病威胁着孩子们的健康。因此，为预防和减少传染病，家长应当注意：① 按时接种疫苗；② 培养卫生习惯；③ 了解传染病的基本常识，早期发现、早期治疗、早期隔离；④ 一旦发现传染病，及时通知医生和学校老师，及时治疗；⑤ 建立儿童健康档案；⑥ 多喝水、多吃新鲜果蔬、多晒太阳、多作户外活动。

0006 儿童感冒如何治疗？

治疗儿童感冒的原则是多饮水(温白开水、果汁)，其次是对症用药。

（1）感冒后有低热或流感后出现高热，并伴有明显的头痛、关节痛、肌肉痛或全身酸痛，可选服非甾体抗炎药如对乙酰氨基酚、贝诺酯、布洛芬、双氯芬酸等。

① 对乙酰氨基酚。儿童一次10mg ～ 15mg/kg，每隔4 ～ 6小时给予一次；或1500mg/（m² · d）分4 ～ 6次服，每隔4 ～ 6小时给予一次；12岁以下的儿童每24小时不超过5次量，一般不超过3天。

② 布洛芬。儿童一次5 ～ 10mg/kg，一日3次。

③ 贝诺酯。0.5 ～ 1岁的婴儿一次25mg/kg，1 ～ 2岁幼儿一次250mg，3 ～ 5岁儿童500mg，均一日3次，6 ～ 12岁儿童一次500mg，一日4次。

④ 双氯芬酸6个月以上儿童一日1 ～ 3mg/kg，分3次服用，最大剂量为150mg/d。

（2）感冒初始阶段可出现"卡他症状"，如鼻腔黏膜充血、喷嚏、流泪、流涕、咽痛、声音嘶哑等症状，可选服含有伪麻黄碱或氯苯那敏的制剂，如美扑伪麻、酚麻美敏胶囊、双扑伪麻、氨酚伪麻、伪麻那敏、氨酚曲麻等制剂。

（3）对伴有咳嗽者，可选服有氢溴酸右美沙芬的制剂，如酚麻美敏、美酚伪麻、双酚伪麻、美息伪麻、伪麻美沙芬等制剂。

（4）为对抗病毒，抑制病毒合成核酸和蛋白质，并抑制病毒从细胞中释放。可选服有抗病毒药金刚烷胺、金刚乙胺的制剂，如复方酚咖伪麻（力克舒）胶囊、复方氨烷胺胶囊。

（5）为缓解鼻塞，局部选用0.5% ～ 1%麻黄碱、萘甲唑啉滴鼻剂、羟甲唑啉滴鼻剂、赛洛唑啉滴鼻剂等。使鼻黏膜血管收缩，减少鼻黏膜出血，改善鼻腔通气性。

0007 感冒是否要服抗病毒药？

一般感冒无需服用抗病毒药，仅当严重流感时才考虑服用抗病毒药。

① 金刚烷胺和金刚乙胺（立安）对亚洲A型流感病毒有抑制活性，抑制病毒核酸脱壳，干扰病毒的早期复制，使病毒增殖受到抑制。对无合并症的A型流感病毒感染早期，成人一次100mg，一日2次，连续3～5天；儿童一日分别服用3mg/kg或5mg/kg，分2次服用，连续5～10天。

② 病毒神经氨酸酶抑制药可选扎那米韦吸入给药一次10mg，一日2次，或口服奥司他韦（达菲）1次75mg，一日2次，连续5天，但神经氨酸酶抑制药宜及早用药，在流感症状初始48小时内使用较为有效。

0008 常用抗流感病毒的药物有哪些？

常用的抗流感病毒药包括金刚烷胺、金刚乙胺、扎那米韦、奥司他韦等。前两药的抗病毒机制为：① 作用于具有离子通道作用的M_2蛋白而影响病毒脱壳和复制；② 通过影响血凝素而干扰病毒组装。此两种药物仅对亚洲甲型流感病毒有效，金刚乙胺的抗病毒作用比金刚烷胺约强4～10倍。临床用于亚洲甲型流感病毒感染的预防和治疗。

后两种药属于病毒神经酰胺酶抑制剂扎那米韦抑制病毒从感染细胞的释放，从而阻止病毒在呼吸道扩散，其对流感病毒A和B的神经酰胺酶具有很强的选择性抑制作用。用于流感的早期治疗可降低疾病的严重性，使流感感染病程缩短1～3天，同时使下呼吸道并发症发生的危险率降低40%。奥司他韦是前药，其活性代谢产物奥司他韦羧酸盐是强效的选择性的甲型和乙型流感病毒神经氨酸酶抑制剂，通常用于甲型或乙型流感病毒治疗，对甲型H_1N_1型流感和高致病性型H_5N_1禽流感感染者有防治作用。

0009 常用抗感冒药的组分有哪些？

由于感冒发病急促，症状复杂而多种多样，迄今尚无一种药物能解决所有问题，因此，采用单一用药不可能缓解所有症状，一般多采用复方制剂。常用的组方搭配如下。

（1）非甾体解热镇痛药　感冒发热的温度虽不高，但常伴有疼痛（头痛、关节痛、肌肉痛），解热镇痛药可退热、缓解头痛和全身痛，常用阿司匹林、对乙酰氨基酚、贝诺酯、双氯芬酸等。

（2）鼻黏膜血管收缩药　减轻鼻窦、鼻腔黏膜血管充血，解除鼻塞症状，有助于保持咽鼓管和窦口通畅，如盐酸伪麻黄碱。

（3）抗过敏药　组胺拮抗药可使下呼吸道的分泌物干燥和变稠，减少打喷嚏和鼻溢液，同时具有轻微的镇静作用，如氯苯那敏（扑尔敏）、特非那定和苯海拉明等。

（4）中枢兴奋药　有些制药中含有咖啡因，一是为了加强解热镇痛药的疗效，二是拮抗抗过敏药的嗜睡作用。

（5）蛋白水解酶　改善体液局部循环，促进药物对病灶的渗透和扩散，如菠萝蛋白酶。

（6）抗病毒药　抑制腺病毒、流感病毒、鼻病毒等复制，如金刚烷胺、人工牛黄、吗啉胍。

（7）镇咳药　氢溴酸右美沙芬可抑制延髓部位的咳嗽中枢，镇咳作用强大且无成瘾性。

0010　服用抗流感病毒药应注意什么？

多数抗病毒药的抗病毒谱较窄，疗效有限，往往对宿主细胞亦具有一定毒性，服用时须注意：① 流感病毒感染后所表现的症状滞后，出现于病毒复制峰期2天之后，因此，尽可能早期服用，以发挥较好的抗病毒作用和效果。② 奥司他韦不能取代流感疫苗，其使用虽不影响每年疫苗的接种，但奥司他韦可抑制活疫苗病毒的复制，在使用减毒活流感疫苗2周内不应服用奥司他韦，在服用奥司他韦后48小时内不应使用减毒活流感疫苗，而三价灭活流感疫苗可以在服用奥司他韦前后的任何时间使用。③ 金刚烷胺的每日最后一次服药时间宜选择在下午4时前，以免导致失眠。④ 金刚烷胺、金刚乙胺常致腹痛、头晕、高血压或直立性低血压、产后泌乳。扎那米韦、奥司他韦常致疲乏、精神异常、抽搐、鼻塞、咳嗽、鼻窦炎、咽痛、喉头水肿、支气管炎、结膜炎。⑤ 金刚烷胺、金刚乙胺对过敏者、新生儿和1岁以下婴儿、哺乳期妇女禁用。奥司他韦对妊娠及哺乳期妇女安全性尚不肯定，一般不推荐应用。⑥ 对有癫痫病史者，服用金刚烷胺可使癫痫、幻觉发作的概率增加，奥司他韦可致自我伤害和谵妄事件，在癫痫发作期间，应停用抗病毒药。⑦ 服用金刚烷胺期间不宜驾车、操纵机械和高空作业。⑧ 吗啉胍在结构中含有双胍，可致低血糖反应，对糖尿病患者应注意酌减降糖药的剂量。

0011　如何识别抗感冒药的组分？

上面提到，一个上市的抗感冒药常常由2～7类药理作用不同的药物成分组成，称为复方制剂。但多个药品名称排列起来太长，所以采用简称排列，以方便流通、使用，阅读起来十分简捷方便。各类药品的代号不同，如解热镇痛药对乙酰氨基酚分别简称"氨酚"或"芬、酚、分、扑"、阿司匹林简称"阿"、贝诺酯简称"贝"、布洛芬简称"布"；抗过敏药氯苯那敏简称"敏"、苯海拉明简称"苯"、特非那定简称"特"；镇咳药氢溴酸右美沙芬简称"美"；缓解鼻塞药盐酸伪麻黄碱简称"麻、伪麻"；协助镇痛的中枢兴奋药咖啡因简称"咖"；中枢镇静药苯巴比妥简称"苯"、牛黄称为"黄"；抗病毒药葡萄糖酸锌简称"葡锌"、盐酸金刚烷胺简称"烷胺"。因而抗感冒复方制剂的药名实际上是各药缩写的组合，如特酚伪麻片含有特非那定、对乙酰氨基酚、盐酸伪麻黄碱；氨酚咖伪麻胶囊含有对乙酰氨基酚、咖啡因、伪麻黄碱；氨酚烷胺咖敏胶囊含有对乙酰氨基酚、盐酸金刚烷胺、人工牛黄、咖啡因、氯苯那敏。常用的抗感冒药的组成见表1-1。

表 1-1　常用抗感冒药的组成成分

药品名称	解热镇痛药		缓解鼻塞药	抗过敏药			中枢兴奋药	抗病毒药	镇咳药	镇静药	
	阿司匹林	对乙酰氨基酚	伪麻黄碱	氯苯那敏	特非那定	苯海拉明	咖啡因	金刚烷胺	右美沙芬	人工牛黄	苯巴比妥
阿苯片	●										●
氨酚伪麻片（达诺日片）		●	●								
苯酚伪麻片（达诺夜片）		●	●			●					
氨酚伪麻片（代尔卡日片）		●	●								
氨酚伪麻滴剂（时美百服宁）		●	●								
双扑伪麻片（银得啡）		●	●	●							
特酚伪麻片（丽珠感乐）		●	●		●						
氨酚伪敏颗粒剂（服克）		●	●								
美扑伪麻片（康得）		●	●						●		
美息伪麻片（白加黑日片）		●	●						●		
美息伪麻片（白加黑夜片）		●	●			●					
双芬伪麻片（儿童小白片）		●	●								
氨咖愈敏口服液（平安口服液）		●		●			●				
氨酚烷胺胶囊（快克、感康）		●		●			●	●		●	
双分伪麻片（百服宁日片）		●	●						●		
美扑伪麻片（百服宁夜片）		●	●	●					●		
酚咖片（加合百服宁）		●					●				

续表

药品名称	解热镇痛药		缓解鼻塞药	抗过敏药			中枢兴奋药	抗病毒药	镇咳药	镇静药	
	阿司匹林	对乙酰氨基酚	伪麻黄碱	氯苯那敏	特非那定	苯海拉明	咖啡因	金刚烷胺	右美沙芬	人工牛黄	苯巴比妥
美扑伪麻口服液（祺尔百服宁）		●	●	●					●		
酚咖黄敏胶囊（速效伤风胶囊）		●					●			●	
新速效感冒片（扑感灵）		●					●	●		●	
酚咖伪麻胶囊（力克舒）		●	●				●				
氨酚伪麻那敏（诺诺感冒片）		●	●	●							
氨酚伪麻那敏（康利诺片）		●	●	●							
酚麻美敏片（泰诺感冒）		●	●	●					●		
酚麻美敏（泰诺儿童感冒口服液）		●	●	●					●		

0012 哪些人不宜服用或慎用抗感冒药?

由上所述，抗感冒药常由2 ～ 7类药理作用不同的药物成分组合，同时也把许多药物的禁忌证、不良反应组合起来，使得有些人群不宜服用或慎用。常用抗感冒药的慎用、禁忌证见表1-2。

表1-2 常用抗感冒药的慎用、禁忌证提示

人群 \ 药品名称	解热镇痛药		缓解鼻塞药	抗过敏药			中枢兴奋药	抗病毒药	镇咳药	镇静药	
	阿司匹林	对乙酰氨基酚	伪麻黄碱	氯苯那敏	特非那定	苯海拉明	咖啡因	金刚烷胺	右美沙芬	人工牛黄	苯巴比妥
胃消化性溃疡者	●			▲	▲	▲	●				●
出血倾向者	●	●									
高血压者	●		▲	▲	▲	▲		▲			
鼻息肉者	●										

续表

药品名称 人群	解热镇痛药		缓解鼻塞药	抗过敏药			中枢兴奋药	抗病毒药	镇咳药	镇静药	
	阿司匹林	对乙酰氨基酚	伪麻黄碱	氯苯那敏	特非那定	苯海拉明	咖啡因	金刚烷胺	右美沙芬	人工牛黄	苯巴比妥
哮喘者	●	●	▲	▲	▲	▲			▲		●
血管神经水肿者	●	●						▲			
呼吸衰竭者								▲	●		
甲状腺功能亢进者			▲								
青光眼患者			▲	▲		▲					
尿梗阻患者				▲	▲						
癫痫患者				●				▲			
前列腺增生患者			▲								
精神病史者								●	▲		
心功能不全患者	▲			▲	▲						
肝功能不全患者	▲	▲						▲			●
肾功能不全患者	▲	▲									●
老年人			▲	▲				▲			
儿童	●					●		▲			
妊娠、哺乳妇女	●	●		▲		▲			▲	▲	●
过敏者	●		●	●			●	●	●		●
驾驶、精密及高空作业者			●	●				▲	●		

注：●为禁用；▲为慎用。

0013 感冒时服用中成药是否要分型来辨证施治？

中医对感冒依病因分为风寒、风热、暑湿、气虚4型，在用药上也有区别。

（1）风寒型　表现为恶寒重、发热轻、头痛、关节痛、鼻塞声重、流清鼻涕、口不渴，咳嗽时吐白稀痰，咽喉疼痛不太明显，或仅见咽痒、舌质红、苔薄白。宜宣肺散寒，辛温解表。

（2）风热型　发热重、恶寒轻，或微恶风，咽干而疼痛，甚至咽喉、扁桃体肿痛、鼻塞、流黄鼻涕、口渴、想喝水，咳嗽吐黏痰，舌边尖红，苔薄黄，宜辛凉解表。

（3）暑湿型　多因受暑湿引起的头晕、烦闷、口渴、呕吐或腹泻，可伴发热、恶寒、头痛或全身痛、不思饮食、舌苔白腻。宜清热祛暑，祛湿除瘟、清气分热，芳香化浊，或外敷清凉油、薄荷锭。

（4）气虚型 多因身体虚弱引起的疲乏、头晕、烦闷、口渴、呕吐或腹泻、发热、恶寒、头痛，宜用扶正解表剂。

儿童感冒可口服小儿感冒颗粒（冲剂）或口服液；对小儿外感高热、头痛、咽喉肿痛、鼻塞、流涕、咳嗽、大便干结者，可口服小儿热速清口服液。常用的治疗感冒中成药的组分和适应证见表1-3。

表1-3 治疗感冒中成药的组分和适应证

感冒分型	中成药名称	主要组分	适应证
风寒感冒 多用辛温解表剂	风寒感冒冲剂	麻黄、桂枝	普通风寒感冒
	午时茶颗粒	柴胡、苍术、红茶	风寒感冒、积食、吐泻
	感冒清热颗粒	荆芥、防风	发热、风寒感冒
	杏苏止咳糖浆（冲剂）	苦杏仁、紫苏叶、桔梗	咳嗽、有稀痰、胸痛、胸闷、气粗
	风寒感冒颗粒	麻黄、葛根、紫苏叶、防风、桂枝、白芷、桔梗、苦杏仁、陈皮、干姜	发热、头痛、恶寒、无汗、咳嗽、鼻塞，流清涕
	风寒感冒宁颗粒	四季青、大青叶、荆芥、防风、紫苏	风寒感冒引起恶寒发热、头痛、鼻塞流涕
	感冒清热口服液	荆芥穗、薄荷、防风、柴胡	风寒感冒、头痛发热、恶寒身痛、鼻流清涕、咳嗽咽干
	感冒软胶囊	羌活、麻黄、桂枝、荆芥穗、防风、白芷、川芎、石菖蒲、葛根、薄荷	头痛发热、鼻塞流涕、恶寒无汗、骨节酸痛、咽喉肿痛
	荆防颗粒	荆芥、防风、羌活、独活、柴胡、前胡、川芎、枳壳、茯苓、桔梗	感冒风寒、头痛身痛、恶寒无汗、鼻塞流涕、咳嗽痰白
	通宣理肺颗粒（片）	紫苏叶、前胡、桔梗、苦杏仁、麻黄、甘草、陈皮、半夏、茯苓、枳壳	感冒咳嗽、发热恶寒、鼻塞流涕、头痛无汗、肢体酸痛
	荆防败毒丸	荆芥、防风、党参、甘草、桔梗、川芎、薄荷、前胡、柴胡、枳壳	时行感冒、恶寒发热、头痛、咳嗽、瘟毒发颐
	小儿清感灵片	羌活、荆芥穗、防风、苍术、白芷、葛根、川芎、地黄、苦杏仁、黄芩	外感风寒引起的发热畏寒、肌表无汗、头痛口渴、咽痛鼻塞、咳嗽痰多、体倦
	小青龙颗粒	麻黄、桂枝、白芍、干姜、细辛、炙甘草、法半夏、五味子	风寒水饮、恶寒发热、无汗、喘咳痰稀

续表

感冒分型	中成药名称	主要组分	适应证
风热感冒 宜用辛凉解表剂	双黄连口服液	金银花、黄芩、连翘	普通风热感冒、发热、咳嗽、咽痛
	感冒退热颗粒	大青叶、板蓝根、连翘	发热、扁桃体炎、咽炎
	板蓝根冲剂	板蓝根	流感、乙型脑炎、麻疹初期
	桑菊感冒片	桑叶、菊花、薄荷油	感冒初始、发热、病情较轻
	银翘解毒片	金银花、连翘、薄荷	发热伴随咽痛、口干、大便秘结
	银翘解毒冲剂	金银花、连翘、竹叶	流感、麻疹、腮腺炎、咽炎、扁桃体炎
	维C银翘片	金银花、黄芩	普通风热感冒
	羚羊感冒片	羚羊角、牛蒡子、淡豆豉、金银花、荆芥、连翘、淡竹叶、桔梗、薄荷油	发热恶风、头痛头晕、咳嗽、胸闷、咽痛
	银黄片	金银花、黄芩、连翘	发热、急性扁桃体炎、咽炎
	柴胡滴丸	柴胡	解表退热、外感发热
	柴黄颗粒（冲剂）	柴胡、黄芩提取物	清热消炎、上呼吸道感染、感冒发热
	儿感退热宁口服液	青蒿、板蓝根、菊花、苦杏仁、桔梗、连翘、薄荷、甘草	外感风热、内郁化火、发热头痛、咳嗽、咽喉肿痛
	贯防感冒片	贯众、防风草、对乙酰氨基酚	感冒初起、发热恶寒、鼻塞流涕
	复方四季青片	四季青干浸膏、合成鱼腥草素	风热感冒、咳嗽痰多、咽喉肿痛
	复方桑菊感冒颗粒	桑叶、野菊花、一枝黄花、枇杷仁、桔梗、芦根、甘草、薄荷油	发热、头晕、咳嗽、咽干、喉痛
	贯黄感冒颗粒	贯众、黄皮叶、路边青、三叉苦、氯苯那敏	发热恶风、头痛鼻塞、咳嗽痰多
	银紫合剂	忍冬藤、柴胡	咽喉红肿、疼痛、咳嗽
	解肌清肺丸	紫苏叶、葛根、菊花、板蓝根、桑白皮、紫苏子、苦杏仁、前胡、牛黄	风热感冒、烦热口渴、咳嗽气喘、咳痰黄稠、咽喉肿痛、大便燥结
	芎菊上清丸（片）	川芎、菊花、黄芩	感冒、偏头痛、牙痛
	三金感冒片	三叉苦、玉叶金花、金盏银盘、大头陈、金沙藤、倒扣草、薄荷、地胆头	发热、咽痛、口干等
	抗病毒口服液	板蓝根、石膏、芦根	扁桃体炎、流感、腮腺炎、病毒感染

续表

感冒分型	中成药名称	主要组分	适应证
暑热夹湿 宜用祛湿除瘟剂	藿香正气丸、软胶囊	藿香、大腹皮、甘草	感冒伴随脘腹饱满、呕吐、腹泻
	抗病毒口服液	板蓝根、石膏、芦根	扁桃体炎、流感、腮腺炎、病毒感染
	六合定中丸	广藿香、紫苏叶、香薷、木香、檀香	夏伤暑湿、宿食停滞、寒热头痛、吐泻
	十滴水软胶囊	樟脑、干姜、大黄、小茴香、肉桂、桉油	中暑引起的头晕、恶心、腹痛、不适
	仁丹	陈皮、檀香、砂仁、豆蔻、木香	中暑呕吐、烦躁恶心、头目眩晕、水土不服
	复方香薷水	香薷、广藿香、紫苏叶、厚朴、豆蔻	寒热头痛、脘腹痞满、肠鸣腹泻、呕吐
	广东凉茶	岗梅根、淡竹叶、木蝴蝶、金沙藤	感冒发热、轻微怕风、头昏胸闷、小便少
气虚感冒 宜用扶正解表剂	参苏感冒片	党参、紫苏叶、桔梗、姜半夏、葛根、茯苓、陈皮、前胡、枳壳、桑白皮	伤风感冒、寒热往来、鼻塞声重、咳嗽
	参苏胶囊	党参、紫苏、葛根、前胡、茯苓、半夏、陈皮、枳壳、桔梗、甘草	体弱感受风寒，恶寒发热、头痛鼻塞、咳嗽痰多、胸闷呕逆
	参苏颗粒	党参、紫苏、葛根、前胡、茯苓	体弱风寒感冒、恶寒发热、头痛鼻塞、咳嗽痰多、胸闷呕逆
	玉屏风散	黄芪、白术、防风	自汗恶风、面色苍白、体虚易感冒
	参苏宣肺丸	人参、紫苏叶、陈皮、法半夏、茯苓、葛根、木香、枳壳、前胡、桔梗	肺经痰湿、感冒风寒引起的头痛、恶心、鼻塞、周身不适、咳嗽痰多、胸膈满闷
	人参败毒胶囊	独活、羌活、人参	气虚、外感风寒、湿邪所致恶寒、发热无汗、口不渴、头痛、肢体酸痛沉重、乏力、咳嗽、鼻塞流涕、舌苔白腻、脉浮无力
	体虚感冒合剂	黄芪、黄芩、金银花、白术、水防风、板蓝根、玄参、麦冬、芦根、桔梗	体虚感冒、乏力、鼻塞流涕
	馥感啉口服液	鬼针草、野菊花、黄芪、西洋参、板蓝根	小儿反复感冒所致发热、气喘、咽喉肿痛、亦用于体虚反复感冒

0014 感冒是否服用抗菌药物?

感冒一般不宜服用抗菌药物，原因如下：① 抗生素对病毒无杀灭和抑制作用；② 滥用抗菌药物会出现药品不良反应（耳、肝、肾、骨髓、神经毒性）和诱发细菌耐药性；③ 抗菌药物可抑制网状内皮系统功能，降低人体自身的免疫功能；④ 部分青霉素类和头孢菌素类抗生素在肝脏微粒体中，与维生素K竞争性结合谷氨酸-γ羟化酶，抑制肠道正常菌群，减少维生素K合成，导致维生素K依赖性凝血因子合成障碍而减少而致出血、术后渗血，长期应用时（14天以上）宜适当补充维生素K、维生素B；⑤ 滥用抗菌药物可使人体肠道菌群失调，使肠道内正常菌株和敏感的菌群被杀死，不敏感的菌株乘机感染，导致肠道内微生态失衡，易发生抗生素相关性腹泻（羧状芽孢杆菌）或二重感染（真菌）。

但当感冒合并细菌性感染时应在医师指导下可使用抗菌药物。感冒后易继发细菌感染，病毒在咽喉部繁殖引起发炎，咽喉部细胞失去抵抗力，细菌会乘机繁殖，并发机会性细菌（A族乙型溶血性链球菌、肺炎链球菌、流感嗜血杆菌、支原体）感染如化脓性扁桃体炎、咽炎、支气管炎和肺炎，表现有：① 高热不退、呼吸急促、疼痛、咳嗽、咳痰；② 血常规中白细胞计数和中性粒细胞升高并有核左移、细胞质中可见中毒颗粒，如婴幼儿白细胞总数低下，但中性粒细胞仍升高；③ C反应蛋白（CRP）异常升高（$\geqslant 10\mu g/ml$）；④ 消化不良、食欲减退、恶心、呕吐等；⑤ 张口检查可见咽部红肿充血、颈淋巴结肿大。严重者甚至引起水肿，常因水肿而阻塞咽喉，导致呼吸困难；⑥ X线片和胸透检查表现为肺纹理增粗及肺内有斑片状的阴影等，提示病情较为严重。此时，往往要及时服用抗生素（如氨苄西林、头孢氨苄、头孢呋辛酯、阿奇霉素）。抗生素可通过杀灭或抑制细菌成长而起到抗感染作用。但联合应用抗生素的指征应严格控制，凭执业医师处方或在医师指导下应用。

0015 何谓瑞氏综合征?

瑞氏综合征是一种严重的药品不良反应，又称脑病合并内脏脂肪变性，是一种急性进行性的脑病。特点是急性脑水肿和肝肾、胰腺、心肌等器官的脂肪变性。在曾发生的病毒感染基础上出现呕吐、意识障碍和惊厥等脑症状，以及肝功能异常和代谢紊乱。瑞氏综合征的病因尚不清晰，一般与下列原因有关：① 感染，病前有常见病毒感染，表现为呼吸道或消化道症状。致病原可能是流感病毒、水痘病毒、副流感病毒、肠道病毒、E-B病毒等。但迄今，尚没有证据证明本病是由于病毒的直接感染所致。② 用药，较多的证据表明，患儿在病毒感染时服用过水杨酸盐（阿司匹林、贝诺酯、尼美舒利）后，发生本病的可能性大。近年来在英、美等国家减少或停止应用水杨酸盐后，本病发生率已有所下降。此外，抗癫痫药丙戊酸也可引起与瑞氏综合征相同的症状。③ 毒素，食用黄曲霉素、有机农药等污染的食物可出现与本病相同的症状。④ 遗传代谢病，一部分患儿有家族史。有些先天性代谢异常可引起瑞氏综合征的表现。

瑞氏综合征死亡率高，可影响身体的所有器官，尤其对肝脏和大脑带来的危害最大。如不及时治疗，将很快导致肝、肾衰竭、脑损伤，甚至死亡。本病症状可能在患病毒性疾病期间表现出来，但更多的时候还是在 1 ～ 2 周后出现。

0016 儿童为何不提倡服用阿司匹林、尼美舒利？

亚洲人群中服用尼美舒利、阿司匹林等药品出现瑞氏综合征的情况较为少见（虽有报道，但相对于欧美来说较少），但并不等同于这些药品对于 12 岁以下儿童来说绝对安全。为什么阿司匹林等可能引起瑞氏综合征？缘于阿司匹林可能抑制干扰素的生成（人体内自己合成干扰素以抵抗病毒感染），有利于病毒的繁殖、扩散，因此，加重了病毒对身体的危害，出现呕吐、发热、昏迷、神志不清、惊厥、呼吸障碍为主的症状。瑞氏综合征来势凶猛，致死率高，尤其是年龄越小，用药时间越长，就越容易引发瑞氏综合征。因此，对 2 岁以下的婴儿禁用阿司匹林，12 岁以下的儿童禁用尼美舒利。

0017 如何防范新型冠状病毒感染（COVID-19）？

新型冠状病毒感染性肺炎始于 2019 年末，为一种变异的冠状病毒，通过与患者密切接触、空气、飞沫或气溶胶等途径传播，潜伏期 3 ～ 14 天，无症状的病毒携带者（核酸检测阳性者）尚未排除传染的风险。由新型冠状病毒引起的严重感染病例多见于婴幼儿、老年人、免疫功能低下或合并慢病的人群。感染后的症状常涉及呼吸、神经、循环、消化、血液、免疫系统，表现有疲乏、发热（≥37.3℃）、咳嗽、咳痰、胸闷、呼吸困难、呼吸急促、肌肉酸痛、炎症、肺纤维化、腹泻、出血、肝肾功能衰竭以及意识丧失等，多滞后于病毒颗粒的复制峰期，给药多延迟于临床症状出现之后，严重者可出现死亡。

目前，对于新型冠状病毒所致疾病（呼吸道感染、肺炎、严重急性呼吸综合征、肾衰竭）没有特异治疗方法，缺少有效的抗病毒药，疫苗尚在研发过程中，仅仅依靠支持治疗、对症治疗、营养治疗、抗病毒或抗感染治疗、中药汤剂或中成药治疗、免疫治疗。

因此，积极、主动的防范最为重要：① 尽量不去人多聚集的公共场所，不聚会、不聚餐、不共用碗筷，人与人接触时至少保持 1 米以上的距离；② 提高自身免疫力，保持良好的睡眠，劳逸结合，不熬夜、不过度饮酒、不透支精力；③ 勤洗手（手掌、掌心、指、指缝）、勤漱口、勤刷牙，多喝水；未清洁的手避免接触眼、嘴、鼻子；④ 保持室内通风；⑤ 外出或去公共场合要佩戴口罩；⑥ 出入居民小区要测量体温，对疑似病例、曾去过疫情严重地区者应隔离 14 天（进行医学观察）。

0018 人感染 H_7N_9 禽类流行性感冒有哪些症状?

人禽流行性感冒简称人禽流感,是感染 H_7N_9 型禽流感病毒引起的急性呼吸道传染病,潜伏期约7天,也可达10天。感染者可有类似胃肠型感冒的症状,有持续性高热(39℃以上)或不发热,并伴发咳嗽、咳痰、咽痛、恶心、呕吐、腹泻、消化不良、呼吸加速、头痛、流鼻涕、鼻塞、畏寒、全身肌肉或关节酸痛、气促、疲乏、肺部有啰音,少数人伴胸腔积液。其中,少数患者为轻症,仅有高热、伴上呼吸道感染症状,重症者多在3~7天出现重症肺炎,肺炎病例可合并急性呼吸紧迫症、脓毒性休克,甚至多器官衰竭。胸部影像学检查可见肺内出现片状阴影,重症者病变进展迅速,常呈双肺多发磨玻璃影及肺实质影像,合并少量胸腔积液。

流感病毒属于正黏病毒科甲型流感病毒,除了感染禽类外,尚可感染于人、猪、马、水貂、和海洋哺乳动物。可感染于人的禽流感病毒亚型除了 H_7N_9 外,还有 H_5N_1、H_9N_2、H_7N_7、H_7N_2、H_7N_3、H_5N_6、$H_{10}N_8$ 等。

确诊人禽流感须有4个依据:① 来自疫区(10天前),或密切、频繁接触患有禽流感的家禽(鸡、鸭、鸽),或与患者接触(如共同生活、进食、乘机、乘车等),或到过活禽市场,尤其是老年人。② 血常规检查,早期的白细胞计数不高甚至低于 $4×10^9$/L [正常值为(4~10)×10^9/L],血小板的计数可能减少,在呼吸系统受波及的早期,肌磷酸激酶(CK)的水平可能高达3000IU/L(正常值为190~250IU/L)。③ 有进食被病毒污染的家禽内脏、鸡蛋的经历。④ 眼角膜、结膜红肿。

0019 人感染 H_7N_9 禽类流行性感冒可选服哪些药品?

(1)扎那米韦 为一种神经氨酸酶抑制剂,可选择性地抑制流感病毒表面的神经氨酸苷酶,抑制流感病毒A、流感病毒B的复制。适用于流感症状出现不及2天的急性感染,或无并发症的流感。用法为口腔吸入,一次5mg,一日2次,连续5天。

(2)奥司他韦(达菲) 对流感病毒甲、乙型的神经氨酸酶可抑制活性,使病毒颗粒不能从细胞中释放和聚集。成人一次75mg,1岁以上儿童,体重≤15kg一次30mg;体重16~23kg者,一次45mg;体重24~40kg者一次60mg;体重≥40kg者一次75mg,均一日2次,连续5天。对接触感染者预防用药,在接触感染者2天内开始应用,成人一次75mg,一日2次,连续服用至少7天;儿童一日30mg。或一次75mg,隔日1次,连续7天。

(3)糖皮质激素 对感染严重者可考虑短期使用,如泼尼松、甲泼尼龙,但慎防可致股骨头坏死和骨质疏松的不良反应。重症患者可采用冲击剂量治疗,泼尼松30mg/d,甲泼尼龙1000mg/d,静脉滴注,连续3天。甲泼尼龙儿童用量7.5～30mg/（kg·d），疗程小于5天。

配合一般支持治疗，进食流质或半流质饮食，多喝白开水，必要时可静脉滴注5%葡萄糖注射液和氯化钠注射液等；为防止继发性细菌感染时可考虑口服相应的抗生素。肺炎者按肺炎处理。

0020 哪些疾病会引起咳嗽？

咳嗽是人体一种保护性呼吸道的反射，当呼吸道（口腔、咽喉、气管、支气管）受到刺激（炎症、异物）后，由神经末梢发出冲动传入延髓咳嗽中枢引起的一种生理反射，通过咳嗽以排出分泌物或异物（如黏痰、细菌体、纤维），保持呼吸道的清洁和通畅，因此可以说，咳嗽是一种有益的动作，有时亦见于健康的人。

（1）感冒　发病急，常伴有流鼻涕、打喷嚏、鼻塞、嗅觉减退、咽喉痛、咽部轻度或中度充血，声音嘶哑及咳嗽。

（2）上呼吸道感染　可有头痛、发热、畏寒、乏力、流鼻涕，测体温时可高达39～40℃。并出现频繁咳嗽，早期为刺激性干咳，恢复期咳嗽有痰。

（3）急性支气管炎　起病较急，有畏寒、低热、头痛、鼻塞、流涕、喷嚏、咽痛、声嘶等感冒症状；以后出现咳嗽，初始为刺激性干咳，随后有黏液性或黏性脓痰，少数人痰中带血，一般持续3～5天，少数可持续2～3周。

（4）慢性支气管炎　有慢性咳嗽。

（5）支气管哮喘　发作前常有鼻塞、流涕、喷嚏、咳嗽、胸闷等先兆，大多有呼气性困难，哮喘并有哮鸣音，继而咳嗽和咳痰，痰液多为白色或黄色。

（6）药品不良反应所致的咳嗽　约有20%左右的咳嗽是由用药（尤其是抗高血压药）所引起的，此时应用镇咳药无效，宜及时停药或换药。

0021 咳嗽如何依据症状选药？

由于咳嗽的病因或性质不同，因而咳嗽的表现也不尽相同。因此，宜根据症状、咳嗽分型、持续时间来选药。

（1）根据症状　刺激性干咳或阵咳者宜选苯丙哌林（咳快好）、喷托维林（咳必清）。

（2）根据咳嗽的频率或程度　剧烈咳嗽者宜选苯丙哌林（咳快好），其奏效迅速，镇咳效力比可待因强2～4倍；次选氢溴酸右美沙芬（普西兰），与相同剂量的可待因大体相同或稍强；咳嗽较弱者选用喷托维林（咳必清）。

（3）根据咳嗽发作的时间　对白天咳嗽者宜选用苯丙哌林（咳快好）；夜间咳嗽者宜选用右美沙芬（普西兰），一次30mg，有效时间长达8～12小时，比同剂量的可待因作用时间长，能抑制夜间咳嗽以保证睡眠。

（4）对感冒伴发的咳嗽　选用右美沙芬的复方制剂，制剂有美息伪麻片

（白加黑感冒片）、丽珠刻乐或帕尔克片；对痰量多的咳嗽宜同服祛痰药，如溴己新（必嗽平）或乙酰半胱氨酸（痰易净）。

（5）对喉头发痒或疼痛的咳嗽　宜控制感染，尽早服用抗生素，如头孢菌素类抗生素的头孢羟氨苄（欧意）、头孢拉定（泛捷复）、头孢呋辛酯（新菌灵）、头孢克洛（希刻劳）等，大环内酯抗生素的阿奇霉素（泰力特）、罗红霉素（罗力得），或在睡前吃一些抗过敏药，如氯苯那敏（扑尔敏）。

0022 何为"百日咳"？

百日咳是一种由百日咳鲍特杆菌（百日咳杆菌）所引起的急性呼吸道传染病，经呼吸道飞沫传播，婴儿和5岁以下幼儿为易感者，目前青少年和成年人感染率也日趋增多。自广泛实施百日咳菌苗（百白破三联疫苗）免疫接种后，百日咳的发生率已大为减少（预防接种疫苗10年以上者与未接种者在感染率上及无区别）。百日咳的临床特征为咳嗽逐渐加重，呈典型的阵发性、痉挛性咳嗽，咳嗽终末出现深长的鸡啼样吸气性吼声，其病程漫长可达2～3个月，故有"百日咳"之称。

0023 百日咳有哪些症状？

百日咳的潜伏期为2～20天，一般7～10天。典型病程分为3期。

（1）卡他期（前驱期）　自起病至痉咳出现，大约7～10天。初起类似一般上呼吸道感染症状，包括低热、咳嗽、轻微的流鼻涕、打喷嚏、鼻塞等。3～4天后其他症状好转而咳嗽加重。此期传染性最强，治疗效果也最好。

（2）痉咳期　卡他期约2～3天后，咳嗽越来越重，尤其是夜间咳嗽由单声咳变为阵咳，连续十余声至数十声短促的咳嗽，继而一次深长的吸气，因声门仍处收缩状态，故发出鸡鸣样吼声，以后又是一连串阵咳，如此反复，直至咳出黏稠痰液或吐出胃内容物为止。每次阵咳发作可持续数分钟，每日可达十数次至数十次，日轻夜重。阵咳时患儿往往面红耳赤，涕泪交流、面唇发绀，大小便失禁。少数患儿痉咳频繁可出现眼睑浮肿、眼、鼻黏膜出血，舌外伸被下门齿损伤舌系带而形成溃疡。年纪稍大的儿童可无典型痉咳，婴儿由于声门狭小，痉咳时可发生呼吸暂停，并可因脑缺氧而抽搐，甚至死亡。此期短则1～2周。长者可达2月。

（3）恢复期　阵发性痉咳逐渐减少至停止，鸡鸣样吼声消失。此期一般为2～3周，若有并发症可长达数月。

0024 百日咳为何对于婴儿危险性更高？

新生儿是百日咳的易患儿，一旦接触了百日咳杆菌，几乎100%会成为感染者。婴儿的呼吸系统发育不全，胸壁极薄、呼吸肌软弱、胸腔压力小，没有足够的力量咳嗽。所以，婴儿患上百日咳，往往不能产生剧烈的咳嗽，也无吸气时鸡鸣样的回声；同时，婴儿的神经系统发育也不健全，咳嗽反射差，加之气管、支气管的管道狭窄，痰液不易咳出，容易堵塞在呼吸道内，造成屏气、心率加快、呼吸暂停，由于大脑缺氧，婴儿还会发生抽搐、惊厥，部分婴儿可能因呼吸暂停而突然死亡。所以在百日咳致死病例中，约有40%是4个月以内的婴儿，成为新生儿猝死的原因之一。

因此，婴儿的父母要注意，百日咳的传染源于家庭，成人一旦得了呼吸道传染病或咳嗽，一定注意隔离，与孩子保持距离（此时的婴儿尚未接种百日咳疫苗）。并及早治疗。

0025 百日咳的患儿可应用哪些药品？

百日咳一般采用对症治疗，先进行呼吸道隔离，保持空气清新，注意营养及良好护理。避免刺激、哭泣而诱发痉咳。婴幼儿痉咳时可采取头低位，轻拍背。咳嗽较重者睡前可用氯苯那敏（扑尔敏）2～4mg或异丙嗪（非那根）12.5mg顿服，有利于睡眠，也减少阵咳。也可用盐酸普鲁卡因一次3～5mg/kg，加入5%葡萄糖注射液30～50ml中静脉滴注，一日1～2次，连续3～5天，具有解痉作用。维生素K_1也可减轻痉咳。患儿发生窒息时应及时做人工呼吸、吸痰和给氧。重者可适当加用镇静剂如苯巴比妥或地西泮（安定）等。痰稠者可给予祛痰剂或雾化吸入。重症婴儿可给予糖皮质激素（地塞米松、泼尼松）以减轻炎症。

中成药治疗可选宣理肺、顺气止咳的制剂，如甘露消毒丹、白及颗粒、清肺止咳散、复方百部止咳冲剂（糖浆）、小儿百日咳散等。胆汁类制剂对百日咳杆菌也有显著的抑制作用。

0026 百日咳可选用哪些抗菌药物？

鉴于抗生素可对抗和杀灭百日咳杆菌，卡他期4天内应用抗菌药物可减短咳嗽时间或阻断痉咳的发生。4天后或痉咳期应用可缩短排菌期，预防继发感染，但不能缩短病程。可选用的抗菌药物包括红霉素、阿奇霉素、克拉霉素、罗红霉素、氨苄西林、复方磺胺甲噁唑等。

首选红霉素30～50mg/(kg·d)，分3次服用，连续7～10天；也可选用阿奇霉素，对6个月以上的婴儿或儿童，第1天为10mg/kg，最大剂量500mg/d，第2～5天按5mg/(kg·d)，最大剂量250mg/d；或选克拉霉素，对1个月以上的婴儿或儿童，第一天15mg/kg，最大剂量为1000mg/d，分2次服用，连续7天；罗红霉素5～10mg/(kg·d)，分2次服用，连续7～10天。次选氨苄西林，对7天以下的新生儿，一次30mg/kg，最大剂量一次62.5mg，一日4次；7～28天的新生儿，一次30mg/kg，最大剂量一次62.5mg，一日4次；1个月～1岁婴儿一次62.5mg/kg，一日4次；1～5岁儿童一次125mg，一日4次；5～12岁儿童一次250mg，一日4次；12～18岁儿童一次500mg，一日4次。服用氨苄西林者必须注意：① 于餐前30分钟给药；② 服前作青霉素皮肤敏感试验。或选复方磺胺甲噁唑（复方新诺明）片剂，对2个月以上的婴儿或儿童剂量为48mg/（kg·d），分2次服用，连续14天。

0027 含有右美沙芬的上市药品有哪些?

右美沙芬为一种中枢性镇咳药，可抑制人体在延髓的咳嗽中枢而产生镇咳作用，作用显著，与相同剂量的可待因大体相同，但无止痛作用。长期服用无成瘾性和耐受性，作用快且安全。用于治疗因感冒、急性或慢性支气管炎、上呼吸道感染所引起的咳嗽。常见的上市制剂如下。

（1）美可糖浆剂　每瓶60ml、120ml，分别含氢溴酸右美沙芬90mg和180mg、伪麻黄碱6mg和12mg、氯苯那敏6mg和12mg、愈创甘油醚30mg和60mg。口服，成人一次5～10ml，一日3次；儿童1岁以下一次0.5～2ml、1～3岁一次2～3ml、4～6岁一次3.5～4.5ml、7～9岁一次5～6ml、10～12岁一次6.5～7.5ml，一日3次。

（2）美酚伪麻片　每片含氢溴酸右美沙芬15mg、盐酸伪麻黄碱30mg、愈创甘油醚100mg。口服，用于镇咳，一次1～2片，一日3次，一日不得超过6片，疗程不超过7天。

（3）美息伪麻片（白加黑感冒片）　分为日用和夜用片两种，日用片每片含对乙酰氨基酚325mg、盐酸伪麻黄碱30mg、氢溴酸右美沙芬15mg；夜用片每片除上述成分外，加入苯海拉明25mg。口服，日用片对成年人、12岁以上儿童及老年人，一次1片，每隔6小时给予1次，一日2次；夜用片睡前服用1片，全部剂量一日不得超过4片。

（4）普西兰片　每片含氢溴酸右美沙芬15mg，口服，一次1～2片，一日3次。

（5）丽珠刻乐　每片含氢溴酸右美沙芬15mg、盐酸伪麻黄碱30mg、愈创甘油醚100mg。用于咳嗽。口服，成人一次1～2片，一日3次，一日不得超过8片，疗程不得超过7天。

（6）健儿婴童咳水　糖浆剂，每瓶120ml，每5ml含氢溴酸右美沙芬4.5mg、氯苯那敏2mg、氯化铵30mg、枸橼酸6mg。用于感冒、发热、头痛、鼻塞、流泪、咳嗽等症状。口服，5～10岁儿童一次10ml，3～5岁儿童一次5～7.5ml，1～3岁儿童一次5ml，6个月至1岁儿童一次2.5～5ml，3～6个月幼儿一次2.5ml，一日3～4次。

0028 常用镇咳药的适宜症状和禁忌是什么?

鉴于咳嗽由不同病因和刺激所引起,只有用药针对性强,咳嗽才能治愈,因此,宜注意各药的禁忌证、注意事项。常用镇咳药适宜类型、禁忌证和重要提示见表1-4。

表1-4 常用镇咳药适宜类型、禁忌证和重要提示

药品名称(商品名)	咳嗽类型	禁忌证和提示
可待因(甲基吗啡)	剧烈干咳、刺激性干咳、伴胸痛干咳	呼吸困难、痰多、便秘、支气管哮喘、12岁以下儿童
可待因/异丙嗪(可非)	感冒、流感的咳嗽	过敏、2岁以下儿童、支气管哮喘,不宜驾车、高空作业
双氢可待因/对乙酰氨基酚(路盖克)	非炎症干咳	呼吸困难或梗阻、2岁以下儿童、哮喘
福尔可定(福可定)	剧烈干咳或伴随疼痛干咳	呼吸困难、痰多,不宜久用而呈依赖
喷托维林(咳必清)	感冒引起的无痰干咳、百日咳	青光眼、尿潴留、呼吸功能不全、妊娠期妇女、5岁以下儿童
苯丙哌林(咳快好)	由感染、吸烟、过敏所致刺激性干咳	过敏、妊娠及哺乳期妇女、痰多且黏稠者
右美沙芬(普西兰)	上感、气管或咽炎、哮喘、刺激性干咳	妊娠初始及哺乳期妇女、精神病、痰多者
那可丁(安嗽通)	阵发性咳嗽	支气管痉挛、痰多
依普拉酮(易咳嗪)	气管炎、肺炎或结核引起的咳嗽	过敏
氯哌斯汀(咳平)	频繁而剧烈咳嗽、无痰或痰量少	过敏、2岁以下儿童、妊娠期妇女

0029 哪些人要禁用或慎用镇咳药?

具有镇咳祛痰作用的复方制剂常由2~5种各类药理作用不同的药物成分组合而成,同时也把许多药物的禁忌证、不良反应、注意事项组合起来,使得有些人群不宜服用或应小心应用。常用镇咳祛痰药的慎用、禁忌证提示见表1-5。

表 1-5 常用镇咳祛痰药的慎用、禁忌证提示

药品名称＼人群	祛痰药			缓解鼻塞药	抗过敏药			中枢兴奋药	平喘药	镇咳药	
	氯化铵	愈创甘油醚	愈创木酚酸钾	伪麻黄碱	氯苯那敏	异丙嗪	曲普利啶	咖啡因	麻黄碱	右美沙芬	可待因
消化性溃疡患者	●				▲	▲	▲	●		●	
肺出血倾向患者	●										
高血压者				●	▲	▲	▲		●		
心绞痛患者									●		
糖尿病患者									●		
哮喘者				▲	▲	▲	▲			▲	▲
黏痰多者										▲	●
血管神经水肿患者								▲			
呼吸衰竭患者									▲	●	●
甲状腺功能亢进者				▲					●		
急性胃肠炎和肾炎患者		●									
酸血症患者	●										
青光眼患者				▲	▲	▲	▲		●		
尿梗阻患者					▲	▲	▲				
胆结石患者											▲
癫痫患者					●				▲		▲
前列腺增生患者				▲					●		▲
精神病史者									●	▲	
心功能不全者					▲	▲					
肝功能不全者	●	▲			▲				▲		▲
肾功能不全者	●	▲									
老年人				▲	▲				▲		
儿童					●		●		●		
妊娠、哺乳期妇女				▲	▲	▲		●	▲	▲	●
过敏者	●	●	●	●	●	●	●		●	●	
驾驶、精密及高空作业者				●					▲	●	

注：●为禁用；▲为慎用。

0030 哪些人群禁用/慎用可待因?

可待因仅限用于急性镇痛（短暂的）中度疼痛的治疗，且疼痛不能经非甾体抗炎药（对乙酰氨基酚、布洛芬）缓解时（无效时），才可以服用。

12岁以下的儿童禁用镇咳药可待因，12 ～ 18岁儿童不宜服用可待因；妊娠妇女禁用；哺乳期妇女禁用。主要因为3点：① 可待因为强效镇咳药，能直接抑制延脑的咳嗽中枢，镇咳作用强大而迅速，强度约为吗啡的1/4。可待因可能引起呼吸抑制，使人体的呼吸功能减弱或抑制。② 可待因需在体内经肝脏CYP2D6代谢为吗啡，但人体代谢酶有四种类型：超快速型、快速型、正常（中速）型、缓代谢性型，鉴于人种、基因的差异，倘若妊娠妇女、哺乳期妇女或儿童的肝药酶本身为超快速代谢型的基因，所代谢的吗啡速度快和数量多，可能使胎儿和婴儿吗啡过量，导致嗜睡、意识混乱、呼吸浅慢、中毒甚至致死。③ 可待因可透过胎盘屏障，引起新生儿的戒断症状，如过度啼哭、打喷嚏、打呵欠、腹泻、呕吐等；分娩应用本品可引起新生儿呼吸抑制；可待因可自乳汁中排除。

含有可待因的口服制剂有：复方磷酸可待因口服液（联邦止咳露）、复方磷酸可待因糖浆（可非）、复方磷酸可待因口服液（新泰洛其）、愈酚待因口服液（联邦克立安）、复方磷酸可待因溶液（立健亭）、复方磷酸可待因口服溶液（Ⅲ）（克斯林）、复方磷酸可待因口服溶液（Ⅱ）（珮夫人克露）、复方磷酸可待因糖浆（欧博士止咳露）、可愈糖浆等。

0031 久服复方甘草片能成瘾吗?

久服易成瘾！复方甘草片也称棕色合剂片，其成分中含有阿片，阿片是一种易使人体引起依赖性（成瘾）的药物。所谓"成瘾"是一些药物被人体反复使用后，使用者对他们产生了瘾癖，造成精神或身体上出现一种不正常的状态，表现出一种强迫要连续或定时用药的行为，严重时可不择手段。使用的时间愈长，依赖性便愈大。

鉴于复方甘草片有可能出现依赖性，久服易成瘾，故不宜长期服用。一般连续使用5天，一旦咳嗽的症状减轻，即可停药。

0032 咳嗽时宜选哪些中成药?

中医将咳嗽分为外感和内伤咳嗽，常见风寒、风热、燥邪和肺虚证，其表现不同而选用的中成药也不同。

（1）风寒咳嗽　咳嗽声重、喘息胸闷、畏寒发热、头痛无汗、痰色稀白、痰量较多。宜选用通宣理肺口服液、苏子降气丸、半夏止咳糖浆、蛇胆陈皮胶囊或散剂。

（2）**风热咳嗽** 风热咳嗽者的咳喘气粗、胸闷咽痛、口渴发热、怕风、痰色黏黄，宜选用二母宁嗽丸、止咳定喘口服液、橘红片、川贝止咳露，复方鲜竹沥口服液；儿童宜选用健儿清解液、小儿咳喘灵冲剂和儿童咳液。

（3）**燥邪咳嗽** 患者干咳少痰、咳痰不爽、口干微热。宜选用养阴清肺糖浆、川贝清肺糖浆、川贝枇杷露或复方鲜竹沥液，一次20ml，一日3次；儿童宜选用儿童清肺口服液。

（4）**肺虚咳嗽症** 患者咳嗽日久、少痰不爽、口干、手足微热、气短乏力。宜选用百合固金丸、秋梨润肺膏、贝母二冬膏或川贝雪梨膏。

0033 如何判断哮喘？

哮喘又称"气喘"，是一种常见病，其缘于支气管平滑肌收缩、痰液积滞和呼吸道黏膜水肿，把气道阻塞了，使空气的进出受阻，尤其在呼气时更重，出现呼气困难、胸闷、憋气、咳嗽，常伴随有喘鸣音。哮喘在冬、春季多见，部分人可成终生痼疾，身体和精神上十分难受。

哮喘分为支气管哮喘和喘息性支气管炎。前者以支气管平滑肌痉挛为主，来去较快，多由过敏引起。喘息性支气管炎是慢性支气管炎或慢性支气管哮喘引起支气管平滑肌肥厚、黏膜慢性炎性和水肿，起病缓慢，呼吸逐渐变得困难，往往由细菌、病毒的感染等诱因而加重。哮喘者可能有下列的情况和诱发史。

① 近亲曾有哮喘发作的经历；② 自己的呼吸道（鼻、气管、咽喉）近来有感染、感冒和受凉的经过；③ 近几天吃过鱼虾、肉蟹、鸡蛋等易致敏的食物，或接触过花粉、烟雾、油漆、动物的毛皮；④ 服用过抗生素（青霉素、青霉素V、苄星青霉素、阿莫西林、四环素、多西环素、多黏菌素）、磺胺类药、非甾体抗炎药（阿司匹林、萘丁美酮、依托度酸）、抗心绞痛药、神经氨酸酶抑制药（扎米那韦、奥司他韦）、血浆代用品（右旋糖酐）和维生素K；⑤ 剧烈运动常会造成"运动性哮喘"；女性妊娠和月经前3～4天会使哮喘加重；此外，情绪激动或精神紧张也可诱发哮喘。

0034 哮喘分为几期？

哮喘可分为3期：急性发作期、慢性持续期、临床缓解期。

（1）**急性发作期** 是突然出现喘息、咳嗽、气促、胸闷或原有的症状加重。

（2）**慢性持续期** 近3个月内有不同频率、程度地出现过喘息、咳嗽、气促、胸闷症状。

（3）**临床缓解期** 系指经过治疗后或未经治疗的症状、体征消失，肺功能回复至急性发作前的水平，并维持3个月以上的时间。

对哮喘急性发作期的治疗，原则上是快速缓解哮喘症状，平喘、抗炎；慢性持续期和临床缓解期的治疗是为防止症状加重或预防复发的维持控制治疗，维持患者的白天和夜间哮喘症状的控制。

0035 如何识别儿童哮喘？

儿童哮喘是一种发生于0～14岁儿童的常见病，其症状、诱因与成人哮喘相似。儿童哮喘者可能有下列的情况和诱发史，宜仔细地回忆一下。

① 一级亲属（父母、爷爷奶奶）是否曾有哮喘发作的疾病史？

② 儿童的呼吸道（鼻、气管、咽喉）近来是否有过感染、感冒和受凉的经过？

③ 近几天是否吃过鱼虾、肉蟹、鸡蛋等易致敏的食物？或是否接触过花粉、香水、烟雾、雾霾、油漆、发胶、新买的家具、刚刚装修过的房间、漂染衣服、动物毛皮？

④ 是否服用过抗生素（青霉素、青霉素V、苄星青霉素、阿莫西林、四环素、多西环素、多黏菌素）、磺胺类药、非甾体抗炎药（阿司匹林、萘丁美酮、依托度酸）、抗心绞痛药、神经氨酸酶抑制剂（扎米那韦、奥司他韦）、血浆代用品（右旋糖酐）或维生素K吗？

0036 哮喘时可选哪些药？

对哮喘急性发作者可选用全身性糖皮质激素（静脉滴注或口服），短效肾上腺能β₂受体激动药（SABA）、长效肾上腺能β₂受体激动药（LABA）或LABA+吸入性糖皮质激素（ICS）治疗，同时注意装置的选择，以持续雾化吸入效果最好。哮喘需要长期乃至终身坚持治疗，合理应用白三烯受体阻断药、茶碱类磷酸二酯酶抑制药、ICS、LABA、长效胆碱能M受体阻滞药（LAMA），对高敏感患者可选择免疫抑制药奥马珠单抗、环孢素、环磷酰胺和雷公藤多苷。

急性哮喘者首选沙丁胺醇气雾剂（喘乐宁、爱莎），其扩张支气管平滑肌，提高支气管平滑肌中环磷酸苷的含量，舒张气管，并抑制过敏介质的释放。每瓶可喷200次，成人一次1～2揿，儿童一次1揿，一日4次；或服用其控释片（全特宁），成人一次8mg，儿童一次4mg，一日2次。硫酸特布他林（博利康尼片）扩张支气管作用与沙丁胺醇相近，作用时间长，成人一次2.5～5mg，一日3次。

对伴有心动过速或不宜使用沙丁胺醇的患者可用氨茶碱、二羟丙茶碱（喘定）片，口服一次0.1～0.2g，一日3次。对外源性哮喘特别是季节性哮喘者可用色甘酸钠，吸入每侧鼻孔一次10mg，一日4次。但缺点有二：一是口服无效且作用缓慢，要连用数日甚至数月后才有收效，二是对正在发作的哮喘者无效。

对哮喘频繁者，其主要问题往往是内源性过敏原（组胺）、感染（细菌、病毒、支原体、衣原体）或炎性介质（缓激肽、白三烯、前列腺素、嗜酸性粒细胞趋化因子）在作祟。近年来，现代医学认为哮喘是一种慢性气管炎症，单纯平喘是治标不治本的！因此，哮喘后宜使用一些抗菌药物、抗炎药、抗过敏药是有益的。对多痰者应并用祛痰药，以避免痰液堵塞支气管。对精神紧张的哮喘者宜酌情给予镇静药或安定药，使其精神放松下来。

0037 急性哮喘发作为何首选吸入给药？

短效的β_2受体激动剂（SABA）是控制哮喘急性发作的首选药，常用有沙丁胺醇和特布他林，平喘作用维持时间4～6小时，可迅速缓解轻、中度急性哮喘症状。吸入途径对大多数儿童有效，即使小于18个月的儿童也有效果。

①β_2受体激动剂首选吸入给药，包括定量吸入气雾剂（MDI）吸入、干粉吸入、持续雾化吸入，药物吸入气道后直接作用于呼吸道，局部浓度高且起效迅速，仅需小剂量，全身性不良反应较少。

②妊娠期妇女需要大剂量β_2受体激动剂时，宜选择吸入剂，避免使用注射液。因为注射液会影响子宫肌层，也可影响心脏。

③当严重哮喘或哮喘持续发作时，可考虑给予全身性糖皮质激素治疗，待缓解后改为维持量或以吸入给药序贯治疗。

0038 儿童哮喘急性发作时可选哪些药品？

对哮喘急性发作者可选用全身性糖皮质激素［静脉滴注或口服，泼尼松1～2mg/（kg·d），静脉滴注琥珀酸氢化可的松一次5～10mg/kg］，短效β_2受体激动剂（SABA）、长效β_2受体激动剂（LABA）或LABA+吸入型糖皮质激素（ICS）治疗，同时注意装置的选择，以持续雾化吸入效果好。哮喘需要长期乃至终身坚持治疗，合理应用白三烯受体阻断剂、茶碱类磷酸二酯酶抑制剂、ICS、LABA、长效胆碱能M受体阻滞剂（LAMA），对气道高敏感者可选白三烯受体阻断剂孟鲁司特或免疫抑制剂奥玛珠单抗、环孢素、环磷酰胺和雷公藤多苷。

急性哮喘者首选SABA制剂沙丁胺醇吸入气雾剂（喘乐宁、爱莎），其扩张支气管平滑肌，提高支气管平滑肌中环磷酸腺苷的含量，舒张气管，并抑制过敏介质的释放，一般在缓解症状前或接触过敏原前15min给药。每瓶可喷

200次，儿童一次1揿，一日4次；或服用其缓释片（全特宁），儿童1个月～2岁，一次0.1mg/kg，一日3～4次，一次最大剂量不超过2mg；儿童2～6岁，一次1～2mg，一日3～4次；6～12岁，一次2mg，一日3～4次；12～18岁，一次2～4mg，一日3～4次。或选硫酸特布他林（博利康尼）气雾剂，扩张支气管作用与沙丁胺醇相近，作用时间长，一次0.25～0.5mg（1～2揿），一日3～4次，24小时内不得超过6mg（24揿）。对6岁以上儿童夜间哮喘发作，可于晚间给药1次，选择福莫特罗吸入，一次4.5～9mg（1～2揿），一日1～2次。

联合大剂量的吸入型糖皮质激素对儿童急性哮喘发作有极大的益处，也可选用雾化吸入布地奈德混悬液一次1mg，每隔6～8小时给予1次。或SABA+吸入型糖皮质激素的复方制剂——布地奈德福莫特罗粉吸入剂（信必可都保）。或LABA+糠酸氟替卡松维兰特罗吸入剂（万瑞松）、氟替卡松沙美特罗气雾剂（舒利迭）。

0039 儿童控制哮喘可选哪些药品?

对大于5岁儿童支气管哮喘的长期控制，除进行哮喘教育和环境改善外，可按级别进行长期治疗。

1级：一般无需治疗。

2级：选择一种低剂量的吸入型糖皮质激素；或白三烯受体阻断剂孟鲁司特。

3级：选择一种低剂量的吸入型糖皮质激素+LABA；或中、高剂量吸入型糖皮质激素；或低剂量吸入型糖皮质激素+白三烯受体阻断剂孟鲁司特。

4级：选择一种高剂量的吸入型糖皮质激素+LABA；或一种中剂量的吸入型糖皮质激素+茶碱+白三烯受体阻断剂孟鲁司特；或中、高剂量的吸入型糖皮质激素+LABA+缓释茶碱或白三烯受体阻断剂孟鲁司特。

5级：选择中、高剂量的吸入型糖皮质激素+LABA+白三烯受体阻断剂孟鲁司特和（或）缓释茶碱或加口服小剂量的糖皮质激素（泼尼松、地塞米松）；或中、高剂量的吸入型糖皮质激素+白三烯受体阻断剂孟鲁司特+缓释茶碱。

0040 可供儿童哮喘用的吸入型糖皮质激素有哪几种?

（1）倍氯米松（必可酮）、丙酸倍氯米松（伯可纳）起效迅速，作用持久，对支气管黏膜有抗炎作用，不仅解除支气管痉挛控制哮喘发作，且对肺部有较高的特异性。气雾吸入后能从肺组织迅速吸收，对支气管哮喘有良好的作用。由于其局部作用强，用量小，一日0.4mg即能有效地控制哮喘发作（疗效与口服7.5mg泼尼松相同），维持约4～6小时，吸入后通常在1～3天可见疗效，5～10天发挥最大作用。

用于慢性支气管哮喘者，以防止哮喘急性发作。也可用于常年性及季节性过敏性鼻炎和血管收缩性鼻炎。气雾吸入剂：儿童一次50～100μg，一日2～4次。

（2）布地奈德（普米克都保）　具有抗过敏和抗炎作用，能缓解对即刻及迟发过敏反应所引起的支气管阻塞，其有三种剂型：气雾剂、粉吸入剂、鼻喷雾剂。

① 气雾剂。2～7岁儿童，一日200～400μg(2～4揿)，分2～4次吸入；7岁以上儿童，一日200～800μg，分2～4次吸入。

② 粉吸入剂。对6岁和6岁以上原来未使用糖皮质激素口服过的儿童，一日200～400μg（2～4吸），一日1次吸入。对原口服过糖皮质激素的儿童，一次200～400μg，一日1次吸入，儿童推荐最高剂量为一次400μg，一日2次吸入，当哮喘控制后，减至最低剂量。

③ 鼻喷雾剂（雷诺考特、辅舒良）。用于治疗季节性和常年性过敏性鼻炎，常年性非过敏性鼻炎，预防鼻息肉切除后鼻息肉的再生，对症治疗鼻息肉。对6岁及6岁以上儿童，起始剂量为一日256μg（4揿），可于晨起一次喷入或早、晚分2次喷入，即晨起每个鼻孔内喷入128μg（2揿）；或早、晚2次，每次每个鼻孔内喷入64μg（1揿）。

（3）丙酸氟替卡松（辅舒酮）　有强效的糖皮质激素类抗炎作用，能提高对哮喘症状的控制，减少其他药品如急救用支气管扩张剂的使用，并能阻止肺功能的下降。4岁以上儿童：一次50～100μg(50μg为1揿，1～2揿)，一日2次，起始剂量应根据病情的严重程度而定；16岁以上的儿童，一次200～1000μg（250μg为1揿，1～4揿），一日2次。

（4）环索奈德（阿维可）　有更好局部抗炎活性和持久作用，完全的首关效应和血浆蛋白的高结合率均有利更好发挥药效和减少不良反应。对轻至中度哮喘者一次160μg，一日1次可达良好控制。12岁以上青少年最低剂量80～160μg，中等剂量160～320μg，较高剂量＞320μg；6～11岁儿童最低剂量80～160μg，中等剂量80～160μg，较高剂量＞160μg；5岁及以下儿童最低维持剂量160μg/d。

0041 吸入型糖皮质激素安全吗?

吸入型糖皮质激素相对安全，不良反应有轻度的喉部刺激、咳嗽、声音嘶哑、口咽部念珠菌感染、速发或迟发性过敏反应（皮疹、接触性皮炎、荨麻疹、血管性水肿和支气管痉挛）、精神症状（精神紧张、不安、抑郁和行为障碍等）。

鉴于吸入给药的作用直接（非全身作用），剂量极小（约为口服剂量1/10～1/50），且仅在呼吸道和肺部起作用，极低的全身生物利用度（吸收极少）使其与全身性给药（口服、注射）的糖皮质激素相比，其不良反应的发生率和严重程度明显降低。极少数病例报道，用吸入糖皮质激素治疗后产生皮肤淤血、发生支气管痉挛；极少数病例在吸入糖皮质激素后产生全身用药作用的症状和体征，包括肾上腺功能减退和生长减缓，与剂量、时间、联合口服激素及先前使用激素情况、个人敏感性有关。大量的前瞻性流行病学研究结果及世界范围的上市后使用经验未发现妇女在妊娠期使用吸入型糖皮质激素对胚胎及新生儿产生不良作用。

与其他药品一样，妊娠期妇女使用糖皮质激素时需权衡其对母亲的益处和对胎儿的危害。应考虑选用吸入型糖皮质激素，因为与达到同样肺部效应的口服糖皮质激素相比，其全身副作用低。另外，虽可分泌至乳汁，但是，预计在治疗剂量对哺乳婴儿几无影响，故哺乳期过程中也可以使用。

0042 如何正确地使用都保装置？

都保是一种多剂量、微量的粉吸入剂，在给药时不需使用添加剂，当用它吸入时，药粉会被使用者的吸气动作带到肺部，所以一定要用力、长时间的吸气。请按下列步骤操作：① 旋转松盖，取下装置盖，竖直拿着都保装置，将底座向任意方向旋转到底；② 在反方向旋转到底听到咔哒声，等于往吸入器中添加了一个剂量的药；③ 先用力呼气（用力，但不对着嘴），随后含住吸喷嘴用力且深长地吸入（自然的吸气）；④ 将吸入器离开嘴；⑤ 如再次吸入按①～③重复1次；⑥ 闭嘴静坐至少10秒以上；⑦ 盖上盖子，用淡盐水或白开水漱口，漱口的水不要吞咽。

0043 如何正确地使用喷雾剂？

压力定量气雾吸入器是由药品、推进剂、表面活性物质或润滑剂三种成分组成。借助压力把药品喷雾至呼吸道、口腔，发挥局部的抗炎、抗过敏和平喘的作用。请按下列步骤操作：① 移去套口的盖子，使用前轻摇贮药罐使之充分混匀；② 将头略微后仰并缓慢地呼气，尽可能呼出肺内气体；③ 将吸入器吸口紧紧含在口中，并屏住呼吸，以食指和拇指按吸入器，使药品释出，并同时做与喷药同步的缓慢深吸气，最好大于5秒（有的装置带笛声，没有听到笛声则表示未将药品吸入）；④ 尽量屏住呼吸10～15秒，使药品充分分布到下气道，以达到良好的疗效；⑤ 将盖子套回喷口上；⑥ 用清水或淡盐水漱口，除去咽喉、口腔部残留的药品，漱口的水不要吞咽。

0044 如何正确地使用鼻喷雾剂？

鼻喷雾剂是使药通过喷雾进入鼻腔，在局部发挥抗炎、抗过敏和平喘作用。请按下列步骤操作：① 擤出鼻涕，再用淡盐水清洗鼻腔。② 轻轻地晃动瓶子使药液充分混匀，拔掉瓶盖。③ 用右手拇指托在瓶底，食指和中指分别放在喷头的两侧，夹住喷头。④ 保持自然头位（不必抬头），用右手将鼻喷剂的喷头放进左侧鼻孔，喷头方向朝向自己左侧的眼睛，即朝向左侧鼻腔的外侧，保持瓶子基本竖直，不要过度倾斜。由于鼻腔的内侧是鼻中隔，所以不要将喷头朝向鼻腔的内侧，以免喷在鼻中隔上。⑤ 轻轻地用鼻吸气，同时用右手指揿压小瓶，喷出1喷药液。可按医嘱再喷1次。⑥ 将鼻喷剂换至左手，用左手将鼻喷剂的喷头放进右侧鼻孔，喷头方向朝向自己右侧的眼睛，即朝向右侧鼻腔的外侧。⑦ 轻轻地用鼻吸气，同时用左手指揿压小瓶，喷出1喷药液。⑧ 用纸巾擦干喷头，盖上瓶盖。

　　鼻喷剂一般在使用1周或更长时间后，喷头可能会堵塞，应清洁装置，一般每隔1周左右清洁喷头1次。清洁时打开瓶盖，将喷头浸泡在温水中数分钟，有的鼻喷剂可以将喷头取下，直接放在温水中浸泡，然后用水冲洗，擦干，再将喷头装回到瓶子上。千万不要用针头直接捅戳喷头，以防损坏。

0045　如何正确地使用旋碟式干粉吸入器？

　　旋碟式干粉吸入器的吸入装置专为吸入使用，其配备一个碟式吸纳器。目前，临床应用的有两种：丙酸倍氯米松粉末吸入剂（必酮碟）、硫酸沙丁胺醇（喘宁碟）。必酮碟和喘宁碟的每个小泡内盛有非常细微的相应药品，由双层箔片保护着，8个小泡有规律地分布在碟上。请按如下方法使用：① 使用时将碟片放入旋碟式干粉吸入器内，吸纳器上的刺针会刺穿碟片上的一个小泡，将里面的药品粉末放在碟式吸纳器里；② 把嘴对准吸入器，只需轻轻一吸（即使吸气速率极低），便可将药品送到肺部。

0046　如何正确地使用准纳器？

　　准纳器是一款泡囊型吸入装置，是将药品微粉（沙美特罗和丙酸氟替卡松）密封在铝箔条内，该铝箔条缠绕在一模制的塑料装置中，整齐排列着60个或120个药品泡眼，通过准纳器吸嘴吸入药品至呼吸道，从而起到抗炎、平喘的作用。准纳器的优势在于：作用直接到肺部、用量小、作用快、疗效好、不良反应少。

　　目前应用的是沙美特罗氟替卡松（舒利迭）准纳器，包含60个或120个剂量的药品，使用时请按下列方法：① 用手平稳拿住准纳器；② 一手握住准纳器外壳，另一手拇指向外推动准纳器的滑动杆直至发出咔哒声，表明准纳器已做好吸药的准备；③ 握住准纳器并使其远离嘴，在保证平稳呼吸的前提下，尽量呼气；④ 将吸嘴放入口中，深深地平稳地吸气，将药粉吸入口中，屏气约10秒。深深吸药，屏气10秒的话，能够把药品吸得位置较深，以便更好地发挥疗效。⑤ 拿出准纳器，缓慢恢复呼气，关闭准纳器（听到咔哒声表示关闭）；⑥ 用淡盐水或白开水漱口，漱的水不要吞咽，用后漱口是防止出现口腔真菌感染（长期使用糖皮质激素易诱发口腔真菌感染，出现鹅口疮、口周炎）；⑦ 忌用鼻子吸入药品；⑧ 准纳器的上部有一个剂量指示窗，数目在0～5时则显示为红色，提示所剩余的药品剂量不多需要更换新的包装。

0047 为何要依据监测的血浆药物浓度来调整茶碱类药物的剂量？

① 茶碱类药血浆药物浓度个体差异较大，安全范围窄，宜根据监测血浆药物浓度制定、调整剂量和用药间隔时间。茶碱、氨茶碱可以通过监测茶碱血浆药物浓度来制定、调整用药方案。多索茶碱和二羟丙茶碱是茶碱衍生物，体内不能被代谢成茶碱，无法通过测定茶碱血浆药物浓度来制定、调整用药方案，须分别监测多索茶碱或二羟丙茶碱的血浆药物浓度。

② 患者如已口服茶碱或氨茶碱，当需增加氨茶碱注射治疗时，测定茶碱血浆药物浓度意义更大，以免出现惊厥、发生心律失常。

③ 茶碱治疗窗窄，有效血浆药物浓度（5～20μg/ml）与药物中毒浓度（大于20μg/ml）较为接近，中毒剂量与治疗剂量难以掌握，在用药期间应监测茶碱血浆浓度。

④ 哮喘患者连续用药3天后的茶碱血浆药物浓度控制在10～20μg/ml较为有效、安全。浓度高于20μg/ml，则不良反应频率和程度明显增加。理论上茶碱剂量每增加0.5mg/kg，血浆药物浓度升高1μg/ml。近年研究显示：5～10μg/ml的茶碱血浆药物浓度也可能得到较好疗效和安全性，适合哮喘控制治疗，故茶碱剂量有减少的趋势。

0048 茶碱不同给药途径，疗效与安全性有差异吗？

茶碱的给药途径不同，在疗效与安全性上存在差异。

（1）口服给药　空腹时（餐后2小时至餐前1小时）服药者，吸收较快。如在进餐时或餐后服药，可减少对胃肠道的刺激，但吸收减慢。

（2）保留灌肠给药　吸收迅速，生物利用度稳定，但可引起局部刺激，多次给药可致茶碱在体内蓄积，从而引起毒性，尤其是儿童和老人。

（3）肌内注射　可刺激注射部位，引起疼痛、红肿，目前已较少用。

（4）静脉注射　需稀释至氨茶碱浓度低于25mg/ml，或再稀释后改为静脉滴注。氨茶碱首次剂量为4～6mg/kg，注射速度不宜超过0.6～0.8mg/(kg·h)。

（5）茶碱缓释、控释制剂　昼夜血浆药物浓度平稳，不良反应较少，易于维持较好的治疗浓度，平喘作用可维持12～24小时，适于控制夜间哮喘。

0049　什么时间适宜服用平喘药？

哮喘患者呼吸道阻力增加，通气功能下降，呈昼夜节律性变化：①一般于夜晚或清晨气道阻力增加，呼吸道开放能力下降，可诱发哮喘；②凌晨0～2时是哮喘患者对乙酰胆碱和组胺反应最为敏感的时间；③黎明前肾上腺素和环磷腺苷浓度、肾皮质激素低下，是哮喘的高发时段，故多数平喘药以睡前服用为佳。睡时体内皮质激素水平最低，哮喘也多发生在此时，在睡前应用糖皮质激素、茶碱缓释剂，可明显减轻哮喘的夜间发作频率。

茶碱类药于白日吸收快，而晚间吸收较慢。根据这一特点，也可采取日低夜高的给药剂量。例如对慢性阻塞性肺疾病患者，可于上午8时服茶碱缓释片250mg，晚8时服500mg，可使茶碱的白日、夜间血浆药物浓度分别为10.4μg/ml和12.7μg/ml，有效血浆药物浓度维持时间较长，临床疗效较好而不良反应较轻。另外，氨茶碱的治疗量与中毒量很接近，早晨7点服用效果最好，毒性最低，宜于晨服。

0050　治疗哮喘如何选用中成药？

中医将哮喘分为外感和内伤性，常见实喘和虚喘，其临床表现不同应分别选药。对实喘重在治肺，以散邪宣肺为主；虚喘重在治肾，以滋补纳气为主。其中实喘又分寒喘、热喘、痰喘；虚喘又分肺气虚喘和肺肾阴虚喘。

寒喘者表现为气促喘息、咳嗽白痰、怕热发热、头痛无汗、鼻塞流涕等症。可选通宣理肺口服液。热喘者的表现为呼吸急促、咳嗽痰黄、咽干口渴等。可选止咳定喘口服液、桂龙咳喘宁胶囊。痰喘的人表现为气逆作喘、胸部满闷、痰多黏白、咳嗽恶心等症。可选用橘红片、止咳化痰丸、咳嗽定喘丸；若兼大便硬结者，可选用清气化痰丸。肺气虚喘者的表现有咳嗽痰多、气短作喘、精神不振、身倦无力、动则出汗等症状。可选用益气补肺、止咳定喘的药物，如人参保肺丸、蛤蚧定喘胶囊。

肺肾阴虚喘者因劳伤久咳、伤及肺肾阴所致，表现为气短作喘、咳嗽痰少（或无痰）、腰膝酸软、头晕耳鸣、潮热盗汗等症。可选用二母宁嗽丸、麦味地黄丸、都气丸。

0051　痰液是怎样形成的？

人的气管和支气管的黏液腺及杯状细胞经常分泌些液体，用以湿润黏膜和黏附空气中的灰尘及微生物。正常人每天分泌大约100ml。气管黏膜上皮细胞的纤毛不断地向外扇动，将气管的分泌液扇到咽腔，随唾液吞咽进入胃，通常无咳嗽。然而，当气管和支气管受到刺激，甚至发炎，则分泌液大量增加，已非上皮细胞纤毛所能扇走，则形成痰液，借以通过咳嗽的动作咳出来。

0052 祛痰时宜选哪些药?

对痰液黏稠者宜选羧甲司坦（速效化痰片、美咳），可减少支气管腺体的分泌，使低黏度的唾液黏蛋白分泌增加，而高黏度的黏蛋白分泌减少，因而痰液黏度降低，易于咯出。成人一次250～750mg，儿童一次150～500mg，一日3次。

对痰色较白或脓痰者要选盐酸溴己新（必嗽平、必消痰）或乙酰半胱氨酸（痰易净、莫咳粉），两药分别使痰液酸性糖蛋白的多糖纤维和多肽链的二硫键断裂，使痰的稠度降低，易于咳出，尤其对白色黏痰效果好，对有脓痰者应与抗生素合用。成人一次8～16mg，6岁以下儿童一次4～8mg，一日3次。乙酰半胱氨酸口服给药一次300mg，一日3次。

对痰多、咳嗽、痰液有恶臭味者可用愈创甘油醚（愈甘醚），服后不仅使痰液稀释，又可减少痰液。可用于支气管炎、肺脓肿、支气管扩张、咳喘、黏液不易咳出等。成人一次0.1～0.2g，儿童一次0.05～0.08g，糖浆剂一次10～15ml，一日3次。制剂有可待因愈创甘油醚糖浆（可愈糖浆）、美愈伪麻口服液（美可糖浆）、愈麻沙芬口服液（雷登泰口服液）。

对各种原因引起痰黏而不易咯出者，盐酸氨溴索（沐舒坦、兰勃素）亦为首选，其可润滑呼吸道，调节浆液性与黏液性物质的分泌，使呼吸道黏液的理化性质趋于正常，以利于排出。成人及10岁以上儿童一次30mg，5～10岁儿童一次15mg，一日3次；长期治疗可减为一日2次，餐后吞服。

0053 为什么市场上出售的愈创甘油醚大多是复方制剂?

在呼吸道疾病中，咳、痰、喘、炎症几种症状常常混杂在一起，由于痰液的存在而阻塞气管引起呼吸困难，而气管阻塞又为炎症和感染创造了条件，炎症同时又刺激呼吸道引起咳嗽和哮喘，三者互相依赖、促进和加重。因此在治疗上，止咳、祛痰、抗炎、平喘药常需同时发挥药效，为方便治疗和服用，市场上常见许多由愈创甘油醚与镇咳药、平喘药、抗过敏药组成的复方制剂。与前面叙述的抗感冒药类似，各类药物均采用代号组成名称，其中愈创甘油醚简称"愈"；抗过敏药氯苯那敏简称"敏"、苯海拉明简称"苯"、异丙嗪简称"异"；镇咳药氢溴酸右美沙芬简称"美"、可待因简称"可"；缓解鼻塞药盐酸伪麻黄碱简称"麻、伪麻"。常用的祛痰镇咳药的组成如表1-6。

表1-6　常用祛痰镇咳药的组成成分

药品名称	祛痰药			镇咳药		缓解鼻塞药		抗过敏药		平喘药	兴奋药
	氯化铵	愈创甘油醚	愈创木酚磺酸钾	右美沙芬	可待因	伪麻黄碱	氯苯那敏	异丙嗪	曲普利啶	麻黄碱	咖啡因
磷酸可待因糖浆（可非）					●			●			
联邦小儿止咳露			●		●			●		●	
复方磷酸可待因溶液（联邦止咳露）	●				●		●			●	
菲迪克止咳糖浆			●		●				●	●	
愈创伪麻糖浆		●				●					
美愈伪敏糖浆（美可糖浆）		●		●		●	●				
可待因愈创甘油醚（可愈糖浆）		●			●						
可待因异丙嗪口服液（奥亭）					●			●			
愈麻沙芬口服液（雷登泰）		●		●		●					
美酚伪麻片（丽珠刻乐）		●		●							
美敏伪麻溶液（惠菲宁）				●			●				
复方美沙芬糖浆（金叶）				●						●	
健儿婴童咳水	●			●			●				
氨咖愈敏溶液	●	●					●				●

0054　祛痰平喘药可以和镇咳药联合应用吗？

　　① 对痰液较多的湿咳者应以祛痰为主，不宜单纯使用镇咳药，应先用或同时应用祛痰剂，以利于痰液排出和增强镇咳效果，并避免痰液阻塞气道。另对痰液特别多的湿性咳嗽如肺脓肿者，应慎重给药，以免痰液排出受阻而滞留于呼吸道内或加重感染。② 鉴于被稀释后的痰液需借助于咳嗽反射而排出，在使用司坦类黏液调节剂后暂缓继用强效镇咳剂，以免被稀释的痰液堵塞气道。③ 乙酰半胱氨酸能溶解黏痰及脓性痰。对于一般祛痰药无效者，使用乙酰半胱氨酸可能仍然有效，但直接滴入呼吸道可产生大量痰液，应用呼吸器吸引排痰。④ 祛痰药仅对咳嗽症状有改善作用，在使用中还应注意咳嗽、咳痰

的病因，如使用7天后症状未见好转，应及时就医。⑤ 对由支气管哮喘引起的咳嗽，因呼气阻力增加使肺膨胀，肺牵张感受器接受刺激增强，反射性引起咳嗽；同时因支气管阻塞而排痰更加困难，此时宜联合应用平喘药，以缓解支气管平滑肌痉挛，再辅助镇咳和祛痰药。

0055 痰多时如何选服中成药？

中医认为痰与脾、肺关系密切，故曰"脾为生痰之源，肺为贮痰之器"。痰既是一种病理产物，又可作为一种病邪，直接或间接地作用于脏腑，而影响病证的发展，如痰迷心窍而神昏；痰浊上冒而眩晕；痰阻经络而半身不遂等。多痰可由脾阳不振、热邪、脾胃寒湿、阴虚等而起；在使用祛痰剂时分别选用燥湿化痰、清热化痰、温化寒痰和润肺化痰剂4类。

（1）燥湿化痰剂　具有燥湿化痰作用，用于聚湿生痰，痰稀量多，伴胸痞恶心，身重蜷卧，腹部胀满。成药有橘红片、二陈丸等。

（2）清热化痰剂　具清肺热、化痰作用，用于热邪煎熬津液而生痰，或痰郁生热，热与痰相搏而成热痰，色黄稠，难以咳出；热伤脉络，则痰中带血。若痰热内闭，热痰动风，则出现神昏、谵语、抽搐等。宜选羚羊清肺丸（片）、清肺糖浆。

（3）温化寒痰剂　脾胃寒湿而生痰，或痰与寒邪合而致病。寒邪伤气，水湿凝聚成痰，痰色白而稀。宜用通宣理肺丸等。

（4）润肺化痰剂　具有润肺化痰作用，用于由阴虚燥痰，或干咳痰稠，或泡沫痰，咯之不爽、声音嘶哑等症。如二母宁嗽丸、秋梨润肺膏、百合固金丸等。

0056 小儿支气管肺炎有何表现？

支气管肺炎又称小叶性肺炎，在婴幼儿中常见，据有关资料统计，其发病率约占肺炎者的94%。一年四季均可发作，但冬、春季最多。支气管肺炎分为一般支气管肺炎和间质性支气管肺炎，前者由细菌感染引起，后者以病毒致病。一般支气管肺炎主要由肺炎球菌、金黄色葡萄球菌、链球菌、肺炎杆菌、大肠杆菌、流感杆菌等感染引起。间质性支气管肺炎多由腺病毒、呼吸道融合病毒、流感病毒等所致。如居室拥挤、通风不良可促使微生物迅速繁殖而传播感染。

小儿支气管肺炎起病可急可缓，一般于上呼吸道感染后1周发病。患儿主要表现有发热、咳嗽（早期为刺激性干咳，恢复期咳嗽有痰）、气急、呼吸增快。重者有鼻翼扇动、口唇及指（趾）端发绀、呼吸困难、惊厥及明显的三凹征象（胸骨上窝、锁骨上窝和肋间隙内陷）。同时心率增快，可达到160～180次/分，肝脏进行性增大2cm以上，部分患儿在咳嗽后期出现有消化道症状，如呕吐、便血、腹胀等。

体质较弱的婴儿热度可能不高，咳嗽与肺部体征不明显，多见有呛奶或奶汁从鼻孔溢出、食欲不振、精神萎靡或烦躁不安的征象。

0057 小儿支气管肺炎的治疗原则有哪些?

小儿支气管肺炎的治疗原则是"对抗感染、镇咳和退热"。

对抗感染应先进行痰培养及药敏试验，以便遴选针对性强的抗生素。一般支气管肺炎多选青霉素肌内注射，一次40万～80万单位；或静滴5万～10万单位/（kg·d），用至体温正常后3～5天为止。如使用青霉素疗效不明显时，可改用其他抗生素。间质性支气管肺炎选用抗病毒药，可服阿昔洛韦（舒维疗、丽珠克毒星），一次50～100mg，一日5次；或利巴韦林（同欣、威尔星）10mg/（kg·d），分4次给予，连续7～14日。

有咳嗽者可给予去痰止咳药，如小儿止咳糖浆、儿童咳液、咳嗽糖浆、蛇胆川贝散、川贝止咳糖浆、止咳合剂、强力枇杷露等。

高热患儿可给予对乙酰氨基酚、布洛芬；或肌内注射复方氨林巴比妥5～10mg/kg。对高热伴烦躁的儿童可肌内注射异丙嗪（非那根）0.5～1mg/kg；或苯巴比妥钠（鲁米那）5～8mg/kg。

0058 小儿支气管炎有哪些症状?

小儿支气管炎继发于上呼吸道感染，见于深秋及寒冬。由感染（细菌、病毒）、刺激（物理、化学）、变态等所引起气管及支气管黏膜的急性反应，分急、慢性。

急性支气管炎起病急，可有畏寒、低热、头痛、鼻塞、流涕、喷嚏、咽痛、声嘶等感冒症状。以后出现咳嗽，初始为刺激性干咳，后有黏痰或脓性痰，少数人痰中带血，一般持续3～5天后逐渐好转，有时咳嗽可能持续2～3周。肺部可闻及干性或湿性啰音，咳嗽后啰音减少或消失。少数患儿可有白细胞计数增高，提示为细菌感染或合并感染。过敏性者在鼻涕和痰液内含有大量嗜酸性粒细胞。X线检查仅见肺纹理增粗。

慢性支气管炎常伴有呼吸道反复感染和过敏性疾病，有长期吸烟或吸入刺激性气体、烟雾、粉尘史，咳嗽或咳痰可延续3个月以上。两肺可有散在性干性或湿性啰音，X线检查可见有下肺纹理增加，呈条状或网状。如并发肺气肿时，则两肺透亮度增强，两侧膈肌低位。

小儿支气管炎的治疗与小儿支气管肺炎的治疗原则相同，不再赘述。

0059 支气管扩张有哪些症状?

支气管扩张症是一种慢性化脓性病变，是因炎症与支气管阻塞而损坏了管壁引起的支气管扩张和变形。多见于儿童和青年，一般从儿童期发病。

支气管扩张的主要症状有咳嗽、脓痰和反复咯血（大口咯血，亦痰中带血）。表现为长期咳嗽、咳痰、咯血、呼吸道反复感染，痰量甚多，有时一日可约200ml，静置后痰液分为3层（上层为泡沫、中层为浆液，下层为脓液及坏死组织等），并有臭味。在病变部位可听到局限性固定的湿性啰音，后期可有杵状指（趾）。

0060 如何治疗支气管扩张?

支气管扩张的治疗主要是抗感染和止血，在感染和咯血时，应卧床休息；大量咯血时，给予止血药；呼吸困难及发绀时及时吸氧。急性感染时可用青霉素一日160万～480万单位，分2～4次肌内注射；或服氨苄西林，成人一次0.25～1g，一日4次，儿童20～80mg/(kg·d)，分4次给予；或服用阿莫西林，成人一日3～4g，分3～4次给予，餐后服用，可根据病情增加剂量，儿童40～80mg/(kg·d)，分3～4次给予；头孢克洛成人一次250～500mg，一日3次，儿童一日20～40mg/kg，分2～3次服用；阿奇霉素第1天按10mg/kg顿服（一日最大量不超过0.5g），第2～5天按5mg/kg顿服（一日最大量不超过0.25g）。对排痰不畅者，可服祛痰药羧甲司坦，成人及12岁以上儿童一次250～500mg，一日3次，12岁以下儿童一日30mg/kg，分2～3次服用。

0061 何谓肺结核?

肺结核俗称"痨病"，是由结核分枝杆菌侵入肺部所引起的感染，为一种慢性和缓发性传染病，潜伏期约4～8周。其中80%发生在肺部，其他部位（颈淋巴、脑膜、腹膜、肠、皮肤、骨骼）也可继发感染。肺结核主要经呼吸道传播，传染源是接触排菌的肺结核者。肺结核分原发、继续性两类。所谓原发性肺结核，是指结核菌初次感染而在肺内发生的病变，常见于小儿。此时，人体反应性较低，病灶局部反应亦轻微，结核菌常沿淋巴管抵达淋巴结。继发性肺结核通常发生在曾受过结核菌感染的成年人。潜伏在肺内的细菌活跃，病灶部位多在肺尖附近，结核菌一般不波及淋巴结，亦很少引起血行播散。但肺内局部病灶处炎症反应剧烈，容易发生干酪样坏死及空洞。显然与原发性肺结核有所不同，可认为是发生在人体内的对结核分枝杆菌的感染和再感染表现的不同现象（Koch现象）。

典型肺结核起病缓慢，病程较长，有低热、倦怠、食欲减退、咳嗽及少量咯血。但多数患者病灶轻微，无显著症状，经X线健康检查时偶被发现。亦有因突然咯血才被确诊，追溯其病史可有轻微的全身症状。少数患者因突然起病及突出的毒性症状与呼吸道症状，而经X线检查确认为急性粟粒型肺结核或干酪样肺炎。老年肺结核者，易被长年慢性支气管炎的症状所掩盖。

（1）全身症状 表现为午后低热、乏力、食欲减退、消瘦、盗汗等。若肺部病灶进展播散，常呈不规则高热。妇女可有月经失调或闭经。

（2）呼吸系统症状　通常为干咳或带少量黏液痰，继发感染时，痰呈黏液脓性。约1/3患者有不同程度咯血，痰中带血多因炎性病灶的毛细血管扩张所致；中等量以上咯血，则与小血管损伤或来自空洞的血管瘤破裂有关。咯血后常有低热，可能因小支气管内残留血块吸收或阻塞支气管引起的感染；若发热持续不退，则应考虑结核病灶播散。有时硬结钙化的结核病灶可因机械性损伤血管，或合并支气管扩张而咯血。大咯血时可发生失血性休克；偶因血块阻塞大气道引起窒息。此时患者极度烦躁、心情紧张、挣扎坐起、胸闷气促、发绀，应立即进行抢救。病灶炎症累及壁层及胸膜时，相应胸壁有刺痛，一般多不剧烈，随呼吸及咳嗽而加重。慢性重症肺结核时，呼吸功能减退，常出现渐进性呼吸困难，甚至缺氧发绀。若并发气胸或大量胸腔积液，其呼吸困难症状尤为严重。

（3）体征　早期病灶小或位于肺组织深部，多无异常体征。若病变范围较大，患侧肺部呼吸运动减弱，叩诊呈浊音，听诊时呼吸音减低，或为支气管肺泡呼吸音。因肺结核好发于肺上叶尖后段及下叶背段，故锁骨上下、肩胛间区叩诊略浊，咳嗽后偶可闻及湿啰音，对诊断有参考意义。肺部病变发生广泛纤维化或胸膜粘连增厚时，患侧胸廓常呈下陷、肋间隙变窄、气管移位与叩诊浊音，对侧可有代偿性肺气肿征。

0062　结核病的初治药物方案有哪些?

所谓初治，即未经抗结核药治疗的结核病例，有的痰液涂片结核菌阳性（涂阳），病情较重，有传染性；也有的涂片阴性，病变范围不大，所用化疗方案亦有强弱不同。

初治涂阳病例，不论其培养是否为阳性，均可用以异烟肼（H）、利福平（R）及吡嗪酰胺（Z）组合为基础的6个月短程化疗方案，痰菌常很快转阴，疗程短，便于随访管理。

① 前2个月强化期用链霉素（S）或乙胺丁醇（E）、异烟肼、利福平及吡嗪酰胺，一日1次；后4个月继续用异烟肼及利福平，一日1次，以2S（E）HRZ/4HR表示。

② 亦可在巩固期隔日用药（即每周用药3次）以2S（E）HRZ/4H_3R_3。（右下角数字为一周用药次数）。

③ 亦可全程间歇用药，以$2S_3(E_3)H_3R_3Z_3/4H_3R_3$表示。

④ 强化期用异烟肼、链霉素及对氨基水杨酸钠（P）或乙胺丁醇，巩固期用2种药10个月，以2HSP（E）/10HP（E）表示。

⑤ 强化期1个月用异烟肼、链霉素，巩固期11个月每周用药2次，以1HS/11H_2S_2表示。

以上①、②、③为短程化疗方案；④、⑤为"标准方案"。若条件许可，尽量使用短程化疗方案。

初治涂阴、培养阴性患者，除粟粒性肺结核或有明显新空洞患者可采用初治涂阳的方案外，可用以下化疗方案：① $2SHRZ/2H_2R_2$；② $3H_2R_2Z_2/2H_2R_2$（全程隔日应用）；③ 1SH/11HP（或E）。

对初治患者，国际防痨及肺病联合会推荐的适用于国家防痨的化学方案，可供制订治疗方案时参考。

0063 结核病的复治药物方案有哪些？

复治方案即对肺结核复发者、初治化疗方案不合理、结核菌产生继发耐药，痰菌持续阳性，病变迁延反复者的治疗方案。复治病例应选择敏感药物联合治疗，可依据药物敏感试验的结果。药物敏感试验有助于选择用药，但费时较久、费用较大。临床上多根据患者以往用药情况，选择过去未用过的、很少用过的，或曾规则联合使用过的药物（可能其致病菌仍对之敏感）另订方案，联合两种或两种以上敏感药物。

复治病例一般可用以下方案。

① 2S（E）HRZ/4HR，督促化疗，保证规律用药。6个月疗程结束时，若痰菌仍未转阴，巩固期可延长2个月。如延长治疗仍痰菌持续阳性，可采用下列复治方案。

② 初治规则治疗失败的患者，可用 $2S_3H_3Z_3E_3/6H_3R_3E_3$。

③ 慢性排菌者可用敏感的一线药与二线药联用，如卡那毒素（K）、丙硫异烟胺（1321Th）、卷曲霉素（Cp），应严密观察药物不良反应，疗程以 $6\sim12$ 个月为宜。氟喹诺酮类有中等度抗结核作用，对常用药物已产生耐药的病例，可将其加入联用方案。若痰菌阴转，或出现严重不良反应，均为停药指征。

0064 肺结核的药物治疗原则是什么？

（1）首要原则即"早期、联合、适量、规律、全程" 所谓早期是对确诊的结核患者及早用药，以利于杀灭结核菌；联合是选用两种或两种以上的抗结核药合用；适量意为发挥药物最大治疗效果而又产生最小的不良反应；规律是指在强化阶段和巩固阶段一日1次用药或一周2～3次间歇用药都有规律性；全程意指完成抗结核杆菌的全程治疗，满足连续用药时间。

（2）采用直观治疗或督导服药 提高用药的依从性，即在药师、医师或家属的监督下服药，保证患者完成全疗程，达到彻底治疗，避免因不规则的药物治疗而致病程迁延、诱发耐药性。

（3）提倡联合用药 结核病灶中的致病菌有敏感菌株及原始耐药菌株，敏感菌株在抗结核疗程中极易产生耐药性，单一给药治疗常常导致失败。联合用药则可交叉杀灭耐药菌株，提高治愈率，降低复发率。因此，治疗结核病至少应同时使用3种药物。至于4联、6联或8联治疗则取决于疾病的严重程度、以往用药史和结核杆菌对药物的敏感性。对抗结核药疗效较差者，亦可应用氨硫脲、氯法齐明、氧氟沙星或左氧氟沙星、加替沙星作为联合用药之一。

（4）短程疗法（推荐） 一般初始2个月为强化期，应用异烟肼、利福平、链霉素和吡嗪酰胺等4种强力杀菌性药，后4个月以利福平和异烟肼巩固；复治病例强化期加用乙胺丁醇，但巩固期长。利福平的抗菌效能强，与其他抗结核药之间无交叉耐药性；与异烟肼联合应用呈互补。短程（6～9个月）疗法适用于单纯性结核病初治病例，一般采用3联甚至4联。常用者为利福平、异烟肼，其他用药有链霉素、乙胺丁醇或吡嗪酰胺。短程疗法的优点是：① 近期疗效好，6个月后痰菌可全部转为阴性；② 远期随访其复发率与长程疗法2年相仿；③ 用药量少、毒性反应轻。

（5）长程疗法和间歇疗法 短程应用链霉素、异烟肼和对氨基水杨酸等联合用药后，常不能痊愈，而长程治疗不良反应多，费用昂贵，患者难以坚持完成全程。可采用短程强化阶段一日用药，而巩固阶段改为间歇疗法。即一周用药1～2次，链霉素与对氨基水杨酸毒性较强，剂量不宜加大，链霉素可一日0.75g于下午2时给药，对氨基水杨酸钠一次2～3g，一日4次；儿童每日200～30mg/kg，分4次给予，于餐后给药；但利福平，异烟肼和乙胺丁醇可加大剂量。其疗效与长程疗法相同。

（6）对干酪样肺炎、急性粟粒性肺结核、结核性脑膜炎有高热等严重结核毒性症状，或结核性胸膜炎伴大量胸腔积液者，均应尽早使用抗结核药 亦可在使用有效抗结核药的同时，加用糖皮质激素（泼尼松一日15～20mg，分3～4次口服），以减轻炎症及过敏反应，促进渗液吸收，减少纤维组织形成及胸膜粘连。待毒性症状减轻重，泼尼松剂量递减，至6～8周停药。糖皮质激素对已形成的胸膜增厚及粘连并无作用。因此，应在有效的抗结核治疗基础上慎用，对结核活动期禁用。

0065 何谓慢性阻塞性肺疾病？

慢性阻塞性肺疾病（COPD）是一种慢性气道阻塞性疾病的统称，简称为慢阻肺，主要指具有不可逆性气道阻塞的慢性支气管炎和肺气肿两种疾病。支气管哮喘、肺囊性纤维化、弥漫性泛细支气管炎、闭塞性细支气管炎等也有气流受阻均不属于COPD。

目前已发现慢阻肺的内、外因危险因素有：① 吸烟；② 大气污染和粉尘；③ 感染；④ 遗传因素和肺发育不良；⑤ 副交感神经功能亢进、气道高反应性；⑥ 营养不良。

小气道慢性炎症时，细胞浸润，中性粒细胞、肺泡巨噬细胞、淋巴细胞等多种炎症细胞释放IL-1、IL-4、IL-8、白三烯等生物活性因子，通过不同环节促进慢性炎症产生和发展，黏膜充血、水肿，也使气道管壁增厚。随着疾病进展出现阻塞性肺气肿时，组织弹力回缩力减低，呼气流速减慢，小气道在呼气期容易发生闭合，导致气道阻力更加上升。慢阻肺引起的全身异常主要有：骨骼肌异常、营养不良、体重指数（BMI）下降、肌肉块丧失、骨质疏松、贫血、抑郁、肺动脉高压、心力衰竭等。由此可见慢阻肺至少影响3个方面：呼吸、感知和全身。慢阻肺的主要症状体现在以下3个方面。

（1）咳嗽与咳痰 慢性支气管炎并发肺气肿时，咳嗽频繁，咳痰多，甚至长年不断。若伴感染时可为黏液脓性痰或脓痰。咳嗽剧烈时痰中可带血。

（2）呼吸困难 病情迁延时，在咳嗽咳痰的基础上出现了逐渐加重的呼吸困难。最初仅在劳动、上楼或登山时有气促，随着病变发展，在平地活动时，甚至在静息时也感觉气短。发作时，支气管分泌物增多，加重通气功能障碍，使胸闷气短加重，严重时可出现呼吸衰竭。

（3）早期体征 并不明显，伴随病情的发展呈桶状胸，前后径增大，肋间隙增宽，呼吸后期减弱，触诊语颤减弱或消失，叩诊呈过清音，心浊音界缩小，或不易叩出肺下界，肝浊音界下降；听诊心音遥远，呼吸音普遍减弱，呼气延长。感染时肺部可有湿性啰音，缺氧明显时出现发绀。

0066 慢性阻塞性肺疾病有哪些药物治疗方案?

根据COPD的病情，其治疗分为稳定期治疗、急性加重期治疗和外科手术治疗。治疗使用的4类药物大致相同，不同的是使用药品的种类、品种、剂量、时机有所不同。用于COPD的药物主要如下。

（1）支气管平滑肌舒张药 ① 肾上腺素能 β_2 受体激动药的长效制剂（LABA）、短效制剂（SABA）；② 胆碱能M受体阻滞药的长效制剂（LAMA）、短效制剂（SAMA）；③ 磷酸二酯酶抑制药；④ 过敏介质阻释药；⑤ 肾上腺糖皮质激素全身和吸入型制剂（ICS）；⑥ 白三烯受体阻断药。

（2）镇咳药

（3）祛痰药和黏痰调节药

（4）抗生素

2011年GOLD版推荐的COPD治疗方案见表1-7和表1-8。

表1-7 COPD患者联合评估方法

患者	特征	肺功能分级（GOLD）	加重次数（每年）	mMRC	CAT
A	低危，症状较少	I～II	≤1	0～1	<10
B	低危，症状较多	I～II	≤1	2+	≥10
C	高危，症状较少	III～IV	2+	0～1	<10
D	高危，症状较多	III～IV	2+	2+	≥10

注：mMRC评分=呼吸困难评分；CAT=COPD患者生活质量评估问卷。

表1-8 COPD患者药物治疗推荐

患者	首选药物	首选替代药物	其他治疗药物
A	SABA 或 SAMA（必要时应用）	SABA 和 SAMA LABA 或 LAMA	茶碱
B		LABA 和 LAMA	茶碱，SABA 或 SAMA，SABA 和 SAMA
C	LABA 或 LAMA	LABA 和 LAMA	茶碱，SABA 和（或）SAMA，考虑 PDE4-inh，LAMA 和 ICS
D	ICS/LABA 或 LAMA ICS/LABA 或 LAMA	ICS/LABA 和 LAMA ICS/LABA 和 PDE4-inh LAMA 和 PDE4-inh	茶碱，SABA 和（或）SAMA，LAMA 和 ICS，羧甲司坦

注：短效β₂受体激动剂（SABA）。长效β₂受体激动剂（LABA）、短效M受体阻滞剂（SAMA）、长效M受体阻滞剂（LAMA）、吸入性皮质激素（ICS）、磷酸二酯酶4抑制剂（PDE4-inh）。

0067 慢性阻塞性肺疾病急性加重期可选择哪些抗菌药物？

慢性阻塞性肺疾病急性加重期可由细菌感染诱发，出现呼吸困难加重、痰量增加、脓性痰液，或患者需要无创或有创机械通气时，可考虑应用抗菌药物。

（1）应尽早明确细菌学诊断、分离病原微生物，晨起后清洁口腔，用力咳出肺内深部的痰液，作药物敏感试验，并保留细菌标本，监测血清降钙素原（PCT），以使需要时做联合药敏试验和血清杀菌试验。

（2）依据2015年COPD全球防治倡议，依据抗菌药物的抗菌活性、抗菌谱、药动学特征和不良反应，结合地区常见致病菌类型、药敏试验结果遴选药物和制订用药方案。

（3）按照患者的病理、生理、年龄、免疫功能、肝肾功能、营养状况遴选品种、剂量和疗程。

（4）依据所用的抗菌药物的药效学/药动学（PD/PK）特征，决定给药方案，对时间依赖型抗菌药物采用一日多次给药，对浓度依赖型抗菌药物采用集中日剂量一次给药。

（5）临床多选第二、三代头孢菌素（头孢呋辛、头孢噻肟、头孢哌酮）、氟喹诺酮类（左氧氟沙星、安安沙星加替沙星、莫西沙星）、大环内酯类（阿奇霉素、罗红霉素）、多西环素或碳青霉烯类抗生素（亚胺培南司西他丁、美罗培南、厄他培南），疗程5～7天。同时，辅助吸氧、保持气道通畅、糖皮质激素全身治疗或磷酸二酯酶4抑制剂（PDE4）的茶碱、罗氟司特、西洛司特。

0068 慢性阻塞性肺疾病稳定期可选择哪些治疗？

慢性阻塞性肺疾病稳定期者原则上应个体化，以减轻症状和改善生活质量或运动耐量，降低未来风险为重。

（1）应规律应用激动药，肾上腺素能β受体激动药、胆碱能受体拮抗药等支气管平滑肌舒张药，对$FEV_1 < 50\%$预计值且有临床症状及反复加重的COPD患者，可长期、规律应用吸入型糖皮质激素，并推荐联合应用LABA。

（2）稳定期患者不推荐应用抗菌药物，不主张应用全身性糖皮质激素。

（3）进行有效的康复治疗（呼吸生理治疗、精神、营养、肌肉锻炼、教育）。

（4）氧疗、保持气道通畅、戒烟或注射感冒疫苗，疫苗可有效地降低COPD的严重程度和死亡率。依据肺功能进行严重程度分级后，按表1-9的级别选择治疗方案。

表1-9 2015年COPD全球防治倡议推荐慢阻肺稳定期分级治疗方案

患者	首选方案	可选方案	其他可选方案
A	SAMA 或 SABA	LAMA 或 LABA 或 SAMA+SABA	茶碱
B	LAMA 或 LABA	LAMA+LABA	茶碱，SAMA 和（或）SABA
C	LAMA 或 ICS+LAMA	LAMA+LABA 或 LAMA+PDE4-inh 或 LABA+PDE4-inh	茶碱，SAMA 和（或）SABA
D	LAMA+ 或 ICS+LAMA	LAMA+LABA+ICS 或 ICS+LABA+PDE4-inh 或 LAMA+LABA 或 LAMA+PDE4-inh	茶碱 SAMA 和（或）SABA 羧甲司坦

0069 应用吸入型糖皮质激素应注意哪些问题？

依据全球哮喘防治创议（GINA）和我国的《支气管哮喘防治指南》中规定，慢性阻塞性肺病和哮喘者在应用吸入型糖质激素时宜注意下列事宜。

① 吸入型糖皮质激素为控制呼吸道炎症的预防性用药，起效缓慢且需连续和规律地应用2天以上方能充分发挥，因此，即使是患者在无症状时仍应常规使用。

② 吸入型糖皮质激素仅能较低程度地起到应急性支气管扩张作用，且给药后需要一定的潜伏期，在哮喘发作时不能立即奏效，不应作为哮喘急性发作

的首选药。对哮喘急性发作和支气管平滑肌痉挛者宜合并应用 β_2 受体激动药，以尽快松弛支气管平滑肌。

③ 初始剂量宜小，维持量因人而异。当严重哮喘或哮喘持续发作时，可考虑给予全身性激素治疗，待缓解后改为维持量或转为吸入给药。

④ 吸入型糖皮质激素长期、高剂量应用时，可能发生全身反应，包括肾上腺皮质功能低下、儿童青少年发育迟缓、骨内矿物质密度减少、白内障和青光眼，虽上述反应发生的可能性和程度远小于口服皮质激素治疗，但对长期接受吸入型糖皮质激素治疗的患儿建议定期监测身高。另从接受口服激素治疗转为用吸入丙酸氟替卡松治疗的患者有可能出现肾上腺功能减退，所以应特别小心，并定期监测其肾上腺皮质功能。

⑤ 患有活动性肺结核者及肺部真菌、病毒感染者，儿童、妊娠及哺乳期妇女慎用吸入型糖皮质激素。如发生感染，则应给予抗生素，应用抗菌药物前宜采样进行细菌培养和药物敏感试验。

⑥ 鉴于少数患者在用药后可发生声音嘶哑和口腔咽喉部位的念珠菌感染，喷后应立即采用0.9%氯化钠溶液漱口，以降低进入体内的药物数量和减少口腔真菌继发感染的机会。

⑦ 联合应用茶碱等磷酸二酯酶抑制药时建议进行血浆药物浓度监测。

⑧ 规范地应用气雾剂，宜按下列步骤进行：尽量将痰液咳出，口腔内的食物咽下；用前将气雾剂摇匀，倒转位置拿好；双唇紧贴近喷嘴，头稍微后倾，缓缓呼气尽量让肺部的气体排尽；于深呼吸的同时揿压气雾剂阀头，使舌头向下；准确掌握剂量；屏住呼吸约 $10 \sim 15$ 秒，后用鼻子呼气；对哮喘者在症状控制后渐停药，一般在应用后 $4 \sim 5$ 天缓慢减量。

0070 应用磷酸二酯酶抑制药（茶碱类）须监护的问题有哪些？

① 多索茶碱对急性心肌梗死者禁用，不得与其他黄嘌呤类药物同时使用，与麻黄碱或其他肾上腺素类药物同时使用须慎重。如过量使用会出现严重心律不齐、阵发性痉挛等。此表现为初期中毒症状，应暂停用药，监测血药浓度，在上述中毒迹象和症状完全消失后可继续使用。

② 二羟丙茶碱对活动性消化溃疡和未经控制的惊厥性疾病患者禁用。对哮喘急性严重发作的患者不选本品。对高血压或消化道溃疡出血史患者慎用。大剂量可致中枢兴奋，预服镇静药可防治。对妊娠及哺乳期妇女慎用。

③ 茶碱缓释片和氨茶碱对茶碱类药过敏者禁用。对急性心肌梗死、严重心肌炎、活动性消化溃疡者、惊厥者禁用。对心律失常、青光眼、充血心力衰竭、肺源性心脏病者、高血压、冠心病、严重低氧血症、甲状腺功能亢进症者、妊娠及哺乳期妇女慎用。

④ 氨茶碱80% ～ 90%在体内被肝脏的肝药酶代谢，而老年人的肝血流量

明显降低，65岁老年人的肝血流量仅为年轻人的40%～50%；肝药酶的活性也随年龄的增长而下降，还有功能性肝细胞的减少，因此肝功能都有不同程度的降低，半衰期因此延长。所以老年人服用氨茶碱后容易较快出现氨茶碱中毒，表现出烦躁、呕吐、忧郁、记忆力减退、定向力差、心律失常、血压急骤下降等现象乃至死亡。静脉注射速度过快或浓度太高可引起心悸、惊厥等严重反应。上述反应要比中青年人敏感，且容易发生。开始用药时，一定要小剂量试用，仔细询问氨茶碱的用药史。一旦发现有胃部不适或兴奋失眠，可用地西泮、复方氢氧化铝等药物来对抗或停药。

⑤ 茶碱类药易引起胃肠道不良反应，餐后服用可减轻胃肠刺激，同时应注意避免饮用咖啡、茶和可口可乐等饮料。

⑥ 应用茶碱或茶碱控释片（舒弗美）、氨茶碱、胆茶碱、二羟基茶碱（喘定）等，由于其可提高肾血流量，具有利尿作用，使尿量增加多而易致人脱水，出现口干、多尿或心悸；同时哮喘者又往往伴有血容量较低。因此，宜注意适量补充液体，多喝白开水或橘汁。

0071 肺炎分哪几种类型？

肺炎是一种实质性炎症，由多种病原体引起，如细菌、真菌、病毒、寄生虫等；其他如放射、化学、过敏等因素亦可引起肺炎。肺炎为常见病，在各种致死性疾病中排序第五。

（1）按病因分类 可分为细菌性（肺炎链球菌、金黄色葡萄球菌、甲型溶血性链球菌、肺炎克雷伯菌、流感嗜血杆菌、大肠杆菌、铜绿假单胞菌、军团菌、厌氧菌等）、病毒性（腺病毒、呼吸合胞病毒、流感病毒、麻疹病毒、巨细胞病毒、单纯疱疹病毒）、支原体（肺炎支原体）、真菌性（白色念珠菌、曲菌、隐球菌、放线菌）、其他微生物（立克次体、衣原体、肺虫、弓形虫、原虫、卡氏肺孢子虫、寄生虫）肺炎。因此，按所感染的病原体肺炎一般可分为：肺炎链球菌肺炎、葡萄球菌肺炎、克雷伯菌肺炎、军团菌肺炎、肺炎支原体肺炎、病毒性肺炎。在上述的微生物病因中，以细菌性肺炎最为常见，约占肺炎的80%。

（2）按解剖学分类

① 大叶性肺炎（肺泡性）。病原菌先在肺泡引起肺炎，后通过肺泡间孔向其他的肺泡蔓延，以致肺段的一部分或整个肺段、肺叶发生炎症，典型的病例表现为肺实质变化，而支气管未被累及。

② 小叶性肺炎（支气管性）。病原体通过支气管侵入，引起细支气管、终末细支气管、肺泡的炎症，常继发于其他疾病，如支气管炎、支气管扩张、上呼吸道病毒感染或卧床的危重病者，支气管内有分泌物，故常闻及湿啰音。无实变的体征和X线片征象，显示为沿着肺纹理分布的不规则斑片状阴影。

③ 间质性肺炎。以肺间质为主的炎症，多发生于儿童麻疹或成人慢性支气管炎。支气管壁和支气管周围可受累及，有肺泡壁增生和间质水肿。由于炎症发生于肺间质，所以呼吸道的症状较轻，异常体征也较少。

（3）按感染环境和途径　分为医院获得性、社区获得性、家庭获得性肺炎。三种途径的致病病原体略有不同，治疗和转归也不尽类同。其中医院获得性肺炎的常见病原菌为肺炎链球菌、流感嗜血杆菌、厌氧菌等。重症患者或机械通气、昏迷、长期使用激素等危险因素患者的病原菌可为铜绿假单胞菌、不动杆菌属及耐甲氧西林金黄色葡萄球菌。

0072 何谓肺炎的降阶梯抗菌治疗？

肺炎一经诊断即用抗感染药治疗，有条件可即进行痰培养或病原学检查。进行抗感染治疗有时不必等待培养结果，先行经验治疗或降阶梯治疗。所谓降阶梯治疗，即在不明确的病原体和药物敏感试验的结果下，先行应用抗菌谱广、抗菌活性强、不良反应较小的抗生素治疗，待明确病原体或药物敏感结果后，依据情况更换替代或序贯治疗药物。对社区获得性肺炎患者，应选用能覆盖肺炎链球菌、流感嗜血杆菌的药物，需要时加用对肺炎支原体、肺炎衣原体、军团菌属等细胞内病原体敏感的药物。对社区、医院获得性肺炎者的经验治疗见表 1-10 ～表 1-12。

表 1-10　社区获得性肺炎的经验治疗

相伴情况	病原体	宜选药物	可选药物
不需住院、无基础疾病、青年	肺炎链球菌、肺炎支原体、流感嗜血杆菌、嗜肺军团菌	青霉素、氨苄西林或阿莫西林＋大环内酯类抗生素	第一代头孢菌素＋大环内酯类抗生素
不需住院、有基础疾病、老年	肺炎链球菌、肺炎支原体、流感嗜血杆菌、嗜肺军团菌、革兰阴性杆菌、金黄色葡萄球菌	第一代或第二代头孢菌素＋大环内酯类抗生素	氨苄西林＋舒巴坦、阿莫西林/克拉维酸＋大环内酯类抗生素氟喹诺酮类＋大环内酯类
需住院	肺炎链球菌、肺炎支原体、流感嗜血杆菌、嗜肺军团菌、革兰阴性杆菌、金黄色葡萄球菌	第二代或第三代头孢菌素＋大环内酯类抗生素、氨苄西林＋舒巴坦或阿莫西林/克拉维酸＋大环内酯类抗生素	氟喹诺酮类＋大环内酯类
重症患者	肺炎链球菌、肺炎支原体、流感嗜血杆菌、嗜肺军团菌、革兰阴性杆菌、金黄色葡萄球菌	第三代头孢菌素＋大环内酯类、氟喹诺酮类＋大环内酯类	具有抗铜绿假单胞菌作用的广谱青霉素/β-内酰胺酶抑制剂或头孢菌素类＋大环内酯类

表1-11　社区获得性肺炎的病原治疗

病原类型	宜选药物	可选药物	备注
肺炎链球菌	青霉素、阿莫西林	第一代或第二代头孢菌素	
流感嗜血杆菌	氨苄西林、阿莫西林、氨苄西林+舒巴坦、阿莫西林/克拉维酸	第一代或第二代头孢菌素氟喹诺酮类	
肺炎支原体	罗红霉素、阿奇霉素	氟喹诺酮类、多西环素	
肺炎衣原体	罗红霉素、阿奇霉素	氟喹诺酮类、多西环素	10%～40%的菌株产β-内酰胺酶
军团菌属	大环内酯类抗生素	氟喹诺酮类	
革兰阴性杆菌	第一代或第二代头孢菌素	氟喹诺酮、β内酰胺类/β-内酰胺酶抑制剂	
金黄色葡萄球菌	苯唑西林、氯唑西林	第一代或第二代头孢菌素、克林霉素	
病毒	利巴韦林、金刚烷胺、阿昔洛韦	干扰素、双黄连注射剂	

表1-12　医院获得性肺炎的病原治疗

病原类型	宜选药物	可选药物
金黄色葡萄球菌甲氧西林敏感	苯唑西林、氯唑西林	第一代或第二代头孢菌素、克林霉素
甲氧西林耐药	万古霉素或去甲万古霉素	磷霉素、利福平、复方甲噁唑与万古霉素或去甲万古霉素联合，不宜单用
肠杆菌科细菌	第二代或第三代头孢菌素单用或联合氨基糖苷类	氟喹诺酮、β内酰胺类/β-内酰胺酶抑制剂或碳青霉烯类
铜绿假单孢菌	哌拉西林、头孢他啶、头孢哌酮、环丙沙星等氟喹诺酮类，联合氨基糖苷类	具有抗铜绿假单孢菌作用的β内酰胺类/β内酰胺酶抑制剂或碳青霉烯类+氨基糖苷类
不动杆菌属	氨苄西林/舒巴坦、头孢哌酮/舒巴坦	碳青霉烯类、氟喹诺酮类，重症患者可联合氨基糖苷类
真菌	氟康唑、两性霉素B	氟胞嘧啶（联合用药）
厌氧菌	克林霉素、氨苄西林/舒巴坦、阿莫西林/克拉维酸	甲硝唑

0073 肺炎抗菌药物治疗须监护哪些问题?

① 为获得准确的肺炎病原学诊断,力争在应用抗菌药物前尽早、尽快采集相应临床标本(血、脓液、痰、尿、脑脊液等),立即送至微生物实验室进行涂片染色检查及细菌鉴定,必要时可多次连续采样送检,进行细菌计数、细胞学检查等,迅速明确致病原。在一般细菌培养连续呈阴性而又不能排除细菌性感染时,除做涂片镜检外,还应考虑进行微需氧菌、厌氧菌及真菌等培养,同时鉴别致病菌和污染菌,对于特殊种类致病原(如军团菌属、支原体、衣原体等)还可配合血清学培养进行诊断。

② 对感染严重者或明确诊断者可先行经验治疗,而后根据采样进行细菌培养和药物敏感试验结果调整用药。

③ 根据药敏报告,尽量选用敏感而窄谱抗菌药物,因广谱抗菌药易致菌群平衡失调及二重感染。对一些严重感染及混合感染,常采用联合疗法,最好进行联合药敏试验,以供临床选药时参考。

④ 根据药物抗菌效应及疾病严重程度选择用药。应掌握各类抗菌药物的抗菌谱和抗菌作用,如大环内酯类抗生素仅适用于轻、中度革兰阳性球菌、军团菌和支原体等感染;第3代头孢菌素抗菌活性强、抗菌谱广,但长期应用易引起菌群失调且价格昂贵,故不宜作为一线用药,仅在严重败血症、革兰阴性杆菌性脑膜炎、免疫功能低下合并感染等难治性感染时选用。对于轻、中度感染口服给药有效时尽量不用注射剂;严重感染患者一般静脉滴注给药,不宜采用静脉注射。

⑤ 根据药动学特点和感染部位选药。有针对性选择在感染部位能达到抑菌或杀菌浓度的抗菌药物。如脑膜炎者要选用易透过血脑屏障的抗菌药物,如青霉素、头孢呋辛、头孢他啶、头孢曲松等;某些深部组织感染如肺内感染、肾盂肾炎、亚急性细菌性心内膜炎等可选择血浓度高,膜通透性强,组织浓度较高的抗菌药物,如酰脲类青霉素(哌拉西林等)、氟喹诺酮类抗菌药物等。此外还要注意适当的给药途径、给药方法、剂量和疗程并综合考虑药物不良反应和价格等因素。

⑥ 制订合理的给药方案。抗菌药物分为浓度依赖型和时间依赖型两类,如青霉素、头孢菌素类抗生素的血浆半衰期一般不超过2小时,增加剂量也于事无补,因此想达到好的疗效,应增加给药次数,缩短间隔时间。对中度以上感染,一日给药两次是不够的,最好每隔6小时给药1次,使血浆和组织中药物浓度尽可能长时间地维持在有效水平。氨基糖苷类和喹诺酮类药则有所不同,其峰浓度越高,杀菌活性就越强,且有抗生素后效应(PAE),即足量用药后即使浓度下降到有效水平以下,细菌在若干小时内依然处于被抑制状态。因此庆大霉素、阿米卡星等无需一日给药多次,将全日剂量1次静脉滴注效果更好,耳和肾毒性也更低;环丙沙星、氧氟沙星也仅需间隔12小时给药1次。

第二章　神经系统疾病

0074 人体为什么会发热?

正常人的体温为37℃（98.6 ℉）左右，但各个部位的温度不尽相同，其中内脏的温度最高，头部次之，而皮肤和四肢末端最低。如直肠温度平均为37.5℃，口腔温度比直肠低0.3～0.5℃，而腋下又比口腔低0.3～0.5℃。体温在一日内也会发生一定的波动，如在清晨2～6时体温最低，7～9时逐渐上升，下午4～7时最高，继而下降，昼夜的温差不会超过1℃。体温在性别、年龄上也略有不同，如女性略高于男性；新生儿略高于儿童；青年人略高于老年人，以老年人的体温最低。此外，体温也受到活动、气候、精神、进食等因素的影响。在生命活动中，人体不断地进行着氧化代谢，不断地产热；同时体热也通过散热途径（皮肤、血管、汗腺）散发到外界环境中，产热和散热平衡使体温在1天内保持相对恒定。

发热是指人体体温升高超过正常范围。当直肠温度超过37.6℃、口腔温度超过37.3℃、腋下温度超过37.0℃，昼夜间波动超过1℃时即为发热，超过39℃时即为高热。

发热是人体对致病因子的一种全身性防御反应，其机制为感染、细菌内毒素与其他外源性致热原进入人体后，与粒细胞、单核细胞等相互作用产生内源性致热原，导致下丘脑体温中枢前列腺素的合成与释放，引起人体发热。其原因是感染（细菌、结核分枝杆菌、病毒和寄生虫感染；或感冒、肺炎、伤寒、麻疹、蜂窝织炎等传染性疾病）所伴发症状，也可以是非感染（组织损伤、炎症、过敏、血液病、结缔组织病、肿瘤、移植排斥反应、恶性病或其他疾病）的继发后果。有时女性在经期或排卵期也会发热；另外，服药也可能引起发热，一般则称为"药物热"。

0075 如何判断发热?

发热的主要表现是体温升高、脉搏加快、头痛，突发热常为0.5～1天，持续热为3～6天，无名热（发热待查）可持续1周～2个月。

① 伴有头痛、咽喉痛、畏寒、乏力、鼻塞或咳嗽，可能伴有感冒。

② 血常规检查白细胞计数高于正常值，白细胞计数高可能有细菌感染；白细胞计数正常或低于正常值，可能有病毒感染。

③ 儿童伴有咳嗽、流涕、眼结膜充血、麻疹黏膜斑及全身斑丘疹，可能

是麻疹。儿童或青少年伴有耳垂为中心的腮腺肿大，多为流行性腮腺炎。2～10岁儿童有轻度发热、全身不适、食欲减退等前驱症状，1～2天后出现皮疹，发热与发疹可同时发生，或发热略早于发疹可能是患水痘。5～15岁儿童发热、第2天皮肤出现无痛性粟粒样红色丘疹、皮肤弥漫性潮红、口周苍白、颌下淋巴结肿大，可疑为猩红热。

④ 发热有间歇期，表现有间歇发作的寒战—高热—继之大汗，可能是化脓性感染或疟疾。

⑤ 持续性和波动性高热，如24小时内波动持续在39～40℃，居高不下，伴随寒战、胸痛、咳嗽、咳铁锈痰，可能伴有肺炎。

⑥ 起病缓慢，持续发稽留热，无寒战、脉缓、玫瑰疹、肝脾肿大，可能伴有伤寒；如为长期找不出原因的低热，一般为功能性发热，应认真治疗。

0076 发热时为什么常伴有痛感？

人在发热时常常伴有疼痛感，这是由于人体受到伤害性刺激而发出的一种保护性反应，也是多种疾病的前驱症状。人对疼痛刺激反应的表现不仅仅是疼痛，且常还引起一些生理功能的紊乱，如失眠、恐惧、紧张、焦虑、肢体收缩等。所以在发热的同时常常伴随疼痛（头、躯干、四肢、肌肉、关节），这多是由于组织细胞遭受损伤后的炎症所致。炎症除了在外观上通常伴有众所熟知的症状如红肿、发热和发炎外，在人体中合成的一种物质前列腺素在炎症中占有非常重要的地位，它具有持续性扩张血管作用，使毛细血管的渗透量增加，并促进白细胞外渗等，使组织细胞间隙增大，从而使局部组织出现肿胀和疼痛感。

0077 发热时可选服哪些药？

发热基本上为对症治疗，服药将体温降至正常并缓解疼痛。常用的解热镇痛药有对乙酰氨基酚、布洛芬、阿司匹林、贝诺酯、双氯芬酸等。

① 对乙酰氨基酚（扑热息痛、泰诺、必理通、百服宁）解热作用强，镇痛作用较弱，但作用缓和而持久，对胃肠道刺激小，正常剂量下对肝脏无损害，可作为退热药的首选，尤其适宜老年人和儿童服用。成人一次0.3～0.6g，每隔4小时给予1次，或一日4次，一日量不宜超过2g；儿童一次10～15mg/kg或按体表面积一日1.5g/m²，分4～6次服用。

② 阿司匹林。服后吸收迅速而完全，解热镇痛作用较强，作用于下丘脑体温中枢引起外周血管扩张、皮肤血流增加、出汗，使散热增强而起到解热作用。能降低发热者的体温，对正常体温几乎无影响。成人一次0.3～0.6g，一日3次；儿童一日30～60mg/kg，分4～6次服用或一次5～10mg/kg；婴幼儿发热可选用阿苯片（每片含阿司匹林100mg、苯巴比妥10mg）；3岁以下儿

童一次1～2片，3岁以上儿童酌增剂量。

③ 布洛芬的镇痛作用较强，比阿司匹林强16～32倍；抗炎作用较弱，退热作用与阿司匹林相似但较之持久。对胃肠道的不良反应较轻，易于耐受，为此类药物中对胃肠刺激性最低的。成人一次0.2～0.4g，一日3～4次，但14岁以下儿童禁用。

④ 贝诺酯为对乙酰氨基酚与阿司匹林的酯化物，通过抑制前列腺素的合成而产生镇痛、抗炎和解热作用。对胃肠道的刺激性小于阿司匹林，作用时间较阿司匹林及对乙酰氨基酚长。口服一次0.5～1.0g，一日3次，老年人用药一日不超过2.5g。

0078 发热时可选哪些中成药?

中医对发热的辨证治疗具有丰富的经验，如外感发热可分为外感风寒证、外感风热证、外感暑湿证、半表半里证、热在气分证、热入营分证、热入血分证和湿热蕴结证8种类型。内伤发热也可分为肝郁发热等七证。

（1）外感风寒证 患者表现畏寒、有轻度发热、头痛、流清鼻涕、咽痒、口不渴，可选风寒感冒冲剂、荆防冲剂、发汗解热丸、感冒软胶囊。

（2）外感风热证 发热明显、轻微怕风、汗出不畅、头痛、咽喉红肿疼痛、痰黏、口渴，可选风热感冒片、桑菊感冒片、银翘解毒片、羚翘解毒丸。

（3）外感暑湿证 发热、微弱怕风、流浊鼻涕、头晕、恶心、小便少、有中暑症状，可服用藿香正气软胶囊、广东凉茶、玉叶解毒颗粒、甘和茶。

（4）半表半里证 病邪在表里之间，出现寒热往来或既有表证，又有里热，恶寒发热，口苦咽干，脉弦。可服用防风通圣丸、银柴颗粒、柴胡口服液。

0079 头痛是怎么回事?

头痛是生活中最常见的症状，是人体在受到伤害性刺激后发出的一种保护性反应，同时也是很多疾病的前驱症状。引起头痛的病因很多，如感染性发热、脑膜炎、鼻窦炎、感冒；同时头痛亦是某些特殊情况的信号，如高血压、基底动脉供血不全、动脉粥样硬化、脑外伤、脑卒中；此外，近视、散光、屈光不正、青光眼或眼压升高也常会导致头痛。

头痛分为轻、中、重度，人体伴随疼痛的刺激，常引起一些生理功能的紊乱，如失眠、恐惧、紧张、焦虑、耳鸣、头晕、恶心、呕吐、肢体功能受限等反应。

0080 头痛时可能预示哪些疾病?

头痛是许多疾病的先兆症状，包括：① 急性感染性发热，常伴有头痛、发热、头晕；② 高血压、动脉粥样硬化者突然发生剧烈头痛，提示有脑血管意外的可能；③ 剧烈头痛和精神症状的改变可能有内脏出血；④ 早晨头痛、且由咳嗽和打喷嚏引起可能是脑肿瘤；⑤ 头痛头晕、呕吐或口角麻木、口角歪斜、失语、双臂上抬困难可能是脑卒中、脑肿瘤的前兆；⑥ 头痛伴恶心且一侧瞳孔改变可能有动脉瘤；⑦ 头痛、伴对光敏感、恶心、呕吐会出现偏头痛；⑧ 头痛、伴一侧瞳孔扩张、恶心、复视、眼后部剧痛、精神紧张可能有脑出血；⑨ 头痛、伴颈僵硬、恶心、发热和全身痛，可能有脑膜炎；⑩ 头痛、一只眼视力突然改变不能看全视野，伴头晕是卒中、脑血管损伤的表现；一只眼突然失明，伴头痛、头晕提示在颈动脉发生病变或有损伤。

0081 头痛时可选用哪些药?

头痛的治疗主要是对症，多选用解热镇痛药。头痛时可首选对乙酰氨基酚（必理通、泰诺、百服宁），成人一次$0.3 \sim 0.6g$，$6 \sim 12$岁儿童一次$300 \sim 500mg$或$10 \sim 15mg/kg$，头痛发作时服，成人一日量不宜超过$2.0g$。布洛芬（芬必得）镇痛作用较强，口服成人一次$0.2 \sim 0.4g$，每$4 \sim 6$小时一次，一日最大剂量$2.4g$；儿童一次$5 \sim 10mg/kg$。阿司匹林（拜阿司匹林咀嚼片、散利痛、解热镇痛片）有明显的镇痛作用，成人一次$0.3 \sim 0.6g$，一日3次或疼痛时服。对紧张性头痛，长期精神比较紧张者，推荐合并应用谷维素、维生素B_1，一次各$10mg$，一日3次。

（1）紧张性头痛　长期精神比较紧张者，推荐应用地西泮（安定）片。

（2）反复性偏头痛　推荐应用抗偏头痛药，如麦角胺咖啡因片、罗通定片、天麻素、苯噻啶、舒马曲坦、佐米曲普坦。

（3）三叉神经痛　可首选服用卡马西平，成人第一日1次$100mg$，一日2次；以后每12小时增加$100mg$，直至疼痛消失，少数成人一日最大剂量可达$1.2g$。无效时可继服或联合服用苯妥英钠，初始时一次$100mg$，一日2次，在$1 \sim 3$周内增加剂量至每日$250 \sim 300mg$，分3次服用。

0082 头痛时选用哪些中成药?

中医把头痛分为外感头痛和内伤头痛，其中前者又分风寒或风热头痛；后者分为肝阳、肾虚、瘀血3型。对风热型头痛疼痛剧烈、冷风吹感到舒服、遇热疼痛加重者可服黄连上清丸、牛黄上清丸、川芎茶调丸、桑菊感冒片；对风寒型头痛为头顶痛伴感冒、发热、畏寒者可服风寒感冒冲剂、都梁丸、芎菊上清丸。对肾虚型头痛伴有头晕、精神不振、厌食、心悸气短者可口服人参归脾丸、补中益气丸、宁神灵颗粒剂；对瘀血型头痛伴有头晕、颈项硬、血压高者可口服清眩丸、木瓜酒、史国公酒。头痛时均可外涂清凉油或风油精。

0083 偏头痛的病因有哪些?

偏头痛与头痛不同,其发作是由血管的舒缩功能不稳定及体内一些物质临时改变所致的暂时性头痛。特征是反复发作和有家族史,痛前常在视觉、感觉上有先兆。但实际上很少有单一类型存在,常有几个类型甚至和紧张型头痛同时存在。

偏头痛始于儿童,60%为青年女性,年龄在10～30岁。头痛通常是持续性的或搏动的,且在颞部和额部最重,头痛为单侧的,常在睡醒时发生,同时伴恶心、呕吐、怕光、怕声、对刺激过敏、腹泻、头晕、水肿、脸色苍白或出汗等。

偏头痛的病因复杂,目前尚不得知,可能与遗传、内分泌(雌激素、黄体酮及催乳素水平过高)、生化因素(5-羟色胺、去甲肾上腺素、缓激肽、前列腺素E分泌失调)、脑血管扩张和其他因素,包括心理、精神、神经(焦虑、紧张、疲劳)和饮酒、喝咖啡、食用富含酪胺的食品(奶酪、熏肉、咸鱼、香肠、酸泡菜、扁豆、香蕉、过熟水果、啤酒、红葡萄酒等)有关。此外,物理(光、冷、声)因素也可诱发偏头痛。

0084 治疗偏头痛可选用哪些药?

对轻度偏头痛发作,可服药而获缓解,如阿司匹林、对乙酰氨基酚、布洛芬、天麻素。但一旦发作,由于胃内容物停滞,药效很有限,故考虑口服促胃肠动力药,如甲氧氯普胺(胃复安)一次10～20mg,或多潘立酮(吗丁啉片)一次10～20mg,一日3次,于餐前1小时服用。

促胃肠动力药除帮助镇痛外,还可缓解呕吐和恶心。对急性发作期患者,可使用对乙酰氨基酚/可待因的复方制剂(氨酚待因),效果更好。

苯噻啶能减轻偏头痛的症状和发作次数,疗效显著,可用于典型和非典型偏头痛,口服一次0.5～1mg,一日1～3次;或在发作开始时,即服麦角胺咖啡因片2片,必要时30分钟后再服用1～2片,但一日内不宜超过6片,麦角胺可使颅外动脉收缩,使脑动脉血管的过度扩张与搏动恢复正常。对发作早期,也可给予舒马曲坦片(英格明),一次100～200mg,一日2～3次。

为预防偏头痛,可服用阿司匹林每日650mg或双嘧达莫每日100mg;也可使用β受体阻断药普萘洛尔(心得安)以防止血浆中去甲肾上腺素水平过高,一日用量由240mg开始,渐增至320mg,使心率保持在60～70次/分,服3个月或更长时如不再发作,可渐减量直至停药。钙通道阻滞药尼莫地平也可防止偏头痛,对伴有抑郁症者,可使用抗抑郁药阿米替林。

0085　偏头痛可选用哪些中成药?

中医认为偏头痛属于"头风",其发病机制为邪阻络脉,经气凝涩,常见有5种类型。

(1) 风寒入络型　头痛时突然发作,常于在受寒后加重,面色暗淡、舌淡、苔薄,治疗时宜祛风散寒止痛,可选灵仙茶,一次2g加水泡茶饮,一日2次,连续30天。

(2) 风热上犯型　表现为偏侧头痛、烦躁、面红、口苦、牙龈肿胀、小便色黄、苔薄黄偏干,治疗上宜疏风清热止痛。可外敷川白石散(生石膏1g、白芷0.5g、川芎0.5g),研细置于肚脐内,再用伤湿止痛膏封盖。

(3) 瘀血阻络型　可见偏侧头痛,经久不愈,痛点固定,痛如针刺,舌有紫气。治疗上可活血化瘀,通络止痛,可取血竭粉0.1g,以食醋调制成膏,涂敷于伤湿止痛膏中间,分别贴于两侧太阳穴上,一日1次,连续5天为1个疗程。或以带壳银杏60g,捣裂后入砂锅,加水500ml以文火煎至300ml,早晚分服,每剂可连续煎煮3次,连服3天。

(4) 肝阳上亢型　症见一侧颞额部波动性头痛,面红耳赤、头晕肢麻、耳鸣寐差、舌红、苔薄红,治疗时宜平肝熄风。

(5) 痰浊上扰型　偏瘫疼痛时发时止,常缠绵不已、脘腹胀满、舌苔白、脉滑,治疗时宜化痰降逆止痛。

0086　疼痛的主要治疗药物有哪些?

疼痛属于人体的第五大生命体征,为一种令人不愉快的感觉和情绪上的感受,伴随有现存的或潜在的组织损伤,在个体上有经受或叙述有严重不适的感受,同时伴有精神紧张、烦躁不安等情绪。镇痛药主要作用于中枢神经系统,选择性抑制痛觉,能够缓解和镇痛。临床使用的镇痛药可分为麻醉性、非麻醉性镇痛药。麻醉性镇痛药包括阿片生物碱类镇痛药、合成阿片类镇痛药,泛指天然、合成、半合成及具有吗啡样性能的内源性肽,包括阿片受体拮抗剂,属于强效镇痛药,在镇痛剂量时可选择性地减轻或缓解疼痛感觉,但并不影响意识、触觉、听觉等其他感觉,同时消除因疼痛引起的情绪反应。其作用强大,适于剧烈疼痛。

0087　麻醉性镇痛药有哪些?

麻醉性镇痛药依据来源可分为三亚类。

(1) 阿片生物碱　代表药品有吗啡、可待因和罂粟碱。

(2) 半合成吗啡样镇痛药　如双氢可待因、丁丙诺啡、氢吗啡酮、羟考酮和羟吗啡酮等。

（3）合成阿片类镇痛药　依据化学结构不同可分为四类：① 苯哌啶类，如芬太尼、舒芬太尼和阿芬太尼等；② 二苯甲烷类，如美沙酮、右丙氧芬；③ 吗啡烷类，如左啡诺、布托啡诺；④ 苯并吗啡烷类，如喷他佐辛、非那佐辛。另外纳洛酮和纳曲酮是临床常用阿片受体拮抗剂。

0088　阿片类镇痛药分为几类？其作用机制是什么？

依据阿片类镇痛药的镇痛强度，将之分为弱、强两类。弱阿片类药如可待因、双氢可待因，主要用于轻、中度疼痛和癌痛的治疗；强阿片类药如吗啡、哌替啶、芬太尼主要用于全身麻醉的诱导和维持、术后痛及中重度癌痛、慢性疼痛的治疗。

阿片类镇痛药须从血液透过生物膜进入中枢神经受体发挥止痛作用。通过作用于中枢神经组织内的立体结构特异的、可饱和的阿片受体，选择性地抑制某些兴奋性神经的冲动传递，发挥竞争性抑制作用，从而解除对疼痛的感受和伴随的心理行为反应。阿片类受体按其激动后产生的不同效应可分为 μ、κ、δ 三种类型的受体。μ 受体又可分为 μ_1 和 μ_2 两种亚型。其中 μ_1 受体与脊髓上水平的中枢镇痛、欣快感和依赖性有关；μ_2 受体激动可引起呼吸抑制、心动过缓、胃肠道运动抑制和恶心呕吐；κ 受体激动可引起脊髓水平镇痛、镇静和轻度呼吸抑制；δ 受体激动可镇痛，引起血压下降、缩瞳、欣快感和调控 μ 活性。阿片类镇痛药止泻作用是通过局部与中枢作用，改变肠道蠕动功能；镇咳作用是直接抑制延髓和脑桥的咳嗽反射中枢。阿片类镇痛药的药动学参数差别较大，随用量大小、给药途径不同、注射快慢和肝肾功能状况而改变。本类药中高效药均能较快与蛋白结合，而后再缓慢游离释放，分布有较长的时间，因此药效有滞后现象。本类药的代谢产物部分具药理学活性，对治疗益处不大，但可加剧药品不良反应，药物相互作用也较复杂。

0089　阿片类镇痛药具有哪些典型不良反应？

阿片类镇痛药注射剂连续应用 3～5 天即可产生身体和精神依赖性，1 周以上可成瘾癖；但对于晚期中、重度癌痛者如治疗适当（采用控制释放、缓释、泵、透皮制剂），少见耐受性或依赖性，或仅为身体依赖（鉴于癌痛是难以忍受、持续性）。呼吸系统常见呼吸抑制、喉头水肿、支气管痉挛，中毒剂量时可致呼吸抑制而死亡；感官系统少见瞳孔缩小、视物模糊、黄视；罕见视觉异常或复视；泌尿系统可见排尿困难；中枢神经系统常见嗜睡、头痛、幻觉、惊厥、抑郁或直立性低血压。

抗利尿作用以吗啡最为明显，兼有输尿管痉挛时，可出现少尿、尿频、尿急和排尿困难。喷他佐辛等部分阿片受体激动药可引起情绪紧张不安或失眠等反应。

阿片类镇痛药所致的不良反应可分为短期耐受（1～2周）、中期耐受（数月以上）和长期不耐受三种情况。头晕、嗜睡、恶心、呕吐、呼吸抑制、尿潴留等为短期耐受，在不显著增加剂量时，不良反应自行消失；瞳孔缩小为中期耐受；便秘是一旦发生将不会发生耐受。

0090　如何减少镇痛药所致的身体或心理依赖性？

长期使用阿片类镇痛药可致身体或心理依赖性，突然停药可出现戒断症状。双相类药物如布托啡诺、喷他佐辛等症状较轻，可待因、右丙氧芬等较难成瘾，强阿片类药包括哌替啶、芬太尼等成瘾性较常见。轻度的戒断症状有哈欠、打喷嚏、流涕、出汗、食欲减退；中度戒断症状有神经过敏、失眠、恶心、呕吐、腹泻、全身疼痛、低热；严重戒断症状表现为激动、震颤、发抖、胃痉挛、心动过速、极度疲乏、虚脱等。

处理原则：① 尽量选用所致依赖性较低的镇痛镇静药，优先采用缓释、控释制剂、透皮吸收制剂、泵给药、贴剂；② 逐渐停药，切忌大剂量减量或突然停药；③ 不宜长期使用一种药品，选择和应用成瘾性较低的药品替代；④ 进行心理疏导、调节生活节律、增强运动或娱乐；⑤ 在医护督导下用药，及时戒毒治疗；⑥ 佐以中成药益气养阴、顺气导滞、温阳开结、清热润肠。

0091　为何妊娠期妇女应用阿片类镇痛药尤应监护安全性？

① 阿片类镇痛药均能通过胎盘屏障，具有成瘾性的产妇服用后，可使新生儿立即出现戒断症状，甚至发生惊厥、震颤、反射加速、暴躁、哭闹、发热、腹泻等，应立即进行相应的戒断治疗。

② 美沙酮可引起胎儿发育不佳、体重过低、产程延长、子宫收缩乏力、新生儿有长时间昏睡或呼吸抑制，禁忌滥用。

③ 儿童由于对阿片类药清除缓慢，血浆半衰期较长，易引起呼吸抑制，应减少镇痛药给药剂量。

④ 吗啡在妊娠期属于B类，但如足月时、长期用或大量用药则为D类，则标为"B/D"，宜多加小心。

⑤ 可待因为前药，本身无药理活性，需被肝药酶CYP2D6代谢后失去甲基变成吗啡后而发挥镇痛作用。可待因在体内须有肝药酶CYP2D6参与，而5%～10%的高加索种白人缺乏此酶，因此，口服可待因对其无镇痛作用。但对为药物快代谢型（UM）的哺乳期妇女，服用可待因必须小心，正常情况下推荐治疗剂量的可待因仅10%被CYP2D6代谢，而UM型者却可使剂量≥80%的可待因被CYP2D6代谢成活性吗啡，由于新生儿消化功能差，其乳汁中吗啡浓度又极高，极易使新生儿发生吗啡中毒，甚至死亡。妊娠及哺乳期妇女禁用可待因。

⑥ 尽可能短期应用，首选口服给药，避免长期大量应用。

0092 镇痛药的哪些不利应用方法必须规避？

① 使用麻醉性镇痛药时，需按患者年龄、性别、精神状态、体重、身高、健康情况以及所存在的病理生理情况调整用药量。皮下或肌内注射时，患者应卧床休息一段时间，以免出现头痛、恶心、呕吐、晕眩甚至直立性低血压。休克患者血压偏低，外周毛细血管流通不畅，不宜作皮下注射。

② 硬膜外与蛛网膜下腔给药不得使用含防腐剂的制剂，给药后需加强随访，如出现呼吸抑制或低血压等，应立即予以纠正。

③ 门诊患者的镇痛，按需以选用镇痛药与对乙酰氨基酚等解热镇痛药组成的复方制剂为宜，既可止痛，又减少本类药的用量。

④ 哌替啶在体内可转变为毒性代谢产物去甲哌替啶，产生神经系统毒性，表现为震颤、抽搐、癫痫大发作。因此，不适于广泛用于晚期癌痛。

0093 麻醉性镇痛药用药过量如何处理？

麻醉性镇痛药过量处理：① 距服药时间4～6小时内应即洗胃；② 注射给药后出现危象，可静脉注射纳洛酮，必要时重复给药；③ 麻醉性镇痛药的戒毒症状，可因拮抗药的使用而提早并加剧；④ 拮抗药若完全拮抗阿片类的镇痛作用，可致疼痛复发和强烈的应激反应，故使用纳洛酮时应探索有效剂量。

0094 对癌症疼痛患者如何坚持按阶梯给药？

① 口服给药，尽可能避免创伤性给药。尤其是对于强阿片类药。适当口服用药极少产生精神或生理依赖性。

②"按时"给药而不是"按需"给药，即所谓只在疼痛时给药。以达到最低血浆药物浓度、峰值与谷值比。

③ 按阶梯给药，对于轻度疼痛者首选非甾体抗炎药；对于中度疼痛者应选用弱阿片类药；对重度疼痛应选用强阿片类药。

④ 用药应个体化，剂量应根据患者需要由小到大，直至患者疼痛消失，不应对药量限制过严，导致用药不足，应注意患者的实际疗效。

0095 单胺氧化酶抑制药为何不宜与阿片类镇痛药联合应用？

单胺氧化酶抑制药（包括司来吉兰、帕吉林、苯乙肼、异唑肼、反苯环丙胺、吗氯贝胺）与阿片类镇痛药尤其是吗啡、哌替啶联合应用，可发生严重的、甚至致死的循环紊乱，包括躁狂、多汗、僵直、血浆药物浓度很高或很低，严重时出现呼吸抑制、昏迷、惊厥和高热。因此，不宜联合应用。

0096 如何分辨两类不同选择性的非甾体抗炎药所致的典型不良反应?

鉴于NSAID对环氧酶亚型的选择性不同,其所致不良反应的严重性差别较大,其中以胃肠道不良反应最为常见。当NSAID在抗炎镇痛即抑制COX-2所需剂量大于抑制COX-1时,则出现严重胃肠道不良反应,症状包括胃十二指肠溃疡、出血、胃出血、胃穿孔等。COX-2选择性抑制药虽可避免胃肠道的损害,但选择性COX-2抑制药抑制血管内皮的前列腺素生成,使血管内的前列腺素和血小板中的血栓素动态平衡失调,导致血栓素升高,促进血栓形成,因而存在心血管不良反应风险。由于肾脏同时具有两种COX,因此,某些NSAID有下肢浮肿、血压升高、电解质紊乱等不良反应,在有潜在性肾病变者时甚至可引起一过性肾功能不全。其他可见肝坏死、肝衰竭、哮喘、支气管痉挛加重、血小板计数减少、再生障碍性贫血、中毒性表皮坏死松解症等。塞来昔布有类磺胺过敏反应,常见皮疹、瘙痒、荨麻疹,严重者出现史蒂文斯-约翰综合征、中毒性表皮坏死松解症、剥脱性皮炎。尼美舒利还可引起肝损伤,表现为肝脏转移酶AST及ALT升高、黄疸,个别患者有轻度肾毒性表现,尤其对13岁以下的儿童。因此,尼美舒利禁用于13岁以下儿童。

0097 如何权衡非甾体抗炎药的获益与所致溃疡、出血的风险比?

非甾体抗炎药是把双刃剑,一方面具有抗血小板、抗炎、退热、镇痛和抗过氧化作用;另一方面可致上消化道溃疡形成、出血。所致溃疡或出血的机制有:① 抑制环氧酶,抑制前列腺素合成,破坏酸屏障以致使胃肠黏膜失去保护作用,导致黏膜-碳酸氢盐屏障功能减退,使其更易受到传统危险因素(酸、酶、胆盐)的侵害;② 破坏黏膜屏障,直接损伤胃黏膜,同时减少内皮细胞增生,减少溃疡床血管形成;③ 抑制血栓烷A_2,抑制凝血X因子和抑制血小板聚集;④ 抑制肝脏凝血酶原的合成。由NSAID所致的消化道损伤(溃疡、出血)的风险伴随年龄和剂量增加而明显增加;服药后1～12月为消化道损伤的高发阶段;合并Hp感染和联合用药(糖皮质激素、非甾体抗炎药、抗凝血药)者更为危险。

(1)为减少NSAID所致的消化道损伤和出血,应注意识别高危人群。所有患者使用前均应仔细权衡获益-出血风险比,严格控制适应证和应用人群。

(2)选择NSAID时个体特点应首先考虑:年龄≥65岁,并有其他疾病同时服用其他类药者发生NSAID不良反应多,风险高。有胃肠道病史者发生胃肠道事件风险性高则倾向用选择性COX-2抑制药,有心肌梗死、脑梗死病史患者则避免使用选择性COX-2抑制药。欧洲药物管理委员会建议用最低的有效剂量和尽量短的疗程以减少本类药的风险。

(3)选择性COX-2抑制药与非选择性NSAID相比,能明显减少胃肠道出血、穿孔等严重胃肠道不良反应，应用这类药时应当结合患者的具体情况使用最低的有效量，疗程不宜过长。有心肌梗死史或脑卒中史者禁用。

（4）剂量均应个体化；只有在一种NSAID足量使用1～2周后无效才更改为另一种。

（5）避免两种或两种以上NSAID同时服用，因其疗效不叠加，而不良反应增多。不过应当注意的是，在服用塞来昔布时不能停服因防治心血管病所需服用的小剂量阿司匹林，但两者同服会增加胃肠道不良反应。

（6）乙醇可致出血和出血时间延长，服药期间应戒酒；且NSAID不宜空腹服用（宜餐后或餐中）。

（7）如口服胃肠不能耐受时，可选用另外途径给药，如外涂、贴片或塞肛，一般选择栓剂塞肛；胃部不能耐受时，亦可选用肠溶剂型。

（8）使用NSAID应坚持阶梯式增加用药量直至达到最佳疗效和阶梯式渐次减量。

美国老年协会（AGS）在2009年年会发布新的老年慢性疼痛药物治疗指南，几乎禁止使用NSAID治疗75岁以上高龄老年人的慢性疼痛。指南建议，对于中、重度疼痛或疼痛导致生活质量明显下降的老年患者，应考虑用阿片类药治疗。

0098 非甾体抗炎药有潜在的心血管风险吗？

NSAID均具有潜在的心血管不良事件风险。一项系统荟萃分析纳入自1990～2011年3829个文献与NSAID所致急性心肌梗死相关的31个报告。其中风险（RR）最低为萘普生1.06（95%CI=0.94～1.20），风险依次增加的是塞来昔布、布洛芬、美洛昔康、罗非昔布、双氯芬酸、吲哚美辛、依托度酸、依托考昔。除萘普生外，长期、大剂量服用NSAID与所致心血管事件风险密切相关，风险与剂量、疗程≥3月者呈线性，昔布类药所致心脏的不良反应大于其他类NSAID。

① 伴有心脏病史者，可使NSAID致并发症的危险性的概率增加，应予慎用。

② 认真权衡利弊，尽量选择用最小的剂量和疗程。

③ 动脉粥样硬化病变正在进展者（包括近期行CABG术、不稳定型心绞痛、心肌梗死和缺血性脑卒中）服用COX抑制药发生心血管事件的绝对风险显著升高。对此类患者应用选择性COX-2抑制药应格外小心，只应用推荐的剂量、最短的疗程达到控制症状的目的。

④ 首先选用对乙酰氨基酚（对血小板及凝血机制几无影响）或阿司匹林，不能奏效者再用萘普生。发热需要采用NSAID时，应首选对乙酰氨基酚，并且在患者大量出汗时注意补充水分，预防脱水。

⑤ 对创伤性剧痛和内脏平滑肌痉挛引起的疼痛（痛经除外）建议使用中枢神经系统镇痛药。对急性疼痛，建议联合使用对乙酰氨基酚与麻醉性镇痛药。

0099 非甾体抗炎药是否会导致肾损伤？

非甾体抗炎药可能导致肾损伤。由于此类药抑制肾脏的环氧酶，从而使前列腺素合成障碍，引起多种肾损害，如肾小球滤过率下降、急性肾衰竭、钠潴留或尿潴留等。非甾体抗炎药由于在肾脏外髓区肾小管上皮对其吸收较少，加上肾髓质的浓缩梯度效应，因此此类药在内髓区的药物浓度最高，使得肾病患者容易发生肾乳头的坏死。由于对流作用产生髓质内药物浓度梯度，肾病中常见的髓质表浅区域肾小管上皮细胞发生由细胞凋亡引起的死亡。

此类药物包括丙酸衍生物类（如布洛芬）、吲哚乙酸衍生物类（如吲哚美辛）、吡唑酮衍生物（如羟基保泰松）及水杨酸类（如阿司匹林）几乎都会导致肾损伤。

0100 昔布类非甾体抗炎药有类磺胺反应吗？

昔布类药有类磺胺类药结构，易致药热、药疹、瘀斑、猩红热样疹、荨麻疹或巨疱型皮炎，或产生剥脱性皮炎而致死者，对磺胺类药有过敏史者宜慎用。国外已有19例类磺胺反应的报道，其中塞来昔布较罗非昔布约多2倍，因此应用前必须询问药物过敏史。同时长期应用NSAID者应定期检查肝、肾功能，肝、肾功能不全者应慎用或禁用；本类药中阿司匹林、吲哚美辛等易透过胎盘屏障、并在乳汁中分泌，诱发胎儿和婴幼儿毒性反应，妊娠期及哺乳期妇女禁用；特异体质者可引起皮疹、哮喘等过敏反应，以哮喘最多见，因此，哮喘患者慎用。

0101 对乙酰氨基酚为何没有抗炎和抗血小板作用？

对乙酰氨基酚为苯丙胺类解热镇痛药（严格上说不属于NSAID），可提高人体痛阈，促进外周血管扩张和血流增速，对中枢神经系统（丘脑）中前列腺素合成或释放的抑制作用强大，对外周神经前列腺素合成和释放的抑制作用极弱，因而解热作用较强而抗炎作用极弱，镇痛作用较弱。因此，不能替代阿司匹林和其他NSAID用于各种类型的关节炎。但作用缓和持久，几乎没有抗炎、抗风湿作用，对胃肠黏膜刺激小，对血小板和凝血机制几无影响，可替代阿司匹林用于对阿司匹林过敏、水痘、血友病和其他出血性疾病的治疗。但本品的一氧化代谢物对肝脏有毒性，患有肝病或病毒性肝炎者不良反应风险增加；而谷胱甘肽可与其一氧化代谢物结合，变为无毒产物。

0102 大剂量服用对乙酰氨基酚时为什么需要服用谷胱甘肽？

谷胱甘肽广泛分布于生物体内（眼、角膜最多），为甘油醛磷酸脱氢酶、乙二醛酶、磷酸丙糖脱氢酶的辅酶，其维持眼晶状体的透明性；并参与体内三羧循环、糖代谢，使人体获得高能量；也激活各种酶（巯基酶），促进糖类、脂肪、蛋白质的代谢。谷胱甘肽分为还原型（G-SH）和氧化型（G-S-S-G）两种形式，在生理条件下以还原型谷胱甘肽占绝大多数。谷胱甘肽作为体内一种重要的抗氧化剂，能清除体内的自由基，清洁和净化人体内环境。由于还原型谷胱甘肽本身易受某些物质氧化，所以在体内能够保护许多蛋白质和酶分子中的巯基不被如自由基等有害物质氧化，从而让蛋白质和酶等分子发挥其生理功能。谷胱甘肽也可保护红细胞膜上蛋白质的巯基处于还原状态，防止溶血，且可保护血红蛋白不受过氧化氢氧化、自由基等氧化从而使它持续正常地发挥运输氧的能力。临床用于解毒、保护放射线损伤、保护肝脏、改善缺氧、对抗过敏、防止皮肤色素沉着等治疗，其活性对对乙酰氨基酚诱发的肝毒性有着巨大的影响。

对乙酰氨基酚（扑热息痛）绝大部分在肝脏代谢，在治疗剂量（1.2g/d）时，相当安全。其中间代谢物有肝毒性，中间代谢物的结合有两个途径：① 与葡萄糖醛酸、硫酸或半胱氨酸结合，通过葡萄糖醛酸化、硫酸化生成相应的共轭物，占排除总代谢物的95%。消除半衰期为3～4小时，结合物主要从肾脏排泄；② 依赖于细胞色素P450的谷胱甘肽轭合反应的占总代谢产物的5%，当服用量过大时，葡萄糖醛酸化、硫酸化代谢途径饱和，谷胱甘肽轭合反应则显为重要。当肝谷胱甘肽轭合反应迟缓，谷胱甘肽消耗速度超过再生速度时，对乙酰氨基酚的代谢物在体内蓄积而致肝毒性，且会使血红蛋白变性，引起溶血。

0103 为何服用烯醇类非甾体抗炎药须监护肝肾功能、出血和水肿？

烯醇类非甾体抗炎药包括吡罗昔康、伊索替康、替诺昔康、美洛昔康等，具有广谱抗炎作用，可消除红斑和水肿，并对组织肉芽肿的形成和佐剂性关节炎有抑制作用，能抑制吞噬作用及溶酶体水解酶的释放，同时具有镇痛作用。药效持久而缓慢，血浆半衰期较长，可作为风湿性关节炎的首选药。在应用中应监护下列问题。

① 吡罗昔康对心肾功能不全者，出血性溃疡患者，溃疡病史者，哮喘、高血压、凝血机制或血小板功能障碍者慎用；对过敏者禁用；对妊娠及哺乳期妇女、儿童不宜应用。

② 美洛昔康对充血性心力衰竭、肝硬化、肾病综合征、肾衰竭、低血容量症、胃肠炎症史者慎用。对有消化性溃疡史、严重肝衰竭、未透析的严重肾衰竭、出血性疾病、妊娠期妇女和直肠炎患者不宜使用。

③ 长期服用大剂量或一日超过20mg可致胃溃疡和大出血，服用期间应注意检查肝、肾功能和血常规的变化。如出现过敏、血常规异常、视物模糊、精神症状、水钠潴留及胃肠道反应等，应及时停药。

④ 长期应用美洛昔康的患者应补充充足的水分，在治疗初始应监护肾功能，服用后4小时内避免驾驶和操作机械。

⑤ 服用烯醇类非甾体抗炎药所出现的胃肠道溃疡和出血风险虽略低于其他传统NSAID，但服用时宜从最小有效剂量开始，在服药者初期、期间应定期检查肝肾功能，尤其是65岁以上老年患者。

⑥ 吡罗昔康等可与阿司匹林等发生交叉过敏反应，对阿司匹林有过敏史者禁用。同时饮酒或与其他非甾体抗炎药合用，可使不良反应（出血、溃疡）增加。此外，烯醇类非甾体抗炎药宜于餐后服用或与抗酸药同时服用，以减少对胃肠道的刺激。

0104 非甾体抗炎药可能减弱血管紧张素Ⅱ受体阻滞药等的抗高血压作用吗？

非甾体抗炎药与血管紧张素Ⅱ受体阻滞药对肾小球滤过有协同抑制作用，当肾功能受影响时症状会加重。对于老年患者和或脱水患者，两者合用由于直接影响肾小球滤过可能引起急性肾衰竭。在治疗开始时应监测肾功能且定期给患者补水。另外，联合应用非甾体抗炎药会降低血管紧张素转换酶抑制药（ACEI）和血管紧张素Ⅱ受体阻滞药（ARB）的抗高血压效果，导致部分疗效丧失（鉴于NSAID抑制环氧酶，抑制前列腺素的合成，使前列腺素的血管舒张作用受到抑制）。本类药由于使前列腺素的舒张血管、降低外周阻力、降低血压的作用被抑制，使血管紧张素Ⅱ受体阻滞药的抗高血压作用将减弱。

0105 人为什么有时会眩晕？

眩晕是空间定位错觉引起的人自身或周围物体的运动的一种幻觉。患者会感觉周围景物或自身旋转，称为真性眩晕；若患者只头昏、头重脚轻，摇晃浮沉感，而无旋转感，则称为假性眩晕。眩晕常同时伴有恶心、呕吐、面色苍白、心动过缓、血压降低等一系列症状。常见的眩晕可分为4种。

（1）耳源性眩晕 是由车、船、飞机不规则的颠簸，使内耳前庭受到过度刺激而产生的前庭功能紊乱所致。情绪紧张、焦虑或不良气味，也亦为诱发因素。在眩晕的同时常发生眼球震颤。每次发作的时间较短，患者常感到物体旋转或自身旋转，行走中可出现偏斜或倾倒，但神志较为清醒。

（2）中毒性眩晕 由于应用了对人耳有毒性的药如链霉素、卡那霉素、异烟肼，或有机磷、汞、铝、酒精或烟草等，损害了内耳的听神经末梢、前庭器官而引起。

（3）颈源性眩晕（椎动脉压迫综合征） 多由颈椎肥大性骨质增生，压迫了椎动脉，造成脑基底动脉供血不足而引起。发作常与头颈转动有关，此时应口服脑血流促进药。

（4）小脑肿瘤和小脑后下动脉血栓 大脑疾病，如癫痫发作、偏头痛发作、脑血管硬化和脑瘤的颅内高压等也可导致眩晕。

0106 眩晕时宜选用哪些药?

① 晕动病时可首选茶苯海明（乘晕宁）口服，其兼有抗眩晕、止吐及镇静作用，一次50mg，于乘车、船、飞机前0.5～1小时服，必要时可重复1次。但脑缺血者慎用。另外，也可服氢溴酸东莨菪碱（解痉灵），即能抗眩晕，又有止吐作用，服药后半小时见效；但其副作用较大，前列腺增生及青光眼者禁用。目前多选用东莨菪碱的贴片或贴膜（使保定），使用更方便，成人一次1贴，儿童一次3/4贴，10岁以下儿童一次1/2贴。一般在旅行前5～6小时贴于耳后皮肤上。

② 苯环壬酯（飞赛乐）有预防晕动病的作用，能抑制腺体分泌，扩大瞳孔和镇吐。成人一次2mg，于旅行前0.5小时服用，必要时在4～5小时后再服用。

③ 弱安定药如地西泮（安定），可辅助达到镇静和稳定情绪的作用，对情绪烦躁者可以一次性服用5～10mg。

④ 对孕期呕吐或眩晕，常选用维生素B_6、茶苯海明或异丙嗪（非那根）口服。对脑供血不全引起的眩晕、呕吐，反而要用抗过敏药培他司汀口服。

0107 为什么服用抗眩晕药后要稍事休息?

抗眩晕药引起的不良反应最常见的是镇静，如在白天思睡、头晕，多数患者都能在数日内耐受，但如同服其他中枢神经抑制药（如镇静药、催眠药、抗抑郁药），可使嗜睡加重。因此，在服用后或到达目的地后宜稍事休息。另与抗过敏药一样，服后6小时内不宜驾车、操作机械或高空作业。

0108 失眠的原因有哪些?

失眠是常见的症状或习惯，约有20%～40%的成年人有不同程度的睡眠障碍，其中女性多于男性。可能由精神障碍、情绪激动、性格脾气、吸毒饮酒、呼吸障碍造成，也可能与睡眠有关的肌痉挛、下肢不宁综合征或药物和环境造成。导致失眠的原因多种多样，但归纳起来大致可分成3类：① 应急状态或环境改变（环境、工作、饮食、家庭），破坏了人的正常生活或生物学规律；② 人体患有精神性或躯体性疾病；③ 不适当的药物影响（成瘾）。

失眠一般分为短暂性、短期或长期失眠。短暂性失眠多与突发状态有关，如遇到突然的打击或刺激，或外出和旅游改变生活环境；短期失眠与外界环境引起的紧张状态（工作、学习、考试）有关，一般持续2～3周；长期失眠多由精神障碍所致，如严重的抑郁症、精神分裂症或药物成瘾，持续时间更长。

0109 失眠者如何选用催眠药?

① 对入睡困难者常选用艾司唑仑（舒乐安定），其起效快，作用时间长，保持近似生理睡眠，醒后无不适感；硝西泮（硝基安定）作用也较迅速，2小时后在血浆中达峰值。地西泮（安定）虽较安全，但肌肉松弛的作用明显，醒后有时感觉下肢无力，容易跌倒。

② 对焦虑型、夜间醒来次数较多或早醒者可选用氟西泮（氟安定），起效快，作用时间长，近似生理睡眠，醒后没有不适感；或选用夸西泮、三唑仑。

③ 对由精神紧张、情绪恐惧或肌肉疼痛所致的失眠，可选氯美扎酮（芬那露），在睡前服0.2g；对由于自主神经功能紊乱，内分泌平衡障碍及精神神经失调所致的失眠，可选用谷维素，一次20mg，一日3次，但需连续服用数日至数月。

④ 对忧郁型的早醒失眠者，在常用安眠药无效时，可配合抗抑郁药阿米替林和多塞平。

⑤ 对老年失眠者，10%水合氯醛液仍不失为一种安全、有效的药，其起效快，无蓄积作用，醒后无明显的宿醉现象，唯对胃肠黏膜的刺激性偏大。

⑥ 对服用常用安眠药无效者，选用抗过敏药苯海拉明、异丙嗪（非那根）亦可奏效。

⑦ 为改善起始睡眠（难以入睡）和维持睡眠质量（夜间觉醒或早间觉醒过早），可选服唑吡坦（思诺思）、左旋佐匹克隆。其作为一种新型催眠药，不良反应少，尤其无镇静和宿醉现象，优势已超越前几类药。

常用催眠药的特征和剂量见表1-13。

表1-13　常用催眠药的特征和剂量

药物名称	商品名	生物利用度/%	起效时间/h	血浆达峰时间/h	血浆半衰期/h	持续时间/h	剂量/mg
水合氯醛	—	80	0.15～0.3	—	7～10	4～8	500～1500
地西泮	安定	84～100	0.2～0.5	1	20～50	12	5～10
硝西泮	硝基安定	62～94	0.5～1	2	18～28	6～8	5～10
夸西泮			0.5～1	1～2.5	41～43	24～36	15～30
劳拉西泮	罗拉	90～93	0.5～1	1～1.5	13～15	4～6	2～4
艾司唑仑	舒乐安定	80	0.3～1	1～3	10～30	5～8	1～2
甲喹酮	海米那	—	0.15～0.5	2	4～5	6～8	100～200
氯美扎酮	芬那露	—	0.25～0.3	2	20～24	5～6	200～400

续表

药物名称	商品名	生物利用度/%	起效时间/h	血浆达峰时间/h	血浆半衰期/h	持续时间/h	剂量/mg
氯氮䓬	利眠宁	100	—	4	10～24	—	10～20
三唑仑	酣乐欣、海乐神	55	0.25～0.5	2	1.8～2.3	4～6	15～30
劳拉西泮	罗拉	90～93	0.5～1	1～1.5	13～15	4～6	2～4
唑吡坦	思诺思、乐坦	70	0.1～0.45	0.5～2	2～4	6～8	10
佐匹克隆	忆梦返	80	0.25～0.5	0.5～2	3.5～6	8	7.5
扎来普隆	曲宁	30	0.35～0.5	0.9～1.5	0.9～1.1	6	5～10
左佐匹克隆	鲁尼斯塔	75～80	0.15～0.4	0.5～2	4.5～5.8	8	3

O110 失眠者如何选用中成药？

中医称失眠为"不寐"，分为肝郁化火、痰热内扰的实证和阴虚火旺、心脾两虚、心胆气虚的虚证。中成药可选用的药较多，但宜对证用药。对由心血亏虚证引起的失眠（表现为失眠、头晕、心慌、多梦、健忘、面色苍白或苔黄、唇舌色淡等），可选养血安神丸（片、糖浆剂），可滋阴养血，宁心安神，用于心悸头晕，失眠多梦，手足心热，水丸一次6g，片剂一次5片，均一日3次；或选脑乐静口服液（糖浆剂）可养心健脑、安神，用于精神忧郁，易惊失眠，烦躁健忘，小儿夜不安寐，口服一次30ml，一日3次，小儿酌减；或选复方枣仁胶囊、夜宁糖浆。对阴虚火旺证引起的失眠（表现为失眠、多梦、口渴、盗汗、健忘、面颊舌红等），可选用枣仁安神颗粒（冲剂），可补心养肝，安神益智，用于神经衰弱引起的失眠健忘，头晕头痛，口服一次5g，临睡前服，以开水冲服；或选用神衰康胶囊，一次5粒，一日2次。对肝郁化火证失眠可用酸枣仁合剂、泻肝安神丸。对痰热内扰证失眠可选礞石滚痰丸。阴虚火旺证可用酸枣仁合剂、安神健脑液、神衰康胶囊等；心胆气虚证可用睡安胶囊、豆蔻五味散。

O111 服用哪些催眠药后入睡较快？

服用催眠药后入睡速度的快与慢，主要取决于催眠药的血浆药物浓度达峰时间和起效时间，其中起效和达峰时间最快的是唑吡坦（思诺思），分别为6～25分钟和30～120分钟，阿吡坦和唑吡坦均为咪唑吡啶类衍生物，对 γ-氨基丁酸（GABA）受体的特殊位点有明显的选择性结合，对苯二氮䓬1受体（BDZ_1）选择性和对受体 ω 亚型亲和力高，催眠作用强大，可明显缩短入睡时间，减少觉醒次数，改善睡眠质量。其次为艾司佐匹克隆（鲁尼斯塔）或甲喹酮（海米那），起效和达峰时间分别为10～25分钟和30～120分钟或10～30分钟和40～105分钟；再次为佐匹克隆（忆梦返）、雷美替胺（瑞美替昂）、司可巴比妥（速可眠）、地西泮（安定）或艾司唑仑（舒乐安定）起效时间分别为15～30分钟、15～30分钟、15～20分钟、15～30分钟和20～60分钟；硝西泮（硝基安定）、夸西泮和劳拉西泮（罗拉）一样，均为30～60分钟；10%水合氯醛糖浆剂及合剂的起效也快，分别为15分钟或20分钟，只是刺激性和嗅味较大，目前已极少用。

O112 为何关注老年人对苯二氮䓬类药的敏感性和"宿醉"现象?

① 老年患者对苯二氮䓬类等药较为敏感，静脉注射更易出现呼吸抑制、低血压、心动过缓甚至心跳停止。

② 用药后可致人体的平衡功能失调，步履蹒跚，尤其是老年人对作用于中枢系统疾病的药物反应较为敏感，服用本类药后，可产生过度镇静、肌肉松弛作用，觉醒后可发生震颤、颤抖、思维迟缓、运动障碍、认知功能障碍、步履蹒跚、肌无力等"宿醉"现象，极易跌倒和受伤（骨折），因此，必须认真关注，告之患者晨起时宜小心，站立和行走宜慢，避免跌倒。

但雷美替胺和佐匹克隆伴随良好的助眠效果可显著改善患者次晨躯体行动、精神运动性的行动、记忆力、识别力和不平衡状态。但也亦先以半量服用，睡醒后仍要小心。

O113 服用哪些药品可致失眠?

（1）抗菌药物 氟喹诺酮类药可透过血脑屏障，与大脑中γ-氨基丁酸A受体键合，阻滞γ-氨基丁酸A而致中枢神经系统过度兴奋，表现为头痛、头晕、疲倦、眩晕或失眠。如若服用，建议选择下午服用。

（2）抗肿瘤药 达沙替尼、帕拉替尼、厄洛替尼、依马替尼、伊立替康、来曲唑、阿那曲唑、依美西坦等均可引起失眠。

（3）平喘药 麻黄碱、伪麻黄碱及茶碱、复方茶碱、胆茶碱、氨茶碱等磷酸二酯酶激动剂，可兴奋大脑皮质和中枢神经系统，引起兴奋、失眠。

（4）糖皮质激素 地塞米松、泼尼松、泼尼松龙、甲泼尼松龙、氯培米松、曲安西龙、曲安奈德等糖皮质激素水平升高可诱发精神失常、情绪不稳定、欣快感、失眠、抑郁，均为可的松分泌增加所致。建议晨起时服用。

（5）抗高血压药 甲基多巴、可乐定等不但可引起失眠，还可以产生抑郁综合征，造成严重失眠；抗高血压药给药时间不适或用量不当，可能造成夜间低血压，可以引起失眠。

（6）中枢兴奋药 咖啡因、安钠咖、甲氯芬酯、尼可刹米、多沙普仑、胞磷胆碱、多沙普仑、贝美格可兴奋大脑皮层或延髓呼吸中枢神经，引起失眠。

（7）抗抑郁药 阿米替林、丙米嗪、氟西汀、帕罗西汀、瑞波西汀、多塞平、氟伏沙明、舍曲林、西酞普兰、吗氯贝胺、阿莫沙平、文拉法辛、托莫西汀、安非他酮、度洛西汀、去甲替林、地昔帕明等。

（8）利尿药 氢氯噻嗪、呋塞米、阿米洛利、布美他尼、依他尼酸，可增加夜尿次数，影响睡眠质量，引起失眠。

（9）促脑血流药 桂利嗪、氟桂利嗪、桂哌齐特、洛美利嗪、莫雷西嗪、尼麦角林、罂粟碱、吡拉西坦、茴拉西坦、奥拉西坦、利斯的明、美金刚、尼莫地平、多奈哌齐。

（10）抗癫痫药 托吡酯、拉莫三嗪、苯妥英钠、丙戊酸钠、丙戊酰胺、噻加宾。

（11）抗精神病药 氟哌啶醇、哌泊噻嗪、三氟拉嗪、氟哌噻吨、珠氯噻醇、舒托必利、氨磺必利、舒托必利、奈莫必利、利培酮、氟哌啶醇、氯氮平、奥氮平、喹硫平、佐替平、佐替平、齐拉西酮、阿拉哌唑、舍吲哚等。

应对药源性失眠的措施：① 及时停用导致失眠的药品。② 对入睡困难者首选艾司唑仑（舒乐安定）或扎来普隆（曲宁），其起效快，作用时间长，保持近似生理睡眠，醒后无不适感，艾司唑仑一次 $1 \sim 2mg$，扎来普隆一次 $5 \sim 10mg$，睡前服用；硝西泮（硝基安定）作用也较迅速，2 小时后在血浆药物浓度达峰值，一次 $5 \sim 10mg$。地西泮（安定）虽较安全，但肌肉松弛的作用明显，临睡前服用。③ 调节心理障碍，平衡膳食结构，临睡前保持宁静，养成睡眠节律和习惯。

0114 长期服用催眠药会成瘾吗？

各种催眠药对人体中枢神经系统均有抑制作用，连续使用均可不同程度地产生身体或精神依赖性（成瘾）、戒断症状和宿醉现象，其中大部分属于精神药品。依据精神药品对人体产生的依赖性和危害人体健康程度，分为第一类（53 个品种）和第二类精神药品（79 个品种）。属于第一类精神药品的有司可巴比妥（速可眠）、三唑仑（海乐神）；属于第二类精神药品的有异戊巴比妥（阿米妥）、格鲁米特（导眠能）、戊巴比妥、巴比妥（巴比通）、溴西泮（溴安定）、氯氮草（利眠宁）、氯硝西泮（氯硝安定）、地西泮（安定）、艾司唑仑（舒乐安定）、氯氟草乙酯、氟西泮（氟安定）、劳拉西泮（罗拉）、甲丙氨酯（眠尔通、安宁）、咪达唑仑（速眠安）、硝西泮（硝基安定）、奥沙西泮（去甲羟安定）、苯巴比妥（鲁米那）、替马西泮（替马安定）、唑吡坦（思诺思）、扎来普隆（安维得）。

为预防成瘾性必须注意以下几个问题。

① 催眠药长期使用易产生耐药性及诱导肝药酶的代谢，因此应间隔2周交

替使用，并避免长期使用一种药品。氯美扎酮仅限定用于助眠，连续使用不得超过 1 周。

② 催眠药均会产生程度不同的戒断症状和宿醒作用，均能透过胎盘屏障，分娩前给药可能抑制新生儿的生命功能，妊娠及哺乳期妇女应用催眠药宜权衡利弊。青光眼、前列腺增生症所引起的排尿困难者不得使用催眠药，12 岁以下儿童不得使用。

③ 催眠药大多属于第二类精神药品，应凭执业医师处方，并经药师复核和调配，剂量、使用天数和处方管理均按相关办法严格控制。

④ 服用催眠药期间可降低驾驶员和机械操作者的注意力，服后应避免驾车、操纵机器和高空作业。并警惕催眠药诱发的复杂睡眠行为，包括"梦驾症"（在服用催眠药后不清醒的状态下驾车，且对该事件记忆缺失）、梦中打电话、就餐和进食。

⑤ 酒精可增强睡眠程度，加重头痛、头晕等不良反应，在服药期间不宜饮酒。

0115 何谓老年性痴呆？相关因素有哪些？

痴呆是一组包括有记忆、认知、语言障碍、行为和人格改变的综合征（必须在记忆和认知障碍、语言障碍、行为和人格改变中有一项突出）。而老年时期发生的痴呆就叫老年性痴呆或称为阿尔茨海默病。

老年性痴呆是一组慢性进行性精神衰退性疾病，起病年龄在 60 岁以上。近年来，其发病率随老年人数的增加而迅速上升，在精神科患者中占 1% ～ 2%。据世界卫生组织报道，65 岁以上老人中 10% 有智能障碍，其中半数人会发生痴呆，其病因尚未完全阐明，但与下列因素相关。

① 遗传基因，家族中有类似的患者。

② 衰老过程过快，老态龙钟，大脑皮质萎缩，人体内分泌功能减退。

③ 大脑重量减轻，脑血液循环出现障碍。

④ 另据国外报道，体内缺乏维生素 B_{12} 和叶酸，是易致老年性痴呆的原因之一。

0116 人体有哪些基因与老年性痴呆的发病密切相关？

大量研究结果证实：老年性痴呆（阿尔茨海默病，AD）的发病与家族关系密切，患者家族中的家属成员患同样疾病的概率远远高于一般人群，尤其是先天愚钝型的危险显著增加。因此断定，AD 可能是常染色体显性基因所致，且与直系家人的关系肯定，存在着家族聚集现象。在欧洲进行的 11 项病例对照研究再分析显示：如至少有 1 位一级亲属患有 AD 的话，则老年性痴呆的患病风险增加 3 倍以上。另对载脂蛋白 E（ApoE）基因型在人群中分布频率的研究结果，进一步证实遗传因素对AD的发病有直接作用。

与AD发病密切相关的基因有载脂蛋白E（ApoE）基因、载脂蛋白E-4（ApoE-4）基因、淀粉样蛋白前体蛋白（APP）基因、衰老蛋白-1（PS-1）、衰老蛋白-2基因（PS-2）基因、血管紧张素转换酶（ACE）基因，因此，上述基因被称为老年性痴呆的危险因素。其中，*ApoE*等位基因*ε4*是AD的重要危险因素，与AD发病率呈剂量依赖性关系。使神经细胞膜稳定型降低，促使神经元纤维缠结和细胞死亡。*ApoEε4*基因的频率在家族性和散发性AD中都明显增高。带1个*ε4*等位基因患AD的概率是普通人的2～3倍，而携2个*ε4*等位基因的患病概率约为普通人的8倍。因此，及时筛查基因，对有上述基因高表达者宜及早进行治疗。此外，遗传多态性、不同民族、地域在散发型AD的遗传和表型上具有很强的异质性，同时在不同人群中单核苷酸多态性（SNP）位点的各等位基因频率分布也存在着差异，多效位点可增加神经退行性疾病的风险。鉴于AD可能是由不同染色体上的多基因位点联合作用导致疾病的发生，一个或几个基因的变异可能仅有微弱的遗传效应

0117 老年性痴呆有哪些早期先兆？

① 记忆力减退，是老年性痴呆最早期的表现，即爱忘事，丢三落四，反复问一个问题，随着病情的加重，中期患者在近记忆力减退的基础上出现远记忆力减退，最终远、近记忆力均出现明显减退，严重影响患者的生活质量。

② 计算力下降，对上街买菜、交水电费等简单账目，计算起来十分费力，甚至根本不能算。

③ 语言迟缓、词不达意、唠里唠叨，见了熟人说不上姓名或"张冠李戴"。

④ 情绪低落，无明显缘故地感觉到抑郁，哀伤、心绪不定、极不舒服、坐卧不安、感情失控。

⑤ 有明显的人格的改变，本来大方的人可变得很小气，有东西便想东掖西藏，多疑猜疑，部分患者可出现幻觉、妄想等症状。

⑥ 有空间位置和感觉障碍，早期在熟悉的地方和环境可能迷路，甚至在家中也发生定向障碍；在日常生活中有明显的穿衣困难，如穿衣服不能判断上下、左右、内外，经常把衣服穿反。

0118 老年性痴呆有哪些主要症状？

老年性痴呆起病缓慢、隐匿，多数患者的发病日期难以确定，少数患者在环境的刺激下，症状逐渐明朗化。

（1）早期 可有人格改变，郁郁寡欢不愿与他人交往，对他人缺少感情；生活习惯怪异刻板，拒绝任何新的安排；情绪急躁，语言啰唆、说话重复，易

与他人因小事发生冲突，纠缠不休；多疑自私，常因记忆减退找不到物品而归咎于他人，或有被害、被侮辱感；人格的羞耻感、责任感、光荣感有不同程度的减退；睡眠规律改变。对近期事情记忆缺损发生较早，如经常丢失物品，遗忘曾允诺的约会和事情，理解、分析、判断和计算力下降，不能胜任家务，并影响性交。

（2）晚期 严重者渐不知自己的姓名和年龄，进食不知饥饱，出门不知地址，生活不能自理，终日卧床，大小便失禁、发音含糊、语言杂乱无章，或夸大幻想，日趋痴呆。精神状态急剧恶化，意识模糊或谵妄，称为老年性谵妄。

0119 老年性痴呆治疗方案有哪些？

对老年性痴呆的治疗既要治标，更要治本，治疗不仅是针对病因、发病机制的药物治疗，也包括对症治疗、照料、护理等诸多方面。

（1）口服胆碱酯酶抑制药 包括利斯的明（艾斯能）、多奈哌齐（安理申）、加兰他敏（强肌片）、石杉碱甲（哈伯因）、他克林（派可治）。作用机制主要是通过抑制胆碱酯酶来减少乙酰胆碱的降解，使得通路功能改善。

（2）针对脑神经元代谢治疗

① 抗氧化药与其他神经递质有关药物。包括维生素C、维生素E、银杏叶制剂。维生素C和维生素E分别一次50～100mg，一日3次。

② 脑细胞代谢赋活药。如麦角碱衍生物、尼麦角林（脑通）、吡拉西坦（脑复康）、茴拉西坦（三乐喜）、曲克芦丁（维脑路通）等，可改善脑功能，促进脑代谢，赋活脑代谢至正常水准。

③ 脑血循环促进药。如银杏叶提取物、二氢麦角碱（喜得镇）、尼麦角林、甲磺酸阿米三嗪/萝巴新（都可喜）、川芎嗪、桂利嗪、氟苯桂嗪等可扩张脑血管，增加脑血流量和脑组织的氧含量。钙通道阻滞药尼莫地平可对抗抑郁，改善老年人抑郁和痴呆者的意识和记忆功能，对老年性抑郁症疗效尤佳。

（3）雌激素替代治疗 更年期用女性激素替代治疗的女性，其痴呆的发生率低。这可能是由于女性激素改变了在痴呆神经元破坏中起重要作用的炎症过程。于是在痴呆的防治中开始研究雌激素。但其预防、延缓和治疗的价值并不能肯定，目前尚存争议。

0120 对老年性痴呆为何提倡多种不同作用途径的药物联合治疗？

联合具有不同作用靶点的药品（美金刚+多奈哌齐或加兰他敏+银杏叶提取物），可以改善AD的认知协同。目前发现，以半量的利斯的明或多奈哌齐+美金刚联合治疗中、重度AD的效果更好。《EFNS欧洲痴呆诊治指南（2010年）》和《中国痴呆与认知障碍诊疗指南（2015年版）》先后推荐胆碱酯酶抑制药（多奈哌齐、利斯的明）与美金刚联合应用，尤其对出现明显行为症状的重度患者更是强烈推荐。联合治疗具有潜在的协同作用机制（美金刚可使胆碱能神经传递更好地识别相关信号，协同增加乙酰胆碱的释放），临床获益优于单药治疗，显著降低临床恶化，减少跌幅的认知效益，具有良好的安全和耐受性。一项研究纳入7项RCT研究进行荟萃分析，总计2183例患者，研究时间均值为27周，评估联合治疗的疗效及安全性。结果证实联合治疗的临床获益（日常生活能力、记忆、语言功能、表达能力）显著优于单药组的效果。另14项随机研究对5019例患者荟萃分析，联合治疗较之美金刚单药治疗，可显著改善患者认知功能、精神状态和日常行为。此外，胆碱酯酶抑制药多奈哌齐与银杏叶提取物联合对AD患者的MMSE评分提高以及改善认知能力的临床疗效较好（$P < 0.05$）。

鉴于老年性痴呆的发病机制迄今未明，目前临床所应用的抗痴呆药的作用靶位单一，极难确切、有效的、专一地对抗患者的认知障碍和改善神经元的修复，因此，联合药理作用机制不一，拓宽治疗靶位的双药或多药治疗，不失为一个好方法，优势在于：① 借以求得更好的临床效果；② 满足全程治疗；③ 减少不良反应；④ 节约开支。

0121 雌激素替代治疗可以用于治疗老年性痴呆吗？

雌激素可以对抗氧化、抗炎、促进乙酰胆碱的生成，减少淀粉样蛋白沉积对神经细胞的损伤，潜在的神经保护及延长神经细胞的存活时间，显著延缓妇女中AD的发作，并减缓AD病情严重化，提高认知程度。更年期应用女性雌激素替代治疗的女性，其痴呆症的发生率降低。这可能是由于女性激素改变了在痴呆神经元破坏中起重要作用的炎症过程。于是在痴呆症的防治中开始研究雌激素，获益大于其弊。但其预防、延缓和治疗的价值并不能肯定，尚缺乏大样本的循证医学的证据，目前临床尚存争议。但我们建议，处于绝经期或老年期（除存在子宫、子宫颈、阴道、乳房恶变的）妇女，从绝经期过度的5～10年内开始雌激素替代治疗（女性治疗窗口），适时、适量地服用雌激素（包括透皮制剂）。提早预防AD和与年龄相关的认知障碍，可拮抗衰老、痴呆症、痛风（排除尿酸）、血脂异常症、骨质疏松症。

0122 对老年性痴呆者为何禁用抗胆碱药？

鉴于AD的发病机制是胆碱能神经兴奋传递障碍和中枢神经系统内乙酰胆碱受体变性，因此，抗胆碱药、抗抑郁药和具有抗胆碱效应的药品对AD患者禁用。包括抗偏头痛药（苯噻啶），抗震颤麻痹药（苯海索、丙环定），抗胆碱药（阿托品、甲溴阿托品、颠茄、丙胺太林、丁溴东莨菪碱、山莨菪碱、卡马西平、贝那替秦、格隆溴铵），眼科散瞳药（阿托品、环喷托酯、后马托品、托吡卡胺），抗胆碱药和拟交感神经药复合制剂（复方托吡卡胺），三环类抗抑郁药（氯米帕明、地昔帕明、去甲替林、阿米替林、多塞平、丙米嗪、阿莫沙平），抗过敏药（氯苯那敏、异丙嗪、苯海拉明、羟嗪）以及氯氮䓬、硫利达嗪、奥西布宁。

0123　三叉神经痛是怎么回事？

三叉神经为混合性神经，是人体最粗大的脑神经，含有躯体感觉和躯体运动两种纤维，由其组成大的感觉根和小的运动根，两神经根在脑桥臂腹面共同出脑，感觉根在颞骨部的三叉神经压迹处，被扩展成为扁平的三叉神经节，由节向前发出三根大神经，分别称为眼神经、上颌神经和下颌神经。三叉神经的感觉纤维主要分布在面部皮肤、口腔、鼻腔、鼻旁窦的黏膜和牙齿、脑膜等处。

三叉神经痛又名"痛性痉挛"，是累及面部限于三叉神经的一支或几支分布区反复发作性短暂而剧烈的疼痛，多发生于40岁以上的中、老年人，以女性多见。本病诊断虽容易，但许多患者常带病数十载而不得治愈，因此，被认为是"人类最大的敌人"。通常把三叉神经痛分为原发性（特发）和继发性（症状性）两型。后者的病因有三叉神经根或半月节部位的肿瘤、血管畸形、动脉瘤、蛛网膜炎、多发性硬化，异常的血管压迫、牵拉、扭曲等。

0124　三叉神经痛有哪些症状？

三叉神经痛的发作常常没有预兆，疼痛限于三叉神经所支配的范围。发作时患者常用手掌或毛巾紧按病侧或用手使劲徒劳地按压或揉擦面部发痛点，以期减少疼痛。病程较长时，局部皮肤变得粗糙、菲薄、眉毛稀落。

① 疼痛常见一侧先发作，多起源于一侧上颌支（第二支）或下颌支（第三支），眼支（第一支）起源者少见，有时可累及两支，同时三支受累者罕见。疼痛以第二支发作最常见，第三支次之，第一支最少。

② 疼痛为阵发性短暂面部剧痛，其如刀割、针刺、火烧等。一次发作持续数秒至几分钟，间歇期可完全不痛，一日可发作多次。症状日渐加重，发作次数增多。

③ 在患侧面部某些区域对刺激特别敏感，如上唇、鼻翼外侧、下唇及舌的边缘等处，触及时易引起疼痛突发，或发作时口角牵向一侧、面部潮红、眼结膜充血、流泪或流涎。因此，这些点称为"发痛点"或"痛性抽搐"。

0125　哪些药可治疗三叉神经痛？

卡马西平（痛痉宁）有对抗外周神经疼痛、抗惊厥和影响精神的作用，是控制三叉神经痛发作的首选药。其作用可降低神经细胞膜的钠离子通透性，有助于患者提高情绪和精神活动的速度。初始剂量一次100mg，一日1～2次，后渐增剂量，一日增加100mg，至一次200mg，一日3～4次，于餐中同服，直至疼痛缓解，一日最大剂量为1000～1200mg。

次选可用苯妥英钠（大仑丁）口服，初始一次100mg，一日3次，如无效可加大剂量，一日增加100mg（最大量不超过一日600mg），如出现中毒症状（头晕、步态不稳、眼球震颤等）应即减量至中毒症状消失，如仍有效，即以此为维持量。如效果不显著，可与苯巴比妥、氯硝西泮、氯丙嗪、氯氮䓬等合用，以提高疗效。也可口服或注射维生素B_{12}，一日0.5～1mg。

中药方剂以天麻6g、夏枯草12g、钩藤12g、白芷9g、细辛4.5g，水煎服，一日1剂，分2次服。其他治疗包括封闭治疗，注射药物于神经分支或半月节上，使之破坏或阻断神经传导，使面部痛感消失；手术或高压氧舱吸氧。

0126 何谓更年期抑郁症？

抑郁症是以情绪低落、思维活动缓慢、言语动作减少的一组精神障碍。发病年龄在16～35岁，病因未明。而更年期抑郁症则是在人由中年向老年过渡时期所发生的以情绪忧郁、焦虑紧张为主要症状的一组综合征。常见于50～60岁的男性或45～55岁的女性，但女性的发病率高，为一般人的1～2倍。据世界卫生组织估计，抑郁症的发病率为全球人口的5%。

在更年期内，人逐渐衰老，内分泌功能不断减退，尤其是性腺功能的变化，使人体内出现一系列平衡失调。人体的神经和精神活动稳定性降低，对各种环境的适应力下降。对各种精神因素、外界刺激和身体疾患都比较敏感，耐受力较差，以致工作和生活上一些易引起紧张、悲伤、忧虑的事情或身体疾病都可成为抑郁症的诱因。

0127 更年期抑郁症有哪些症状？

更年期抑郁症起病可缓可急，以缓慢者居多，病程初始有头昏、头痛、失眠、全身乏力、食欲减退或工作能力下降，后渐发展为明显忧郁、焦虑、猜疑等症状。抑郁的症状如忧郁、焦虑、猜疑等症状常表现为晨重晚轻。

（1）忧郁 情绪低落、精神萎靡、悲观绝望、幻觉妄想、有明显自责感，常把过去的琐事重提，认为自己错误严重、罪孽深重，不思饮食或拒食，拔头发或割皮肤，甚至跳楼或自杀。

（2）焦虑 在情绪低落的同时，患者焦虑不安、紧张恐惧、坐立不安。此为更年期抑郁症与其他抑郁症的显著差别之一。患者表现为瞻前顾后、心神不宁、犹如大祸临头、惶惶不可终日，稍有惊动便不知所措。

（3）猜疑 敏感多疑，发病后常把生活中所遇到的事件联系起来，在自罪自责的基础上，认为别人会讨厌或陷害他，严重者形成明显的被迫害妄想；或疑病，把身体的不适和听到的病情结合而夸大，形成疑病妄想。

（4）**自主神经紊乱**　有些人可出现早醒、厌食、消瘦；女性患者可有月经失调、闭经；男性患者可有阳痿、性欲减退。

（5）**躯体症状**　多数人有心率加快或减慢、四肢麻木、肢端发冷、出汗、头晕、头痛、乏力、食欲减退、关节痛、便秘、腹泻等。

0128　治疗更年期抑郁症可选哪些药?

（1）**三环类抗抑郁药**　阿米替林对内因性抑郁和更年期的抑郁症的疗效较好，对反应性抑郁症及神经官能症的抑郁状态亦有效，一次25～50mg，一日3次，最大剂量一日150～300mg；多塞平常用于治疗焦虑性抑郁和神经性抑郁，也可镇静和助眠，一日150～300mg；马普替林（路滴美）奏效快，不良反应少，用药后精神症状、对环境的适应力及自制力均可改善，常用剂量一日75～150mg，分2次服用，最大剂量一日150～225mg。

（2）**5-羟色胺再摄取抑制药**　如氟西汀（百忧解）适合于治疗伴有焦虑症的抑郁者，不良反应轻，老年人初始一日10mg，需要时增至一日20～60mg；帕罗西汀（赛乐特）适合治疗伴有焦虑症的抑郁者，作用比三环类抗抑郁药快，远期疗效比丙咪嗪好，初始一日20mg，就餐时服，连续用药3周，以后依据临床反应增减剂量，一日最大剂量为40mg；舍曲林（左洛复、郁乐复）口服易吸收，副作用比三环类抗抑郁药少，适合治疗抑郁症或预防发作，一日50～200mg，与食物同服，数周后可增加50mg。另外，氟伏沙明（兰释）适合治疗各类抑郁者。老年人初始一日50mg，需要时增至一日100～200mg，就餐时或餐后服。草酸S-西酞普兰（喜普莱）对抑郁症的治疗起效较快，每日10mg和20mg。

（3）对糖尿病周围神经病所引起疼痛者可选用度洛西汀（希巴塔），是唯一可缓解糖尿病周围神经病所引起疼痛的药物。可用于抑郁症、神经痛、糖尿病性神经痛、焦虑症、腹窘紧张性或压力性尿失禁，口服一日40～60mg。

（4）**内分泌调节治疗**　对多数为自主神经功能失调者，可服谷维素一次10～20mg，一日3次。对性功能显著减退者，女性患者可服己烯雌酚一次0.25～0.5mg，每晚1次，最大剂量不超过1mg；男性可服甲睾素一次5mg，一日1～2次。

0129　抗抑郁药发生耐药，怎么办?

部分在抗抑郁药治疗中已达到痊愈患者，在维持治疗期间药物剂量未变，也没有任何心理社会应激事件，却出现了抑郁复发。此现象被称为"对抗抑郁药的快速药物抵抗反应"，又称失效现象。国外研究发现，抑郁症者对抗抑郁药耐药性的发生率约25%，一般出现在维持治疗期的第31周左右。

联合治疗经过两种以上作用机制的药物足疗程治疗仍然无效的难治性抑郁

症，及对抗抑郁剂产生快速药物抵抗反应者，可尝试联合用药，包括两种抗抑郁药合用、抗抑郁药与情感稳定剂（锂盐）合用、抗抑郁药与非典型抗精神病药合用。近期研究显示，抗抑郁药氟西汀（百忧解）与新型抗精神病药如奥氮平（悉敏）、利培酮（维思通）等联合应用，治疗抑郁症的疗效和安全性均比较理想。

　　抗抑郁药的起效时间通常在2～4周，因此选择一种药治疗后至少使用4周以上再判定无效。如经足够治疗剂量、足够疗程而抑郁症状仍然未得到缓解（一般出现的比例约为30%），则应考虑换药。换药应注意选择作用机制不同、药物结构不同的抗抑郁药，这样往往可能又出现疗效。如某些患者经选择性5-羟色胺再摄取抑制药治疗无效，可以考虑文拉法辛、曲唑酮（美抒玉）、米氮平（瑞美隆）等新型抗抑郁药或单胺氧化酶抑制药如吗氯贝胺等。

0130　如何对待由5-羟色胺再摄取抑制药所致的性功能障碍？

　　性功能障碍是选择性5-羟色胺再摄取抑制药（SSRI）较为常见的不良反应，发生率约为34%～43%，明显高于5-羟色胺及去甲肾上腺素再摄取抑制药（SNRI）的8.8%。国外一项对596例服用氟西汀、舍曲林、帕罗西汀、文拉法辛等SSRI/SNRI的回顾性调研表明，出现性功能障碍者为16.3%，男性发生率为23.4%，女性为13.5%。最常见性功能障碍为性高潮缺失（61.5%）、性欲减退（31.1%）、勃起障碍（7.4%），尤以帕罗西汀最为突出。而因性功能障碍停药者几乎都引起抑郁症状复发，表明因服SSRI/SNRI产生性功能障碍而停药并非最佳选择，应换用较少产生性功能障碍的氟伏沙明或米那普仑。

　　近有报告西地那非对SSRI所引起的性功能障碍有效，国外将重型抑郁伴性功能障碍者90例随机分为SSRI加西地那非和安慰剂组进行对照研究，结果西地那非组性功能障碍改善率为54.5%，安慰剂组为4.4%，两组具有极显著性差异。

0131　如何对应由5-羟色胺再摄取抑制药所致的戒断反应？

　　戒断反应也是服用SSRI较为常见的不良反应，发生原因主要是长期服SSRI使脑内5-羟色胺受体敏感性下调，当突然停服SSRI就会使突触间隙中5-羟色胺浓度下降，神经信息传递低下引起头晕、过度睡眠、精神错乱、梦境鲜明、神经敏感性增强、抑郁、恶心等，特别是在血浆半衰期较短的帕罗西汀中最易出现。在服SSRI的妊娠期妇女中，新生儿出现戒断反应也较常见。如出生后见啼哭不止，痉挛，肌张力增高，哺乳困难，呼吸窘迫等，严重者可持续≥1月。因此在长期服用SSRI而需停药时，应采用逐减剂量然后终止用药的方法。即使如此，仍然存在戒断反应者可用半衰期较长的同类药物替换，待症状稳定后再逐渐减量、终止。

0132 为何要对5-羟色胺综合征格外警惕?

选择性5-羟色胺再摄取抑制药当与曲坦类抗偏头痛药、单胺氧化酶抑制药、苯丙胺等联合应用时,应警惕引发5-羟色胺综合征,应注意在停用单胺氧化酶抑制药后14天才可应用,反之亦然。

人体正常的5-羟色胺作用于其相应的受体而发挥作用,并经过代谢被排出体外,但其代谢途径受到阻断、受体被抑制或再摄取过程被抑制,则造成5-羟色胺体内大量蓄积,引发5-羟色胺综合征,出现精神错乱、出汗、腹泻、高血压、发热、神经肌肉阵颤或震颤等症状,称之为"5-羟色胺综合征"。

赛庚啶在治疗5-羟色胺综合征被推荐应用,剂量为24小时中12~32mg,该剂量可结合85%~95%的5-羟色胺受体。首次剂量为12mg,然后若症状持续存在,则每间隔2小时给药2mg。维持量为每6小时服用8mg。

0133 服用抗抑郁药应监护哪些问题?

① 因人而异使用抗抑郁药,须全面考虑患者症状特点、年龄、身体状况、药物的耐受性、有无合并症,予以个体化合理用药。

② 使用抗抑郁药时,应该从小剂量开始,逐步递增剂量,尽可能采用最小有效量,使不良反应减至最少,以提高服药依从性。当小剂量疗效不佳时,可根据药品不良反应和患者对药物的耐受情况,逐渐增至足量(有效剂量上限)。

③ 药物起效都需要一定时间,大多数药物起效时间较慢,需要足够长的疗程,一般4~6周方显效,氟西汀、帕罗西汀需要1~3周,吗氯贝胺、氯米帕明、阿米替林需要1~4周,即便是起效较快的抗抑郁药如米氮平和文拉法辛,也需1周左右的时间,因此要有足够的耐心,切忌频繁换药。

④ 换用抗抑郁药时要谨慎,只有在足量、足疗程使用某种抗抑郁药物仍无效时,方可考虑换用同类另一种或作用机制不同的另一类药。换用不同种类的抗抑郁药物时,应该停留一定的时间,以利于药物的清除,防止药物相互作用。氟西汀需停药5周才能换用单胺氧化酶抑制药,其他5-羟色胺再摄取抑制药需2周。单胺氧化酶抑制药在停用2周后才能换用5-羟色胺再摄取抑制药。

⑤ 使用抗抑郁药应尽可能单一用药,以避免发生药物相互作用,只有在足量、足疗程单一用药治疗无效时,方可考虑两种作用机制不同的抗抑郁药联合使用。一般情况不主张联用两种以上抗抑郁药。

⑥ 治疗期间应该密切观察病情变化和不良反应,倘若患者的经济条件允许,最好使用每日服用1次、不良反应轻微、起效较快的新型抗抑郁药,如5-羟色胺再摄取抑制药类的氟西汀、帕罗西汀、舍曲林等,5-羟色胺及去甲肾上腺素再摄取抑制药类的文拉法辛,去甲肾上腺素及特异性5-羟色胺能抗抑郁药

类的米氮平等。

　　⑦ 用药期间不宜驾驶车船、操作机械、高空作业。

　　⑧ 停药宜逐减剂量，且于停药后作用尚可持续1周，仍需观察服药期间所有的不良反应。

0134　服用选择性5-羟色胺再摄取抑制药应监护哪些问题?

　　选择性5-羟色胺再摄取抑制药（SSRI）是主要的抗抑郁药。其中，氟西汀、帕罗西汀、舍曲林、氟伏沙明、西酞普兰号称"五朵金花"。其应用广泛，尤应监测服用的安全问题。

　　① SSRI对过敏者禁用。SSRI可通过乳汁分泌而影响婴儿，动物试验结果显示有致畸危险。因此，妊娠或准备怀孕及哺乳期妇女慎用，对重度肾功能不全者慎用。

　　② SSRI在用药初期易引起恶心、呕吐、食欲减退等，并可因胃肠道反应使体重下降，虽服用过程中胃肠道反应可自行消失，若持久出现时则可适当合用舒必利、莫沙必利、多潘立酮等，以减弱或对抗胃肠道不良反应。

　　③ 帕罗西汀、氟伏沙明可引起抗利尿激素异常分泌综合征（SIADH），机制为抗利尿激素分泌增多，致体内水分增加出现低钠血症，尿渗透压高于血渗透压，但低钠而无脱水，中心静脉压增高。

　　④ SSRI在老年人的血药浓度比年轻人的要高约50%～100%，尤以老年女性更为显著，这是因为老年人用药对细胞色素P450（CYP）酶抑制作用较强，其年龄因素的影响程度依次为西酞普兰＞帕罗西汀≥氟西汀＞舍曲林≥氟伏沙明。由于老年人并用其他药物的可能性较大，因此应注意药物对CYP酶影响所产生的药物相互作用。

　　⑤ SSRI均通过氧化代谢被清除，终极代谢物多经尿液排泄，因此，心肝肾等脏器功能不全，可影响药物及代谢物的血药浓度和清除速率。肝硬化者单次服用SSRI后，几乎所有SSRI的血浆半衰期都延长1倍。因此肝病患者宜减少SSRI剂量与使用频率。

　　⑥ 用药期间不宜驾驶、操作机械或高空作业。

　　⑦ 停药宜逐减剂量，且于停药后作用尚可持续1周，仍需观察服药期间所有的不良反应。

0135　焦虑症的病因有哪些? 有哪些主要表现?

　　焦虑症又称焦虑性神经症，是以发作性或持续性情绪焦虑、紧张、惊恐不安为主要临床相的神经症，其紧张或惊恐的程度与现实情况不符。

　　焦虑症十分常见，常于青年期起病，以40岁前发病为多见，男女之比为2：3。焦虑是预感到未来威胁，与惧怕不同，后者则是对客观存在的某种特殊威胁的反应。正常人的焦虑是人们预期到某种危险或痛苦境遇即将发生时的一种适应反应或为生物学的防御现象，是一种复杂的综合情绪。焦虑也可以是所有精神疾病的一种症状。病理性焦虑是一种控制不住、没有明确对象或内容的恐惧，其威胁与焦虑的程度很不相符。

焦虑症的病因未明，其中遗传素质是焦虑的重要心理和生理基础，一旦产生较强的焦虑反应，通过环境的强化或自我强化，形成焦虑症。

（1）遗传因素　在焦虑症发生中起重要作用，其血缘亲属中同病率为15%，远高于正常居民；双卵双生子的同病率为2.5%，而单卵双生子为50%。有人认为焦虑症是环境因素通过易感素质共同作用的结果，易感素质是由遗传决定的。

（2）病前性格特征　自卑、自信心不足，胆小怕事，谨小慎微，对轻微挫折或身体不适容易紧张，焦虑或情绪波动。

（3）精神因素　轻微的挫折和不满等精神因素可为诱发因素。

（4）生物学因素　焦虑反应的生理学基础是交感和副交感神经系统活动的亢进，常有肾上腺素和去甲肾上腺素的过度释放。

焦虑症的起病可急可缓，病前常有心理或躯体方面的诱因。主要表现如下。

（1）广泛性焦虑症　又称慢性焦虑症或普遍性焦虑，常慢性和亚急性起病，主要表现是过分关注周围环境和自身健康，常有表情紧张、唉声叹气、注意力难以集中、记忆力下降、提心吊胆样的痛苦体验。同时患者感觉眩晕、呼吸急促、心悸、心律失常、胸部紧压感、胃部不适、口干、出汗、紧张不安、四肢震颤、捶胸顿足、发热或发冷、手足冰凉、坐卧不安、来回踱步、面色苍白、尿频、尿急等自主神经功能亢进症状。睡眠障碍以入睡困难为主，伴有睡眠浅、易醒、多梦。另在广泛焦虑症的基础上可有惊恐障碍。

（2）惊恐障碍　又名急性焦虑症，患者突然出现强烈的恐惧，犹如"大难临头"或"死亡将至""失去自控能力"的体验，而尖叫逃跑、躲藏或呼救；伴随濒死感和自主神经功能障碍，伴有呼吸困难、心悸、胸痛或不适、眩晕、呕吐、出汗、四肢发抖、面色苍白、颤动等。一般发病急促，10分钟达峰，每次发作持续几分钟至数小时，但通常不超过1小时，1个月可数发，间歇期可无明显症状。

焦虑症的病程长短不一，部分患者病程持续时间较长，女性患者病程短、病前性格良好、症状变化不多者，预后较好；躯体症状明显者，预后较差。但经适当治疗，大多预后良好。

0136　焦虑症者如何选药?

（1）抗焦虑　对抗恐惧、焦虑、紧张和稳定患者的情绪，以苯二氮䓬类药最常用。可选用药品有阿普唑仑（佳静安定）一次0.4～0.8mg，一日2～3次；艾司唑仑（舒乐安定）一次1～2mg，一日2～3次；哈拉西泮（三氟安定）一次20～40mg，一日3～4次；奥沙西泮（舒宁）一次15～30mg，一日3～4次；或丁螺环酮（布斯帕）一次5mg，一日3次。惊恐障碍的突然发作时可静脉缓慢注射地西泮（安定）一次10mg。

（2）广泛性焦虑症 可选坦度螺酮（希德），口服一次10mg，一日3次，餐后服用，剂量可依据患者年龄、症状等适当增减，但一日剂量不宜超过60mg。

（3）自主神经紊乱所致的焦虑状态 如表现有心动过速、心悸、四肢震颤等，可选择普萘洛尔（心得安）口服一次10～30mg，一日3次。

（4）抑郁症所伴发焦虑症状 首选度洛西汀口服，一次40～60mg，每日1次；或选择米氮平（米塔扎平），一次15mg睡前顿服或分2次服用，依据病情可渐增至一日45mg。氟西汀（百忧解）初始10mg/d，需要时增至20～60mg/d；帕罗西汀（赛乐特）初始20mg/d，就餐时服，连续3周，最大剂量为40mg/d。

（5）伴有激动、紧张、呕吐和焦虑的惊恐障碍 抗精神病药也可应用对抗焦虑，常选氯氮平（氯扎平）一次25mg，一日1～2次；喹硫平（启维、思瑞康）一次25～50mg，一日2次；氯普噻吨（泰尔登）一次12.5～25mg，一日3次；硫利达嗪（利达新）一次25～100mg，一日3次；奋乃静一次2～4mg，一日2～3次。

0137 服用抗焦虑药应监护哪些问题？

① 抗焦虑药有很多不良反应，如嗜睡、困倦、抑郁、共济失调、疲乏、眩晕、便秘等。长期服用甚至对某些内脏器官有损害。长期服用抗焦虑药可致成瘾性。另外，抗焦虑药一旦患者停止服用，症状会重新出现。当患者通过服药来降低焦虑症状，他们就会（正确地）把自己症状的好转归结为药物的作用，而不是他们自己的改变。于是，当停药时，感觉情境是不可控制的，于是会变得焦虑。

② 坦度螺酮对过敏者禁用，对有器质性脑功能障碍、中度或严重呼吸功能衰竭者，心、肝、肾功能不全者，老年人、妊娠及哺乳期妇女慎用。当用药剂量超过一日60mg后仍未见显著疗效时，不宜随意长期应用。鉴于坦度螺酮可引起嗜睡、眩晕等症状，对驾车、机械操作、高空作业及有危险性作业者慎用。若立即将苯二氮䓬类药更换为坦度螺酮治疗时，有可能出现苯二氮䓬类药的戒断现象，加重症状，故需停用苯二氮䓬类药时，缓慢减量，并密切观察。服用期间可能出现AST及ALT、ALP等肝功能异常及黄疸，应定期做肝功能检查，如有异常现象发生时，应及时停药。

③ 度洛西汀对过敏者、正在服用单胺氧化酶抑制药者和青光眼患者禁用，对妊娠及哺乳期妇女、肝肾功能不全、操作机械、饮酒、癫痫和躁狂症者慎用。当终止治疗时应逐渐减量，不能突然撤药。服药期间禁止饮用酒精。如停用单胺氧化酶抑制药宜至少间隔14天才能更换本品，如更换应用单胺氧化酶抑制药应至少停用本药5天。

④ 艾司唑仑对老年高血压患者慎用，老年人应酌情减量。艾司唑仑、阿普唑仑、哈拉西泮和奥沙西泮对苯二氮䓬类药过敏者、闭角型青光眼者、妊娠及哺乳期妇女、18岁以下儿童禁用。鉴于其共同存在导致眩晕、嗜睡作用，服药期间避免操作机器和驾车。服药过程中切忌急速减量或停药，以免发生停药反应。

⑤ 丁螺环酮对过敏者、重症肌无力、闭角型青光眼者、妊娠及哺乳期妇女、18岁以下儿童禁用。服药期间避免操作机器和驾车。

0138　何谓癫痫?

癫痫症是一种慢性的神经元异常放电所致暂时性脑功能失常综合征，其反复发作、病程迁延、致残率高，严重威胁患者的身心健康和影响患者生活质量，给家庭和社会带来严重的负面影响。依据有关神经元部位和放电扩散的范围，功能失常可表现在运动、感觉、意识、行为、自主神经等的不同障碍，或兼而有之。每次和每种发作均称为癫痫发作，患者可能有一种或几种发作。癫痫分为原发、继发两种类型，常见病因有脑畸形、先天性脑积水、脑外伤、脑缺氧、感染、肿瘤、脑血管病、脑变性疾病、老年性痴呆、代谢紊乱和中毒等；另遗传和环境也可影响癫痫的发生和发展。癫痫发作一般分为4种。

(1) 全面性发作（大发作）　以意识丧失和全身抽搐为特征，表现分期为：① 惊厥前期，发生抽搐前的片刻，其意识已丧失；② 惊厥期，在肌肉强直期全身抽搐，所有的骨骼肌呈现持续性收缩，大约持续10～20秒，在肢端末梢出现细微震颤，在阵挛期出现间歇性痉挛，大约30～60秒，最后一次强烈痉挛后抽搐突然停止，同时心率增快、血压升高、腺体分泌增加；③ 惊厥后期，在阵挛期后出现短暂的、散在的强直性痉挛，牙关紧闭、大小便失禁、口鼻吐白沫、肌肉松弛、意识恢复，部分患者进入昏睡。

(2) 小发作　以短暂意识障碍为特征，多见于青少年儿童，表现类型有：① 失神性小发作，表现为突然发生和突然停止意识障碍，一次仅持续5～30秒，但每日可发作数十次或上百次，患者突然停止活动、两眼凝视，眼睑、颈部、上肢发生轻微颤抖；② 肌痉挛性小发作，表现短促，约持续1～2秒，双侧肌阵挛、多见于上肢、颈部、躯干的屈肌；③ 非典型小发作，时程较短、症状轻微、意识障碍也轻，开始和恢复也慢，可因肌张力松弛而跌倒或伴随大发作。

（3）局限性发作 以局部症状为特征，表现决定于异常放电部位和传播范围，大多短促，持续数秒或十数秒，如非扩展为大发作，则意识多无障碍。① 单纯部分性发作，发作时无意识障碍；② 复杂部分性发作，发作时有不同程度的意识障碍。

（4）综合性发作 表现有：① 婴儿痉挛型，多见于婴幼儿；② 良性外侧裂癫痫，为原发性癫痫表现为局限型发作的唯一类型，多发病在4～10岁儿童，表现为口、咽部一侧面部痉挛性抽搐，舌部僵硬感、吞咽困难。

0139 抗癫痫药为何主张个体化治疗？

癫痫的治疗首要控制发作，同时考虑到医学、心理、社会的需要，以及不断改善患者的生活质量的需要。对癫痫患者适时、正确、规范、合理地应用药物治疗，约有80%的患者使发作得以控制，宜根据不同发作类型选药，见表1-14。

表1-14 癫痫不同发作类型的选药

发作类型	首选药物	联合治疗药物
局限性发作		
单纯型和复杂型	卡马西平、苯妥英钠或丙戊酸钠	单一疗法：奥马西平、苯巴比妥、扑米酮
		辅助疗法：拉莫三嗪、托吡酯、唑尼沙胺、左乙拉西坦、加巴喷丁、奥卡西平
次大发作	卡马西平、苯妥英钠或丙戊酸钠	加巴喷丁、托吡酯、左乙拉西坦
全面性发作		
紧张-痉挛型	丙戊酸钠	卡马西平、苯妥英钠、苯巴比妥、扑米酮、非氨酯、托吡酯
暂时意识丧失型		氯硝西泮、拉莫三嗪（辅助）
肌阵挛型		氯硝西泮、唑尼沙胺
紧张型		非氨酯、氯硝西泮、托吡酯（辅助）、拉莫三嗪（辅助）
失张力发作型	丙戊酸钠	非氨酯、氯硝西泮、乙琥胺、托吡酯（辅助）、拉莫三嗪（辅助）
失神性发作	丙戊酸钠	非胺酯
全面性强直阵挛性发作	卡马西平、苯妥英钠	奥卡西平
综合性发作		
良性外侧裂癫痫	促肾上腺皮质激素	丙戊酸钠、托吡酯
青少年肌阵挛癫痫	丙戊酸钠	拉莫三嗪、氯巴占
婴儿痉挛型者	丙戊酸钠	托吡酯

（1）局限性发作　单纯和复杂性发作可首选卡马西平、丙戊酸钠、苯妥英钠、扑米酮，或选用拉莫三嗪、苯巴比妥、托吡酯、左乙拉西坦、加巴喷丁、唑尼沙胺、奥卡西平。有继发全面发作者可选择噻加宾、氨己烯酸。其中左乙拉西坦起始剂量一次500mg，一日2次，最大推荐剂量为一次1500mg，一日2次。在患者停用本品时，应每1～2周渐减1000mg药量，以避免引起停药后癫痫发作。

（2）各种类型的全面性发作　可首选丙戊酸钠、托吡酯、拉莫三嗪、左乙拉西坦。

（3）全面性强直阵挛性发作　可选用卡马西平、苯巴比妥、苯妥英钠、奥卡西平；失神性发作可选择丙戊酸钠、非胺酯；肌阵挛性发作、失张力发作首选丙戊酸钠。

（4）综合性发作　良性外侧裂癫痫者可首选促进肾上腺皮质激素、丙戊酸钠、托吡酯；青少年肌阵挛癫痫者可选丙戊酸钠、拉莫三嗪、氯巴占；婴儿痉挛型者选用丙戊酸钠、托吡酯。

（5）发作类型不确定　选择广谱的抗癫痫药如丙戊酸钠、拉莫三嗪、托吡酯、左乙拉西坦。

0140　对抗癫痫首选单药治疗为何又提倡联合治疗?

对抗癫痫起始首选单药治疗，约有70%～80%的癫痫者通过单药治疗即可获得满意效果。如第一种药品治疗失败，倾向于选择第二种一线抗癫痫药作为替代。对癫痫治疗在单药治疗无效时才能考虑同时使用两种或两种以上的抗癫痫药的联合治疗，此时可增加药物毒性及可能发生抗癫痫药间的相互作用。这种药物相互作用是复杂的，有高度可变性和不可预测性，可能毒性增高而药效并没有相应增加。联合用药的原则有：① 至少在应用两种单药治疗不能完全控制发作时，或确诊为难治性癫痫，或混合性发作者，才考虑联合用药；② 联合用药力求精减，最多不要超过3种抗癫痫药联合；③ 避免使用化学结构类同、作用机制相似、不良反应谱相同的抗癫痫药联合；④ 密切观察临床效应，必要时监测血浆药物浓度；⑤ 多种药抗癫痫治疗，应选用药动学及药效学有互补优势的抗癫痫药。药物相互作用往往通过诱导或抑制代谢酶以及竞争性蛋白结合而产生。抗癫痫药之间如存在相互作用，应定期检测血浆药物浓度，根据血浆药物浓度和患者病情对剂量进行调整。

0141　抗癫痫药更换与停药时为何需要谨慎?

抗癫痫药应在神经内科医师指导下停药。除非必需，应避免突然停药，尤其是巴比妥类及苯二氮䓬类药，因为可使发作加重。减少剂量也应循序渐减，如巴比妥类，撤药可能需要几个月的时间甚至更长。从一种抗癫痫药换为另一种也应谨慎，只有当新的服药法已大致确立（新药达稳态血药浓度约需经该药的5个半衰期的时间，一般1～2周），才可渐减第1种药。接受几种抗癫痫药治疗时，不能同时停，只能先停一种药，无碍时再停另一种。决定给一个已停止癫痫发作的患者停用抗癫痫药，其时机往往是困难的，并须视个体情况而定（是何种发作类型或癫痫综合征、有无脑结构或脑电图异常、有无癫痫持续状态病史等）。也要避免在患者的青春期、月经期、妊娠期等停药。即使患者已无癫痫发作数年之久又无上述之一的情况，停药也有癫痫复发的风险。

0142 有癫痫病史者能否驾车或高空作业？

驾车司机并患有癫痫病史者，也只能在他们已1年无发作，或已确定在3年中只在睡眠时发作而无觉醒发作时，才有可能驾驶轿车或小型货车（绝不可驾大货车或大轿车等车辆及运营车辆）；有晕厥的患者不应驾驶或操作机械。患者不要在撤用抗癫痫药期间开车，而应于撤药后6个月再驾车。

0143 为何备孕和妊娠妇女服用抗癫痫药备受关注？

备孕和妊娠妇女服用抗癫痫药有胎儿致畸风险，尤其胎儿神经管和其他相关缺陷的风险增加，特别是在卡马西平、拉莫三嗪、奥卡西平、苯妥英钠、丙戊酸钠联合应用时。其致畸机制为：① 导致体内叶酸缺乏；② 阻滞离子通道，导致胎儿缓慢性心律失常、血流动力学改变和缺血，再灌注损伤，从而引起各种致畸效应；③ 导致神经元退行性变。其致畸率伴随着联合用药数量的增多而相应增加，特别是在妊娠初始3个月。联合用药致畸的机制主要是产生氧自由基及氧化反应，特别是药物相互作用下环氧化物的产生及代谢减慢，但许多新的抗癫痫药（拉莫三嗪、加巴喷丁、奥卡西平等）往往不产生此类中间代谢物，致畸性低于传统抗癫痫药。

临床应充分认识抗癫痫药的致畸性，应对措施有：① 告知育龄妇女服用抗癫痫药可能产生的后果，拟妊娠或妊娠期妇女应向医生咨询，并提供产前筛查（甲胎蛋白检测和孕中期超声波检查）。② 在妊娠初始6个月内停用抗癫痫药，若不能停用，则应尽量单药治疗；坚持使用最低有效剂量；加强血药浓度监测。③ 对接受抗癫痫药治疗的妇女，为降低胎儿神经管缺陷的风险，建议在妊娠前和妊娠期应补充叶酸5mg/d。④ 服用有肝药酶诱导作用的抗癫痫药（如苯妥英钠、卡马西平、苯巴比妥）可致维生素K的缺乏，妊娠期妇女在妊娠后期3个月应口服维生素K 10mg/d，可以有效地预防任何抗癫痫药相关的新生儿出血的风险。⑤ 抗癫痫药的血浆药物浓度在妊娠期可以改变，尤其是在妊娠后期。抗癫痫药的剂量在妊娠期和分娩后应小心监测，并根据临床情况随时调整。

0144 长期应用抗癫痫药者为何需要补钙?

长期服用抗癫痫药的潜在风险是骨软化症和骨质疏松症,包括从无症状高转化型骨病的骨矿物质密度正常者,到诊断为骨质疏松症的骨矿物质密度显著降低者,可能是某些药品包括苯妥英钠、苯巴比妥、卡马西平和丙戊酸钠等干扰维生素D的代谢。上述患者的实验室检查一般都可见骨特异性碱性磷酸酶的升高,血清钙浓度和25-羟基维生素D浓度的降低。所以进行药物治疗的患者至少应补充维生素D和钙剂。

0145 应用卡马西平可能引起大疱型表皮坏死松解症吗?

大疱型表皮坏死松解症(bullous epidermal necrolysis)又称为中毒性表皮融解坏死松解症,系由用药所引起的中毒性表皮坏死症,属于药疹中最严重的一型。其发病急促、发展迅速、受损面积大、易伴有多系统损害,皮疹初起于面部、颈部、胸部,呈深红色、暗红色及略带铁灰色斑,很快融合成片,发展至全身。斑上发生大小不等的松弛性水疱及表皮松解,可用手指推动,稍用力表皮即可擦掉,如烫伤样的表现。全身中毒症状严重,伴有高热和肝肾肺病变。如抢救不及时,可死于感染、毒血症、肾衰竭、肺炎或出血。

应用卡马西平、奥卡西平少见变态反应、史蒂文斯-约翰综合征或大疱型表皮坏死溶解症、皮疹、荨麻疹等。此种严重皮肤毒性和超敏反应与人体所携带 HLA-B*1502基因、HLA-A*3101等位基因、CYP3A4基因密切相关。尤其是人体白细胞抗原等位基因(HLA-B*1502基因)高表达密切相关,恰恰中国和亚洲人是主要携带者。因此,服用卡马西平、奥卡西平前应监测 HLA-B*1502 等位基因,以避免发生严重皮肤系统的不良反应。

0146 为何提倡进行抗癫痫药血药浓度监测?

抗癫痫药治疗需要个体化治疗,尤其是针对不同患者(儿童、妊娠期妇女或老年人)、不同的癫痫类型、患者的顺应性以及可能引起不良反应的危险因素等,要制定不同的治疗方案。

实施个体化治疗,必须通过血药浓度测定,医师可以依据患者个体情况,利用药动学原理和方法,调整药物剂量,进行个体化药物治疗,不仅可以提高药物治疗效果,也可避免或减少可能产生的药物不良反应。由于抗癫痫药的吸收、分布和代谢的个体差异,可能影响药物的疗效和副作用,通过血药浓度的监测进行个体化药物治疗。如苯妥英钠不良反应与血浆药物浓度密切相关,血浆药物浓度超过20μg/ml时出现眼球震颤,超过30μg/ml时出现共济失调,超过40μg/ml会出现严重不良反应,如嗜睡、昏迷。由于药物代谢障碍、药物相互作用也可造成体内药物浓度升高。当特殊人群必须使用相关药品时需要监测其血药浓度，以确保安全。临床需治疗药物浓度监测的抗癫痫药见表1-15。

表1-15 临床需治疗药物浓度监测的抗癫痫药

药品名称	治疗浓度范围	潜在中毒浓度
苯妥英钠	10～20μg/ml	25μg/ml
卡马西平	3～8μg/ml	12μg/ml
丙戊酸钠	50～100μg/ml	
乙琥胺	30～50μg/ml	150μg/ml
拉莫三嗪	3.0～7.9μg/ml	
奥卡西平	3.0～32μg/ml	
托吡酯	3.4～5.2μg/ml	

0147 服用抗癫痫药应监护哪些问题?

抗癫痫药主要用于减轻或消除癫痫患者的癫痫发作，同时也用于疾病所致的短暂的大脑功能急性丧失症状。在服用中宜监护以下问题。

① 为避免急性毒性，抗癫痫药治疗应从单一药品以低剂量用起。为了减小峰/谷浓度的变化，服药间隔应为1/3到1/2个药物血浆半衰期，直到最低血浆药物浓度达到中度治疗范围或达到最低平均治疗浓度。剂量可根据患者发作的频率和患者对于剂量相关的药物副作用的耐受程度来调整。患者对一个药物剂量的反应，应该在稳态血药浓度（稳态血药浓度是指剂量改变后的5个半衰期）下评估，再决定是否改变剂量。必要时应监测血药浓度。因为一些患者在低于治疗浓度范围时即发生毒性症状，而另一些患者在超过治疗度浓范围时也不发生毒性作用，且需要高剂量才能控制发作。

② 警惕抗癫痫药的药动学所致的相互作用，与蛋白结合率高的药物能够竞争低蛋白结合率的药物的结合位点，使其由蛋白结合状态成为游离形式，使后者血浆药物浓度升高。丙戊酸钠与苯妥英钠合用，由于苯妥英钠被置换为游离形式，可能在较低的剂量时，会出现疗效和毒性反应。

③ 治疗剂量的个体化，由癫痫的遗传异质性、复杂性和发作特点决定，如根据癫痫发作的时间特点，调整每日给药的时间。针对影响发作因素，如发热、疲劳、缺睡、月经周期时可酌增药物剂量。药物代谢的个体差异，不同种族和个体间存在着遗传多态性。基因型和表型在人群中的差异直接或间接地影响药物效应，遗传多态性对临床个体化给药有着重要影响。

④ 口服药首先应用起始量，1～2周后无效，再渐增剂量，直至完全控制发作，或达到最大可耐受剂量。

⑤ 停药和换药宜谨慎，判断一种抗癫痫药治疗无效，应观察5个平均发

间隔时间以上，在更换另一种抗癫痫药时宜依据先加后减原则，即首先添加新药证实有效后，再缓慢减用原用药；对癫痫停止用药的时间，应待发作控制后再按原剂量继续服用 3～5 年，证实可停药后，才宜渐停，此过程大约需经 0.5～1 年。相关停药注意事宜见 0141 "抗癫痫药更换与停药时为何需要谨慎？"。

⑥ 血药浓度监测是指导个体化给药的有力手段，由于药物吸收、分布和代谢的个体差异，可能影响药物的疗效和不良反应，通过血药浓度监测而进行个体化药物治疗。血药浓度监测的指征主要如下：a. 应用治疗窗较窄的药物，如苯妥英钠为零级药动学的典型药物，当一定剂量使肝脏代谢呈饱和时，即使增加很小剂量，也会造成血药浓度不成比例地升高，而出现毒性反应；b. 出现严重不良反应；c. 超过常规剂量仍不能控制发作者；d. 合并躯体疾病，如肝、肾、胃肠道疾病者；e. 联合多药治疗者；f. 妊娠期妇女应用抗癫痫药者；g. 评估患者服药依从性。对血药浓度测定的结果，需结合患者的躯体状况、服药剂量和时间、所服药物的药动学特点，与以前测定的结果进行对照，综合分析与判断，以指导临床合理用药。

⑦ 关注药物遗传多态性。人类基因组学的重大进展，为个体差异研究寻找到一条新途径，药物反应的遗传多态性是产生这些差异的主要原因之一。药物基因组学研究的内容主要是药物代谢酶基因多态性、药物受体基因多态性、药物转运蛋白基因多态性与药效学、药动学、药物安全性之间的关系。阐明不同个体的药物反应（药效与毒性）差异，针对不同个体基因型指导个体化用药。

⑧ 提倡联合用药。研究证实，联合用药具有协同效应、耐受性好、不良反应少的治疗效果。钠通道阻滞药卡马西平、苯妥英钠、拉莫三嗪与增强 γ-氨基丁酸能药丙戊酸钠、托吡酯、左乙拉西坦、加巴喷丁的联合使用，可能有更好的临床效果。左乙拉西坦、加巴喷丁不通过肝脏代谢，与其他药物联合无相互作用。

⑨ 对有癫痫病史的患者，在其已有 1 年无发作，或已确定在 3 年中只在睡眠时发作而无觉醒发作时，才有可能驾车（绝不可驾大货车或大轿车等车辆及运营车辆）；有晕厥者不应驾驶或操作机械。患者不要在撤用抗癫痫药期间开车，而应于撤药后 6 个月再驾车。

⑩ 对接受抗癫痫药治疗的妇女，为降低神经管缺陷的风险，建议在妊娠前和孕期应补充足够的叶酸每日 5mg。在妊娠后期 3 个月每日给予维生素 K 10mg，可有效地预防任何抗癫痫药相关的新生儿出血的风险。

0148 抗癫痫药对肝药酶有哪些影响？

（1）药酶诱导作用　苯巴比妥是典型药酶诱导药，能提高药酶 CYP3A4、VCP2C9、CYP2C19 几个同工酶的催化药物代谢能力。此外，卡马西平、苯妥英钠也是药酶诱导药，与拉莫三嗪合用，血浆半衰期平均缩短过半。注意应避免联合使用的药物，如卡马西平与苯妥英钠、卡马西平与拉莫三嗪、丙戊酸钠与苯妥英钠、苯巴比妥与苯妥英钠均有酶诱导作用；患儿长期服用扑米酮可提高维生素D的代谢率，影响钙吸收，易致佝偻病。

（2）药酶抑制作用　丙戊酸钠可抑制肝酶，使苯巴比妥、乙琥胺、扑米酮、拉莫三嗪血药浓度增加，合用需注意剂量调整；奥卡西平和其代谢物抑制CYP2C19，对其他需经CYP2C19代谢的药物的代谢减少，血浆药物浓度增加，注意减少剂量。

（3）药酶自身诱导作用　卡马西平连续服用数周后，清除率增高，半衰期缩短，稳态血药浓度可下降50%，此时需增加剂量。奥卡西平是卡马西平结构类似物，无自身诱导作用，较少对其他药物诱导。

（4）与其他药物合用的相互作用　苯妥英钠是强的肝酶诱导剂，可使口服抗凝血药、抗生素、避孕药、奎尼丁血药浓度下降。苯巴比妥可增加抗凝血药、氯霉素、灰黄霉素、洋地黄类、茶碱、西咪替丁、抗精神病药、抗抑郁药的代谢。

0149　何谓精神分裂症或精神病性障碍？

精神分裂症旧称早发痴呆，现称精神病性障碍，是一种常见的精神障碍。其主要类型有精神分裂症、躁狂症、抑郁症和神经官能症等。精神分裂症病因未明，主要累及青壮年，也会发生在老年人中。临床表现有思维、情感、感知和行为等多方面的障碍，一般无意识及智能障碍，病程多迁延，部分患者最后可导致人格缺损。本病病因未完全阐明，且常与发病机理互相交错，十分复杂。一般认为，并非是单一因素引起的，与遗传因素、生化因素（多巴胺、5-羟色胺、去甲肾上腺素）、个体心理因素和社会因素等有关。另外，药品的不良反应包括大剂量应用青霉素、亚胺培南/西司他丁钠、亚胺培南、帕尼培南、美罗培南、比阿培南、艾他培南、环丙沙星、氧氟沙星、依诺沙星、左氧氟沙星、加替沙星，抗抑郁药丙咪嗪、马普替林、米安色林，组胺H$_2$受体拮抗药也可诱发精神分裂症。该病主要在3个方面出现障碍。

（1）思维障碍　思维过程中缺乏逻辑性和连贯性，称为"联想散漫"。患者所表达的个别语名或概念可以是正常的，但缺乏主题、目的，第一个念头和第二个念头之间没有任何联系。因此在讲话时，前言不搭后语，上句不接下句，颠三倒四，有头无尾，没有条理，杂乱无章。

（2）情感障碍　表现为淡漠、迟钝，对自己和周围事物漠不关心，失掉兴趣。进展至高度时，情感完全荒废，与现实环境完全脱离。

（3）行为障碍　由于病态的精神活动，表现出各种形式的行为紊乱，如离群、孤僻、懒散、独坐发呆，或终日卧床沉思，或毫无目的游荡。有的沉溺于妄想、幻觉之中，行为怪异、荒唐、离奇、不可理喻。

精神分裂症的类型可分为5型。

（1）单纯型　多发于青少年，起病缓慢，主要表现为情感淡漠，行为退缩，对工作、学习失掉兴趣，成绩低落。随病情进展逐渐孤独寡言，生活懒散，对周围冷淡无情，完全脱离现实生活。

（2）青春型　多发于15～20岁青春期，起病急骤，主要症状为情感高度波动，哭笑无常，有时淡漠或暴怒，或赤身裸体，联想散漫、思维破裂，言语和行为杂乱、外出乱跑，错觉、幻觉非常活跃多变。精神障碍较明显。

（3）紧张型　较少见，多急性发病，病程可出现紧张性兴奋和紧张性木僵两种状态。

（4）妄想型　发病年龄多在30岁左右，最为常见，起病可急可缓，主要症状为妄想及幻觉，可出现各种反常行为，如敏感多疑和妄想，妄想内容以关系妄想、被害妄想多见，其次为喜怒无常、嫉妒妄想、自罪妄想、夸大妄想、中毒妄想等。

（5）不定型　以上各型症状混合出现，相互交叉。

0150　抗精神病药的应用原则有哪些？

① 注意用药个体化，不同的患者对不同药的疗效反应会有不同，所致的不良反应和耐受性也有差异，因此，在品种众多的抗精神病药中，应注意选择；如对兴奋型的患者应尽量选用镇静作用较强的药，如氯丙嗪、氟哌啶醇；对淡漠退缩的患者应尽量选用振奋作用较强的药，如奋乃静、氟奋乃静、三氟拉嗪；对木僵型或紧张症状群患者应选用舒必利；对改善抑郁症状选用利培酮；对易出现较严重锥体外系反应者应选用氯氮平；对精神分裂症发作或恶化选用喹硫平。氯氮平虽较少引起锥体外系反应，但其抗胆碱的作用可出现便秘、口干、心动过速、流涎、镇静和嗜睡。目前研究表明，老年人对氯氮平耐受性差，有较高的致粒细胞减少症危险性，在应用初始期，每间隔3个月应监测血常规。

② 药物的剂量和疗程应予稳定，抗精神病药可采用渐增剂量的方法，其加药速度或数量可视患者状态而定，达到有效日剂量后应进行数周或数月的稳定治疗，不宜反复换药。但也反对呆板用药，应根据身体情况、病情、耐受性不断调整。

③ 合理掌握剂量，防止用量不足或过量的两个极端，因为日剂量小难以获得良好的疗效，而过量所产生的不良反应与并发症的关系密切。

④ 两种或两种以上的抗精神病药联合应用并不会提高疗效，相反会导致许多不良反应，应防止滥用；抗精神病药不宜与抗抑郁药、助眠药合用，如使用过量（或长期使用后的蓄积），会产生过度镇静作用致死。服药期间应禁酒。

并注意抗精神病药的不良反应，如有高热、肌肉运动障碍、黄疸或病情转急时，应及时复查。

⑤ 提高患者治疗和服药的依从性，已治愈的精神病者的年复发率为30%～40%，多数由于服药不当所致，如维持治疗可降至10%左右，维持疗法可使用原治疗剂量的1/5～1/3，长期给药或使用长效（缓、控释）药物。

0151 服用第二代抗精神病药应监护哪些问题?

第二代抗精神病药非经典抗精神病药，优势在于：① 安全性好，且产生锥体外系反应（EPS）危险性小，极少致迟发性运动障碍的倾向；② 耐受性总体上较第一代好；③ 整体上能改善认知功能；④ 可改善情感症状，尤其是抑郁症状；⑤ 具有较少的镇静作用且较少抑制精神运动性行为，但治疗急性起病、有攻击性的患者疗效欠佳。药品包括氯氮平（氯扎平）、利培酮（维思通）、佐替平（泽坦平）、喹硫平（启维、思瑞康）、奥氮平（再普乐）、齐拉西酮、舒托必利（备狂宁）、瑞莫必利、奈莫必利（艾敏斯）、阿立哌唑（博思清、奥派）、氨磺必利（索里昂）和舍吲哚。在服用上应注意监护下列问题。

① 第二代抗精神病药虽给精神病的治疗带来明显的益处，然而几乎所有药物均有致体重增加的倾向，其中，以氯氮平为最，奥氮平和喹硫平次之，利培酮较少，齐拉西酮与体重无关。体重增加的程度可由中等至显著，通常会超过体重基数的7%，体重增加呈中心型分布，治疗早期即可出现，1～2年后趋向平稳。第二代抗精神病药可通过多种作用机制而影响体重，食欲增加可能与神经元D_2、5-羟色胺2c、组胺H_1受体同时被阻断有关；对抗胆碱能效应可引起口渴，导致体重增加。此外，体重调节的代谢-内分泌失调可能与第二代抗精神病药均引起的高催乳素血症对性腺、肾上腺激素、胰岛素敏感性的影响有关。

② 第二代抗精神病药可引起葡萄糖调节功能异常，包括诱发糖尿病、加重原有糖尿病和导致糖尿病酮症酸中毒，其中有氯氮平、奥氮平、喹硫平、阿立哌唑、利培酮、齐拉西酮、氯丙嗪、奋乃静、三氟拉嗪等，以氯氮平和奥氮平居多。因此，宜在治疗过程中宜密切检测患者的血糖、血脂水平。

③ 第二代抗精神病药常见主要不良反应有体重增加（奥氮平、氯氮平）、糖尿病、高胆固醇血症、镇静、中度运动障碍（EPS/TD）、低血压、高催乳素血症（利培酮）、癫痫发作（氯氮平）、夜间流涎（氯氮平）、粒细胞缺乏（氯氮平）、心肌炎（氯氮平）、晶体混浊（氯氮平），应注意规避。

④ 第二代抗精神病药不得用于老年痴呆症的行为异常综合征，上述药物可使病死率增加1.6～1.7倍，主要是心脏病（心力衰竭、猝死）及肺部感染。7种药物为阿立哌唑、奥氮平、喹硫平、利培酮、氯氮平、齐拉西酮以及双相作用药奥氮平/氟西汀。

⑤ 治疗精神病，在合理应用抗精神病药的基础上，同时进行细致的思想

工作，适当调整生活和居住环境，会收到良好的效果。

⑥ 服后不宜从事驾驶车船、操作机械和高空作业。

0152　双相情感障碍有哪些药物治疗？

双相情感障碍一般呈发作性病程，躁狂和抑郁常反复循环或交替出现，也可以混合方式存在，病情严重者在发作高峰期还可出现幻觉、妄想或紧张等精神病性症状，长期反复发作可导致患者人格改变和社会功能受损。

抗躁狂药目前多被称为心境稳定药，其不仅具有抗躁狂作用，对于躁狂或抑郁发作均有治疗和预防复发作用，且不会引起躁狂与抑郁转相，或导致发作变频繁转为快速循环或混合状态。目前，比较公认的具有心境稳定药作用的抗躁狂药包括碳酸锂及抗癫痫药丙戊酸盐、卡马西平。此外，抗精神病药常用于躁狂发作的急性期治疗。

丙戊酸钠起始剂量一次250mg，一日2次，第3天给予500mg，一日2次，第一周末750mg，一日2次。最大一日剂量不超过3000mg，推荐治疗血浆药物浓度为50～125μg/ml。卡马西平一日400～1600mg，通常一日400～600mg，分2～3次服用。对急性躁狂症，剂量应适当地迅速递增。用于预防双相障碍，应以小剂量逐渐增加剂量，以确保得到最佳耐受性。治疗躁狂血浆药物浓度和癫痫相似为4～12μg/ml。预防治疗的血浆药物浓度为6μg/ml。

0153　服用碳酸锂应注意什么？

碳酸锂主要治疗躁狂症，对躁狂和抑郁交替发作的双相情感性精神障碍有很好的治疗和预防复发作用，对反复发作的抑郁症也有预防发作作用。

① 12岁以下儿童、妊娠初始3个月妇女禁用；有严重心血管疾病、肾病、脑损伤、电解质平衡失调、使用利尿药者禁用。哺乳期妇女使用本品期间应停止哺乳。脑器质性疾病、严重躯体疾病和低钠血症患者慎用。

② 12岁以上儿童应从小剂量开始，依据血锂浓度缓慢增加剂量。

③ 锂在老年人体内排泄慢，易于蓄积，应按情况酌减用量，以小剂量开始，缓慢增量，并密切关注不良反应。同时碳酸锂中毒量与治疗量接近，用药期间需要定期监测血锂浓度，治疗期应每1～2周检测1次，维持期可每月1次，取血时间应在次日晨起，即末次服药后12小时。

④ 血锂浓度大于1.4mmol/L时可出现中毒症状，早期表现为手指粗大震颤、恶心、呕吐、腹泻。血锂浓度大于2.5mmol/L时，可出现抽搐、昏迷、心律失常等。血锂浓度达3.5mmol/L时可致死。可疑中毒时应立即查血锂并及时处理。

⑤ 服用本品患者需注意防止体液大量丢失，如持续呕吐、腹泻、大量出汗等情况易引起锂中毒。同时不可用低盐饮食，长期服药者应定期检查肾功能

和甲状腺功能。

⑥ 碳酸锂片与缓释制剂具有不同的生物利用度，因此在开始治疗时，需要警惕换用不同制剂可能引起的后果。锂盐应逐步减量停药，突然停药很可能致病情复发。

O154 哪些药品可能诱发精神失常？

（1）抗菌药物　大剂量青霉素易透过血脑屏障，刺激脑膜和中枢神经，引起头痛、呕吐、呼吸困难、肌肉震颤、惊厥、癫痫发作、弛缓性瘫痪、昏迷、精神错乱等，严重者可死亡。其属于毒性反应，称为"青霉素脑病"，常与剂量和血浆药物浓度直接相关，尤以儿童、老年人、肾功能不全者更易发生。应用普鲁卡因青霉素的少数患者可出现焦虑、发热、呼吸急促、心率加快、幻觉、抽搐和昏迷等。另亚胺培南西司他丁钠可引起精神失常，严重者可致命。碳青霉烯抗生素的亚胺培南、帕尼培南、美罗培南、比阿培南、艾他培南等超剂量使用可出现神经毒性，表现有头痛、耳鸣、听觉暂时丧失、肌肉阵挛、精神紊乱、癫痫等症，尤其是肾功不全伴癫痫者。对有中枢神经疾病、肾功能不全或其他癫痫诱发因素者，可引发癫痫。氟喹诺酮类的环丙沙星、氧氟沙星、依诺沙星、左氧氟沙星、加替沙星在体内分布广泛，可透过血脑屏障而进入脑组织，并抑制 γ-氨基丁酸受体，提高中枢神经的兴奋性，引起精神失常，导致不同程度的精神错乱、兴奋亢进、幻觉、幻视、疑虑、甚至自杀和伤人。

（2）抗抑郁药　丙米嗪有诱发癫痫发作倾向；马普替林可诱发躁狂症；米安色林在用药后可出现精神错乱；长期服用氟西汀、帕罗西汀、瑞波西汀等可出现戒断反应，并可使抑郁恶化，出现自杀倾向。产生原因主要是长期服药使脑内5-羟色胺受体敏感性下调，当突然停服时就会使突触间隙中5-羟色胺浓度下降，神经信息传递低下引起头晕、睡眠、精神错乱、梦境鲜明、神经敏感性增强、抑郁、恶心等，尤其是在血浆半衰期较短的帕罗西汀中最易出现。左旋多巴可引起精神行为改变，表现为焦虑、幻觉、抑郁、躁狂、妄想。

（3）抑酸药　西咪替丁、雷尼替丁在用药后5～44小时可出现语言杂乱、躁动不安、幻觉伴定向力丧失等症状。

（4）其他　抗寄生虫药吡喹酮，抗病毒药奥司他韦，抗肿瘤药厄洛替尼、丙卡巴肼，减重药西布曲明服用后也可偶见精神失常。

一旦发生药源性精神失常，宜及时停药，并去医院诊疗。必要时建议服用中药调理，通过调理脏腑阴阳平衡达到根治效果。对精神失常者可联合服用小剂量奥氮平、氯氮平抗精神病药。

O155 如何应对由抗精神病药所致的锥体外系症状？

锥体外系反应（EPS）是抗精神病药刺激锥体束和锥体外系，使对肌张力正常抑制的作用降低，而造成肌肉张力过高的现象，分为急性和迟发性两种类型。其中前者在用药不久后出现，发病急，表现为舌、口腔肌肉不随意性痉挛，咀嚼肌紧张收缩，嘴张不开，说话和吞咽困难，面部出怪象，痉挛性斜颈；而后者发病慢，于用药后数周、数月才出现，多见于老年人，表现为表情呆板，重复的口、舌不自主运动，少数伴随肢体或躯干舞蹈动作。其发生与用药剂量过大和疗程过长有关。

经典抗精神病药中的氯丙嗪、氟哌啶醇、奋乃静、氟奋乃静、五氟利多、三氟拉嗪、氯氮平等，可阻断脑内其他部位的多巴胺能神经通路，对自主神经系统的肾上腺素能α受体和胆碱能M受体亦有阻断作用，阻断黑质-纹状体通路的多巴胺D_2受体，使纹状体中多巴胺功能减弱，乙酰胆碱的功能增强而引起锥体外系反应。抗精神病药所致的锥体外系反应的发生率在所有药品中最高，也最为常见，且与药品的剂量、疗程和个体差异有关。与经典抗精神病药相比，非典型抗精神病药在精神分裂症不同病期的治疗中，急性EPS包括帕金森症、急性肌张力障碍和静坐不能以及迟发性运动障碍发生危险的概率显著减少，各种随机、对照试验和临床研究都已证实，尤其在以氟哌啶醇作为对照药时更为确切。利培酮、奥氮平、齐拉西酮和阿密舒必利在高剂量时静坐不能发生率增加，存在剂量-依赖关系，而氯氮平、喹硫平在临床治疗中EPS的发生率与安慰剂组无显著差异性。

① 对轻度的锥体外系症状者如不影响工作和生活，没有带来明显痛苦，且又能耐受，可不予特殊处理。对严重的锥体外系症状者，如面部呆板、眼神呆滞、上肢屈曲、慌张步态、坐立不定、心神不安、烦躁、急性肌张力障碍发作、吞咽困难，应及时停药，必要时以补液支持，以加快药品的排泄。

② 对急性锥体外系反应可应用抗过敏药、苯巴比妥对抗，治疗后症状可消失，如苯海拉明一次25～50mg，一日1～3次，肌内注射一次20mg；异丙嗪一次25～50mg，一日1～3次，肌内注射一次25～50mg；对迟发性锥体外系反应可应用硫必利治疗。

③ 为缓解急性肌张力障碍和减轻严重静坐不能，可选用东莨菪碱，其不易透过血脑屏障，对中枢神经作用很小，对帕金森病有缓解流涎、震颤和肌肉强直的效果，一次0.3mg肌内注射。

④ 用于药源性帕金森病和静坐不能、急性肌张力障碍，可选择苯海索，用法为一次2～4mg，一日2～3次，疗效快，大部分患者可收到立竿见影之效。近年来报道普萘洛尔可有效地治疗静坐不能，且疗效明显优于抗震颤麻痹药和抗焦虑药，推测其治疗作用可能与阻滞中枢β-受体有关，用法为一次10～20mg，一日2～3次。但应用此药应注意心率低于50次/分应停药，对房室传导阻滞、哮喘或慢性支气管炎的患者应慎用或禁用。

⑤ 上述药品虽有引起锥体外系症状的潜在危险，但在常规剂量时极少出现。

O156 如何应对由抗精神病药所致的高泌乳素血症？

泌乳素（PRL）也称催乳素，是脑垂体所分泌的一种激素。高泌乳素血症是指非生理状态下多种病因所致的血清PRL浓度超过正常高限，女性＞25ng/ml，男性＞20ng/ml而引起的一系列病理状态综合征。临床上可有溢乳症或溢乳-闭经综合征，也可无症状。高泌乳素血症多见于女性。如血浆中泌乳素水平过高，则称为高泌乳素血症（HPRL）。

由于对多巴胺D_2受体强力的阻断，特别是对结节-漏斗部多巴胺神经元的相对高选择性作用，以氯丙嗪、奋乃静、哌泊噻嗪、三氟拉嗪、硫利达嗪、氯普噻吨、硫必利、舒托必利、奈莫必利、氨磺必利、氟哌啶醇为代表的经典抗精神病药常易致血清催乳素升高，部分患者出现相应的躯体症状如女性闭经、泌乳、乳房充血和男性乳腺发育、性欲减退和阴茎勃起困难。非典型抗精神病药中，利培酮和阿密舒必利与经典抗精神病药氟哌啶醇所致高催乳素血症的发生率相近，氯氮平、奥氮平和喹硫平则明显减少此类不良反应的发生，齐拉西酮和阿立哌唑尚需进一步的临床研究证实。不过，有关高催乳素血症与临床生殖系统和性功能异常表现的相关性，部分研究认为两者并不平行，即血清PRL升高与生殖系统症状之间并不成正相关，部分患者血清PRL明显升高未出现相应临床症状，而另一些患者血清PRL未明显升高却又产生相应的临床症状，因此，生殖系统症状的产生与患者人体本身的易患倾向密切相关。

① 治疗应先停用有关药品。

② 抗催乳素药溴隐亭可用于高分泌乳素血症诊治。溴隐亭可特异性调节下丘脑和垂体的多巴胺受体，直接作用于腺垂体，抑制催乳素的分泌，用于高泌乳素血症所致的月经不调、不孕症、月经前综合征、泌乳素瘤、抑制产后泌乳、乳房充血、退奶和治疗乳房胀痛等，并且治疗高催乳素血症所致的男性性腺功能减退症，初始一次2.5mg，一日1次，晚餐后服用，根据临床效果可渐增至5～7.5mg/d，分2～3次服用，连续治疗至泌乳停止。

O157 如何应对由抗精神病药所致的体重增加？

非经典抗精神病药虽给精神病的治疗带来明显的益处，然而几乎所有药品均有导致体重增加的倾向，其中，以氯氮平为最，奥氮平和喹硫平次之，利培酮较少，齐拉西酮与体重增加无关。体重增加的程度可由中等至显著，通常会超过体重基线的7%，体重增加呈中心型分布，治疗早期即出现，1～2年后趋向平稳。

第2代抗精神病药可通过多种作用机制而影响体重，食欲增加可能与神经元多巴胺D_2受体、5-羟色胺2c受体、组胺H_1受体同时被阻断有关；对抗胆碱能效应可引起口渴，导致体重增加。此外，体重调节的代谢-内分泌失调可能与2代抗精神病药均引起的高催乳素血症对性腺、肾上腺激素、胰岛素敏感性的影响有关。应对措施包括：① 认真遴选对体重有影响的药品，一旦发生体重变化，应及时甄别和停用相关药品。② 改用阿立哌唑或齐拉西酮。③ 限制热量的摄入和增强运动消耗是治疗体重增加的主要手段，建立正确的饮食行为，正确的饮食控制，是减重的基础。仅当由于种种原因减肥基础治疗收效不佳或难以为继时才可加以减重药。④ 对体重超标者，选用脂肪酶抑制剂奥利司他，一次120mg，一日3次，于餐后1小时内或随餐同服。对伴随血糖升高的体重超标者可服用二甲双胍1500～2000mg/d。

0158　如何应对由抗精神病药所致的血糖升高？

长期服用抗精神病药氯丙嗪、奋乃静、三氟拉嗪、硫利达嗪、氟哌啶醇、舒必利、左舒必利、硫必利、氯氮平、奥氮平、米氮平、喹硫平、阿立哌唑、阿莫沙平、去甲替林、利培酮、齐拉西酮等，可引起血糖和血脂水平增高、体重增加。非经典抗精神病药可引起葡萄糖调节功能异常，胰岛素水平下降或胰岛素抵抗，包括诱发糖尿病、加重原有糖尿病和导致糖尿病酮症酸中毒，其中以氯氮平和奥氮平居多。因此，宜在治疗过程中宜密切检测患者的血糖、血脂水平。一旦发生血糖异常，应及时停药，不做特殊处理，停药后1～3天内血糖可恢复正常。但对血糖升高严重者，应控制饮食量，注射胰岛素或服用非磺酰脲类促胰岛素分泌药（瑞格列奈、那格列奈）以迅速降低血糖。

0159　何谓帕金森病？

帕金森病又称为"震颤麻痹"是一种运动失能症，也是老年人的常见退行性疾病。

帕金森病主要病变部位在中脑黑质内，黑质-纹状体束是多巴胺神经的通路，发病机制是黑质内多巴胺能神经元变性，使纹状体内多巴胺缺乏，导致纹状体多巴胺含量下降，多巴胺受体功能降低，胆碱能神经功能相对增高，从而非自主运动兴奋，产生肌肉震颤、肌张力增强和运动障碍等症状。

帕金森病的发病年龄一般在60岁左右，男性多于女性，发病率随年龄增加而增加，如50岁以上人的发病率为0.5%，而60岁以上人的发病率为1%。遗传因素并不起重要作用，但约15%的患者有家族史。原发性帕金森病的病因至今不明，而继发性帕金森病可与下列因素有关。

① 线粒体异常。线粒体变性、线粒体能量代谢障碍、线粒体自由基增多。

② 脑外伤、脑炎、脑卒中、脑动脉粥样硬化、颅脑损伤、基底神经节肿瘤。

③ 一氧化碳、二硫化碳、锰、汞、氰化物、利血平、抗抑郁药、抗精神病药中毒。

0160 帕金森病有哪些特征?

帕金森病起病缓慢,症状因人而异,以震颤、僵直、少动、姿势反射障碍为四大特征。

(1)震颤 多自一侧上肢的远端开始,后扩展至同侧下肢及对侧的上下肢,最后逐渐扩展至下颌、口唇、舌头和头部。上肢的震颤比下肢重,手指的节律性震颤形成所谓的"搓丸样"动作。早期震颤仅在肢体静止时出现,晚期变为经常性,情绪激动时可使震颤加重。

(2)僵直 由于锥体外系肌张力增高所引起肌肉僵直,包括四肢、躯干、颈部、面部肌肉都可发生。

(3)少动 上肢不能做精细动作,书写困难(字越写越小,称为小字症),日常生活不能自理,坐下时不能起来,卧床时不能翻身,面部无表情,双目凝视,大量流涎,吞咽困难。

(4)姿势反射障碍 由于肌肉僵直,出现特殊姿势,如头部前倾、躯干俯屈、上肢肘关节屈曲,腕关节伸直,前臂内收,下肢的髋及膝关节弯曲。病情进展时,特殊姿势障碍加重,严重者有时腰部前弯几乎可呈直角。肌强直严重者可有疼痛。

其他症状可有便秘或排尿不畅,大量出汗,出汗仅限震颤一侧,皮脂增多,发音不准或语言障碍。

0161 帕金森病有哪些药物治疗?

鉴于帕金森病的病因主要是胆碱功能增高和中脑多巴胺缺乏,因此,抗震颤麻痹药围绕着乙酰胆碱和多巴胺分成两类:一类属于中枢抗胆碱药,可拮抗胆碱能神经受体活性,降低胆碱能神经受体的兴奋性;另一类可增加脑内多巴胺的含量,恢复多巴胺-胆碱能神经功能的平衡,包括多巴胺替代药、多巴胺能受体激动药、单胺氧化酶B型抑制药。

(1)中枢性抗胆碱药 可拮抗胆碱能神经受体的活性和作用,改善流涎、震颤等症状。可选甲托品一次1～3mg,一日1～2次;苯海索(安坦)一次2～4mg,一日3次;东莨菪碱一次0.2～0.4mg,一日3次;丙环定(开马君)一次5～10mg,于餐后服,渐增至20～30mg/d。

(2)多巴胺替代药或中枢性多巴胺受体兴奋药 可增加中脑内多巴胺的含量,直接兴奋多巴胺受体,改善流涎、震颤和运动障碍症状,降低肌张力。可选用左旋多巴、左旋多巴/卡比多巴片、左旋多巴/卡比多巴控释片、多巴丝肼胶囊等。金刚烷胺可加强多巴胺合成和释放,增强多巴胺的效应,另有对抗乙酰胆碱作用,与左旋多巴联合应用可提高疗效,改善少动、僵直症状,一次100mg,一日2次,用药后1～10日显效。

（3）多巴胺能受体激动药　对多巴胺受体直接产生激动作用，如溴隐亭可对抗帕金森病，显效快，持续时间长，对僵直、少动和重症患者效果好，常用于左旋多巴疗效不好或不能耐受患者及症状波动者。用于帕金森病一次1.25mg，一日2次，2周内渐增剂量，于第14～28日，一日增加2.5mg，以寻找到最佳疗效的最小剂量。

（4）单胺氧化酶B型抑制药　单胺氧化酶B在脑内对多巴胺的降解中起着重要作用，抑制了胺氧化酶B，就能抑制多巴胺受体突触前膜对多巴胺的再摄取，增加多巴胺的储存。与左旋多巴合用时可提高纹状体神经细胞中多巴胺的浓度，增强左旋多巴的作用，在治疗帕金森症时还可减少"开-关"反应。口服司来吉兰一次5～10mg，一日2次，早、午各1次，在已确定左旋多巴的最佳剂量时，可在清晨加服5～10mg，服用几周后，用量减半。

0162　服用左旋多巴时为何加服卡比多巴？

单独服用左旋多巴后，其在小肠内迅速吸收并分布于体内各种组织，但进入脑组织的药量非常少，不及口服剂量的1%，绝大部分在外周组织（脑外）被代谢脱羧为多巴胺，既失去抗帕金森病作用，同时又易诱发不良反应，产生胃肠道（厌食、恶心、呕吐）和心血管障碍（心律失常、直立性低血压）。因此，在口服左旋多巴时必须并用一类抑制其外周组织脱羧的药品——卡比多巴、苄丝肼等，可抑制左旋多巴在外周组织脱羧而转化为多巴胺，减少多巴胺的不良反应和用量至75%，增加血循环中的左旋多巴含量大约5～10倍，使进入脑内的左旋多巴含量增多，提高多巴胺受体兴奋药的疗效。

左旋多巴和羟苄丝肼两种药物以4∶1的比例结合可获得最佳效果，对改善肌肉僵直及运动迟缓有明显的效果，对流涎、多汗、肌肉震颤、吞咽困难等症状亦有效，耐受性较好，疗效与大剂量左旋多巴相同。

0163　左旋多巴与卡比多巴的复方制剂有哪些？

左旋多巴和卡比多巴的复方制剂有下列几种，其具体服法参见表1-16。

表1-16　左旋多巴和卡比多巴的复方制剂的含量与服法

药品名称	商品名	卡比多巴/mg	左旋多巴/mg	服用剂量
左旋多巴/卡比多巴	信尼麦1号片	10	100	一次1片，一日4次，以后每隔3～7天增加4片，直至每日量至20片为限
左旋多巴/卡比多巴	信尼麦2号片	25	250	一次1/2片，一日4次，以后每隔3～7天增加2片，直至每日量至10片为限
左旋多巴/卡比多巴控释片	息宁	25	100	初始一次1片，一日2次，时间间隔须6小时

续表

药品名称	商品名	卡比多巴/mg	左旋多巴/mg	服用剂量
左旋多巴/卡比多巴控释片	息宁	50	200	初始一次1/2片，一日2次。对正在服用卡比多/左旋多巴普通片转换为服用本品者，原每日服用左旋多巴300～400mg的，服用本品一次1片；含左旋多巴500～600mg的，一次1片半，一日2次或一次1片，一日3次；含左旋多巴700～800mg和900～1000mg的，总计服用本品4和5片，分3～5次服用，时间间隔须6小时
多巴丝肼	美多巴胶囊	25	100	一次1粒，一日3次。按周计算一日剂量增加1粒，直到数周后达到治疗剂量。如能定期检查，剂量可增加快些，如1周2次，日剂量增加1粒片，有效日剂量一般为6粒
多巴丝肼	美多巴胶囊	50	200	一次1/2片，一日3次。按周计算将一日剂量增加1/2片，直到数周后达到治疗剂量。有效日剂量一般为2～4粒

0164　服用左旋多巴应监护哪些问题？

　　左旋多巴可增加脑内的多巴胺的含量，恢复多巴胺-胆碱能神经功能的平衡。但在服用中应监护下列问题。

　　① 左旋多巴适用于重症运动障碍者，对单、双侧受累、但姿势无异常者，可不用药或仅用中枢抗胆碱药苯扎托品、苯海索、丙环定；对双侧受累、有轻度姿势异常，或双侧受累、伴随姿势不稳定、不能独立生活者和严重双侧受累、完全不能活动者才可使用左旋多巴。

　　② 长期服用左旋多巴后，伴随症状和病情发展，大约半数患者在5年内可出现症状波动与运动障碍，主要表现如下：a.耗尽现象，表现为左旋多巴的作用持续时间缩短，血浆药物浓度降低，症状呈节律性波动；此时宜增加给药次数或改用左旋多巴/卡比多巴控释片。b."开-关"现象，表现为症状在突然缓解（开期）与加重（关期）期间波动，多见于疾病的后期；可加用多巴胺受体激动药。c.运动障碍，表现为左旋多巴峰期躯干和肢体的舞蹈样动作（剂量峰时异动症），大约30%患者出现肌张力障碍，常在左旋多巴作用消退时出现，以腿、足痉挛多见（关期肌张力障碍）；但部分患者的不随意运动与左旋多巴疗效出现与消退相关联（双相异动症）。对剂量峰时异动症可酌减左旋多巴的剂量，对关期肌张力障碍可联合应用多巴胺受体激动剂溴隐亭、单胺氧化酶B型抑制药司来吉兰、或改用左旋多巴/卡比多巴控释片。

　　③ 高蛋白食物与左旋多巴合用，或先进食后服药，均可减少左旋多巴的

吸收；此外，食物中的蛋白质降解为氨基酸后可与*左旋多巴*竞争运输进入大脑，使透过血脑屏障而进入大脑、中脑的有效剂量减少，应注意规避和延长间隔时间。

④ 维生素B_6能加强左旋多巴脱羧酶的活性，使左旋多巴在外周组织就脱羧成为多巴胺，使进入大脑内的左旋多巴剂量减少、不良反应增加，单独应用左旋多巴时禁用；但在服用*左旋多巴/卡比多巴*复方制剂时却宜用维生素B_6，借助维生素B_6能透过血脑屏障，促进左旋多巴在大脑内脱羧为多巴胺，提高疗效。

⑤ 服用*左旋多巴/苄丝肼*或*左旋多巴/卡比多巴*可出现恶心呕吐，从小剂量开始并逐渐加量可减少这种不良反应，服用多潘立酮也可以控制此效应。

⑥ 服用*左旋多巴/卡比多巴*、*左旋多巴/苄丝肼*和多巴胺受体激动药都可以出现白天睡眠过多和发作性睡眠。在开始治疗时应告知患者会出现此不良反应，故在驾驶或操作机器时应特别注意。当患者出现过度睡眠或发作性睡眠时应停止驾驶或操作机器。

0165　应用抗震颤麻痹药须监护的问题有哪些?

① 抗震颤麻痹药应适合病情需要，β受体阻断药普萘洛尔、阿罗洛尔仅用于原发性震颤，只对少数可能出现的动作性震颤有效；中枢性抗胆碱药仅对静止性震颤有效；两者均不易改善患者运动困难，但联合左旋巴胺可改善患者的运动困难。目前主张对于年龄小于65岁且认知功能正常者建议先使用多巴胺受体激动药，或也可用金刚烷胺和苯海索；年龄在65岁以上或认知功能减退者可直接使用左旋多巴制剂治疗。随着疾病的进展会用到两种以上抗震颤麻痹药，多数患者最终会服用*左旋多巴*。

② 特别要注意的是，抗震颤麻痹药不能突然停药，因为有发生恶性神经阻滞药综合征的可能。

③ 抗震颤麻痹药在中老年人会导致幻觉、谵妄等精神症状，故刚开始治疗时应以小剂量起始逐渐加量，以减少发生不良反应的机会。

④ 帕金森病患者常伴随行为改变，常见有失眠、躁狂、焦虑、妄想、抑郁、噩梦、梦境逼真等，多见于同时服用抗胆碱药、金刚烷胺、多巴胺受体激动药者。此时，宜减少左旋多巴剂量；对有严重和持续存在的抑郁、焦虑症状者可联合服用氟西汀、阿米替林、丙咪嗪；对伴随痴呆的抑郁者可联合服用曲咪唑酮；对精神失常者可联合服用小剂量奥氮平、氯氮平。

⑤ 初始治疗阶段尽可能应用小剂量，通过数日后渐增至最理想的剂量，即产生满意疗效的剂量，可以减少药物的不良反应，并可推迟长期应用药物所产生的问题。

⑥ 提倡联合用药。中枢抗胆碱药联合左旋多巴可以治疗双侧受累、完全不能活动者；金刚烷胺、司来吉兰、单胺氧化酶抑制药可增强左旋多巴的作用，但宜减少后者的剂量，否则有可能产生运动并发症和精神障碍；左旋多巴与甲基多巴联合应用可改变前者的抗帕金森病作用，产生中枢神经系统不良反应，并促使精神病发作；与抗高血压药胍乙啶合用可出现累加性低血压，均应禁止联合应用。

0166 如何在使用抗震颤麻痹药时辨证联合应用维生素B₆？

维生素B_6为多巴胺脱羧酶辅基，可以加强外周组织中左旋多巴脱羧酶的活性，使左旋多巴在外周组织就脱羧成为多巴胺维生素B_6，使进入大脑内的左旋多巴剂量减少、不良反应增加，每日剂量≥5mg就足以抵消左旋多巴的作用，在单独应用左旋多巴时禁用（同时限制摄入富含维生素B_6的食品如麦芽、牛奶、蛋黄、荚豆、香蕉、花生、核桃或动物内脏等）；但在服用左旋多巴/卡比多巴复方制剂时却宜用维生素B_6，借助维生素B_6能透过血脑屏障，促进左旋多巴在大脑内脱羧为多巴胺，以提高疗效。

0167 何谓儿童多动综合征？

儿童多动综合征也称儿童注意缺陷障碍，是一种常见的儿童行为异常，为儿童时期慢性行为改变和学习困难的常见原因之一，以智力正常而行为、性格改变及注意力涣散、情绪波动为主要特点。儿童多动综合征通常在7岁前起病，病程持续6个月以上。

儿童多动综合征患儿的智力正常或基本正常，但学习、行为及情绪方面有缺陷，表现为注意力不易集中、注意短暂、活动过多、情绪易冲动以致影响学习成绩；另在家庭及学校均难与人相处，日常生活中使家长和老师感到困难。有人把这种失调比喻为一个交响乐失去协调性及和谐性。国外资料报告其患病率约为5%～10%。国内也认为学龄儿童发病者相当多，约占全体小学生1%～10%。男性儿童远较女性儿童为多，尤其早产儿患病较多。

目前认为其发病机制与儿茶酚胺类神经递质多巴胺（DA）和去甲肾上腺素（NA）翻转效应降低有关。儿童多动综合征依据病情和程度分为：① 轻度，仅有微小的或没有学校和社会功能的损害；② 中等，症状和损害在轻度和重度之间；③ 重度，有明显广泛的学校、家庭和伙伴关系的社会功能的损害。

多数患儿自婴幼儿时期即易兴奋、多哭闹、睡眠差、喂食较困难、不容易养成大小便定时习惯；随年龄的增长，除活动增多外，有动作不协调，注意力不集中或集中时间很短，行为无目的，情绪易冲动而缺乏控制能力，上课不守纪律和学习困难。

0168　儿童多动综合征有哪些症状?

　　一般来讲,儿童多动综合征的临床症状波动,有时与儿童所处场合、从事活动不同有关。多动儿童在做作业、从事重复性或需巨大努力的活动及做不新奇的事情时,其注意力的维持最困难。在有吸引力、新情况或不熟悉的环境中症状可减轻。在连续而直接的强化程度下比局部的和延迟的强化程序,注意力的维持情况明显好些。在指导与经常重复的情况下,患病儿童需完成任务,其注意力的维持问题不大。在没有特别严格的规范和严格的纪律要求遵守的地方,多动综合征的儿童与正常儿童区别不大。其症状随情景而波动的现象说明患病儿童表现症状和严重程度易受环境的影响,并与其有高度的相互作用。其主要症状如下。

　　(1)注意力不集中　① 在学习、工作或其他活动中,粗心大意,在作业或游戏活动中经常难于保持注意力集中;② 与他人谈话时,经常走神;③ 经常不能自始至终地遵循指导和完成学业、工作任务,而这一行为并非由于自己或他人的阻挠或自己未能理解所致;另在安排作业和活动时、诵读、拼音、书写或语言表达等方面经常发生困难;或患儿未经认真思考就回答,认识欠完整,也是造成学习困难的原因之一;④ 经常逃避、厌恶或拒绝从事学校作业或家庭作业等脑力工作,有些患儿采取回避困难的态度,变得被动、退缩;⑤ 经常遗失东西、健忘,即使是简单的日常活动,同时易受外界干扰而分心。

　　(2)多动　① 手足不能安定下来,或在座位上辗转不安;② 无法长时间地坐在座位上,经常离开座位,或经常过度地奔跑攀爬,难于安静地做游戏或从事悠闲的活动,或经常无端地"忙个不停";③ 经常过多地说话,尤其上课时话多、小动作多、易激动、好与他人争吵。

　　(3)易冲动　① 经常在他人问题尚未说完以前,就脱口而出作出回答;② 当要依次排队轮流时,经常难于等候,经常打断或打扰他人的交谈或游戏,而不顾及他人的感受;③ 有时行为目的不明确,如拿人东西,有时不避危险;④ 在集体活动中不合群;⑤ 在家长面前倔强、不听话、冒失、无礼貌。

　　此外,患儿常显示一些固定的神经系统软症状,如翻掌、对指试验等呈阳性。

0169　儿童多动综合征有哪些药物治疗?

　　(1)全身治疗　对儿童多动综合征的治疗分为药物治疗、心理治疗和行为矫正等3种方法。药物治疗以中枢神经兴奋药为主,其作用机制主要兴奋中枢神经,振奋精神,解除疲劳,尤其对大脑皮质,通过促进中枢和外周神经释放DA和NA,并抑制其再摄取,使突触间隙的DA和NA水平升高。

　　① 中枢兴奋药　首选哌甲酯(利地林)一次5～10mg,一日2次,于早、午服用,傍晚不用,以避免引起失眠,多数儿童一日剂量为20mg以内;对体

重较胖者宜在餐前服用，对儿童食欲较差，体重较瘦者宜在餐后服用。次选匹莫林（苯异妥英、培脑灵）一次20mg，一日1次，于清晨服用，一般剂量不超过60mg。匹莫林较哌甲酯更少引起厌食和失眠，但显效缓慢，对6岁以下儿童最好不用，对肝肾功能有明显损害者、妊娠及哺乳期妇女慎用，用药期间应定期检查肝功能。

② 选择性抑制突触前去甲肾上腺素载体药 能增强去甲肾上腺素的翻转效应，改善症状，间接促进认知的完成和使儿童注意力集中。主要有托莫西汀（择思达），初始剂量为0.5mg/kg，分2次于早晨或下午/晚间服用，最少经3日方可增至1.2mg/kg目标剂量，晨服或分2次服用，最大剂量不宜超过1.4mg/kg和一日100mg。

③ 抗抑郁药。丙米嗪也有较好疗效，剂量从10mg开始，常用剂量为一日25～50mg，视儿童年龄、体重而定；抗精神药氯丙嗪、硫利达嗪适用于有破坏性行为的患儿；抗癫痫药如苯妥英钠、扑米酮，适用于伴发惊厥的患者。

（2）精神治疗 不可忽视家庭和学校方面的适当教育和管理。对患儿要以耐心、关怀和爱护的态度加以处理。对患儿的不良行为及违法举动要正面地给以纪律教育，多予启发和鼓励，遇到行为治疗有成绩时给予奖励，不应在精神上施加压力更不能现骂或体罚。对有不良习惯和学习困难的患儿，应多给具体指导，执行有规律的生活制度，培养良好习惯，帮助他们克服学习的困难，不断增强信心。文献资料指出药物与教育、行为上的指导相结合更为有效。

0170 应用托莫西汀须监护哪些问题?

托莫西汀可选择性抑制去甲肾上腺素的突触前转运，增强去甲肾上腺素功能，对抗抑郁和儿童多动。应用托莫西汀须监护以下问题。

① 托莫西汀对过敏者禁用，对闭角型青光眼、高血压、心动过速、心血管或脑血管疾病患者，使用沙丁胺醇或其他激动药治疗者，妊娠及哺乳期妇女慎用，对6岁以下儿童及老年者的安全性和疗效尚未明确。当与氟西汀、帕罗西汀或奎尼丁等CYP2D6抑制药联用时需调整剂量。

② 对代谢能力较弱的儿童，应维持低剂量给药。同时在用药期间应监测儿童的发育情况。

③ 对正在服用单胺氧化酶抑制药（MAOI）如帕吉林（优降宁）、异烟肼、氯吉兰、吗氯贝胺、司来吉兰、呋喃唑酮、丙卡巴胺、反苯环丙胺的患者，因托莫西汀可抑制5-羟色胺（5-HT）的代谢，使突触部位的5-HT堆积，增加发生5-羟色胺（血清素）综合征（表现为体温升高、肌肉强直、肌痉挛、自主神经不稳定、意识障碍、急躁、昏迷）的危险，因此，不宜与MAOI联合应用，或在停用MAOI后12周方可使用托莫西汀。

④ 托莫西汀应在服用3日内达到目标剂量，即每日80mg目标剂量，晨服

或分2次服用，在应用4周后如疗效不明显，可增加剂量至每日100mg。

⑤ 对有破坏行为者，可联合使用抗精神病药，但忌用巴比妥类药，因为巴比妥类药有可能加重症状。

⑥ 为减少中枢兴奋的不良反应（失眠、焦虑、躁狂）及耐药性，在周日及节假日宜停止服药，发现有较明显不良反应时可减量或停药。

第三章　循环系统疾病

0171　何谓血压？

血压是血液对血管壁的侧压，动脉血压的形成是由于心室射血和外周阻力两者相互作用对血管壁产生的压力所致。血压分为收缩压（高压）和舒张压（低压），收缩压是心脏在收缩射血中期即心室收缩时的压力，借以推动血液在动脉内向前行进，此时动脉扩张，动脉血压急剧上升达到最大的压力；舒张压是心脏在收缩射血末期即心室舒张时的压力，此时的动脉壁回缩，动脉血压降到最低的压力。收缩压值的高低取决于心肌的收缩力大小和心脏搏出血量的多少；而舒张压值的高低取决于动脉壁的弹性和小动脉阻力影响。收缩压和舒张压保持一定的脉压差，即收缩压与舒张压之差。

0172　何谓高血压？

高血压是一个渐进性的，由复杂和相互关联着的病因学引起的心血管症状，是心血管病中最常见的疾病。早期症状常在持续血压升高前就有表现，所以，高血压不能仅以离散的血压升高来判断，其最终损害的是靶器官。高血压的发展与功能性和结构性的心血管异常有密切的关系，这些异常会损害心、肾、脑血管系统和其他器官，从而导致过早的病态和死亡。由中国高血压联盟制定的《中国高血压防治指南》2018年修订版，对高血压的定义和分类见表1-17。

表1-17　血压水平的定义和分类

类别	收缩压/kPa（mmHg）		舒张压/kPa（mmHg）
正常血压	＜16.0（120）	和	＜10.6（80）
正常高值	16.0～18.5（120～139）		10.6～18.86（80～89）
高血压	≥18.66（140）	或	≥12.0（90）
1级高血压（轻度）	18.66～21.2（140～159）	和（或）	12.0～13.2（90～99）
2级高血压（中度）	21.33～23.86（160～179）	和（或）	13.33～14.53（100～109）
3级高血压（重度）	≥24.0（180）		≥14.66（110）
单纯收缩期高血压	≥18.66（140）	和	≤12.0（90）

高血压分为原发性（高血压病）和继发性高血压（症状性高血压），发病机制尚未完全阐明，早期仅见全身小动脉痉挛，持久的小动脉张力增高，进而加重病情，使多种器官血流减少而发生功能障碍，尤以心、脑、肝、肾最甚。在病情进展上分为缓进型和急进型。

（1）缓进型　原发性高血压早期无症状或有头痛、头晕、头胀、耳鸣、眼花、急躁、记忆力减退、对外界变化较淡漠、心悸、失眠等症状。中、后期的表现主要决定于心、脑、肾的病变。心脏除有时有心悸外，其他症状不明显；可有脑血管间歇性痉挛、脑出血和脑动脉血栓形成。肾功能减退时，可出现多尿、夜尿，尿液中检查有蛋白、红细胞和管型细胞，尿比重低，最后可发展为尿毒症。

（2）急进型　即恶性高血压，多见于30岁左右，发病急骤，病程进展较快，血压显著增高，舒张压常持续在13.3kPa（100mmHg）以上。

0173　高血压、糖尿病和血脂异常者有遗传基因吗？

专家认为，高血压属于与遗传因素密切相关的最典型的病种。通过对高血压家系调研发现，父母均患有高血压者，其子女患高血压的概率为45.5%；父母一方患高血压者，子女患高血压的概率为28.0%；而父母血压正常者，其子女患高血压的概率仅为3%。糖尿病也具有遗传易感性，尤其是2型糖尿病，有糖尿病阳性家族史的人群，其患病率明显高于家族史阴性者；而父母均为糖尿病患者，其子女患糖尿病的概率为正常普通人的15～20倍。导致血脂代谢异常的原因众多，其中危险因素包括遗传、环境、营养过剩、缺乏锻炼、超重和肥胖等，相当多的血脂异常患者存在一个或多个遗传基因缺陷，由于遗传基因缺陷所致的血脂异常具有家庭聚集性，所以临床称为"家族性血脂异常"。

0174　高血压的危害有哪些？

高血压在直观上表现为血压升高，症状和感觉并不太明显，但实际的深层损害却落在靶器官上，涉及心、脑、肝、肾、眼等，导致残疾或死亡，因此，常被称为"无形杀手"。据我国2010年普查，全国已知患者数达2亿3000万例，也就是说每5名成年人中就有1名高血压患者。

（1）心脏　血压升高后可加重心脏后负荷，引起左心室肥厚，继而心脏扩大、心律失常和反复心力衰竭发作。此外，高血压也是冠心病的危险因素，常出现心绞痛、心肌梗死等。高血压早期心功能可能正常，伴随病程的进展常先出现左心室舒张功能障碍，继之可出现收缩功能不全，如心悸、呼吸困难。若血压和病情未能控制，可发生夜间阵发性呼吸困难、咯粉红色泡沫样痰、肺底出现水泡音等急性肺水肿征象；心力衰竭反复发作，左心室可产生离心性肥厚，心脏扩大，后期甚至发生心力衰竭。

（2）肾脏　伴随病情进展，可出现夜尿增多，继之可出现蛋白尿、管型、红细胞。高血压有严重肾功能损害时，可出现慢性肾衰竭，患者可出现恶心、呕吐、厌食、尿量下降，血液中非蛋白氮、肌酐、尿素氮上升，代谢性酸中毒和电解质紊乱。

（3）脑　高血压可致脑小动脉痉挛，发生头痛，多发生在枕部，合并眩晕、头胀、眼花、耳鸣、健忘、失眠、乏力等。当血压突然显著升高时可产生高血压脑病，出现剧烈头痛、呕吐、视力减退、抽搐、昏迷等脑水肿和颅内高压症。高血压的脑部主要并发症是出血性脑卒中，常在血压明显升高时、心情波动、情绪激动、排便、用力等情况下发生。

（4）眼和视网膜　视网膜是严重高血压的并发症，可致眼底出血、渗出。

0175　高血压降至多少算达标？

治疗高血压的主要目的是最大限度地控制动脉粥样硬化，减少高血压对靶器官损害，降低心脑血管发病和死亡的总体危险。因此，在治疗高血压的同时，还应当干预患者检查出来的所有可逆性危险因素（如吸烟、高胆固醇血症或糖尿病），并适当处理患者同时存在的各种临床情况。危险因素越多，其程度越严重，若还兼有临床情况，主要心血管病的绝对危险就更高，治疗这些危险因素的力度应越大。

降压目标：是一般高血压患者，应将血压应降至＜140/90mmHg；年轻人或糖尿病及肾病患者降至＜130/80mmHg；65岁及以上老年人收缩压降至＜150mmHg，如能耐受，还可进一步降低；伴随肾脏疾病、糖尿病，或病情稳定的冠心病或脑血管病的高血压者治疗更宜个体化，一般可将血压降至130/80mmHg以下；伴有严重肾脏疾病或糖尿病，或处于急性期冠心病或脑血管病患者，应按相关指南进行血压管理。

0176　高血压有晨峰现象吗？

类似于风湿性关节炎者的关节"晨僵"现象、慢性咽炎者的声带"晨嘶"现象，人体的血压也有晨峰现象。即一般人从清晨起，收缩压开始迅速升高20～50mmHg，舒张压升高10～15mmHg，大约在中午达到高峰；或在清晨、下午3点各出现1次高峰，使血压的曲线形态呈"双峰一谷"的长柄勺形状，而在晚上血压则开始降低，于睡眠时降至低谷，血压在日间的峰值上降低10%～20%，曲线好像一个盛饭的勺子似的，被称为勺型高血压。但少部分患者的血压于夜间降低小于10%或大于日间血压的20%，血压曲线呈非勺型，又称为非勺型高血压者。两种类型的高血压者选药是不同的，服药时间分别适宜在晨起或者睡前，大不一样！但个人是不易测出晨峰和血压类型的，须去医院做 24 ～ 48 小时血压监测。

人的血压受到神经、体液的多种因素调控，在许多重要的介质中，肾素、醛固酮、血管紧张素 II 水平同样也具有节律性，这些物质在清晨明显增高是导致血压升高的主要原因，同时老年人动脉的弹性差，更易出现血压晨峰。清晨血压过高，易致心肌梗死、心肌缺血、心脏猝死、出血性脑卒中、左心室肥大等发生，而夜间血压不高（在日间的峰数值基线上降低大于 20%）和血液灌注不足，则会出现由脑供血不足而诱发缺血性脑卒中。

为降低血压晨峰、安全度过心血管病的高发时段、恢复高血压者的正常和勺型血压，建议有血压晨峰现象者应避免在清晨进行激烈和大运动量的锻炼，选择适宜的服药时间，达到个体化和优化治疗更为重要。

0177 勺型高血压者如何选药?

对晨高夜低的勺型血压者提倡晨起服用长效降压药，以控制一天的血压，尤其是"晨峰"，可选药品如美托洛尔缓释剂（倍他乐克）、卡维地洛（达利全）、硝苯地平控释片（拜新同）、非洛地平（波依定）、氨氯地平（络活喜）、左氨氯地平（施慧达）、氯沙坦（科素亚）、缬沙坦（代文）等，这样可使药物的血浆峰浓度与血压晨峰基本同步，达到理想的降压效果。如服用一日 2 次的中效制剂，则以晨 7 时和下午 3 ～ 4 时各服用 1 次为好，一般勺型高血压者不宜在睡前或夜间服药，以免使夜间的血压降得更低。

0178 非勺型高血压者如何选药?

非勺型高血压者的血压曲线与上述的勺型高血压者不同，其血压比较波动，常常在傍晚或夜间血压升高，或夜间血压峰值下降不足（在日间的峰数值基线上降低小于 10% 者）或大于日间血压的 20%，将增加左心肥厚和心血管事件的发生，多见于动脉粥样硬化的老年人、高血压合并糖尿病者、颈动脉血管增厚、血管斑块、左心衰竭的患者。实际上非勺型血压者对靶器官的损伤远远高于勺型高血压者，发生心血管事件的危险也远远高于勺型高血压者。

对晨低夜高的非勺型血压者，提倡在晚间睡前服药，以控制夜间出现的血压高峰，可选用的药品大多为具有长效的抗高血压药，如培哚普利、美托洛尔缓释剂、卡维地洛、氨氯地平、左氨氯地平、地尔硫䓬、氯沙坦、缬沙坦等，这样可使药物的血浆峰浓度与夜间血压的高峰基本同步或相遇，达到理想的降压效果。服用缬沙坦可使 73% 的非勺型高血压者转变为勺型血压，因此对非勺型高血压者来说，晚间服用氯沙坦、缬沙坦、坎地沙坦、奥美沙坦酯等，将获得更好的效果。

0179 对各种高血压并发症有哪些药可作为首选?

不同类别的降压药在某些方面具有相对的优势，可依据病情、年龄、个体差异、并发症分别遴选。

（1）预防脑卒中 血压控制不佳常会出现脑出血（脑实质出血、蛛网膜下腔出血），多见于50～80岁的中老年人群，男性高于女性，几乎常在清醒和活动时发病。要预防脑卒中的发生，可服用缬沙坦、坎地沙坦、氨氯地平+培哚普利、氨氯地平+赖诺普利、吲达帕胺+培哚普利、缬沙坦+氢氯噻嗪等。

（2）高血压并发心力衰竭 症状较轻者除控制体重，限制日摄入盐量，积极降压外，选用卡托普利、赖诺普利、福辛普利+美托洛尔或拉贝洛尔。

（3）高血压并发左心室肥厚 可服用缬沙坦、坎地沙坦，可延缓颈动脉粥样硬化。

（4）高血压并发心绞痛 尤其是不稳定型心绞痛首选普萘洛尔、美托洛尔、卡维地洛等；稳定型心绞痛者可选服硝苯地平缓释片、非洛地平、左氨氯地平，均有降压及缓解心绞痛的作用。

（5）高血压并发冠心病 首选美托洛尔、倍他洛尔、比索洛尔、拉贝洛尔、卡维地洛，但对有哮喘、慢性阻塞性肺疾病者禁用。

（6）高血压伴心房颤动 房颤是脑卒中的危险因素，非瓣膜性房颤患者每年发生缺血性脑卒中的风险性为3%～5%。所有高血压合并房颤的患者都应进行血栓栓塞的危险评估。凡是具有血栓栓塞危险因素的房颤患者，应按照现行指南进行抗凝治疗，宜在国际标准化比值（INR）指导下口服抗凝血药华法林。有资料说明，由于我国人群华法林代谢基因特点，在初始或调整华法林治疗剂量时应给予特别考虑和注意，以保证疗效并避免出血的不良反应。有条件的，可做相关基因型检测。目前已有新的抗凝血药问世，将为房颤抗凝增加新的选择。高血压合并心房颤的低危患者最好也应用华法林，但也可给予阿司匹林。

氯比格雷与阿司匹林联合治疗只适合于不能应用华法林的替代治疗，且出血的发生率较高。虽然没有证实"上游治疗"可直接预防房颤的发生，但在有其他相应适应证的房颤患者中仍主张使用血管紧张素Ⅱ受体阻滞药，可能有降低房颤患者心力衰竭住院率的作用。

（7）高血压伴心肌梗死 非ST段抬高型心肌梗死的高血压者常需采用综合性治疗方案，包括卧床休息、持续心电监护、氧疗、静脉给予硝酸酯类药、应用吗啡及β受体阻断药或其替代药物非二氢吡啶类钙通道阻滞药（维拉帕米、地尔硫䓬）。β受体阻断药或非二氢吡啶类钙通道阻滞药应在无禁忌证，且无低血压或心力衰竭状况下应用。伴前壁心肌梗死、糖尿病、未控制的高血压，或左心室收缩功能障碍的患者应加用血管紧张素转化酶抑制药。利尿药对于长期的血压控制，尤其患者伴容量超负荷，往往也是必需的。研究表明血管紧张素

Ⅱ受体阻滞药或血管紧张素转化酶抑制药治疗心血管高危患者（冠心病、脑卒中、周围血管病、糖尿病），可降低心血管事件风险。

　　对伴ST段抬高型心肌梗死的高血压者的治疗与上述的不稳定型心绞痛或非ST段抬高型心肌梗死相似，不过溶栓治疗、直接经冠介入以及控制心律失常等治疗可能更重要，更具紧迫性。抗高血压药β受体阻断药和血管紧张素转化酶抑制药适用于所有无禁忌证者。血流动力学稳定（无低血压、心力衰竭或心源性休克）者可即开始应用β受体阻断药，建议口服应用。只有在患者伴严重高血压或心肌梗死后心绞痛，且其他药物无效时，方考虑应用静脉短效的β_1选择性阻断药。急性期以后的患者仍应继续使用口服β受体阻断药作为冠心病的二级预防。早期应用血管紧张素转化酶抑制药可显著降低发病率和病死率，尤其适用于前壁心肌梗死、伴持久性高血压、左心室功能障碍或糖尿病患者。钙通道阻滞药一般不宜使用，除非患者有应用β受体阻断药的禁忌证，或伴严重的梗死后心绞痛、室上性心动过速等且应用其他药物未能有效控制者，或者用于辅助性进一步降低血压的治疗。

　　（8）高血压合并高脂血症　首选美托洛尔，可降低高血压合并血脂异常的猝死率，或选多沙唑嗪、特拉唑嗪，可降低血浆胆固醇，增加高密度胆固醇。

0180　高血压并发糖尿病患者如何选药？

高血压伴糖尿病者发生心血管病的危险性更高。

　　为避免肾和心血管的损害，要求将血压降至130/80mmHg以下，因此常需联合用药。收缩压处于130 ～ 139mmHg或者舒张压处于80 ～ 89mmHg的糖尿病患者，可以进行不超过3个月的非药物治疗。血压≥140/90mmHg的患者，应在非药物治疗的基础上直接加用药物治疗，对于已经出现微量白蛋白尿的患者，也应直接使用药物治疗。理论上，糖尿病患者的血压应当控制在患者能够耐受的尽可能较低的血压水平。

　　药物治疗首先考虑使用ACEI或ARB，两者为治疗糖尿病高血压的一线药。当单一药有效时，可优先选用ACEI或ARB，当需要联合用药时，也应当以其中一种为基础。如果患者不能耐受，二者可以互换。ACEI对1型糖尿病防止肾损害有益。利尿药、β-RB、CCB可作为二级药物，或者联合用药。利尿药和β-RB宜小剂量使用，比如氢氯噻嗪日剂量不超过12.5 ～ 25mg，以避免对血脂和血糖的不利影响；对于反复低血糖发作的1型糖尿病患者，慎用β-RB，以免其掩盖低血糖症状。除非血压控制不佳，或有前列腺肥大，一般不使用α-RB。老年糖尿病患者降压治疗应循序渐进、逐步达标，血压控制标准可适当放宽，如以140/90mmHg为治疗目标，以避免血压骤降引起脏器供血不足。

0181 为何提倡高血压患者联合用药?

一种抗高血压药往往只针对一种发病机制进行调整，治疗获益受限。

为增加降压效果而减少不良反应，对采用低剂量单药治疗效果不满意的患者，可采用两种或多种作用机制不同的抗高血压药联合治疗。事实上，2级以上高血压为达到目标血压常需联合治疗。主要缘于：① 一种抗高血压药往往只针对一种发病机制进行调整，单药治疗的有效率仅为40%～60%；② 联合治疗可使作用协同和互补，增强降压效果；③ 抵消彼此的不良反应；④ 利于重要器官的保护；⑤ 降低各药剂量；⑥ 方便服用，提高用药依从性。联合用药可减少服药次数，简化用药方案，采用小剂量（1/2～1/4）联合，也可降低药品不良反应。

高血压患者联合用药一般分为临时组合或固定组合。前者为处方的个体化；后者为上市的固定制剂，常用有复方卡托普利（卡托普利＋氢氯噻嗪）、依那噻嗪（依那普利＋氢氯噻嗪）、赖诺噻嗪（赖诺普利＋氢氯噻嗪）、培哚普利氢氯噻嗪（培哚普利＋氢氯噻嗪）、贝那普利氢氯噻嗪（贝那普利＋氢氯噻嗪）、培哚普利吲达帕胺（培哚普利＋吲达帕胺）、氯沙坦氢氯噻嗪（氯沙坦钾＋氢氯噻嗪）、厄贝沙坦氢氯噻嗪（厄贝沙坦＋氢氯噻嗪）、替米沙坦氢氯噻嗪（替米沙坦＋氢氯噻嗪）、缬沙坦氢氯噻嗪（缬沙坦＋氢氯噻嗪）、尼群洛尔（尼群地平＋阿替洛尔）、美托洛尔氢氯噻嗪（美托洛尔＋氢氯噻嗪）、比索洛尔氢氯噻嗪（比索洛尔＋氢氯噻嗪）、氨氯地平贝那普利（氨氯地平＋贝那普利）、北京降压0号（利血平＋氨苯蝶啶）等。

0182 妊娠合并高血压（妊高征）如何处理?

妊娠高血压综合征（妊高征）是妊娠与血压升高并存的一组疾病，发生率约为5%～12%。包括妊娠20周后发生的妊娠期高血压、子痫前期、子痫，以及慢性高血压并发子痫前期和慢性高血压合并妊娠。该病以高血压、蛋白尿为主要特征，伴有全身多器官损害，严重时发生抽搐、昏迷、脑出血、心力衰竭、胎盘屏障早剥、弥散性血管内凝血（DIC）等。当出现溶血、AST及ALT升高、血小板减少时，称为HELLP综合征，此病是妊娠高血压严重的并发症，常危及母儿生命。

妊娠高血压综合征治疗的目的是控制病情、延长孕周、确保母儿安全，以预防子痫、心脑血管意外和胎盘早剥等严重母胎并发症。

治疗原则为镇静、解痉、降压、利尿，适时终止妊娠。① 血压≥160/110mmHg 或舒张压≥110mmHg，或慢性高血压妊娠前已用抗高血压药者，需降压治疗。可选β受体阻断药拉贝洛尔，钙通道阻滞药硝苯地平、尼莫地平、尼卡地平等或甲基多巴。② 重度子痫前期需给予解痉、降压治疗等。

孕周大于34周，根据母儿情况，严密监护母儿状况，促胎肺成熟，必要时终止妊娠；孕周达34周或积极治疗24～48小时后无明显好转，可考虑终止妊娠；子痫发作需要及时控制抽搐、防治并发症，及时终止妊娠。③ 子痫是妊娠期高血压疾病最严重的阶段，是妊娠高血压综合征所致母儿死亡的最主要原因，需迅速控制抽搐，纠正缺氧和酸中毒，控制血压，抽搐控制后终止妊娠。

0183 妊娠高血压综合征妇女可以服用阿司匹林吗?

妊娠高血压综合征尤其是重度妊娠子痫前期者，远期罹患高血压、肾病、血栓形成的风险大幅增加。妊娠后24周最易发生妊娠子痫，服用阿司匹林可以降低妊娠子痫的发生率（降低62%）及早产儿的发生率（3%）。美国妇产科学院（ACOG）建议，在妊娠12～28周前，直至36周，对易发子痫的妇女可以服用阿司匹林150mg/d。2013年美国《妊娠期高血压病指南》推荐，对有早发子痫前期且妊娠34周前有早产史或有1次子痫发作的妊娠期妇女每日服用阿司匹林80mg。2011年英国国家卫生与临床优化研究发布的《阿司匹林应用指南》推荐在妊娠12周时，每日服用阿司匹林75mg。

对有高凝倾向妊娠期妇女（凝血因子Ⅱ、Ⅴ、Ⅶ、Ⅸ、Ⅹ增加，纤溶酶原显著增加，优球蛋白溶解时间明显延长）在孕前或孕后每日睡前口服低剂量阿司匹林（50～75mg）直至分娩，可改善局部的血液循环，预防小血管内的血栓形成，防范由血栓烷A所致的血管收缩或痉挛，降低妊娠高血压综合征和妊娠子痫的发生率。

0184 何谓围术期高血压? 如何控制?

围术期高血压是指外、骨、妇产科等手术住院期间（包括术前、术中和术后，一般3～4天）伴发的急性血压增高（收缩压、舒张压或平均动脉压超过基线20%以上）。术后高血压常开始于术后10～20分钟，可能持续4小时。如不及时治疗，患者易发生出血、脑血管意外和心肌梗死。在围术期过程中出现短时间血压增高，并超过180/110mmHg时称为围术期高血压危象，其发生率为4%～35%。既往有高血压病史特别是舒张压超过110mmHg者易发生围术期血压波动。易发生高血压的手术类型有颈动脉、腹部主动脉、外周血管、腹腔和胸腔手术。严重高血压易发生在以下手术过程：心脏的、大血管的（颈动脉内膜剥脱术、主动脉手术）、神经系统的和头颈部的手术，此外还有肾移植以及大的创伤等（烧伤或头部创伤）。

降压治疗的目的是保护靶器官功能。降压目标取决于手术前患者的血压情况，一般应降至基线的10%；易出血或严重心力衰竭者可以将血压降更低。需严密监测患者对治疗的反应并及时调整抗高血压药剂量。轻、中度原发性高血压且不伴代谢紊乱或心血管系统异常时，不需延期手术。3级高血压（≥180/110mmHg）应权衡延期手术的利弊。如在围术期出现高血压急症，通常需要给予静脉抗高血压药，即刻目标是在30～60分钟内使舒张压降至110mmHg左右，或降低10%～15%，但不超过25%。如患者可耐受，应在随后的2～6小时将血压降低至160/100mmHg。主动脉夹层患者降压速度应更快，在24～48小时内将血压逐渐降至基线水平。应选用起效迅速、作用时间短的药物如拉贝洛尔、艾司洛尔、尼卡地平、硝酸甘油、硝普钠和非诺多泮。围术期高血压的防治要求高血压患者在手术前应继续降压治疗，术前数日宜换用长效降压药并在手术当天晨服。有证据表明术前β受体阻断药的应用可有效减少血压波动、心肌缺血及术后房颤发生，还可降低非心脏手术的死亡率。反之，停用β受体阻断药和可乐定可以引起血压和心率的反跳。不能口服的患者可以使用静脉或舌下含服的β受体阻断药，也可使用可乐定皮肤贴剂。术中血压骤升应积极寻找并处理各种可能的原因，如疼痛、血容量过多、低氧血症、高碳酸血症和体温过低等。

0185 对H型高血压患者补充叶酸有哪些益处?

人体内有一种同型半胱氨酸的物质，是一种含硫的氨基酸，为蛋氨酸和半胱氨酸代谢过程中的重要中间产物，其本身并不参与蛋白质的合成，但却为动脉粥样硬化等心血管病变的一个独立危险因子，其与高血压尤其是妊娠期高血压的发生密切相关（H型高血压）。

研究发现，补充叶酸和维生素B_{12}能使同型半胱氨酸血症的风险下降超过20%，进而使脑卒中风险显著下降25%。因此，对于伴同型半胱氨酸血升高的老年高血压者（H型高血压者），需同时考虑控制血压和同型单胱氨酸血水平，适量补充叶酸及维生素B_6、维生素B_{12}。对高半胱氨酸血症患者，可考虑每日服用叶酸0.8～2mg和维生素B_6 30mg、维生素B_{12} 500μg。

0186 叶酸每天需要补充多少?

同型半胱氨酸血症需要叶酸干预，同型半胱氨酸（Hcy）在体内有两种代谢途径：① 通过5-甲基四氢叶酸提供甲基转化为甲硫氨酸；② 进入转硫基通路形成半胱氨酸和α-酮丁酸。叶酸通过抑制5-甲基四氢叶酸以促进同型半氨酸代谢和排出，降低同型半胱氨酸水平。

关于叶酸的日剂量，国内、外文献报道不一，从0.2～15mg/d不等，各有循证研究的报道。但归纳起来：① ＜0.2mg/d无效；0.4～0.8mg/d常用；最佳剂量为0.8mg/d（目前世界、美国、欧洲、中国诊疗指南唯一批准具有降低同型半胱氨酸作用的最佳剂量）；对严重病例和Hcy较高水平者可以服用2mg/d。② 与维生素B_6（20～30mg/d）和维生素B_{12}（500μg/d）联合应用可能增效7%，但单独服用维生素B_6和维生素B_{12}却无效果。③ 以降低Hcy＜10μmol/L为目标，连续2～4周后以上可达标。④ 世界高血压联盟主席刘力生教授指出，荟萃分析结果表明，补充叶酸在脑卒中的一级预防中，可降低脑卒中风险25%。大量研究证实叶酸可使Hcy水平降低25%～30%。

0187 高血压可选哪些中成药？

中医将高血压归纳在"眩晕""头痛"的范畴，临床上分为肝火上炎型、阴虚阳亢型、阴阳两虚型和痰浊内蕴型4型，在症状和选药上宜有所区别。

（1）肝火上炎型 症状有眩晕头痛、耳鸣口苦、面红目赤、烦躁易怒、舌红、苔黄燥、脉旋，用药上可清肝泻火。可选用清脑降压片，一次4～6片，一日3次；或牛黄降压丸，水丸一次20～40丸，大蜜丸一次1丸，一日2次；或清肝降压胶囊，一次3粒，一日3次。

（2）阴虚阳亢型 常有眩晕头痛、腰酸耳鸣、手足心热、舌红、苔黄、脉旋细数，治疗上宜滋阴降火。可选罗布麻降压片，一次4～6片，一日3次；或山楂降压片。用于肝阳上亢眩晕的可选脑立清丸，一次10粒，一日2次。

（3）阴阳两虚型 眩晕头痛、耳鸣、心悸气短、畏寒肢冷、夜间尿多、舌淡、苔白、脉沉细弦，治疗宜滋阴壮阳。可选桂附地黄丸、绞股蓝总苷片。

（4）痰浊内蕴型 头胀如蒙、眩晕重痛、胸膈满闷、恶心呕吐、痰涎、心烦失眠、舌淡、苔腻、脉弦滑，治疗上可化痰降浊。

0188 老年人的高血压病有哪些特点？

① 老年高血压主要由动脉粥样硬化、血管弹性减退所致，部分由老年前期高血压病演变而来。

② 半数以上为收缩压升高，外周阻力增加。主要表现为收缩压高，且波动性大，由于动脉粥样硬化和血管弹性差，脉压差大，同时易引起直立性低血压和心力衰竭。

③ 由中年原发性高血压病发展而来，多为混合型高血压病。

④ 多数人伴有心、肾、脑、眼等（高血压靶器官）不同程度的损害，治疗预后较差。尿中可能出现蛋白及管型，尿液变化异常在先，高血压症状出现在后，则是肾性高血压；反之，尿液变化异常在后，高血压症状出现在前，则多是原发性高血压。

⑤ 老年人的生理特性，如血浆容量及体液量趋于降低，血管壁张力下降，肾素受体、β受体及压力感受器的敏感性均下降，血浆肾素及醛固酮水平相对低下，心房钠尿肽增加及老年人血压在夜间有自发下降等特点。对老年人而言，能适用血管紧张素转化酶抑制药和钙通道阻滞药者较多。血管紧张素转化酶抑制药不仅降压，且可对抗由衰老导致的动脉壁肌层增厚和内皮增生，修复高血压累及的心、脑、肾的损害，显著改善生活质量。

0189 老年人如何选用降压药?

世界卫生组织提倡老年人高血压病治疗的选药顺序为:利尿药—β受体阻断药—钙通道阻滞药—血管紧张素转化酶抑制药。

① 降压药须长期服用,并因人和并发症而异,初始用药剂量宜小。

② 并用两种或两种以上的药。如利尿药有很好的降压作用,对老年单纯收缩期高血压(高压)的疗效显著,可降低心、脑血管病的死亡率。对老人而言,选用血管紧张素转化酶抑制药和钙通道阻滞药,不仅降压,且可对抗动脉壁肌层增厚和内皮增生,有助于修复心、脑、肾的损害。

③ 对老年人收缩压较高或伴浮肿者,应选利尿药或吲达帕胺;对老年人舒张压较高者或心率偏快者,应选β受体阻断药;老年人收缩压和舒张压均较高或脉压差较大者,应选钙通道阻滞药;对伴心肌肥厚、心力衰竭、高血压肾病者应选用血管紧张素转化酶抑制药;对老年人伴糖尿病、血脂异常,应选用α受体阻断药,此类药不会引起血脂增高,且对老年前列腺增生者尚有治疗作用。

④ 平稳降压,维持血压在一个稳定的水平,血压不宜忽高忽低;理想的降压药应平稳、缓和、持久、方便,一日仅服1次,作用维持24小时。

⑤ 降压时注意血糖、血脂的改变,更重要的是保护心、脑、肝、肾。口服降压药时,推荐并用阿司匹林,其具对抗血小板聚集的作用,可防止血栓形成,小剂量给药(一日75～125mg)可预防短暂性脑缺血、心肌梗死、血栓。国外大量的研究表明,在控制血压时并用阿司匹林,可使急性心肌梗死的发生率降低36%。

0190 何谓肺动脉高压症?

肺动脉高压症(PH)为一种临床病理生理综合征,是严重的、具有潜在破坏力的慢性肺循环疾病,其本质特征为肺血管阻力进行性病理性升高,导致右心结构性改变,右心心力衰竭,最终死亡。PH的诊断标准有:① 心导管测定,在海平面静息状态下肺动脉平均压(MPAP)≥25mmHg,或运动状态下MPAP≥30mmHg;② 多普勒超声心动图,肺动脉收缩压(sPAP)≥40mmHg也可诊断为PH。

关于肺动脉高压的诊断标准尚未完全统一,目前多主张以海平面静息状态下肺动脉平均压MPAP≥20mmHg为显性肺动脉高压,运动时的MPAP≥30mmHg为隐性肺动脉高压。

肺动脉高压根据发病原因分为原发性和继发性肺动脉高压。按肺动脉阻力、心排出量和肺动脉楔压(PAWP)增高情况分为3类:① 由肺动脉阻力增大引起的称为毛细血管前性肺动脉高压,如原发性肺动脉高压、肺栓塞等;

② 由心排出量增加引起的称为高动力性肺动脉高压，如先天性心脏病、甲状腺功能亢进症等；③ 由PAWP增高引起的称为毛细血管后性肺动脉高压，如二尖瓣狭窄、左心心力衰竭等，又称为被动性肺动脉高压。有些肺动脉高压的发生不是由单一因素所致，称为多因性肺动脉高压，又称为反应性肺动脉高压。根据静息PAPm可将肺动脉高压进行分级：轻度为26～35mmHg；中度为36～45mmHg；重度＞45mmHg。

0191　肺动脉高压症的有哪些药物治疗方案?

（1）全身治疗

① 对心功能较正常者和急性肺血管试验阳性者首选钙通道阻滞药，常用硝苯地平、拉西地平、非洛地平或尼群地平。其中硝苯地平一次40mg，一日2次，最大剂量一日600mg；拉西地平一次4mg，一日1次，早晨服用，必要时增至一次6mg，特殊情况下可增至一日8～10mg，连续3～6个月为1个疗程。

② NYHA功能分级Ⅲ级患者推荐长期使用内皮素抑制药波生坦、司他生坦，其他有效的药物包括皮下注射曲前列环素及吸入伊洛前列素和口服贝前列素。波生坦初始剂量一次62.5mg，一日2次，于早晚服用，连续4周，再增至维持剂量125～250mg，一日2次，连续6～12月；司他生坦一日50mg或100mg，连续12周；伊洛前列素以吸入给药，初始时一次2.5μg起，渐增至一次5μg，一日6～9次，每次吸入时间为5～10分钟。

③ NYHA功能分级Ⅳ级患者推荐持续静脉滴注伊前列醇5μg/min，研究显示可提高人群的存活率，其他有效的药包括波生坦、贝前列素。贝前列素（贝拉司特）一次40μg，一日3次，餐后服用。

④ 对无法进行上述治疗或治疗无效者可考虑使用5型磷酸二酯酶抑制药如口服西地那非，一次25mg，一日1次，连续用药至少3月。

（2）联合治疗　对于一线治疗药在治疗后症状无明显改善或恶化的患者仍可考虑联合用药，现有的临床试验结果证明以下类别不同作用机制的降压药物联合治疗能提高疗效（改善肺血流动力学和运动耐力），减少单剂药物剂量和不良反应。目前采用的联合治疗：① 波生坦＋前列环素类药；② 波生坦＋5型磷酸二酯酶抑制药西地那非；③ 西地那非或司他生坦＋前列环素类。

（3）对症治疗

① 抗凝治疗。抗凝治疗并不能改善患者症状，但在某些方面可延缓疾病的进程，从而改善患者的预后，其中华法林作为首选。

② 其他。当出现右心心力衰竭、肝淤血及腹水时，可用利尿药治疗，并使用地高辛，对抗钙通道阻滞药所引起心肌收缩力降低的不良反应。

③ 吸氧。对呼吸困难者可持续吸氧。

0192 抗肺动脉高压症药物治疗应监护哪些问题?

① 钙通道阻滞药（CCB）价格低廉，但PPH患者中仅有10%的急性肺血管试验阳性患者。CCB对急性肺血管试验阴性患者使用后可引起体循环低血压，肺动脉压矛盾性增高，加重右心心力衰竭和低氧血症，诱发肺水肿，甚至猝死，因此CCB不能作为经验性治疗。CCB通常以最佳耐受高剂量服用3～6个月，然后确定其疗效（持续有效定义为NYHA心功能分级Ⅰ或Ⅱ级，血流动力学接近正常），并在用药初期应重点监测血压和心率。

② 伊洛前列环素主要不良反应包括面色潮红、低血压、注射部位疼痛、感染等。对过敏者、患有出血危险性疾病、心脏病、明显的肺水肿伴随呼吸困难、由静脉阻塞或狭窄引起的肺动脉高压、近期3个月内发生过脑血管事件或其他脑动脉供血障碍者禁用。对18岁以下儿童、妊娠及哺乳期妇女忌用，并应在用药过程中监测血压，注意药物溶液不宜接触眼睛、皮肤黏膜，并避免口服。

③ 应用波生坦和司他生坦后常见有血红蛋白计数显著减少、恶心、头痛、颈痛、面部潮红、疲乏、下肢水肿、贫血、肝功能异常。对有中、重度肝损伤、AST值高于正常值上限3倍者禁用。

④ 波生坦和司他生坦具有潜在的生殖毒性，可致畸胎、睾丸萎缩、男性不育，对妊娠期妇女和生育期男性禁用或应终止妊娠。12岁以下儿童禁用。

⑤ 肝药酶CYP3A4抑制药（如酮康唑、利托那韦等）和CYP2C9及CYP3A4抑制药（如氟伐他汀和伊曲康唑）均可增加波生坦和司他生坦的血浆药物浓度。且波生坦和司他生坦可诱导CYP2C9和CYP3A4而降低华法林及由上述酶代谢的其他药物的血浆药物浓度，包括口服避孕药。环孢素可显著增加波生坦和司他生坦的血浆药物浓度；格列本脲可增加波生坦和司他生坦所致的肝毒性。

0193 何谓降压灌注不良综合征?

降压灌注不良综合征系指应用抗高血压药治疗时，由于药物作用过强、降幅过大、速度过快，使人体难以忍受，使原有的心、脑、肝、肾血管的供血不足进一步加重，严重者可引起休克、造成心、脑、肾血管闭塞症候群。降压灌注不良综合征最常见于脑出血、脑梗死患者高血压的处理，在脑循环自动调节功能损害时，血压急剧下降可影响脑组织灌流，加重脑缺血和脑水肿，使病情加重，甚至死亡。

研究显示，血压降幅达到原血压25%以上，即易出现降压灌注不良综合征。尤其在夜间人体血压处于低谷（较日间峰值基线降低大于20%）和血液对组织灌注不足（尤其舒张压低），则易出现由脑供血不足而诱发缺血性脑卒中。

0194 瘦腰是否有助于降压?

肥胖是高血压独立而重要的危险因素,体重指数(BMI,即体重/身高^2)的差别对人群高血压水平和患病率有着显著的影响,基线体重指数每增加3,其4年内发生高血压的危险在男、女两性中分别增加50%和57%。腰围是腹型肥胖的指标,因此控制腰围成为关键。所谓腰围是脐上2cm的水平线,如男性≥90cm、女性≥80cm则为黄色警戒线,男性≥102cm、女性≥88cm则为红色警戒线,因此瘦腰是控制血压最有效的方法,研究结果显示,如高血压患者体重每减少10kg则使血压相应降低5~20mmHg。因此,保持人体能量的收支平衡,把腰围减下来,运动和节食,减少盐、糖、脂肪摄入,戒烟限酒,既经济可行又不用担心用药后的不良反应,且效果确切。

0195 何谓低血压? 如何药物治疗?

低血压是指成人上臂血压低于12.0/8.0kPa(90/60mmHg)。可分为急性和慢性两种,前者多为继发于大病之后,如心肌梗死、腹泻、大出血、疼痛、过度失水,甚至出现昏厥;后者见于体质虚弱者。而慢性低血压可分为3类。

(1)体质性低血压 多见于20~50岁体质虚弱、瘦弱和缺乏身体锻炼的妇女,轻者无症状,重者可出现头痛、疲乏、晕厥,在夏季气温较高时表现更为明显。

(2)直立性低血压 当人从卧位到坐位或直立时,突然出现血压下降,下降幅度可达2.67kPa(20mmHg),并伴有明显的头晕、视物模糊、疲乏、恶心、呕吐、心悸、颈背疼痛等症。严重的低血压的表现是一旦变换体位时,血压就下降,出现昏厥,以致卧床不起。此外,尚可诱发脑梗死、心肌缺血。

(3)继发性低血压 是继发于某些疾病或药物引起的低血压,如风湿性心脏病、慢性营养不良,或不适当地服用降血压药、利尿药、催眠药、抗抑郁药等。

低血压者在轻微时,可有头晕、头痛、食欲减退和精神不振、疲劳、面色苍白、消化不良、晕车、晕船、情绪控制能力差、反应迟钝、末梢循环不良、手足冰凉、心悸、呼吸困难、甚至昏厥,如长期低血压得不到纠正,会使人体功能大幅度下降,出现视力和听力降低、骨折、抑郁、压抑,严重地影响生活的质量。

对低血压的治疗可选服盐酸麻黄碱,其可使皮肤、黏膜和内脏的血管收缩,用药后使血压升高,脉压差加大,一次15~30mg,一日2次;或选哌甲酯(利他林),一次10mg,一日2次,于早餐或午餐前服。另外盐酸米多君(米维)可治疗各种原因的低血压,尤其是血液循环失调所引起的直立性低血压,初始一次2.5mg,一日2~3次,可渐增至一次10mg,一日3次维持。对严重低血压者可静脉滴注右旋糖酐注射液。中成药可选金匮肾气丸、六味地黄九，甘草单味药水煎服用是有效的治疗低血压的草药。对低血压者应注意从卧位到起立时宜要缓慢，尽量穿紧身的衣裤和袜子，饮食可偏咸，多喝白开水，适量饮茶、咖啡，以增加血容量。

0196 心血管事件有年和日周期节律吗？

研究表明，急性心肌梗死、急性左心衰竭、高血压危象、心脏猝死以冬春季节及季节交替时发病率最高，寒冷是心血管事件的重要危险因素（可刺激体内儿茶酚胺分泌增多、交感神经激活、血小板聚集、不稳定型斑块破裂、C反应蛋白增高、凝血瀑布激活和内皮功能损伤），清晨和上午为发病的高峰时段（肾素-血管紧张素-醛固酮系统活性显著增加、早晨与上午冠状动脉的张力和剪切力增加、冠状动脉阻力加大、冠脉血流减少）。所以，具有高血压和心血管高危险因素的人群在冬、春季节尤应注意防护。

0197 何谓心绞痛？

心绞痛是指心肌氧的消耗与氧供应之间暂时不平衡所引起的发作性胸痛综合征。在欧美国家的发病和死亡率均居首位，在我国也属常见，尤其是40岁以上中老年人。

冠状动脉粥样硬化是心绞痛的最常见的原因；其次为冠脉痉挛、畸形、炎症、严重的主动脉异常、心肌病、大动脉炎引起的冠状动脉纤维化等，使冠脉血流不能满足心肌代谢的需要所致。其诱因多为劳累、情绪激动、剧烈运动、饱食、排便、寒冷、吸烟，或休克使心脏负荷突然增加。典型的心绞痛者，发作时在胸骨后或左前胸感到阵发性绞痛或闷痛，可向左肩放射性疼痛及引起背痛。

0198 两种心绞痛（稳定型、不稳定型）有何差异？

（1）慢性稳定型心绞痛 由于冠状动脉粥样硬化致使管腔狭窄，直径减少大于50%～75%以上时，体力或精神应激可诱发心肌缺血，引起心绞痛。临床上心绞痛发作的诱因、频率、性质、程度、缓解方式等在数周内无显著变化。其治疗应包括改善预后的药品（阿司匹林、β受体阻断药、血管紧张素转换酶抑制药和他汀类药）和缓解心肌缺血药。β受体阻断药对稳定型心绞痛患者可减少发作、增加运动耐量，无禁忌证者应首选。常用药品有美托洛尔、比索洛尔、阿替洛尔、阿罗洛尔等。急性发作时给予硝酸甘油（一次0.3～0.6mg）或硝酸异山梨酯（一次5mg）舌下含化。缓解期可选用缓释或长效硝酸酯类制剂与规格，如单硝酸异山梨酯、硝酸甘油皮肤贴片。β受体阻断药常与硝酸酯类合用，以增强疗效。心绞痛控制不满意时可加用钙通道阻滞药，后者还具有解除冠状动脉痉挛的作用，对变异型心绞痛应首选，常用药品为二氢吡啶类钙通道阻滞药和非二氢吡啶类钙通道阻滞药如维拉帕米、地尔硫草等。

（2）不稳定型心绞痛 主要由于冠状动脉粥样硬化斑块纤维帽破裂或斑块内出血、表面血小板聚集，血栓形成或诱发冠状动脉痉挛，导致心肌缺血。其心绞痛发作不一定与劳累相关，可在休息时或睡眠中发作。心绞痛程度重、持续时间较长、硝酸酯类药物缓解作用较弱。重者可出现明显心电图缺血性ST-T变化，此类心绞痛在临床上列入"急性冠状动脉综合征"（ACS）范畴。急性发作时除给予休息、吸氧、硝酸甘油或硝酸异山梨酯舌下含服外（效果不佳），常采用静脉滴注，以硝酸甘油10μg/min开始，每3～5分钟可增加5～10μg/min，直至症状缓解，并可维持静滴，但持续时间一般不应超过48小时，以免出现对硝酸酯的耐药。对无低血压或禁忌证者，应及早开始应用β受体阻断药。对症状缓解不理想者可加用钙通道阻滞药。在心绞痛发作时伴有ST段抬高者，钙通道阻滞药应为首选，应避免单独使用β受体阻断药。抗凝及抗血小板药治疗极为重要，首选抗凝药为低分子肝素或肝素，抗血小板药阿司匹林与氯吡格雷联合应用。并尽早开始他汀类药治疗。对于药物治疗效果不佳，心绞痛发作时伴有严重心律失常、心功能不全、血流动力学障碍等患者，应及早采用介入治疗（PCI）或外科手术治疗（CABG）。

O199 心绞痛时吃些什么药?

目前尽管市场上有多种类别的抗心绞痛药，但硝酸甘油舌下含服仍是治疗心绞痛发作的首选药。另外，硝苯地平舌下含服对变异型心绞痛更为适用。发作时立即休息；舌下含服硝酸甘油一次0.3～0.6mg，疼痛约在1～2分钟消失；或舌下含服硝苯地平（心痛定）10～20mg；长期控制可口服硝酸异山梨酯（消心痛），一次20mg，一日3次。

如患者的绞痛发作频繁，硝酸甘油类无效时可选用β受体阻断药和钙通道阻滞药。β受体阻断药中可选用醋丁洛尔，噻吗洛尔或美托洛尔，作用安全而持久。如单一药物疗效尚不满意可以联合用药，硝酸酯类与β受体阻断药或钙通道阻滞药配伍应用，既可提高疗效，又可拮抗各自的不利作用。

阿司匹林虽本身无抗心绞痛作用，但可延缓不稳定型心绞痛发展到心肌梗死，并已为大多数的研究所证实有效，一日75～150mg可以有效地预防心绞痛、短暂性脑缺血发作、心肌梗死、动脉漏或血栓形成。市场上可选用拜阿司匹林片或拜阿司匹林-维生素C泡腾片。

血脂过高和血液流变学改变也易诱发绞痛，因此，口服调节血脂药和改善心肌代谢药亦是另一种办法。可适当口服维生素C，一次200mg，一日3次；或口服肌苷片，一次0.25g，一日2次。

中医认为，心绞痛是由气滞血瘀而成，中成药中多有活血化瘀作用，如苏冰滴丸、冠心苏合胶囊、愈风宁心片、复方丹参滴丸、元胡止痛颗粒、地奥心血康、速效救心丸、养血安神丸（片）、脑乐静口服液，品种众多，适个人而异。

O200 心绞痛急性发作时立即选服哪些药?

患者情绪激动、剧烈活动、精神紧张或排便费力，均为急性心绞痛发作的诱因，此时宜即服起效快、作用持续时间短的抗心绞痛药含服或喷雾用以急救。其中硝酸酯类化合物可直接松弛血管平滑肌，尤其是小血管平滑肌，使周围血管扩张，外周阻力下降，从而降低心肌耗氧量，缓解心绞痛症状。其中，硝酸甘油是治疗心绞痛急性发作的首选药，一次0.3～0.6mg，舌下含服，疼痛约在2分钟消失；另外，硝苯地平对变异型心绞痛更为适用，一次10～20mg，舌下含服；长期控制可口服硝酸异山梨酯（消心痛），一次20mg，一日3次。常用的药品用法见表1-18。

表1-18　硝酸酯类抗心绞痛药作用时间与方法

药物名称	应用方法	作用起始时间/min	作用持续时间/h	剂量与用法
硝酸甘油片	含服	2～3	0.45～0.55	一次0.6mg体力活动前5～10分钟含服，如无效5～10分钟后可重复1次，最多3次，对频繁发作者可在大便前含服
硝酸甘油贴膜	贴敷	30	24	16、25～154mg不等，一次1贴，撕去保护层，贴敷于皮肤上
硝酸甘油喷雾	喷雾	2～4	3～4	一次0.5～1mg（1～2喷）舌下黏膜喷射
戊四硝酯	含服	30～90	3～5	预防发作一次10～30mg，一日3～4次；餐前1小时吞服，缓释片一次80mg，一日2次，不可咀嚼
硝酸异山梨酯	含服	2～5	1～2	急性发作时一次5mg，预防发作一次5～10mg，一日2～3次；治疗一次5～20mg
单硝酸异山梨酯	口服	15～40	4～6	一次10～20mg，晨起服用，7小时后服第2次，渐调至120～240mg，一日1次
	口服	30～40	6～8	
	缓释片	30	7～9	一次30～60mg，一日1次，晨起服用
硝苯地平	口服	15～30	6～8	缓释片一次10～30mg，一日2次；控释片一次30～60mg，一日1次
	含服	2～3	4～6	一次10～20mg，可嚼碎舌下含服

注：硝酸酯类药舌下含服或喷雾、贴敷持续应用须有一个为时12小时以上的间歇期，否则易致耐药性；且一般心绞痛不发作时尽量不用，连续应用不宜超过3日，预防尽可能改为口服给药，或联合服用维生素C、维生素E；另服用控释片、缓释片时不宜咀嚼。

0201　如何合理使用硝酸酯的各种剂型？

硝酸甘油除常用的片剂（供舌下含服）外，还有气雾剂（舌下喷雾，作用方式更快）、注射液（供静脉滴注，起效快且可维持稳定血浆药物浓度）。为了适应患者长时间预防心绞痛或治疗急性心肌梗死与充血性心力衰竭的需要，硝酸甘油的软膏剂定量涂擦皮肤，透皮贴剂贴敷于皮肤（常选择手臂腹面或胸腹部位）可通过皮肤吸收，且可以避免肝脏首关效应，并可随时停用去除掉。短效、舌下给药起效迅速，作用时间短，用于心绞痛发作时缓解症状；而长效、口服等其他给药方式更多是为了预防心绞痛发作。

① 使用本品敷贴剂时，将敷贴剂膜侧敷贴于皮肤，避开皮肤破损、毛发、瘢痕或易受刺激部位，使药物以恒速进入皮肤，作用持续24小时，切勿修剪敷贴剂。外用与皮肤接触后可有轻微瘙痒和热灼感，皮肤轻微变红，一般在停药后数小时可自然消失。

② 含服时尽量采取坐位，用药后由卧位或坐位突然站立时必须谨慎，以防止发生直立性低血压。舌下含服如无麻刺烧灼感或头胀感，表明药品已经失效；如舌下黏膜干燥可使部分患者舌下含服无效，建议对黏膜明显干燥者可用水或盐水湿润后再行含服。

③ 使用喷雾剂前不宜摇动，使用时屏住呼吸，最好喷雾于舌下，每次间隔30秒。

④ 不应突然停止用药，以避免反跳现象。

0202　如何防止硝酸酯耐药现象的发生？

硝酸酯耐药现象是困扰其临床使用的最主要问题，一旦发生耐药不仅影响疗效，且可能加剧内皮功能损害，对预后产生不利影响。任何剂型的硝酸酯使用不正确均可致耐药，如连续24小时静脉滴注硝酸甘油，或不撤除透皮贴剂，未以非耐药方式口服几个剂量的硝酸异山梨酯或5-单硝酸异山梨酯等。耐药机制复杂，其中一个耐药原因可能是硝酸酯在血管内的生物转化异常的结果。因此长期使用硝酸酯时必须采用非耐药方法预防或减少耐药性的发生。由于硝酸酯耐药现象具有剂量和时间的依赖，以及短时间内易于恢复等特点。克服耐药性常采用如下偏离心脏给药方法。

① 小剂量、间断使用静脉滴注硝酸甘油及硝酸异山梨酯，每日提供8～12小时的无药期。

② 硝酸酯类药舌下含服或喷雾、贴敷持续应用须有一个为时12小时以上的间歇期，每日使用12小时硝酸甘油透皮贴剂后及时撤除。

③ 偏离心脏方法口服硝酸酯，保证8～12小时的无硝酸酯浓度期或低硝酸酯浓度期。

④ 长期连续注射应采用低剂量维持疗效，静脉滴注给药连续超过24小时者应间隔一定时间给予。

⑤ 产生耐药的患者使用巯基供体类药、β受体阻断药、他汀类、ACEI或ARB以及肼屈嗪等药可能对预防耐药现象有益，同时其又多是改善冠心病和心力衰竭预后的重要药物，因此在临床可能的情况下提倡联合使用。

患者在无硝酸酯覆盖的时段可加用β受体阻断药，钙通道阻滞药等预防心绞痛和血管反跳效应，心绞痛一旦发作可临时舌下含服硝酸甘油等予以终止。

0203 哪些药物会诱发心肌缺血？

心肌缺血是指心脏的血液灌注量减少，导致心脏的供氧减少，心肌能量代谢不正常，不能支持心脏正常工作的一种病理状态。用药也可引起心肌缺血，部分药品可增加心肌氧耗，导致心肌缺血。

相关药品如下。

（1）强心苷　地高辛、甲地高辛、喷吉妥辛、毛花苷C、黄夹苷、万年青总苷、万年青苷等强心苷可能增加心肌耗氧，导致心肌缺血。

（2）抗心律失常药　奎尼丁、双氢奎尼丁、普罗帕酮、普鲁卡因胺、维拉帕米、美心律、丙吡胺、利多卡因、莫雷西嗪、阿米替林、腺苷等可不同程度的抑制心肌钠、钙、钾通道，抑制心肌收缩力，增加心肌氧耗。

（3）抗肿瘤药　氟尿嘧啶、吉西他滨、高三尖杉酯碱、长春地辛、长春瑞滨、喷司他丁、厄洛替尼、索拉非尼、拉帕替尼、顺铂、奈达铂、利妥昔单抗。

（4）拟肾上腺素药　肾上腺素、去甲肾上腺素、异丙肾上腺素、去氧肾上腺素、麻黄碱、伪麻黄碱等拟肾上腺素药，用量过大时会增加心肌耗氧，引起心肌缺血和心律失常，血压骤升。

（5）其他　治疗勃起功能障碍药伐地那非，全身麻醉药瑞芬太尼、异氟烷也可引起心肌缺血。

0204 为何优先选择长效或缓释制剂平稳地控制血压？

平稳地控制血压是抗高血压治疗中的一个重要目标，尤其对老年人收缩压和舒张压均较高者或脉压差较大者，应选用长效或缓释制剂的抗高血压药，尤其是CCB或ARB。血压的波动性（BPV）表示一定时间内血压波动的程度。在24小时血压水平基本相同的患者中，BPV高者，其靶器官损害较为严重。

① 采用长效制剂，起效缓慢，血浆药物浓度波动小，血压控制相对平稳，且不改变血压变化的昼夜规律；可避免短效制剂所致的反射性交感神经兴奋，

不良反应的发生率明显降低。

② 长效制剂作用时间长，用药次数少，患者易于接受；长期用药的安全性好，改善患者生活质量，降低或不影响全因死亡率，这是所有长效钙通道阻滞药的突出优点。

③ 作为抗高血压药，降压谷/峰比值≥0.5，趋于1的条件符合平稳地控制血压的要求。

④ 优先应用长效制剂，选用一日1次服用而具有24小时平稳降压作用的长效制剂，可有效控制全天血压与血压晨峰；更有效地预防猝死、脑卒中和心肌梗死、心绞痛等心血管事件。中、短效制剂，每日需服2～3次，易发生漏服或错服，导致血压波动较大，使心脑血管病风险增加。

0205 停用钙通道阻滞药时需要注意停药反应吗？

钙通道阻滞药突然停药，可能发生心绞痛加重，应渐减剂量以避免。β受体阻断药如突然停药也会加重心绞痛，这种停药综合征的发生多是因为增加了儿茶酚胺的敏感性所致，用硝苯地平治疗不但不能减轻反而会加重这一心绞痛症状，因为硝苯地平可以反射性引起儿茶酚胺水平增加。正确方法是应在使用硝苯地平前逐渐减量，而不是突然停用β受体阻断药。比如使用尼卡地平前，应用8～10天来渐减β受体阻断药的剂量。

0206 硝酸酯类联合β受体阻断药治疗心绞痛可以增效吗？

抗心绞痛的联合应用β受体阻断药联合长效硝酸酯类是首选，既可增强疗效。又可拮抗各自的不利作用和不良反应，见表1-19和表1-20。

表1-19 β受体阻断药与硝酸酯类对心肌的作用

分类	作用	硝酸甘油	普萘洛尔	硝苯地平
耗O$_2$	扩张血管减轻负荷	√	—	√
	减慢心率，抑制	—	√	√
	心肌收缩力			
供O$_2$	扩张冠状动脉（大）	√	—	√
	改善心肌内血流分布	√	√	—
	改善心肌内膜下供血			
	增加血氧释放	—	√	—
	改善微循环	—	—	—

表1-20 β受体阻断药与硝酸酯类联合应用

药品	血压	心率	射血时间	心室体积	心收缩力	外周阻力
β受体阻断药	↓	↓	↑	↑	↓	↑
硝酸酯类	↓	↑	↓	↓	↑	↓

　　硝酸酯类和钙通道阻滞药联合用药有利于提高防治心绞痛的疗效，因为硝酸酯类主要扩张静脉，以减轻心脏前负荷为主，钙通道阻滞药主要扩张动脉，以减轻心脏后负荷为主，两药相加，使心肌总耗氧量降低，有利于心氧供需平衡的恢复。但必须注意血压监测。心绞痛控制不满意时可加用钙通道阻滞药，后者具有解除冠状动脉痉挛的作用，对变异型心绞痛应作首选。或当β受体阻断药治疗无效时可以联合长效硝酸酯类增加作用。硝酸酯药可以改善运动耐量，缓解症状。

　　此外，β受体阻断药与长效二氢吡啶类钙通道阻滞药联用也是常用组合，可以提高疗效。CCB可以轻度增加交感神经兴奋性，引起心动过速，增加心肌氧耗，与β受体阻断药合用可以有效预防反射性心动过速的发生。

0207 心绞痛如何进行二级预防？

　　所谓"二级预防"就是对已有心绞痛和冠心病病史者，防止其再次发作。心绞痛和冠心病的二级预防首选β受体阻断药，其通过降低心肌耗氧，减少心脏做功而缓解心绞痛症状，改善运动耐力，特别是有效控制稳定型（劳力型）心绞痛。

　　服药应以小剂量开始，根据患者耐受情况（血压、心率、心力衰竭症状和体重）渐增剂量，每2～4周剂量加倍至目标剂量或最大耐受剂量。起始剂量琥珀酸美托洛尔12.5mg或比索洛尔1.25mg，一日1次；卡维地洛一次3.125mg，一日2次；酒石酸美托洛尔一次6.25mg，一日3次。剂量确定应以心率为准，清晨静息心率55～60次/分，不低于55次/分为最大耐受剂量或目标剂量。治疗期间应注意低血压、心动过缓、液体潴留、体重和心力衰竭恶化。

0208 何谓心力衰竭？

　　心力衰竭又称心功能不全，是心脏泵血功能不全的复杂综合征，为各种心脏病的严重阶段，其发病率、住院率和病死率均高。心功能不全指在静脉回流适当的情况下，心脏不能排出足量的血液来满足全身组织代谢的需要。人体在早期可动员代偿机制以维持全身循环的稳定，如使心肌增生、提高前负荷、反射性兴奋交感神经，甚至激活肾素-血管紧张素-醛固酮系统及精氨酸-加压素系统，此时的心功能处于完全代偿阶段。但随病情发展，交感神经张力及肾素-血管紧张素-醛固酮系统活性过高，使体内水、钠潴留，心脏前、后负荷过重，而进一步损害心脏舒缩功能，人体血流状态陷入恶性循环，心脏泵血功能失代偿，心脏输出量更趋减少，静脉血液明显淤滞而进入充血性心力衰竭，即慢性心功能不全。

依据心脏受损病因、部位、程度和功能等不尽相同，将心力衰竭分为急性和慢性心力衰竭；左心、右心及全心心力衰竭；收缩功能障碍（收缩性）、舒张功能障碍（舒张性）或混合型心力衰竭；低动力型和高动力型心力衰竭；前向性和后向性心力衰竭；以及有症状和无症状性心力衰竭等多种类型，其中以慢性收缩性心力衰竭最为常见。

0209 急性心力衰竭应选哪种药物治疗方案?

急性心力衰竭是指由于心功能异常导致症状和体征急性发作的临床综合征，可发生在有心脏病或既往无明确心脏病的患者。急性心力衰竭最常见的原因为慢性心力衰竭失代偿，其他原因或诱发因素包括急性冠状动脉综合征、急性快速心律失常、高血压危象、心瓣膜关闭不全、高心排血量综合征、过度劳累、感染或容量负荷过重等。急性心力衰竭属危重急症，需紧急进行抢救与治疗。

急性心力衰竭的治疗目的是通过降低肺毛细血管楔压和（或）增加心排血量，改善症状并稳定血流动力学状态。为尽快达到疗效，急性期通常采用静脉给药，根据患者的收缩压和肺淤血情况，分别选用利尿药、血管扩张药和（或）正性肌力药。

（1）利尿药 首选静脉应用呋塞米，其利尿作用强大。

（2）血管扩张药 静脉扩张药硝酸酯类能降低心脏前负荷，可缓解肺淤血而不增加心肌耗氧量。包括硝酸甘油和硝酸异山梨酯，常静脉应用。硝酸甘油疗效不佳或伴高血压危象时静脉滴注硝普钠，可有效降低心脏前、后负荷。

（3）正性肌力药 外周低灌注患者可使用正性肌力药物。但通常限于短期应用，因为其改善血流动力学参数的益处会被增加心律失常、加重心肌缺血的危险所抵消，总体上可能对预后不利。多巴酚丁胺或中等剂量的多巴胺均可用，但若患者已在使用β-RB，则宜选用磷酸二酯酶抑制药米力农。毛花苷C主要适用于心房颤动合并快速心室率所诱发的慢性心力衰竭急性失代偿，有助于尽快控制心室率、缓解症状。

0210 慢性心力衰竭可选哪些药物治疗方案?

慢性心力衰竭的治疗目标不仅是改善症状和提高生活质量，更重要的是防止和延缓心肌重构的发展，从而降低心力衰竭的病死率和住院率。慢性收缩性心力衰竭的常规治疗包括联合使用三大类药物，即利尿药、血管紧张素转化酶抑制药（ACEI）和β受体阻断药（β-RB）。不能耐受ACEI者可用血管紧张素Ⅱ受体阻断药（ARB）作为替代药。为进一步改善症状或控制心率等，地高辛是第4个联用的药物。醛固酮受体拮抗药可用于重度心力衰竭患者。

慢性舒张性心力衰竭的治疗主要措施是减轻症状和纠正导致左室舒张功能异常的基础疾病，包括积极控制高血压、冠状动脉血运重建、控制心房颤动的心室率或转复窦性心律。ACEI、ARB或β-RB有助于逆转左室肥厚或改善舒张功能，利尿药可缓解肺淤血和外周水肿。但地高辛有可能增加心肌耗氧量或损害心肌的松弛性，不推荐用于舒张性心力衰竭。除非伴快速心室率的心房颤动，用β-RB对心室率仍不能满意控制的患者，需用地高辛。

（1）利尿药　利尿药是唯一能充分控制心力衰竭患者液体潴留的药物，适用于所有曾有或现有液体潴留证据的心力衰竭者。利尿药能迅速缓解症状，但缺乏改善长期预后的证据，因此不能作为单药治疗，而应与ACEI和β-RB联合应用。袢利尿药是大多数心力衰竭患者的首选药，噻嗪类利尿药仅适用于有轻度液体潴留、伴有高血压而肾功能正常者。

（2）血管紧张素转化酶抑制药　ACEI是证实能显著降低心力衰竭患者病死率的第一类药物，所有慢性收缩性心力衰竭患者，包括Ⅰ～Ⅳ级心功能的患者都须使用ACEI，且需终身使用，除非有禁忌证或不能耐受。

（3）β受体阻断药　临床试验显示，在应用ACEI和利尿药的基础上加用β-RB长期治疗，能改善临床情况和左室功能，并进一步降低总病死率、降低心脏猝死率。因此，所有慢性收缩性心力衰竭、心功能Ⅰ～Ⅲ级的患者都必须使用β-RB，而且需终身使用，除非有禁忌证或不能耐受。心功能Ⅳ级患者需待病情稳定后，选用临床试验证实有效的美托洛尔缓释片、比索洛尔或卡维地洛。

（4）血管紧张素Ⅱ受体阻滞药　ARB作用机制与ACEI相近，主要用于因严重咳嗽而不能耐受ACEI的患者。

（5）地高辛　是唯一经过安慰剂对照临床试验评价的洋地黄制剂，用于心力衰竭的主要益处和指征是减轻症状和改善心功能，适用于已经使用利尿药、ACEI（或ARB）和β-RB治疗后仍持续有症状的慢性收缩性心力衰竭或合并心室率快的房颤患者。重症患者可同时应用上述四类药物。

（6）醛固酮受体拮抗药　螺内酯适用于心功能Ⅲ～Ⅳ级的中、重度心力衰竭患者，或急性心肌梗死后合并心力衰竭且LVEF＜40%的患者。

0211 患者发生强心苷中毒有哪些易感因素？

① 肾功能损害。由于地高辛60%～80%以原形药物经肾脏消除，因此肾功能变化（肌酐清除率、尿素氮、肾小球滤过率）对于血浆地高辛浓度的影响巨大。在肾功能障碍时需调整剂量。由于地高辛的分布容积大，腹膜透析及血

液透析等从体内除去的量很少，不需要再补充剂量。肾功能不全者选用洋地黄毒苷，因为尿中排泄的代谢产物大多是无活性的，并不影响本品的半衰期。

② 肝功能不全者应选用不经肝脏代谢的地高辛。

③ 电解质紊乱尤其是低钾血症、低镁血症、高钙血症可加大地高辛中毒的危险，发生心律失常。患者的血钾≤3mmol/L时，对地高辛的敏感性增加50%。此时也不能使用钙剂，以免增加心脏毒性。

④ 老年患者伴随年龄的增加，分布容积加大，消除半衰期延长。老年人心脏对强心苷的正性肌力作用反应降低，对其毒性反应的敏感性增高，在服用时安全范围更窄，更易引起中毒。

⑤ 甲状腺功能减退者，由于基础代谢降低，洋地黄易在患者体内蓄积。

0212 强心苷中毒有哪些临床表现？

① 胃肠道症状是洋地黄中毒的信号，用药患者出现厌食、恶心、呕吐或腹痛等消化道症状。精神-神经症状发生在胃肠道症状之后或心律失常时，少数患者主要表现为心力衰竭加重，心脏毒性的表现是发生新的心律失常。

② 各种心律失常都有发生的可能，但提示洋地黄中毒特异性较高的是非阵发性结性心动过速、阵发性房性心动过速伴传导阻滞、双向性心动过速。

③ 药物过量，可以表现为心力衰竭症状，注意鉴别，防止误判为用药未达足量而继续加量，导致症状进一步加重，发生致命的危险。

④ 及时进行地高辛过量者的救治，对轻度中毒者可及时停药及利尿药；对严重心律失常者可静脉滴注氯化钾、葡萄糖注射液；对异位心律者可静脉注射苯妥英钠100～200mg；对心动过缓者可静脉注射阿托品0.5～2mg或异丙肾上腺素0.5～1mg。

0213 为什么强调在心力衰竭治疗中利尿药的剂量重要性？

利尿药的适量应用对心力衰竭者至关重要！剂量不足则使体液潴留，同时降低肾素-血管紧张素-醛固酮系统抑制药ACEI、ARB、螺内酯的疗效，增加β受体阻断药的负性肌力作用；剂量过大则血容量不足，增加肾素-血管紧张素-醛固酮系统抑制药ACEI、ARB及血管扩张药所致低血压和肾功能不全的风险。

因此，噻嗪类利尿药对轻度心力衰竭者可以首选，氢氯噻嗪由12.5～25mg起始，渐增剂量至75～100mg/d，分2～3次给予。袢利尿药对轻度心力衰竭者，初始由20mg/d起始，渐增剂量，一般控制体重至每日下降0.5～1kg/d，直至干重；对重度心力衰竭者，剂量增至200mg/d，分2次给予。静脉滴注的效果优于口服，也可联合应用螺内酯、阿米洛利、氨苯蝶啶，以增强利尿效果，同时预防低钾血症。

O214 如何转变β受体阻断药在治疗心力衰竭中的偏见?

β受体阻断药（β-R B）在几十年来进展迅速，在对抗心绞痛、心律失常、高血压上显示了良效，其重要性已得到全球业界的认可。由于认识上的偏差，既往β受体阻断药在治疗心力衰竭、心肌梗死上曾为禁区，但由于循证医学的发展，近年来，多项大样本临床研究证实（CIBIS-Ⅱ、MERIT-HF、COPERNICUS等），β受体阻断药长期治疗可改善慢性心力衰竭者的心脏功能、左心室功能，提高射血分数，降低病死率。成为当前治疗慢性心力衰竭、心肌梗死的重要手段。

β受体阻断药保护心脏的作用主要源于几方面：① 使心脏 β_1 受体密度上调，心肌细胞上 β_1 受体密度与血液中儿茶酚胺浓度呈负反馈，由于阻断儿茶酚胺与心肌 β_1 受体的结合， β_1 受体密度上调，左室射血分数（EF）增加，且 β_1 受体密度的上调发生在EF增加之前，使心肌收缩力有一个较好的储备。② 延迟心力衰竭时病理过程。③ 减少心源性猝死的危险，具有提高心室致颤阈值的作用，使心室颤动的发生率降低。④ 改善心肌缺血，减慢心率和降低心肌收缩而改善心肌缺血。⑤ 延迟心脏和血管肌肉的重构。⑥ 阻断 β_1 受体，拮抗过高的交感神经对心脏的不利影响，使运动心率减慢，改善左室功能，心肌收缩力量增强，保护心肌。

多项大样本临床研究证实，β受体阻断药长期治疗可改善慢性心力衰竭者的心脏功能、左心室功能，提高射血分数，降低病死率。成为当前治疗慢性心力衰竭的重要手段，首选药有选择性β受体阻断药有比索洛尔、美托洛尔和非选择性的卡维地洛。但初始剂量须从极小剂量开始，达到目标剂量后（比索洛尔一次10mg，一日1次，美托洛尔一次50～100mg，一日2次，卡维地洛一次25mg，一日2次）长期维持。

O215 应用利尿药为何需补钾或监测电解质水平?

利尿药可迅速缓解心力衰竭症状，对轻度体液潴留者宜选氢氯噻嗪，但同时注意补钾，并监测血尿酸、血糖（新发糖尿病）水平；对水肿严重者尤其肾功能受损者，宜选用襻利尿药，如呋塞米、布美他尼或托拉塞米，但均宜从小剂量应用。利尿药所致的主要不良反应为水、电解质、酸碱平衡紊乱，若利尿药应用过度可出现血容量不足、低钠、低钾；各药的不良反应不同，用药期间尤其应注意老年人病情变化，及时调整剂量。

呋塞米大剂量快速注射可出现暂时性听觉障碍或耳聋。严重肝功能损害者应用后可致电解质失调诱发肝昏迷，使用时应注意监测血浆 Na^+ 、 Cl^- 、 K^+ 和 Mg^{2+} 、 Ca^{2+} 浓度，长期应用应及时补充钾盐。因由脱水而致尿素氮升高时，如非伴随血肌酐水平升高，则此情况为可逆的，可减量或停药观察；如治疗肾脏疾病水肿，出现尿素氮升高时，若同时伴有肾功能急剧减退，应即停药。布美他尼长期或大剂量应用应定期监测电解质，并宜适当补充氯化钾。肾功能不全者大剂量使用时，可出现皮肤、黏膜及肌肉疼痛，但多数患者较为轻微，用药1～3小时后可缓解，但如疼痛持续过久应及时停药。肝衰竭的水肿患者用量不宜过大，如加大剂量时应逐渐增加。

噻嗪类、呋塞米、布美他尼和托拉塞米均可减少尿酸排泄，出现高尿酸血症，并可诱发急性痛风发作，对痛风者慎用。

服用利尿药期间尚要严格限制水的摄入，不能给单靠补水来增加尿量，保持水的进、出量平衡至关重要。水分摄入过多，可以增加心脏负担，使水分迅速进入血容量而升高血压，严重时可致"水中毒"。因此，应用利尿药24小时后评定指标之一是尿量的变化，对慢性心力衰竭者一般维持日尿液量大约2000ml，急性心力衰竭者维持3000ml。

O216 应用地高辛须监护哪些问题？

① 强心苷对高钙血者、对任何强心苷制剂中毒者、室性心动过速、心室颤动、梗阻性肥厚心肌病、严重心肌损害者禁用。对伴有低钾血、心绞痛、急性心肌梗死、心肌炎、房室传导阻滞、甲状腺功能减退者、肾功能不全者、妊娠及哺乳期妇女慎用。老年人应从小剂量开始，以试探反应寻求规律，防止发生不良反应。

② 强心苷安全范围小，个体差异大，易发生中毒，其对短期及紧急用药的治疗效果是肯定的。但剂量应个体化，有条件者应进行血药浓度监测。而对伴有冠心病及急性心肌梗死者，由于强心苷可能增加心肌耗氧量，有分别诱发或加重心绞痛及扩大心肌缺血或梗死范围的危险，应谨慎应用。

③ 地高辛应用过量可见恶心、呕吐、食欲缺乏、心律失常、心动过缓。对轻度中毒者可及时停药及利尿药；对严重心律失常者可静脉滴注氯化钾、葡萄糖注射液；对异位心律者可静脉注射苯妥英钠100～200mg；对心动过缓者可静脉注射阿托品0.5～2mg或异丙肾上腺素0.5～1mg。

④ 肝药酶诱导药如苯巴比妥、苯妥英钠、乙胺丁醇、异烟肼、利福平等均可增加肝酶活性，使地高辛的代谢加速，血浆药物浓度降低；青霉胺可使地高辛的血浆药物浓度降低。

⑤ 地高辛不经肝脏代谢，肝功能不全者适宜应选本品，但主要以原形药物经肾脏排泄，肾功能不全者可选择洋地黄毒苷。

⑥ 有条件可监测地高辛的血浆药物浓度。

0217 应用螺内酯须监护哪些问题?

① 醛固酮受体拮抗药螺内酯联合应用ACEI可加强对肾素-血管紧张素-醛固酮系统的通路作用,对重度心力衰竭有利,但两者均有保钾作用,应注意引起高钾血症的危险。另心力衰竭者醛固酮水平较高时服用螺内酯可明显获益,在治疗中,由于费用和实际操作问题,难以普及测定醛固酮水平。研究显示,通过检测尿Na^+和尿K^+浓度比值,可反映血清醛固酮水平,尿Na^+和尿K^+比值小于1.0可作为使用螺内酯治疗心力衰竭的指标。服用螺内酯后男性乳房增生和乳腺疼痛的发生率达10%,对血肌酐大于2.5mg、血钾大于5mmol/L时不宜使用螺内酯。在血肌酐大于1.6mg/dl、血钾浓度大于4.2 mmol/L或使用大剂量ACEI或使用非甾体抗炎药者,使用螺内酯有可能发生严重高钾血症和肾功能恶化,应密切监测血钾和肾功能情况,一旦出现高钾血症,应即停药。

② 螺内酯可引起电解质紊乱,并诱发肝昏迷,对肝功能不全者慎用;对肾功能不全者慎用;对高钾血症、低钠血症者禁用。

③ 螺内酯可通过胎盘屏障,但对胎儿的影响尚不清楚。妊娠期妇女应在医师指导下用药,且用药时间应尽量短。

④ 对无尿、低钠血症、酸中毒、乳房增大或月经失调者慎用。老年人用药较易发生高钾血症和利尿过度。

⑤ 给药应个体化,从最小有效剂量开始使用,以减少电解质紊乱等发生。如一日服药1次,应于晨起服用,以免夜间排尿次数增多。

⑥ 用药前应了解患者血钾浓度,但在某些情况血钾浓度并不能代表机体内钾含量,如酸中毒时钾从细胞内转移至细胞外而易出现高钾血症,酸中毒纠正后血钾即可下降。

⑦ 本品起效较慢,而维持时间较长,故首日剂量可增加至常规剂量的2～3倍,以后酌情调整剂量。与其他利尿药合用时,可先于其他利尿药2～3天服用。在已应用其他利尿药再加用本品时,其他利尿药剂量在最初2～3天可减量50%,以后酌情调整剂量。在停药时,本品应先于其他利尿药2～3天停药。

⑧ 应于进食时或餐后服药,以减少胃肠道反应,并可能提高本品的生物利用度。

0218 对心力衰竭患者为何不宜乘坐飞机?

依据相关文献统计:在飞行过程中因急性心脑血管事件而死亡者约占乘机者总量的3/10万,比例可谓不少。患有心脑血管疾病人群或高危者(动脉粥样硬化),在空中旅行容易诱发心功能不全、心肌缺血、心绞痛、心肌梗死、脑卒中、下肢静脉栓塞、肺动脉高压症或高血压病。

高于万米的空中飞行，气压高、空间小、活动不便、马达轰鸣，可能诱发或加重原有疾病。飞机起飞时速度加大，身体失重，血液黏滞，促使血流滞留于下肢，引起心脏缺血；气流的颠簸，刺激患者自主神经，可致血压一过性升高。尤其对心力衰竭患者来说，乘机时的气压变化对心脏的影响更加明显，促使血压升高、心率增快、心输出量减少、缺氧、呼吸困难，极易引起严重的后果甚至危及生命。因此，对患有心力衰竭者，乘机前须请医生鉴定，尽量少乘飞机旅行。

0219　心律失常有哪些类型?

　　心律失常是指人体心脏跳动节律和（或）频率的异常，其发生机制是由于冲动形成异常和冲动传导异常。临床可根据心律失常时心率的快慢，分为快速性、缓慢性心律失常。快速性心律失常包括期前收缩、心动过速、心房扑动、心房颤动；缓慢性心律失常包括心脏停搏、心动过缓、房室传导阻滞等。

　　（1）快速性心律失常

　　① 期前收缩。可根据期前收缩的起搏点位置分为房性、交界性、室性。

　　a.房性期前收缩。通常无临床症状，60%正常人可出现。无症状者不需要治疗。有症状者可少量服用镇静药或β受体阻断药。

　　b.交界性期前收缩。少见，自律性高者多伴有器质性心脏病或洋地黄中毒。治疗可针对病因本身。

　　c.室性期前收缩。临床最常见，可发生在各类器质性心脏病患者，也可在正常人出现。治疗应综合考虑原发病的程度、期前收缩的频率、患者的自觉症状。有明确病因者应治疗原发病。就室性期前收缩本身，如有症状可首选口服β受体阻断药，也可短期选用 I B类的美西律、 I C类的普罗帕酮。如伴有心肌缺血、心力衰竭、症状明显的高危患者应选用Ⅲ类抗心律失常药，如胺碘酮。

　　② 心动过速。临床常见的心动过速有窦性心动过速、房性心动过速、室上性心动过速、室性心动过速。

　　a.窦性心动过速。常属正常生理反应，非生理性者多由于交感神经张力过高所致，无需特殊治疗。若有症状者可选用β受体阻断药。

　　b.房性心动过速。多伴发器质性心脏病，如冠心病、肺心病、洋地黄中毒等。诊断主要依靠心电图。洋地黄中毒所致者应首先停用洋地黄，反复发作者可选用肾上腺素β受体阻断药、维拉帕米、地尔硫革；对伴有心力衰竭者应选用胺碘酮。射频消融术治疗的成功率可达80%以上。

　　c.室上性心动过速。大多数患者临床表现为心律失常发作突然，心率一般为150～220次/分，发作可持续几分钟至数十小时，可诱发患者出现心绞痛、心力衰竭等。诊断主要依据心电图检查。急性窄QRS波心动过速发作的终止方法可首选刺激迷走神经的手法、经食管快速心房起搏法。药物治疗可选用静脉注射腺苷。对于心功能正常、窄 QRS 波心动过速、近期未使用 β 受体阻断药者，可选用静脉注射维拉帕米或普罗帕酮。如有明显心功能不全，则可选用洋地黄毒苷或胺碘酮静脉注射。同步电击复律可获得迅速的缓解。急性宽 QRS 波心动过速，应首选直流电转复。抗心律失常药物可选用普罗帕酮、索他洛尔，伴有心功能不全者选用胺碘酮更为安全。射频消融术是根治阵发性室上性心动过速的最佳选择。

d.室性心动过速。常发生于各种器质性心脏病，最常见为冠心病，特别是急性心肌梗死发病 24 小时以内。其次可见于心肌病、重症急性心肌炎、心力衰竭、电解质紊乱、长 QT 综合征等。持续性的快速室性心动过速常可导致心室颤动、发生猝死。诊断主要依据心电图检查。临床危险程度除了与原发疾病相关，还取决于发作持续时间、有无血流动力学障碍。

室性心动过速的治疗原则为：如无症状或无血流动力学影响，处理原则与室性期前收缩相同。持续性室性心动过速发作，无论有无器质性心脏病和（或）有无血流动力学影响，都应及时终止。首选为静脉注射利多卡因，亦可选用静脉注射普罗帕酮，但不宜用在急性心肌梗死或伴有心力衰竭患者。此时，胺碘酮是最常选用的药品。如患者已发生休克、心绞痛、心力衰竭等临床表现，则应立即采用直流电复律。

e.尖端扭转型室性心动过速。是室性心律失常的一个特殊类型，常见于心电图 QT 间期延长的患者（通常是用药所引起的，其他的致病因素包括低钾血症、严重的心动过缓和遗传因素）。这种发作通常有自限性的，但如频繁发作亦会导致严重血流动力学障碍，甚至进展为心室颤动。静脉给予硫酸镁通常是有效的。β 受体阻断药及心房或心室起搏也可考虑应用。

③ 心房颤动与扑动

a.心房颤动。是临床十分常见的心律失常，可分为阵发性，持续性和永久性三个类型。心房颤动常发生于原有心血管病的患者，如冠心病、心瓣膜病等器质性心脏病；非心血管疾病伴发心房颤动则最常见于甲状腺功能亢进症。心房颤动的症状取决于心室率的快慢，长期快速心室率的心房颤动可导致心力衰竭，心房颤动并发循环栓塞具有极高的风险性。对心房颤动的治疗策略包括节律转复、心室率控制和抗凝治疗三个方面。

b.心房扑动。β 受体阻断药、地尔硫䓬、维拉帕米和地高辛可用来控制静息时的心室率。如有指征，可通过同步电击复律转复为窦性心律。此外，胺碘酮也可用来转复心律，并可用胺碘酮或索他洛尔来维持窦律。如果心律失常是长期的，在转复为窦律之前应给予抗凝药来避免栓塞的并发症。Ⅰ 型房扑应首选射频消融治疗。

c.心室颤动及心室扑动。常见于急性心肌梗死等严重器质性心脏病、药物中毒、电解质紊乱等患者，并多见于心脏性猝死。治疗措施：积极抢救，按心肺脑复苏原则进行。最佳方法为非同步直流电除颤复律术。肾上腺素为主要抢救药，酌情选用利多卡因、溴苄胺等。

（2）缓慢性心律失常

① 心动过缓

a.窦性心动过缓。常为正常生理状况，也可见于某些心脏、全身性疾病、药物引起等。无症状者一般无需处理，有症状者则针对病因处理，迷走神经张力增高者可使用阿托品，症状重者需用起搏器治疗。

b.病态窦房结综合征。是由于窦房结及其周边组织病变或功能障碍导致的心律失常，多为器质性心脏病所致。心电图为心动过缓、窦性停搏、窦房传导阻滞。部分患者在心动过缓的基础上出现快速性异位节律，如心房颤动等。临床主要表现为心绞痛、晕厥，重者出现阿-斯综合征。植入起搏器为首选治疗方法，阿托品可试用，但多数疗效欠佳。

② 心脏停搏。窦性停搏为窦房结在一段时期内不产生冲动，导致心室在相当时间内出现收缩停止。其病因多数为器质性心脏病引起，个别也可由迷走神经张力过高所致。治疗原则与窦性心动过缓及病态窦房结综合征相同。

③ 房室传导阻滞。为房室交界区对冲动传导时间延缓或阻断所致。根据阻滞程度可分为一度、二度、三度。

a.一度房室传导阻滞。指房室间传导时间延长＞0.20秒，房室传导比例仍为1∶1。临床多见于生理性，也可见于心肌炎、缺血性心脏病、心肌病等。

b.二度房室传导阻滞。根据房室传导特点又可分为两型（Ⅰ型及Ⅱ型）。二度Ⅰ型可为生理性，若为病理性的亦常为一过性或可逆性的。心电图表现为房室传导时间逐渐延长，最终发生心室搏动脱落，而后房室传导时间再次缩短，重复发生上述现象，并周而复始。二度Ⅱ型则多数为病理性，如缺血性心脏病、心肌炎、心肌病等。心电图表现为房室传导时间固定，但在若干周期后可出现一次或数次心室搏动脱落。

c.三度房室传导阻滞。为完全性房室传导阻滞，心电图表现为心房与心室的收缩完全分离，属于严重的心律失常。多数患者为重症心脏疾病，如急性心肌梗死、急性心肌炎等。

房室传导阻滞的治疗：一度患者多无特殊临床症状，无需治疗或仅作病因治疗。二度患者的处理主要取决于病因及临床症状。一般生理性二度Ⅰ型无需特殊处理，病理性的二度Ⅰ型主要为病因治疗，如因心动过缓可应用阿托品。二度Ⅱ型及三度患者则都必须治疗，原则上心室率＜50次/分，应首选起搏器治疗。在无条件时可短期应用阿托品或肾上腺素β受体激动药，如异丙肾上腺素。

0220 哪些药品会诱发房室传导阻滞?

房室传导阻滞是由于房室交接处不应期延长所引起的房室间传导障碍,为最常见的一种传导阻滞。人体的心肌是一种机能合胞体,心肌细胞膜的任何部位产生的兴奋不但可以沿着整个细胞膜传递,且可传递到另外的一个细胞,从而引起整个心肌的兴奋和收缩。心房的冲动传到心室有一个完整的传导过程(即心房窦房结、房室结、房室束、左右房室束支、浦肯野纤维),传导中房室间任何部位发生传导障碍,都可引起房室传导阻滞。依据阻滞的程度不同可分为不完全性(一、二度,其中二度有细分为Ⅰ、Ⅱ型)、完全性(三度)传导阻滞;依据病程的不同可分为暂时性和持久性房室传导阻滞。传导阻滞常见于各种心肌炎、心肌病、先天性心脏病者;也可由冠心病、风湿性心肌炎、血钾过低或过高、高血压病而引起;另外,洋地黄、奎尼丁、普鲁卡因胺等药物中毒也是发病的原因。相关药品如下。

(1)抗心律失常药 奎尼丁、双氢奎尼丁、普鲁卡因胺、普罗帕酮。

(2)强心苷 洋地黄、地高辛、甲地高辛等过量或中毒。

(3)抗癫痫药 苯妥英钠、卡马西平、奥卡西平、丙戊酸钠、丙戊酰胺、乙琥胺。

(4)抗肿瘤药 高三尖杉酯碱、紫杉醇、喷司他丁、达沙替尼、博来霉素。

(5)其他 血管扩张药罂粟碱,抗过敏药特非那定、曲普利啶,也可引起房室传导阻滞。

0221 哪些药品会诱发心动过缓?

心动过缓系指心率<60次/分。窦性心动过缓常为正常生理状况,也可见于某些心脏、全身性疾病、药物引起等。无症状者一般无需处理,有症状者则针对病因处理,迷走神经张力增高者可使用阿托品,症状重者需用起搏器治疗。但病态窦房结综合征是由于窦房结及其周边组织病变或功能障碍导致的心律失常,多为器质性心脏病所致。心电图为心动过缓、窦性停搏、窦房传导阻滞。部分患者在心动过缓的基础上出现快速性异位节律,如心房颤动等。临床主要表现为心绞痛、晕厥,重者出现阿-斯综合征。植入起搏器为首选治疗方法,阿托品可试用,但多数疗效欠佳。

心动过缓是心律失常的一个重要类型。有些患者平时的基础心率偏慢,在50~60次/分,甚至<50次/分,常有头晕、乏力、倦怠、精神较差症状。有些患者平时心率可表现为正常,心动过缓可突然出现,下降到40次/分以下,可出现头晕、一过性眼发黑、乏力、心悸、胸闷、气短、有时心前区有冲击感,严重者可发生晕厥。还有些患者以头晕、乏力、晕厥的症状就诊,检查时

可发现心脏间断出现长时间的停搏。心动过缓的最常见的原因是病理性窦性心动过缓、窦性停搏、窦房传导阻滞、房室传导阻滞。病理性窦性心动过缓的表现为有不适症状的心跳慢。病因多为病态窦房结综合征、急性心肌梗死、甲状腺机能减退、颅内压增高或使用有减慢心率作用的药品，出现心动过缓。相关药品如下。

（1）抗心律失常药　奎尼丁、双氢奎尼丁、普鲁卡因胺、普罗帕酮、胺碘酮、美西律、维拉帕米、地尔硫革、索他洛尔、利多卡因可致心动过缓。

（2）抗高血压药　利血平、尼莫地平、氯沙坦、替米沙坦、普萘洛尔、倍他洛尔、布库洛尔、阿罗洛尔、吲哚洛尔、美托洛尔（倍他乐克）、醋丁洛尔、拉贝洛尔、纳多洛尔、比索洛尔（康可）等可减少慢心率，降低心肌收缩力。

（3）抗痴呆药　尼麦角林、多奈哌齐、利斯的明。

（4）抗肿瘤药　卡培他滨、紫杉醇、喷司他丁、顺铂、利妥昔单抗。

O222 哪些药品会诱发心动过速？

正常人的心率为60～100次/分，成人＞100次/分则称心动过速。心动过速分为生理、病理性两种，以跑步、饮酒、重体力劳动及情绪激动时心动加快为生理性心动过速；若高热、贫血、甲状腺功能亢进、出血、疼痛、缺氧、心力衰竭和心肌病、心肌炎、电解质紊乱、心电图Q-T间期延长等疾病引起心动过速，则称病理性心动过速。其中病理性心动过速又可分为窦性心动过速和阵发性室上性心动过速两种。窦性心动过速的临床特点是心率加快和转慢都是逐渐地进行，通常心率不会超过140次/分，多数无心脏器质性病变的，通常无明显不适，有时有心慌、气短等症状。阵发性室上性心动力过速心率可达160～200次/分，以突然发作和突然停止为特征，可发生于心脏有器质性病变或无心脏器质性病变者。用药往往诱发心绞痛，相关药品如下。

（1）强心苷　服用洋地黄、地高辛、毒毛花苷K、氨力农、米力农、奈西立肽中毒时几乎所有的心律失常均可能发生，包括心动过速或过缓。

（2）抗心律失常药　奎尼丁、双氢奎尼丁、美西律、普鲁卡因胺、莫雷西嗪、腺苷等可引起心动过速。

（3）拟肾上腺素药　肾上腺素、异丙肾上腺素、去甲肾上腺素、麻黄碱、咖啡因等药过量或副作用可引起心动过速。

（4）抗肿瘤药　卡培他滨、阿糖胞苷、氟法拉滨、表柔比星、吡柔比星、高三尖杉酯碱、多西他赛、喷司他丁、替尼泊苷、伊马替尼、美法仑、顺铂、奈达铂、利妥昔单抗、丙卡巴肼、奈拉滨等心脏毒性可引起心动过速。

（5）抗菌药物　哌拉西林、哌拉西林钠他唑巴坦、卡那霉素、培氟沙星、环丙沙星、灰黄霉素等的不良反应包括心动过速。

（6）抗病毒药　依法韦恩、更昔洛韦、阿扎那韦、扎西他韦可引起心动过速。

（7）钙通道阻滞药　硝苯地平、尼索地平、尼卡地平、乐卡地平、氨氯地平等可产生明显的外周反应，如踝部水肿、面部潮红、心悸、心动过速等症状，多与剂量有关，一般为一过性的，继续用药可渐消失；同时由于扩张血管，在降低血压后可有反射性心动过速。

（8）抗高血压药　以扩张血管作用为主的硝普钠、二氮嗪、肼屈嗪、米诺地尔、乌拉地尔、酚苄明、酚妥拉明、妥拉唑林也引起反射性心动过速。

（9）抗心绞痛药　硝酸甘油、硝酸异山梨酯、单硝酸异山梨酯、曲匹地尔也可引起反射性心动过速。

（10）其他　抗痴呆药托莫西汀；抗精神病药喹硫平、硫必利、舒必利、氯氮平、利培酮、氯丙嗪，齐拉西酮等；抗抑郁药曲唑酮；抗焦虑药坦度螺酮也可引起反射性心动过速。

0223 服用哪些药品会诱发尖端扭转型室性心动过速？

尖端扭转型室性心动过速是室性心律失常的一个特殊类型，常见于心电图Q-T间期延长者（通常由用药所引起，其他致病因素包括低钾血、严重心动过缓和遗传因素）。为一种严重的室性多形性心动过速，也是致命性心室颤动和猝死的预兆。由于心室肌纤维弥漫性传导障碍，引起复极延长和不均匀，产生折返环不规则或多个折返环所致；亦可由于室性期前收缩Ron T所诱发，常在Q-T间期显著延长（常＞0.6秒）、低血钾基础上发病。

由用药所发生的尖端扭转型室性心动过速的机制与心脏传导折返有关，因心肌细胞传导缓慢、心室复极不一致引起，常反复发作，发展为心室颤动而致死。其他原因为严重心肌缺血或其他心肌病变、应用延长心肌复极药品（奎尼丁等）、电解质紊乱（低钾血、低镁血）等。相关药品如下。

（1）抗过敏药　阿司咪唑、依巴斯汀、特非那定、氯雷他定在较大剂量时可引起心电图Q-T间期延长、尖端扭转性心律失常，尤其与肝药酶CYP3A4抑制药（伊曲康唑、氟康唑、酮康唑、咪康唑、红霉素、克林霉素、环孢素、氯丙嗪、奈韦拉平、利托那韦、舍曲林等）合用时更易发生，宜减少相应剂量。因此建议患有先天性Q-T综合征或同服可能延长Q-T间期的药物（包括抗心律失常药和特非那定）及低钾血症者应尽量避免服用上述抗过敏药。

（2）抗抑郁药　包括吩噻嗪和三环类抗抑郁药，帕罗西汀与吩噻嗪类药合用中，显示肝药酶CYP2D6活性下降2～21倍，使美索达嗪血浆药物浓度明显升高，引起Q-T间期延长、尖端扭转型室性心动过速，目前已将两药作为配伍禁忌。

（3）抗精神病药　服用氯氮平、奥氮平、硫硫平、利培酮、氟哌啶多、氟哌啶醇、氯米帕明、硫利达嗪均可引起尖端扭转型室性心动过速。

（4）抗心律失常药　如 I A类的奎尼丁、普鲁卡因胺、丙吡胺，能阻断心肌细胞的钠离子快速内流，延迟心室复极，延长不应期和Q-T间期，且可延长Q-T间期的药物均可引起晕厥；Ⅲ类抗心律失常药有胺碘酮、溴苄胺、索他洛尔等。若胺碘酮与地高辛合用，可增加血浆地高辛浓度70%，易发生中毒。地高辛可提高心肌异位节律点的兴奋性，在Q-T间期延长时，极易引起尖端扭转型室性心动过速。

（5）抗疟药　如氯喹、甲氟喹可引起窦房结抑制，导致心律失常或尖端扭转型室性心动过速。

（6）促胃肠动力药　西沙必利可使心电图Q-T间期延长，尤其与肝酶CYP3A4抑制药联合应用，使代谢受阻而致血药浓度升高产生尖端扭转型室性心动过速，严重者可致命。

（7）抗菌药物　环丙沙星、氧氟沙星、左氧氟沙星、加替沙星、莫西沙星可致Q-T间期延长。大环内酯类抗生素的红霉素、克拉霉素、阿奇霉素、罗红霉素对老年人应用更易导致Q-T间期延长、室性心律失常。

0224　抗心律失常药会诱发心律失常吗？

抗心律失常治疗的公认风险是诱发心律失常，是抗心律失常药共有的、严重和典型的不良反应，至少表现有四种，即缓慢性心律失常、折返性心律失常加重、尖端扭转型室性心动过速以及血流动力学恶化导致的心律失常。多发生在用药初始的24～48小时，72小时后渐为减少。

（1）缓慢性心律失常　所有抑制窦房结药均可致窦性心动过缓，包括β受体阻断药、钙通道阻滞药或洋地黄制剂。其中以洋地黄类药最为常见。

（2）折返性心律失常加重　ⅠC类药的风险最高（因为传导速率减慢是折返加强的最有效的方式），ⅠB类药也非常常见；也可见于ⅠB及Ⅲ类药，但相对较少；Ⅱ类、Ⅳ类药则极少见，通常只发生于折返通路包含房室结的室上性心律失常。

（3）尖端扭转型室性心动过速　以ⅠA类药奎尼丁、普鲁卡因胺、丙吡胺；Ⅲ类药索他洛尔最为常见。两类药致尖端扭转型室性心动过速的发生率一般不少于为2%～5%。

（4）血流动力学障碍　降低心脏收缩的抗心律失常药（β受体阻断药、钙通道阻滞药、丙吡胺、氟卡尼）或血管舒张性药（钙通道阻滞药、某些β受体阻断药以及奎尼丁静脉制剂、普鲁卡因胺和胺碘酮）偶可引起心律失常。

0225　应用胺碘酮在剂量上应注意什么？

胺碘酮的个体差异极大，易受年龄（老年用量小）、性别（女性用量小）、体重（体重轻用量小）、疾病（重症心力衰竭耐量小）、心律失常类型（室上性心动过速、心房颤动用量小）及个体（相同条件的个体反应不同）等多种因素的影响。现在多偏向小剂量，再根据心律失常的发作情况和患者的其他情况进行调节。没有特殊的原因不要过于频繁地调整剂量，一次调整需要较长（甚至达数月）的观察时间才能确定疗效和安全性。

静脉注射胺碘酮最好不要超过 3 ～ 4 天，应特别注意选用大静脉，最好是中心静脉给药。胺碘酮静脉使用须给予负荷量静脉注射，需要维持时应立刻给予静脉滴注。单纯使用小剂量静脉滴注不能在短时间内发挥作用。大多数静脉应用胺碘酮的患者都需要继以口服治疗。

0226 胺碘酮所致的肺毒性有哪些表现?

胺碘酮可引起肺毒性（发生率 15% ～ 20%），起病隐匿，最短见于用药后 1 周，多在连续应用 3 ～ 12 个月后出现。最早表现为咳嗽，但病情发展时可出现发热和呼吸困难。表现为急性肺炎（2% ～ 5%），长期治疗发生率会更高；胺碘酮诱发急性肺炎后所致的成人呼吸窘迫综合征多见于术后即刻，特别是心脏手术；对于该药引起的慢性肺间质纤维化，一旦出现肺部不良反应，应予停药。另外，甲状腺功能减退（1% ～ 22%）较为常见、发生比较隐匿；甲状腺功能亢进症（＜3%），可加重心房颤动或出现快速室性心律失常，故应停用胺碘酮。

此外，除了肺毒性外，服用胺碘酮者常会发生显著的光过敏（20%），最终一些患者日光暴露部位皮肤呈蓝 - 灰色变（＜10%），严重影响美观。患者应于用药期间避免日晒，或使用防晒用品（防晒霜），可减轻症状。

0227 胺碘酮对甲状腺功能亢进症患者会有哪些影响?

胺碘酮导致的器官毒性作用是最明显的。服用 200mg/d 的胺碘酮相当于每天摄入 75mg 有机碘。胺碘酮脱碘后每天释放 6mg 游离碘进入血循环，比日常碘摄入量 0.15 ～ 0.3mg/d 高出 20 ～ 40 倍。大剂量的碘负荷和胺碘酮本身对甲状腺功能均有影响。胺碘酮所致的甲状腺功能异常为双项的，也较常见，可以是甲状腺功能亢进症也可能是甲状腺功能减退症。甲状腺功能减退的发生可能比较隐蔽。可用左甲状腺素治疗，使促甲状腺素（TSH）正常化。而甲状腺功能亢进比较难处理，其可加重心房颤动或出现快速室性心律失常，故应停用胺碘酮。由于碘化钠的吸收被胺碘酮分子中的碘化物所抑制，所以不能进行 ^{131}I 放射治疗。胺碘酮所致的甲状腺功能亢进一般是甲状腺炎，所以糖皮质激素可能有效。丙硫氧嘧啶和甲巯咪唑可以作为间歇治疗措施。如果无法停用胺碘酮，可以考虑甲状腺次全切除术，以逆转甲状腺功能亢进症。

0228 β受体阻断药在抗心律失常上有哪些利弊?

β 受体阻断药所致的不良反应来自于肾上腺素能受体阻断的直接后果，包括支气管痉挛、下肢间歇性跛行、雷诺综合征、掩盖低血糖反应等。由于β受体阻断药可减慢心率、抑制异位起搏点自律性、减慢传导和增加房室结不应期，可致严重心动过缓和房室传导阻滞，主要见于窦房结和房室结功能受损的患者，罕见于高交感活性状态如急性心肌梗死静脉用药或慢性心力衰竭口服用药。其他可见肢端发冷、雷诺综合征，伴严重外周血管疾病者病情恶化等。这些不良反应与β受体阻断药阻断血管β$_2$受体、α受体失去β$_2$受体拮抗从而减少组织血流有关。1型糖尿病患者使用非选择性β受体阻断药后可掩盖低血糖的一些警觉症状（如震颤、心动过速），但低血糖的其他症状（如出汗）依然存在。由于β阻滞药治疗利大于弊，对2型糖尿病患者应优先考虑选择性β受体阻断药，尤其心肌梗死后的患者。β受体阻断药可致危及生命的气道阻力增加，对某些慢性阻塞性肺疾病者而言，使用β受体阻断药仍利大于弊。

0229　为何停用β受体阻断药时必须缓慢？

长期应用β受体阻断药者突然停药可发生反跳现象，即原有症状加重或出现新的表现，称之为撤药综合征。表现为高血压、心律失常和心绞痛加重，与长期β受体敏感性上调有关。突然撤除β受体阻断药的危险很大，尤其对高危患者，可能会使慢性心力衰竭的病情恶化并增加急性心肌梗死和猝死的危险。因此，如需停用β受体阻断药应逐步撤药，整个撤药过程至少2周，每间隔2～3天剂量减半，停药前最后的剂量至少给4天。若出现症状，建议更缓慢地撤药。若术前停用本品，必须至少在48小时前，但毒性弥漫性甲状腺肿和嗜铬细胞瘤术前不能停药。

0230　心房颤动和心室颤动有何区别？

所谓的心房颤动（房颤）和心室颤动（室颤）虽都发生在心脏，但发生颤动的部位不一，房颤是心房发生颤动，室颤在心室发生颤动，后果却大相径庭。通俗地说，房颤和室颤都是在心肌发生的"地震"，前者震级约是二三级（仅会家具晃动），后者却十分严重，则为七八级（山崩地裂），也就是说，室颤风险较为严重，可能导致死亡。

室颤时心室肌肉失去正常的收缩节律而颤动或蠕动，完全丧失收缩射血功能，属于心脏骤停的急危重症，可以导致心源性猝死（几乎没有脉搏），必须急救。而房颤常发生于原有心血管病的患者，如冠状动脉心脏病、心瓣膜病等器质性心脏病；非心血管疾病伴发心房颤动则最常见于甲状腺功能亢进症。心房颤动的症状取决于心室率的快慢，长期快速心室率的心房颤动可致心力衰竭，心房颤动并发体循环栓塞具有极高的风险，但一般不会危及生命。

O231 心房颤动者有诱发脑卒中的风险吗?

脑卒中包括缺血性、出血性卒中,两种卒中的比例约为7:3。在正常情况下,心脏的收缩与舒张在自主神经的协调下是保持一致的。但在心房颤动时,心房的收缩功能大幅度下降,心房内的血液流动十分缓慢,黏滞度高,血液无法完全被心肌收缩动作所泵出,将会淤积在心房内,同时血小板聚集性也较高(对血小板的依赖性介于动、静脉之间,更倾向于静脉系统),则易形成血栓。一旦血栓团块脱落伴随血液流动进入大脑血管,堵塞在血管或管腔狭窄部位,阻断相应部位的血流供应,造成缺血、缺氧和坏死,出现脑卒中,心房颤动者可使脑卒中的风险相对于正常者增加大约5倍。

O232 心房颤动者需要抗凝治疗吗?

心房颤动者的栓塞发生率极高,由于心房颤动者的心房失去收缩力,血流淤滞,血小板聚集性也较高,引起脑卒中。依据统计,非瓣膜性心脏病合并心房颤动者发生脑卒中的风险较没有心房颤动者高出5~7倍。二尖瓣狭窄或二尖瓣脱垂合并心房颤动者发生脑卒中的频率更高。

因此,对心房颤动者应积极进行抗凝+抗血小板(阿司匹林、肝素、华法林、直接凝血酶抑制药达比加群酯、凝血Xa因子抑制药利伐沙班)预防。以CHADS2评分(充血性心力衰竭、高血压病、年龄≥75岁、糖尿病、卒中或短暂性脑缺血发作病史)为标准,大于2分者积极抗凝治疗。美国脑卒中协会(ASA)脑卒中一级预防指南(2010年版)指出:"抗凝治疗是降低心房颤动相关卒中死亡率的关键"。

抗凝治疗一直以来都是心房颤动治疗的核心,目前临床上最常用药品仍为华法林,但鉴于华法林的缺陷,积极探索其替代治疗(利伐沙班、依杜沙班)已成为迫切需要。

O233 转复心房颤动需用哪些药?

新近发生的心房颤动、对血流动力学不能耐受的心房颤动,或反复发作产生明显症状的患者,可以考虑进行心房颤动律转复。电复律应是首选的转复手段,如采用药物转复,目前最常用的静脉复律药物是普罗帕酮和胺碘酮。心功能正常或无器质性心脏病,亦可口服普罗帕酮、索他洛尔转复;如有心功能不全或器质性心脏病,应首选胺碘酮。心房颤动复律后一般均需要使用上述有效抗心律失常药物来维持治疗。目前,奎尼丁、普鲁卡因胺、丙吡胺等药品已很少选用。

O234 控制心室节律需用哪些药?

β受体阻断药、地尔硫革和维拉帕米作为一线治疗药用来控制心房颤动患者的心室率；伴有心力衰竭的患者首选地高辛；难治患者亦可选用胺碘酮。如心率控制不满意，则地尔硫䓬或维拉帕米可与地高辛联合应用，但须密切注意观察心功能的减退状况。

对有心脏瓣膜病、心肌疾病、老年患者和其他有血栓栓塞危险因素的心房颤动患者，若有使用抗凝药的指征，首选药为华法林。对于老年患者需要进行总体受益或风险的评估。对于无器质性心脏病的年轻患者患孤立性心房颤动则不强调需要抗凝治疗，但建议服用抗血小板药，如阿司匹林或氯吡格雷。

0235 血脂包括哪些成分？

血脂是人血浆中脂类的总称，包括中性脂肪（甘油三酯、胆固醇）和类脂（磷脂、糖脂、固醇、类固醇）。人体血浆的脂质主要有甘油三酯（TG）、胆固醇（CH）、胆固醇酯（CE）、磷脂（PL）和游离脂肪酸（FFA）。这些脂类为脂溶性，不溶于水，必须与蛋白结合成水溶性的脂蛋白，才能存在于血浆中。除了游离脂肪酸与白蛋白结合外，其余脂质与球蛋白结合在一起。根据脂蛋白组成和特性（颗粒大小、分子量、水合密度、带电荷），利用电泳和超速离心法将血脂蛋白分成乳糜微粒（CM）、极低密度脂蛋白（VLDL-ch）、低密度脂蛋白（LDL-ch）、中密度脂蛋白（IDL-ch）和高密度脂蛋白（HDL-ch）5种。各种脂蛋白在血浆中呈球形，都含有载脂蛋白（Apo）、甘油三酯、胆固醇和磷脂，但在组成比例上却不相同，另在转运和代谢过程中，各有其功能和代谢途径。

0236 在所有胆固醇脂蛋白成分中，哪种成分高最有风险？

低密度脂蛋白（LDL-ch）是导致动脉粥样硬化的基本和重要因素，在所有脂蛋白成分中最有危害，在动脉粥样硬化形成过程中，持续发生一系列慢性炎症反应：① 其颗粒大小适中，易透过血管膜使血管内膜受损（氧化和内皮损伤、核细胞参与引发炎症）；② 可被修饰成氧化型LDL-ch，O-LDL-ch可释放趋化因子，吸引血液单核细胞向管壁移行；③ 可与单核细胞结合并被巨噬细胞吞噬（在细胞趋化因子、血管细胞黏附因子或细胞间黏附因子促使下）；④ 促使细胞增殖，形成泡沫细胞，后者不断地增多、融合，构成脂纹和动脉粥样硬化；⑤ 在内皮下形成"脂质核心"（动脉粥瘤）；⑥ 促使血管内皮炎症、脂质斑块（稳定型或不稳定型斑块）的形成。

低密度脂蛋白应优先控制和降低，以降LDL-ch为重，每降1mmol/L，心血管事件减少55%；早期受益为后期3倍。

0237 哪些因素导致血脂异常？

高脂血症应称为血脂异常，其对人的危害极大。大量的研究已证实，血脂过高是加速动脉粥样硬化的最危险的因素。脂代谢紊乱使脂质侵犯主动脉和中等动脉（脑、冠状、肾动脉），首先是胆固醇及其他脂类在动脉内膜沉着，继而内膜纤维结缔组织增生，并增厚形成斑块，后形成粥样物，最后由于钙盐沉着及血栓导致血管腔发生梗死（脑、肺、心肌、静脉等）。

血脂异常的发病有一定的规律，主要与年龄、饮食、季节、昼夜和遗传有关。

（1）年龄　血浆胆固醇量伴年龄的增长而相应增加，一般在30岁即可发生心脑血管硬化，随年龄的增长而加重，男性在50～55岁，女性在55～60岁发病，男性重于女性。在65岁以后，血浆胆固醇含量不再增加或逐渐降低。

（2）饮食　每日摄入热量过多，则将过多的能量转化为脂肪贮存。如每日摄入过多的脂肪和胆固醇食物，则血浆极低密度和中密度脂蛋白增加；摄入高糖食物特别是蔗糖、乳糖、葡萄糖等，肝脏合成极低密度脂蛋白和甘油三酯增加；大量饮酒后酒精可激活脂肪中的脂肪酶，使后者释放至血浆中，促使合成甘油三酯。

（3）季节　初春至夏末，血浆总胆固醇、甘油三酯呈下降趋势，暑期为最低值；在初秋开始增高，至冬季达峰值。原表现为血脂异常者，增高的幅度更大。

（4）昼夜　肝合成胆固醇主要在夜间进行，因此服用胆固醇合成酶抑制药在晚餐或睡前服用疗效更好。

（5）遗传　在相同的饮食和环境下，一部分人会发生血脂异常，主要是遗传和家族因素所致，此类人应严格控制饮食总热量、糖的摄入。

0238 血脂异常有哪些表现？

血脂异常的表现包括两个方面：一是脂质在真皮内沉积所引起的黄色瘤；二是脂质在血管内皮沉积所引起的动脉粥样硬化，导致冠心病和周围血管病变。但由于黄色瘤发生率并不高，另在血管内皮沉积所致的冠心病和血管病变需要较长时间才能观察出来，因此，临床表现常无任何症状。

① 血脂（胆固醇、总胆固醇、甘油三酯、低密度脂蛋白）测定高于同性别正常值。总胆固醇＞5.5mmol/L、低密度脂蛋白＞3mmol/L、甘油三酯＞1.5mmol/L、高密度脂蛋白＜1.5mmol/L。

② 动脉粥样硬化。脂类代谢异常导致动脉内膜局部出现脂质类积聚、出血和血栓形成、纤维组织增生和钙质沉着，并有动脉中层的逐渐退变和钙化、弹性减退、管腔狭窄甚至完全闭塞，造成组织缺血或坏死，如累及冠状动脉可引起心绞痛或心肌梗死；如累及下肢动脉可引起间歇跛行或下肢坏死；累及肾动脉可引起高血压或肾脏萎缩。

③ 多伴有脂肪肝或肥胖。

④ 角膜弓和脂血症眼底改变。角膜弓又称为老年环，多见于40岁以上的中、老年者，多伴有血脂异常。血脂异常眼底改变是由含有甘油三酯的大颗粒脂蛋白沉积在眼底小动脉引起的光散射所致，常伴有高甘油三酯血症并有乳糜微粒症的特征表现。

⑤ 可并发有高血压、动脉粥样硬化、糖尿病、血小板功能亢进症。

0239 绝经期妇女为何容易血脂升高?

中国女性的首位死因源于心脑血管疾病。女性所分泌的雌激素是最重要的血管保护因子，具有改善脂质代谢、促进尿酸排泄、扩张小动脉血管、防止动脉血管内皮损伤等功能。但女性自绝经期后，雌激素分泌量逐渐减少，血液的黏稠度逐步增加，失去了雌激素对心血管的保护作用，导致体内脂质代谢发生紊乱，引起脂质、糖代谢异常，血压升高，自主神经紧张，动脉内皮受损和血管炎症反应等变化，最先表现的异常是血脂升高，监测总胆固醇和甘油三酯水平高于同龄的男性，峰龄约比欧美国家女性推迟10年左右。国内外多项循证医学研究结果显示，绝经期妇女发生心脑血管不良事件的风险远高于绝经期前妇女，且与年龄、血脂水平呈正相关。此外，脂质代谢异常是女性肿瘤发生率增加的重要原因，宜及早干预。

0240 调节血脂药各有哪些侧重?

（1）主要降低甘油三酯的药物 影响脂质合成和代谢，常用贝丁酸类药，包括氯贝丁酯（安妥明）、非诺贝特（立平脂）、吉非贝齐（诺衡）、利贝特（降脂新）、苯扎贝特（必降脂）。

（2）减少低密度脂蛋白合成的药物 烟酸、吉非贝齐、阿昔莫司（乐脂平）、普罗布考。

（3）主要降低胆固醇药 羟甲戊二酰辅酶A还原酶抑制药（他汀类）可以抑制羟甲戊二酰辅酶A还原酶，抑制肝脏合成胆固醇，促使低密度脂蛋白降解而降脂，同时增加高密度脂蛋白水平。常用洛伐他汀（美降之）、辛伐他汀（舒降之）、普伐他汀（帕瓦亭）、氟伐他汀（来适可）、阿托伐他汀（阿乐）、瑞舒伐他汀（可定）。

（4）影响胆固醇及胆汁酸吸收的药物 考来烯胺（消胆胺）、考来替泊（降胆宁）、普罗布考（丙丁酚）。

（5）增加高密度脂蛋白水平药 苯扎贝特、阿昔莫司。

（6）保护动脉壁药 对抗动脉粥样硬化和粥样斑块的形成，常用硫酸软骨素（康络灵）、糖酐酯钠（糖酐酯）、藻酸双酯钠（多糖硫酸酯）、泛硫乙胺。

（7）扩张血管和抗血栓药 降低甘油三酯，降低血液黏稠度，稳定膜电位，常用ω-3脂肪酸（鱼油）。

0241 治疗血脂异常可选哪些药?

治疗血脂异常，是针对脂质代谢的不同环节，使血浆中胆固醇、甘油三酯水平降低，以延缓动脉粥样硬化的进程。

调节血脂药品种很多，效果各异。但就其作用机制而言，不外乎干扰脂质代谢过程中某一个或几个环节，如减少脂质吸收，加速脂质的分解或排泄，干扰肝内脂蛋白合成或阻止脂蛋白从肝内传送进入血浆，增加脂蛋白从血浆中清除速度等。但迄今为止，尚无一种药对所有脂质素乱均有效，缺少全效药，其对脂质和脂蛋白的调节均有一定侧重，因此，宜分别依据血脂异常的类型选择。调节血脂药的选用参考见表1-21。

表1-21 调节血脂药的选用参考

血脂异常类型	首选	次选	可考虑的用药
高胆固醇血症	他汀类	胆酸螯合剂	烟酸或贝丁酸类（贝特类）
高甘油三酯血症	贝丁酸类	烟酸	多烯脂肪酸类（鱼油）
混合型血脂异常			
以高胆固醇为主	他汀类	烟酸	贝丁酸类
以高甘油三酯为主	贝丁酸类	烟酸	
高甘油三酯和胆固醇	胆酸螯合剂+贝丁酸类	他汀类	贝丁酸类+血脂康
低高密度脂蛋白血症	贝丁酸类、阿昔莫司	他汀类	多烯脂肪酸类
阻止脂质浸润沉积	吡卡酯、泛硫乙胺		

近期研制上市的胆固醇吸收抑制药依折麦布与其葡萄糖苷代谢物可抑制肝脏分泌和来源于饮食的胆固醇在肠道内的重吸收，抑制位于小肠黏膜刷状缘的一种特殊转运蛋白尼曼-匹克C1型类似蛋白1活性，减少肠道内CH的吸收。研究证明，依折麦布与他汀类药联用时比单用他汀类对LDL-ch降低12%～15%。对正服用他汀类药患者加用10mg的依折麦布对治疗有益。

0242 调节血脂药的降脂强度分为几级?

美国《ACC/AHA降脂治疗指南（2013年版）》将不同种类、不同剂量的他汀类药的降胆固醇作用按照强效他汀（LDL-ch水平降低≥50%）、中效他汀（LDL-ch水平降低30%～50%）、弱效他汀（LDL-ch水平降低＜30%。）分为三组。据此来推荐他汀的种类和剂量（表1-22），强效他汀组只有大剂量阿托伐他汀和瑞舒伐他汀两个药。指南建议，应根据患者所属类别选择适宜强度的他汀治疗；若患者不能耐受较高强度的他汀治疗，可以降低治疗强度。

表1-22 美国2013年ACC/AHA降脂治疗指南的高、中、低效他汀类药治疗方案

强效治疗	中效治疗	低效治疗
使LDL-ch水平降低≥50%	使LDL-ch水平降低30%～50%	使LDL-ch水平降低＜30%
阿托伐他汀：40～80mg 瑞舒伐他汀：20mg或40mg[①]	阿托伐他汀：10～20mg 瑞舒伐他汀：5～10mg 辛伐他汀：20～40mg 普伐他汀：40mg或80mg[②] 洛伐他汀：40mg 氟伐他汀缓释片：80mg 氟伐他汀：40mg，一日2次 匹伐他汀：2～4mg	辛伐他汀：10mg 普伐他汀：10～20mg 洛伐他汀：20mg 氟伐他汀：20～40mg 匹伐他汀：1mg 血脂康[③]

① 瑞舒伐他汀40mg和普伐他汀80mg未获得CFDA批准；② 中国人服用瑞舒伐他汀的剂量减半；③《中国成人血脂异常防治指南（2016年版）》低效治疗药中包括血脂康。

0243 血脂异常患者单一用药为何疗效不好?

对显著的血脂异常和家族性杂合型高胆固醇血症者，单一应用调节血脂药的疗效并不理想，因此，提倡选择2～3种作用机制截然不同的药物联合应用，使各药的剂量减少，降脂幅度增大。主要原因如下。

① 调节血脂药没有全效药，迄今没有一个对CH、TC、TG、LDL-ch、ApoB全面降低和使HDL-ch升高的药物，单一药物治疗往往难奏全效。

② 他汀类药有"逃逸"现象，剂量每增加1倍，效果仅提高6%，因此，不能单纯指望增加剂量来增加疗效。

③ 在降低脂蛋白酯酶（LDL）、降低富含甘油三酯、预防脂蛋白氧化等作用机制上，需要联合用药（作用相加）取得协同效果。

④ 体内血脂源于三条途径：肝脏合成；小肠再吸收；饮食摄入。且同时具有负反馈平衡机制，阻断其一可通过其他途径互补。

⑤ 采用中、小剂量联合应用可减少各药的不良反应。

血脂异常多为混合性血脂（高胆固醇、高甘油三酯、高低密度脂蛋白）增高，单一药物治疗往往难以奏效，如单纯增加他汀类药剂量（加倍）的降脂效果（降低低密度脂蛋白）仅提高2.23%，但他汀类＋依折麦布则可提高25%。混合性血脂异常可选他汀类＋非诺贝特，或贝丁酸类＋血脂康；高胆固醇血症可选胆酸螯合剂＋依折麦布；低高密度脂蛋白血症可选他汀类＋烟酸；严重高甘油三酯血症可联合应用非诺贝特＋ω-3脂肪酸（深海鱼油）；严重混合血脂异常可联合应用胆酸螯合剂＋烟酸。

0244 他汀类药具有哪些多效应?

最新研究（近10年内）证实，他汀类药尚具调节血脂以外的重要作用，显示出良好的治疗前景。其多效应如下。

① 保护脏器（心、肝、肾），直接作用于肾细胞以减轻肾小球的硬化，延缓肾衰竭。

② 保护心肌，显著减少围术期不良心脏事件，减少心血管内皮过氧化，增加血管内皮细胞一氧化氮合酶水平。

③ 通过增加动脉粥样硬化的不稳定型斑块中的胶原成分和细胞间质胶原酶（MMP-1）水平，而稳定或缩小甚至逆转动脉粥样硬化脂质斑块体积，减少脑卒中和心血管不良事件的发生。

④ 抗炎（减少巨噬细胞、细胞因子、趋化因子水平，减少白细胞黏附因子的表达）、对抗应激，PCI术前预防性给予负荷剂量他汀类药，可显著减少围术期不良心脏事件。

⑤ 溶解血栓作用，影响凝血和血小板活化，增加纤溶能力（减少纤溶酶原）。

⑥ 降低血清胰岛素，增加脂联素，同时可改善胰岛B细胞功能，改善胰岛素抵抗状态，减轻糖尿病并发症（神经）和炎症。同时，延缓糖尿病肾病和眼底疾病的发展。

⑦ 他汀类药可适度减少蛋白尿，使肾功能受损风险降低，延缓肾病的进展；CARDS研究纳入2838例2型糖尿病肾病患者，其中34%患者并发肾功能不全 [eGFR 30 ～ 60ml/（min · 1.73m^2）]，结果阿托伐他汀使所有2型糖尿病患者（无论是否合并蛋白尿）的eGFR净改善0.18ml/（min · 1.73m^2 · 年），其中，对合并蛋白尿者的eGFR改善更为明显 [净改善0.38ml/（min · 1.73m^2 · 年）]，无蛋白尿者eGFR也有改善，净改善0.13ml/（min · 1.73m^2 · 年）。

⑧ 心脏和肾脏的保护作用：慢性肾病（CKD）患者中，血脂异常和脂类代谢紊乱普遍存在，最新荟萃分析提示，降脂治疗可使更多糖尿病+CKD患者的心血管不良事件和动脉粥样硬化的风险。一项TNT研究对9376例冠心病患者服用阿托伐他汀证实，无论是否合并有CKD，均能从他汀类药积极治疗中获益。

0245 服用他汀类药的患者为何慎用维生素E?

服用他汀类药调节血脂，或预防动脉粥样硬化，或逆转和稳定动脉粥样硬化的脂质斑块（稳定不稳定斑块破裂或缩减稳定型斑块的体积）。但他汀类药在调节血脂的同时，可在体内抑制辅酶Q$_{10}$的生物合成，引起细胞线粒体能量供应的严重不足，促使细胞耗竭，出现横纹肌疼痛（胸背腰肩和四肢对应性弥漫性酸痛、疲乏、抽搐、水肿、肌软弱或茶色尿液）等肌毒性。按轻重程度分为肌痛、肌病和横纹肌溶解症等，严重者可诱发全身横纹肌溶解、松弛、肌磷酸激酶升高、肾衰竭甚至死亡。

若同时服用维生素E，维生素E将会提高辅酶Q_{10}的分解速度，加速辅酶Q_{10}的耗竭，可能加重他汀类药所诱发的肌毒性。出现头晕、疲倦、乏力、肌痛、视物模糊、性功能减退等不良反应，因此，服用他汀类药期间不宜同服维生素E。

0246　调节血脂的底线是什么？

血清TC、TG和LDL-ch水平与心脑血管疾病的危险因素密切相关，血清TC、TG水平与心血管事件和死亡率呈U型；但过低的CH和TG水平（低胆固醇血症）也可导致非心血管事件和死亡率增加，包括脑出血、脑卒中、肿瘤、感染、抑郁、含甾醇结构的内分泌激素缺乏。因此，调节血脂应有底线，注意控制血清TC、TG水平不宜过低。

TC在体内参与细胞及其细胞膜组成，并对维持细胞膜起着重要作用。若血清TC水平过低，会使细胞膜的弹性降低，脆性增加，致使血管壁脆弱。加之脑内小血管缺乏外周组织支持，抵抗血压变化的能力较低，当血压骤然升高时，血管极易破裂出血。另TC是体内许多重要激素的原料，在体内代谢后可转化为孕醇酮，再由孕醇酮合成肾上腺皮质激素、黄体酮、雄激素及雌激素等。这些激素对调节糖、脂肪和蛋白质代谢及水、电解质平衡，对应激性反应、免疫功能均有重要影响。如果TC水平过低，也不利于人体健康。因此，调节血脂对缺血性脑卒中有预防作用，但对出血性脑卒中的作用并不显著，特别当LDL-ch小于1.8mmol/L时，就有脑出血的危险。70岁以上男性中，血浆TC值低于4.14mmol/L者，其罹患抑郁症的风险为其他人的3倍，所以对于罹患血脂异常者，在给予调节血脂药治疗同时，也要注意评估其风险。

0247　服用血脂调节药期间为何须监测肝、肌肉毒性？

在对血脂异常的治疗中，常有一对非常棘手的矛盾，既提倡联合用药，以期提高降脂效果，但他汀类和贝丁酸类药合用又会增加发生肌病和肌痛的危险；所以，应用时必须监测肝毒性和肌肉毒性，定期监测肝功能（AST、ALT）、血钙、碱性磷酸酶（AP）、肌磷酸激酶（CK）、肌红蛋白（Mb）水平，如血清AST及ALT高于正常上限3倍（120U）、CK高于正常值10倍（250～2000U/L）以上，Mb高于正常值3倍（210ng/ml），并有弥散性的肌痛、肌软弱、茶褐色尿等情况时应考虑为肌病，须即停止药物治疗。

另外尚需注意，以中等剂量他汀类和贝丁酸类联合应用，使肌病的发生率降低，同时剂量不宜过大，不宜在同一时间服用（相互间隔2～3个血浆半衰期）。或于晨起服用贝丁酸类药而晚上服用他汀类；或隔日分别交替服用。

烟酸若与他汀类药联合治疗可显著升高高密度脂蛋白，且可增加他汀类药的生物利用度，但也可能增加肌病的危险，同样需监测肝功能（ALT、AST）和肌磷酸激酶（CK）。同时应加强血糖监测。应用他汀类药初始宜从小剂量起，并将肌病的危险性告之患者，并关注及时报告所发生的肌痛（胸背、腰腿、四肢、乳房）、触痛或肌无力。对有横纹肌炎继发肾衰竭的危险因素（如严重急性感染、手术、创伤、严重的代谢内分泌和电解质紊乱、癫痫）者，应及时停用他汀类药。

0248 他汀类药为何会引起肌肉毒性？

他汀类药可引起肌病，包括肌痛、肌炎和横纹肌溶解症。

与他汀类药相关的肌病发生率约为2%～5%，横纹肌溶解症发生率为0.01%，横纹肌溶解症致死率为0.00016%，其中以辛伐他汀、西立伐他汀最高，氟伐他汀最低，发生率分别为1.1%～3.3%、6%～9%和1%。且危险性伴随剂量增加而增加。服用他汀类药发生肌病和横纹肌溶解症的机制如下。

① 通过改变横纹肌细胞膜脂质组成，影响胞膜的通透性和稳定性，并影响胞膜上的钠-钾通道，导致细胞损伤或崩解，被破坏的肌细胞通过肾排泄而引起肾衰竭。

② 抑制羟甲戊二酰辅酶A还原酶，抑制下游甲羟戊酸通路。

③ 增高肌细胞内钙浓度，抑制细胞膜糖蛋白合成，并使氯通道失活。

④ 他汀类药可阻断辅酶Q的合成前体而抑制辅酶Q（CoQ10）的体内合成和运转，造成循环和组织中的缺乏辅酶Q，引起肌痛。

⑤ 调节血脂药所致的肌毒性与调节血脂的作用密切相关，同时也与药物的水、脂溶性相关。他汀类药在亲水、亲脂性上有所区别，药物的亲脂性对羟基甲戊二酰辅酶A的限速酶亲合性、肝脏选择性十分重要，而更高的脂溶性药物则以被动转运、非选择性扩散，可更完全的分布于非肝脏组织的肌肉中，易发生肌毒性，分为肌痛（表现为肌肉疼痛或无力，不伴CK升高）、肌病（疼痛、疲乏、无力、伴CK升高）横纹肌溶解症（有肌肉症状，伴CK显著升高超过正常值上限ULN的10倍和血肌酐升高，常有褐色尿和肌红蛋白尿），因此肌肉毒性与药物降低CH作用呈正比。

⑥ 联合应用酶抑制药，干扰通过CYP3A4（洛伐他汀、普伐他汀、辛伐他汀、阿托伐他汀）、CYP2C8（洛伐他汀）、CYP2C9（氟伐他汀、瑞舒伐他汀）、CYP2CA19（瑞舒伐他汀）的代谢，并使之在体内蓄积。

发生肌病的高危人群有：① 高龄尤其是80岁以上的老年人；② 女性；③ 围术期、器官移植者；④ 体型瘦小虚弱者；⑤ 慢性肾功能不全、糖尿病肾病、甲状腺功能减退者；⑥ 嗜酒者；⑦ 大量饮用西柚汁者；⑧ 联合应用贝丁酸类药、抗真菌药、烟酸、环孢素、维拉帕米、大环内酯类抗生素、人免疫缺陷病毒蛋白酶抑制药、抗抑郁药奈法唑酮等治疗者，能显著提高他汀类药的血浆水平。

O249 肌毒性与调节血脂药的脂溶性有关联吗？

调节血脂药所致的肌毒性与调节血脂的作用密切相关，同时也与药物的水、脂溶性相关。他汀类药在亲水、亲脂性上有所区别，药物的亲脂性对羟基甲戊二酰辅酶A的限速酶亲合性、肝脏选择性十分重要，而更高的脂溶性药物则以被动转运、非选择性扩散，可更完全地分布于非肝脏组织的肌肉中，易发生肌毒性，分为肌痛（表现为肌肉疼痛或无力，通常是对称性及近端，一般累及大的肌肉群包括大小腿、臀部、背部肌肉，不伴CK升高）、肌炎（疼痛、疲乏、无力、伴CK升高）、横纹肌溶解症（肌肉症状，伴CK显著升高超过正常值上限ULN的10倍和血肌酐升高，常有褐色尿和肌红蛋白尿），因此肌毒性与药物降低CH作用呈正比。而亲水性药物则以主动转运、有载体（基因）帮助扩散，分布于肝脏和肌肉组织，也有较高的肝脏选择性，对骨骼肌的影响较小。而水、脂兼溶的他汀类药较为安全。西立伐他汀、洛伐他汀、辛伐他汀、氟伐他汀、阿伐他汀、匹伐他汀属于脂溶性他汀，普伐他汀、瑞舒伐他汀属于水溶性他汀。不同的脂溶性的他汀类药的肌毒性有所不同，若以脂溶性比较，导致肌毒性的药物排序为：西立伐他汀＞匹伐他汀＞辛伐他汀＞阿托伐他汀＞氟伐他汀＞洛伐他汀＞瑞舒伐他汀＞普伐他汀。2001年被拜耳公司撤市的西立伐他汀的脂溶性最强，曾先后有549例患者发生肌毒性，其中52例死亡。而辛伐他汀的肌毒性曾受到美国FDA警告。

O250 如何预防和解救肌毒性？

① 规避易发生肌病的高危人群，一旦发生严重肌毒性，及时停用他汀类药。

② 肌病早期应大量补液，迅速将肌血球素清除出肾脏来预防病情恶化，并应用利尿药甘露醇、呋塞米帮助快速清除肾脏肌血球素。

③ 以碳酸氢钠维持尿道碱性，有助于阻止肌血球素分裂成有毒化合物。

④ 应用糖皮质激素或免疫抑制药。

⑤ 口服或注射肌苷、维生素D、肌醇酯、辅酶Q_{10}。

⑥ 若联合应用调节血脂药，宜以中等剂量他汀类＋贝丁酸类合用，肌病发生率较低。同时不宜同一时间服用，以免血浆峰浓度重叠，宜晨起服用贝丁酸类而晚上服用他汀类药。

⑦ 对待老年人，在服药期间，若出现肌肉无力、疼痛、疲乏等症状时，需要与老年性骨关节炎、骨质疏松症、肌肉疼痛相鉴别，及时去医院复查血清肌磷酸激酶、血常规。

Q251 他汀类药可预防栓事件吗？

可以。羟甲戊二酰辅酶A还原酶抑制药（他汀类）不仅有效降低TC及LDL-ch水平，尚具有下列新颖作用：① 延缓和减轻动脉粥样硬化的发生和发展进程，减少血管内壁过氧化或损伤，减少LDL-ch过氧化和修饰而形成氧化型LDL-ch（Ox-LDL-ch）减少巨噬细胞的吞噬而形成泡沫细胞，延迟动脉粥样硬化进程；② 保护心肌，显著减少围术期不良心脏事件，减少心血管内皮过氧化，增加血管内皮细胞一氧化氮合酶水平；③ 通过增加动脉粥样硬化的不稳定型斑块中的胶原成分和细胞间质胶原酶水平，而稳定或缩小动脉粥样硬化脂质斑块体积；④ 溶解血栓作用，减少脑卒中发生，其已经从单一的调节血脂药发展至抗动脉粥样硬化药。

服用他汀类药宜注意：① 首选阿托伐他汀、瑞舒伐他汀、辛伐他汀（均有充实的循证医学证据）；② 初始服用较高的剂量；③ 坚持长程治疗（至少3～5年），同期监测安全性（肌毒性）；仅有把血脂尤其是LDL-C降至70mg/L以下（＜1.80mmol/L）才能逆转斑块体积；④ 监测指标不仅限于血脂谱，且需监测动脉粥样硬化斑块的增长厚度（毫米/年）。

Q252 为何中国人服用瑞舒伐他汀需减半量？

瑞舒伐他汀抑制限速酶和CH合成的作用最强，可选择性作用于肝细胞，以新鲜制备的大鼠肝脏细胞培养，其抑制CH合成的IC_{50}为0.16nmmol/L，明显强于其他同类药的1.16～6.93nmmol/L，是目前作用最强的羟甲基戊二酰辅酶A还原酶抑制药。一项研究针对17802例血脂水平不高但超敏C反应蛋白（hsCRP）增高的正常人群受试者，平均随访1.9年。结果瑞舒伐他汀使LDL-ch和hsCRP分别降低50%和37%，心血管不良风险减少44%。

瑞舒伐他汀结构中具有类磺胺基团，磺胺基团水解后去甲基，形成磺胺，再经过肝脏代谢所得乙酰化产物在尿液中溶解度较小，易析出结晶在肾小管蓄积，导致肾小管的蛋白吸收障碍，引起蛋白尿；PLANET及SATURN研究显示：瑞舒伐他汀较之阿托伐他汀显著增加蛋白尿。同时，由于基因差异，瑞舒伐他汀在亚洲人群的血浆药物浓度（药-时曲线下面积、血浆达峰时间）与白种人相比，可增加大约2倍，中国人群的血浆药物浓度为500ng/（ml·h），白种人为216ng/（ml·h），为白种人的2.31倍。因此，国家食品药品监督管理局批准，中国人群的起始剂量为5mg，日最大剂量为20mg。

Q253 如何控制烟酸所致的皮肤反应？

烟酸属水溶性B族维生素，当用量超过作为维生素作用的剂量时，具有明显的降脂作用。可抑制VLDL-ch分泌，减少LDL-ch生成。

① 烟酸具有强烈的扩张血管作用，开始服用或剂量增大后可致恶心、呕

吐、腹泻、发热、瘙痒、皮肤干燥、面部潮红等；大剂量可引起血糖升高、尿酸增加、肝功能异常。为缓解由前列腺素介导的这一效应，可应用小剂量的缓释制剂，或服药前30分钟合用阿司匹林300mg可以减轻，或每日服用1次布洛芬200mg。

② 服用烟酸的患者，大约1/5人会发生高尿酸血症，有时甚至可发展为痛风，如出现血尿酸水平升高、痛风性关节炎时应即停药。烟酸对严重痛风者禁用。

③ 烟酸对有活动消化性溃疡、对烟酸过敏者、严重的或原因未明的肝功能损害、动脉出血、儿童、妊娠及哺乳期妇女禁用。对有肝病史者慎用。患有原发高胆固醇血症（Ⅰ型或Ⅱ型）的妇女在服用烟酸过程中怀孕，应该停止服用。烟酸可经乳汁排泄，哺乳期妇女应暂停哺乳。

④ 与他汀类药联合应用应谨慎，治疗期间应定期监测肝功能和肌磷酸激酶。

⑤ 烟酸可升高氨基转移酶和碱性磷酸酶水平，但不会引起肝毒性，患有黄疸型肝炎、肝胆疾病、糖尿病或消化道溃疡的患者，在服用期间应该严格监控肝功能和血糖，以免出现严重不良反应。

O254 胆固醇吸收抑制药是他汀类药的有益的补充吗？

他汀类药为调节血脂和预防动脉粥样硬化的"基石"，而胆固醇吸收抑制药依折麦布具有良好的协同作用，与他汀药联合治疗是一个良好的、有益的补充。

① 依折麦布与他汀类药作用机制协同，从人体胆固醇合成与代谢三条主要路径（饮食摄入、肝脏合成、肠道转运和吸收）的双相途径切入，包括胆固醇的肝脏合成和肠道（小肠刷状缘膜小囊泡上膜蛋白）吸收等双途径阻断路径，规避反馈性平衡调节机制，两类药作用相辅相成、优势互补、相得益彰，是他汀类药不耐受者以及单药治疗不能达标者的良好选择。

② 他汀类药治疗基础上加用依折麦布可使LDL-ch进一步降低18% ～25.8%。

③ 与他汀类或贝丁酸类（非诺贝特）药合用，可使依折麦布的血浆药物浓度提高1.5倍，可获得更佳的临床疗效。

④ 众多的RCT结论，包括EASEGO、SHARP、IMPROVE-IT等证实其疗效，2010年发布的胆固醇治疗研究者协作组研究（CTT）对总计纳入170000例受试者的26项样本量大于1000例的随机化临床研究进行荟萃分析，无论患者LDL-ch基线水平如何，应用依折麦布后每降低LDL-ch约1mmol/L水平，可使主要心血管事件（心脏病发作、血运重建、缺血性脑卒中）年发生率降低约20%。IMPROVE-IT研究锁定于18144例急性冠脉综合征受试者（10天内因STEMI、NSTEMI住院的年龄≥50岁，具有一个以上的高危特征者），分别采用依折麦布＋辛伐他汀联合治疗（$n=9067$）或辛伐他汀单药治疗（$n=9077$），联合治疗组相对于单药治疗组而言，可显著降低总体（首次、复发）心血管事件（非致

死性心肌梗死、非致死性脑卒中、血管重建术）的发生率，两组总体主要终点事件分别为1990例和2241例（RR=0.91，*P*=0.007）。

⑤ 双药联合治疗并不增加药品不良反应和事件的发生率（肝酶升高、肌痛、肌病和横纹肌溶解症、胆囊切除、急性胰腺炎、癌症）。

⑥ 双药复方制剂（益适纯）治疗成本小于两种单药治疗。

O255　何谓血栓？血栓是如何形成的？

血栓在血管中形成，是血液在流动中发生凝聚后所形成的有特殊结构的血块，类似于栓子一样阻塞血管而造成各种栓塞，包括脑、肺、冠状动脉、外周静脉、深静脉、术后栓塞等。组成血栓的主要成分有血小板、纤维蛋白、红细胞等，通过血小板的黏膜附着作用而把大量的纤维蛋白、红细胞网络在一起而形成聚合体。其中血小板起到关键的凝集作用，而起填充物的支撑骨架作用的则是大量的红细胞和纤维蛋白。血栓按所形成的部位分为动脉、静脉、心腔内血栓，其原因、组分和组分比例、性状和防治原则也不尽相同。其在血管中形成是一个十分复杂的由量变到质变循序渐进的过程，其形成并非"一日之功"，整个过程可分为4个阶段。

（1）形成前期　表现在血管粥样硬化出现前，动脉血管壁上开始有脂质斑块沉积、脂肪、胆固醇的沉积、变性，高血压所致的动脉血管损伤等，使内膜下胶原暴露，好比播种前休整的土地一样，为以后的血栓形成准备了适宜的"温床"。

（2）形成初期　大量的被激活的血小板黏附在已受损的血管壁上，且数量不断聚集，形成血小板聚集体，称之为血小板血栓（白血栓）。其体积虽小，但一旦在血管壁上黏附聚集，血小板会同时释放大量的聚集因子，一方面加剧血小板聚集；另一方面则激发周围的原来溶解于血浆中的纤维蛋白原，形成不可溶解的纤维蛋白丝状体，并聚合部分红、白细胞缠绕在血小板聚合体的周围。

（3）形成期　纤维蛋白通过血小板不断聚集释放而大量凝集，并掺入大量的红、白细胞，形成纤维蛋白血栓（灰血栓），其体积较大，可致血管腔隙狭窄，阻碍血液流动，甚至造成小血管栓塞。

（4）形成后期　因血流受阻，流动缓慢，或血液产生涡流，可致大量的红细胞聚集在纤维蛋白之上，由大量红细胞聚集而形成血块（红血栓）。

O256　哪些是血栓形成的高危因素？

（1）血管壁内膜改变　（动脉粥样硬化、脂质斑块形成、动脉瘤、血管内膜炎症、管壁脆化、内膜溃疡、管壁损伤）为血栓形成第一危险因素，其均可促使血小板活化和聚集，促进凝血因子活跃和纤维蛋白原转化，因此，必须保持血管的平滑性。

（2）高血压、高尿酸血症、糖尿病、血脂异常等 均促进动脉血管壁粥样硬化（脑中动脉、颈内动脉、椎体-基底动脉），大约60%～70%动脉粥样硬化者伴有高血压病，高血压患者较之非高血压患者，血栓发病率增高3～4倍；糖尿病患者较之非糖尿病者高4倍，且发病迅速；血脂异常（TC、TG、LDL-ch、ApoB）最为危险。

（3）胰岛素抵抗 血浆同型半胱氨酸水平升高，H型高血压患者心脑血管事件发生率较之单纯高血压患者高约5倍，较之正常人高出25～30倍；对脑卒中影响大于冠心病。

（4）血液流变学改变 血黏度增高。

（5）血液性质改变 ① 红、白细胞数量增加，变性能力降低；② 凝血因子亢进/异常；③ 血浆纤维蛋白原浓度增高；④ 真性红细胞数量和聚集力增加；⑤ 血小板数量和聚集力改变。

（6）生活方式不健康 ① 吸烟，吸烟者与非吸烟者比较，血栓的发病和死亡率增高2～6倍；② 饮食不平衡；③ 缺乏运动；④ 心情急躁、焦虑、紧张。

（7）用药 应用雌激素、孕激素、避孕药、促凝血药、前列腺素E等。

0257 何谓缺血性脑卒中？

缺血性脑卒中又名脑血栓，是由于供应脑血流的脑动脉壁动脉粥样硬化、血管内膜炎所造成的脑血栓形成，使动脉管腔狭窄或完全梗塞，导致其供血区脑局部组织缺血、缺氧、坏死，甚至闭塞而致的局灶脑梗死，形成血栓。鉴于脑血栓形成所致梗死的面积较大，其供应范围内的脑组织得不到充分的侧支循环而发生软化、坏死，并可发生脑水肿和周围毛细血管渗血。因此，使症状和体征往往不能在24小时内恢复，所以又称"永久性卒中"。

缺血性脑卒中多见于老年人，且男性多发。动脉粥样硬化是其病变的基础，由于血管壁损伤，血液成分改变和血流淤滞或流速改变导致血液在完整血管内形成血栓，使血液循环障碍，引起组织或器官的缺血、缺氧和损伤。血栓的形成可由多种病症引起，如动脉粥样硬化、脑血管痉挛、早衰性脑退化、手术或外伤后静脉血栓形成。另当患者处于睡眠、失水、休克、心力衰竭、心律失常、红细胞增多等状态时多易发生血栓。脑血栓起病较急，如治疗延迟或失误，则后果较差，常留有后遗症。如一侧肢体瘫痪、感觉与意识障碍、口眼歪斜、话语不清、行走困难等。

缺血性脑卒中的病因主要有颅内脑动脉粥样硬化、吸烟、感染、高血压、高脂血症、高血糖（糖尿病）、高血小板凝集，其中后四种因素为脑血栓的最危险的因素。

0258　缺血性脑卒中有哪些主要症状?

缺血性脑卒中发作,在脑部形成血栓后,起病时可有头痛,患者在一觉醒来或在静止状态下,感觉肢体一侧反应迟钝、麻木、异常;重者行走困难、耳鸣、复视、眩晕、口眼歪斜、言语不清、失语、动作迟缓、一侧肢体瘫痪;严重者在短时内可昏迷。死亡率为5%～15%,多因脑水肿而致脑疝,并发出血、感染或心力衰竭而死。

(1)脑栓塞　起病突然,常在数分钟内神经功能缺失为一侧面肌、舌肌和一侧上肢瘫痪,常伴有运动性失语症或混合性失语症。

(2)脑血栓形成　脑血栓形成的症状主要取决于梗死病灶的部位和大小,通常在安静状态下(夜间睡眠)起病,迅速出现神经功能缺失,并在数小时或数日内症状达高峰。神经功能缺失的临床表现依受损血管而定。

① 颈内动脉系统。颈内动脉主干发生管腔严重狭窄或闭塞可使一侧大脑半球缺血导致严重脑水肿,患者有不同程度的意识障碍、病灶对侧瘫痪、感觉缺失等,有时伴视觉丧失、瞳孔散大、对光反射消失,提示眼动脉供血障碍,严重时可表现为病灶同侧上睑下垂、瞳孔散大、眼球外展位、病灶对侧上下肢瘫痪,患者常陷入深度昏迷,呼吸障碍,如抢救不及时可于短时间内死亡。

② 脑中动脉狭窄或闭塞。表现为对侧偏瘫,包括中枢性面瘫、舌瘫,上肢往往重于下肢,可伴有感觉缺失,如病灶位于主侧半球则可出现失语。

③ 大脑前动脉狭窄或闭塞。表现为对侧偏瘫,下肢重于上肢,可伴随有感觉丧失。右利手患者若瘫痪在右侧则左侧失用,有时出现精神症状。

④ 椎-基底动脉系统。椎-基底动脉狭窄或闭塞时症状的严重程度取决于闭塞的部位与侧支循环的完善程度。常见的症状为眩晕、呕吐、眼球震颤、复视、饮水呛咳、吞咽困难、构音障碍,一侧或双侧肢体运动、感觉障碍,严重时可出现四肢瘫痪、深度昏迷而死亡。

0259　缺血性脑卒中可应用哪些药?

(1)溶栓治疗　急性期有效溶栓药为阿替普酶,治疗时间应在发病后3小时内,一般剂量为0.9mg/kg(最大剂量90mg)静脉滴注,其中10%剂量在1分钟内静脉注射,其余1小时内静脉滴注,动脉溶栓剂量小于静脉溶栓,且时间窗及适应证要求严格,否则易引起颅内出血;瑞替普酶一次10MU缓慢静脉注射3分钟以上,间隔0.5小时可重复给药10MU;替奈普酶依据患者体重给药,60kg者一次30mg,≥60～70kg者一次35mg,≥70～80kg者一次40mg,≥80～90kg者一次50mg,总剂量不应超过50mg,静脉注射,注射时间应大于5秒;或尿激酶一次100万～150万单位,溶于氯化钠注射液100～200ml中,持续静脉滴注30分钟。

(2) 降纤治疗 为降低血浆中纤维蛋白原水平，可选择巴曲酶（东菱克栓酶），用量为第1日10BU（巴曲酶单位），第3日和第5日为5BU静脉滴注。

(3) 抗凝治疗 有效抗凝血药为低分子量肝素，一次0.3～0.4ml，皮下注射，一日2次，连续7天为1个疗程。依诺肝素腹部注射一次40mg，连续6～10天。对溶栓者在溶栓后24小时可应用抗血小板药阿司匹林一次150～300mg，一日1次；或氯吡格雷一次75mg，一日1次，连续4周后改为预防量。

(4) 保护脑组织 脑梗死的急性期，应用胞磷胆碱静脉滴注一日500～1000mg，连续2周，有利于神经细胞的恢复。钙通道阻滞药可选择桂利嗪一次25～50mg，一日3次，餐后服用；氟桂利嗪一日5～10mg睡前服用；钙通道阻滞药尼莫地平通过阻滞中枢神经内细胞膜的钙道，降低血黏度，抑制血小板凝集，拮抗脑血管痉挛，增加脑血流量，对缺血性神经损伤具有保护作用，在发病后96小时内静脉滴注，一次25mg，但滴速宜慢。在栓塞面积较大、有脑水肿或高颅压状态下，不宜应用钙通道阻滞药。

(5) 血管扩张药 直接扩张周围血管、脑血管，增加脑血流量，改善脑循环。环扁桃酯一次1～2粒，一日2～3次；复方阿米三嗪（都可喜）片，一次1～2片，一日1～2次，于早、晚餐后服用较好。长春西汀（卡兰）一次5～10mg，维持量一次5mg，一日3次。脑血流促进药可口服吡拉西坦一次400～800mg，一日3次，连续服药2周～3个月；或茴拉西坦一次200mg，一日3次，连续1～2月为1个疗程。

(6) 中成药 选用具有祛除风邪、解痉定惊、平息内风作用的祛风剂。如消栓通络片，一次6片，一日3次；大活络丹，一次1丸，一日2～3次；人参再造丸，一次1丸，一日2次，连续2月为1个疗程。

0260 缺血性脑卒中如何溶栓？

缺血性脑卒中发病3小时内应用阿替普酶或瑞替普酶的静脉溶栓疗法。对脑CT无明显低密度改变、意识清楚的急性缺血性脑卒中患者，在发病6小时内，采用尿激酶静脉溶栓治疗比较安全、有效。基底动脉血栓溶栓治疗的时间窗和适应证可以适当放宽。对发病6小时以内的急性缺血性脑卒中患者，在有经验和有条件的医院，可以考虑进行动脉内溶栓治疗。静脉溶栓治疗首选阿替普酶或瑞替普酶，无条件采用时，可用尿激酶替代。

① 一般急性脑梗死者不推荐常规立即使用抗凝血药。

② 使用溶栓治疗者，一般不推荐在24小时内使用抗凝血药。

③ 大多数无禁忌证的不溶栓患者应在梗死后尽早（最好48小时内）开始使用阿司匹林，溶栓的患者应在溶栓24小时后使用阿司匹林。

④ 对于脑血流低灌注所致的急性脑梗死（如分水岭梗死）可酌情考虑扩容治疗，如低分子右旋糖酐，但应注意可能加重脑水肿、心力衰竭等并发症。

急性期有效溶栓药为阿替普酶，治疗时间应在发病后3小时内，一般剂量为0.9mg/kg（最大剂量90mg）静脉滴注，其中10%剂量在1分钟内静脉注射，其余1小时静脉滴注，动脉溶栓剂量小于静脉溶栓，且时间窗及适应证要求严格，否则易引起颅内出血；瑞替普酶一次10MU缓慢静脉注射3分钟以上，间隔0.5小时可重复给药10MU；或尿激酶一次100万～150万单位，溶于氯化钠注射液100～200ml中，持续静脉滴注30分钟。

0261　应用溶栓酶为何须注意治疗时间窗?

溶栓酶为促纤维蛋白溶解药或纤溶酶原的直接激活药（除链激酶外）。链激酶、尿激酶、阿替普酶（t-PA）、瑞替普酶改善对凝块的穿透性，增加开通率，提高溶栓力。其中瑞替普酶对纤维蛋白的特异性强，比阿替普酶高14倍，对凝块有更大亲和力。

溶栓酶的治疗时间窗为发病后3小时内，阿替普酶一般剂量为0.9mg/kg（最大剂量90mg）静脉滴注，其中10%剂量在1分钟内静脉注射，其余1小时静脉滴注，动脉溶栓剂量小于静脉溶栓，时间窗及适应证要求极为严格，否则易引起颅内出血。尽早用药的目的如下。

① 超早期治疗的关键是抢救缺血半暗带（早期恢复供血、缩小梗死面积），采取脑保护措施减轻再灌注损伤。超过6小时的缺血性脑卒中患者可给予尿激酶100万～150万IU，静脉滴注30分钟。

② 新鲜血栓富含水分，易于溶解。

③ 缩短缺血损害的时间（时间就是大脑），缩小脑梗死面积。

④ 提高患者的生活质量。

0262　应用瑞替普酶期间应禁服哪些中药?

应用瑞普替酶期间若服用覆盆子、当归、茴香、阿魏胶、葫芦巴、红醋栗、墨角藻、睡菜、益母草、琉璃苣、小榭树等，可增加瑞普替酶的抗血小板作用，使发生出血的危险性增加，应严密监测出血和体征。大黄可减少血栓烷A_2的合成，减少维生素K的吸收，合用可增加发生出血的危险；黄芩、锈线菊、山金车、猫爪草、蒲公英、益母草等可抑制血小板聚集，并抑制凝血因子Ⅰ转变为纤维蛋白，合用可增加发生出血的危险；丹参可抑制环腺磷酸二酯酶，抑制血小板聚集，合用可增加发生出血的危险；甘草可抑制凝血酶，抑制血小板聚集，增加抗凝作用，合用可增加发生出血的危险；银杏中的银杏内酯B可抑制血小板活化因子所诱导的血小板聚集，合用可增加发生出血的危险；生姜和大蒜可抑制血栓素合成酶及形成血栓烷B_2，提高前列环素浓度，合用也可增加发生出血的危险。因此，在应用瑞普替酶期间，必须禁服上述中药，也不宜吃辣椒、芹菜。

0263 由瑞替普酶所致的发热为何不能服用阿司匹林？

第三代溶栓药瑞替普酶，与第二代溶栓酶相比其血浆半衰期长、栓塞开通率高、给药方便。但最常见主要不良反应为各部位出血（包括颅内、消化道、泌尿道、呼吸道），总出血发生率大约21.1%，发生率极高，应当高度警戒。另偶见心律失常、发热、呼吸困难、低血压等；少数有过敏反应如头痛、恶心、呕吐、食欲减退等，严重者应立即停药。对发热者可口服对乙酰氨基酚退热，但不能应用阿司匹林和其他有抗血小板聚集作用的解热镇痛药，否则易发生大出血。用药期间宜对患者心电图进行监测，出现心律不齐时应立即停药，并采取抢救措施。

0264 心脏搭桥术后为何会咽喉疼痛？

由于心脏搭桥的气管插管的材质（金属）较硬，同时起到固定作用的球囊直径为2～3cm，压迫到气管，造成喉头充血、水肿。因此，术后早期常会感觉咽喉（嗓子）疼痛。但此时不能大量饮水，以免加重心脏负担。可含服润喉片剂以缓解疼痛，3～4天后喉头水肿消退，疼痛也就自然消失。

心脏搭桥术后，适量的运动是必须的，术后早期可在床上活动，如翻身、起坐、拍背、仰卧均可促进心脏功能，同时预防发生压疮、肺部感染。大约术后1周拆线。尿管保留期间，尿液可自动从尿管排出，以帮助医护人员评估心、肾功能，待病情稳定后，经过3～4次夹闭锻炼，才可拔除尿管。心脏搭桥术后，鉴于创伤性手术的应激反应，部分患者可能出现低热（≤38.5℃），可以采取物理降温的方法（冰袋、酒精浴），但体温一旦升高超过38.5℃，连续2～4天，就要考虑是否发生院内感染，及时检测血常规和C反应蛋白水平，进行相应的抗感染治疗。

0265 何谓出血性脑卒中？

出血性脑卒中或称出血性中风常由脑血管病变（脑动脉粥样硬化、高血压）、先天性畸形或出血性疾病所致的脑实质或脑表面出血的脑血管病。脑实质出血为脑出血；脑表面出血为蛛网膜下腔出血，血液由破裂的血管直接进入蛛网膜下腔。

出血性脑卒中常见于50～79岁的中、老年人群，男性高于女性，多数有高血压病史、脑出血史或脑梗死史，几乎均在清醒和活动时发病，可能有情绪激动、费劲用力、疲劳、排便的诱因。通常突然起病，在几分钟至数小时达顶峰，有些经24～48小时缓慢进行。出血严重者发生头痛、呕吐，在短时间内进入昏迷；轻者可在头痛、头晕后，先发生肢体无力、逐渐出现意识障碍。典型的症状为"三偏"，即病灶对侧偏瘫、偏身感觉障碍和偏盲。

O266 出血性脑卒中有何特点？

出血性脑卒中俗称脑溢血，包括脑实质出血和蛛网膜下腔出血。常由脑血管病变、坏死、破裂引起。多发生于秋、冬季，年龄以50～75岁老年人为多，但40～50岁的人也不少，高发年龄为51～60岁。

（1）体型　肥胖、颈部短粗、面部潮红者多发，部分人有家族遗传史。

（2）发生时间　80%在活动的情况下出血，仅有20%发生在休息和睡眠中。

（3）脑血管病　包括脑动脉粥样硬化、脑血管畸形、脑动脉瘤、脑动脉炎、血液病等；此外，过敏反应也可致脑出血。

（4）血压过高　会导致脑血管破裂而出血。

（5）精神刺激　情绪激动、精神紧张、恐怖惊吓、用力过度、寒冷、过饱、剧烈运动、便秘、大便困难、咳嗽、哮喘等刺激都可使血压骤然升高，诱发脑出血。

O267 出血性脑卒中有哪些症状？

（1）蛛网膜下腔出血　大多为中年人，偶见于其他年龄。常突然起病，出现剧烈头痛、呕吐、昏迷、死亡，但多无肢体偏瘫或单瘫。部分患者出现一侧动眼神经瘫痪、颈强硬、眼球外斜、瞳孔散大。

（2）脑出血　脑实质内自发性出血，原因多为高血压，常见于老年人。起病之初患者能感到剧烈头痛，或完全无头痛即突然发生偏瘫，约半数患者随后陷入昏迷。疾病进展较脑血栓快，大约经10分钟、8小时或1～2天发展至顶峰。由于出血形成局部血肿及附近脑组织水肿，故常发生脑疝造成继发性脑干损伤。出血性脑卒中的病程可分为4期。

① 前期。发病前数小时或数日有头痛、头昏、头晕、嗜睡、面部潮红、烦躁、全身不适或运动异常等先兆，但也有人没有先兆。部分患者在出血初始有头痛、头昏、头晕、麻木、失语、一侧或双侧肢体无力等症状。

② 急性期。常有数分钟昏迷，并伴有呕吐，吐出物多为咖啡色，大小便失禁、呼吸深沉、鼾声沉重、一侧或双侧肢体瘫痪、唾液外溢；昏迷浅者躁动不安，血压升高，瞳孔缩小或不等大、或忽大忽小，有的眼球偏向一侧、下视、游移不定；昏迷深者眼球固定于中间，呈凝视状态。

③ 恢复期。经过7～10天的急性期后，病情稳定，轻者神志清醒，一侧或双侧肢体逐渐恢复活动，大便自主，但有些患者有时会出现烦躁、哭叫等症状。

④ 后遗症期。大约经6～12个月后，多数人有不同程度的后遗症，如一侧肢体瘫、四肢无力、手指伸屈困难、一侧手脚迟钝、麻木、异常，走路呈划

圈步态；重者行走困难、口眼歪斜、口语不清、反应迟钝、耳鸣、复视、眩晕、记忆思维和适应力衰退、健忘、失眠或嗜睡；严重者在短时间昏迷或生活不能自理。

0268 出血性脑卒中可应用哪些药?

（1）降低颅内压　对大面积梗死病灶应立即应用高渗脱水药，以减轻脑水肿，可应用甘露醇、甘油果糖、甘油氯化钠注射液静脉滴注，可酌情选用呋塞米。

甘露醇渗透压为血浆的4倍，大约8g可带出水分100ml。一般于用药后10分钟开始利尿，作用维持4～6小时，可应用20%甘露醇注射液125～250ml静脉滴注，每隔4～6小时给予1次，一般情况连续应用5～7天。甘油果糖注射液起效较慢，用药后30分钟开始利尿，维持6～12小时，可用250～500ml静脉滴注，一日1～2次。呋塞米一般一次20～40mg，每隔6～8小时给予1次，与甘露醇交替应用可减少两者的不良反应。

（2）调控血压　对出血性卒中者应于先降低颅内压的同时慎重、平稳地降低血压治疗。使血压维持在略高于发病前水平或180/105mmHg，收缩压在170～200mmHg或舒张压在100～110mmHg，暂时可不必应用降压药（血管紧张素转化酶抑制药、血管紧张素Ⅱ受体阻滞药），先脱水降颅内压，并密切注意观察血压情况，必要时再应用降压药，降压幅度不宜过大，否则可造成脑低灌注。

（3）止血　对有凝血功能障碍者可应用止血药，巴曲亭（血凝酶）可有助于止血。

（4）保护脑组织　可参照缺血性脑卒中所用药。

0269 何谓短暂性脑缺血发作?

短暂性脑缺血发作（TIA）作为一种暂时血流障碍引起的轻度脑卒中，常不会引起脑永久性损伤，但其发作是发生脑卒中的重要提示，决不应被忽视。在TIA患者中有10%～35%会发生脑梗死，如颈内动脉系统缺血和发作频繁者，发生脑梗死的可能性更大。当发生TIA时，对高血压者立即给予硝苯地平10mg含服，使血压控制在基础水平。并常规给予阿司匹林以预防血栓形成。对大多数TIA患者首选阿司匹林一日75～150mg口服；或服用小剂量阿司匹林25mg+双嘧达莫（潘生丁）200mg缓释剂，一日2次。对频繁发作者可静脉滴注抗血小板药，如奥扎格雷；对伴随房颤和冠心病的TIA患者可考虑抗凝治疗。

对TIA患者的二级预防，建议服用阿司匹林75～150mg；或阿司匹林25mg+双嘧达莫（潘生丁）200mg缓释剂，一日2次。对有轻度出血并发症危险者，建议服用低剂量阿司匹林一日50～100mg。对不宜服用阿司匹林者或不能耐受者，可选用氯吡格雷（波立维）一日75mg。

0270 为什么说天冷是脑卒中发病的一个危险因素?

在天冷的季节里，可使人的血流速度减慢，同时血管又处于收缩状态，使血管的血流动力学发生急剧的改变。健康的人可能很快地产生保护和适应性的调节，而老年人的这种调节功能减退，因此，在环境温度变化大的季节，无论是缺血性或出血性脑卒中（脑出血）都易发生。另外，温度易变的季节，老年人常并发呼吸道感染和心、脑血管疾病，特别慢性支气管炎、冠心病、心律失常、肺心病的患者，一旦发作，可能导致心、肺、肾衰竭，直接影响大脑功能，也会诱发卒中。在冬季，其他因素如污染、体力活动少、进食过咸、体重增加、便秘、激动、劳累、摄入热量过多等，也能诱发脑卒中。有些老人一到冬天，就会深居简出，也会影响及时就医而延误治疗。上述原因使在"数九寒冬"的季节更要注意预防。首先要强调控制危险因素，坚持对高血压、冠心病、糖尿病、高血脂、心脏病的正规治疗；其次，要减少各种刺激，戒除烟酒，多饮水，少吃盐，并控制体重，保持室温和湿度，避免去喧闹嘈杂或人多的地方，坚持适量的体育锻炼，坚持平稳的户外活动，积极预防呼吸道感染。一旦出现病情先兆，应及时就医。

0271 长途飞行或旅行会增加血栓症的危险性吗?

长途飞行，座位的空间窄小而使人的活动受限，加之机舱内的气压影响，易发生血栓，因此称为"经济舱综合征"，严重地危及健康。轻者感觉一条腿有疼痛、腓肠肌发热、腿脚肿胀、有时呈青紫色，重者感到头晕、头痛。根据专家的建议，在坐长途飞行时，宜注意采取一些保护措施：① 在飞行前的清晨和其后的几天里，服用阿司匹林一日75～150mg，会降低并发血栓病的1/3危险度；② 在飞行中尽可能地少穿衣服，尤其是过紧的内衣，过紧的衣服会干扰血液循环，而促发血栓；③ 多喝水，身体的水分在高速的飞行中丢失得很快，使血液变得比较黏稠，此时会增加并发血栓的危险，宜应多喝水和果汁，不宜饮酒、喝咖啡和含酒精的饮料；④ 不要使两条腿交叉坐着，这样腿部的血流速度会比站着要慢2/3，交叉您的双腿会变得更糟；⑤ 不时地站起来活动活动。

另外研究表明，长途旅行会使人患血栓症的风险大大增加。而且旅途超过4小时，都会加大血液凝固的危险，无论您是坐飞机还是乘车。

0272 常吃阿司匹林可预防血栓吗?

阿司匹林可对抗血小板，防止血栓的形成。小剂量一日75～150mg可用于预防短暂性脑缺血发作、心肌梗死或血栓形成。

0273 预防心肌梗死，阿司匹林何时服用好？

小剂量阿司匹林可预防心肌梗死、心源性猝死。阿司匹林对心肌梗死昼夜节律的影响的研究表明，隔日服用对6～9时的心肌梗死发作有明显疗效，对其他时段的作用弱。

小剂量阿司匹林可预防心肌梗死、心源性猝死。研究报道：采用随机、双盲、安慰剂对照的方法，隔日口服阿司匹林325mg可明显抑制上午6～9时心肌梗死的发作高峰，使这一期间的发作降低59.3%，对其他时限发作的心肌梗死降低34.1%。同时发现，阿司匹林普通制剂、缓释或控释制剂于晨起6～8时服用：① 普通制剂和缓释制剂服后的血浆达峰时间分别为0.25小时和1～2小时，药效高；② 晨起后6～8时自主神经活动增强，儿茶酚胺、血管紧张素、肾素分泌增高，人体应激反应增加、血压增高，血小板聚集力增强；③ 心肌梗死发作的频率一般在晨醒后明显增加，于上午9～10时达峰；心绞痛发作的昼夜节律（稳定或不稳定型心绞痛），其发作均具有相似的昼夜节律。对1002例慢性稳定型心绞痛患者的总计33999次发作进行分析，发现从0～6时发作次数最少，6时后增多，10～12时发作达峰。

而肠溶制剂服后需3～4小时才达血浆峰值，如上午服用则不能起到最佳保护作用。且18～24时是人体新血小板生成的主要时段，晚餐前30～60分钟是服用最佳时间。

0274 对抗血小板聚集为何首选阿司匹林？

首选理由十分充分：① 作为环氧酶抑制药，阿司匹林可阻止血小板合成前列腺素及血栓烷素A_2（TXA_2）的释放，同时使血小板膜蛋白乙酰化，抑制血小板膜酶，抑制血小板被激活和聚集的首要和关键的第一步。② 低剂量达到阈值。低剂量的阿司匹林抑制血小板的作用非可逆，在血小板聚集率测定及血栓烷素B_2（TXB_2）含量上差异无统计学意义，其作用和疗效与剂量的递增无相关性。③ 阿司匹林尚可抗炎、抗血管内膜过氧化的中间病变、改善血管壁内皮细胞功能和抑制血管平滑肌细胞的增殖。心脑血管不良事件的一级预防中，改善预后的机制主要是通过抑制血小板聚集介导的慢性炎症反应，而非通过抑制血栓形成所达成的，一级预防获益的关键与其干预动脉粥样硬化进程的机制密切相关。④ 阿司匹林在抑制环氧酶-2（COX-2）合成前列腺素同时，并能激活COX-2的另一功能而合成脂氧素（LXA4）。LXA4是强有力的炎症反应刹车信号和细胞增殖抑制因子，起到双相的抗炎、抗氧化、抗血小板作用。⑤ 价格相对便宜。⑥ 剂型多样，服用方便。

0275 急性心肌梗死者处于监护室是否需要紧急服用阿司匹林?

一旦发生心前区或左侧乳房部位疼痛,让患者采半卧位休息,立即舌下含服硝酸甘油片 0.5mg,5 分钟后再次给药。30 分钟后如无缓解,应怀疑为突发性急性心肌梗死,即服非肠衣片的阿司匹林 300 ~ 375mg(嚼服),起到抗血小板聚集、抗炎、对抗血栓进一步进展等作用,同时也为冠脉支架术做好准备。

0276 哪些人可宜选服阿司匹林进行一级预防?

2016 年 4 月,美国预防服务工作组(USPSTF)对 2009 年版《阿司匹林的心血管疾病预防指南》和 2007 年版《阿司匹林与非甾体抗炎药预防结直肠癌的相关指南》进行更新,发布《阿司匹林用于心血管疾病及结直肠癌的一级预防指南》,指出适宜服用阿司匹林的人群包括如下。

① 年龄 50 ~ 59 岁,未来 10 年内患有心脑血管疾病风险≥10%、无出血风险增加、预期寿命≥10 年且愿意接受每日服用低剂量阿司匹林至少 10 年的人群,建议阿司匹林作为心血管疾病(CVD)及结直肠癌(CRC)的一级预防(B 级推荐)。

② 年龄 60 ~ 69 岁,未来 10 年内心血管疾病风险≥10% 的人群,是否服用阿司匹林由个人决定。无出血风险、预期寿命≥10 年且愿意接受每日服用低剂量阿司匹林至少 10 年的人群更可能受益。在潜在获益和风险中更重视获益的人群也可选服低剂量阿司匹林(C 级推荐)。

英国高血压协会建议对年龄 50 岁以上、高血压但血压控制满意(<150/90mmHg)、同时具靶器官损害、糖尿病或高血压病史 10 年发生心力衰竭危险性≥5% 者。2011 年版《中国心血管疾病一级预防指南》建议:心脑血管病高危人群(40 岁以上、糖尿病、冠心病、吸烟、高血压、肥胖、蛋白尿、血脂异常)应服阿司匹林 75 ~ 100mg/d。

美国糖尿病协会 2016 年《糖尿病诊疗指南》推荐,基于最新证据,将女性者服用阿司匹林的年龄标准从 60 岁及以上降到 50 岁及以上。

结合上述指南,中国专家共识意见推荐:50 岁(男性≥50 岁,女性绝经期后 50 ~ 55 岁)+基础慢病(高血压≥150/90mmHg 或糖尿病、血脂异常、肾功能异常)+一项危险因素(吸烟、肥胖 BMI≥28、动脉粥样硬化、不运动、有家族史)=高危者,上述危险因素中具有三项者建议选用抗血小板药预防。

0277 哪些人不宜选服阿司匹林?

① 年龄≤30 岁者不推荐(鉴于没有临床获益的循证研究证据),70 岁以上者(凝血机制异常)宜慎重。

② 既往有消化道溃疡病、胃食管反流病、肝硬化、脑出血、内脏出血者或有出血倾向不推荐服用。

③ 近期有手术史（眼科、颅脑、骨骼、内脏）者。

④ 有哮喘史、对阿司匹林过敏或不耐受者、高噪音环境下工作者。

⑤ 对有用药史、妊娠期妇女、65 岁以上老年人、有消化道溃疡病或出血病史、合并 Hp 感染、联合抗血小板或抗凝药治疗，联合 NSAID、糖皮质激素类治疗者应谨慎，权衡利弊（获益与出血风险比）。

0278 哪些人服用阿司匹林宜提前建立胃屏障？

由阿司匹林等抗血小板药所致消化道损伤（溃疡、出血）随患者年龄和剂量而明显增加；服后 1 ～ 12 个月为消化道损伤的高发阶段；合并 Hp 感染者更为危险。

为减少抗血小板药所致的消化道损伤，应注意识别高危人群，长期应用抗血小板药阿司匹林、氯吡格雷与抗凝药华法林时，应将剂量调至最低：阿司匹林 75 ～ 100mg/d，氯吡格雷 75mg/d，华法林 3mg/d，监测 INR 目标值约为 2.0（1.8 ～ 2.5）。为保护胃肠黏膜，建立胃屏障，对高危人群建议服用抗血小板药期间，给予质子泵抑制剂（雷贝拉唑、泮托拉唑、埃索美拉唑）或组胺 H_2 受体拮抗药（雷尼替丁、法莫替丁）或胃黏膜保护药（米索前列醇）予以保护。高危人群如下。

① 既往有消化道溃疡病、胃食管反流病、Hp 感染史者（已经根治）。

② 65 岁以上老年患者、有出血史者。

③ 合并有风湿、类风湿、骨关节炎等免疫疾病需长期服用糖皮质激素、非甾体抗炎药、免疫抑制药者。

0279 对长期服用抗血小板药进行预防的人群择期手术前 7 天为何考虑停服阿司匹林？

对长期服用抗血小板药、抗凝血药进行一、二级预防者，如需择期手术、拔牙、胃镜、穿刺或麻醉等治疗，应提前至少 7 天与医生协商，权衡利弊是否停用阿司匹林等抗血小板药。鉴于人体血小板新陈代谢的规律（血小板的生存期大约 14 天，半寿期约为 7 天），新生的血小板聚集性强、没有抗血小板药所拮抗，可以正常聚集而止血，恢复正常的凝血功能。但一定要权衡出血与凝血的利弊。或改用坎格雷洛、阿昔单抗、依替巴肽或替罗非班替代（分别于术前 6 小时、48 小时、8 小时或 8 小时停药）。

0280 对脑卒中者应怎样进行二次预防？

脑卒中的复发率很高！曾患过脑卒中的患者再次发作脑卒中的可能性增加，特别是在脑卒中首次发作第 1 年内。年龄增长、高血压、高胆固醇、糖尿病、肥胖、短暂性脑缺血发作、心脏病、吸烟、酗酒，均使脑卒中复发的可能性增加。有一些危险因素（如年龄）是不能改变的，而其他一些危险因素可以通过服药或改变生活方式来减少。

毋庸置疑，逆转心脑血管病上升趋势重在二次预防。研究证实：改善高危因素能使全球脑卒中发生率减少85%，缺血性心脏病发生率减少75%，致死或致残率控制在50%以内。国内专家建议发生心脑血管疾病的高危人群（40岁以上且同时伴有心血管危险因素者、糖尿病、早发冠心病家族史、吸烟、高血压、肥胖、白蛋白尿、血脂异常等）应服用阿司匹林一日75～150mg进行一级预防。简单地说，一级预防的对象主要包括糖尿病、高血压、高脂血、缺乏运动、肥胖、高龄、有家族史、吸烟等人。

对于慢性稳定型心绞痛、既往心肌梗死病史、冠脉旁路移植术、外周血管病、冠心病合并糖尿病等人群，推荐应长期口服阿司匹林（拜阿司匹林）一日75～150mg。阿司匹林也是冠心病二级预防中最重要的药物，目前尚无其他抗血小板药在总体上优于阿司匹林，同时也最为经济，在每挽救一位心肌梗死患者所需的费用上，阿司匹林只有华法林的15%、β受体阻断药的9%、他汀类药的2%。因此，在缺血性脑卒中的二级预防中，溶栓患者在溶解血栓后24小时可口服阿司匹林每日150～300mg，以后酌减为每日75～150mg。对有中度出血并发症危险者，建议应用低剂量阿司匹林每日50～100mg。

0281　诱发静脉血栓的高危因素有哪些?

静脉血栓的发病机制十分复杂，包括人种、基因、代谢、精神紧张、基础疾病（高血压、高尿酸血症、血脂异常、糖尿病）、血液成分异常、血小板异常、凝血机制异常、血管内膜损伤（硬化、炎症、溃疡、损伤）、胰岛素抵抗、肥胖、生活方式、用药、缺乏运动等。其中许多因素是与我们生活和健康是息息相关的，包括如下。

（1）血液的高凝状态　血液黏度、妊娠、围产期、恶性肿瘤、严重创伤、急性感染、脓毒血症、下肢或盆腹腔术后等，回流压力减低。

（2）血管壁损伤　创伤、猫狗咬伤、手术（骨科、关节置换、刮宫术）、输液、静脉穿刺、心脏瓣膜病、心脏瓣膜置换术、静脉炎、静脉曲张。

（3）静脉血流滞缓　心房颤动、静脉闭塞、静脉曲张、心功能不全、左心室功能障碍、糖尿病、血脂异常、真红细胞增多症。

（4）不运动（缺乏有氧运动），血流缓慢与引流不畅、活动受限、长途空中旅行时活动少而局限，加之机舱内气压影响（经济舱综合征），长期久坐或开车（间隔4小时不运动和活动）、卧床、饮水少尤其是晨起、睡前、沐浴前不喝水。

（5）高龄（40岁以上）、肥胖（大肚子肥胖）、吸烟、寒冷潮湿、高脂肪餐。

（6）用药　长期服用雌激素或孕激素（避孕药）、促凝血药（止血药）、抗肿瘤药（甲氨蝶呤、顺铂）、门冬酰胺酶、他莫昔芬、雷洛昔芬、己烯雌酚、沙利度胺；静脉滴注的损伤和速度过快可致静脉炎症和血管内膜损伤、纤维化，诱发血栓。

O282　静脉血栓有哪些风险？

静脉血栓主要发生在下肢（左下肢）和肺部，具有潜在致死性。静脉血栓的风险在于阻塞各种上、下肢（左）静脉，尤其是栓子伴随回流的血液阻塞肺动脉或肺支动脉，发生肺梗塞，给抢救带来困难，引起70%患者的死亡。

另外，大约50%的患者在深静脉血栓形成后1～2年内逐步出现活动后肢体疼痛、肿胀等表现，其中5%～10%的患者最终出现静脉性溃疡，严重影响活动和生活质量。

（1）浅静脉血栓形成　可发生于身体的各个部位，常累及大、小隐静脉或其属支，多发生在静脉曲张的基础上，可沿浅静脉走行，突然发生红肿、灼热、疼痛或压痛，出现条索状物或硬结。急性期后索条状物变硬，局部皮肤色素沉着。浅表静脉发红、红肿，栓子不易脱落，一般不引起肺栓塞。由于病因和病理以及临床特点的不同，又把肢体、胸腹壁血栓性浅静脉炎称为良性血栓性浅静脉炎，把间歇性、复发性的血栓性浅静脉炎称为游走性血栓性浅静脉炎。

（2）深静脉血栓形成

① 髂股静脉血栓。常见于产后，起病急骤，患者下肢呈严重弥漫性水肿，大腿内侧疼痛，皮肤温度升高。② 小腿深静脉血栓。胫后静脉、腓静脉，常见于卧床少动患者，左侧常见，表现为疼痛、压痛、抽搐。

（3）肺栓塞　由于体（上下肢栓子）循环的各种栓子脱落阻塞肺动脉及其分支引起肺循环障碍的临床病理生理综合征。常见的肺栓子为血栓，由血栓引起的肺栓塞也称肺血栓栓塞。患者突然发生不明原因的虚脱、面色苍白、出冷汗、呼吸困难、呼吸衰竭、胸痛、咳嗽等，并有脑缺氧症状如极度焦虑不安、倦怠、恶心、抽搐和昏迷。

O283　各种静脉血栓如何治疗？

对静脉血栓采用溶栓、抗凝、手术治疗，尽快疏通静脉血管，防止血栓进行性蔓延、消除水肿、预防肺栓塞发生。肺栓塞治疗的目的是抢救生命，稳定病情，促使肺血管再通。

（1）浅静脉栓塞

① 对于具有非外周导管相关的紧靠着深静脉系的浅静脉血栓患者，静脉注射肝素或低分子肝素抗凝治疗至少6周。如浅静脉血栓紧靠着股总静脉，考虑治疗达到12周。对恶性肿瘤引起的可进行无限期抗凝治疗。

② 对症处理，抬高患肢，抗感染、镇痛、消除水肿（弹力袜、弹力绷带缠肢）。

（2）深静脉栓塞

① 对发作72小时内患者实施溶栓（阿替普酶、链激酶、尿激酶）。

② 急性期患者尽早采用手术取栓，不宜超过10天，因10天后血栓团块极化与静脉内膜相连，极难剥取干净。

③ 抗凝和抗血小板治疗，可静脉滴注低分子右旋糖酐，扩充血容量，稀释血液、降低血液黏稠度。

④ 保持体位，卧床，抬高患肢并避免患肢活动，应用湿热敷，待疼痛消失及体温脉搏恢复正常后2周左右即可下床活动。用弹力绷带缠肢3～6个月，有效减轻下肢水肿。

⑤ 对水肿者，应用利尿药，以减轻肢体水肿。

⑥ 如有抗凝禁忌证或严格抗凝治疗基础上仍发生血栓或肺栓塞、髂静脉下腔静脉血栓、近端大块漂浮血栓等则建议放置滤器。

（3）肺栓塞

① 对血流动力学不稳定的大面积肺栓塞者溶栓（瑞替普酶、阿替普酶、尿激酶）治疗；对稳定的非大面积肺栓塞者采用抗凝（右旋糖酐、肝素及低分子肝素、华法林）治疗，但对有出血者禁用。

② 吸氧、镇痛、建立单独的静脉通路补液、抗感染。

③ 应用正性肌力抗心力衰竭药，保障右心室灌注。

④ 手术（导管溶栓、破栓和吸栓、肺动脉支架）。

⑤ 预防肺动脉高压症（肺动脉内膜切除术）。

O284 如何掌握适宜的抗凝血药和抗血小板药的给药时间?

在溶栓治疗后24小时内一般不用抗凝血药、抗血小板药，24天后无禁忌证者可用阿司匹林300mg/d，连续10天，以后改为维持量75～100mg/d。

抗凝血治疗的目的主要是防止缺血性脑卒中的早期复发、血栓的延长及防止堵塞远端的小血管继发血栓形成，促进侧支循环。可选用普通肝素、低分子量肝素。抗凝治疗的原则如下。

① 一般急性脑卒中患者不推荐常规立即使用抗凝血药。

② 使用溶栓治疗的患者，一般不推荐在24小时内使用抗凝血药。

③ 如果无出血倾向、严重肝肾疾病、血压＞180/100mmHg等禁忌证时，下列情况可考虑选择性使用抗凝血药：a.心源性梗死（如人工瓣膜、心房颤动、心肌梗死伴附壁血栓、左心房血栓形成等）患者，容易复发脑卒中。b.缺血性脑卒中伴有活性蛋白C或S缺乏、蛋白C抵抗等易栓症患者；症状性颅外夹层动脉瘤患者；颅内外动脉狭窄患者。c.卧床的脑梗死患者可使用低剂量肝素或相应剂量的低分子量肝素预防深静脉血栓形成和肺栓塞。

④ 抗血小板药。大多数无禁忌证的不溶栓患者应在脑卒中后尽早（最好48小时内）开始使用阿司匹林，溶栓的患者应在溶栓24小时后使用阿司匹林。

O285 何谓国际标准化比值（INR），如何监测最好？

国际标准化比值（INR）=（患者的PT/正常对照PT），是从凝血酶原时间（PT）和测定试剂的国际敏感指数（ISI，商品试剂与WHO试剂的敏感比值）推算出来的。根据INR检测的数据，作为调整抗凝药（华法林、肝素或低分子肝素等）剂量的依据。目前通常监测INR范围≥2.0（1.8～2.5）。低标准强度（INR1.5～1.9）抗凝治疗效果差（抗凝不足），高标准强度（INR 3.1～4.0）并不能提供更好的抗血栓治疗效果（抗凝过度），且增加出血（牙龈、胃肠、口腔、鼻腔、皮下、阴道出血等）的风险。

应用华法林过量易致出血，应监测INR，INR＞4时出血危险性增加，INR＞5时危险性急剧增加。如出现抗凝过度、INR超范围，有高危出血倾向，将华法林减量或停服，监测INR降至目标范围再从小剂量开始应用。如患者有高危出血倾向，需将INR在24小时内降至正常，可服维生素K_1 1～2.5mg。紧急纠正应缓慢静脉注射维生素K_1 5～10mg（＞30分钟，静脉注射后恢复凝血功能需4小时）。当有严重出血或INR＞20时，可应用维生素K_1 10mg、新鲜血浆和凝血酶原复合物缓慢静脉注射。当重新使用华法林时应同时给予肝素，直至患者恢复对华法林敏感性。

华法林在治疗初期应每日监测INR，稳定至少2天后可每周2～3次至第4周。研究表明华法林在治疗开始的6～12周内出血的发生率最高，最好每周查1次。

O286 何时服用华法林？

选择下午3～5时或晚上相对固定时间服用华法林，因第二天清晨需抽血检测INR，以便依据结果来调整剂量。同时，注意规避不良的药物相互作用和影响华法林疗效的水果、蔬菜（尽量稳定每日的进食量）、中药饮片和化学药。

O287 服用华法林期间为何需要稳定摄食富含维生素K的果蔬？

华法林的抗凝血作用和效应能被小剂量维生素K_1（植物甲萘醌）所拮抗，

大剂量维生素K_1（大于5mg）可抵抗华法林的作用达1周以上，因为聚集在肝脏的维生素K_1可通过旁路被维生素K环氧化物还原酶所还原。因此，华法林作为维生素K拮抗药，在治疗期间进食富含维K的果蔬应尽量稳定（每天的进食量宜差不多），主要来源如葡萄柚、芒果、鳄梨、大蒜、生姜、洋葱、海藻、海带、豆奶、豆腐、菠菜、芹菜、花菜、甘蓝、卷心菜、芦笋、莴苣、胡萝卜、蛋黄、猪肝、绿茶、椰菜、芽菜、包心菜、油菜籽油、合掌瓜、芫荽籽、黄瓜、苦苣、芥蓝叶、猕猴桃、莴苣叶、薄荷叶、橄榄油、黄豆、开心果、薰衣草等，长期服用可发作华法林的并发症。另外，应用磺达肝癸钠也应规避部分蔬菜和中药饮片，不宜服用益母草、月见草、甘草、钩果草、猫爪草、葫芦巴、大蒜、生姜、茴香、丹参、甘菊、蒲公英、银杏叶、当归、阿魏、黄芩、芹菜、紫云英、丁香油、山金车、小白菊、辣椒、番木瓜、绣线菊、睡菜、金鸡纳等。

O288　筛查哪些基因有利于选择适宜的华法林起始剂量?

华法林为两种不同活性的消旋异构体R型和S型的混合物，在肝脏两种异构体通过不同途径代谢。S型主要通过CYP2C9代谢，R型主要通过CYP3A4、CYP1A2代谢。量效关系受遗传和环境因素影响。S型异构体比R型的抗凝效果高5倍，因此干扰S型华法林异构体代谢因素更为重要。$CYP2C9$、维生素K环氧合物还原酶（$VKORC1$）是重要基因，主要有三个位点的基因多态性（$CYP2C9*2$、$CYP2C9*3$、$VKORC1-1639G$、$VKORC1-1173C$），影响着华法林起始和维持剂量、代谢和抗凝效果。

研究显示，多种因素可以影响华法林的治疗。其中基因变异是造成个体间华法林维持量差异和药物相互作用的原因。如$CYP2C9$（$CYP2C9*1$、$CYP 2C9*2$、$CYP 2C9*3$）、$KORC1$、$CYP2C19$基因变异导致35%～50%的患者对华法林反应存在个体差异，需更低起始剂量。多项研究显示，某些基因的遗传变异可能是造成个体间华法林维持剂量差异的主要原因。如$CYP2C9$、$CYP2C19$和$VKORC1$基因变异导致35%～50%的患者对华法林反应存在个体差异，他们需要更低的起始剂量。接受华法林抗凝治疗。如服用过量则可出现致命性出血，但剂量过低则会有血栓风险，选择适宜的起始剂量十分重要，而基因检测则有助于指导剂量调整的临床信息。

接受华法林抗凝治疗，服用过量则可出现致命性出血，但剂量过低则有血栓风险，因此，选择适宜的起始剂量十分重要。2007年8月，美国FDA批准更新华法林说明书，在警示信息中标明人的遗传差异可影响其对药物的反应。

O289　华法林有哪些禁忌证?

① 严重肝肾功能不全、未控制的高血压、凝血功能障碍、近期颅内出血、

活动性溃疡、感染性心内膜炎、心包炎或心包积液、过敏和外伤者禁用。

②近日择期手术和术后3天及行脑、脊柱和眼科手术者禁用，术前7天停药。

③对维生素K严重缺乏者，可及时停药。

④华法林易通过胎盘屏障致畸，导致流产和死胎率高达16%，妊娠早期妇女服用可致"胎儿华法林综合征"；妊娠晚期服用可引起母体和胎儿出血、死胎。对先兆流产、妊娠期妇女禁用。

⑤氨甲环酸适用于具有残余抗凝效应的患者，可降低其出血风险。

0290　华法林可能增加男性骨质疏松性骨折的风险吗？

美国华盛顿大学一项研究显示，长期服用华法林的男性心房颤动者发生骨质疏松性骨折危险增加。对4461例长期服用华法林（≥1年）者和7587例未接受华法林的对照组进行分析。结果发现：长期服用华法林者发生骨质疏松性骨折的危险比未用者高25%，且仅男性长期服用华法林后骨折危险增加（OR=1.63），女性服药后并无相关危险（OR=1.05）；短期（<1年）服药者发生骨质疏松性骨折危险不增。进一步分析显示，骨质疏松性骨折独立危险因素包括年龄大、易跌倒、合并用甲状腺功能亢进症、神经衰弱和酗酒，合用β受体阻断药则与此种骨折危险的降低有关。

0291　服用华法林期间可以进食纳豆吗？

37岁的某男性患者由于心脏瓣膜异常而在医院行心脏瓣膜置换术。为防止血液凝集，医生给予抗凝血药华法林服用，使凝血酶原时间和国际标准化指标（INR）维持在稳定范围，但4年后该患者却突发脑梗死而紧急入院。医生在询问患者的饮食谱时发现，由于他夫人近期返乡，其改为每周食用4～5袋纳豆（500g一袋）。纳豆中富含维生素K，且纳豆菌还具合成维生素K的作用，为所有细菌合成维生素K能力最强的一种，进食后体内合成维生素K能力增强，血浆维生素K的浓度明显升高，同时增强维生素K的作用，但拮抗凝血药的作用，使华法林的抗凝作用抵消或减弱，促使脑卒中或静脉血栓的发作。

0292　服用华法林期间，哪些中药饮片宜谨慎服用？

对联合部分具有活血化瘀功能的中药饮片，有增加大出血的风险。在服用华法林期间不宜服用益母草、月见草、甘草、钩果草、猫爪草、葫芦巴、大蒜、生姜、茴香、丹参、甘菊、蒲公英、银杏叶、当归、阿魏、黄芩、芹菜、紫云英、丁香油、山金车、小白菊、辣椒、番木瓜、绣线菊、睡菜、金鸡纳等。而西洋参、人参、枸杞子等可以减弱华法林的抗凝作用。

0293 如何保护动、静脉内膜的平滑性和柔软性?

远离血栓就是保护生命,保护动、静脉血管内膜的平滑性和柔软性,除注意保持心情愉悦、有氧运动、饮食均衡外,尚应做到:① 及早干预血脂异常,尤其是高低密度胆固醇血症、高胆固醇血症。② 沐浴时交换热水、冷水;经常拍打上下肢动、静脉。③ 多食新鲜果蔬、菜汁、黑巧克力、葡萄酒、富含卵磷脂的食物(蛋黄、大豆、鱼头、芝麻、蘑菇、山药、木耳、谷类、鳗鱼、玉米油、葵花籽油)。④ 减重、戒烟限酒。⑤ 降低血液黏滞度、增强回流(多饮水、输注右旋糖苷、穿弹力袜、抬高肢体)。⑥ 多活动和运动,长期久坐应每隔约1小时起来作伸展运动或散步,开车超过4小时就应停车下地走走,产后第2天宜下床活动。⑦ 控制血糖、血脂、便秘。⑧ 术后及时应用抗凝药(达比加群酯、阿哌沙班、利伐沙班)。

0294 服用华法林的患者,择期手术如何抗凝?

服用华法林期间难免会有创伤或手术(口腔、外科、骨骼、妇女生殖器)或侵袭性操作(插管、引流、呼吸机),为避免出血而暂时停止用药,但完全停止抗凝治疗将使血栓形成风险增加,同时手术也为凝血的高危因素。因此,权衡利弊,即保证围术期不发生出血或凝血事件,对正在接受华法林进行抗凝者,采用下列措施:① 对非急诊手术或择期手术者,于术前5～7天停用华法林。② 视凝血风险大小选择用药,对凝血风险较小者,可不用肝素或低分子肝素桥接,监测INR至1.5左右;对凝血风险中度者,术前24小时低剂量肝素5000U皮下注射,术后应用肝素+华法林重叠7天;对凝血风险重度者,术前48小时当INR下降时,采用全量肝素20000U静脉滴注,术前6小时停止,或皮下注射肝素或低分子肝素,术前24小时停用。

对机械瓣置换术后需要终生抗凝治疗服用华法林;生物瓣置换术后如没有心房纤颤,患者需要抗凝治疗6个月;如有心房颤动,为预防脑卒中,则需要长期乃至终身服用。

第四章 血液系统疾病

0295 缺铁性贫血有哪些特征?

铁是人体内含量最多的微量元素,其一是构成血红蛋白(血色素)、肌红蛋白的重要成分,其二是多种能量酶(细胞色素酶、过氧化酶、触酶)的组成核心。缺铁性贫血俗称良性贫血,其常见有下列症状。

① 缺铁性贫血的表现常有乏力、头昏、眼花、耳鸣、头痛、失眠、记忆力减退等感觉。

② 面色可苍白如纸，甲床苍白、指甲扁平，甚至反甲脆裂。

③ 皮肤会干燥，毛发有时干燥或脱落。

④ 可有食欲减退、消化不良、恶心、呕吐、腹胀、腹泻等。

⑤ 检查可发现心脏扩大，女性可出现浮肿或月经失调等；严重者可有萎缩性舌炎、吞咽困难、咽部异物感、口角炎等。

⑥ 如检查血红蛋白，男性低于120g/L，女性低于110g/L，妊娠期妇女低于100g/L。

0296 可口服的铁剂有哪些?

缺铁性贫血的治疗必须补充铁剂，从外源补铁，常见的含铁的药物见表1-23。

表1-23 含铁的药物和制剂

药品名称	含铁量	剂量	品牌和剂型
硫酸亚铁	20%	预防量一日300mg；治疗量一次300mg，儿童一次50～100mg，一日3次	硫酸亚铁片、施乐菲控释片、铁维隆片
乳酸亚铁	19%	一次10～20ml，一日3次	朴雪口服液
葡萄糖酸亚铁	12%	成人一次0.4～0.6g，儿童一次0.1g，一日3次	维喜铁口服液、康维口服液、葡糖亚铁胶囊
富马酸亚铁	32.9%	成人一次0.2～0.4g，儿童0.05～0.2g，一日3次，连续2～3周	富马铁片
右旋糖酐铁	27%～30%	成人一次25mg，一日3次	葡聚亚铁片
琥珀酸亚铁	35.5%	预防量一日100mg，妊娠期妇女一日200mg，儿童一日30～60mg；治疗量一日200～400mg，儿童100～200mg	速力菲片
蛋白琥珀酸亚铁	5%	成人一日10～30ml，儿童1.5ml/kg分2次餐前服用	菲尔普利克斯口服液

0297 补铁时要注意哪些问题?

(1) 首选口服的铁剂 对口服反应大，出现厌食、胃出血，或有胃肠疾病、吸收不良，或急需迅速纠正贫血症状时，可考虑应用注射用右旋糖酐铁。

(2) 尽量选用2价铁（亚铁） 2价铁的溶解度大而易被吸收，3价铁剂在体内的吸收仅相当于2价铁的1/3，且刺激性较大，只有转化为2价铁剂后才能被吸收。对胃酸缺乏者，宜与10%稀盐酸并用，有利于铁剂的解离和吸收。

（3）选择适宜剂量 初始应用小剂量，数日后再增加剂量。根据中国营养学会推荐剂量，一日补铁的最小剂量为10mg，最大为30mg。若按服铁的吸收率为30%计，一日口服180mg的铁较好。

（4）注意铁剂与药物、食物的配伍禁忌 牛奶、蛋类、植物酸、钙剂等可抑制铁剂的吸收；茶、咖啡、柿子中的鞣质与铁形成不被吸收的盐，使铁在体内的储存降低而致贫血；但肉类、果糖、氨基酸、脂肪可促进铁的吸收；维生素C作为还原剂可促进铁转变为2价铁剂，从而促进铁的吸收。

（5）注意进餐的影响 以往习惯性主张铁在餐后服用较好，餐后服铁固然可减少不良反应，但食物中有植物酸、磷酸或草酸盐，使铁的吸收减少。因此，应在餐前或两餐间服用，最佳时间是空腹。

（6）口服铁治疗有效的最早指标是在服后3～7天网织红细胞开始上升，第7～10天达高峰，2周后血红蛋白上升，一般约2个月恢复至正常。

0298 哪些中成药可有助于补铁？

中医把贫血列入"虚证"范畴，分为脾气虚弱型、气血两亏型、虫积肠腑型。

（1）脾气虚弱型 症见面色萎黄、神疲乏力、气短懒言、食欲减退、大便溏薄、舌淡胖嫩，治疗上宜健脾益气，选用丹参生血汤（丹参15g、鸡内金10g、土大黄30g，水煎后服，一日1剂，连续15日），或服用人参养荣丸、人参归脾丸或十全大补丸。

（2）气血两亏型 可见面色苍白、心慌气短、神疲倦怠、下肢浮肿、爪甲淡白，治疗时可补气养血，中成药适用于缺铁性贫血的女性，有阿胶补血口服液、阿胶块（冲剂、颗粒剂）、阿胶三宝膏、阿胶益寿晶。

（3）虫积肠腑型 面色不华、气短乏力、时有腹痛绕脐，或排大便有虫子，宜先驱虫，而后健脾，服用人参归脾丸、人参健脾丸或十全大补丸。

0299 铁剂吃多了对人体有害吗？

服用铁剂治疗贫血在7～10天左右，外周血液网织红细胞就会增高，2周后血红蛋白逐渐升高，2个月后血常规检查基本正常，因此及时检查由病情决定继续服用或停药。

铁在肠道的吸收有一种黏膜自限现象，即是说铁多了自己可以限制吸收，说明铁的吸收与体内的储量有关，正常人的吸收率为10%，贫血者多一些，为30%。但误服铁或一次摄入剂量过大或使用铁器来煎煮酸性的食物，会腐蚀胃黏膜和使血液循环中游离铁过量，出现细胞缺氧、酸中毒、休克和心功能不全，应及时清洗胃肠和对症治疗。

正常人补铁也会出现不良反应，有时会出现恶心、呕吐、腹痛、腹泻、便秘、口腔异味、发热、嗜睡、黄疸等，可能是服用过多的症状，有一定的危险性，应及时去医院就医。若与餐同时服用或餐后服用可减轻症状。另外，补铁后大便的颜色可能变黑，口服水剂或糖浆剂后易使牙齿变黑，故宜应用吸管吸服。

0300　叶酸是什么?

叶酸是存在于蔬菜叶子中的一种有机酸，天然品存在于动物的肝、肾、酵母及绿叶蔬菜中，如甘蓝、菠菜、洋葱、番茄、豆类、胡萝卜内，目前应用的为人工合成品。属于维生素B族类的物质，故又名维生素M，是一种对人体红细胞发育成熟起辅助作用的水溶性维生素。

叶酸在肠道吸收后，在肝内酶的作用下，变为具有活性的四氢叶酸。后者是脱氧核糖核酸（DNA）合成的主要原料，叶酸可迅速改善巨幼细胞性贫血。

叶酸在胃肠（十二指肠上部）几乎完全被吸收，5～20分钟后可出现在血液中，大部分贮存在肝内。

0301　叶酸在哪些蔬菜里含量多?

叶酸在有绿色叶子蔬菜中，如菠菜、甘蓝、番茄、胡萝卜、芦笋中，或牛羊的肝肾、面包中含量较多，而在白米、蛋糕、点心、饼干中含量极少，天然的叶酸极不稳定，易受阳光、加热的影响而发生氧化，长时间烹调可被破坏，故对绿色的蔬菜不宜烹煮得过烂。叶酸生物利用度较低，在45%左右；而合成的叶酸在数月或数年内可保持稳定，容易吸收且人体利用度高，约高出天然制品的1倍左右。

0302　常服叶酸有哪些好处?

依据目前的研究结论，提示妇女和老年人最宜补充叶酸。

① 妇女在妊娠前后或哺乳期间增加叶酸的摄入可减少神经管缺陷的发生率，因为神经管缺陷的发生与基因、营养和环境有关，如亚甲基四氢叶酸还原酶的基因缺陷在对叶酸需求增加时，易致复发性早孕流产。因此，国外推荐13岁以上的女性宜每日补充0.4mg。

② 对接受抗癫痫药治疗的妇女，为降低神经管缺陷的风险，建议在妊娠前和孕期应补充足够的叶酸一日5mg。

③ 叶酸的缺乏还可使血浆胆固醇水平升高，心血管病的病死率增加，其机制为血管内皮氧化性损害，抑制内皮抗凝血因子而增加血小板的凝集。

④ 近期研究还发现，叶酸的摄入减少可明显增加精神病的发生率，在痴

呆患者的体内发现其叶酸和维生素B_6的浓度均较低，易诱发更年期抑郁症。另据国外报道，人体内缺乏维生素B_{12}和叶酸，是老年人易致痴呆的原因之一。因此建议老年人日服0.4～5mg。

0303　人缺乏叶酸时有哪些不适？如何补充？

叶酸为人体细胞生长和繁殖所必需的成分，与维生素B_{12}一起共同促进红细胞的生成和成熟。叶酸缺乏时，使红细胞内DNA合成减少，细胞的分裂成熟发生障碍，形成畸形的巨幼红细胞，引起巨幼红细胞性贫血（恶性贫血）。临床表现除查血可发现巨幼红细胞增多、红细胞数量减少外，并伴有神经症状，如有舌炎、胃炎等并发症。

叶酸缺乏者多见于饮食结构不平衡者，或叶酸利用和合成障碍者；老年人、嗜烟酒者、妊娠和哺乳期妇女、白血病者对叶酸的需求增加；长期大剂量应用磺胺类药、苯妥英钠、柳氮磺吡啶、抗肿瘤药、避孕药、镇痛药、抗惊厥药、糖皮质激素等药，可使体内叶酸合成的途径被阻断，导致叶酸的缺乏。

叶酸在体内储量仅有5～10mg，人每日对叶酸的需求甚微，一日仅100～200μg，即使是妊娠及哺乳期妇女，需求量也就翻上1～2倍。但在妊娠、感染、溶血等特殊情况下，体内消耗较大，约在4个月内可将体内的积蓄耗尽。依据美国科学院推荐膳食中摄入量为1岁以下婴儿每日最小补充量为0.1mg、1～4岁儿童0.2mg、4岁以上儿童和成人0.4mg、妊娠及哺乳期妇女0.8mg。

0304　何谓恶性贫血？

恶性贫血又叫巨幼红细胞性贫血，有别于缺铁性贫血，后者是由于缺铁，使血红蛋白（血色素）合成减少，但红细胞不低；前者是缺乏叶酸和维生素B_{12}等造血因子，使幼稚红细胞在发育中的脱氧核糖核酸（DNA）合成出现障碍，细胞的分裂受阻，形成畸形的巨幼红细胞，并伴有神经症状（神经炎、神经萎缩）。

恶性贫血在我国比较少见，病因常由妊娠、哺乳、胃吸收不良、营养不良或口服叶酸拮抗药（具有拮抗二氢叶酸合成酶，使四氢叶酸合成发生障碍的药，如乙氨嘧啶、甲氨蝶呤）所致。对由营养不良、婴儿期、妊娠期的恶性贫血患者，可选用叶酸治疗，成人一次5～10mg，儿童一次5mg，一日3次，同时辅以维生素B_{12}肌内注射一次0.5～1.5mg；或口服腺苷钴胺（辅酶维生素B_{12}）一次0.5～1.5mg，一日3次。对药物引发的贫血，合并应用亚叶酸钙静脉滴注治疗，一次1mg，一日1次。

0305 为什么在治疗贫血服用叶酸时宜同时补充维生素B₁₂？

叶酸服用后可很快纠正巨幼红细胞性贫血的异常现象，改善贫血，但不能阻止因维生素B₁₂缺乏所致的神经损害，如脊髓变性；且若仍大剂量服用叶酸，由于造血旺盛而消耗维生素B₁₂，可进一步降低血清中维生素B₁₂含量，反使神经损害发展。提示我们注意宜并服维生素B₁₂，以改善神经症状。

0306 补充叶酸应注意什么？

① 在肾功能正常的患者中，很少发生中毒反应；偶可见过敏反应，个别人长期大量服叶酸可出现厌食、恶心、腹胀等症状。大量服用叶酸时，可出现黄色尿。

② 急性或慢性酒精中毒时，每天从食物中吸收叶酸的量受到限制，但这很容易纠正，只要恢复正常饮食，就足以克服酒精的影响。

③ 维生素C与叶酸同服，可抑制叶酸在胃肠中吸收。叶酸与苯妥英钠同服，可降低后者的抗癫痫作用。此外，由于营养不良所致的巨幼红细胞性贫血，可同时伴随缺铁，尤其在应用叶酸治疗使造血功能恢复后更容易出现，因此，在疗程接近后期宜同时补铁。

④ 另外，同时应用可抑制二氢叶酸还原酶的药如甲氨蝶呤、乙胺嘧啶、甲氧苄啶和干扰叶酸吸收的药如某些抗惊厥药、避孕药都能降低叶酸的血浆药物浓度；甲氨蝶呤、乙胺嘧啶等对二氢叶酸还原酶有较强的亲和力，能阻止叶酸转化为四氢叶酸，终止叶酸的治疗作用，严重时能引起巨幼红细胞性贫血。

0307 为什么在服用叶酸、维生素B₁₂治疗恶性贫血后宜补钾？

在服用叶酸、维生素B₁₂治疗巨幼红细胞性贫血后，特别是严重病例在血红蛋白恢复正常时，可出现血清钾降低或突然降低，血清钾降低可引发许多问题，如神经紊乱、腹泻、麻痹、失钾性肾病、心律失常等，所以在此期间应注意补充钾盐，口服氯化钾、枸橼酸钾、门冬酸钾镁、谷氨酸钾，或多饮橙汁。其中氯化钾应用广泛、价格便宜、口服吸收好，一次0.5～1g，一日3～4次，餐后服用或稀释于果汁中服用，但在存在高氯血症者或代谢性酸中毒时，不宜应用氯化钾，可改用枸橼酸钾；门冬酸钾镁纠正细胞内缺钾较其他钾盐快，且同时补镁，一举两得。

0308 再生障碍性贫血如何分型？

再生障碍性贫血简称"再障""再障"，分为急、慢性两型，其中急性型少见，慢性型起病慢，病程长而平稳，以进行性贫血为主要表现，出血多见于皮肤或黏膜。"再障"分先天性和获得性两大类，以获得性居绝大多数。先天性再障甚罕见，其主要类型为Fanconi贫血。获得性再障可分原发和继发性两型，前者系原因不明者，约占获得性再障的50%。

（1）急性型再障 起病急，进展迅速，以出血和感染发热为首起及主要表现。病初贫血常不明显，但病程呈进行性进展。几乎均有出血倾向，60%以上有内脏出血，主要表现为消化道出血、血尿、眼底出血（常伴有视力障碍）和颅内出血。皮肤、黏膜出血广泛而严重，且不易控制。病程中几乎均有发热，系感染所致，常在口咽部和肛门周围发生坏死性溃疡，从而导致败血症，肺炎也很常见。感染和出血互为因果，使病情日益恶化，如仅采用一般性治疗多数在1年内死亡。

（2）慢性型再障 起病缓慢，以出血为首起和主要表现；出血多限于皮肤和黏膜，且不严重，可并发感染，但感染轻易于控制，伴有呼吸道、口腔、咽峡等处溃疡，颈部疖肿等。若治疗得当，不少患者可获得长期缓解以至痊愈，但也有部分患者迁延多年不愈，甚至病程长达数十年，少数到后期出现急性再障的临床表现，称为慢性再障急变型。

0309 再生障碍性贫血有哪些治疗方案?

（1）支持疗法 输血要掌握指征，准备做骨髓移植者，移植前输血会直接影响其成功率，尤其不能输家族成员的血液。一般以输入浓缩红细胞为妥。严重出血者宜输入浓缩血小板，采用单纯或人类白细胞抗原相合的血小板输注可提高疗效。对反复输血者宜应用去铁胺排铁，肌内注射或静脉滴注，初始一次1g，以后间隔4小时给予0.5g，连续2次后每间隔4~12小时给予0.5g，一日总剂量不宜超过6g。

（2）慢性再障首选雄激素治疗 常用雄激素有如下4类。① 17α-烷基雄激素类：如司坦唑醇（康力龙）、羟甲烯龙（康复龙）、氟甲睾酮、美雄酮（大力补）等；② 睾丸素酯类：如丙酸睾酮、庚酸睾酮、环戊丙酸睾酮、十一酸睾酮（安雄）和混合睾酮酯（丙酸睾酮、戊酸睾酮和十一酸睾酮）；③ 非17α-烷基雄激素类：如苯丙酸诺龙和葵酸诺龙等；④ 中间活性代谢产物：达那唑。其中丙酸睾酮一日50~100mg肌内注射，司坦唑醇一日6~12mg口服，十一酸睾酮一日120~160mg口服，混合睾酮酯一次250mg，一周2次肌内注射，疗程至少6个月以上。

（3）年龄大于40岁或无合适供髓者的严重型再障 常用抗胸腺球蛋白（ATG）和抗淋巴细胞球蛋白（ALG）。剂量因来源不同而异，马来源ALG每日10~15mg/kg，兔来源ATG每日2.5~4.0mg/kg，总计5日。用氯化钠注射液稀释后，先进行皮试，然后缓慢从大静脉内滴注，如无反应，则全量在8~12小时内滴毕；同时静脉滴注氢化可的松，1/2剂量在ALG/ATG滴注前，另1/2在滴注后用。为预防血清病，宜在第5日后口服泼尼松每日1mg/kg，第15日后减半，到第30日停用。

（4）严重型再障者 可选环孢素，剂量每日10～12mg/kg，多数病例需要长期维持治疗，维持量每日2～5mg/kg。

（5）急性型和重症再障 可应用左旋咪唑一次50mg，一日3次，一周服1、2或3日，连续治疗，或应用环磷酰胺、硫唑嘌呤等免疫抑制药。

（6）造血细胞因子和联合治疗 再障是造血干细胞疾病引起的贫血，内源性血浆促红素水平均在500U/L以上，采用重组人促红素治疗再障必须大剂量才可能有效，一般剂量不会取得任何效果。重组人集落刺激因子包括沙格司亭、非格司亭、莫拉司亭、培非司亭或IL-3，治疗再障对提高中性粒细胞，减少感染可能有效，但对改善贫血和血小板减少效果不佳，除非大剂量应用。但造血细胞因子价格昂贵，因此目前仅限于重型再障免疫抑制药治疗时的辅助用药，如应用ALG/ATG治疗重型再障，常因出现严重粒细胞缺乏而并发感染导致早期死亡。若此时合并应用人粒细胞-巨噬细胞集落刺激因子（GM-CSF、rhGM-CSF）可改善早期粒细胞缺乏，降低病死率。联合治疗可提高对重型再障治疗效果，包括ALG/ATG和环孢素联合治疗，环孢素和雄激素联合治疗等。

0310 白细胞减少症有哪些症状？

继发性白细胞减少症的表现决定于原发疾病，除发生继发性感染外，白细胞计数减少本身并不引起特殊症状。原因不明性白细胞减少症，可有易疲乏、无力、头晕、食欲减退、低热、睡眠不佳等神经官能症表现。

白细胞减少症者如血液检查，可见红细胞及血小板计数正常，出、凝血时间正常；白细胞计数常在（2～4）×10^9/L之间，中性粒细胞正常或轻度降低，但一般不少于0.45×10^9/L，淋巴细胞相对较多；骨髓象正常或轻度增生，后期中有轻度再生不良现象。

粒细胞缺乏症起病急骤，伴有高热、头痛、咽痛、乏力，在口腔、咽峡、直肠等处可发生溃疡，甚至坏死。感染可迅速扩散至全身各部，并容易发生败血症或脓毒血症。病势凶猛，如不及时治疗，预后险恶。

粒细胞减少症的血液检查白细胞常在2×10^9/L以下，中性粒细胞极度减少，多在（0.1～0.2）×10^9/L以下，中性粒细胞的原浆可有中毒颗粒，淋巴细胞相对增高；骨髓象可正常或稍增生，中性粒细胞系统缺乏比较成熟的粒细胞，称"成熟障碍型"，或造血组织减少、粒细胞缺乏者称"再生障碍型"。

0311 口服升高白细胞的药有哪些？

由于白细胞减少症的发病机制不同，治疗时应针对发病机制而分别用药，对造血功能低下者，一般采取兴奋骨髓造血功能，促进白细胞或血小板增生的药。目前，可以口服的药物有5种。① 利血生。促使白细胞增生，一次

10 ～ 20mg，一日3次。② 维生素B₄。刺激或促进白细胞增生，一般用药2 ～ 4周白细胞数目可增加；用于由放射或药物治疗引起的白细胞减少症、急性型粒细胞减少症，一次10 ～ 20mg，一日3次。③ 鲨肝醇。能使白细胞增生，对抗辐射，一次20mg，一日3次，连续4 ～ 6周。④ 地菲林葡萄糖苷（升白新）。具有升高白细胞和预防白细胞减少的作用，促进骨髓细胞增生，作用较维生素B₄或鲨肝醇强，且波动小，对其他药物无效时，本品仍有效；口服一次200mg（胶囊）或50mg（微粒胶囊），一日3次。⑤ 小檗碱（升白胺）。能促进造血功能，增加末梢血白细胞和血小板的数量。适用防治由放疗、药物引起的白细胞减少症；成人一次50mg，一日3次。

对由于免疫抗体形成而破坏中性粒细胞者，应采用糖皮质激素以抑制抗体生成，减少白细胞的破坏。在大剂量使用抗生素有效控制感染情况下，可用氢化可的松200 ～ 300mg加入5%葡萄糖注射液中静脉滴注；或口服泼尼松一日30 ～ 40mg，分3 ～ 4次给予。

0312 何谓白血病?

白血病是造血干/祖细胞的克隆性恶性增生性疾病。白血病细胞的分化阻滞可出现在造血干/祖细胞发育的不同阶段，急性白血病是阻滞发生在较早阶段。根据白血病细胞的系别表型特征，急性白血病又分为急性髓细胞白血病（AML）和急性淋巴细胞白血病（ALL）。按照FAB分型，急性髓细胞白血病又分为M_0 ～ M_7共8个类型，急性淋巴细胞白血病又分为急性B淋巴细胞和T淋巴细胞白血病。白血病主要临床表现有贫血、感染、出血及肝脾淋巴结浸润等。目前化学药物治疗仍然是最基本的治疗，急性早幼粒细胞白血病（M_3型白血病）首选维A酸、亚砷酸药物治疗。常用化疗药主要用于急性髓细胞白血病的剂量范围和用法见表1-24。

表1-24　急性髓细胞白血病的药物剂量范围和用法

药物名称	常用剂量	给药途径	给药天数
高三尖杉酯碱（HHRT）	$2.5 \sim 3mg/m^2$	静脉滴注	7
柔红霉素（DNR）	$40 \sim 60mg/m^2$	静脉滴注	3
阿糖胞苷（AraC）	$100 \sim 200mg/m^2$分2次	静脉滴注	7
米托蒽醌（DHAD）	$2 \sim 12mg/m^2$	静脉滴注	3
伊达比星（Ida）	$8 \sim 12mg/m^2$	静脉滴注	3
依托泊苷（VP16）	$100mg/m^2$	静脉滴注	5
安吖啶（mAMSA）	$50 \sim 70mg/m^2$	静脉滴注	5
阿柔比星（ACM-A）	$15 \sim 20mg/d$	静脉滴注	5 ～ 7
吡柔比星（THP）	$25 \sim 40mg/m^2$	静脉滴注	3
硫嘌呤（6MP）	$100mg/m^2$	口服	14 ～ 28

O313 白血病的化疗方案有哪些?

（1）诱导缓解治疗 标准诱导缓解治疗采用蒽环类或米托蒽醌或高三尖杉酯碱联合阿糖胞苷，常用的有DA（柔红霉素＋阿糖胞苷）、IA（伊达比星＋阿糖胞苷）和 HA（高三尖杉酯碱＋阿糖胞苷）方案，在此基础上还可加用依托泊苷或巯嘌呤（或硫鸟嘌呤）等。其中阿糖胞苷一般采用标准剂量，亦可采用大剂量每日 $2 \sim 6g/m^2$，连续 $3 \sim 4$ 天。

（2）缓解后治疗 常用缓解后治疗方案主要为蒽环类联合不同剂量阿糖胞苷，共治疗 $2 \sim 6$ 疗程，其中包括大剂量或中剂量阿糖胞苷每日 $2 \sim 6g/m^2$，连续 $3 \sim 4$ 天，联合化疗 $1 \sim 4$ 疗程。

O314 急性早幼粒细胞白血病的化疗方案有哪些?

（1）诱导缓解 采用维A酸一日 $40mg/m^2$，连续口服，联合砷剂，酌情可加小剂量蒽环类或羟基脲为基础的治疗，即维A酸＋砷剂±小剂量化疗（砷剂用量为0.1%亚砷酸注射液 $5 \sim 10ml$，缓慢静脉滴注，一日1次）。亦可用口服含砷剂代替。

（2）缓解后治疗 以蒽环类为基础的化疗方案巩固至少2疗程，再采用每天0.1%亚砷酸注射液10ml，静脉滴注 $3 \sim 4$ 周为一疗程，之后可采用化疗药物与亚砷酸交替治疗，待证明已取得分子生物学水平完全缓解后，应用维A酸一日（$40mg/m^2$，每3月用15天）加巯嘌呤，一日 $60mg/m^2$ 和甲氨蝶呤，一周 $10mg/m^2$ 间断治疗至少2年。但在服用维A酸应监护如下问题。

① 对异维A酸、阿维A酯、维A酸过敏者、妊娠期妇女禁用。对儿童，肝、肾功能不全者慎用。

② 用药期间应监测血常规、血脂、肝肾功能。

③ 口服本品出现不良反应时，应控制剂量或与谷维素、维生素 B_1、维生素 B_6 等同服，可使头痛等症状减轻或消失。

O315 应用亚砷酸须监护哪些问题?

亚砷酸首选用于急性早幼粒细胞白血病，其次用于慢性髓细胞白血病及其加速期及原发性肝癌晚期。

① 在 M_3 型白血病治疗过程中部分患者有白细胞增高现象，常发生在用药 $2 \sim 3$ 周时，不必停止治疗，1周后白细胞可自行下降，必要时可口服羟基脲降低白细胞。

② 用药过程中部分患者AST及 ALT可轻度增高，可加用保肝药，停药2周后可恢复至用药前水平。

③ 用药期间不宜哺乳；儿童不宜作为首选药。长期接触砷或有砷中毒者，非白血病所致的严重肝、肾功能损害者，妊娠期妇女禁用。

④ 治疗前，应检查心电图、血清电解质（钾、钙、镁）、肌酸酐水平；治疗期间，每周至少1次监测心电图，每周2次监测电解质、血常规、凝血功能。用药期间如出现外周血白细胞过高时，可酌情选用白细胞单采分离，或应用羟基脲、高三尖杉酯碱、阿糖胞苷等药。

⑤ 本品为医疗用毒性药物，遇未按规定用法与用量用药而发生急性中毒者，可用二巯丙醇等药物解救。

⑥ 用药期间应避免服用含硒的药品和食品。与可延长 OT 间期的药物（抗心律失常药、硫利达嗪、齐拉西酮）合用，有增加心脏毒性的危险（OT 间期延长、心脏骤停、尖端扭转型室性心动过速），不宜联合应用。

0316 何谓血小板减少性紫癜?

血小板减少性紫癜的病因不明，但与自身免疫有关，当血小板计数低于 $50×10^9$/L 时即可确诊。其分为急性（病程在2个月内）和慢性（病程在半年以上）两型，多见于儿童及青年，尤以女性为多。发病常在病毒所致的呼吸道感染（水痘、麻疹、腮腺炎、流感、上感）之后。

（1）急性血小板减少性紫癜 起病急促，有畏寒、发热、黏膜出血，可突然发生严重广泛的皮肤和黏膜出血，可见大片瘀斑，甚至血肿，在四肢较多，躯干亦有。黏膜出血以鼻、齿龈、口腔多见，其次为胃肠、泌尿、生殖系统，少数可有颅内出血，可危及生命。周围血液中血小板明显减少，可降至 $(5～20)×10^9$/L。

（2）慢性血小板减少性紫癜 比较多见，约占紫癜的80%左右，以成人居多。病程慢，出血以皮肤紫癜为主，四肢较多见，其次为鼻、齿龈、口腔等黏膜。一般出血症状较轻，广泛而严重出血偶见；血小板减少一般在 $50×10^9$/L 以下，出血时间延长，血块收缩不佳，毛细血管脆性试验呈阳性，凝血时间正常。骨髓象中巨核细胞正常或增多，以未成熟细胞增多为主，血小板生成减少。

0317 血小板减少性紫癜可用哪些药治疗?

（1）急性血小板减少性紫癜 治疗要点包括控制出血、减少血小板破坏及升高血小板的数量。常以糖皮质激素为首选，如泼尼松一日 40～60mg，分 3～4次给予。病情危急时可选氢化可的松 100～200mg，加入 10% 葡萄糖注射液 500ml 中静脉滴注。止血药可给卡巴克络（安络血）、酚磺乙胺（止血敏）、氨甲苯酸（抗血纤溶芳酸）、氨基己酸；对严重出血者，可输注新鲜血，有条件时也可输入血小板。

（2）慢性血小板减少性紫癜 肾上腺糖皮质激素可给予氢化可的松、地塞米松，但效果不如急性型的好；止血药可给卡巴克络、酚磺乙胺、氨甲苯酸、氨基己酸等；并适当选用刺激白细胞和血小板生成的药。中药可健脾益气、养血化瘀，以党参、白术、龙眼肉、黄芪、茯苓、生地各10g，全当归、生地榆各16g，川芎5g，大枣4个，水煎服，一日1剂。并注意增加营养，尤其是多吃大枣、花生、猪肝、龙眼等食物。

0318 何谓过敏性紫癜？

过敏性紫癜又称为"出血性毛细血管中毒症"或"发斑"，是一种毛细血管变态反应性出血性疾病。主要由毛细血管壁渗透性和脆性增高所致。在春、秋两季高发。顾名思义，其发病与过敏反应有关，如感染（链球菌、病毒、寄生虫）、药物（氯霉素、氨基比林等）不良反应、食用异性蛋白（蛋、蟹、鱼、虾）等有关。在发病前1～3周可能有上呼吸道感染的病史。过敏性紫癜的起病方式多种多样，可缓可急，病程长，出血可反复发作。病前常有不适、乏力、食欲减退、低热等前兆。

（1）单纯型紫癜 皮疹和紫癜多见于四肢远端伸侧，以关节周围、下肢、臀部多见，两侧多对称，分批出现，为高出皮肤表面的鲜红色或深红色丘疹、红斑或荨麻疹，大小不一，一般不痒，数日后变为紫色或棕色，两周后消退，部分儿童在颊黏膜或眼结膜可见到出血点。

（2）关节型紫癜 常累及膝、踝、肘、腕等关节，轻者酸痛，重者肿痛，有游走性。

（3）胃肠型紫癜 可下腹部或肚脐发生散在性出血，表现为腹痛、呕吐、恶心、呕血、腹泻、便血、有时轻微，有时剧烈，多位于脐周及下腹，并可反复发作。

（4）肾型紫癜 除有上述表现外，尚有明显的、持续的肾脏病变，损害可见血尿、蛋白尿、管型尿、无尿、水肿、血压升高等急性肾炎症状，病程可拖延数周。

过敏性紫癜的确诊应检查毛细血管脆性试验，部分患者可为阳性。血常规中血小板计数、出凝血时间、血块收缩可正常；白细胞计数轻度或中度增高，偶见嗜酸性粒细胞增多。

0319 过敏性紫癜的治疗药有哪些？

（1）单纯型紫癜 可采用"三联疗法"，即口服维生素C一次200mg，曲克芦丁一次20mg，卡巴克洛（安络血）一次5mg，一日3次，连续2～3周。

（2）关节型和胃肠型紫癜 可首选糖皮质激素，如口服泼尼松成人每日30～40mg，儿童每日10～20mg，分3～4次给予；或氢化可的松100～200mg，维生素C 3g，加入10%葡萄糖注射液500ml中静脉滴注，连续3～5日。

（3）肾型紫癜 早期应用氨苯砜（DDS）有效，按一日100～150mg，分2～3次给予，对肾炎表现者，按肾炎治疗原则处理。消化道出血严重者可适当输血。

（4）过敏性症状严重者 可服抗过敏药，选用苯海拉明成人一次25mg，儿童一次6.25～12.5mg，饭后服用；盐酸异丙嗪（非那根）成人一次12.5mg，儿童一次3.125～6.25mg；氯苯那敏（扑尔敏）成人一次4mg，1～5岁儿童一次1～2mg，6～12岁儿童一次2～4mg，一日2～3次，但2岁以下儿童慎用。

（5）中药 以大枣3个、阿胶10g，水煎服用，一日1剂；对皮肤起泡溃烂者，可加紫草10g、乳香10g；对消化道出血严重者，可加槐角、延胡索、白芍、地榆、侧柏叶、甘草各10g。

第五章 消化系统疾病

0320 何谓厌食症?

厌食症十分常见，尤其是1～6岁的婴幼儿或学龄前儿童。所谓厌食就是在较长时期内孩子食欲减退或消失的情况，为此，家长们常常心急恼火。

厌食症的病因较多，包括不良的饮食习惯、感染、气候、营养不良、微量元素缺乏、精神刺激、胃肠道疾病、代谢及内分泌以及营养障碍，服用钙剂、铋剂、铁剂、铝剂、红霉素、阿奇霉素、头孢菌素、维生素A、维生素D等药也可引起厌食。长期的厌食可致儿童营养不良、体形消瘦、生长发育障碍、精神和行为异常等。与厌食相关的其他症状包括呕吐、恶心、食欲减退、食欲缺乏、腹泻、便秘、腹痛、便血等，也需要及时治疗。首先说，厌食仅是一种症状，并非一种独立的疾病，需要综合的治疗（心理、习惯、饮食、药物），既针对原发疾病治疗，又要密切观察、开导教育、改善饮食的色香味、饮食行为干预、培养良好的条件反射、培养良好的生活规律，同时给予药物和中成药治疗。

0321 小儿厌食症吃哪些中成药?

（1）胃肠积滞型 婴儿可选服小儿增食丸，1岁以内婴儿一次半丸，1～3岁的幼儿，一次1丸，一日2～3次。3岁以上的儿童可选小儿化食丸，一次1～2丸，一日2次，温开水送服。如儿童是由进食肉食过多引起的厌食，可服大山楂丸，一次0.5～1丸，一日2次，用温开水送服；或服用健胃消食片、保和丸。

（2）脾胃虚弱型 治疗应以理脾健胃化食为主，可选小儿香橘丸，一次1丸，一日2次，温开水送服（1岁以下婴儿酌减）。如儿童除有明显的厌食外，还有腹痛、腹胀，或大便不成形，治疗应以健脾和胃化滞为主。可选小儿健脾丸，一次1丸，一日2次，温开水送服（1岁以下婴儿酌减）。如厌食是由进食过多的冷饮或瓜果，或夏天着凉、刺激引起的，治疗应以温化脾胃为主，可选和中理脾丸，一次0.5～1丸，一日1～2次，温开水送服（3岁以下幼儿酌减）。

（3）先天不足型 治疗应以补益元气为主。可选参苓白术丸，一次1袋，一日2次，温开水送服（3岁以下幼儿酌减）。1岁以下的婴儿可用大枣3～5个煎汤加红糖水送服。或采用推拿按摩治小儿厌食，摩腹5分钟，捏脊5遍，一日1次，连续3～5天为1疗程，可有效改善小儿厌食症状。

0322 何谓消化不良?

消化不良可发生于任何年龄和性别，每个患者的主诉都有不同的内涵。导致消化不良的原因很多，包括有：① 慢性持续性的消化不良主要有慢性胃炎（萎缩性胃炎）、胃十二指肠溃疡、慢性十二指肠炎、慢性胆囊炎、慢性胰腺炎等；② 偶然的消化不良可能与进食过饱、进食油腻食物、饮酒过量有关；③ 服药影响食欲，如阿司匹林、红霉素、琥乙红霉素、头孢羟氨苄等；④ 精神因素（感冒、疼痛、抑郁、失眠时）也可能会影响消化功能；⑤ 胃肠动力不足，老年人由于年龄增大而胃肠动力降低，食物在胃内停留时间过长，胃内容物排空的速度缓慢，也会发生功能性消化不良；⑥ 全身性疾病在胃肠方面的表现，如感染、月经期、儿童缺乏锌元素、发热、食物中毒、尿毒症、贫血、甲状腺功能减低、恶性肿瘤（尤其在进行化疗、放疗）及慢性肝炎等消耗性疾病。

消化不良的表现如下。

① 进食或食后有腹部不适、腹胀、嗳气、上腹部或胸部钝痛或烧灼样痛、恶心，并常常伴有舌苔厚腻及上腹深压痛。

② 进食、运动或平卧后上腹正中有烧灼感或反酸，并可延伸直至咽喉部。

③ 食欲减退，对油腻大的食品尤为反感。

④ 经常感觉饱胀或有胃肠肿气感，打嗝、排气增多，有时可出现轻度腹泻。

0323 消化不良可选哪些药？

消化不良的治疗均是一些对症治疗，以促进食欲和帮助消化，常用药有5类。

（1）增加食欲药 对食欲减退者可服用增加食欲药，如维生素B_1、维生素B_6，一次10mg，一日3次；或口服干酵母片，一次0.5～2g，一日3～4次。

（2）助消化药 多数助消化药本身就是消化液的成分，为一种消化酶，起到替代作用。胰酶可促进蛋白质和淀粉的消化，对脂肪亦有一定的帮助消化作用，对胰腺外分泌功能不足或由于胃肠、肝胆疾病引起的消化酶不足者可选用，成人一次0.3～1g，5岁以上儿童一次0.3g，一日3次，餐前或进餐时服用。对偶然性消化不良或进食蛋白食物过多者可选乳酶生（表飞鸣），一次0.3～1g，一日3次；胃蛋白酶能使胃酸作用后凝固的蛋白质分解，成为蛋白胨，一次0.3～0.6g，餐时或餐前服用，一日3次，如同服稀盐酸0.5～2ml则作用更强。

（3）促消化液分泌药 可促进消化液的分泌，增强消化酶的活性和调整胃肠功能，可用于治疗消化不良食欲减退、腹胀、嗳气。可选用的药有卡尼汀（康胃素），一次0.1～0.15g，一日3～4次，连续3日～1月。

（4）促胃肠动力药 可增加胃排空速率，对暴饮暴食或老年人因胃肠功能障碍引起的恶心、呕吐，或对中度功能性消化不良或餐后伴有上腹痛、上腹胀、嗳气、烧心、恶心、呕吐、早饱症状者可选用。其增加胃肠平滑肌张力及蠕动、增加胃排空速率、消化和推进食物，促进食物及胃肠道气体的排出。可选用多潘立酮（吗丁啉）片，口服一次10～20mg，一日3次，于餐前1小时服用。对早饱、上腹胀者可选用莫沙必利（贝络纳）、伊托必利（瑞复啉），其增强胃肠道运动，改善功能性消化不良症状，分别一次5mg或50mg，一日3次，餐前服用。

（5）镇静药 对合并精神焦虑者必要时口服地西泮（安定），一次2.5～5mg。

胃肠器质疾病引起的消化不良多是一些慢性病，常难于在短时间治愈，因此，改变不良的饮食起居，改善消化机能及提高患者的营养状况，亦有利于本病的治疗。

0324 什么样的消化不良者可选用多潘立酮（吗丁啉片）？

多潘立酮（吗丁啉片）是一种促胃肠动力药，其作用是使胃肠道上部的蠕动和张力恢复正常，增大胃窦和十二指肠运动，加快胃排空的速度，并协调幽门的收缩。能以适当的速度和方向推送胃肠内容物（食物）向下走，增强食管的蠕动和食管下部括约肌的张力，使结肠内积气被肠蠕动向下推而排出体外。适用于由胃肠道的动力降低（胃肠蠕动慢、张力小、老年人）所致的消化不良、恶心、呕吐。

但多潘立酮对乳腺癌、嗜铬细胞瘤、机械性肠梗阻、胃肠出血者禁用；对心律失常、接受化疗的肿瘤者、妊娠期妇女慎用；同时在服用期间排便次数可能增加。

0325 消化不良时可选哪些中成药？

传统的中成药分为消食导滞药、消痞化积药两大类。

（1）消食导滞药 适用于伤食停积，消化不良。因暴饮暴食，或小儿乳食不知节制，致使脾胃受损，运化功能失调，造成食停胃脘，蓄积不化。症状可见不思饮食、胸脘痞闷、嗳气吞酸、腹痛腹泻等。常用化食中成药如神曲茶、加味保和丸、大山楂丸。因食滞日久兼有脾虚，苔腻微黄，脉象虚弱，治疗宜消补兼施，健脾养胃，佐以导滞，如香砂养胃丸、香砂枳术丸、香砂平胃颗粒。

（2）消痞化积药 适用于饮食停滞、气机壅阻所致的痞满等症。因饮食不节，积滞内停，阻塞胃肠气机，则生湿热，大肠传导不利，寒热痰食与气血相结。症状可见胸脘痞闷，两胁胀痛，腹中结块，体倦食少等，可选服木香顺气丸、养胃舒胶囊、六味安消散（胶囊）等。对慢性胃炎、胃溃疡、十二指肠炎伴有腹痛可口服气滞胃痛冲剂、胃舒冲剂；对功能性消化不良，痛秘型肠易激综合征（腹痛、便秘、腹胀、腹泻）者，可服六味安消胶囊，一次3～6粒，一日2～3次。

0326 造成腹胀的原因有哪些？

腹胀的感觉十分简单，即腹部有膨胀感、疼痛、憋得慌，腹部变大，叩之呈鼓音，有腹鸣，爱打嗝或排气，严重时使人心慌意乱。

造成腹胀的原因有多种：① 进食不易消化的食物和饮用不洁的流食，导致消化和胃肠功能不良或食物的过度发酵；② 部分人体内缺乏一种脂肪酶，在喝牛奶或奶制品后，不能消化奶中的糖而引起腹胀，或食用糖类（豆类、豆制品、谷物、菜花）食物和饮用大量产气的饮料（如碳酸盐汽水）；③ 体内吸收功能障碍，如腹胀伴有体重减轻和排有恶臭的气体；当患有肝炎、肝硬化、腹膜炎、肿瘤及神经官能症，也可使腹腔积液或积气引起腹胀；④ 高脂肪食物虽不会产生更多的气体，但可延缓胃肠的排空速度，也会诱发腹胀。

0327 腹腔内的气体从何而来?

人体腹腔内的气体可来自以下4个方面。

（1）吞咽动作 胃肠内气体约70%来自吞咽。使人产生吞咽的原因也有4个：① 口涎增多，势必常咽口水，一次可带入2ml的气体；② 进食太快、囫囵吞咽及小口吞咽，都能增加气体的吞咽；③ 饮用流食比固体食物所咽的气体要多出2～3倍。卧位进食吞咽的气体较多，尤其是仰卧位；④ 饮用大量产气的饮料如汽水、牛奶、啤酒等。

（2）二氧化碳的释放 胰腺每天分泌1000～2000ml胰液，含有大量的碳酸氢根，当排入十二指肠与胃酸相遇时，则释放出大量的二氧化碳。

（3）食物发酵 小肠未完全消化的食物残渣进入结肠后，糖类食物被大肠杆菌发酵，产生二氧化碳及氢；或被厌氧杆菌发酵产生氢及甲烷；未被消化的蛋白质进入结肠后被细菌分解，产生气体，包括硫化氢等，所以肛门排气常带臭味。

（4）结肠对气体的吸收减少 正常结肠内积气被肠蠕动向下推，经肛门排出，每天400～1200ml。任何原因引起的肠蠕动迟缓、大便干燥、肠壁张力降低或肠梗阻，都可使排气障碍而发生腹胀。

0328 腹胀时可选哪些药?

首选二甲硅油片（皆乐），其可降低胃肠内气体微泡的张力，消除肠道中的泡沫，帮助排除气体，成人一次50～75mg，一日3次，餐前或睡前服；或口服消胀片（每片含二甲硅油25mg、氢氧化铝40mg），一次1～2片，一日3次。此外，尚可选服乳酶生（表飞鸣），一次0.5～0.9g，一日3次，可分解糖类，抑制肠内产气菌的生长；或活性炭，可吸附肠内的大量气体，成人一次1～3g，儿童一次0.3～0.6g，一日3次。

如胃肠动力不佳，可选服促胃肠动力药多潘立酮（吗丁啉），可增加肠蠕动，促进排气，多用于术后肠麻痹引起的腹胀。一次10mg，一日3次，餐前服用。

0329 腹胀时选用哪些中成药?

中医将腹胀归为"食滞"，是指饮食不节引起的腹痛、厌食、呕吐、脘腹胀满。可选用的中成药有木香顺气丸或香砂养胃丸，前者可行气化湿、健脾和胃，调节胃肠运动和胃液分泌，用于胸膈痞闷、脘腹胀痛、呕吐恶心、嗳气纳呆，口服一次6～9g，一日2～3次；后者可温中和胃，调整消化液分泌和胃肠功能，用于不思饮食、呕吐酸水、胃脘满闷、四肢倦怠，丸剂一次9g，冲剂一次5g，一日2次。另外，沉香化气片、丁沉透膈丸、调气丸、复方制金柑冲剂、和胃平肝丸、加味四消丸、健脾丸、六味安消胶囊、洁白胶囊也可选用。

O330　腹泻分哪几种类型?

腹泻俗称"拉稀",如排便在一日内超过3次,或粪便中脂肪成分增多,或带有未消化的食物、脓血者则称为腹泻。腹泻的病因十分复杂,类型众多,一般按病因分为以下几类。

(1)感染性腹泻　多由细菌(沙门菌属、副溶血弧菌、金黄色葡萄球菌、大肠杆菌、痢疾杆菌)、真菌(肠念珠菌)、病毒(轮状病毒、柯萨奇病毒)、寄生虫(阿米巴病、血吸虫、梨鞭毛虫)感染或集体食物中毒而造成。

(2)炎症性肠病　由直肠或结肠溃疡、肿瘤或炎症引起。

(3)消化性腹泻　由消化不良、吸收不良或暴饮暴食而引起。

(4)激惹性或旅行者腹泻　常由外界的各种刺激所致,如受寒、水土不服,过食海鲜、油腻或辛辣食物刺激等。

(5)功能性腹泻　由精神紧张、情绪激动、受惊害怕、结肠过敏等因素引起。

(6)菌群失调性腹泻　由于肠道正常细菌的生长和数量或比例失去平衡所致,一般多因长期口服广谱抗生素、糖皮质激素而诱发。

O331　腹泻的表现有哪些?

腹泻是由于肠蠕动亢进或肠管内的水分吸收减退而引起。其特征为粪便水分过多、稠度降低、重量增加、排便频繁,严重者可发生水泻,同时伴有腹痛、恶心、呕吐、出冷汗,粪便中脂肪增多,或带有未消化的食物、脓血。以病程为界,分为急性腹泻(2月以内)和慢性腹泻(2个月以上)。急性腹泻多见于肠道感染、食物中毒、出血性坏死性肠炎、急性局限性肠炎、肠型紫癜等,可明显分为两大亚型——痢疾样腹泻和水泻,其亚型取决于致病因子的性质。痢疾样腹泻可有黏膜破坏,频频排出有脓血性粪便,并伴腹痛、里急后重;而水泻不含红细胞、脓细胞,不伴腹痛、里急后重。慢性腹泻起病缓慢,见于阿米巴痢疾、结核、血吸虫病、肿瘤等;集体食堂就餐人员成批发病且症状相同为食物中毒、流行性腹泻或传染病的流行。小肠炎性腹泻,腹泻后腹痛多不缓解;结肠炎性腹泻于腹泻后腹痛多可缓解。

在粪便的性状上各种腹泻的表现不尽相同:粪便呈稀薄水样且量多,为小肠性腹泻;脓血便或黏液便见于细菌性痢疾;暗红色果酱样便见于阿米巴痢疾;血水或洗肉水样便见于嗜盐菌性食物中毒、急性出血坏死性肠炎;黄水样便见于沙门菌属或金黄色葡萄球菌性食物中毒;米泔水样便见于霍乱或副霍乱;脂肪泻和白陶土色便,见于肠道阻塞、吸收不良综合征;黄绿色混有奶瓣便见于儿童消化不良。而激惹性腹泻时多为水便、伴有粪便的颗粒,下泻急促，同时腹部有肠鸣音（咕噜声）、腹痛剧烈难以忍受。

0332 腹泻如何对症用药？

（1）感染性腹泻 对由细菌感染引起的急性腹泻，首选抗菌药物，如庆大霉素、左氧氟沙星（利复星）、氧氟沙星（奥复星）、环丙沙星（特美力）等；对轻度急性腹泻者应首选小檗碱（黄连素），口服成人一次0.1～0.4g，一日3次；或口服活性炭或鞣酸蛋白，前者吸附肠道内气体、细菌和毒素，后者可减轻炎症，保护肠道黏膜。活性炭成人一次1～3g，儿童一次0.3～0.6g，一日3次，餐前服用。鞣酸蛋白一次1～2g，一日3次；1岁以下儿童一次0.125～0.2g，2～7岁一次0.2～0.5g，一日3次，空腹服用。

（2）病毒性腹泻 此时应用抗生素或微生态制剂无效，可选用抗病毒药，如阿昔洛韦（舒维疗）、泛昔洛韦（凡乐）。

（3）消化性腹泻 因胰腺功能不全引起的消化不良性腹泻，应服用胰酶；对摄食脂肪过多者可服用胰酶和弱碱（碳酸氢钠），对摄食蛋白而致消化不良者宜服胃蛋白酶；对伴腹胀者可应用乳酶生或二甲硅油（消胀片）。

（4）激惹性腹泻 因化学刺激引起的腹泻，可选用双八面蒙脱石（思密达），其覆盖消化道，与黏膜蛋白结合后增强黏液屏障，防止酸、病毒、细菌、毒素对消化道黏膜的侵害。口服成人一次1袋，一日3次；1岁以下儿童一日1袋，分2次给予，1～2岁儿童一次1袋，一日1～2次，2岁以上儿童一次1袋，一日2～3次。此外，钙通道阻滞药可促进肠道吸收水分，抑制胃肠运动和收缩，可选用硝苯地平，一次10～20mg口服或含服，一日2次；或匹维溴铵（得舒特）一次50mg，一日3次。对由天气（寒冷）和各种刺激所致的激惹性腹泻，应注意腹部保暖，控制饮食（少食生冷、油腻、辛辣食物），口服乳酶生或微生态制剂。

（5）肠道菌群失调性腹泻 可补充微生态制剂，如复方嗜酸乳杆菌片（乳杆菌）、双歧杆菌三联活菌胶囊（培菲康）等，维持肠道正常菌群的平衡，达到止泻的目的。

（6）对腹痛较重者或反复呕吐腹泻 及时适当地补充液体；腹痛剧烈时可服山莨菪碱片，一次5mg，疼时服或一日3次；或口服颠茄片，一次8～16mg。

（7）急性或慢性腹泻 洛哌丁胺（易蒙停、罗宝迈）可抑制肠蠕动，延长肠内容物的滞留时间，抑制大便失禁和便急，减少排便次数，增加大便的稠度。用于急性腹泻，初始量成人一次2～4mg，儿童2mg，以后于一次不成形便后服2mg；用于慢性腹泻，初始量一次4mg，儿童2mg。

0333 何谓婴幼儿腹泻？

婴幼儿腹泻又名婴幼儿消化不良，是婴幼儿期的一种急性胃肠道功能紊乱，以腹泻、呕吐为主的综合征，由多种病因所致。以夏、秋季发病率最高，尤其是夏末转入初秋，或添加碳水化合物（米粉、稀粥）的初期，其中急性腹泻多发生在2岁以下儿童，50%为1岁的幼儿。通常将肠道内微生物感染引起的腹泻称为肠炎；将肠道外感染，喂养不良、激惹性刺激所引起的腹泻，称为消化不良。

婴幼儿腹泻的病因分为以下几类。① 激惹性刺激。如寒冷、水土不服、油腻食物刺激等所致。② 病原微生物感染。如细菌、病毒、真菌、衣原体、寄生虫等，其中以前两者居多；细菌有大肠杆菌、空肠弯曲杆菌、耶尔森菌、鼠伤寒杆菌、变形杆菌等；病毒有人类轮状病毒、诺沃克病毒、埃克病毒、柯萨奇病毒、腺病毒等。③ 肠消化功能紊乱，或由于饮食不当。

0334　婴幼儿腹泻的症状有哪些？

（1）消化不良　有肠道外感染症状（如上呼吸道感染、中耳炎、肾盂肾炎等）或有饮食不当，气候变化（受冷受寒）等致病因素。胃肠道症状一般较轻，一日大便数次至十余次，为黄色或黄绿色"蛋花样"或稀糊便，有奶腥臭或酸臭，混有少量黏液。排便时幼儿啼哭、烦躁不安、腹部疼痛，有时溢乳或呕吐，但呕吐轻，饮食多正常，无明显脱水或酸中毒。

（2）肠炎　多有特异性感染（大肠杆菌、葡萄球菌、病毒、真菌等），部分可自消化不良发展而来。胃肠道症状较重，腹泻一日10次至数十次，为水样便，量多，有酸腥或腐臭味，偶有脓及血丝。呕吐较重，易发生脱水、代谢性酸中毒、低血钾等水、电解质紊乱。伴有食欲减退，多有发热、精神萎靡、嗜睡、烦躁症状，甚至有昏迷、惊厥等症状。

婴幼儿腹泻主要依据大便外观和粪便检查来判断：消化不良者有脂肪滴或少量黏液；细菌性肠炎者有黏液、白细胞及偶见红细胞及吞噬细胞；真菌性肠炎可见真菌孢子及菌丝，培养可分离出致病菌；病毒性肠炎水泻大便不成形，并无白细胞及红细胞等。

0335　如何治疗婴幼儿腹泻？

（1）饮食疗法　轻症患儿减少奶量代以米汤、糖盐水；重症患儿应禁食8 ～ 24小时，并静脉补液。

（2）液体疗法　轻度脱水和呕吐不重者可口服补液盐，每袋加500 ～ 1000ml凉开水溶解后服，儿童每千克体重50 ～ 100ml，分次于4 ～ 6小时内服完；静脉补液法适用于中度、重度脱水儿童，静脉滴注5% ～ 10%葡萄糖注射液或5%葡萄糖氯化钠液。

（3）控制感染　针对病因，选用抗菌药或抗病毒药。轻度肠道细菌感染引起的腹泻，可口服盐酸小檗碱（黄连素），1岁以下儿童一次0.05g，1 ～ 3岁一次0.05～0.1g，4～6岁一次0.1～0.15g，7～9岁一次0.15～0.2g，10～12岁一次0.2～0.25g，一日3次。或口服头孢呋辛酯，3个月至12岁儿童剂量为一日20mg/kg，分2次服用；头孢泊肟酯3个月至12岁儿童剂量为5mg/kg，一日2次；头孢呋辛酯（新菌灵）3个月至12岁儿童剂量为一次5mg/kg，一日2次。病毒性腹泻者可口服或静脉滴注抗病毒药，如利巴韦林（病毒唑）、阿糖胞苷、金刚烷胺、阿昔洛韦等。

（4）对症治疗　腹泻可用鞣酸蛋白，儿童1岁以下，一次0.125～0.2g，2～7岁一次0.2～0.5g，一日3次，空腹服用；对腹痛较重者，或反复呕吐腹泻者，腹痛剧烈时可口服山莨菪碱片，一次5mg，疼痛时服或一日3次；或口服颠茄片，一次2～8mg。

（5）口服微生态制剂　如口服双歧杆菌活菌制剂（丽珠肠乐），一次250mg（1粒），一日2次，餐后服用；或双歧杆菌三联活菌胶囊（培菲康），儿童一次210mg（1粒），一日3次，幼儿可剥开胶囊倒出粉剂以温开水冲服。枯草杆菌二联活菌颗粒（妈咪爱），一次1～2片，一日3次，餐前服用。

（6）胃肠黏膜保护治疗　如口服双八面体蒙脱石（思密达），可增强黏液屏障，防止胃酸、胃蛋白酶以及各种病毒、细菌及其毒素对消化道黏膜的侵害，维护消化道正常功能。1岁以下儿童一日3g（1袋），2～3岁儿童一日2～3袋，3岁以上儿童一日3袋，分为3次于空腹给药；治疗急性腹泻时，首次剂量加倍。

0336　夏季为什么易发生腹泻？

夏季雨水多，雨水可能造成水源的污染，尤其是在洪涝发生后，引起肠道感染性疾病的爆发流行；夏季又是苍蝇、蟑螂等昆虫活跃的季节，它们身上沾满了细菌，到处飞爬，常成为肠道传染病的传播媒介；夏天天气湿热，蔬菜瓜果丰富细菌也非常喜欢在潮湿的果蔬表面滋生。

在炎热的夏季，人们也爱吃凉拌菜，如拍黄瓜、过水凉面，如没有洗净，也易给细菌入侵带来机会。夏天里很多人喜欢喝冷饮、吃零食、进甜食，但细菌也爱吃甜食，大肠埃希杆菌在1小时内能吃掉比自己重2000倍的糖。一旦甜食、冷饮受到污染，都成了细菌的培养基，细菌简直是找到了繁殖后代的天堂，1个大肠埃希杆菌在1天内可繁殖72代子孙，一个变为2个，2个变为4个，成倍的繁殖，一个细菌在1天里可繁殖数万个细菌。另外，夏季人们都喜欢冲凉、饮水，大量的水分会冲淡胃酸，失去杀菌的酸屏障，使之杀菌的功能降低。因此，诸多原因造成夏季容易发生肠道传染病，使腹泻患者增多。

0337　长期或剧烈腹泻时为什么要大量饮水和补盐？

当人体因腹泻或疾病、创伤、感染时，由于处于病态，体内的水、电解质和酸碱度容易失去平衡，若这种失衡超过了人体的代偿能力，将使水、盐的代谢发生紊乱，常见的为脱水症和钠、钾代谢的紊乱（低钠、低钾），严重者可危及生命。

正常状态下的成年人，在适宜的气候下，每天的需水量约为30～50ml/kg才能将尿量保持在生理范围内。电解质的需要量为一日钠离子70～140毫当量，钾离子40～80毫当量，人长期处于此种平衡。因此，在针对腹泻病因治疗的同时，还应及时补水和电解质，以纠正不平衡状态。可口服补液盐，每袋加500～1000ml凉开水溶解，以50ml/kg于4～6小时内服完。

0338 微生态制剂的作用是什么？

微生物态中的有益菌（益生菌）可制约致病菌株和过路菌株的繁殖，减少肠内毒素生成，维持肠道正常菌群的平衡，调节免疫功能；此外，也促进人体对营养物质的吸收。微生态制剂的药理作用繁多，主要作用囊括为"调节、抑菌、保护、免疫、平衡、营养。"

① 抑制肠内有害菌株，维持人体微生态平衡。

② 维持正常肠蠕动，改善粪便的成分、肠道运输及缩短粪便在远端结肠、直肠内滞留时间，利于粪便由直肠进入肛门缓解便秘。

③ 树立屏障（生物和化学屏障），限制肠道病原微生物及毒素与肠道黏膜上皮的接触。

④ 营养作用，双歧杆菌可合成维生素B_1、维生素B_2、维生素B_6、维生素B_{12}、泛酸、烟酸、叶酸等多种维生素。

⑤ 增强体液和细胞免疫。

⑥ 保护肝脏，减少内毒素和肝损伤，减少分解尿素的细菌数量，降低血氨水平。

⑦ 微生态制剂中的益生菌具有激活人体细胞内超氧化歧化酶（SOD）、过氧化氢酶和谷胱甘肽过氧化物酶的作用，促使抗氧化物产生，减少自由基的损伤。

⑧ 控制内毒素血症，促进有毒药物降解、排泄。乳酸杆菌和双歧杆菌均可抑制肠道腐败菌和产生尿素酸的细菌，减少内毒素和尿酸酶的含量，降低血氨浓度，缓解肝昏迷。

0339 如何依据临床特征来遴选微生态制剂？

① 依照临床特征来合理选用，如需尽快建立一个肠道正常菌群，宜用双歧三联活菌胶囊（培菲康），其所含的粪链球菌、嗜酸乳杆菌、双歧杆菌分别定植在肠道上、中、下部位，迅速繁殖，作用快而持久，在整个肠道形成一道

屏障；或选用金双歧，亦为长双歧杆菌、保加利亚乳杆菌、嗜热链球菌的三联活菌制剂，其中长双歧杆菌更宜国人。对痉挛性和功能性便秘者，可选用双歧杆菌、嗜酸乳杆菌、乳酸菌、乳酸菌素等，其成分为乳酸菌、双歧杆菌，在繁殖中会产生有机酸，使肠管水分的分泌增加，同时肠道的酸性降低，促使大便中水量增多而使粪便易于排出。

② 对抗生素相关性腹泻（伪膜性肠炎）或食物中毒，可首选酪酸菌，其耐酸且抗腐败性强。

③ 微生态制剂大多数为细菌或蛋白，在服用时宜注意过敏反应。

④ 微生态制剂服后对抗生素的耐药性是否转移。目前的研究暂时表明，除少数乳酸菌的抗药基因由编码而可在远源细菌转移外，大多数乳酸菌、双歧杆菌的耐药性为非转移的。但鉴于缺乏大样本循证医学的研究结论，迄今仅为推论。

⑤ 掌握合理剂量，微生态制剂的剂量应适宜，一般在3亿个活菌左右。过量会致腹泻，过少则起不到治疗效果。

⑥ 注意益生菌与寡糖的协同作用，寡糖可作为底物被肠道正常菌群利用，能选择性地刺激肠内益生菌生长、繁殖，作为某些益生菌的增殖因子，增强益生菌的竞争优势；益生菌分泌的消化酶可使寡糖消化为单糖，使其被益生菌或人体利用。

0340 如何妥善利用微生态制剂与双八面体蒙脱石的协同作用？

双八面体蒙脱石（思密达）是从天然蒙脱石中提取的微粒，具有双八面体层纹状分子结构及非均匀性电荷分布，其作用是覆盖于消化道，与黏膜蛋白结合以加强消化道黏液的韧性以对抗攻击因子，增强黏液屏障，可预防胃酸、胃蛋白酶、酒精、病毒、细菌及其毒素对消化道黏膜的侵害；并对病毒、细菌和细菌毒素具有极强的吸附能力，使其失去致病作用。其与微生态制剂的作用机制截然不同，主要用于成年人急慢性腹泻、妊娠期妇女、儿童急性腹泻及儿童迁延性腹泻、旅行者腹泻等，但两者联合应用相得益彰，但服用时应注意：① 对严重的痢疾杆菌腹泻，也须联用抗生素；② 治疗急性腹泻时首剂加倍；③ 如与微生态制剂联合必须注意间隔时间，在服用思密达前1小时服用；④ 食道炎者宜于餐后服用，其他患者于两餐之间服用；⑤ 服用时不宜大量饮水。

0341 如何权衡微生态制剂与抗生素的协同和相杀的相互作用？

合理、适宜联合应用抗生素和微生态制剂具有协同作用，处于肠道正常菌群紊乱严重或致病菌危害较为严重时，可先应用抗生素以清理肠道，后用微生态制剂调整胃肠道菌群。但两者也有相杀作用，有关微生态制剂与抗生素联合应用的不良相互作用不能一概而论，须考虑两者之间的微生态菌株对抗生素的敏感性、抗生素在肠道吸收率、抗菌谱的宽窄及服用时间间隔的差异。地衣芽孢杆菌制剂对三代头孢菌素、庆大霉素、哌拉西林等药物不敏感，对环丙沙星、亚胺培南西司他丁等高度敏感，故服用时应停用此类抗菌药物；双歧三联活菌制剂对头孢菌素、庆大霉素、环丙沙星、亚胺培南西司他丁等高度敏感，服用时应停用此类抗菌药物。但死菌制剂和地衣芽孢杆菌、酪酸菌可与抗菌药物联合应用；乳酸菌素、复方乳酸菌胶囊、嗜酸乳酸菌胶囊须与抗生素联合应用。也应权衡下列措施：① 从治疗腹泻的效果上，应先服用病原菌敏感抗生素或在肠道不易吸收（庆大霉素、卡那霉素、新霉素、制霉菌素）的抗生素以杀灭致病菌株，后再及时调节菌群；② 尽量选择窄谱抗生素，避免大剂量、长疗程；③ 两类药服用间隔时间至少2小时。

0342 如何保护活菌制剂的活性？

对微生态制剂稳定性的影响因素包括温度、湿度、酸度、金属和机械摩擦的力度。但不同菌株对高热的耐受性差异较大，其中芽孢杆菌、酪酸菌耐热力最强，乳酸菌、酵母菌、双歧杆菌等不耐热，死菌无关，应区别处置：① 部分微生态制剂要求冷链和于低温（2～10℃）下保存，如双歧三联活菌胶囊（培菲康）；② 部分活菌制剂不耐酸，宜在餐前30分钟服用，如双歧杆菌活菌（丽珠肠乐）；③ 大多数微生态制剂不耐热，服用时不宜以热水送服，宜选用30～40℃温水；④ 不宜与抗酸剂、抗生素、磺胺类、氟喹诺酮类、小檗碱、活性炭、鞣酸蛋白、铋剂或氢氧化铝同服，以免杀灭菌株或减弱药效，至少间隔时间约2小时。此外，微生态制剂大多数为细菌或蛋白质，服用时宜注意过敏反应，过敏者禁用。另有继发感染的可能。偶见大便干燥、腹胀。

0343 怎样应用肠道清洁剂？

目前常用的肠道清洁剂包括聚乙二醇电解质散（PEG）、硫酸镁、磷酸钠盐、甘露醇、番泻叶或蓖麻油，以及包含氯化钠、氯化钾和硫酸镁的复方电解质溶液。其中，PEG应用最为普遍，作为容积性泻剂，通过大量排空消化液来清洗肠道，不会影响肠道的吸收和分泌，从而不导致水电解质平衡紊乱，特殊人群（如电解质紊乱、晚期肝病、充血性心力衰竭和肾衰竭者）服用PEG溶液是安全的，PEG也是妊娠期妇女和婴幼儿肠道准备的首选药。由于镁盐有引起肠黏膜炎症、溃疡的风险，有造成黏膜形态改变的可能性，不推荐确诊及可疑的炎症性肠病患者服用，慢性肾病者也不宜使用。甘露醇溶液因肠镜下电凝或电切有引起气体爆炸的风险，目前已不建议用于结肠镜治疗。另外，建议服用血管紧张素转换酶抑制药者在口服肠道清洁剂当日及之后72小时内不应继续使用；利尿药应在口服肠道清洁剂时暂停1天，在口服肠道清洁剂当天及之后的72小时，建议停用非甾体抗炎药；应用胰岛素、口服降糖药控制血糖者，应避免在检查血糖前日服用肠道清洁剂。

0344　腹泻可选哪些中成药？

中医认为腹泻分为食滞胃肠型、脾肾亏损型、胃肠湿热型腹泻，在临床表现和选药有所不同。

（1）食滞胃肠型　患者腹部胀痛、大便臭似败卵，腹泻后可稍减轻，不思饮食、嗳气、呕吐酸水，可选用加味保和丸、克泻胶囊、胃立康片、资生丸等。

（2）脾肾亏损型　症见大便稀薄，夹带有不消化的食物，稍吃油腻食物就使大便次数增加多，疲乏无力，可选服人参健脾丸、补中益气丸、固本益肠片。

（3）大肠湿热型　多数患者在腹痛时就要泻，大便急迫、便色黄褐、味臭、肛门有烧灼感，同时伴随发热。可用葛根芩连片、香连片、温中止泻丸、黄连片。

0345　抗生素相关性腹泻有哪些诱因？

抗生素相关性腹泻（AAD）俗称伪膜性肠炎，属于二重感染，是发生于结肠的急性黏膜坏死性炎症，系指伴随着抗生素的大量、长时间使用而发生的无法用其他原因解释的腹泻。引起腹泻的药物约700多种，其中25%是由应用各种抗生素（尤其是广谱抗生素或抗生素/β-内酰胺酶抑制药复方制剂）引起，其中近100%的伪膜性肠炎（PMC）均由感染艰难梭状芽孢杆菌引起，抗生素相关性腹泻者的大便多不成形，每日排便3～20次，其中20%患者潜血呈阳性，伴有恶臭、腹痛、腹泻、发热、白细胞计数升高，其中高龄、体弱为最重要的危险因素，多发生在年龄50～60岁的中老年人，女性多于男性。

AAD的发病率因人群及抗生素种类的差异而不同，其致病因素如下。

① 应用广谱抗生素（青霉素、大环内酯类、头孢菌素类及林可霉素等）后，造成了肠道菌群的失调。正常菌群破坏后，导致肠内正常微生物对糖类代谢降低使使吸收不良，肠腔中的有机酸、阳离子和糖类的聚集而导致渗透性腹泻。

② 抗生素抑制肠道正常菌群，使病原微生物大量增殖，主要致病菌艰难梭状芽孢杆菌，为一种专性厌氧革兰阳性芽孢杆菌，其会产生肠毒素（毒素A）和细胞毒素（毒素B），毒素A破坏黏膜上皮细胞的cAMP系统使水和盐分

泌增加导致分泌性腹泻，毒素B直接损伤肠壁细胞，引起炎症，形成渗出性腹泻。

③ 某些抗生素如红霉素是胃动素受体的激动药，而胃动素可刺激胃窦和十二指肠收缩，引起肠蠕动改变，导致腹泻、肠痉挛和呕吐。

④ 氨基糖苷类、多黏菌素、四环素、新霉素、杆菌肽等抗生素可直接引起肠黏膜损害、肠上皮纤毛萎缩、细胞内酶活性降低，导致吸收不良性腹泻。

0346 如何防治抗生素相关性腹泻?

依据研究显示，第3代头孢菌素+β内酰胺酶抑制药与2代头孢菌素比较有显著性差异。应用抗生素级别越高，AAD出现时间越早。为老年人选用抗生素应注意：① 依据感染，能应用窄谱低级抗生素尽量不用高级、超广谱抗生素；② 能不加β内酰胺酶不选加酶；③ 能单一用药尽量不联合用药；④ 在用药4～5天后注意大便性状，必要时做便球/杆比例、大便涂片查找真菌。

① 一旦确诊抗生素相关性腹泻，应及早停用原用的抗生素，对于原发病必须继续使用者，可给予针对性强的窄谱抗生素。轻症者停药后可自行缓解而不需进一步治疗，但由于潜在的高病死率，目前对大多数患者采取针对病原菌的抗菌治疗，应避免使用止泻药或抗胃肠蠕动药。

② 对抗生素相关性腹泻治疗一般以万古霉素口服给药，一般一次325～500mg，一日4次，连续7～14天。其在肠道不吸收，可在局部形成高浓度，尤其适宜对耐甲硝唑或治疗失败病例的治疗。

③ 鉴于万古霉素的药动学存有明显的个体差异，且有发生耳、肾、神经毒性之虞，在应用中应尽可能监测血浆药物浓度，保持血浆峰浓度在20～30μg/ml，谷浓度在5～10μg/ml，尤其对老年人、新生儿、肥胖者、肾功能不全者或并用有耳、肾毒性药物者。

④ 耳毒性为万古霉素最严重的不良反应，轻者耳鸣、听力丧失，重者耳聋。如及早停药可使听力恢复，但部分患者在停药后听力仍在损害而发展至耳聋，其发生原因与血浆药物浓度过高有关，当血浆药物浓度超过80μg/ml后持续数日，即可能出现听力损害，大剂量、长疗程、老年患者或肾功能不全者更易发生耳毒性。

⑤ 地芬诺酯对肝功能不全者、儿童、正在服用成瘾性药患者禁用，鉴于妊娠期妇女服用后可致新生儿戒断及呼吸抑制等症状，对妊娠及哺乳期妇女慎用。

⑥ 微生态制剂一般不宜与抗生素、抗菌药物、小檗碱、活性炭、鞣酸蛋白、铋剂、氢氧化铝同服，以免杀灭菌株或减弱药效，或间隔时间约2小时再用。

⑦ 抗生素相关性腹泻的预防措施最重要的是要合理应用抗生素，同时避免医源性及交叉感染。预防艰难梭状芽孢杆菌的水平传播，可采用手套、吸收、专用房间或分组隔离等防护措施，并且对环境清洁、消毒或应用一次性使用物品（房间、便桶、直肠体温计、内镜）。

⑧ 对初次复发者，应用万古霉素或甲硝唑口服10～14天；再次复发可采用万古霉素125mg，每隔6小时或3天给予1次，疗程7天；对反复复发者，使用甲硝唑/万古霉素加上布拉酵母菌，或万古霉素加上考来烯胺，或万古霉素加上利福平，以及免疫球蛋白、微生态制剂。

0347 何谓肠易激综合征？

肠易激综合征（IBS）是一组包括腹痛、腹胀、排便习惯改变和大便性状异常、黏液便等表现的临床综合征，有持续存在或反复发作的结肠功能紊乱的常见病。特征是无感染或炎症的存在，但病因不明，其中饮食、生活方式、感染和无关的炎症均被认为是潜在的致病因素，尤其与痢疾、受寒、纳进凉食有直接的相关性。肠易激综合征可发生于任何年龄，其中以20～40岁的青壮年居多，男女比例约1：2，女性为多，约占发病者的75%。依据症状表现，IBS分为数种类型，一类以便秘为主要症状；另一类以腹泻为主，再一类两种症状兼而有之，3种类型的比例分别为28%、29%和33%，其中58%的女性其主要症状为腹泻。

目前认为，IBS的病理生理学基础主要是胃肠动力学异常、内脏感觉异常、精神因素，而造成上述变化的机制则尚未阐明。据认为精神心理障碍（紧张、恐惧、抑郁、焦虑）是IBS发病的重要因素；另约有1/3患者对某些食物不耐受而诱发症状加重，部分患者IBS症状发生于肠道感染治愈之后。近年研究表明，IBS可能与肠黏膜的低度炎症有关，如肥大细胞脱颗粒，炎症介质高表达等。

0348 如何治疗肠易激综合征？

IBS药物治疗主要缓解或消除症状，提高患者的生活质量。

（1）解除胃肠平滑肌痉挛　首选抗胆碱药东莨菪碱，作为症状重的腹痛的短期对症治疗；钙通道阻滞药如硝苯地平对腹痛、腹泻有一定疗效，一次10～20mg，一日3次。匹维溴铵为选择性作用于胃肠道平滑肌的钙通道阻滞药，不良反应少，一次50mg，一日3次。

（2）对抗腹泻　腹泻症状较重者，首选洛哌丁胺或地芬诺酯，可于餐前给予地芬诺酯一次2.5～5mg；或洛哌丁胺2～4mg，一日2～4次；或口服匹维溴铵、曲美布汀；一般的腹泻宜使用吸附止泻药，选择作用于黏膜药物双八面体蒙脱石（思密达）。

（3）治疗便秘 可选卵叶车前种子/卵叶车前子果壳/番泻叶果实（舒立通）、聚乙二醇粉（福松）、乳果糖；促胃肠动力药西沙必利、伊托必利。

（4）治疗腹泻与便秘交替药 包括双向调节剂匹维溴铵、曲美布汀。

（5）治疗腹痛 包括解痉药美贝维林、奥替溴铵、曲美布汀。

（6）中枢治疗和抗抑郁治疗 选择抗抑郁药阿米替林、氟西汀（百忧解）、氟哌噻吨/美利曲辛（黛安神）等；抗焦虑药氯丙嗪、氟硝西泮等。

（7）调节肠道菌群 可选双歧杆菌、乳酸杆菌等制剂，以纠正肠道菌群失调，对腹胀、腹泻有效。

0349 便秘的诱因有哪些?

人体在进食后，约需10～40小时后排出粪便，大多数活动健康人在饮食摄入平衡的情况下，不大会有大便功能问题，正常粪便的稠度适中，稍加用力即能排出。一般认为，一日排便不多于3次或每周不少于2次，一次大便的重量为150～350g，皆为正常范围，过多则为腹泻，过少则为便秘，决定便秘的程度是大便稠度而不是大便的次数。

发生便秘的原因如下：① 不良的饮食习惯，由于进食量不足或食物过于精细，没有足够的食物纤维以致食物残渣太少；② 饮水量不足及肠蠕动过缓，导致从粪便中持续再吸收水分和电解质；③ 缺乏锻炼使体内的肠蠕动不够；④ 排入直肠粪便重量的压力达不到刺激神经末梢感受器兴奋的正常值（25～50g粪便重量的压力为正常值），形不成排便反射；⑤ 结肠低张力、肠运行不正常；⑥ 长期滥用泻药，或服用麻醉性镇痛药、抗胆碱药、镇咳药、催眠药、抗酸药和胃黏膜保护药（铁、铝、镁、铋剂）等；⑦ 排便也与条件反射有关，保持有规律的良好排便习惯，定时产生强烈的排便感；⑧ 生活不规律，缺乏体力活动，也可引起习惯性便秘。

0350 便秘一定就是病吗?

便秘仅是一种症状，不一定就是疾病，便秘是由于粪便在肠内停留过久，水分太少，表现为大便干结，并感到排便费力、排出困难和排不干净。有些患者可同时出现下腹部膨胀感、腹痛、恶心、食欲减退、口臭、口苦、全身无力、头晕、头痛等感觉，有时在小腹左侧（即左下腹部乙状结肠部位）可摸到包块（即粪便）及发生痉挛的肠管。根据其性质可分成5类。

（1）意识性便秘 大便的次数和性状根据一般标准认为正常，但患者感到不够舒服。

（2）功能性便秘 由于食物过于精细，缺乏残渣，形不成适量的粪便，或由于长期从事坐位工作，精神因素、生活规律改变或长途旅行等，未能及时排便，以及各种原因引起的饮水不足，造成粪便干结。

（3）痉挛性病变 主要为激惹综合征、肠功能紊乱或结肠痉挛。便秘常伴有腹痛、胀气及肠鸣音增加或亢进，以左腹部显著，进食后症状加重，排便或排气后缓解，便秘可与腹泻交替。

（4）低张力性便秘 常见于老年人、产妇或由身体衰弱、肠麻痹、甲状腺功能减退、糖尿病并发神经病变引起肠肌肉张力降低及腹壁和膈肌无力。通常排出的是软便，但蹲便时间较长。

（5）药物性便秘 镇痛药如吗啡能降低排便反射刺激的敏感性；抗胆碱药能减低肠道平滑肌的张力；抗酸药如碱式碳酸铋、氢氧化铝等的收敛作用均可引起便秘；此外，含铁、铝、钙的制剂也可致便秘。有的滥用泻药，引起肠道的敏感性降低或产生对泻药的依赖性。

0351 便秘是要依照分型来选药吗?

治疗便秘常用缓泻药，包括容积性、刺激性、润滑性和膨胀性泻药。应用时宜按便秘的类型来选用。

（1）慢性功能性便秘 可选服乳果糖，服后能显著降低老年人粪块嵌塞的发生率，口服一次10～20g，一日1次，或口服65%乳果糖糖浆剂（杜秘克），一次10～40ml，最大剂量为一日60ml；或酚酞片（果导）片一次0.1～0.2g。欧车前亲水胶散剂为容积性泻药，在肠道内可吸附液体，使粪便软化容易排出，成人一次6g（1包），一日1～3次；6～12岁儿童一次3g，一日1～3次，用水300ml搅匀。

（2）急、慢性或习惯性便秘 可选比沙可啶（便塞停），通过与肠黏膜接触，刺激肠壁的感受神经末梢，引起肠反射性蠕动增强而导致排便，产生柔软而成形的粪便。一次5～10mg，睡前整片吞服，但在服后6～12小时才生效。

（3）低张力性便秘 可使用甘油栓，能润滑并刺激肠壁，软化大便，使粪便易于排出，其作用温和。一次1枚塞入肛门，一日1～2次，多于给药后30分钟见效。或与山梨醇混合制成灌肠剂（开塞露），即有润滑作用，可刺激直肠肠壁，反射性地引起排便，尤其适用于儿童及年老体弱者。成人一次20ml，儿童一次5～10ml，由肛门注入。

（4）急性便秘 硫酸镁为容积性泻药，口服不易吸收，停留在肠腔内，使肠内容积的渗透压升高，阻止对肠腔内水分的吸收，同时将组织中的水分吸引肠道腔中来，使肠内容积增大，对肠壁产生刺激，反射性地增加肠蠕动而导泻。其作用强烈，排出大量水样便。既可单独使用，又可与山梨醇或甘油配伍。成人一次5～20g，儿童一次每周岁1g，同时应大量饮水。

（5）痉挛性便秘 可选聚乙二醇粉（福松），服后易溶于水而形成黏性的胶浆，能润滑肠壁，软化大便和调节稠度，使粪便易于排出。不良反应少，刺激性小。口服成人一次1～2袋，每袋10g溶于水后服用。另同类药尚有羟甲基纤维素钠，易分散于水中形成黏性的胶状液体，可润滑肠壁，并吸收大量水分膨胀后刺激肠壁，引起便意，导致排便。口服成人一次2g，一日3次，以温开水冲服。但老年人一日服用不宜超过2g。

0352 治疗便秘有哪些中成药？

中医将便秘分为热秘和虚秘。热秘者特点是大便干结、形如羊屎、小便短赤、精神疲倦，或腹胀腹痛、口干口臭、舌红苔黄燥，治疗宜清热润肠，多服用五仁润肠丸、麻仁润肠丸或十五制清宁丸，一次1～2丸，一日2次。虚秘者有气虚、血虚和肾虚之分，气虚者粪便并不干硬，但排便困难、便后乏力、舌淡苔薄白；血虚者粪便秘结、头晕目眩、心悸、舌色淡白，可试用五仁润肠丸；肾虚者大便秘结、小便清长、腰膝酸软、耳鸣心慌，可口服苁蓉通便口服液，一次10ml，一日1次，睡前或清晨服用。对习惯性或产后便秘可选常通舒颗粒，一次20g，一日2次。

0353 微生态制剂也可以缓解便秘吗？

鉴于微生态制剂具有双向调节作用，可使肠道功能恢复生理平衡，对痉挛性和功能性便秘者也可选用微生态制剂，如双歧杆菌（丽珠肠乐）、嗜酸乳杆菌（乳杆菌）、乳酸菌（聚克）、枯草杆菌二联活菌颗粒（妈咪爱）等，其成分为乳酸菌、双歧杆菌，在繁殖中会产生有机酸，使肠管水分的分泌增加，同时肠道的酸性降低，促使大便中水分含量增多而使粪便易于排出。

0354 如何选用胃肠解痉药？

胃腹疼痛（胃痛或肚子痛）在生活中常见。表现为阵发性腹痛加剧或绞痛，前者由炎症及刺激（细菌、胃酸过多、受凉）引起，后者则为管道梗阻所致平滑肌收缩。此外，胃癌晚期也引发疼痛。

胃肠解痉药是从植物中提取的或人工合成的，其能解除胃肠痉挛，松弛平滑肌，缓解胃腹的阵发性疼痛。常选用的药物有4种。

（1）溴丙胺太林（普鲁本辛）解除胃肠痉挛及抑制胃酸分泌的作用较强，可持续6小时，用于胃炎、胃痉挛等。口服一次15mg，一日3次，餐前或睡前服。

（2）氢溴酸山莨菪碱片（654-2）能使痉挛的平滑肌松弛，缓解胃肠绞痛。口服一次5mg，疼时服或一日3次。

（3）颠茄流浸膏（颠茄片）解除平滑肌痉挛，抑制腺体分泌，常用于胃肠痉挛引起的疼痛。口服一次8～16mg，一日2～3次。

（4）盐酸哌仑西平片（胃见痉、必舒胃）能抑制胃酸的分泌，减少胃蛋白酶的分泌,其抗平滑肌痉挛的作用强,可用于胃腹疼痛,急、慢性胃十二指肠溃疡。口服一次25~50mg,一日2~3次,于餐前30分钟服用。

0355 服用胃肠解痉药后为什么特别口干?

胃肠解痉药除了能解除胃肠痉挛,松弛平滑肌缓解疼痛外,同时还可抑制人体的多种腺体(汗腺、唾液腺、胃液)的分泌,因此服后常见有轻度口干、口渴、面部潮红、视物模糊、排尿困难(尤其是前列腺增生者)、便秘、心悸等不良反应,因此需要多喝水。对特殊人群如青光眼、手术前患者应禁用;对哺乳期妇女和患有高血压、心脏病、尿潴留、前列腺增生者慎用。

0356 为什么使用胃肠解痉药的时间仅限定1天?

急性胃腹痛和胃肠痉挛常表现剧烈,为剧痛或阵发性绞痛。服用胃肠解痉药解除平滑肌痉挛后,疼痛常会缓解,但也可能掩盖了一些急性的腹部疾病。如肠梗阻、尿结石、胃及十二指肠溃疡穿孔、急性胆囊炎、急性胰腺炎、心肌梗死、胃肠破裂、肾破裂或脾破裂、急性阑尾炎等,造成更大的麻烦或生命危险。因此,有两点需提示特别注意:① 不提倡一有疼痛便马上吃药;② 在服用胃肠解痉药一日后,病情如未彻底缓解宜及时去医院,以免延误病情和治疗。

0357 胃酸为什么有时会过多?

人的胃液是一种没有颜色的酸性液体,正常成人一日内分泌1.5~2.5L。其中的成分有盐酸、胃蛋白酶、黏蛋白、钠盐和少量的其他无机物。胃液中的盐酸又称为胃酸。其功能有二:一是有助于人体杀灭随食物进入口腔的细菌;二是促进消化,促使蛋白质转化为蛋白胨。

人体对胃酸分泌的调节是通过神经和体液两种调节来完成的,在体内可刺激胃酸分泌的受体有胆碱受体、组胺H_2和胃泌素受体3种类型。其中受胃泌素支配的是胃壁的壁细胞,刺激壁细胞后可分泌大量的盐酸,当然刺激胆碱受体和组胺H_2受体也会分泌大量的胃酸。当人体对胃酸分泌的调节失控或上述的某个受体过度兴奋时,都可能使胃酸的分泌增加,出现胃反酸(吐酸水)、嗳气(打嗝有酸腐味)、上腹部有饱胀感、灼烧感(俗称烧心)或消化不良等症状。

0358 胃反酸和胃溃疡有关联吗?

胃反酸与胃溃疡虽说是两种病,但相互有所关联,均与胃酸过多有关。溃疡的发病率约占人口总数的10%,发病的机制也较复杂,目前公认的说法是由于胃酸分泌过多和胃蛋白酶对胃黏膜的腐蚀作用与胃肠的防御系统之间的不平衡造成的。

人的胃分泌胃酸和胃蛋白酶等帮助消化食物，但这些物质（称之攻击因子）过多也会损害胃肠黏膜而形成溃疡，使黏膜发生糜烂，严重时发生穿孔和出血等并发症。在正常情况下，胃肠道有足够能力（称之防御因子）保护自己免受胃酸和胃蛋白酶的侵蚀，这个平衡对维持一个健康的消化系统是非常重要的，但这个平衡均势极易被打破。当胃酸分泌过多，或胃黏膜保护功能削弱，或者幽门螺杆菌（Hp）的感染，或这些因素并存时，便会形成溃疡。表现为上腹隐痛、钝痛、饥饿样痛、胀痛或烧灼样疼痛，可长期反复发作，且疼痛多有规律性。

0359 抗胃酸可选哪些药？

市场上可选用抗胃酸药有4类。

（1）抗酸药 指具有碱性的铝、钙、镁盐，可中和盐酸，提高胃内酸度，降低胃蛋白酶的活性，促进溃疡愈合。药物有碳酸氢钠（小苏打）、大黄碳酸氢钠（大黄苏打片）、氢氧化铝（胃舒平）、三硅酸镁、铝碳酸镁（胃必治）、复方碱式硝酸铋（胃得乐）。

（2）组胺H_2受体拮抗药 通过拮抗组胺H_2受体而抑制胃酸分泌，使胃内酸度升高。其中西咪替丁（泰胃美）适用于胃反酸或胃及十二指肠溃疡，对无并发症的溃疡者，睡前或清晨各给400mg。雷尼替丁（善胃得、瑞宁）的抗胃酸分泌作用较西咪替丁强4～13倍，药效维持12小时，可抑制夜间和食物激发的胃液分泌，一次150mg，一日2次。法莫替丁（高舒达、信法丁）可抑制胃酸在夜间的分泌，强度比西咪替丁大32倍，比雷尼替丁大9倍，维持时间长，口服一次10～20mg，一日不超过40mg。

（3）胃黏膜保护药 硫糖铝在胃酸作用下聚合成一种黏性物质，在溃疡创面上形成一层保护膜，阻止胃酸、胃蛋白酶和胆汁酸的侵蚀，在治愈溃疡上与西咪替丁等效，适用于消化性溃疡和慢性胃炎，一次0.5～1g，一日4次，餐前1小时服。

0360 有哪些中成药可治吐酸水？

中医认为胃酸过多为"胃脘痛"，分为脾胃虚寒型、饮食停滞型、肝气犯胃型和寒邪客胃型等。

（1）脾胃虚寒型 症见有胃凉隐痛、空腹病重、喜温乐按、稍食疼痛减轻、食欲减退、怕冷、吐清水、大便稀者，可口服香砂养胃丸、温胃舒胶囊、柴芍六君丸、复方香砂颗粒、香砂和胃丸。

（2）饮食停滞型 由伤食停滞的胃痛、胃部饱满、嗳腐酸气、大便不畅者，可选用大山楂丸、加味保和丸。

（3）肝气犯胃型 对胃部胀痛、疼痛流窜到后背、气怒疼痛加重、经常嗳气、大便不畅者，可尝试服用加味左金丸、养胃舒胶囊、木香分气丸、气滞胃痛颗粒、胃苏颗粒、胃得安片等；

（4）寒邪客胃型 患者有胃凉暴痛、恶寒喜暖、得热痛减、遇寒痛增、喜饮热食等表现，可选丁桂温胃散、越鞠保和丸、神曲茶、沉香舒郁丸、开胸理气丸、安胃颗粒、香药胃安胶囊。

0361 何谓消化性溃疡病？

消化性溃疡病包括胃溃疡和十二指肠溃疡，病程多有慢性且反复发作的特点，发病常在秋冬及冬春季之交，发病率约占人口总数10%。

人体的胃部可分泌胃酸和胃蛋白酶等物质，以帮助消化食物，但胃酸和胃蛋白酶（称为攻击因子）会损害胃和肠内的黏膜而形成溃疡，即胃肠黏膜发生糜烂，严重时发生穿孔，出血等并发症。正常情况下，胃黏膜具有屏障作用（防御因子）保护其免受胃酸和胃蛋白酶的侵蚀，这个平衡均势对维持一个健康的消化系统是十分重要的。但这个平衡的均势却很容易被打破，或者胃酸分泌过多，或者胃黏膜保护功能削弱，让胃酸入侵而刺激黏膜层下的细胞组织，当其一或两者同时发生时，溃疡便会形成。另外，胃窦部幽门螺杆菌感染也是诱发溃疡的重要原因，胃是幽门螺杆菌定植的主要部位，大约90%的十二指肠溃疡和80%的胃溃疡均由幽门螺杆菌感染所致，促成消化性溃疡病的外部因素如下。

（1）遗传因素 在部分消化性溃疡患者（特别是20岁前起病的十二指肠溃疡患者）的发病中发现遗传因素有重要意义。

（2）地理区域、环境因素。

（3）精神因素 强烈的精神刺激、恐吓，工作压力，生活节奏紧张，常引起本病发生及加重。

（4）饮食因素 饮食不当、过冷过热、暴饮暴食及不规则进食等。

（5）药物刺激 很多药与胃黏膜接触后，都可以破坏胃黏膜，使胃酸氢离子由胃腔进入黏膜层，并引起组胺的释放，进一步加重胃黏膜层损伤，产生胃黏膜肿胀、出血等症，如服用非甾体抗炎药。

（6）吸烟 吸烟促进胃酸分泌、减少十二指肠碳酸氢盐分泌、影响胃十二指肠协调运动、增加黏膜损害性自由基等。

0362 消化性溃疡病有哪些表现？

消化性溃疡是一个慢性过程，发作具有反复性，其缓解期与发作期交替。

① 发作时疼痛有规律性，上腹痛可为隐痛、钝痛、饥饿样痛、胀痛、烧灼样痛，长期反复发作。疼痛多在精神紧张，饮食不当，秋、冬季气候变化等情况下发作。疼痛多有规律性，与饮食关系密切，如胃溃疡常在餐后0.5～

1小时疼痛，持续1～2小时渐消失；十二指肠溃疡则在餐后2～3小时开始疼痛，持续至下次进餐才消失，或夜晚睡前疼痛。进食或服碱性药物可使疼痛缓解。

② 可伴有恶心、呕吐、反酸、嗳气、上腹部饱胀感、消化不良、贫血等消瘦等。

③ 发作期间上腹部常有局限性压痛，但无肌紧张。

④ 胃液分析可见十二指肠溃疡酸度增高，胃溃疡酸度可高可低，但多数正常；溃疡病活动阶段，粪隐血（潜血）试验多为阳性。

⑤ 胃镜检查在病变处可见壁龛，黏膜纹向溃疡集中。十二指肠球部溃疡大多表现为球部畸形，少数可见到点状龛影及周围黏膜纹向龛影集中。Hp感染的诊断可通过胃镜取胃黏膜组织作组织学染色（银染法）、^{13}C尿素酶呼气试验、大便多肽检测法等，后两种方法可免做胃镜。

O363 消化性溃疡病的常规治疗药有哪些?

对消化性溃疡治疗的目的是：① 缓解或消除症状；② 治愈和加速创面愈合；③ 防止严重并发症（如胃和十二指肠出血、穿孔或梗阻）的出现；④ 防止溃疡复发。

（1）解除平滑肌痉挛和镇痛　口服溴丙胺太林（普鲁本辛）一次15～30mg，一日3次；或马来酸曲美布汀（舒丽启能）一次100mg，一日3次。

（2）口服抗酸药　服后可中和或吸附胃酸，解除胃酸对胃及十二指肠黏膜的刺激，减轻疼痛，有利于溃疡面的愈合。主要用于胃、十二指肠溃疡及胃酸增多症的辅助治疗。包括碳酸氢钠、碳酸钙、氢氧化铝、三硅酸镁、碳酸镁、铝碳酸镁、氧化镁及复方制剂。

（3）口服抑酸药

① 组胺H_2受体拮抗药。西咪替丁（泰胃美）具有明显缓解溃疡疼痛和促进溃疡愈合的功效，剂量为一次0.4g，一日2次或每餐前0.2g，一日3次，睡前另加0.3～0.4g。雷尼替丁（善胃得）抑制胃酸分泌作用比西咪替丁强，常用剂量为0.15g，一日2次，或睡前顿服0.3g，疗程为4～6周。法莫替丁（捷可达、法信丁）一次20mg，一日2次；用于活动性胃及十二指肠溃疡，一次40mg，睡前服，连续4～6周为1个疗程，待溃疡愈合后，使用维持量，剂量减半。

② 胃泌素受体拮抗药。丙谷胺可抑制胃酸和胃蛋白酶的分泌，对胃黏膜具有保护作用，剂量为一次0.4g，一日3～4次，于餐前15分钟给药。

③ 胆碱受体阻滞药。哌仑西平（必舒胃）有高度的选择性，抑制胃酸分泌强，一次50～75mg，一日2次，于早、晚餐前1.5小时服用；

④ 质子泵抑制药。可降低胃酸分泌，抑制胃酸形成的最后步骤。抑酸完

全、作用强、抑酸的时间久。可用的药物有兰索拉唑、奥美拉唑、泮托拉唑、雷贝拉唑、埃索美拉唑。

（4）胃黏膜保护药 硫糖铝除中和胃酸外，尚具有黏膜保护作用，且价廉和不良反应少，口服一次0.1g，一日3～4次，餐前1小时服用。较新的黏膜保护药如前列腺素类似物（米索前列醇、恩前列素等）、替普瑞酮、瑞巴派特等，均具有增强黏膜抗损伤能力和加速溃疡愈合的作用。替普瑞酮一次50mg，一日2次，于餐前0.5小时服用；瑞巴派特口服一次0.1g，一日3次。铋剂（铝酸铋、碱式碳酸铋、枸橼酸铋钾、胶体果胶铋）能与溃疡基底膜坏死组织上的蛋白或氨基酸结合，形成蛋白质-铋复合物，覆盖于溃疡表面起到黏膜保护作用。

目前治疗上已不满足单一抑酸药治疗消化性溃疡，通常是多种抑酸药和黏膜保护药组成复方药物，以互相取长补短，同时与胃酸分泌抑制药、H_2受体拮抗药、质子泵抑制药合用，治疗效果更好。

O364 保持抑酸药最佳疗效的酸环境是多少？

抑酸药包括组胺H_2受体拮抗药（H_2RA）和质子泵抑制药（PPI）等，其抗溃疡效果与抑酸环境的持续时间密切相关，一般抗酸药的抗酸持续时间仅为2小时，组胺H_2受体拮抗药为6小时，PPI为18小时。所以，延长抗酸达标的持续时间十分重要，而单纯控制pH≥（3.0～4.0）并非能提高溃疡愈合率，使pH达标的控制时间则为关键。如抑酸药连续服用4天每天使pH≥3.0维持16～18小时能加速十二指肠溃疡的愈合；如pH≥4.0维持17～18小时，预期愈合率达到100%。如胃液pH≥3.0的时间小于每日的25%，则溃疡愈合效果不佳。再如反流性食管炎连续服8周使每天pH≥3.0维持18～20小时的疗效最明显，十二指肠溃疡连续服用4周使每天pH≥3.0维持18～20小时的疗效最明显。常见消化性溃疡疾病的抑酸最佳水平见表1-25。

表1-25 常见消化性溃疡疾病的抑酸最佳水平

病种	pH环境	抑酸每日时限/小时	适宜药物与剂量
功能性消化不良（FD）	pH≥3.0	>12	半量或常规剂量的H_2RA，抗酸药
消化性溃疡（PUD）	pH≥3.0	>18	常规剂量PPI，一日1次或H_2RA
反流性食管炎（GERD）	pH≥4.0	>18	常规剂量PPI，一日2次
幽门螺杆菌根治（Hp）	pH≥5.0	>18	常规剂量PPI，一日2次
溃疡出血（PU）	pH≥6.0	>20	超大剂量的PPI

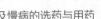

0365 由哪些药组成根除幽门螺杆菌的一、二线方案?

当前推荐的治疗方案分为两类,即以质子泵抑制药、铋剂加用抗生素的3联疗法和以抑酸药为中心加用抗生素的联合疗法,疗程2周。前者可达85%左右的Hp根除率,但不良反应也较高,多达20%左右,症状控制亦较慢;后者多采用奥美拉唑、雷尼替丁、法莫替丁,联合应用氨苄西林、阿莫西林、克拉霉素、左氧氟沙星和甲硝唑等抗菌药,使Hp的根除率可提高至80%~90%。近年来,国际上推出的质子泵抑制药、铋剂、甲硝唑加抗生素的4联疗法,对耐甲硝唑的Hp的消化道溃疡病更有效,有效率可提高至90%以上。目前,Hp根除推荐的治疗方案有一、二线方案。

(1)一线方案

质子泵抑制药+阿莫西林(1g)+克拉霉素(0.5g),一日2次,连续7天。

质子泵抑制药+甲硝唑(0.4g)+克拉霉素(0.5g),一日2次,连续7天。

质子泵抑制药+铋剂(标准剂量)+阿莫西林(1g)+克拉霉素(0.5g),一日2次,连续7天。

质子泵抑制药+铋剂(标准剂量)+甲硝唑(0.4g)+克拉霉素(0.5g),一日2次,连续14天。

铋剂(标准剂量)+甲硝唑(0.4g)+阿莫西林(0.5g),一日2次,连续14天。

(2)二线方案

质子泵抑制药(标准剂量)+铋剂(标准剂量)+甲硝唑(0.4g,一日3次)+四环素(0.75~1g),一日2次,连续7~14天。

质子泵抑制药(标准剂量)+铋剂(标准剂量)+呋喃唑酮(0.1g)+四环素(0.75~1g),一日2次,连续7~14天。

0366 根除幽门螺杆菌的新方案有何更改?

20世纪90年代采用三联疗法(质子泵抑制药+阿莫西林+克拉霉素)对Hp的根除率可达85%~90%,但近几年根除率却显著下降,2005~2008年降至70.7%~72.3%,可能与Hp对药物的耐药等因素有关。北京大学第三医院的一项研究(n=388),对各种抗Hp药的耐药率监测结果分别为:甲硝唑60.3%、克拉霉素35.6%、阿奇霉素35.0%、左氧氟沙星27.0%、莫西沙星25.8%、利福平7.7%、阿莫西林5.6%、四环素2.3%、庆大霉素2.0%。目前,我国Hp根除方案为PPI+克拉霉素0.5g(一日2次、连续7~14天)+阿莫西林1.0g(一日2次、连续7~14天)或甲硝唑0.4g(一日2次、连续7~14天);或采用含铋剂的四联方案,即质子泵抑制药+铋剂+四环素+甲硝唑(PBTM)、质子泵抑制药+阿莫西林+克拉霉素+铋剂(PACB)、质子泵抑制药+阿莫西林+甲硝唑+铋剂

（PAMB）。

适合我国Hp根除方案要点包括：① 有强有力的方案；② 疗程10～14天，最好14天；③ 按药敏试验选择抗生素（阿莫西林/克拉维酸钾、左氧氟沙星、四环素、呋喃唑酮、头孢克洛、阿奇霉素、莫西沙星）。具体建议见表1-26。

表1-26 我国根除Hp方案的建议

常规方案	疗程
质子泵抑制药+阿莫西林+克拉霉素（PAC）	10～14天
质子泵抑制药+阿莫西林+甲硝唑（PAM）	10～14天
质子泵抑制药+左氧氟沙星+克拉霉素（PLC），青霉素过敏或甲硝唑耐药者	10～14天
质子泵抑制药+铋剂+阿莫西林+克拉霉素（PBAC）	10～14天
质子泵抑制药+铋剂+甲硝唑+克拉霉素（PBMC）	10～14天
质子泵抑制药+阿莫西林（PA）	5天
序贯治疗为质子泵抑制药+克拉霉素+四环素（PCT）	5天

0367 质子泵抑制药的片剂和胶囊剂为何需要吞服?

PPI具有相同硫酸酰基苯并咪唑结构，稳定性受到酸、光、金属离子、温度等多因素影响，其中亚磺酰基为弱酸性化合物，pK_a约为4.0，其水溶液不稳定，易溶于碱，在酸性溶液中极快分解，使化学结构发生变化而出现聚合、变色，分解产物为砜化合物、硫醚化合物。

① 常须制成肠溶制剂（片或胶囊），餐前约30分钟服用，至小肠内溶解再吸收，以规避酸性的破坏作用。

② 应整片（粒）吞服，不得咀嚼和压碎。

③ PPI与抗酸药联合应用，可降低其生物利用度，缘于抗酸药增加胃内酸度，妨碍PPI的溶解，如需合用，两类药应至少间隔30分钟。

④ 注射剂仅用氯化钠注射液或专用溶剂溶解，不宜应用酸性较强的溶剂，且须在溶后4小时用毕。但泮托拉唑注射剂的稳定环境为pH 9.5～11.0，如以氯化钠注射液（pH 4.5～7.5）为溶剂，溶液可在20分钟内色泽变为浅红色，应适当调整溶剂。

0368 质子泵抑制药何时服用为好?

PPI为前药，需在酸性环境中活化，同时60%～70%的质子泵活化出现在餐后，即质子泵最活跃之时，仅约5%出现在空腹时，最佳服药时间是餐前0.5小时即服。但奥美拉唑应在餐前1小时服用，因食物可减少奥美拉唑吸收达33%～50%。

① PPI血浆达峰时间短（30分钟），餐前0.5小时用PPI的血浆药物浓度

高，同时进餐刺激泵活化，使药物的峰浓度与活性泵数量大的时间平行。服用PPI时间过早，质子泵未被激活而药物已经大部消除；服用时间过晚，质子泵激活时而药物未被吸收，血浆药物浓度和作用强度均未达峰。

② 部分PPI（奥美拉唑、埃索美拉唑）有"酸突破现象"，即在夜间（晚22时～早6时）可出现超过1小时的胃内pH$\leq$4.0，同时质子泵的再生时段主要在夜间，因此，睡前服用PPI抑酸效果不明显，若加用H_2受体拮抗药（雷尼替丁150mg）可显著提高治疗效果。

0369 如何应对"质子泵抑制药酸突破"现象？

所谓"质子泵抑制药酸突破"现象，系指应用PPI标准剂量后在夜间（晚22时～早6时）出现的胃pH$\leq$4.0超过60分钟的现象，临床表现为夜间胸痛、腹痛、胃灼热等。多见于服用奥美拉唑、埃索美拉唑和雷贝拉唑期间。"质子泵抑制药酸突破"现象的原因如下。

（1）质子泵的抑制与再生 质子泵分为被激活的"活性泵"和未被激活的"静息泵"，活性泵位于分泌小管腔内的胃壁细胞膜上，具有胃分泌功能；静息泵置于胃壁细胞质内，无胃酸分泌功能，处于储备状态，但两者可以相互循环和转化。当胃壁细胞处于活性状态时（进食），大部分静息泵被激活而发挥泌酸作用。质子泵抑制药的作用部位在细胞膜上，仅对活性泵有作用，而对处于细胞内的静息泵几无作用。而新的质子泵再生是一个连续过程，夜间为质子泵大量更新的阶段，激活的质子泵数量远较白天少，同时，质子泵抑制药的血浆半衰期短，未被结合的质子泵在质子泵抑制药血浆药物浓度下降时被激活。

（2）饮食刺激 夜间睡眠期间，缺少进食刺激，质子泵被激活的数量明显减少，使质子泵抑制药的抑酸作用显著降低。

（3）自主神经的兴奋 夜间迷走神经兴奋性高，胃酸分泌增多。为应对酸突破现象：① 把日剂量分成2次服用，于餐前15～60分钟或早、晚餐前服用；② 睡前顿服或添加雷尼替丁150mg，以延长抑酸的持续时间。

0370 服用质子泵抑制药与易骨折有关系吗？

长程、大剂量应用PPI，通过抑酸和抑制钙吸收，可使骨折（髋、腕、股骨、脊椎）风险和数量增高，且老年患者发生率更高，并降低骨密度，导致骨折和骨质疏松症，其与剂量、用药时间密切相关。PPI所致骨与关节的风险机制在于：① 破坏胃/十二指肠的酸性环境，间接影响钙的吸收，使血钙、血铁降低；② 钙长期吸收不足将引起血钙降低，副反馈刺激甲状旁腺素释放，促进破骨细胞所介导的骨质吸收；③ 破骨细胞与质子泵有关，破骨细胞的活性直接受PPI的影响，PPI可使破骨细胞吸收功能降低。

一项病例对照研究探索PPI治疗与髋骨骨折的关系，结果发现接受PPI治疗超过1年者髋骨骨折发生率为4.0/1000人年，而未接受PPI治疗患者髋骨骨折发生率为1.8/1000人年，在校正潜在混杂因素之后，接受PPI治疗超过1年的人群中接受PPI治疗与髋骨骨折相关性依旧显著（OR=1.44,95%CI=1.30～1.59）。研究同时发现PPI剂量和持续时间与髋骨骨折风险存在剂量-效应关系，且女性比男性的剂量-效应关系更加明显。研究发现在接受PPI治疗超过7年的人群中，骨质疏松性骨折的风险有上升趋势，且高于H_2受体拮抗药。美国一项研究入组61806例女性受试者（其中3396例服用PPI，10016例服用H_2受体拮抗药），随访1005126人年的结果显示：共发生21247例骨折（其中1500例髋关节骨折、4881例前臂或腕部骨折、2315例脊柱骨折），多变量分析结果应用PPI者发生骨折的风险（OR）髋部1.00，前臂或腕部1.26，脊柱1.47，总体风险1.25，而H_2受体拮抗药总体骨折风险仅为1.08。

0371 质子泵抑制药可否影响维生素B_{12}的吸收？

维生素B_{12}和其他营养元素的吸收障碍可能源于胃黏膜萎缩和胃酸缺乏。上段小肠对胃酸吸收的减少导致胃肠道细菌的过度增殖，从而使维生素B_{12}的消耗增加。目前多数研究均证明PPI会阻碍结合蛋白中维生素B_{12}的吸收。一项研究论证抑酸药和老年人（65岁以上）维生素B_{12}缺乏之间的关系，发现长期使用PPI的人群维生素B_{12}缺乏的风险比短期使用H_2受体拮抗药或PPI的大为增加（OR=4.45；95%CI=1.47～13.34）。

一项前瞻性定群研究，131例患者接受长期PPI/H_2受体拮抗药治疗卓-埃综合征。研究数据表明长期使用奥美拉唑患者（平均治疗4.5年）血清维生素B_{12}水平有所下降。

0372 质子泵抑制药可否影响铁吸收？

长期服用PPI使胃酸分泌不足甚至缺乏，导致铁元素吸收障碍。有自主副交感神经切断术、胃切除术、萎缩性胃炎病史的患者更易出现缺铁性贫血。

0373 低镁血症与服用质子泵抑制药有相关性吗？

应用PPI连续3个月以上有发生低镁血症的风险，严重时表现手足搐搦、谵妄、惊厥、癫痫发作、心房颤动、室上性心动过速和心电图Q-T间期异常等。对需长期治疗者，尤其是联合应用地高辛、利尿药或其他可致低镁血症药品时，应及时监测和补充镁剂（门冬酸钾镁），美国FDA于2012年、中国食品药品监督管理局于2013年分别发布警告：应在治疗前、中监测血镁，必须时停用PPI。

镁在肠道通过被动扩散、主动转运两种机制吸收。目前PPI引起低镁血症的机制尚不明确，推测可能：① PPI导致胃肠道镁丢失；② PPI影响酸分泌小管腔内的酸度影响肠道对镁吸收与转运；③ 肠道pH变化或膜瞬时受体电位阳离子通道（*TRPM6/7*）杂合子携带者干扰通过道对镁离子的主动转运作用所致。

0374　服用质子泵抑制药会增加感染的概率吗？

胃肠是与外界相通的开放系统，每日与大量病原微生物接触。胃酸、胃肠道黏膜、胃肠道拥有的正常菌群可以通过复杂的机制防止局部和全身感染的发生。PPI破坏胃酸、胃肠道黏膜的保护机制可能造成如下影响：① 正常情况下胃内pH值为1.0～2.0，足以灭活大部分随食物进入胃内的细菌，阻止它们进入肠道；而长期使用PPI的人群，其胃内pH值可达到6.0～7.0，失去胃酸屏障将导致胃内细菌定植和肠道菌群过度生长。② 胃酸及胃蛋白酶在食物消化方面起着重要作用。研究表明，在低胃酸情况下，肠道中未被吸收的营养物质，尤其是蛋白质类将增加，这些物质进入肠道，将促进某些细菌的生长，从而改变肠道菌群结构。③ PPI具有延长胃排空时间、降低胃内黏液黏度等作用，削弱胃肠道的自我保护能力，增加胃肠道感染的可能性。

鉴于长期抑酸可使胃十二指肠的酸度降低，破坏胃酸保护屏障和灭活细菌机制，削弱杀菌能力，并使细菌总量增加，可能诱发腹泻、肾炎、肺炎、血小板计数减少、横纹肌溶解症、急性间质性肾炎或艰难梭状芽孢杆菌感染（RR=2.15）。

0375　质子泵抑制药可能引起肺部感染吗？

PPI导致肺部感染与三个因素有关：① 通过抑酸使胃内pH值升高，原本不利于细菌寄居的强酸性环境被破坏，细菌在胃内定植和过度繁殖，进而通过反流或误吸导致肺部感染。② H^+-K^+-ATP酶不仅存在于胃壁细胞，也存在于呼吸道的腺体细胞，PPI通过改变这些腺体所分泌的黏蛋白的pH值，有利于呼吸道细菌的定植繁殖，增加肺部感染的风险。③ PPI降低中性粒细胞及自然杀伤细胞的活性，降低人体免疫功能，增加感染风险。尤其是近期采用PPI治疗者感染风险更大（OR=3.1，95%CI=4.0～7.1）。目前临床研究和荟萃分析得出，PPI有增加社区获得性肺炎（CAP）和医院获得性肺炎（HAP）风险的结论。

0376　质子泵抑制药可诱发艰难梭状芽孢杆菌感染吗？

胃肠道黏膜及其拥有的正常菌群可通过复杂机制（占位、屏障、抑菌、免疫等）防止局部和全身感染的发生，PPI的长期使用可破坏这一保护机制，引起感染。PPI导致的肠道菌群失调是感染性腹泻的高危因素，尤其是院内艰难梭菌感染性腹泻（CDAD）。且抑酸强度与艰难梭菌感染风险之间呈剂量-效应关系，长程应用PPI可使艰难梭状芽孢杆菌感染复发。

国外对1166例应用甲硝唑和万古霉素治疗的艰难梭菌感染患者进行调研，

其中527例（45.2%）曾在诊断后14天内曾服用过PPI。使用PPI的艰难梭菌感染复发率为25.2%，而非使用PPI者为18.5%（校正HR=1.42），尤其80岁以上和不针对艰难梭菌感染选用抗生素者（OR=1.71）的复发风险更高。

伴随PPI的广泛应用，CDAD的发病率逐渐升高。一项系统性回顾纳入126999例患者，证实CDAD与PPI治疗有关，但比值比低于其他肠道感染（OR=2.05，95%CI=1.47～2.85）。

0377 质子泵抑制药可致急性间质性肾炎吗？

PPI致急性间质性肾炎（AIN）发生率约为1%左右，可能为PPI的类效应。一项研究对新西兰自2005～2009年的572661例初始使用PPI且无肾病者，最后确诊为AIN的46例患者，以及经出院诊断或死亡报告拟诊为AIN的26例患者进行统计学分析。依据72例AIN患者的出生年龄和性别，每位患者匹配10例对照，对其进行病例对照研究。根据入组日期前服用PPI的时间将患者分为3组：目前服药者（30天内服用PPI）、近期服药者（入组前30～90天内服用PPI）、既往服药者（入组前30～90天以上服用PPI）。分析结果显示在确诊的46个病例中，比较暴露组和对照组，目前服药与既往服药的未调整OR比值比为5.16（95%CI=2.21～12.05）；加入未确诊的26个病例一起分析，结果也是一致的，即目前服用PPI比既往服用者患AIN的风险大。

0378 质子泵抑制药有致心律失常的风险吗？

PPI可致心律失常，并干扰血管内NO的产生，从而导致心脏病风险增加。病例对照研究表明，与对照组比较PPI可使局灶性心律失常增加（OR=3.6，95%CI=1.2～11.1），局灶性房性心动过速增加（OR=4.5，95%CI=1.3～15.7），右室流出道室性心动过速发生率增加（OR=4.5，95%CI=0.89～13.9）。泮托拉唑可加重缺血引起的心律失常，诱导室性心律失常。

0379 质子泵抑制药的适用范围有哪些？

目前，PPI的作用机制不断进展，对抗应激性出血（溃疡、手术、预激），奥美拉唑可阻断应激性溃疡时羟自由基、脂质过氧化和蛋白氧化的产生，其抗氧化作用在防止氧化尤其是羟自由基所致的膜脂质和蛋白氧化。因此，临床应用范围逐渐拓展，非适应证或超适应证用药比例放大成为趋势。且非胃肠道（注射）给药途径日益增大。据不完全统计，质子泵抑制药超适应证、超剂量约占处方量的25%～70%，如功能性消化不良（无返酸症状）、不明出血、手术（可进食者）等。

既往的临床指征包括：用于胃十二指肠溃疡、胃食管反流病、胃泌素瘤、卓-艾综合征、消化性溃疡急性出血、急性胃黏膜病变出血、镜下确诊食管溃疡糜烂及伴狭窄的食管炎、与抗生素联合用于 Hp 根治。

依据各国最新指南，PPI 可考虑应用于下列疾病或人群：① 具围术期高危因素之一（机械通气≥48 小时、凝血功能障碍者如血小板计数≤$50×10^9$/L 或 INR≥1.5），尽可能涵盖出血危险期，渡过风险期即停药；② 手术时间≥4 小时、应急状态时并发急性黏膜损伤、胃手术后引起的上消化道出血者；③ 重症疾病如脑出血、颅脑外伤、严重创伤（创伤积分≥16）、烧伤（面积≥35%）、ICU 监护时间≥7 天、脊髓损伤、脓毒症、脏器移植、肝肾衰竭、重度黄疸、多器官衰竭、休克或持续低血压、重症急性胰腺炎；④ 全身麻醉及大手术后昏迷患者以防止胃酸反流合并吸入性肺炎者；⑤ 长期服用抗血小板药（3 月～1 年）、非甾体抗炎药、大剂量糖皮质激素［0.5mg/（kg·d）泼尼松或相当于 250mg/d 以上氢化可的松者］可能引起溃疡和出血的高危人群和时段；⑥ 1 年内有消化道出血史者；或潜血时间≥6 天者；⑦ 胃内低 pH 者（pH≤1.3）；⑧ 高龄者（≥65 岁）。

0380 应用组胺 H_2 受体拮抗药应监护哪些问题?

H_2 受体拮抗药通过阻断 H_2 受体以减少胃酸分泌，有效地抑制夜间基础胃酸分泌，促进溃疡愈合；同时具有更强的杀灭幽门螺杆菌的作用。可减轻胃食管反流病（GERD）患者的症状，治疗功能性消化不良，促进 NSAID 相关性溃疡的愈合尤其是十二指肠溃疡，可能降低产科分娩患者酸误吸的风险。高剂量 H_2 受体拮抗药可用于治疗卓-艾综合征。

① 对妊娠及哺乳期妇女忌用；对急性胰腺炎者慎用；对药物有过敏史、肝肾功能不全者和儿童慎用；严重心脏及呼吸系统疾病、系统性红斑狼疮、器质性脑病者慎用。

② H_2 受体拮抗药于餐后服用比餐前效果为佳，此是因为餐后胃排空延迟，有更多的缓冲作用；另鉴于相同的原因，不宜与促胃肠动力药联合应用。

③ 肾功能不全者需酌情减量，而肝功能不全者一般无需减量。H_2 受体拮抗药的耐药发生很快，且经常发生，其机制不明。而停药引起的夜间基础胃酸反跳持续时间一般很短，往往在停药 9 天后即可消失。

④ 老年人大剂量应用，有时可出现精神紊乱、语言含糊、幻觉、甚至昏迷，对高龄患者应予慎用。用药期间应定期检查肝、肾功能和血常规。本类药物会掩盖恶性肿瘤的症状，应确诊后再用药。

⑤ 吸烟可延迟溃疡愈合，增加复发率，并减低西咪替丁和其他抗溃疡药的效果。

⑥ 雷尼替丁、西咪替丁、法莫替丁能引起幻觉、定向力障碍。因此，对驾车司机、高空作业、精密仪器操作者慎用，或提示在服用后休息 6 小时后再从事工作。

0381　如何防范由非甾体抗炎药所致的溃疡和出血？

非甾体抗炎药导致溃疡和出血的机制包括：① 非甾体抗炎药（NSAID）可直接作用于胃肠黏膜上皮细胞，使黏膜充血、糜烂，并影响凝血机制，致使胃肠出血形成溃疡，且多见内镜下溃疡和复合性溃疡。② NSAID大多抑制环氧酶-前列腺素合成途径，使上皮屏障功能减弱，胃肠黏膜失去屏障保护作用。③ NSAID本身呈弱酸性，局部刺激性可直接损伤黏膜。④ 通过释放组胺、白三烯等催化嗜酸性粒细胞、巨噬细胞导致胃黏膜炎症和损伤。⑤ 抑制血栓烷A_2和血小板聚集。⑥ 促使胃黏膜血流减少，氧自由基和蛋白酶释放。大剂量、释放缓慢、血浆半衰期长的非选择性NSAID的风险更高，其中对乙酰氨基酚、布洛芬、罗非昔布、塞来昔布的风险较小（RR≤2.0），美洛昔康、尼美舒利、舒林酸、双氯芬酸、酮洛酸次之（RR≤2.0～4.0），而替诺昔康、萘普生、吲哚美辛、二氟尼柳、吡罗昔康、酮咯酸的风险最高（RR≥4.0）。

在临床治疗上的监护措施有：① 尽量选择对环氧酶 II 具高选择性的NSAID，尤其是塞来昔布，同时监测治疗期间有无黑便，定期进行大便隐血、血常规检查；② 对胃肠道出血高危者服用NSAID，建议联合应用PPI、组胺H_2受体拮抗药或胃黏膜保护药，在服用前30分钟给予西咪替丁、奥美拉唑、硫糖铝、米索前列醇等，以树立屏障；③ 对使用糖皮质激素联用NSAID的患者，无论何种剂量均应给予规范、依从性良好的PPI预防，以减少上消化道损伤和出血的风险；④ 由内窥镜引起的高危穿孔者，可持续72小时静脉滴注PPI（8mg/h）。

0382　如何防范由糖皮质激素类药所致的溃疡和出血？

糖皮质激素类药导致溃疡的机制包括：① 改变胃黏膜厚度与成分，减弱胃黏膜的自身屏障保护作用；② 刺激胃酸和胃蛋白酶分泌，促使胃黏膜易受胃酸的侵蚀；③ 抑制磷脂酶A的活性，使花生四烯酸转化为前列腺素合成减少，减弱胃屏障和保护作用；④ 抑制胃黏膜细胞的更新，致使消化道发生急性溃疡和导致潜在性的慢性溃疡明显恶化。

临床应用PPI预防溃疡的策略有：① 对使用糖皮质激素患者，尽可能采用短程、适量、监护下应用，对给药剂量大于0.5mg/（kg·d）泼尼松或相当于250mg/d以上氢化可的松者应予PPI预防；② 对长期服用维持剂量（2.5～15mg/d）患者可视胃黏膜损伤（出血）情况，必要时给予PPI。

0383　如何规避抗血小板药氯吡格雷与质子泵抑制药的相互作用？

抗血小板药氯吡格雷为前药，在体内经脂酶（85%）和肝酶（15%）双重代谢。但两步代谢均需经肝药酶CYP2C19，代谢后约2%～15%的活性成分与血小板P2Y12受体结合，发挥抗血小板作用，即使受到极小干扰，也会影响疗效（无效）和导致心血管不良事件。此外，*CYP2C19*具基因多态性（25个等位基因），常见*CYP2C19*2*，约有50%中国人携带至少一种功能降低的*CYP2C19*2*等位基因，为慢代谢者，可与抗血小板药相互竞争*CYP2C19*，降低疗效，增加心血管不良事件和脑卒中的风险。研究显示（15353例），氯吡格雷与PPI长期合用增加心脏突发事件及死亡率（增加50%），其风险排序是奥美拉唑＞兰索拉唑＞埃索美拉唑＞泮托拉唑＞雷贝拉唑。

应对措施有：① 应用氯吡格雷时慎用PPI，必要时改用影响较小的雷贝拉唑、雷尼替丁及胃黏膜保护药米索前列醇、硫糖铝；或用不经CYP代谢的抗血小板药替格瑞洛、普拉格雷。② 鉴于氯吡格雷的血浆半衰期为8小时，奥美拉唑、兰索拉唑、泮托拉唑和埃索美拉唑的半衰期分别为0.8～11小时、4～1.7小时、1.4～2.6小时和3.5小时，为避免两类药的血浆峰时同步，宜相互间隔2～4个半衰期；晨起服用氯吡格雷，睡前服PPI。③ 2010年3月美国FDA要求修改标签，提示"氯吡格雷有潜在因减效而增加心血管事件的风险。"

0384 为何对溃疡性结肠炎不宜选用促凝血药？

上消化道出血者可以使用PPI中奥美拉唑、促凝血药氨甲环酸等药抑酸、促凝血，奥美拉唑可对抗应激性出血（溃疡、手术、预激），阻断应激性溃疡时羟自由基、脂质过氧化和蛋白氧化的产生，其抗氧化作用在于防止氧化尤其是羟自由基所致的膜脂质和蛋白氧化。

而溃疡性结肠炎（UC）便血时不宜使用氨甲环酸、酚磺乙胺、氨基己酸等促凝血药。因为溃疡性结肠炎的便血是由于肠黏膜炎症、糜烂、溃疡所致，而非凝血功能减低所致，只要炎症控制，便血症状便会缓解；另外，活动性溃疡性结肠炎常伴有血小板活化和高凝状态，再使用促凝血药可进一步加重高凝状态，导致血栓形成，加重肠黏膜缺血和缺氧。

0385 何谓甲型肝炎？

甲型肝炎早在公元8世纪初就有记载。其流行具有世界性，发病与不良的卫生习惯有关，在经济不发达的国家的发病率在80%以上，主要危及儿童。发病高峰季节在秋末冬初，暴发洪水或雨季使粪便污染水源，可致大面积的暴发。

甲型肝炎（简称甲肝）由甲型肝炎病毒（HAV）感染所致，传染源为甲肝患者或HAV携带者。甲肝患者在起病前2周和起病后1周从粪便排出的HAV数量多，传播途径是粪便-口腔-食物途径，其方式可多样化，如日常接触、水和食物的传播，特别是水产品如贝类、田螺、毛蚶等可浓缩HAV，食用后更易感染。此外，人—猴可交叉感染。另由于HAV病毒血症的出现，经血液传播已有病例的报道，但经蚊虫叮咬传播尚未得到证实。

0386　甲型肝炎有哪些临床表现?

通常甲肝的潜伏期为20～45天，平均30天。HAV感染后可有亚临床或临床感染，后者可表现为急性黄疸型或急性无黄疸型肝炎，部分表现为急性淤胆型肝炎，偶可发展为重型肝炎，一般不发展为慢性肝炎。其中急性黄疸型肝炎者可分为黄疸前期、黄疸期和恢复期，总病程1～4个月，偶见有超过6个月的患者。

（1）黄疸前期　大约有70%～85%的患者有前驱症状，持续2～10天，表现是畏寒、发热、疲乏、食欲减退、厌恶油腻、恶心、呕吐、腹痛、肝区痛、腹泻，尿色逐渐加深，至期末可呈浓茶状，检查血清转氨酶（AST和ALT）已升高。

（2）黄疸期　发热减退，自觉症状有所好转，但尿色继续加深，巩膜、皮肤出现黄染，约在2周内达到高峰、粪便颜色变浅、皮肤瘙痒、肝脾轻度肿大，ALT明显升高，约持续2～6周。

（3）恢复期　黄疸减退，自觉症状消失，巩膜、皮肤不黄染，肝脾脏回缩，肝功能恢复正常。此期持续2周～4个月。

（4）慢性肝炎　病程一般已过1年，经常或反复出现症状，如食欲减退、乏力、关节痛、发热等，体力逐渐下降，肝脏明显肿大，压痛显著或硬度有明显改变，无其他原因解释的脾脏逐渐肿大。

0387　甲型肝炎如何治疗?

（1）急性肝炎早期、肝功能明显异常者或慢性肝炎复发恶化时，应卧床休息。

（2）根据病情合理调配饮食，不要片面强调"三高一低"，摄取过多反而增加肝脏的负担。避免饮酒、过分劳累和口服损肝药物。

（3）药物治疗　① 急性黄疸型肝炎：中药以清热解毒、利湿退黄为主。可选用茵陈蒿汤、茵栀黄汤、五味消毒饮、茵虎汤等，必要时可加车前草、赤芍、红花、丹参等利尿、活血药。② 急性无黄疸型肝炎：可选用白茅根、丹参、金钱草、蒲公英、板蓝根、夏枯草、龙胆、忍冬藤等单方；此外，根据病情可选用急性黄疸型肝炎的方剂。③ 迁延型肝炎：中药以扶正祛邪、疏肝解郁、滋阴补血、调理脾胃为主；可选用逍遥散、柴胡疏肝散、杞菊地黄丸、六味地黄汤、一贯煎、六君子汤、平胃散等随证加减。

（4）支持疗法　对不能进食者静脉滴注葡萄糖注射液，成人一日1500～2000ml（一般在10%葡萄糖注射液500ml中加入胰岛素4～8单位）。

一日滴入维生素C 1000～2000mg及维生素K₁ 10～20mg。如有低蛋白血症者，可输新鲜血液、血浆或白蛋白，患者一日尿量宜维持在1000ml左右。

（5）维持电解质平衡　低钾时，可一日静脉滴注氯化钾2～3g；或口服枸橼酸钾3～6g。低钠时可酌用氯化钠注射液，但忌用高渗氯化钠液。

（6）中药以清热、解毒、利湿为主　可口服茵栀黄汤，或将50%茵栀黄注射液80～120ml加入10%葡萄糖注射液800～1000ml中，分2次静脉滴注。

血清总胆红素急剧上升时，可慎重使用糖皮质激素，一日用地塞米松10～15mg或氢化可的松300mg，加入5%葡萄糖注射液中静脉滴注。当病情好转，改口服泼尼松或地塞米松，并逐渐减量。

0388　何谓乙型肝炎?

乙型肝炎（简称乙肝）是由乙型肝炎病毒（HBV）引起以慢性肝炎、肝细胞损伤为主的传染病，是全球存在的健康问题，国际上分为高、中、低3个流行区，其中欧美和澳大利亚为前者，中美、东欧、日本、地中海地区为中流行区，而非洲、中东、中国、东南亚、西太平洋为后者。我国人群中乙肝表面抗原（HBsAg）携带者为1.2亿人，其中140万人为HBV/HDV混合或重叠携带者。

乙肝通过非肠道传播，传染源为潜伏期患者、急慢性乙肝患者及无症状的病毒携带者。其途径多种多样，包括母婴传播（大多发生在围产期和胎儿期），生活接触，家庭聚集，夫妻生活，医源性传播包括输血、注射、使用血液制品、器官移植、血液透析、牙科手术、针灸等，其他途径还有纹身、未经严密消毒的针刺、微小伤口、共用刮胡刀和牙刷。有人曾提出可经口而传播的立论，唾液和精液确有HBV，但其量少而达不到感染数量。至于虫媒叮咬而致的感染，虽有报道但未经公认。乙肝的发作无季节性，一年四季均可发生，其男性高于女性，农村高于城市，南方多于北方。在年龄分布中HBsAg有两个高峰，一个为5～10岁，另一个为30～40岁。

0389　乙型肝炎有哪些临床表现?

乙肝的潜伏期为2～6个月，急性HBV感染的临床表现为乏力、厌油、食欲减退、腹部不适、轻微肝痛、肝脏肿大，或有发热、皮肤巩膜黄染、血清ALT升高、HBsAg阳性。大部分患者可在1个月恢复正常，最终由免疫系统清除病毒而使HBsAg阴转，出现抗体。但尚有1.5%患者发展为重型肝炎，甚至死亡。

慢性乙型肝炎病毒感染，乃指症状迁延不愈而达6个月者，大多数无活动性炎症患者可无症状，或有轻微疲乏、劳累、食欲减退等，亦可经过不断的炎症发作，最终发展为肝硬化，其发展速度不一。凡是病毒复制活跃者、

ALT经常升高者进展较快，男性多于女性；有代偿功能的乙肝肝硬化者，5年存活率为84%，其中25%在5年内失去代偿，6%～20%发展为肝细胞癌，30%变为慢性肝炎。长期携带HBsAg者很难治愈，病毒极难清除，每年仅有0.5%HBsAg的携带者可使血清HBsAg消失。

0390 乙肝如何治疗？

乙肝除一般的对症治疗外，又分为抗病毒治疗和免疫治疗。

（1）抗病毒治疗　在感染的急性期尤其是成年感染者，多数感染具有自限性，不用抗病毒药，大多数人可完全康复，只有在转成慢性肝炎或急性重型肝炎时才应用。目前常用的有阿昔洛韦、阿糖腺苷、拉米夫定、干扰素及核苷。α干扰素有天然和基因重组的两种，可启动干扰素反应基因，产生抗病毒蛋白及多种免疫调节因子，诱导细胞合成2-5寡腺苷酸合成酶，激活细胞中的核糖核酸酶，抑制病毒的复制，对乙型肝炎的远期疗效为30%～60%。鸟嘌呤核苷类药物有泛昔洛韦、更昔洛韦、喷昔洛韦。嘧啶核苷类似物中可选用拉米夫定，可抑制病毒的逆转录过程而抑制HBV复制。

（2）提高机体的免疫能力　如胸腺肽α-1具有免疫调节作用，可提高机体内源性干扰素和IL-2的产生，刺激免疫细胞CD3、CD4和NK细胞的产生。

（3）中药治疗　中药以清热解毒、利湿退黄为主。

（4）普及乙型肝炎疫苗和球蛋白的免疫接种　加快对核酸疫苗的研究，此种DNA疫苗能刺激细胞毒性T淋巴细胞（CTL）的活性增加，有助于清除病毒。

0391 乙型肝炎的治疗中如何避免产生病毒耐药？

病毒耐药会使抗病毒治疗失败，使病毒学突破、肝脏转氨酶ALT升高及组织学病变恶化，并导致肝脏疾病进展，如肝炎急性发作、肝脏失代偿、肝衰竭和提高发生肝硬化、肝细胞性肝癌（HCC）的风险及导致肝移植失败；发生交叉耐药、多药耐药，给后续抗病毒治疗造成困难。

因此，为预防病毒对核苷酸类似物耐药，应做到：① 仔细询问抗病毒治疗史，是否应用过核苷酸类似物治疗，如应用过应详细询问药品种类、剂量及疗程、疗效和耐药性；有条件应作耐药突变检测。② 避免不必要和不规则的治疗。③ 初始治疗选用高效、低耐药性的核苷酸类似物，如恩替卡韦、替诺福韦，以快速持续抑制病毒载量至不可测水平，应选择高耐药基因屏障的抗病毒药。④ 加强耐药性监测，定期每间隔3～6个月进行HBV-DNA定量检测，早期发现病毒学突破；必要时作耐药突变检测。⑤ 提高患者对疾病的认识和提高患者依从性。⑥ 早期应答不完全，则应及时换药或加药。⑦ 避免低耐药基因屏障的核苷酸类似物如拉米夫定、替比夫定、阿德福韦酯的单药序贯治疗。

在患者依从性好的情况下，早期发现病毒学突破时，应及时换用或加用无交叉耐药的抗病毒药进行挽救治疗：① 对拉米夫定耐药者，首选换用替诺福韦或加用阿德福韦酯，或换用恩替卡韦（但有恩替卡韦耐药风险）；② 阿德福韦酯耐药者，首选换用恩替卡韦（以前没有拉米夫定耐药），或加用拉米夫定或替比夫定，或换用替诺福韦（但存在交叉耐药）；③ 替比夫定耐药者，首选换用替诺福韦或加用阿德福韦酯，或换用恩替卡韦（但有恩替卡韦耐药风险）；④ 恩替卡韦耐药者，首选换用替诺福韦，或加用阿德福韦酯。

0392　如何监护病毒对拉米夫定的耐药性？

① 应提醒患者注意，拉米夫定并非一种可以根治乙型肝炎的药品。患者宜保持用药依从性，不能自行停药，并在治疗中定期监测。至少应每3月测一次ALT水平，每6月测一次HBV-DNA和HBeAg。

② HBsAg呈阳性但ALT水平正常者，即使HBeAg或HBV-DNA阳性，也不宜开始拉米夫定治疗，应定期随访观察，根据病情变化而再考虑。

③ 伴随拉米夫定治疗时间的延长，在部分患者中可检测到乙型肝炎病毒的 *YMDD* 变异株，这种变异株对拉米夫定的敏感性下降。如果患者的临床情况稳定，HBV-DNA和ALT水平仍低于治疗前，可继续治疗并密切观察。有少数患者在出现 *YMDD* 变异后，由于拉米夫定的作用降低，可表现为肝炎复发，可出现HBV-DNA和ALT水平回升到治疗前水平或以上。一些有 *YMDD* 变异的患者，特别是在已伴有肝功能失代偿或肝硬化的患者，有罕见报告病情进展导致严重后果甚至极个别病例死亡，由于在这种情况下停用拉米夫定也可能导致病情进展，因此对于在使用拉米夫定治疗过程中出现肝功能失代偿或肝硬化的患者，不宜随意停用拉米夫定。所以，如疑及出现了 *YMDD* 变异，应加强临床和实验室监测，可能有助于做出治疗决策。

④ 如果HBeAg阳性的患者在血清转换前停用本品，或者因治疗效果不佳而停用药者，部分患者可能出现肝炎加重，主要表现为HBV-DNA重新出现及血清ALT升高。

⑤ 如果停止拉米夫定治疗，应对患者临床情况和血清肝功能指标（ALT和胆红素水平）进行定期监测至少4月，之后根据临床需要进行随访。

0393　何谓脂肪肝？其诱因有哪些？

脂肪肝俗话说就是肝脏内脂肪太多，包裹住肝脏，表现为肝脏内蓄积脂肪异常。在正常的肝脏组织中，含有一定数量的脂肪（包括甘油三酯、脂肪酸、磷脂、胆固醇和胆固醇酯），约占肝重量的4% ～ 7%，但如脂肪超过10%，就构成脂肪肝。脂肪肝在早期几无症状，实验室检查也缺乏特异性，肝功能也正常，属于可逆性病，如及时治疗可恢复正常，但极少数人可继发为肝纤维化、肝硬化和肝功能异常。导致脂肪肝的诱因常见有以下几种。

（1）嗜酒　具有饮酒史，短则1年，长则数十年；尤其是大量饮酒而不知节制者，酒精可使肝组织变性，在短期内使脂肪在肝脏浸润或沉积，导致脂肪肝。研究证实饮酒量和持续时间与脂肪肝的关系密切，但与酒的种类关系不大。如一日饮酒量在80g以下则不会形成脂肪肝，一日在80～160g则发生率增长5～25倍，一日在300g以上只要8天就可形成脂肪肝。

（2）营养过剩　超量摄入高脂肪、高糖食品，使肝内脂肪过多；或在肝炎恢复期过分休息，并摄入过多的热量，也可形成脂肪肝。

（3）药物　许多药可致肝脏脂肪的沉积，如四环素、雌激素、胺碘酮、糖皮质激素、氯丙嗪、异烟肼、巯嘌呤等长期和大量服用，可造成脂肪肝。

（4）慢性疾病　糖尿病、甲状腺功能亢进、高脂蛋白血症、性腺异常、妊娠、半乳糖和果糖不耐受病、营养不良（蛋白质缺乏、胆碱缺乏、维生素缺乏）。

0394　脂肪肝能治疗吗？

（1）戒除饮酒　由饮酒所致的脂肪肝必须戒酒。单纯性脂肪肝和以酒精性脂肪肝为主要的中毒性肝病，经过戒酒治疗后，一般在2～4周肝功指标可恢复正常。

（2）节制饮食　调整饮食结构，采用低脂肪、高蛋白、低糖、低热量和富含纤维的食品，并补充足够的维生素B_1、维生素B_2、维生素B_6、叶酸、锌、胆碱、蛋氨酸。

（3）药物辅助治疗　肌醇可促进肝脏脂肪的代谢，一次0.5～1g，一日3次；硫普罗宁（凯西莱）可改善肝细胞功能，防止甘油三酯在肝脏的堆积，一次0.1～0.2g，一日3次，连续12周；或口服复方二氯乙酸二异丙胺片（利肝能），其可减少脂肪在肝脏的沉积，促进已损伤的肝细胞的再生，一次1～3片，一日3次；对谷氨酰转肽酶较高者，可选择谷胱甘肽肌内注射，一次50～100mg，一日1次。

（4）运动锻炼　增加运动量，控制体重，对血脂异常者宜降低血脂。

0395　对脂肪肝及各种合并症如何用药？

脂肪肝的治疗在于保护肝细胞结构和功能，改善受损害肝细胞代谢功能，促进肝细胞再生，抑制肝纤维增生，降低高胆红素血症，增强肝脏解毒功能，达到改善肝脏病理、改善肝脏功能的目的。

保肝抗炎药作为辅助治疗主要用于以下情况：① 肝活体组织检查确诊的非酒精性脂肪性肝炎（NASH）患者。② 临床特征、实验室指标改变以及影像学检查等提示可能存在明显肝损伤和（或）进展性肝纤维化者，如血清转氨酶持续增高以及合并代谢综合征和2型糖尿病的非酒精性脂肪性肝病（NAFLD）患者。③ 拟用其他药有可能诱发肝损伤而影响基础治疗方案实施者，或基础治疗过程中出现血清转氨酶增高者。④ 中、重度酒精性肝炎患者。建议根据疾病活动度和病期以及药物效能和价格，合理选用多烯磷脂酰胆碱、水飞蓟宾、双环醇、维生素E、熊去氧胆酸、甘草酸制剂等药物，疗程常需6～12个月以上。多烯磷脂酰胆碱可稳定肝窦内皮细胞膜和肝细胞膜，降低脂质过氧化，减轻肝细胞脂肪变性及其以伴随的炎症和纤维化。维生素E具抗氧化作用，可减轻氧化应激反应，有建议可常规用于脂肪性肝炎治疗。

① 合并肥胖的脂肪性肝病者，如改变生活方式6～12个月体重未能降低5%以上，建议谨慎选用二甲双胍辅助减重和防治糖尿病。

② 合并空腹血糖受损/糖耐量异常/2型糖尿病的脂肪性肝病者，建议使用二甲双胍和吡格列酮等胰岛素增敏药防治糖尿病。暂不推荐胰岛素增敏药用于NASH患者肝损伤和肝纤维化的治疗。

③ 改变生活方式3～6个月以上，血清低密度脂蛋白-胆固醇（LDL-ch）仍≥4.14mmol/l时，建议使用他汀类药以减少心血管事件的发生。他汀类治疗应使LDL-ch至少降低30%～40%。ω-3脂肪酸（鱼油）和贝丁酸（贝特）类药主要用于中、重度高甘油三酯（TG）血症或以TG升高为主的混合型高脂血症的治疗，血清TG≥5.6mmol/l时推荐用贝丁酸类药治疗。

④ 收缩压140～159mmHg和（或）舒张压90～99mmHg的1级高血压，在生活方式干预数周后血压仍≥140/90mmHg时才考虑抗高血压药治疗；而2级（收缩压160～179mmHg和（或）舒张压100～109mmHg）和3级高血压（收缩压≥180mmHg和（或）舒张压≥110mmHg）则应尽早使用抗高血压药治疗。首选血管紧张素Ⅱ受体阻滞药（ARB）或ARB+钙通道阻滞药治疗，合并脂肪性肝硬化的高血压病者，建议应用非选择性β受体阻断药兼顾降低动脉血压和门静脉压力。一般高血压病患者，应将血压降至140/90mmHg以下；65岁及以上老年人的收缩压应控制在150mmHg以下；伴有肾病、糖尿病或病情稳定的冠心病的高血压者，可将血压降至130/80mmHg以下；脑卒中后的高血压患者血压目标为≤140/90mmHg。

0396　解毒类肝炎辅助药如何应用?

解毒类肝炎辅助药可以提供巯基或葡萄糖醛酸，增强解毒功能，代表性药物有还原型谷胱甘肽、硫普罗宁、葡醛内酯。

① 葡醛内酯在酶的催化下内酯环被打开，转化为葡萄糖醛酸，葡萄糖醛酸是体内重要解毒物之一，能与肝内或肠内含有酚基、羟基、羧基和氨基的代谢产物、毒物或药物结合，形成无毒的葡萄糖醛酸结合物随尿排出体外；同时

可降低肝淀粉酶的活性，阻止糖原分解，使肝糖原增加、脂肪贮量减少。口服成人一次0.1～0.2g，一日3次，5岁以下的儿童一次0.05g，一日3次；5岁以上的儿童一次0.1g，一日2次；肌内注射一次0.1～0.2g，一日1～2次。

② 还原型谷胱甘肽由谷氨酸、半胱氨酸和甘氨酸组成，含有巯基（—SH），广泛分布于各组织器官，其与体内过氧化物和自由基结合，对抗氧剂对细胞中含巯基的蛋白和酶的破坏，对抗其对脏器的损伤。还能促进胆酸代谢，有利于消化道吸收脂肪及脂溶性维生素（维生素A、维生素D、维生素E及维生素K）。口服成人一次400mg，一日3次，疗程12周。静脉注射用于病毒性肝炎，1200mg/d，连续30天。用于重症肝炎，1200～2400mg/d，连续30天。

③ 硫普罗宁具有提供巯基、解毒、抗组胺和清除自由基的作用，可促进肝糖原合成、抑制胆固醇增高，使人血白蛋白/球蛋白比值回升。用法一次0.2g溶于5%～10%葡萄糖注射液250～500ml中静脉滴注，一日1次，连续30天。

0397 抗炎类肝炎辅助药如何应用？

抗炎类通过各种机制发挥抗炎作用，有类似皮质激素的作用。代表药品主要为甘草酸制剂，如复方甘草酸苷、甘草酸二胺、异甘草酸镁。甘草酸二铵药理活性较强，对多种化学毒物所致肝脏损伤有防治作用，如能明显阻止半乳糖胺、四氯化碳及硫代乙酰胺引起的血清丙氨酸氨基转移酶（ALT）增高，肝损害组织也相应改善。口服一次150mg，一日3次。静脉注射一次150mg，以10%葡萄糖注射液250ml稀释后缓慢滴注，一日1次。或异甘草镁一次100mg，以10%葡萄糖注射液250ml稀释后缓慢滴注，一日1次，连续4周为1个疗程。

复方甘草酸苷具有抗过敏、抗炎症作用，治疗慢性肝病、肝功能异常等疾病。成人1次2～3片，一日3次，可依年龄、症状适当增减。儿童一次1片，一日3次，餐后服用。静脉注射成人一次5～20ml，一日1次。

0398 降酶类肝炎辅助药如何应用？

降低肝脏转氨酶药如合成五味子丙素时的中间体，对肝药酶活性有明显诱导作用，从而加强对四氯化碳及某些致癌物质的解毒能力。常用品种有联苯双酯和双环醇。特点是降低血清丙氨酸氨基转移酶（ALT）作用肯定，但对天冬氨酸氨基转移酶（AST）作用不明显。联苯双酯为我国创制的降酶药，是合成五味子丙素的一种中间体，能增强肝脏解毒功能、减轻肝脏的病理损伤，促进肝细胞再生并保护肝细胞，从而改善肝功能，对多种化学毒物引起的ALT升高均有明显的降低作用。口服片剂一次25～50mg，一日3次；滴丸剂一次7.5～15mg，一日3次。

双环醇具有显著的保护肝脏和抗乙型肝炎病毒活性的作用，对HBV-DNA

有明显的抑制作用，减轻肝组织的病理性损伤，有明显的降低肝脏转氨酶AST及ALT作用。口服一次25mg，一日3次；必要时可增至一次50mg，一日3次。

0399 促进能量代谢类肝炎辅助药如何应用？

包括维生素类和辅酶类药。

（1）维生素类　如维生素C、维生素E、复合维生素B等，另外，维生素K可参与肝脏合成凝血酶原，促进肝脏合成凝血因子。

（2）辅酶类　门冬氨酸钾镁参与三羧酸循环和鸟氨酸循环，促进细胞除极化和细胞代谢，维持正常功能，其注射剂仅作静脉滴注使用，将1～2支门冬氨酸钾镁注射液溶于5%葡萄糖溶液中缓慢滴注，如有需要可在4～6小时后重复此剂量，滴注过快时可能引起高钾血症和高镁血症。复方二氯醋酸二异丙胺（甘乐）可消耗和转运肝脂肪，降低动脉血中的甘油三酯及游离脂肪酸的浓度，改善肝细胞的能量代谢；用法一次40mg，一日1～2次，肌内或静脉注射一次40～80mg，一日1～2次，或静脉滴注。

0400 如何判断呕吐？

呕吐是一种复杂的反射动作，也是人的本能，它能使胃内容物从口中吐出。判断呕吐可从以下几方面入手。

（1）年龄　新生儿出生24小时呕吐，见于颅内出血，2周内呕吐可考虑消化道闭塞或狭窄。6个月～1岁小儿呕吐，并阵发性哭闹，应考虑肠套叠。2岁以下小儿呕吐，应注意婴幼儿腹泻。青年人呕吐宜注意溃疡病、幽门梗阻等。生殖期妇女频繁呕吐可能是妊娠反应。

（2）病史　食后呕吐或晨食夜吐，夜食晨吐，常见于幽门梗阻。长期高血压突然发生呕吐，应注意高血压脑病。长期食后即吐，吐后照常进食，营养障碍不明显又无器质性病变，见于胃神经官能症。有食物不洁史，注意食物中毒。另外，各种刺激（手术、化疗、放疗、药物、食物、高空作业、运动）也可诱发呕吐。

（3）呕吐形式　喷射性呕吐多见于颅内压增高，往往于头痛剧烈时出现，吐后症状不缓解，如脑炎、脑膜炎等，亦见于新生儿先天性幽门肥厚狭窄、肠套叠。

（4）呕吐物的性质及数量　吐血或咖啡色物，提示有上消化道出血；吐物为宿食（1～2日前摄食），表示胃内容物滞留，见于幽门梗阻；吐物有粪臭，见于肠梗阻、腹膜炎。大量呕吐见于急性胃肠炎、幽门梗阻、肠梗阻、霍乱等；小量呕吐，见于神经性呕吐、食管性食物反流。

（5）伴随症状　① 呕吐伴有恶心见于腹膜炎、肠梗阻、胆石或肾石绞痛、一氧化碳中毒、神经系统感染等。② 呕吐伴发热，多为脑膜炎、脑炎、脑脓肿、急性传染性肝炎、腹腔或盆腔内炎症等。③ 呕吐伴有腹泻多为肠道感染，如细菌性食物中毒、急性胃肠炎、菌痢、霍乱等。④ 呕吐伴有腹痛见于胃脱垂症、胃癌、幽门痉挛或梗阻、肠梗阻、腹膜炎、心肌梗死、糖尿病酮症酸中毒等。⑤ 呕吐伴有眩晕见于内耳眩晕、急性迷路炎、晕动病等。⑥ 呕吐伴有意识障碍见于颅内器质性疾病、尿毒症、肝性昏迷、糖尿病酮症酸中毒等。

0401 止吐药在选用上有区别吗？

对不同原因引起的呕吐，宜选用作用于不同环节而发挥镇吐作用的药物。

（1）妊娠呕吐　可选服维生素 B_6，一次 10～20mg，一日 3 次，使用维生素 B_6 有两个目的：一是妊娠和哺乳期妇女的需求量增加，二是可缓解周围神经炎和呕吐症状。

（2）晕动性或内耳眩晕性呕吐　可选用抗过敏药，如苯海拉明、异丙嗪（非那根）、茶苯海明（乘晕宁）或东莨菪碱（使保定）贴剂，成人一次 1 贴，儿童一次 3/4 贴，10 岁以下一次 1/2 贴。一般在旅行前 5～6 小时贴于耳后乳突皮肤上。

（3）用于恐高症或海空作业时呕吐　服用甲氧氯普胺（胃复安），一次 5～10mg，餐前 0.5 小时服。

（4）胃动力低下或消化不良所致的呕吐　选用促进胃肠动力性蠕动药，如甲氧氯普胺（胃复安）、多潘立酮（吗丁啉）、西沙必利（普瑞博思）。

（5）癌症化疗后或手术引起的呕吐　可选用昂丹司琼（枢复宁、枢丹）、格拉司琼（康泉）、托烷司琼（呕必停）。

0402 患急性胃肠炎时怎么办？

肠胃炎是由饮食不当或吃入含菌及毒素或腐败变质食物所引起的急性炎症。一般有暴饮暴食或食用不洁变质的食物史。其起病急，会出现恶心、呕吐、剧烈腹痛，腹泻频繁多为水样便，并含有未曾消化的食物、少量黏液甚至血液等。不同的人分别有发热、头痛、全身不适及不同程度的中毒症状。腹泻严重者，可有脱水、酸中毒，甚至出现休克。

突发急性胃肠炎时宜首选抗菌药，可服用呋喃唑酮（痢特灵）、小檗碱（黄连素）、诺氟沙星（氟哌酸）或左氧氟沙星（利复星）等。对腹痛剧烈者，针刺足三里、内关穴、中脘穴、天枢穴，高热加曲池穴。吐泻频繁者可服用阿托品、颠茄、洛哌丁胺（易蒙停、罗宝迈）。脱水明显时，可口服补液盐粉，严重时去医院静脉滴注 0.9% 氯化钠注射液、10% 葡萄糖注射液。伴有酸中毒时应给予 5% 碳酸氢钠液。同时要卧床休息，多饮水或果汁，饮食宜清淡，吐泻严重者宜暂时禁食。

0403 大便带血可能会得什么病?

由肛门排出血液或大便带血称为便血。便血是下消化道出血的特征,多由肛门、直肠或结肠病引起;但大量上消化道出血在肠内停留时间极短也可便血。

(1)便血颜色 由肛门、直肠或结肠出血,多为鲜血;小肠出血可呈棕黑色的柏油便,当出血量多,排出较快时则呈暗红色。

(2)便血量 排便后仅有滴血或染于纸巾上多见于肛裂、肛瘘、内痔、直肠息肉等;少量便血多源于直肠、乙状结肠或降结肠疾病,如内痔、溃疡、息肉或癌,也可见于肠套叠;中等量便血多见于肠系膜及门静脉血栓形成;大量便血应考虑上消化道出血、出血性坏死性肠炎、肠伤寒、结核、回肠远端憩室溃疡。

(3)便血形式 粪便干燥、血附于粪便表面,或排便后滴血,见于内痔、直肠息肉、肛裂;血与粪便混杂并伴有黏液者,应注意慢性结肠炎、结肠结核等;肠套叠时排出黏液血便,仅含血与黏液,而不含粪便。

(4)伴随症状 ① 便血伴剧烈腹痛见于急性出血性坏死性肠炎、肠系膜血管栓塞或血栓形成、缺血性结肠炎、肠套叠等;② 便血伴有腹部肿块可见于结肠癌、肠套叠等。

0404 胆结石是怎样形成的?

正常人每天大约分泌500～1200ml的胆汁,分泌量随肝血流量的增加而增加。胆汁蓄积于胆囊中,由胆囊吸收其中的水分而浓缩到最初容积的1/10。胆汁帮助人消化脂肪食物和吸收维生素A、维生素D或维生素E。

胆汁中的成分有胆红素、胆汁酸、胆盐、胆固醇、卵磷脂以及无机盐。胆汁排入小肠后,使脂肪乳化成微粒,促进脂肪酸的吸收和消化。当胆汁酸、胆盐、胆固醇、卵磷脂等发挥了消化作用后,大部分被门静脉重吸收,又返回肝脏再次被利用,这一现象被称作"肝肠循环"。胆汁酸在溶解胆汁中的胆固醇过程中有着重要的作用,如其分泌过少或胆固醇分泌和合成过多,加之运动不足,胆固醇会在胆囊里沉淀下来,形成胆固醇结石。

另外,某些因素可引起人体内胆汁淤积,也使胆固醇沉淀形成核状,进而结晶,不断聚积而形成结石。

0405 如何判断胆囊疾病?

(1)胆囊疾病多反复发作 在发作前常有食用油腻食物(鱼肉、油炸食品)的经历。

(2)急性胆囊炎 上腹或右季肋有持续性钝痛、常向右肩背部放射,疼痛的时间一般不超过4小时;并伴发热、恶心或呕吐。并发胆管炎时可出现黄疸、寒战和高热；右上、中腹胆囊区有压痛、反跳痛、肌紧张，有时可摸到肿大的胆囊，左手拇指置于胆囊处，随即让患者深吸气时，则突感剧痛而停止吸气。

（3）慢性胆囊炎　常有厌食油腻、消化不良、胃部饱胀和嗳气等症状。除右上腹有轻压痛外，无其他发现。当胆囊管阻塞时，偶可摸到肿大的胆囊。

（4）胆石症　阵发性疼痛，可向右肩背部放射；常伴有恶心、呕吐，呕吐后感觉舒服；胆总管结石急性发作期常并发感染，出现寒战、高热与黄疸。

如到医院进行血常规检查，在急性感染期，可见血白细胞计数增多。超声检查可显像脓性或坏疽性胆囊炎的特征，结石直径在3mm以上则出现结石回声征象。

0406　利胆可服用哪些药？

所谓利胆药是能促进胆汁分泌和排出的一类药。其可引起胆囊收缩，或使胆总管括约肌松弛，促进胆汁的分泌或增加排出量，机械地冲洗胆道，有助于排出胆道内泥沙样结石和残留结石。按作用方式可分为促进胆汁分泌药（牛磺酸、去氢胆酸、熊去氧胆酸、鹅去氧胆酸、利胆素、苯丙醇）、促进胆汁排空药（硫酸镁、阿克吐）。但常用的利胆药有去氢胆酸、苯丙醇。

（1）去氢胆酸　可促进肝细胞分泌大量稀薄的胆汁，增加胆汁量，使胆道畅通，消除胆汁淤滞，起到利胆作用。适用于慢性胆囊炎、胆石症、胆囊切除后及慢性肝炎的辅助治疗。成人一次0.25～0.5g，一日3次，于餐后或餐中服用。

（2）苯丙醇　服药后10分钟胆汁开始分泌，1～2小时达高峰，3～5小时作用消失，可使胆汁的分泌增加2倍，并减轻腹胀、腹痛、恶心和厌油等症状，促进排结石但不能溶石。常用于胆囊炎、胆道感染、胆石症，口服一次0.1～0.2g，一日3次，于餐后服用。

0407　服用利胆药应注意哪些问题？

① 急性胆囊炎或胆石症急性发作期的病情较重，应禁食，去医院输液或解痉止痛治疗，可用阿托品一次0.5mg或盐酸哌替啶（杜冷丁）50mg肌内注射。

② 应用利胆药同时给予抗感染治疗，一般首选广谱抗生素，可选服氨苄西林一次0.5～1g，一日4次；头孢羟氨苄（赛峰、欧意）或头孢拉定（泛捷复、瑞恩克）一日2～4g；或头孢唑林（使力安）一日1～2g静脉滴注；对病情危重者可用头孢哌酮一日1～6g静脉滴注。

③ 胆结石的溶解时间需3个月～2年，对妇女、体瘦者、胆结石直径小于15cm的结石，药物的溶解率可达80%，最好每6个月做一次超声检查，对尚未完全溶解的病例，宜继续治疗3个月。

④ 服用利胆药期间，应尽量多喝水，以避免过度腹泻脱水。

⑤ 苯丙醇服后偶见胃部不适、恶心、呕吐、腹泻，停药或减量后即消失。但如果胆道发生完全阻塞、严重肝损害、高胆红素血症、肝昏迷时不宜应用。

⑥ 苯丙醇服用连续超过3周后，每日剂量不宜超过0.1～0.2g。

0408 何谓急性胰腺炎？有哪些临床表现？

急性胰腺炎多由于胰腺管梗阻，以致管内压力增高，胰液外溢，其胰腺消化酶对本器官自身消化引起的化学性炎症。临床上分为水肿型和出血坏死型，前者约占90%，预后良好，后者病情危险，是猝死病因之一。此病病因甚多，胆道感染、胆石症、胆道蛔虫等胆道疾病为常见病因，酗酒、暴饮暴食、十二指肠憩室炎、流行性腮腺炎、伤寒、病毒性肝炎、腹部手术及外伤、内镜逆行胆囊胰腺造影术（ERCP）检查时注射造影剂压力过高等均为起病原因。诱因有胰管引流不畅，胰管内压力增高或胆汁、十二指肠液反流导致胰泡损伤；胰酶被激活；发病前多有饱餐、油腻饮食或饮酒史、胆道疾病、暴食等现象。

急性胰腺炎主要临床表现如下。

① 上腹部或稍偏左侧突然发生持续性、刀割样剧痛，常向左侧腰背部放射，伴有阵发性加重，逐渐向全身蔓延。

② 一般均有恶心、呕吐等明显的消化道症状。

③ 严重者有发热、肌紧张、休克、黄疸。

0409 急性胰腺炎如何进行药物治疗？

（1）抑制胰腺分泌 ① 对重型急性胰腺炎，应用生长抑素或长效类似物奥曲肽，一次0.1mg，每隔6小时给药1次，连续3～7天；② 急性轻型（水肿型）胰腺炎或急性出血坏死性胰腺炎可选用抑制胰酶药加贝酯于治疗初始3日内一日300mg，症状减轻后一日100mg静脉滴注，溶于5%葡萄糖注射液500ml中，滴速控制为每小时1mg/kg，连续6～10天；③ 对出血、坏死型胰脉炎可使用胰酶活性抑制药抑肽酶，于发病第1～2天给予8万～12万单位，溶于0.9%氯化钠或25%葡萄糖注射液20ml中，缓慢静脉注射，滴速每分钟2ml，维持量一日2万～4万单位，分4次给予。

（2）镇痛、解痉 可用哌替啶50～100mg与阿托品0.5mg合并肌内注射，或普鲁卡因0.5～1.0g溶于5%～10%葡萄糖注射液500～1000ml中静脉滴注。

（3）对严重者应用氢化可的松一日200～500mg静脉滴注，连续2～3天，待好转后逐渐减量停药。选用甲硝唑、氟喹诺酮类、严重时可应用亚胺培南/西司他丁等抗感染药。常用广谱抗生素如氨苄西林每日6～8g静脉滴注，头孢唑林每日2～3g静脉滴注。重度感染患者可用头孢哌酮每日1～6g，分2～3次静脉滴注。

为减少奥曲肽所致的胃肠道不良反应，可在注射时减少进餐量，或在两餐间及睡前注射。长期应用的患者中约10%～20%可发生胆石症，因此在治疗后的6～12个月应用超声检查胆囊情况，如有胆石症出现，一般为无症状的，如有症状应考虑用溶石疗法或手术治疗。

0410 何谓绦虫病？

绦虫古称"白虫"，在中国绦虫有4类：带绦虫、短膜壳绦虫、棘球绦虫和裂头绦虫。带绦虫一般分为链状带绦虫（猪带绦虫）或肥胖带绦虫（牛带绦虫）；猪带绦虫以成虫寄生；牛带绦虫以成虫和幼虫寄生，成虫寄生于儿童小肠；短膜壳绦虫病在儿童中较成人多见，其不需中间宿主，患者可反复自身感染。

绦虫病因为进食末煮熟的含有囊尾蚴的猪肉（米猪肉）或牛肉所引起。人吞下猪肉绦虫卵，则卵内的六钩蚴即可穿透肠壁，移行到肠道外不同部位（如脑、皮下、眼肌），发育成囊尾蚴，引起囊虫病。潜伏期约2～3个月。寿命25～60年。

绦虫病大多为单虫感染，但在流行地区约半数人有多虫感染，平均可达8条。其症状多轻微，可有上腹部隐约疼痛、消化不良、食欲亢进、头晕、头痛、乏力、恶心、腹泻、消瘦、便秘、呕吐、神经过敏等，有时在粪便中可见白色节片或多个节片连接的带状虫段。如发育成脑囊虫病，可有癫痫发作、瘫痪、视物模糊、共济失调等。眼囊虫病可影响视力，甚至造成失明。

若查大便中可见白色带状成虫节片，或镜检出虫卵，肛拭涂片阳性，肥胖带绦虫的妊娠节片常自动由肛门爬出，链状绦虫的妊娠节片常在大便时成串被排出。

0411 绦虫病可选什么药？

（1）吡喹酮　是驱除猪、牛带绦虫的首选特效药，对短膜壳绦虫的疗效也好。用于牛肉和猪肉带绦虫病，单剂量10～25mg/kg顿服；儿童15mg。用于短膜壳绦虫和阔节裂头绦虫病，单剂量25mg/kg顿服；用于脑囊虫病，总剂量120～180mg/kg，分6日服用，一日分2～3次给予。

（2）氯硝柳胺（灭绦灵）　作为次选药物，对猪、牛肉带绦虫、阔节裂头绦虫和短膜壳绦虫均有效。绦虫头节和近端节片接触药后即死，头节脱离肠壁而被排出。用于牛肉带绦虫病，成人一日2g，于早晨空腹每隔1小时各1g顿服，2小时后给予导泻；6岁以上儿童一日2g，2～6岁一日1g，2岁以下一日0.5g。用于治疗短膜壳绦虫病，成人首剂2g，继续而一日1g顿服，连续5～7天；2～6岁儿童口服1/2量，2岁以下儿童服1/4量。用于猪带绦虫病，成人一日2～3g，于早晨空腹每隔1小时各1～1.5g顿服，2小时后以硫酸镁液导泻；6岁以上儿童一日2g，2～6岁儿童一日1.5g，2岁以下儿童1g。

（3）阿苯达唑 可抑制绦虫对葡萄糖的吸收，对猪、牛带绦虫和短膜壳绦虫有驱除作用。一日800～1200mg，连续3日，疗效可达90%以上，但妊娠期妇女不宜使用。

（4）南瓜子和槟榔 先服南瓜子仁60～100g，嚼碎吞下，2小时后再服槟榔煎（槟榔片30～60g，水煎1小时）。如无腹泻，5小时后服50%硫酸镁溶液20ml。其中槟榔对猪带绦虫有强大麻痹作用，使全虫瘫痪，对牛带绦虫使其头节和未成熟节片瘫痪；南瓜子仁能麻痹牛带绦虫的中后段节片、妊娠节片。

0412 何谓蛔虫病？

蛔虫病是蛔虫寄生于人小肠内的寄生虫病。多见于5～15岁儿童。轻者无症状，稍重者有消化道症状、营养不良，严重者引起胆道蛔虫或蛔虫性肠梗阻。

蛔虫是最大的肠虫，成虫为乳白色或略带粉色，头尾较细，雌虫在人肠内产卵，每天约产20万个。卵随粪便排出体外，在适宜的温度下，发育为感染的虫卵，儿童吃了感染虫卵的蔬菜或水果后，一部分虫卵被胃酸杀灭，一部分在小肠孵化成幼虫。幼虫依次穿过肠壁、小血管、门静脉、心、肺、气管、咽喉和食管，在小肠内发育成成虫。

人在感染蛔虫后可不表现症状，仅为"蛔虫感染"，但儿童、体弱者可出现脐带周围或上腹疼痛，可反复发作，伴有食欲减退、恶心、呕吐；小儿常有精神不集中、哭闹、夜间磨牙、梦惊、瘙痒、反复出现荨麻疹、面部可见白色虫斑，重者可致营养不良、智力迟钝、发育障碍、面黄消瘦等。有时可呕吐虫或便出蛔虫，或在大便中找到蛔虫，在镜检下可发现蛔虫卵，血常规检查可见嗜酸性细胞增多。

0413 驱除蛔虫的药有哪几种？

（1）阿苯达唑 为广谱驱虫药，对蛔、蛲、鞭、钩虫的成虫及幼虫均有较好疗效，对蛔、鞭虫有杀灭虫卵作用，可干扰虫体摄取葡萄糖，抑制虫体生长繁殖，适用于多种线虫的混合感染。以单剂量400mg顿服，治愈率高达100%。

（2）双羟萘酸噻嘧啶（抗虫灵） 对寄生虫的神经肌肉有阻滞作用，先使虫体收缩而后麻痹，停止运动，作用快而优于哌嗪类。成人一日500～750mg，儿童5～10mg/kg，睡前顿服，连续2日。

（3）枸橼酸哌嗪（驱蛔灵） 可麻痹虫体肌肉，使之不能附着在肠壁，并随肠蠕动而排出体外，蛔虫在麻痹前不表现兴奋，因此安全。成人一次3.5g；儿童常吃糖锭（六一宝塔糖），一日100～160mg/kg，或1～3岁一次1.0～1.5g，4～6岁一次1.5～2g，7～9岁一次2～2.5g，9岁以上一次3g，睡前顿服，连服2日，一般不必同服缓泻药。

（4）左旋咪唑 可影响虫体的代谢，使之麻痹，并制止虫体窜动，预防胆道蛔虫病的发作。成人一次150mg，儿童2～3mg/kg，睡前顿服，1周后可重复一次。

中药使君子可炒熟而不焦，儿童按每周岁1g计，总量不宜超过10g，睡前嚼烂吞服，连续3日，可重复应用。

0414 何谓蛲虫病？

蛲虫又称"线头虫"，是一种寄生在人小肠下段和大肠内的线状寄生虫。多见于幼儿，可在家庭、集体机构中引起流行。症状虽不重，但可影响儿童的健康。

蛲虫的虫体细小如白色线头，中部粗，雌虫大而雄虫小，其传播途径是由肛门-手-口，雌虫常在夜间由肛门爬出，在肛门或会阴皮肤皱褶部，受到低温的刺激而产卵，一边爬动一边产卵，在几分钟内可产卵数万个。卵经手指、衣服、食物、尘埃、空气等途径进入口腔，吞入胃内，在十二指肠或小肠内发育为成虫，成虫寄生于盲肠。有时肛周孵成的幼虫又可返回上行进入肛门，形成反复感染。

由于雌虫常在夜间爬动和产卵，促使肛周奇痒，常引起幼儿哭闹、烦躁不安；另可见腹泻、腹痛、恶心、精神不佳、消瘦、厌食、好咬指甲等症。如爬进女孩子的尿道，偶见有尿频、尿急。

细心的家长可在患儿的肛周或大便中见到线头状虫；或用棉签或胶带于清晨病儿尚未大便前拭抹肛门皱襞1周，采样镜检，可找到虫卵。

0415 治疗蛲虫病可选哪些药？

治疗蛲虫病有4种药可选，其中首选甲苯达唑（安乐士），其可抑制蛲虫体摄取葡萄糖，并破坏虫体细胞，对成、幼虫和虫卵均有作用，单剂量100mg顿服的治愈率达90%以上；一次100mg，一日2次，连续3天，治愈率高达96%。

其次，可服枸橼酸哌嗪，儿童一日50～60mg/kg，分2次给予，连续7～10天，一日总量不超过2g；以后每星期服药2天，一日剂量同上，作为预防性用药，共服4周。

双羟萘酸噻嘧啶（抗虫灵）为广谱抗肠虫药，对虫体的神经和肌肉起阻滞作用。儿童一日5～10mg/kg，或1～3岁儿童一次0.2～0.3g，4～6岁一次0.3～0.4g，7～9岁一次0.5～0.7g，10～12岁一次0.7～0.8g，12岁以上一次1g，睡前顿服，一日1次，连续7天。其软膏剂于睡前可涂敷于肛周。

使君子可杀蛲虫，炒熟后儿童按周岁计1岁1粒，于饭前0.5小时一次服下（嚼碎），连续15天为1个疗程。

蛲虫的寿命一般不超过2个月，如能避免重复感染，即不用治疗也可自愈，宜坚持每晚睡前用肥皂水清洗幼儿肛门，后涂敷2%氯化氨基汞软膏，并勤洗澡、勤换内衣和床上被褥，把换下的内裤煮沸或用开水烫洗，被褥在阳光下暴晒6小时，以防止交叉感染。同时注意勤剪指甲，于餐前或便后洗手，不吮指甲。

0416 生吃鱼虾为什么会得肝吸虫病？

肝吸虫的名字是由其形态得来的，缘于它雌雄同体，类似葵花籽仁，极薄就像一片小小的树叶，寄生于人体的肝胆管内或猫、狗等哺乳动物的胆道内。肝吸虫从虫卵到幼虫再到成虫，发育到囊蚴阶段才可以感染到人，而这个阶段正是在淡水鱼、淡水虾体内进行的。

人如食用淡水鱼虾，就可能被感染，含有囊蚴的鱼虾经过食道、胃、十二指肠，循胆总管进入肝胆管，经1个月左右，就发育为成虫而开始产卵，在人体的肝胆管内有吃有喝，至少可以生存10年。

小小的肝吸虫可使人体遭了殃。肝吸虫在人体内有成千上万，轻者可能没有症状；中度感染的人，就会出现腹痛、腹泻、肝区疼痛、肝脏肿大、肝功能异常等，虫卵尚可作为胆结石形成的核心，出现胆管炎、胆结石；而重度感染的人，胆管壁逐渐增生变厚，肝实质细胞发生萎缩、坏死、甚至肝硬化、腹水等。尤其是儿童，儿童期反复地感染或一次大量感染，可能出现营养不良、发育障碍、甚至侏儒症。所以说，肝吸虫病是吃出来的，因此，千万不要给儿童们生吃鱼虾，包括生鱼片、醉虾、醉蟹，就能达到预防肝吸虫病的目的了。

0417 何谓钩虫病？

钩虫病是由钩虫寄生人体内小肠所引起的疾病，以贫血、营养不良、胃肠功能失调为主要表现，严重者可致发育障碍、侏儒症及心功能不全，尤其是孩子。

寄生于人体的钩虫主要为十二指肠钩口线虫或美洲板口线虫。偶可寄生人体的还有锡兰钩口线虫和犬钩口线虫等。巴西钩口线虫的感染期幼虫虽可侵入人体，但一般不能发育为成虫。钩虫病是由钩虫寄生人体小肠所引起的疾病。寄生于人体的两种钩虫的生活史相同，虫卵随粪便排出人体后，在温暖潮湿的土壤中1～2天就可孵化出杆状蚴，然后5～8天内转化为细长的丝状蚴。丝状蚴钻入人皮肤后随血流到达肺部，然后沿呼吸道爬至会厌被吞入消化道，幼虫吸附于小肠并发育为成虫，长期吸血。成虫寿命2～10年。

0418 钩虫病有哪些临床表现？

钩虫病的症状主要由钩蚴及成虫所致，但成虫所致的症状较为长久和严重。其中，缺铁性贫血和低蛋白血症是本病的主要表现。

（1）钩蚴虫所致的症状

① 皮炎钩蚴侵入处皮肤，初始有奇痒和烧灼感，继而出现小出血点、丘疹和小疱疹。皮炎多发生在手指或足趾间、足背、踝部等，数日内可消失。搔抓可继发细菌感染，局部淋巴结肿大，偶可出现一过性荨麻疹。

② 呼吸系统症状常出现于受感染后3～5天，常有咳嗽、喉痒、声音嘶哑等表现；严重者有剧烈干咳和哮喘发作，表现为嗜酸性粒细胞增多性哮喘，痰内可出现血丝。X线检查可见肺纹理增加或肺门阴影增生，偶可发现短暂的肺浸润性病变。

（2）成虫引起的症状　粪便中有钩虫卵而无明显症状者称"钩虫感染"，粪便中有钩虫卵又有慢性临床症状者称"钩虫病"。

① 消化系统的症状　患者大多在感染后1～2个月逐渐出现上腹部不适或疼痛、食欲减退、腹泻、乏力、体重减轻、消瘦等。

② 血液循环系统症状　a.贫血重度感染后3～5个月逐渐出现进行性贫血，表现为头晕、耳鸣、心悸、气促等。长期严重贫血可发生贫血性心脏病，表现为心脏扩大、心率加快等。严重贫血常伴有低蛋白血症，出现下肢或全身水肿。b.循环系统症状：贫血的程度直接影响循环系统，特别是心脏代谢功能。患者皮肤黏膜苍白，下肢轻度水肿，不劳动也感气急、心悸、四肢无力、耳鸣、眼花、头昏、智力减退等。重度感染者全身水肿显著，轻度活动后感严重气急、心悸及心前区疼痛，脉搏快而弱，全心扩大，有明显收缩期杂音以至舒张期杂音。出现心功能不全时尚见有肝肿大、压痛、肺部啰音、腹水等。

（3）其他　儿童重症患者，可有生长发育障碍、智力减退、性发育不全、侏儒症等表现。成年患者也常有闭经、阳痿、性欲减退、不育等；严重感染的妊娠期妇女易引起妊娠中毒症、早产或死胎等。

0419　驱除钩虫可选择哪些药?

驱钩虫药种类很多，包括三苯双脒、甲苯达唑、阿苯达唑、噻嘧啶，常需多次反复治疗才能根治，对严重感染和混合感染者可采用联合疗法。

① 钩虫病应用三苯双脒作为首选药，一次300mg，顿服。

② 甲苯达唑是治疗蛔虫病、蛲虫病、钩虫病和鞭虫病的首选药。用于治疗鞭虫病、钩虫病，一次100mg，一日2次，连续3天。第1疗程未完全治愈者，3～4周后可服用第2疗程。

③ 阿苯达唑也是一高效、广谱、低毒的抗虫药，对蛔虫、蛲虫、钩虫、鞭虫、绦虫和粪类圆线虫感染均有驱虫作用，可作为蛲虫病首选药。用于钩虫病、鞭虫病，一次200mg，一日2次，连续3g。

④ 噻嘧啶对蛔虫、蛲虫和钩虫感染均有较好疗效，用于驱除蛔虫和钩虫，儿童一日10mg/kg，睡前顿服或1～3岁一次0.2～0.3g，4～6岁一次0.3～0.4g，

7～9岁一次0.5～0.7g，10～12岁一次0.7～0.8g，12岁以上1g，睡前顿服，连续4天。

一般病例宜于驱虫治疗后补充铁剂，但重度感染伴严重贫血者，宜先予纠正贫血。输血仅适于孕妇或严重贫血者，已合并有贫血性心脏病心力衰竭者，输血有助于改善心功能。

对于贫血儿童，宜补充铁剂（硫酸亚铁、富马酸亚铁、琥珀酸亚铁、葡萄糖酸亚铁），常用硫酸亚铁，1岁以下婴儿，一次60mg，一日3次；1～5岁儿童一次120mg，一日3次；6～12岁儿童一次300mg，一日2次。也可服用硫酸亚铁糖浆剂（1ml含铁8mg），儿童0.6～1.2ml/（kg·d），分3次服用。

0420 何谓鞭虫病？

鞭虫病是由毛首鞭形线虫寄生于人体的盲肠、阑尾及升结肠所致的常见肠道寄生虫病，分布甚广，我国普遍存在，尤以农村多见，在距今2300多年前的一具西汉古尸的肠内容物中，曾检获出鞭虫卵，证实那时已有人鞭虫寄生，说明鞭虫病也是一个历史悠久的疾病。

鞭虫与蛔虫分布一样，但感染率较后者低，多见于热带、亚热带及温带地区，人是唯一传染源，传播途径及防治与蛔虫病极为相似。

鞭虫病患者以儿童为主，严重感染可影响儿童的生长与发育，轻、中度感染者可无症状；重度感染者有腹泻、便血、里急后重、直肠脱垂、贫血与营养不良。

在小肠内，卵内幼虫活动加剧，以及分泌酶的作用，幼虫自卵壳一端的盖塞处逸出，并多从肠腺隐窝处侵入局部肠黏膜，摄取营养，进行发育。经10天左右，幼虫重新回到肠腔，再移行至盲肠，以其纤细的前端钻入肠壁黏膜至黏膜下层组织，后端则裸露在肠腔内寄生并发育为成虫。自误食感染期虫卵至成虫发育成熟产卵，需时1～3个月。鞭虫在人体内一般可以存活3～5年。

鞭虫病的轻、中度感染者虽多见，但一般没有显著症状，偶见有右下腹痛、恶心、呕吐、低热等。重度感染多见于儿童，有以下几方面的表现。

（1）消化系统 结肠有不同程度的充血、水肿、弥漫性出血点或溃疡形成。表现为腹泻、脓血便、里急后重、脱肛。有些人出现慢性阑尾炎症状，腹部触诊常有右下腹明显压痛。

（2）血液系统 血常规检查可见嗜酸性粒细胞计数增加、血红蛋白减少、缺铁性贫血等，严重贫血者可致心脏扩大。

（3）神经系统 常见头痛、头昏、头晕，极少数可有脑膜炎的症状。

0421 哪些药作为驱鞭虫的首选和次选治疗？

治疗鞭虫病首选阿苯达唑（胶囊剂、片剂），一次200mg，一日2次，连服

3天，虫卵阴转率高达59%，重度感染的疗程为5～7天，未见明显不良反应，偶有头昏、恶心、腹痛、吐虫或肝脏转氨酶一过性升高等轻微反应，可自行缓解。

或选甲苯达唑，一次100mg，一日2次，连服3天，治愈率为60%～80%，未治愈者虫卵显著减少，重度感染可治疗6天或重复1个疗程，患者耐受良好，仅轻微胃肠反应。

次选噻嘧啶口服，一次10mg/kg，连续3天，重症者连服5天，治愈率达100%。不良反应轻而短暂，可自行缓解。其次，复方噻嘧啶片也可选用，含有噻嘧啶和奥克太尔，噻嘧啶按24mg/kg顿服，连续2天，可使虫鞭虫卵阴转率达到93.8%。

0422　为何2岁以下的婴幼儿不提倡服用驱虫药?

对2岁以下的婴幼儿不提倡应用驱虫药，包括哌嗪类、阿苯达唑、甲苯达唑、噻嘧啶、左旋咪唑、吡喹酮、伊维菌素等。主要原因有：① 2以下的婴幼儿接触虫卵的机会要少于大龄儿童，他们接触的东西一般局限于家庭中的物品和玩具。这些东西比较清洁，虫卵相对较少或没有。另外，吃蔬菜和水果的种类与数量也少得多，进入体内的虫卵也相应减少。而且虫卵在体内到长大成虫需要一定的时间，也就是说，待从口入的虫卵长到成虫，孩子也超过了2岁了。② 多数驱虫药需经肝脏分解代谢，对于2岁以下儿童来说，肝脏尚未发育完全，驱虫药中所含的物质会对孩子造成肝功能损害，导致肝脏转氨酶AST升高。此外，驱虫药可抑制儿童的骨髓功能，使红细胞、血小板计数减少，部分儿童中有葡萄糖-6-磷酸脱氢酶缺乏，可能发生溶血性贫血。

第六章　内分泌与代谢系统疾病

0423　代谢综合征离我们有多远?

号称"中年人杀手"的代谢综合征（metabolic syndrome，MS），人们也戏称为"应酬综合征"。意指其多发生在长期坐办公室或经常不回家而去应酬的男性。代谢综合征是一种新概念，如具备下列3个或4个指标者便可冠名。

（1）超重和肥胖　体重指数（BMI）大于25（kg/m²）。

（2）高血糖　空腹血糖≥6.1mmol/（1100mg/L）或餐后2小时血糖≥7.8mmol/（1400mg/L）或已确诊为2型糖尿病者。

（3）高血压　收缩压/舒张压≥140/90mmHg或已确诊为高血压者。

（4）血脂异常 空腹血甘油三酯≥1.7mmol（1500mg/L）；男性空腹血高密度脂蛋白＜0.9mmol（350mg/L）、女性空腹血高密度脂蛋白＜1.0mmol（390mg/L）或血液黏度高于正常者。

（5）血清尿酸升高 男性≥0.44mmol（80mg/L）、女性≥0.32mmol（60mg/L）或诊断为痛风者。

0424 何谓糖尿病？

糖尿病是由于胰岛素分泌相对或绝对不足，或人体组织对胰岛素的敏感性降低（胰岛素抵抗）而表现的以糖、蛋白质、脂肪、水和电解质代谢紊乱，以持续的血糖增高、糖尿为主要症状的疾病，其致病的原因和类型如下。

（1）1型糖尿病（胰岛素依赖型） 大多为先天性，自身免疫反应引起胰岛炎破坏细胞，胰岛B细胞损伤，引起绝对的胰岛素缺乏或分泌不足，或血液中可测到自身抗体。

（2）2型糖尿病（非胰岛素依赖型） 约占糖尿病者总数的95%，分为肥胖和非肥胖两种类型，主要由以下5方面异常而致高血糖：① 胰岛素分泌不足；② 胰岛素释放延迟；③ 周围组织对胰岛素的作用耐受；④ 肝糖产生增加，肥胖引起某种程度的胰岛素抵抗；⑤ 高热量饮食、精神紧张、缺少运动。

（3）特殊型糖尿病 共有八个类型近10种疾病，包括某些基因变异引起胰岛细胞功能遗传性缺陷、胰岛素作用遗传缺陷、外分泌胰腺的病变（胰腺炎、胰腺创伤、胰腺手术、胰腺肿瘤）、内分泌的病变如一些激素（生长激素、糖皮质激素、胰高血糖素、肾上腺素）可拮抗胰岛素的作用、营养不良造成人体的蛋白质摄入不足等各种继发性糖尿病。

（4）妊娠糖尿病（GDM） 由妊娠引起，在妊娠过程中初次发现的任何程度的糖耐量异常。

老年糖尿病是指年龄在60岁以上的糖尿病者。包括60岁后发病和60岁前发病而延续到60岁后的老年人。绝大多数为2型糖尿病，仅极少为1型糖尿病。

0425 糖尿病有哪些早期症状？

糖尿病无明显症状者，有很多人是在体检时偶然发现的或因出现糖尿病并发症（视物模糊、末梢神经病变等）才被确诊。其实糖尿病患者在发病早期可出现一些预兆，表现在几个方面，如细心的话可发现和有所感觉。

（1）口腔 口干、口渴、饮水量多、口腔黏膜出现瘀点、瘀斑、水肿、牙龈肿痛、牙齿叩痛，或口腔内有灼热感。

（2）体重 体重缓慢减轻，且无明显的诱因。

（3）体力 疲乏、常有饥饿感、出汗、乏力、心悸、颤抖、低血糖。

（4）尿液 男性尿频、尿液多。

（5）眼睑　眼睑下长有黄色扁平新生物（黄斑瘤）。

（6）皮肤　下肢、足部溃疡经久不愈；或有反复的皮肤、外阴感染；皮肤擦伤或抓破后不易愈合，或有反复发作的龟头炎、外阴炎、阴道炎。

（7）血管　动脉粥样硬化、高血压、冠心病。

（8）生殖器官　女性发生多次流产、妊娠中毒、羊水过多、或分娩巨大胎儿者。

0426　糖尿病的典型症状有哪些?

糖尿病临床表现虽各不相同，但典型症状如下。

（1）多饮、多尿　糖尿病者血糖升高时、尿糖也随之升高、尿量增多。每昼夜排尿可达20次以上，尿量可达2000～3000ml以上。由于大量排尿而导致水分丢失，患者会感觉口干、口渴，饮水量随之增加。此外，尿液性状也会发生变化，如泡沫多、尿渍呈白色、发黏、衣服上尿渍干后会发硬。

（2）多食　糖尿病因多种因素的共同作用，使葡萄糖的利用率减低、刺激饥饿中枢产生饥饿感，促使进食量增加。同时由于糖尿病者胰岛素水平升高，促进了葡萄糖的利用，亦可造成多食，常表现为善饥多食，对食物的喜爱无法控制，且进食后也难有满足感，但饥饿时可有恐惧感。

（3）消瘦与体重减轻　糖尿病在未得到控制时，多出现食欲亢进、多食，但由于胰岛素相对或绝对不足，严重影响糖、脂肪、蛋白质代谢；同时因多尿出现失水，可引起快速消瘦，体重下降可达几千克甚至几十千克。但需要指出的是，并非所有都消瘦。早期轻症的2型糖尿病者，不仅无消瘦，还可能表现为肥胖，直到胰岛功能逐渐减退，"三多"症状出现，才会出现体重减轻，而此时患者血糖已呈中、重度升高。

（4）其他　常感疲乏无力、性欲减退、月经失调。中老年者常有骨质疏松，表现为腰腿痛。有神经系统并发症者可出现肢体麻木、针刺样、烧灼样疼痛、皮肤蚁走感、瘙痒等。尚可表现有阳痿、便秘、顽固性腹泻、心悸、出汗、直立性低血压等。女性患者可有外阴部瘙痒，中老年患者常有视力下降，部分患者免疫力降低，易并发感染。

0427　1型和2型糖尿病各自有哪些特点?

（1）1型糖尿病　特点可归纳为：① 任何年龄均可发病，但30岁以前常见；② 起病急，多有典型的"三多一少"症状；③ 血糖显著升高，经常反复出现酮酸血症；④ 血中胰岛素和C肽水平很低甚至检测不出；⑤ 患者的胰岛功能基本丧失，需要终生应用胰岛素替代治疗；⑥ 此外，尚包括成人晚发自身免疫性糖尿病，发病年龄在20～48岁，患者消瘦，有"三多"症状，易出现大血管病变。

（2）2型糖尿病 特点有：① 一般有家族遗传病史；② 起病缓慢，病情发展相对平稳，往往估计不出发病时间，即使发病也无任何症状，无症状的时间可达数年至数十年；③ 多数人肥胖、高体重、食欲好、精神体力与正常人并无差别，偶见有疲乏无力，个别人可出现低血糖反应；④ 患者多在检查身体中被发现；⑤ 随着病程延长，血糖逐渐升高，可出现糖尿病慢性并发症。

0428 何谓胰岛素抵抗？

当胰岛素日剂量超过2U/kg，应视为胰岛素耐受或胰岛素抵抗，主要指外周组织（骨骼肌、脂肪和肝脏）对胰岛素的敏感性降低，表现为外周组织对葡萄糖的摄取和利用发生障碍。胰岛素抵抗是人体对胰岛素任何生理功能反应受损的现象，包括糖、脂肪、蛋白质代谢，血管内皮细胞功能及基因等功能表达异常，或指各种原因使胰岛素促进葡萄糖摄取和利用的效果下降，人体代偿性地分泌过多胰岛素产生高胰岛素血症，以维持血糖的稳定。

发生胰岛素抵抗的因素有：① 遗传基因。② 细胞内自身信号途径异常。③ 全身炎症和炎症因子如白介素-6（IL-6）、肿瘤坏死因子（TNF-α）、髓过氧化物酶（MPO）、C反应蛋白（CRP）、抵抗素的影响。④ 肥胖与脂源性细胞因子异常，尤其是中心性肥胖者（腹胖）脂肪组织分解代谢增强，导致游离脂肪酸（FFA）增多，高FFA血症是肥胖者胰岛素抵抗的中心环节，过多的FFA流入胰岛素敏感细胞并在异位沉积，超过细胞氧化能力，并激活FFA的非氧化途径，FFA被再酯化为甘油三酯（TG），使TG在这些细胞内大量堆积，导致胰岛功能障碍，肌肉糖酵解及有氧氧化功能减低，肝糖产生和输出增加。⑤ 细胞内在机制（氧化应激、线粒体功能异常、内质网应激）。⑥ 其他危险因素，如维生素D缺乏、血管功能异常、不良生活习惯、吸烟等。

胰岛素抵抗按与受体结合发生抵抗的前、后分为：受体前、受体结合、受体后抵抗。① 受体前抵抗，如胰岛素抗体产生、胰岛素结构异常、胰岛素降解加速、应用胰岛素拮抗激素等；② 受体结合抵抗，如胰岛素受体向质膜移位、胰岛素受体的再生障碍、跨膜信号传导系统障碍；③ 受体后抵抗，如作用因子信号转导。

0429 如何应对胰岛素抵抗？

胰岛素抵抗极易导致代谢综合征和2型糖尿病，尤其是胰岛素血浆水平较低的患者对胰岛素敏感性较高。应对的措施有：① 控制和减轻体重，增加运动量，有规律地运动，合理均衡膳食。② 联合服用胰岛素增敏剂，如罗格列酮或吡格列酮，约可减轻胰岛素抵抗现象的33%。③ 提高胰岛素浓度与改善胰岛素抵抗同时并举，减轻体重（减肥）和调节血脂常有釜底抽薪之效。

0430 胰岛素抵抗有哪些典型特征?

① 高胰岛素血症或糖耐量异常。② 血脂异常（甘油三酯升高、高密度脂蛋白降低）。③ 向心性肥胖（啤酒肚）。④ 动脉粥样硬化（有大小不一的脂质斑块）。⑤ 凝血功能异常（血小板聚集）。⑥ 合并高尿酸血症或高血压。⑦ 胰岛素剂量增加和服用两种不同作用机制（促胰岛素分泌药）的抗糖尿病药后血糖水平仍不达标（糖合血红蛋白水平＞9.0%，空腹血糖＞16.7mmol/L）。

0431 糖尿病可有哪些并发症?

糖尿病在表面上为血糖升高，但损伤的深层可危及多个靶器官（心、脑、肾、眼、足），造成器官损害，成为糖尿病患者致残和早死的原因。目前对糖尿病的并发症尚无一个确切的定义，大致可描述为在糖尿病和糖尿病状态下发生的急性和慢性症状。分为慢性并发症（微血管和大血管损害病变）和急性并发症（糖尿病酮症酸中毒、糖尿病非酮症高渗昏迷、糖尿病乳酸性酸中毒和低血糖症）。

（1）微血管病变 视网膜病变、肾病、神经病变。

（2）大血管并发症 冠心病、高血压、周围血管病变、糖尿病足、脑血管疾病。糖尿病对血管的损害病变非常广泛，不论大中小血管、动脉、静脉、毛细血管常可累及，特别是心、脑、肾、眼及神经部位。糖尿病患者动脉粥样硬化会累及主动脉、冠状动脉和脑动脉，使患者的微血管基膜增厚，基膜中有糖类沉积，交联度发生改变，通透性增加，小分子蛋白漏出形成蛋白尿。

（3）糖尿病急性并发症 有糖尿病酮症酸中毒、高渗性非酮体高血糖症、低血糖症（血糖低于3mmol/L）、糖尿病乳酸性酸中毒、

0432 糖尿病会诱发心脏病吗?

当然会！糖尿病性心肌病会造成心脏代谢紊乱、心功能减退，可出现易倦、乏力、劳动耐量减少，尤其女患者糖尿病性心肌病伴高血压时，心功能不全的表现出现早，患者心慌气短，并可能有心绞痛。严重者可发生急性心力衰竭、休克、心律失常甚至猝死。

糖尿病伴发冠心病时，其表现与一般无糖尿病的冠心病患者相似，可出现心绞痛、心肌梗死、心力衰竭、心律失常等。但又往往糖尿病伴发冠心病的患者临床表现并不典型，很多糖尿病患者可出现无痛性心绞痛、心肌梗死，就是说心绞痛时患者无心前区疼痛的表现。因此，患者如不能及时发现并立即去医院治疗，常常延误了抢救时机，造成严重后果。这类患者发生心肌梗死后死亡率很高。

糖尿病性心脏病还可有心脏自主神经功能紊乱的症状，特点是休息时心跳

增快，而活动时变化不大，表现为快而固定的心动过速。晚期还可发生直立性低血压。

0433 糖尿病会并发高血压吗？

糖尿病患者常同时伴随高血压，常称为高血压糖尿病，发生概率约为30%，临床表现为血压高，同时出现肾脏病变、浮肿、乏力、易倦、蛋白尿、心血管病变、左心功能改变、心力衰竭、脑血管病变。糖尿病患者伴有高血压者发生脑卒中的概率是血压正常者的2倍。糖尿病并发高血压的患者，必须严格控制血压，其理想的血压控制指标为收缩压低于130mmHg，舒张压低于85mmHg；对糖尿病并发高血压的老年患者血压至少要降到收缩压低于140mmHg，舒张压低于90mmHg的范围内。将糖尿病患者的血压降至理想水平可明显降低患者发生心血管意外的可能性。

糖尿病并发高血压的患者要注意生活规律，要懂得控制情绪，切不可大喜大怒或大悲，如果通过休息和生活调节血压仍不能得到满意控制者。要在医生的指导下使用药物治疗，这类患者要定期监测血糖、血压，发现异常及时就诊。

0434 糖尿病患者会得肾病吗？

可能，糖尿病肾病多在糖尿病起病的10～20年内发生。表现有蛋白尿、浮肿、高血压、肾功能减退等。临床上将糖尿病肾病分为5期。大多数1期、2期的患者早期很难发现，3期患者的主要表现是持续性微量白蛋白尿出现，做尿常规检查有可能发现。4期患者可出现蛋白尿，开始为间歇性（有时出现，有时不出现），病情控制不好或劳累后多出现蛋白尿，以后逐渐呈持续性，而且尿中蛋白的量逐渐增多。尿常规化验时可发现异常，4期糖尿病肾病的患者中约有3/4同时患有高血压、水肿，开始时仅清晨眼睑浮肿，以后波及全身。5期糖尿病肾病又叫肾衰竭期，常在患糖尿病20～30年后发生。出现蛋白尿、水肿、高血压加重、贫血、代谢性酸中毒、高钾血症、少尿或无尿，死亡率较高。

0435 糖尿病会致眼部疾病吗？

糖尿病在眼部的并发症较多，常见的有糖尿病视网膜病变、白内障、视神经损害、玻璃体出血、继发性青光眼等。眼部并发症往往会导致失明，因此早期诊治十分重要。糖尿病视网膜病变早期常无眼部症状，病情发展后可出现不同程度的视力障碍。眼底检查可见微血管瘤、出血、渗出、新生血管、纤维增生、视盘水肿及视网膜脱离。早期诊断治疗，可延缓视力减退的过程及程度，提高患者生活质量。

0436 糖尿病可发展为糖尿病足病吗?

糖尿病足是一种糖尿病慢性致残性并发症,十分常见,往往发生于不经意之间。但一旦发生,很难得到有效治疗和控制,最后往往只能截肢,严重时可致死。糖尿病足早期表现是下肢缺血、皮肤瘙痒、肢端发凉、皮肤颜色变暗、感觉迟钝、浮肿、麻木;继而痛觉减退或消失,少数人还会出现针刺样、刀割样、烧灼样痛,夜间或遇热后加重。下肢可出现皮肤干燥、光滑、浮肿、水疱、鸡眼、胼胝、瘀点、瘀斑、色素沉着,肢端发凉,以致出现皮肤溃疡、脓肿,皮肤、血管、神经、骨组织坏死、变黑。临床上也将此称为糖尿病合并肢体坏疽。

0437 糖尿病患者会并发血脂异常吗?

1型糖尿病常见血甘油三酯(TG)增高。TG水平可达11.3mmol/L(1000mg/dl)。经胰岛素治疗后,TG水平会迅速下降,但仍可有轻、中度升高。血甘油三酯明显增高的患者一般有家族史,提示这类患者可能有遗传因素引起的代谢障碍。1型糖尿病经胰岛素治疗后,一般血浆胆固醇水平在正常范围内。在未经治疗或控制不满意的患者中,低密度脂蛋白(LDL-ch)水平可升高,而高密度脂蛋白(HDL-ch)水平下降,并同时存在脂蛋白的结构及成分异常。

2型糖尿病患者一般均有高胰岛素血症存在,并普遍存在着胰岛素抵抗。胰岛素抵抗可引起游离脂肪酸(FFA)的代谢障碍,并存在极低密度脂蛋白(VLDL-ch)代谢紊乱。患者中60%以上伴有血脂异常多有高TG血症,LDL-ch水平常在正常范围或水平升高,HDL-ch水平一般较正常人降低。

0438 糖尿病患者为什么极易并发感染?

糖尿病并发感染的发病率较高,尤其是糖尿病患者在血糖控制不好或受外伤的情况下更易发生。糖尿病并发感染的发生率为33%~90%,以呼吸道感染最常见,其次为肺结核,老年患者更易发生,且并发感染后病情严重,病死率高,应用抗菌药物不易控制。糖尿病与感染是相互影响,互为因果的两组疾病,感染可加重糖尿病,而糖尿病则易诱发感染。

感染对糖尿病有如下影响:① 感染可加重糖尿病,使血糖升高,尿糖增多,临床症状加重,尤其是化脓性感染可诱发酸中毒、败血症等;② 足部感染可引起下肢坏疽;③ 肺结核的糖尿病患者易发生肺空洞;④ 病毒感染可使隐性糖尿病变成临床糖尿病;⑤ 糖尿病发生感染时,体内胰岛素抗体增加,人体对胰岛素的需要量增加,如果是应用胰岛素治疗的患者需要加大胰岛素的用量。

糖尿病并发感染可发生于全身各系统,呼吸系统主要有肺炎、结核、慢性支气管炎合并感染、肺脓肿等。泌尿系统主要有尿路感染、肾盂肾炎、前列腺炎、阴道炎等。皮肤及软组织感染主要有疖、痈、坏疽和蜂窝组织炎。肝胆系统感染有胆囊炎、胆道感染及急慢性肝炎等。消化系统感染常见急性胃肠炎、胰腺炎等。其他感染有口腔、耳鼻喉，甚至外科疾病，如阑尾炎、手术后感染、败血症，以及真菌感染等。

0439　糖尿病患者为什么会常感到乏力？

据统计，大约2/3的糖尿病患者会乏力，常常不想活动和运动，但越是不活动就越没有劲；不运动又使血糖升高，更加没劲，因此造成恶性循环。糖尿病患者为什么会乏力呢？这是由于体内的胰岛素功能不足，使体内的血糖无法进入细胞，得不到合理应用，就像煤不能进入锅炉里被燃烧掉，再多也没用。

0440　如何评估糖尿病的血糖指标？

糖尿病主要依照尿糖或血糖测定，其主要指标如下。

（1）尿糖测定　常用班氏定性液，葡萄糖的还原性能将定性液中的高价铜还原成低价铜而使尿液变色，随着尿糖的增高而发生颜色变化：

蓝色—绿色—土黄色—砖红色（含大量葡萄糖）

（2）空腹血糖（FPG）　清晨空腹测定血液，成人正常值 3.9 ～ 6.2mmol/L（70 ～ 112mg/dl）；儿童为 3.3 ～ 5.5mmol/L（60 ～ 100mg/dl）。

（3）餐后2小时血糖测定　正常值应低于 7.8mmol/L（140mg/dl）。

（4）葡萄糖耐量实验（GTT）　为检查人体血糖调节功能的常用方法，口服葡萄糖75g，于空腹、服后0.5小时、1小时、1.5小时、2小时、3小时分别取血测定，口服糖耐量检测的正常值为：空腹血糖（至少8小时未摄入热量）低于6.7mmol/L；0.5 ～ 1小时后血糖上升达高峰，一般在7.8 ～ 9.0mmol/L（140 ～ 162mg/dl），2小时后降至空腹血糖水平。如患者空腹血糖大于7.8mmol/L；0.5 ～ 1.5小时和1.5小时后血糖大于11.1mmol/L（200mg/dl），2小时血糖大于7.8mmol/L（140mg/dl）者即可诊断为糖尿病。

（5）糖合血红蛋白（HbA1C）　是衡量血糖控制的金标准，可了解过去4 ～ 8周的血糖水平，正常值为4.8% ～ 6%。老年人可略放宽标准（7% ～ 7.5%），糖合血红蛋白每下降1%，糖尿病相关并发症约可减少20%。

（6）血浆胰岛素测定　主要用于糖尿病的诊断与分型。测定值以免疫活性胰岛素来表示（IRI）。正常值为早晨空腹5 ～ 25μU/ml（微单位/ml）。2型糖尿病患者，在葡萄糖负荷后（口服葡萄糖或进食后），胰岛素缓慢释放，胰岛素分泌曲线呈现不同程度的提高，但与血糖增高不成比例。说明患者外周组织对胰岛素不敏感，使葡萄糖利用受到限制，多数成年人糖尿病属于此类。1型糖尿病患者在口服葡萄糖或进食后血糖上升很高，但胰岛素的分泌很少，有的人甚至对血糖刺激没有反应，胰岛水平仍处于空腹时的状态，青年型糖尿病和某些严重的成年型糖尿病属于此类。

（7）血清C肽测定 胰岛素C肽虽无活性，但反映胰岛B细胞分泌胰岛素的能力。C肽测定对糖尿病的分型、治疗和预后有一定的实际意义。正常参考值早晨空腹的血清C肽值为0.9～4.0μg/L（0.27～1.2nmol/ml），峰时为0.5～1小时。1型糖尿病患者血中C肽含量很低，常常测不到；用葡萄糖刺激后血清C肽浓度仍明显低于正常。

0441 糖尿病患者血糖测定的正常数值是多少？

糖尿病患者血糖血脂控制指标见表1-27。

表1-27　糖尿病者血糖血脂测定的主要指标　　单位：mmol/L（mg/dl）

测定指标	理想控制	较好控制	一般控制	未能控制
空腹血糖（FPG）	<6.1（110）	<7.2（130）	<8.3（150）	>8.3
餐后2小时血糖（PBG）	<7.2（130）	<8.3（150）	<10.0（180）	>10.0
糖合血红蛋白（HbA1C）	<6%	<8%	<10%	>10%
血浆胆固醇（CH）	<5.16（200）	<5.93（230）	<6.45（250）	>6.45
血浆甘油三酯（TG）	<1.24（110）	<1.47（130）	<1.70（150）	>1.70
高密度脂蛋白（HDL-ch）	>1.60（45）	>0.90（25）	<0.90（25）	<1.0

0442 何谓糖尿病4级药物阶梯治疗？

1型糖尿病患者需依赖胰岛素来维持生命，也须使用胰岛素控制血糖而减少糖尿病并发症发生的风险。2型糖尿病患者虽不需胰岛素来维持生命，但由于口服降糖药的失效或存在口服降糖药的禁忌证时，仍需使用胰岛素控制高血糖，以消除糖尿病的高血糖症状和减少糖尿病并发症发生的危险。对1型糖尿病者，其本身胰岛素分泌不足，可选用胰岛素注射，或与α-葡萄糖苷酶抑制药阿卡波糖、二甲双胍联合使用。

2型糖尿病患者的药物治疗方案可采用4级阶梯，二甲双胍是2型糖尿病者首选药，如无禁忌证，应一直保留在药物治疗方案中。如单独使用二甲双胍血糖仍未达标，可加用促胰岛素分泌剂或α-葡萄糖苷酶抑制药（二线治疗）。如两种口服药联合治疗血糖仍不达标，则可加用基础胰岛素或一日1次～2次预混胰岛素治疗，或采用3种口服药联合治疗（三线治疗）。如采用上述方法血糖仍未达标，则应采用基础胰岛素＋餐时胰岛素或一日3次预混胰岛素类似物治疗（四线治疗）。

糖尿病合并妊娠及妊娠期糖尿病、糖尿病合并酮症酸中毒者、高渗性昏迷、乳酸性酸中毒、各种应激情况、严重慢性并发症、消耗性疾病应选用胰岛素注射。

0443　各类降糖药或抗糖尿病药的作用优势在哪里？

口服降糖药即往称为降糖药，作用机制主要是促进胰岛 B 细胞分泌胰岛素，包括磺酰脲类、非磺酰脲类促胰岛素分泌药。

抗糖尿病药的作用机制与口服降糖药截然不同，其并非在于促进胰岛 B 细胞分泌胰岛素，而主要增加组织与肝脏对胰岛素的敏感性；或抑制小肠刷状缘上的 α- 葡萄糖苷酶；或是增加基础状态下糖的无氧酵解。包括有胰岛素增敏剂、α- 葡萄糖苷酶抑制药、双胍类、胰高糖样素 -1 类似物（GLP-1）、二肽基肽酶 -4（DPP-4）抑制药和钠 - 葡萄糖协同运载体 -2（SGLT-2）抑制药。各亚类口服降糖药和抗糖尿病药的作用优势比较见表 1-28。

表 1-28　各亚类口服降糖药和抗糖尿病药的作用优势比较

作用类别	主要作用部位	降低糖化血红蛋白水平幅度 /%	减轻体重 /%	导致低血糖反应
磺酰脲类促胰岛素分泌药	胰岛 B 细胞关闭钾通道	1 ～ 2	增加体重	十分常见
非磺酰脲类促胰岛素分泌药	胰岛 B 细胞关闭 K-ATP 通道	1.3 ～ 1.9	增加体重	常见
双胍类	组织、肝、脂肪	1 ～ 2	降低体重	少见
α- 葡萄糖苷酶抑制药	小肠刷状缘	0.5 ～ 0.8	不增加或降低	单独服用不引起
胰岛素增敏药	脂肪、骨和骨骼肌、肝脏核过氧化物酶 - 增殖体活化受体 - γ	1 ～ 1.5	增加体重	少见
二肽基肽酶 -4 抑制药	小肠和结肠的 L 细胞	0.6 ～ 1.1	不影响体重	偶见
胰高血糖素样肽 -1 受体激动药	远端小肠、胃肠、胰腺	0.8 ～ 1.6	降低体重	偶见
钠 - 葡萄糖共转运体 -2 抑制药	肾小管	0.5 ～ 1.23	降低体重 0.41%	罕见

0444　哪些药可引起血糖升高？

服用一些影响糖代谢的药品，可引起一过性的血糖升高，停药后血糖会很快恢复正常。所以，对糖尿病患者应慎用，尽量回避。

（1）糖皮质激素　泼尼松、泼尼松龙、甲泼尼松、复方地塞米松软膏（去炎松）、氢化可的松、地塞米松可调节糖代谢，在中、长程应用时可出现多种代谢异常，包括高血糖。

（2）甲状腺激素 左甲状腺素钠、碘塞罗宁钠可使胰岛素水平下降，糖尿病者服用后宜适当增加胰岛素和口服降糖药剂量。

（3）利尿药 可抑制胰岛素释放、使糖耐量降低，血糖升高或尿糖阳性，如呋塞米、依他尼酸、氢氯噻嗪。

（4）氟喹诺酮类 加替沙星可致严重或致死性低血糖或高血糖、糖尿病、糖耐量异常、高血糖昏迷、低血糖昏迷等。高血糖多在用药3天后。发生低血糖的患者大多为服用口服降糖药的老年糖尿病者；而发生高血糖的患者也是老年人，但均不是糖尿病患者。

（5）非甾体抗炎药 阿司匹林、吲哚美辛、阿西美辛等偶可引起高血糖。

（6）抗精神病药 氯氮平、奥氮平、喹硫平、阿立哌唑、利培酮、齐拉西酮、氯丙嗪、奋乃静、三氟拉嗪等可引起葡萄糖调节功能异常，包括诱发糖尿病、加重原有糖尿病和导致糖尿病酮症酸中毒。

（7）抗肿瘤药 曲妥珠单抗、利妥昔单抗可引起高血糖。

0445 1型糖尿病患者如何选药?

1型糖尿病常称为"幼年糖尿病"，意味着从小时候起其胰岛B细胞就受到破坏，胰岛分泌功能不足，本身胰岛素分泌不足或没有，因此，仅依赖于补充体外的胰岛素，只可选用胰岛素注射，作为替代治疗。此外，1型糖尿病者又易出现酮酸血症，必须应用胰岛素来纠正。另外，口服给药可与α-糖苷酶抑制药阿卡波糖（拜糖平）、双胍类（二甲双胍）抗糖尿病药联合使用。但不适宜联合应用促胰岛素分泌药，如磺酰脲类促胰岛素分泌药、非磺酰脲类促胰岛素分泌药、胰岛素增敏药。缘于本身胰岛素已分泌极少或枯竭，再促进胰岛素分泌和增加其敏感性已属无的放矢、于事无补。

另外，1型糖尿病患者的胰岛B细胞状况不良，滥用甚至误用磺酰脲类促胰岛素分泌药治疗，患者的高血糖状态非但不能解除，其脂毒性、细胞毒性等一系列不利影响不能扭转，而且胰岛B细胞功能必然持续恶化甚至最终衰竭。

0446 2型糖尿病患者如何选药?

2型糖尿病称为"成人糖尿病"，其胰腺分泌功能尚存在，只是体内缺乏胰岛素或发生胰岛素抵抗，因此用药围绕着促进胰岛素分泌、促进组织对胰岛素的利用、改善组织对胰岛素的抵抗性上。常用口服降糖药有磺酰脲类促胰岛素分泌药、非磺酰脲类促胰岛素分泌药、双胍类、α-糖苷酶抑制药、胰岛素增敏药、二肽基肽酶抑制药、高血糖素样肽1受体激动药或钠-葡萄糖共转运体-2抑制药。

（1）2型肥胖型糖尿病者 经饮食和运动治疗尚未达标者，尤其是伴血脂异常、高甘油三酯血症、高密度脂蛋白水平低者可首选二甲双胍（甲福明、格华止），用药3个月后体重可下降。初始剂量一次125～500mg，可增至一次500～1000mg，一日3次，餐中服用，以后视尿糖、血糖控制情况而增减。

（2）2型非肥胖型糖尿病者　在有良好的胰岛B细胞储备功能、无胰岛素血症时可应用磺酰脲类促胰岛素分泌药。其中，格列齐特（达美康）的作用较强，为甲苯磺丁脲的10倍，且能防治微血管病变，一日40～160mg，分1～2次口服；老年患者一日80mg。格列喹酮（糖适平）为磺脲类第2代新药，吸收完全作用较强，且能防治微血管病变，用于治疗单纯饮食尚不能控制的中老年糖尿病，初始量一日15～30mg，早餐前0.5小时服用，渐增至一日60～180mg，分1～2次口服；老年患者最佳剂量一日45～60mg。血糖不稳定时可考虑与双胍类（二甲双胍）联合使用，使血糖的波动性降低。

对2型糖尿病治疗原则首要做到三个"尽早"：① 尽早地采用药物治疗；② 尽早地联合治疗；③ 尽早地应用胰岛素治疗。其次，治疗要符合和贴近人体的病理、生理，既改善B细胞功能受损，又要减少组织对胰岛素的抵抗（基础+团队），两者须兼顾而相互依托。提高胰岛素浓度与改善胰岛素抵抗同时并举。此外，减肥和降低血脂常常有釜底抽薪之效。

0447　2型糖尿病患者餐后出现高血糖者如何选药？

如患者单纯的餐后血糖高，而空腹和餐前血糖不高，则宜首选α-葡萄糖苷酶抑制药阿卡波糖（拜糖平），其在抑制α-葡萄糖苷酶后，延缓进餐后的食物在肠腔内的双糖、低聚糖和多糖中的葡萄糖释放，使餐后血糖和胰岛素水平的被延迟或减弱，并拉平昼夜的血糖曲线，尤其适用于老年人。初始剂量一次25～50mg，一日3次，随餐中第1～2口食物吞服，后视尿糖、血糖控制情况而增至一次100～200mg，一日3次，最大剂量一日600mg。伏格列波糖一次0.2mg，一日3次，餐前20分钟服用。或选用格列吡嗪，起效快，可控制餐后血糖。

如以餐后血糖升高为主，伴餐前血糖轻度升高，应首选胰岛素增敏药罗格列酮（文迪雅）一次2mg，一日3次，于进餐时服用，12周后如血糖控制不佳可增至一次4mg；若与二甲双胍联合应用，初始剂量可一次4mg，一日2次；吡格列酮（瑞彤）初始一日15～30mg。非磺脲类促胰岛素分泌药除诱发胰岛素分泌，降糖作用快，其快速释放又快速关闭，对餐时、餐后血糖有显著控制作用。餐前空腹口服瑞格列奈（诺和龙）1～4mg或初始时一次0.5～1mg；那格列奈（唐力）一次60～120mg，一日3次，主餐前20分钟左右或餐前即服。

0448　2型糖尿病患者餐前出现高血糖者如何选药？

如空腹、餐前血糖高，不管是否有餐后血糖高，都应考虑首选磺酰脲类促胰岛素分泌药，或联合服用双胍类或胰岛素增敏药。

磺酰脲类促胰岛素分泌药降糖作用确切，强度大，作用持续时间长，可控制餐前血糖，迄今为2型糖尿病者的首选和一线治疗。降糖作用机制主要有：① 刺激胰岛素分泌，使血浆胰岛素水平增高；② 改善胰岛素受体功能，增加周围组织对胰岛素的敏感性，干扰胰岛素酶对胰岛素的破坏，延长胰岛素半衰期和作用时间；③ 降低血脂肪酸和血糖水平；④ 抑制胰高血糖素的分泌。磺酰脲类促胰岛素分泌药的作用特点见表1-29。

表1-29 磺酰脲类促胰岛素分泌药的作用特点

药物名称	商品名称	起效时间/小时	达峰时间/小时	维持时间/小时	剂量/mg	作用特点
甲苯磺丁脲	甲糖宁	0.5	3～5	3～4	500～1000	价廉、不良反应少，继发失效率高，心血管反应发生率高，现已少用
氯磺丙脲	特泌胰	1	2～6	24～72	100～200	长效，作用比甲苯磺丁脲强7～8倍，对其他磺酰脲类无反应或已不敏感的某些患者服用有效
格列本脲	优降糖、达安疗	0.5～1	2～6	16～24	2.5	长效，作用较强，有抗血小板聚集的作用，对其他磺酰脲类继发失效的病例仍有效，易发生低血糖
格列吡嗪	美吡达、瑞怡宁	0.2～0.5	1～2.5	10	2.5～5	起效快，可控制餐后血糖
格列齐特	达美康、来克胰	0.5～1	2～6	24	80	抑制血小板凝聚黏附，增强纤维蛋白溶解，防治血栓形成，有血管并发症者尤为适用，不易发生低血糖
格列喹酮	糖适平	0.5	2～3	8	15～30	排泄不受肾功能影响，为糖尿病肾病者首选，尤适宜老年糖尿病及肾功能不全者，不良反应少
格列美脲	亚莫利	0.5	2～3	24	1～4	作用途径广泛，心血管的不良反应亦少，胰外作用强、严重低血糖反应发生率较低，对激发性磺酰脲类失效者有效

0449 对有各种并发症的2型糖尿病患者如何选药？

① 对确诊为冠状动脉疾病和2型糖尿病者，应接受羟甲戊二酰酶还原酶抑

制药（他汀类）治疗；对所有2型糖尿病与其他心血管病高危因素（高血压、吸烟、左心肥厚、55岁以上患者）均应在口服抗糖尿病药同时接受阿托伐他汀一日20mg、或洛伐他汀一日40mg、或普伐他汀一日40mg、辛伐他汀一日40mg。

②　对糖尿病合并肾病者可首选格列喹酮（糖适平、糖肾平），其不影响肾功能，发生低血糖反应的概率小，由肾脏排泄率不及5%，适用于糖尿病合并轻、中度肾功能不全者，一次30mg，3餐前各服一次，也可一次15mg，一日3次。鉴于胰岛素增敏药可改善异常类脂代谢，抑制总胆固醇的吸收，降低血脂水平和类脂蛋白的比例，减缓糖尿病伴血管病变、糖尿病肾病的发生率，提倡尽早合并应用胰岛素增敏药罗格列酮（文迪雅）或吡格列酮（瑞彤）。

③　对糖尿病合并高血压者可合并应用血管紧张素转换酶抑制药，其可改善胰岛素抵抗，对糖和脂肪代谢无不良影响，尚可促进糖与脂肪代谢，且抑制心肌肥厚的发生，保护肾脏，改善肾的血流动力学，减缓慢性肾病和肾脏损伤的发展。可选用福辛普利钠一日10mg，赖诺普利一日10mg。

④　对于老年患者，因对低血糖的耐受能力差，不宜选用长效、强力降糖药，而应选择服用作用中短程、方便、降糖效果温和的降糖药。如服用格列齐特（达美康）不易发生低血糖，又可降低血小板黏附性，减缓动脉损伤和血管并发症，一次40～80mg，一日2次，于早、晚餐前30分钟服用，最大剂量一日320mg；或如瑞格列奈（诺和龙）一次1～4mg或初始时一次0.5～1mg，一日3次，于餐前20分钟服用。对儿童来讲，1型糖尿病用胰岛素治疗；2型糖尿病目前仅有二甲双胍被批准用于儿童。

另外，对经常出差，进餐不规律的患者，选择每日服用一次的药物如格列美脲（亚斯利）则更为方便、合适，依从性更好。

0450　从山羊豆演变的抗衰老药——二甲双胍真的可以延寿吗？

20世纪初，山羊豆（原产于欧洲南部和亚洲西部的豆科多年生草本植物）是作为牛羊的饲料而被引入美国的，但由于山羊豆中富含胍类化合物，而胍类的毒性太强，可以引起肺水肿、胸腔积液、低血压、神经麻痹甚至死亡的潜在毒性，对于畜牧构成一种威胁，因此，被美国联邦政府列为A类毒草。但胍类却可以降低动物的血糖水平，由此，医药科学家们来改造胍类衍生物。终于找到一系列的胍类药（苯乙双胍、二甲双胍），以治疗2型糖尿病。

二甲双胍具有独特的作用优势：①　增加基础状态下糖的无氧酵解；抑制人体肠道内葡萄糖的吸收；减少肝糖的输出。②　增加胰岛素受体的结合和受体后作用，改善对胰岛素的敏感性。③　二甲双胍不仅不增加高胰岛素血症且可改善胰岛素抵抗。④"强力降糖，不增加体重"，二甲双胍可使糖合血红蛋白水平下降1%～2%，并使体重明显下降，增加缺血组织的再灌注，减少患者心血管事件和死亡，降低糖尿病患者心力衰竭全因死亡率。因此，包括中国在内，许多国家和国际组织制定的糖尿病指南中推荐二甲双胍作为2型糖尿病患者控制高血糖的一线用药和联合用药中的基础用药（中国糖尿病防治指南把二甲双胍作为四级阶梯治疗方案的第一阶梯用药）。

近年的研究发现：二甲双胍可以促进人体细胞中毒性氧分子的释放，从而增加细胞的坚固性及寿命。同时，二甲双胍具有抗肿瘤作用，可以帮助人们抵御心血管病的侵扰。二甲双胍尚能减小糖尿病高风险人群的发病概率，其降风险效果可达1/3。

0451　二甲双胍真的有肾毒性吗?

二甲双胍虽与苯乙双胍"师出同门"，但其安全，不良反应仅为其他双胍类药的1/50［乳酸性酸血症的发生率不及万分之一，且清除迅速（1天内消除90%），在肝脏也不聚积（几无肝毒性），二甲双胍在促进葡萄糖转化为乳酸的同时又促进乳酸的氧化，因此，极少诱发乳酸酸中毒（相当于那些没有服用二甲双胍的糖尿病者发生酸中毒的风险）］。

二甲双胍主要经肾脏（肾小管）排泄，轻、中度肾的糖尿病患者服用是安全的。大量研究结果证实，二甲双胍没有肾毒性，在正常剂量下服用不会伤及肾脏！此外，全球每天大约有1.2亿人服用，如有严重肾毒性，也早就报道出来了。

但二甲双胍对肾功能不全（血肌酐水平男性＞1.5mg/dl，女性＞1.4mg/dl或肾小球滤过率＜60ml/min）、肝功能不全者、心力衰竭（休克）、急性心肌梗死及其他严重心肺疾病、严重感染或外伤、大手术、临床有低血压和缺氧、急性或慢性代谢性酸中毒，包括有或无昏迷的糖尿病酮症酸中毒者禁用。因此，对待药品不良反应均应一分为二，即留心二甲双胍对肾脏的影响，但又不"风声鹤唳"，一见到"蛋白尿"就停用二甲双胍的做法是没有科学依据的。

0452　长期服用二甲双胍的人真的需要补充维生素吗?

长期服用二甲双胍有可能缺乏维生素B_{12}，在长期服用二甲双胍治疗的糖尿病者，尤其是伴随贫血或周围神经炎病变者，需要补充维生素B_{12}，一日100～200μg，并需定期检测维生素B_{12}的水平。

0453　应用对比剂之前是否要停用二甲双胍?

对比剂对人体有肾毒性，表现在：① 肾脏上皮细胞、内皮细胞有一定毒性，导致肾小管及肾小球损伤。② 对比剂可使血液黏滞度、血流阻力增加、肾髓质血流减少。③ 对比剂同时促进血管内皮细胞释放血管紧张素，使肾髓质血管收缩，减少髓质血供，导致髓质缺氧。④ 在上述反应期间还涉及血管因子—氧化氮、前列腺素减少，血管因子内皮素、腺苷的增加。上述损害称之"对比剂相关性肾病"（CIN）。目前，对比剂主要使用碘帕醇、碘海醇等，且大多经过肾排泄，对于肾功能不全者，容易造成对比剂肾病。此外，对比剂影响二甲双胍的清除，导致二甲双胍在体内蓄积，诱发严重的乳酸酸中毒。《中国2型糖尿病防治指南（2013年版）》指出，在造影检查使用碘化剂对比剂时，应暂停二甲双胍。《二甲双胍临床应用专家共识》指出，对肾功能异常者，使用对比剂及全身麻醉术前48小时暂时停用二甲双胍。《加拿大放射学会指南》忠告，eGFR＜60ml/min者，在使用对比剂前，停用二甲双胍。

对于在应用对比剂之前是否停用二甲双胍，综合各种指南的意见，简述如下：① 对于正常肾功能、对比剂使用＜100ml（脑部增强CT）者，无需停药。② 对中度肾功能不全（eGFR＜60ml/min）者，在使用对比剂前，停用二甲双胍48小时再行造影检查。待肾功能保持稳定（与造影检查前相比增高小于25%），至少在造影检查48小时后恢复服用二甲双胍。③ 对轻度肾功能不全（eGFR＞60ml/min）者，如需使用大剂量对比剂检查（腹部、盆腔、动脉等）也需在48小时前停用二甲双胍，造影后48小时恢复二甲双胍的服用。④ 为控制血糖，在停药期间，更换阿卡波糖、西格列汀、阿格列汀、沙格列汀等降糖药，或采用胰岛素注射。⑤ 多饮水、水化或静脉输液，以减少对比剂的肾毒性。⑥ 一俟发生乳酸酸中毒，可采取透析治疗，血液净化可有效地清除二甲双胍（二甲双胍不被代谢，不与血浆蛋白相结合，以原型药物由肾小球滤过排出）。

0454 哪些人不宜服用二甲双胍？

① 当有禁忌证出现时或发现有皮疹等过敏反应者应停用。并应定期检查肌酐、肝功能和尿酮体。

② 单独使用本品不会引起过量（服用50粒而无副作用），老年人、衰弱或营养不良者、肾上腺和垂体功能减退、酒精中毒者更易发生低血糖，或与磺酰脲类、胰岛素或酒精合用过量时则会产生低血糖现象，口服糖果或饮用葡萄糖水可解除此现象。

③ 服用本品治疗血糖控制良好的2型糖尿病者，如出现实验室检验异常或临床异常（特别是乏力或难于言表的不适），应迅速寻找酮症酸中毒或乳酸酸中毒的证据，测定包括血清电解质、酮体、血糖、血酸碱度、乳酸盐、丙酮酸盐和二甲双胍水平，如存在任何类型的酸中毒都应即停本品。

④ 服药期间禁酒，乙醇可抑制肝糖异生，增加二甲双胍的降糖作用。过量饮用酒精、急性心力衰竭、休克、肝衰竭或接受手术者均应停药。

⑤ 定期检查肾功能，可减少乳酸酸中毒的发生，尤其是老年患者更应定期检查。65岁以上老年人慎用，65～80岁者并非禁忌证，重要的是依据肾功能。

⑥ 接受外科手术和含碘对比剂X线摄影检查前患者依据肾功能需暂停服用。

⑦ 肝功能不全、既往有乳酸酸中毒史者应慎用。

⑧ 处于应激状态如发热、昏迷、感染和外科手术时，应暂时停用本品，改用胰岛素，待应激状态缓解后再恢复使用。

⑨ 对1型糖尿病患者，不宜单独使用本品，而应与胰岛素合用。

⑩ 本品可减少维生素B_{12}的吸收，应定期监测血常规及血清维生素B_{12}水平，并避免与碱性溶液或饮料一起服用。

0455 糖尿病患者是否需抗血小板药治疗?

鉴于糖尿病患者出现动脉粥样硬化等大血管病变的危险性是非糖尿病患者的3倍以上，且发生较早和进程极快，其中80%死于心、脑血管疾病，尤其是心血管疾病（急性心肌梗死、心绞痛）。糖尿病患者的血脂异常（血脂异常可加重胰岛素抵抗和胰岛B细胞功能缺陷）、高凝血状态是发生大血管病变的重要原因，一项大型临床试验证明，阿司匹林可有效预防包括脑卒中、心肌梗死在内的心脑血管不良事件。阿司匹林已被推荐用于糖尿病和非糖尿病患者的一、二级预防。无论是青年或中年、既往有或无心血管疾病、男性或女性，以及是否存在高血压，应用阿司匹林均可使心肌梗死发生率降低约30%，脑卒中发生率降低约20%。所以，对糖尿病患者而言，在控制血糖同时，综合控制各种心血管病的风险因素，才能降低心血管病的发生和死亡率。美国糖尿病协会2016年指南推荐：基于最新证据，将女性者服用阿司匹林的年龄标准从60岁及以上降到50岁及以上。

0456 哪些降糖药可以减轻体重?

口服降糖药或胰岛素对人体体重的影响可分为以下3种类型。

① 显著降低体重的药物。二甲双胍可以促进分泌生长分化因子GDF-15，控制食欲，长期服用可减少进食量，显著减低体重；胰高糖素样多肽-1受体激动药（艾塞那肽、利拉鲁肽、他泊鲁肽）可激活下丘脑食欲中枢和胃壁的GLP-1受体，抑制食欲而增加饱食感，减少进食量，减少肝糖输出，减轻体重；钠-葡萄糖共转运体-2抑制药（达格列净、坎格列净和恩格列净）可降低TG、降低心脏负荷、降低血尿酸，减轻患者体重（均值4～6kg）。

② 不影响体重的药物。α-葡萄糖苷酶抑制药（阿卡波糖、伏列格波糖）不增加体重，或轻微降低体重；二肽基肽酶-4抑制药（西格列汀、阿格列汀、沙格列汀、维格列汀、利格列汀、度格列汀、美罗利汀、曲格列汀、奥格列汀等）对体重没有影响。

③ 增加体重的药物。胰岛素增敏剂可增加体重，与胰岛素联合使用时表现

得更加明显，且增加骨折风险（尤其在绝经后女性中更为显著）；磺酰脲类或非磺酰脲类促胰岛素分泌药均可增加体重；长期注射胰岛素或胰岛素类似物可能引起肥胖，缘于胰岛素进入体循环，导致周围组织胰岛素含量升高，促进外周脂肪的合成。

0457 为何α-葡萄糖苷酶抑制药倍受患者青睐？

α-葡萄糖苷酶抑制药抗糖尿病机制为抑制小肠刷状缘上的α-葡萄糖苷酶，使蔗糖（双糖）和寡糖、麦芽糖（多糖）等向单糖（葡萄糖、果糖）转变的速度减慢，使蔗糖和寡糖的吸收减少80%，在缓解糖尿病患者餐后高血糖方面优于磺酰脲类促胰岛素分泌药，使血糖峰、谷间距缩短，适用于糖耐量异常（IGT）阶段、早期或以碳水化合物为主要食物和餐后血糖升高为主的糖尿病中、晚期患者，尤其适合我国饮食谱人群。

α-糖苷酶抑制药可使糖化血红蛋白（HbAlc）下降0.5%～0.8%，且有使体重下降的趋势。α-葡萄糖苷酶抑制药的临床优势有：① 对糖苷酶有高度亲和性，延缓肠内的双糖、低聚糖和多糖的释放，使餐后的血糖上升水平被延迟或减弱，拉平昼夜的血糖曲线，适用于老年人；② 适合中国及亚洲人群的饮食谱（以碳水化合物为主，双糖、多糖转化为单糖数量较多）；③ 与磺酰脲类促胰岛素分泌药相比，α-葡萄糖苷酶抑制药可降低空腹和负荷胰岛素水平；④ 与DPP-4抑制药联合应用可显著减轻心血管不良事件（心功能不全、急性心肌梗死）和导致糖尿病肾病的风险因子如蛋白尿、白介素-8（IL-8）、动脉粥样硬化因子（sE）、血管细胞黏附因子（sVCAM-1）的水平。

0458 非进食时服用阿卡波糖等α-葡萄糖苷酶抑制药效果好吗？

阿卡波糖、伏格列波糖应在就餐时随第1～2口饭吞服，以增强降糖效果（餐中有双糖的靶标），并减少对胃肠道刺激（腹痛、腹胀、肠鸣音亢进），减少不良反应，增加患者依从性。中国人食谱中以碳水化合物（馒头、米饭、面条、包子）为主，由麦芽糖（多糖）、寡糖、蔗糖（双糖、乳糖、半乳糖）转化为葡萄糖和果糖（单糖）数量较多，阿卡波糖等主要抑制小肠刷状缘上α-葡萄糖苷酶，使寡糖、双糖、多糖等向单糖转变的速度减慢，使蔗糖和寡糖的吸收减少80%，造成肠道葡萄糖吸收减缓而降低餐后血糖。餐后或非进食时服用其糖转化过程已近结束，错过最佳作用时间，若服药与进餐间隔过长，则疗效减弱，甚至无效。

0459 服用胰岛素增敏药需常规监测心脏功能吗？

2007年，心脏病专家首次提出罗格列酮可明显增加心血管不良事件（水钠潴留、充血性心力衰竭、心肌梗死及肺水肿），给其使用带来挑战，部分国家宣布撤市或限制应用，同时触发争议。2013年6月，美国FDA进一步评价罗格列酮的心血管安全性。得出结论是罗格列酮对全部评估点和主要心血管事件的置信区间有最小影响，置信区间小于1.30。FDA不认为罗格列酮与额外心血管风险有关。但对原有心功能不全、心脏病者应谨慎。

2013年11月，美国FDA宣布，取消对使用罗格列酮（文迪雅）的限制。评估罗格列酮与二甲双胍和磺酰脲类药相比，并不增加心脏病发作的风险。罗格列酮治疗组更少的死于心血管原因、脑卒中、心脏病发作、非致命性卒中、全因死亡；二甲双胍和磺酰脲类药治疗组较罗格列酮组有更少的非致命性心脏病发作。证实在死亡、心脏病发作、脑卒中方面二甲双胍、磺酰脲类药及罗格列酮有否真正差别尚不清楚。

0460 哪些药在糖尿病肾病的不同分期中须减量？

依据《美国国家肾脏基金会第一次糖尿病慢性肾病临床实践指南（KDOQI）》2007年版，参考蛋白尿排泄率（AER）和肾小球滤过率（GFR）的改变，将糖尿病肾病者的病理生理过程分为5期：① 1期（主要表现肾小球高灌注和肥大）；② 2期（肾结构损害，肾小球基底增厚）；③ 3期（微量白蛋白尿）；④ 4期（蛋白尿、高血压、肾小球滤过率下降）；⑤ 5期（终末期肾衰竭）。《美国国家肾脏基金会指南（KDOQI）》2012年版更新，并结合《中国糖尿病肾病防治专家共识》2014年版，对各期肾病者可以应用或必须减少剂量的口服降糖药列表1-30如下。

表1-30　糖尿病肾病者服用降糖药须减量的药品表

药物	减量调整（从3期a开始，3期b、4期、5期或血液透析按3期a措施处理）
格列本脲	应避免使用
格列美脲	由1mg/d为起始剂量并谨慎使用
格列吡嗪	无需调整剂量
格列齐特	无需调整剂量
瑞格列奈	GFR≤30ml/（min·1.73m^2）时，由0.5mg开始谨慎使用
那格列奈	GFR≤30ml/（min·1.73m^2）时，由60mg开始谨慎使用，可以用至始终
二甲双胍	美国药品说明书，男性SCr≥1.5mg/dl，女性SCr≥1.4mg/dl不可使用；英国药品说明书和日本肾脏学会将eGFR≤30ml/（min·1.73m^2）时，作为禁忌证
吡格列酮	无需调整剂量
阿卡波糖	GFR≤30ml/（min·1.73m^2）时避免使用

续表

药物	减量调整（从3期a开始，3期b、4期、5期或血液透析按3期a措施处理）
伏格列波糖	GFR≤30ml/（min·1.73m²）时避免使用
西格列汀	GFR≥50ml/（min·1.73m²）时为100mg/d；GFR=30～50ml/（min·1.73m²）时为50mg/d；GFR<30ml/（min·1.73m²）时为25mg/d
沙格列汀	GFR≥50ml/（min·1.73m²）时为5mg/d；GFR≤50ml/（min·1.73m²）时2.5mg/d
维格列汀	GFR≥50ml/（min·1.73m²）时100mg/d；GFR<50ml/（min·1.73m²）时为50mg/d
利格列汀	无需调整剂量
艾塞那肽	GFR≤30ml/（min·1.73m²）时不推荐使用
利拉鲁肽	GFR≤60mL/（min·1.73m²）时不推荐使用

0461　何为胰岛素?

　　胰岛素是一种酸性蛋白质，可由于人体胰腺的细胞分泌，临床用于1型糖尿病者、糖尿病合并妊娠及妊娠期、糖尿病合并酮症酸中毒者、高渗性昏迷、乳酸性酸中毒、各种应激情况、严重慢性并发症、消耗性疾病者；患有急性病症如心肌梗死、大手术、严重创伤、烧伤者，可短期改用胰岛素治疗。对有酮症酸中毒倾向、身体消瘦、空腹血糖＞11.1mmol/L者，应尽早给予胰岛素治疗。
　　胰岛素按作用时间长短分为超短效、短效、中效、长效、超长效等胰岛素。制剂种类与其特点见表1-31。

表1-31　胰岛素的制剂种类与其特点

类别	制剂名称	代号	起效时间/h	作用达峰时间/h	维持时间/h	给药时间
超短效	速效胰岛素门冬或赖脯胰岛素		0.12～0.2	0.6～1.5	2～5（皮下）	餐前10分钟
短效	普通胰岛素	R、RI	0.5～1	1.5～4	3～6（皮下、肌内）	餐前15～30分钟
	正规胰岛素		0.2～0.3	0.25～0.5	0.5～1（静脉注射）	酮症昏迷，即刻

续表

类别	制剂名称	代号	起效时间/h	作用达峰时间/h	维持时间/h	给药时间
半慢		S	1～2	2～8	10～16 (皮下)	餐前30～60分钟
中效	低精蛋白锌胰岛素	N、NP	1～2	6～12	12～18 (皮下)	餐前30～60分钟
	慢胰岛素		2～4	6～10	12～18 (皮下)	餐前30～60分钟, 日剂量大于40IU时为一日2次
慢效	精蛋白锌胰岛素	L	4～6	14～20	24～36 (皮下)	早餐前30～60分钟, 一日1次
超慢效		U	6～12	-	18～30 (皮下)	
超长效	地特胰岛素		3～6	6～8	6～24 (皮下)	睡前30～60分钟, 一日1～2次
	甘精胰岛素		2～5	5～24	18～24 (皮下)	睡前30～60分钟, 一日1次
预混①	双时相低精蛋白锌单峰胰岛素		0.5	2～8	24 (皮下)	

① 预混胰岛素中诺和灵30R、优泌林70/30组成为30%短效胰岛素加70%中效胰岛素；诺和灵50R、优泌林50/50为50%短效胰岛素加50%中效胰岛素。

0462 胰岛素何时启用？

胰岛素对1型糖尿病者可以终身替代治疗，但2型糖尿病者宜先筛查是否有胰岛素抵抗（肥胖、血脂异常尤其是三酰甘油升高、餐后血糖升高、高胰岛素血症）。如患者无胰岛素抵抗现象，按糖尿病四级阶梯用药原则，具有下列情况可考虑启用基础胰岛素治疗。

① 在服用降糖药（足量、2～3品种、持续3～6个月）效果不佳时（糖合血红蛋白水平仍持续＞7.0%）。

② 新确诊2型糖尿病者的糖合血红蛋白水平＞9.0%，空腹血糖＞16.7mmol/L，且糖尿病症状明显者。

③ 出现严重并发症或应激状态，如严重肝肾衰竭、严重感染、非酮症性高渗性昏迷、乳酸酸中毒、酮症酸中毒等。

④ 出现慢性并发症，重症糖尿病肾病、糖尿病足等。

⑤ 新诊断的难以与1型糖尿病鉴别的消瘦的糖尿病。

⑥ 妊娠糖尿病（口服降糖药可通过胎盘屏障，刺激胎儿的胰腺增生，分泌过多的胰岛素对胎儿不利，而胰岛素是大分子物质）。

⑦ 继发性或特异性糖尿病。

⑧ 糖尿病合并严重疾病如冠状动脉粥样硬化性心脏病、脑血管病、血液病、自身免疫性疾病（红斑性狼疮样综合征、结节性动脉炎、硬皮病、类风湿关节炎）等。

0463 基础胰岛素有哪些？

胰岛素按治疗需要分为基础、餐时和预混胰岛素。

（1）基础胰岛素　是指24小时胰岛细胞脉冲样持续分泌胰岛素0.5～1U/h，包括地特胰岛素、甘精胰岛素、德谷胰岛素等。

（2）餐食胰岛素　伴随进餐分泌的胰岛素，以控制餐后血糖，如门冬胰岛素、赖脯胰岛素、人胰岛素吸入型粉剂。

（3）预混胰岛素　诺和灵30R，优泌林70/30组成为30%短效胰岛素加70%中效胰岛素；诺和灵50R，优泌林50/50为50%短效加50%中效胰岛素。

基础胰岛素是指模拟24小时胰岛细胞持续脉冲式分泌的微量胰岛素（0.5～1U/h），可帮助维持空腹时的正常血糖分泌的胰岛素。包括甘精胰岛素、地特胰岛素等，其作用平稳、变异性小，可有效地进行血糖控制，并减轻体重。

糖尿病学会（ADA）与欧洲糖尿病学会（EASD）指南均建议，在生活方式干预和口服糖尿病治疗后，如果血糖控制仍不满意，应尽早开始胰岛素治疗，且首选基础胰岛素与口服降糖药合用。若此疗法仍不能控制血糖，根据该指南的治疗线路图，建议在此基础上在就餐时再加用速效胰岛素。

在刚开始使用胰岛素时，建议选择基础胰岛素，是因为其有效而方便，能降低总体血糖水平。理想的基础胰岛素，能模拟生理性胰岛素分泌的模式，每日无论何时仅需注射1次，就能满足24小时的基本胰岛素需求，且不论剂量多大都不产生明显的高峰值，不会因降糖过快而致低血糖发生。

2017年版《中国2型糖尿病防治指南》指出，胰岛素治疗是控制高血糖的最有效手段之一。建议肥胖的糖尿病者接受多种口服降糖药治疗3个月后，糖化血红蛋白水平仍＞6.5%，应考虑尽早加用基础胰岛素。非肥胖患者在饮食、运动和控制体重等措施加上口服降糖药治疗3个月后，如糖化血红蛋白水平仍＞6.5%，也建议开始基础胰岛素治疗。

0464 哪种胰岛素可供静脉注射？

可供静脉注射或滴注的胰岛素仅为普通胰岛素（透明液体）。主要用于糖尿病酮症酸中毒、高血糖高渗性昏迷的治疗。可静脉持续滴入成人4～6U/h，儿童0.1U/（kg·h），根据血糖变化调整剂量；也可首次静脉注射10U联合肌内注射4～6U，根据血糖变化调整。病情较重者，可先静脉注射10U，继之以静脉滴注，当血糖下降到13.9mmol/L（250mg/ml）以下时，剂量及注射频率随之减少。

0465 注射胰岛素后何时就餐？

① 一般注射胰岛素后15～30分钟就餐较为适宜，但不同情况下注射胰岛素的时间可调整。注射时血糖高，选择腹部注射，注射稍深一些，适当延长注射和进餐的间隔；注射后不能按时就餐，选择上臂或臀部，注射浅一些；注射时血糖正常，可选择任何部位，正常进餐。

② 腹部注射吸收最快，其次为前臂外侧，再次为股外侧、臀、双上臂外侧，均是适宜注射的部位。最好下一次注射时变换注射部位。

③ 两次注射点要间隔2cm，以确保胰岛素稳定吸收，同时防止发生皮下脂肪营养不良。

④ 使用诺和笔注射完毕后，针头应在皮下停留5秒，以保胰岛素完全注入。

⑤ 胰岛素是一种蛋白制剂，须保存于冷暗处（2～8℃），并避免日光直接照射，最好放在冰箱冷藏室中，如过冷（冷冻）、过热、日光直射和振动，都会影响胰岛素的质量和效价；如发生冻结、沉淀、凝块或色泽变黄等就不能再用了。

0466 如何应对胰岛素用后出现的"苏木杰现象"？

夜间（晚餐）或睡前应用胰岛素的剂量过大或作用过强，导致夜间出现低血糖反应后，人体为了自身保护，大脑通过负反馈等调节机制，使具有升高血糖作用的激素（胰高糖素、生长激素、甲状腺激素、去甲肾上腺素、皮质醇等）分泌增加，血糖（早餐前）出现反跳性升高。表现头痛、恶心、消瘦、尿糖和尿酮体不稳定（波动）、餐前血糖升高等"苏木杰现象"和黎明现象，均可导致高血糖的发生。而出现上述现象时应采取下列措施：① 减少睡前中效胰岛素的用量；② 应用胰岛素闭环泵治疗，可依据患者的血糖高低自动调节胰岛素输入量；③ 睡前尿糖阴性或血糖接近正常水平者，可适当进食少量糖类；④ 积极改善胰岛素抵抗现象。

0467 为何要远离糖尿病治疗中致死的低血糖反应？

低血糖（包括严重、有或无症状的低血糖反应）是指糖尿病患者在治疗过程中发生的血糖过低现象，可致患者不适（震颤、出汗、焦虑、潮热、心悸、头晕、战栗、饥饿、视物模糊、虚弱、疲乏、昏睡、睡眠中警醒、梦游）甚至生命危险。对非糖尿病患者，低血糖症的诊断标准为血糖≤2.8mmol/L。而接受药物治疗的糖尿病患者仅要血糖水平≤3.9mmol/L就属低血糖范畴。糖尿病患者常伴自主神经功能障碍，影响人体对低血糖的反馈调节能力，增加发生严重低血糖风险。同时，低血糖可诱发急性心脑血管不良事件，加快糖尿病慢性并发症的进程，也可能诱发或加重患者自主神经功能障碍，形成恶性循环，甚至死亡。"一次严重低血糖反应或由此所诱发的心脑血管不良事件，可能抵消一生维持血糖在正常范围所带来的获益"，应引起特别重视。

诱发低血糖反应的可能原因有：

① 应用胰岛素和胰岛素类似物或胰岛素促分泌药剂量过大，多发生在夜间、晨起、进餐前。② 应用可引起低血糖或血糖紊乱的药品，或重复用药（部分中成药中含有降糖药成分）。③ 未按时进食，或进食过少；患者应定时定量进餐。④ 运动量增加。⑤ 酒精也能直接导致低血糖，应避免酗酒和空腹饮酒。

低血糖反应的预防对策有：① 进行药物治疗的糖尿病患者的衣袋中应常规备用碳水化合物类食品（糖块或饼干），以便及时食用。② 若糖尿病患者血糖≤3.9mmol/L，即服葡萄糖水、白糖水和水果糖块（水果糖、奶糖）、巧克力、甜点（面包、饼干）、蜂蜜（果酱）、饮料（可口可乐、雪碧、果汁）。③ 严重低血糖需根据患者的意识和血糖情况给予静脉滴注25%葡萄糖注射液。在15分钟后监测血糖水平，如血糖≤3.9mmol/L，可以再次进食上述糖水和食物，若血糖≥3.9mmol/L，但距离进餐时间在1小时以上，则可进食少量富含淀粉或蛋白质的食品。④ 由阿卡波糖引起急性低血糖反应宜用葡萄糖液纠正，缘于蔗糖水需要α-葡萄糖苷酶水解，解救的速度太慢。

0468 减肥瘦身可使血糖降低吗？

肥胖型糖尿病者应首选二甲双胍、阿卡波糖。双胍类降糖药长期服用可使患者体重明显下降。近期临床研究证实，二甲双胍对肥胖或非肥胖者等效，阿卡波糖对饮食疗法不能控制的2型糖尿病显示出良效，且无论肥胖或非肥胖者均可使用。

体重超标尤其是中心性肥胖是"代谢综合征"的病理基础，可诱发组织产生胰岛素抵抗，促使胰岛 B 细胞分泌功能障碍，游离脂肪酸可加速动脉粥样硬化，BMI 增加 $1kg/m^2$，脑卒中的危险增加6%。除用药控制血糖外，运动、饮食平衡和限制糖、脂肪摄入、瘦身可以使血糖降低，体重每减轻10kg，空腹或餐后血糖可自降低 1mmol/L。

0469 糖尿病患者如何控制饮食?

糖尿病者的饮食原则是："少食多餐、限制食量、营养均衡、少食油腻、选择优质蛋白和纤维素搭配"。① 烹调食物时不宜使用太多的调味料，尽量清淡。② 炒菜时可将菜蔬在开水中焯熟，可以缩短炒菜时间，减少吸油量。③ 煮粥时可以添加薏米，绿豆等粗粮［粗粮：细粮比例为1：（3～4）］，缓解餐后血糖升高的速度。④ 多食膳食纤维，降脂降糖、增加饱腹感、通便。富含纤维的食物有糙米和胚芽精米、玉米、小米、大麦、小麦皮、麦麸等杂粮；此外，还有根菜类和海藻类、水果，如春笋、牛蒡、茭白、胡萝卜、四季豆、红豆、豌豆、紫薯、红薯、芹菜、茄子、裙带菜、无花果、鸭梨、苹果、香蕉等。糖尿病患者的禁忌食品如下。

（1）甜食 白糖、红糖、葡萄糖、冰糖、麦芽糖、奶糖、水果糖、水果罐头、蜜饯、果汁、果酱、冰激凌、奶油蛋糕、甜面包、糖制糕点。

（2）脂肪和油腻食品 牛油、羊油、猪油、奶油、肥肉、猪脑、动物内脏等高脂肪、高胆固醇食品。

（3）烟酒、辣椒等辛辣有刺激性的食品。

应当告之患者减少饱和脂肪酸（≤总热量的7%）和糖的摄入（≤200mg/d），少食动物脂肪、肥肉，多吃蔬菜、水果、谷物，适当增加蛋白质和碳水化合物的比例；尽量选择能降低 LDL-ch 的食物（卵磷脂、植物甾醇、可溶性纤维、深海鱼油等）。糖尿病患者的最基本饮食原则是要根据患者自己的活动量、体重以及血糖、糖化血红蛋白，来估计一天所需总热量，科学合理地制定每一天的饮食计划。

0470 骨骼的结构是怎样的?

人全身共有大小206块骨头，根据外形分为长骨、短骨、扁骨、不规则骨和含气骨。既构成人体的支架，也在劳动与运动时起到杠杆的作用。

骨是一种具有独特结构的高密度结缔组织，在结构上主要分为皮质骨、松质骨。其中松质骨占人体骨量的20%，但构成80%的骨表面。松质骨的骨密度低于皮质骨，但富有弹性；松质骨的脚手架结构有助于维持骨骼形态，抵抗压力，其构成绝大部分的中轴骨、颅骨、肋骨、脊柱骨。皮质骨位于骨外层，组成骨的外侧壁，骨密度大，单位骨量为松质骨的4倍，占人体骨量的80%。

0471　人体骨结构会随生长变化吗?

　　骨是有强度的，也是一个有生命的结构，伴随着身体的生长不断地更新，在儿童和青春期一直在增加，30多岁时达到峰值骨量（PBM），即骨骼发育的顶峰时期，骨吸收和骨丢失达到平衡。但到中年后，男女两性约在40岁时便开始出现与年龄相关的骨丢失，且为持续性丢失，尤其处于绝经期的妇女丢失的速度会更快，导致骨质量降低，骨质变轻、更弱，失去应有的强度，常伴有骨质脆性增加，易发生骨折，导致骨质疏松症。此外，骨骼有重建的周期性过程，先有多核破骨细胞挖孔并分泌细胞因子，而后吸引成骨细胞参与填补缺口并分泌胶原和基质，骨破坏多于骨新建，形成骨量负平衡，即可导致骨质疏松；反之则可修复骨骼的破坏和吸收。所以，人在30岁之前将钙补足，以获得最佳峰值骨量，是预防骨骼发生骨质疏松的最为有效的办法。

0472　骨质为什么会出现疏松?

　　骨质疏松的概念是与骨的机械和钙代谢两个基本功能紧密地相互联系的，由于生理（年龄、绝经）和病理（运动损伤、炎症、代谢内分泌疾病）等原因使骨组织中的钙含量丢失、骨空隙增加、机械性能下降，诱发病理性骨折。

　　诱发骨质疏松症的病因大致有：① 膳食结构不合理，饮食中长期缺钙、磷或维生素D；② 妇女在停经或切除卵巢后，体内一种能保持骨质强硬的激素——雌激素的分泌减弱；③ 妊娠及哺乳期妇女会大量流失钙；④ 活动量小，户外运动少；⑤ 大量和长期的饮酒、喝咖啡、吸烟；⑥ 长期服用药物，尤其是糖皮质激素。

0473　骨质疏松症有哪些症状?

　　骨质疏松症者主要症状是胸、背、腰、膝等部位疼痛，早期是腰背酸痛或不适，后期可遍布全身，时轻时重，活动量大或劳累时疼痛加重，但休息后缓解。腰背后伸受限。严重者可驼背、身高变矮。另易引发骨折，或活动受限，甚至持拐。

　　① 身体姿势可出现圆背或凹圆背。因骨质疏松可引起骨结构松散，强度减弱，原有呈立柱状的椎体，每个约高2cm，受压变扁后每个椎体可减少1～3mm，因此由于24节的椎体缩短可使身高缩短或驼背。

　　② 进行骨密度检查结果。可能低于同性别骨峰均值。

③ 胸、背、腰、膝等部位疼痛（其中胸背疼痛约占57%，背痛占15%，胸背疼加下肢痛占18%，四肢无力占10%）。

④ 下肢肌肉痉挛，指（趾）甲变软、变脆和易裂。常在夜间发生肌痉挛。

⑤ 早期进行雌、雄激素水平检查，雌、雄激素水平可能低于同性别均值。

⑥ 身高易出现椎体变形，椎体缩短，身高缩短3～4cm。

⑦ 易发生病理性骨折。其特点为：外伤史不明显；骨折发生的部位相对比较固定；胸腰椎压缩骨折，如发生于胸10、胸11可以无明显症状，患者不感觉疼痛，但到胸12到腰椎1～3脊柱活动较多的部位，如果骨折可出现疼痛。

0474　妇女绝经后骨质疏松症与老年性骨质疏松症有何区别？

妇女绝经后骨质疏松症和老年性骨质疏松症，前者主要与绝经后雌激素不足有关；而后者主要与增龄衰老有关。骨质疏松有点"欺女怕男"，对女性有两道门槛，一是50岁后妇女的经绝期，二是步入70岁后的老年期，分别经历着雌激素分泌减退和成骨细胞活动减弱，比男性有更多的钙流失。两类骨质疏松症的主要特点见表1-32。

表1-32　妇女绝经后骨质疏松症与老年性骨质疏松症的主要特点

内容	妇女绝经后骨质疏松症	老年性骨质疏松症
年龄	50～70岁	70岁以上
男女之比例	1：6	1：2
骨量丢失	主要为松质骨	松质骨、皮质骨
骨丢失率	早期加速	较缓慢
骨折	椎体为主	椎体、股骨上端
甲状旁腺激素（PTH）	正常或稍低	增加
骨化三醇	继发性减少	原发性减少
骨矿化不良	基本没有	常伴有

0475　骨质疏松症患者的骨密度低能找补回来吗？

不可能！钙并非以离子和分子的形式被吸收存在人体骨骼内，必须与蛋白结合后才容易吸收，并要把钙沉降到骨骼中，因此，骨质疏松并非身体内缺钙，而是骨骼中缺钙，光吃药补钙不行，因为骨骼并非由单纯钙组成的，而是由胶原、蛋白质、酶、多糖、碱性磷酸钙、磷等组成。人体内有自己的"骨库"，大约35岁之前，由食物中的补充的钙可存入"钙银行"，而35岁后钙就开始慢慢地流失了，四五十岁后，由于食物中补充的钙只能应付每日的尿钙排泄，每日排除钙大约有10g，而非补充到骨骼中。

骨质疏松症患者在治疗后期望骨密度有大幅度回升甚至正常是不太可能的，因为没有一种药可以做到恢复骨密度。骨质疏松症患者只要坚持治疗，不再继续发生骨丢失恶化，不发生骨折就算成功！

0476　补钙能止住骨痛吗？

不可能！某些广告上说"吃了5片钙片，骨头不痛了，路又能走了"，其实是一种误区。足量钙的摄入对骨生长发育起着重要的作用，钙剂对维持老龄化有关的皮质骨骨量，使其丢失相对地减少有一定作用。但其一不具有镇痛作用；其二吸收后存在于血浆中，构成"血钙"，但必须在维生素D、降钙素、甲状旁腺激素、雌激素或雄激素的帮助下，进入和沉积于骨骼中，以羟基磷灰石及无定形胶体磷酸钙的形式分布于有机基质中，增加骨骼的强度；其三钙在体内吸收随着钙的摄入量增加而增加，但达到某一阈值后，摄入量增加，钙的吸收并不同步增加，人体对钙的需求量因年龄、性别、种族的不同而有差异。

0477　老年和妇女绝经后的骨质疏松症如何选药？

骨质疏松症属于中、老年人一种退行性变病症，其具三个特点：① 发病率高，在各种代谢性疾病中发病率排序首位，绝经期妇女在50%，男性在20%左右；② 发病机制尚不清晰，临床表现也呈多样性；③ 治疗方法呈多样性，鉴于其发病的多因素，因而很难以一种药物或一种治疗方法取得同一效果。

（1）老年性骨质疏松症　可选择钙剂、维生素D或一种骨吸收抑制药（以双膦酸盐尤其是阿仑膦酸钠）的"三联药物"治疗，为目前较为公认的治疗方案。联合应用的疗效协同或加强，对老年人能够降低甚至逆转骨丢失，增加骨密度，降低骨折的危险性。

（2）妇女绝经后骨质疏松症　在基础治疗即钙剂+维生素D上，联合雌激素或选择性雌激素受体调节药治疗，其理论基础如下。

① 无论男、女性，性激素均明显影响终身的骨健康。

② 雌激素受体调节药治疗可有下列益处：a.减轻绝经期妇女血管运动失常的症状和泌尿生殖器的萎缩；b.减少脊柱和髋关节发生骨折的危险性；c.维持绝经期妇女脊椎骨密度；d.提高绝经期妇女的生活质量，减轻疼痛和缓解症状；e.使尿失禁、牙齿脱落、体重增加和腹部肥胖明显减少。

（3）雌激素受体调节药联合应用孕激素可预防子宫内膜癌　此外，降钙素可用于妇女绝经后骨质疏松症的治疗，推荐降钙素，一般一日100U皮下注射，或200U鼻吸入。或依降钙素肌内注射用于骨质疏松症所引起的疼痛，一次10U，一周2次，或一次20U，一周1次。

0478 得了骨质疏松症后应如何补钙?

钙剂+维生素D是骨质疏松症的基础治疗方案,目前,市场上钙剂的品种繁多,大致分为无机钙、有机钙和天然生物钙3类。

(1)无机钙　主要有碳酸钙、碳酸氢钙、磷酸氢钙、氧化钙和氯化钙,为增加钙吸收,钙加维生素D的制剂问世。如钙尔奇D、凯思立D,一日1片,餐后服用。

(2)有机钙　有醋酸钙、枸橼酸钙(柠檬酸钙)、乳酸钙、苏糖酸钙和葡萄糖酸钙。

(3)天然钙　是将天然贝壳经高温煅烧制成,有的还辅以中药。除含钙外还含有人体所需的磷、锌、锶、锰等微量元素,如盖天力、珍珠钙胶囊、活性钙胶囊、益钙灵、龙牡壮骨冲剂等。

(4)氨基酸螯合钙　钙与氨基酸螯合物进入血液后,逐渐释放出钙,在体内形成一个缓慢释放的"流动钙库",减少钙离子暂时增多所致的高钙血症。上市的制剂有氨基酸螯合钙(乐力胶囊)、苏氨酸钙(巨能钙)。

维生素D可促进人体对钙的吸收,增加骨量。其有3种存在形式:如维生素D、活性维生素D、骨化三醇。可供口服的有阿法骨化醇胶囊。

0479 补钙时应注意什么?

① 补钙的同时宜补充维生素D,维生素D是有效钙吸收过程所必需的。虽然,钙剂+维生素D是骨质疏松症的基础治疗方案,但未必可以缓解骨骼疼痛、弥补和逆转钙丢失,增加骨密度。

② 补钙应选用含钙量高、溶解好、吸收好、生物利用度好、制剂溶出度也好的药。有些钙剂在体液中不被溶解,反在器官内堆积沉淀,造成肾和尿道结石。

③ 钙剂与糖皮质激素、异烟肼、四环素或含铝的抗酸药合用,会减少钙的吸收,同时也影响异烟肼、四环素的吸收;与铁合用时,可使铁剂的吸收减少。

④ 食物中尤其是蔬菜和水果含有过多的草酸和磷酸盐,可与钙形成不溶性的钙盐,使钙的吸收减少;另食物中的脂肪(脂肪酸)可与钙形成二价的钙皂,也会影响钙的吸收,故应注意错开与食物服用的间隔时间。

⑤ 补钙以清晨和睡前各服一次为佳,如采取一日3次的用法,最好是于餐后1小时服用,以减少食物对钙吸收的影响;若选用含钙量高的制剂如钙尔奇D,则宜睡前服用。

⑥ 补钙不宜过多,钙过量主要危害是增加肾结石的危险性,并引起乳碱综合征和干扰铁、锌、镁、磷等元素的吸收和利用。

0480 防治骨质疏松症，除了补钙还应注意什么？

① 补钙要多吃含钙的食品，乳制品是含钙最丰富的食品；此外，像虾皮、海带、大豆、干酪、酸奶、杏仁、果仁、鱼子酱中含钙也十分丰富。新鲜的绿色蔬菜中如油菜、芹菜、菠菜含钙也多。中成药的补肾疗法发挥了祖国中医的特色，疗效好而不良反应较少，可选用或与钙剂相互替代。

② 阳光和运动有助于骨质疏松症的预防。阳光可参与制造维生素D，即使不能行走的人也应尝试着每日到室外坐几分钟，婴儿和儿童要每日晒晒太阳，在阳光下不要用衣物完全包裹住身体。

③ 运动有助于保持骨骼强壮，也益于钙剂和维生素D的吸收，因此，每日应进行有规律的、持久和适宜的运动。

④ 不饮酒、戒烟、尽量少喝咖啡、少服镇静药和催眠药。瘦小妇女和吸烟酗酒者患骨质疏松症的危险性更大。骨质疏松症的一级预防始于青春期前，要从少年开始，在16～18岁达到理想的峰骨量（PBM），它需要钙剂、阳光、运动和营养。

0481 市场能买到的钙剂有哪些？

含钙的药物和制剂见表1-33，大部分在市场上可以买到。

表1-33 常用的钙剂品种与含钙量

药品名称	含钙量	吸收率	剂量	品牌和剂型举例
乳酸钙	13%	30%，吸收好但慢	成人一次0.5～1g，儿童0.3～0.6g，一日2～3次	钙素母片、钙中钙
碳酸钙	40%	30%	一次0.5～2g，一日3次	乐内片、健骨钙、协达力、纳诺
葡萄糖酸钙	9%	27%，溶解度好	成人一次0.5～2g，儿童一次0.1～0.5g，一日3次	特乐定、多种钙糖片、盖宜生
枸橼酸钙	21%	30%，溶解性好	一日0.3～2.0g	美信钙、司特立
碳酸氢钙	25%	30%	一次300～900mg，一日3次	
氧化钙	71%	碱性大	一次300～900mg	盖天力、活性钙、活力钙
苏糖酸钙	13%	—	一日600mg，儿童300mg	巨能钙
氨基酸螯合钙	—	—	成人一日1000mg，儿童500	乐力胶囊

注：钙剂与维生素D的复方制剂有碳酸钙/维生素D_3（迪巧、钙尔奇D、凯思立D_3、逸得乐），钙剂和维生素D_3的剂量不等，但作用大致相当。

0482　何时补钙好?

以睡前补钙为好！主要缘于三个方面：首先血钙水平在夜间较白日低，夜间或清晨的低血钙水平可刺激甲状旁腺的分泌，使骨骼中钙（钙库）的提取和分解速度加快；其次，体液调节可使体内多余的钙由尿液中排出，人体在1天内均由尿液中排钙，尿液钙在白天可由食物中补充，而到夜间尿液钙依然形成，但无食物补充则只能动用钙库，因此相对白天而言，于睡前补钙，即保证生理需要，又可阻止夜间动用人体钙库的过程，减少骨质疏松的发生。再者，睡前服用可使钙剂得到更好的吸收和利用。

0483　糖皮质激素可能毁骨吗?

是的！依据《科学时报》2006年的一项报道：对于任何一位应用糖皮质激素治疗关节炎、感染、白血病或其他自体免疫疾病者，均会削弱骨骼的强度。糖皮质激素导致骨股头坏死的机制如下。

① 激素导致骨髓内脂肪严重蓄积，造成骨内高压血流下降，减少成骨细胞祖代细胞的来源，使骨坏死重建和修复十分困难。

② 激素可使血小板增加，血液凝固增加，血液黏滞性增加，在末梢小动脉发生动脉栓塞，同时静脉淤滞，骨内压增加，骨内灌注下降，组织缺氧、水肿，加重循环障碍，最终导致骨细胞缺血坏死，骨骼坏死有明显的时间滞后性，膝、踝、股骨头最为常见，也可见于上肢肩关节和下肢承重关节。

0484　骨质疏松症患者为什么会同时发生骨质增生症?

骨质疏松症与骨质增生症（骨刺）虽是两种截然不同的病变，但两者有共同的发病基础"缺钙"。当人步入老年时，降钙素分泌减少，使骨丢失增加，造成骨钙丢失严重，引起骨质疏松症。此时，骨骼中的钙游离到血液中，血钙的浓度不低反高，久而久之，骨骼中明显脱钙，使血液、血管和脑组织的钙含量增加，这种反常现象称为"钙迁移"。大量的骨钙迁移堆积到血液和骨关节中，变成不具备活性的结合钙，导致动脉粥样硬化、结石、骨质增生症、骨质疏松症等多种疾病。

0485　应用降钙素能把钙补进骨骼里吗?

降钙素通过抑制骨吸收、减少骨钙释入血，起到保护骨骼的作用。同时降钙素能促进成骨细胞生成，增强成骨活动，促使血钙进入骨骼中。由于降钙素对骨骼的特殊作用，疗效迅速，因而被誉为"修复骨骼的工程师"。在国际上作为防治中老年骨质疏松症和老年性腰腿痛者的首选药。

但由于降钙素的分子量极小，又属于小分子的多肽，如口服进胃，即被胃酸等消化液体所分解、消化而失去药效,但降钙素在鼻黏膜可完全吸收,鼻黏膜上有丰富的毛细血管,鼻黏膜的皱褶如完全打开后面积约为$1m^2$,人体每日仅喷入$20\mu g$,对于吸收如此小量的降钙素上,鼻黏膜是完全可以胜任的,因此喷入鼻腔1次降钙素的疗效等于甚至优于注射1针的疗效。同时喷鼻剂可避免注射而易发生过敏的缺点。即喷鼻子可以治疗骨痛!降钙素喷鼻剂经过20多年数以亿计的人次应用,证实可有效地治疗腰腿、躯干、四肢、颈肩疼痛。降钙素在用药后大约10分钟开始在全身组织中发挥作用,血浆半衰期为30分钟,在体内完全消失需近4小时。对已发生骨折等症状的严重患者,应用降钙素可分为2次使用,即早、晚各1次。

0486 怎样有利于把血浆中的钙沉降到骨骼中?

补钙主要是增加血液中的钙,而并非直接进入骨骼中,而血钙只有进入骨骼中才能发挥作用。人体的降钙素主要作用是抑制骨钙丢失于血液中,同时将血液中的钙沉降在骨骼中,从而增加骨钙含量。中老年骨质疏松者一般的血钙正常甚至偏高,但骨骼中缺钙。长期的血钙偏高会使钙在血管壁上沉积而易诱发血管硬化、高血压、心脏病;钙在脑组织中沉积会导致老年性痴呆;钙在关节、韧带等部位沉积会造成骨质增生症、骨性关节炎;钙在尿液和胆汁中会形成泌尿、胆道结石等。总而言之,中老年人长期血钙过高的危害极大,因此在补钙同时,宜同步补充降钙素!即补钙与补充降钙素相结合,可能有效防治骨质疏松症,同时又避免血钙过高而发生上述疾病的危险。

0487 骨质疏松症患者万一发生病理性骨折宜如何紧急处理?

骨质疏松症患者有时可发生病理性骨折,在发生后宜按要求进行处理。

① 骨折发生后有组织出血者,首先要清除可见的污血或污物,在出血端的上端用毛巾或布带加压包扎,但不要捆扎太紧,以不出血为度,并每隔1～2小时放松一次,一次1～2分钟。上肢捆扎的止血带应在上臂的上1/3处,以避免损伤桡神经。

② 注意固定,上肢骨折可以用木板、木棍或硬纸板进行固定,后用绷带和绳子悬吊于颈上;下肢骨折可以用木板、木棍固定,也可将双腿捆绑在一起;骨盆骨折,用宽布条捆扎住骨盆,患者仰卧,髋关节半屈位,膝下垫一枕头或衣物,以稳定身体;胸部、腰部或脊椎骨折,必须由多人同时托住头部、肩部、臀部和下肢,平托于担架上,运送患者时,须由护送的人扶住头部。

③ 骨折后的断肢(指)应将离断肢(指)争取在24小时内用清洁衣物包好一起送医院,如离医院较远,可用冰箱保存断肢(指),但禁止沾水,以争取断肢(指)再植成活。

④ 注意保暖、保护,避免感染,避免震颤,及时护送到医院。

0488 何谓甲状腺功能亢进症？

甲状腺功能亢进症简称甲亢，是由多种原因引起的甲状腺激素分泌过多或因甲状腺激素（T3、T4）在血液中的水平增高所致的内分泌疾病，为一种常见和多发病。主要临床表现为多食、消瘦、畏热、多汗、心悸、激动等高代谢症候群，神经和血管兴奋增强，以及不同程度的甲状腺肿大和眼突、手颤、心脏杂音等为特征，严重的可出现甲亢危象、昏迷甚至危及生命。甲亢按病因不同可有多种类型，其中最常见的是弥漫性甲状腺肿伴甲亢，约占全部甲亢病的90%，男女均可发病，但以中青年女性最多见，20岁左右居多，男女比例为1∶（4～6）。

甲亢是一种自身免疫性疾病，女青年在体内雌激素水平较高，一旦受到强烈的精神刺激或者严重感染，易感者在此时雌激素就会使T淋巴细胞失去平衡，T淋巴细胞便不能制约B淋巴细胞，B淋巴细胞在血凝素的激活作用下，就会产生一种促使甲状腺增生的"刺激性抗体"，这种抗体可与甲状腺亚细胞成分结合，兴奋甲状腺滤泡上皮，分泌过多的甲状腺激素，从而引起甲亢。甲状腺疾病有一定的遗传倾向，女性、有家族史、受到精神创伤和感染的人发病较高。

环境因素主要包括各种诱发甲亢发病的因素，例如创伤、精神刺激、感染等，虽甲亢的诱发原因与自身免疫、遗传因素有关，但发病与否却和环境因素有密切关系。包括如下。

（1）感染　如感冒、扁桃腺炎、肺炎等。

（2）外伤　如车祸、创伤等。

（3）精神刺激　如精神紧张、忧虑等。

（4）过度疲劳　如过度劳累等。

（5）妊娠　孕早期可能诱发或加重甲亢。

（6）碘摄入过多　过多饮食海带等海产品。

（7）某些药物　如胺碘酮等诱发。

甲亢按病因分为毒性弥漫性甲状腺肿即格雷夫斯病（突眼性甲状腺肿或巴色杜病）和自主功能性甲状腺瘤；临床上分为原发性和继发性两大类。原发性甲亢最为常见，是一种自体免疫性疾病；继发性甲亢较少见，由结节性甲状腺肿转变而来。

0489 甲状腺功能亢进症的全身治疗阶段应用哪些药？

对甲状腺功能亢进症初治患者、新生儿、儿童和20岁以下的患者，首选抗甲状腺药治疗，主要药物有丙硫氧嘧啶、甲巯咪唑（他巴唑）和卡比马唑（甲亢平），分为以下3个阶段。

（1）初治阶段　丙硫氧嘧啶成人初始剂量为每日300 ～ 600mg，分3次服或一日1次；对严重的甲状腺功能亢进、重度甲状腺肿大可加大剂量；如为初患病者则初始剂量可为600 ～ 900mg/d；儿童6 ～ 10岁起始剂量为一日50 ～ 150mg或每日4mg/kg，10岁以上一日150 ～ 300mg。甲巯咪唑初始剂量一日15 ～ 60mg，分为1 ～ 3次服用，大约1 ～ 2个月后甲状腺机能恢复正常；儿童初始剂量为400μg/kg，维持量减半。卡比马唑一日30mg，最大一日60mg。服药3个月如症状仍明显，应检查有无干扰因素，如不规则服药，服用碘剂、精神或感染等应激等。

（2）减药阶段　当症状显著减轻，体重增加，心率下降至80 ～ 90次/分，T3或T4接近正常时，可根据病情每2 ～ 3周递减药量1次。一般在减药过程中，应定期随访临床表现，包括基础心率、体重、白细胞及T4和必要时测TSH。递减剂量不宜过快，尽量保持甲状腺功能正常和稳定性，逐步过渡至维持阶段，一般约需2 ～ 3个月。

（3）维持阶段　甲状腺功能在1 ～ 3个月内恢复正常后，改为维持量，丙硫氧嘧啶一日25 ～ 80mg，儿童25 ～ 75mg；甲巯咪唑和卡比马唑一日5 ～ 15mg，为期约1 ～ 1.5年，在不稳定而不愿采用其他方案者，维持阶段可延至2 ～ 3年或更长。

在整个疗程中，务求避免间断服药。在任何阶段中，如有感染或精神因素等应激，宜随时酌增药量，待稳定后再进行递减。经过上述治疗，患者约有50%可获痊愈。

0490　妊娠期妇女在患甲状腺功能亢进症时如何选药？

妊娠期妇女伴随甲状腺功能亢进症者宜采用最小剂量的抗甲状腺药，以维持甲状腺功能在正常上限，甲巯咪唑、丙硫氧嘧啶等可透过胎盘屏障并引起胎儿甲状腺肿大和甲状腺功能减退，在分娩时易造成难产、窒息；由于甲巯咪唑有使新生儿皮肤缺损的报道，妊娠期妇女伴随甲状腺功能亢进症者宜首选丙硫氧嘧啶。甲巯咪唑、卡比马唑和丙硫氧嘧啶均可由乳汁中分泌，引起婴儿甲状腺功能减退，因此用药期间不宜哺乳。若必须用药时则选丙硫氧嘧啶，因其在乳汁中分泌量相对较小。但应注意，妊娠及哺乳期妇女、婴幼儿禁用碘剂。

0491　如何规避抗甲状腺药可能诱发的白细胞减少症？

抗甲状腺药丙硫氧嘧啶、甲巯咪唑和卡比马唑均可引起白细胞减少症，一般发生在用药初始的几个月，如及时停药，多在1 ～ 2周内恢复，故用药期间须定期监测血常规。粒细胞缺乏症发病有两种方式，一种是突然发生，一般不能预防；另一种是逐渐发生，一般先有白细胞计数减少，如继续用药，可转变成粒细胞缺乏症。对后一种发病可通过在用药期间定期监测白细胞来预防。在用药期间，应每周检查1次白细胞，如白细胞计数≤3×10^9/L时，一般需停药观察，如白细胞计数在（3～4）$\times10^9$/L，应每隔1～3日检查1次，并服用促白细胞药利血生、鲨肝醇，必要时合用糖皮质激素治疗。粒细胞缺乏症一旦发生，应即停用抗甲状腺药，并送医院进行抢救。因患者抵抗力弱，应在无菌隔离的病房抢救，给予大量的糖皮质激素和抗生素治疗。治愈后患者不能再用抗甲状腺药治疗甲状腺功能亢进症。对外周血白细胞计数偏低者、对硫脲类药过敏者慎用。如出现粒细胞缺乏或肝炎的症状和体征，应停止用药。老年患者发生血液不良反应的危险性增加。若中性粒细胞≤1.5×10^9/L应即停药。

0492 丙硫氧嘧啶可能引起中性粒细胞胞浆抗体相关性血管炎吗？

丙硫氧嘧啶可能引起中性粒细胞胞浆抗体相关性血管炎（甲巯咪唑较少发生），发病机制与其在中性粒细胞聚集，与髓过氧化物酶（MPO）结合，导致MPO结构改变，诱导中性粒细胞胞浆抗体有关。以肾脏受累多见，主要表现为蛋白尿、进行性肾损伤、发热、关节痛、肌痛、咳嗽、咯血等，通常可在停药后缓解，但严重病例需要大剂量糖皮质激素治疗。

① 丙硫氧嘧啶在体内活性代谢物具有肝细胞毒性，可引起不同程度的肝细胞坏死，表现为肝脏转氨酶AST及ALT升高和严重肝炎，多数患者伴随甲状腺功能恢复正常3个月内而缓解，但应注意监测肝功能。

② 丙硫氧嘧啶能致严重的血液系统异常，在治疗开始后应定期检查血常规。

0493 碳酸锂在甲状腺功能亢进症的治疗中有哪些优势？

碳酸锂可以抑制甲状腺激素分泌，主要用于对于抗甲状腺药和碘剂均过敏的患者，临时控制甲状腺功能亢进症症状。

① 对患甲状腺功能亢进症的女性治疗成功的概率高于男性，尤其是稳定情绪（烦躁、躁狂）效果较好。

② 血浆治疗浓度与中毒浓度接近，应定期（间隔1～2周）监测锂浓度（有效和安全浓度0.6～1.2mEq/L），以防发生中毒。

③ 可致畸，妊娠及哺乳期妇女禁用。

④ 电解质紊乱、脱水者、应用利尿药者禁用。

⑤ 需缓慢撤药（约需几周时间）。

0494 甲巯咪唑可能引起胰岛素自身免疫综合征吗？

甲巯咪唑可能引起胰岛素自身免疫综合征，自发产生胰岛素自身抗体，多在治疗后2～3月发生，因进食而分泌的胰岛素与胰岛素自身抗体结合不能发挥其生理作用，于是血糖升高进一步刺激胰岛细胞分泌胰岛素，胰岛素又继续与抗体相结合，使血清中有大量与胰岛素自身抗体结合的胰岛素，但与抗体结合的胰岛素极易解离，在进食后血糖高峰过后，胰岛素逐渐解离，而致高游离胰岛素血症，诱发低血糖反应。

0495 服用抗甲状腺药期间为什么要严格避免摄入高碘食物和药品？

为防止甲亢控制不良，避免病情加重，并致药效降低和用药剂量增加，患者应避免服用含碘的药品，如胺碘酮、聚维酮碘、碘化钾、西地碘、喹碘方等，并禁食富含碘食物如海带、紫菜、带鱼、墨鱼、海虾、龙虾、干贝、海蜇、海参、虾皮、昆布、海藻、碘盐等。

0496 何谓甲状腺功能减退症？

甲状腺功能减退症简称甲减，即往称为克汀病或呆小症，是由于甲状腺激素的合成、分泌或生物效应不足而引起的一种综合征。甲状腺功能减退症以女性多见，且随年龄增加患病率增加。其特征是机体代谢率降低，严重者可形成黏液性水肿。根据年龄不同分为克汀病（在胎儿期或新生儿期内发病伴智力和体格发育障碍）、成人型甲减（以黏液性水肿为主要特征）、幼年型甲减。

甲减根据发病部位不同分为原发性甲减、垂体性甲减、下丘脑性甲减及甲状腺素受体抵抗。其中原发性甲减占90%～95%。系甲状腺本身疾病引起，大多数属获得性甲状腺组织破坏。其病因如下。

① 炎症，可由免疫反应或病毒感染等所致。许多病例原因不明，可能属自身免疫性炎症引起，尤以桥本甲状腺炎隐袭而发病者较多。

② 放疗，如^{131}I治疗等。

③ 甲状腺大部或全部手术切除后。

④ 缺碘引起者，多见于地方性甲状腺肿区，少数高碘地区也可发生甲状腺肿和甲减，据统计每日摄入碘化物超过6mg者易于发生，其发病机制未明，长期大量碘摄入者，不论食物或含碘药物均可导致甲减。

⑤ 许多单价阴离子如含SCN^-、ClO_4^-、NO_3^-的盐类、含硫氰基前体的食物均可抑制甲状腺摄碘，引起甲状腺肿和甲减。

⑥ 遗传因素等引起甲减。

⑦ 其他，如甲状腺内广泛转移癌等。

0497 由哪些药组成甲状腺功能减退症的替代治疗方案？

甲状腺功能减退者主要以替代治疗为主。

（1）早期轻型病例 以口服甲状腺片或左甲状腺素（优甲乐）为主。左甲状腺素成人初始剂量每日50～100μg，随后每隔3～4周以50μg调整至适宜剂量，以保证稳定的正常新陈代谢，可能需要一日200～300μg或较大剂量。若增加新陈代谢的功能产生过速（导致腹泻、神经过敏、脉搏加快、失眠、震颤及在有潜伏性的心肌局部缺血情况时会心绞痛），应将剂量减低或停止1～2天，然后再从较低剂量初始。有冠心病或其他心血管疾病存在时，应用25μg为首次剂量较合适，隔4周后再每日增加25μg。儿童剂量为：6个月以下婴儿每日25～50μg；6～12个月婴儿每日50～75μg，1～5岁儿童每日75～100μg，6～12岁儿童每日100～150μg。

（2）呆小症及幼年黏液性水肿 应用最大而又不致中毒的剂量（脉搏正常，无腹泻或便秘）。一般初始剂量为一日25μg，每2～4周增加25μg，直至出现轻度中毒症状，然后稍微减量维持治疗。幼年黏液性水肿症初始剂量为每日50～100μg，维持剂量第一年通常为每日100μg，之后幼年期升至300μg或较大剂量。空腹吸收最好，一般于早餐前服用。

（3）严重慢性甲状腺缺乏症（黏液性水肿） 克汀病可选用碘塞罗宁（甲碘安），成人初始剂量一日20μg，以后渐增至每日80～100μg，分2～3次给药；儿童7kg以下，初始剂量为每日2.5μg；7kg以上为每日5μg，以后每隔1周，一日增加5μg；维持剂量为每日15～20μg，分2～3次给药。

此外，尚可联合对症治疗，对中、晚期重型病例除口服甲状腺片或左甲状腺素外，需对症治疗如升压、给氧、输液、控制感染、控制心力衰竭等。

有的甲减患者应从病因上积极治疗，若是因为药物所致的甲减，减量或停用后，甲减可以自行消失；若是下丘脑或垂体有大肿瘤，行肿瘤切除后，甲减有可能得到不同程度的改善；若是亚急性甲状腺炎引起的甲减，亚急性甲状腺炎治愈后，甲减也会消失；若是长期缺碘引起的甲减，需补充碘的摄入。

0498 维生素是如何被发现的？

19世纪末，在东南亚广泛流行着脚气病，人们原以为是种传染病，曾试图找出它的病原体，究竟是细菌在作祟，还是病毒、螺旋体、立克次体？研究的人群中也包括荷兰军队的一名药师艾克曼。为进行试验他在驻地饲养了许多鸡，后来鸡越来越多，为扩大养殖而修建了新的动物房，但搬迁到新鸡舍后他所饲养的鸡竟然全生病了，出现多发性神经炎和肌肉麻痹，与人们所罹患的脚气病的症状一模一样，十分惊诧的他开始询问由旧家搬迁到新家而发生了哪些变化，负责饲养的工人告诉他，喂鸡的饲料与以前不一样了，由含有米糠的粗饲料改成精饲料了。他将信将疑，把患病的鸡分为两组，其中一组在饲料中添加米糠水，很快添加米糠组病鸡的症状就全部消失了。从此，艾克曼就不再寻找病原体了，转而去寻求米糠中所含的治疗物质，于是便发现了维生素B_1（硫胺）。维生素B_1是天然存在于瘦猪肉、米糠、麦麸、花生中的水溶性维生素，是人体每天必须由食物中获得的六大营养要素之一，可维持人体正常的神经及消化系统的功能。鉴于此次偶然发现，药学家终于在1910年由麦谷和米糠中分离出白色晶体，命名为维生素（Vitamin），开创了维生素用于防治疾病的新里程。

0499 维生素分哪几类?

维生素依据其溶解性能而分为脂溶性维生素、水溶性维生素两类。顾名思义，脂溶性维生素易溶于脂肪，不溶于水，其吸收过程比较复杂，且与脂肪的吸收相伴平行，故任何可使脂肪吸收不良的情况（如胆汁酸缺乏、胰腺功能不全、梗阻性黄疸、乳糜腹泻、局限性肠炎）皆可使一种或所有脂溶性维生素缺乏。脂溶性维生素主要储存于肝脏，而由粪便排出。由于其代谢极慢，超过剂量，即可在人体内蓄积起来而产生毒性。常用的脂溶性维生素有维生素A、维生素D、维生素E、维生素K和β-胡萝卜素。

水溶性维生素易溶于水，大多是辅酶的组成部分，通过辅酶而发挥作用，以维持人体的正常代谢和生理功能。人体对水溶性维生素的贮量不大，当组织贮存饱和后，多余的维生素可迅速自尿液中排出。常用的水溶性维生素有维生素B_1、维生素B_2、维生素B_4、维生素B_6、维生素B_{12}、维生素H、维生素C、烟酸、烟酰胺、叶酸或泛酸等。

0500 人体每天需要多少维生素?

根据中国营养学会1988年推荐维生素一日剂量和联合国粮食组织的维生素推荐剂量，每日维生素的需要量可参考表1-34。

表1-34 维生素每日补充推荐剂量表

维生素	6岁以下儿童最小剂量	超过6岁儿童最小剂量	所有年龄的最大剂量
维生素A	1000U	1600U	5000U
维生素B_1	0.4mg	1mg	45mg
维生素B_2	0.6mg	1mg	7.5mg
烟酸和烟酰胺	4mg	6mg	45mg
泛酸	3mg	5mg	15mg
叶酸	0.05mg	0.05mg	0.4mg
维生素B_6	0.6mg	1mg	3mg
生物素	—	—	500μg
维生素B_{12}	2μg	2μg	14μg
维生素C	30mg	45mg	100mg
维生素D	200U	200U	400U
维生素E	3mg	7mg	12mg
维生素K_1	5μg	20μg	80μg

注：本表数据主要来自中国营养学会1988年推荐剂量和联合国粮食组织，加拿大维生素专论标准（1994年）的剂量制定。

0501 维生素C是什么？

1903年，科学家通过研究发现，坏血病是由于体内缺乏维生素C所致。

维生素C是一种维生素，天然品存在于新鲜的酸枣、橘子、柠檬等水果和柿子椒、西红柿、土豆、卷心菜等多叶的蔬菜中，参与体内的多种代谢过程，可防治坏血病和各种感染。狗和猫同属于哺乳动物纲，他们能在体内合成维生素C；但人不行，人体内缺乏一种促使L-古洛糖酸内酯转化为维生素C所需的微粒体酶，故只能从体外获取，依靠吃蔬菜和水果得到补充。

0502 人体每天到底需要多少维生素C？

人每天对维生素C的需要量甚微，一般健康的男性一日60～70mg足以，但对外伤、手术或极端气温下可能需要加量3～5倍，嗜烟的人则提高50%。人体内维生素C储备量为900～1700mg。但当体内储备低于300mg时，即有症状出现，表现为基质的形成缺陷、软骨钙化不足、骨骼和牙齿发育异常、毛细血管脆弱、皮肤出现瘀斑、肌肉和关节内出血、正常细胞和大细胞性贫血，如不及时治疗，可致低血压、惊厥、昏迷乃至死亡。

维生素C的服量应以联合国粮食组织与世界卫生组织推荐的许可量为准：6岁以下儿童一日30mg、6岁以上45mg、12岁以上60mg、成人70mg、妊娠期妇女80mg、哺乳期妇女100～120mg。

用于维生素C缺乏，一次100～300mg，一日3次；对烧伤和创伤、心肌炎和感染者一次200～500mg，一日3次，每日最大量不宜超过2000mg。当患者接受慢性血液透析时，或患有胃肠病、结核、癌症、溃疡、甲状腺功能亢进等时，也需补充适量的维生素C。

0503 服用维生素C要注意哪些问题？

① 食物是维生素C的最好来源，已有平衡膳食的健康者，另行补充并无受惠之处，即多吃新鲜的蔬菜或水果足以。

② 由于维生素C具有酸性，直接的刺激作用可使胃肠蠕动增多而致腹泻，部分患者可出现尿痛、尿难、长期大量（每日2000mg以上）服用，有可能引起依赖性，以致由大剂量开始减量时，发生回跳性坏血病；也易诱发泌尿系统结石（尿酸盐、半胱氨酸盐或草酸盐结石）。另据研究，一日服用2000mg以上，对人体的生殖功能亦有影响，因此说，2000mg（约20片）是一个危险界限，最安全的剂量是在2000mg以下，所以提示您如长期服用的话，要注意控制剂量。

③ 大量应用偶见腹泻、皮肤红亮、头痛、尿颇、恶心、呕吐、胃痉挛等反应。

④ 建议您有以下疾病时要慎用，如尿酸盐性肾结石、痛风、糖尿病、粒幼细胞性贫血或地中海贫血、镰形红细胞贫血等。口服避孕药的妇女，血浆中维生素C的含量亦低，如突然停用，可能引起破溃性出血而使避孕失败，对避孕的妇女虽无大碍，但多少应警惕为好。

0504　维生素C在哪些蔬菜和水果中含量最多？

在蔬菜中的维生素C含量以柿子椒为最多，每500g（1斤）中含量为900 ～ 925mg（大约1/50两），其次在胡萝卜、萝卜、苦瓜、土豆、西红柿、红薯、南瓜、莲藕、菠菜、尖椒、芹菜、紫苏或冬瓜中的含量也较多；但由于植物组织中含有一种抗坏血酸酶，使蔬菜中的维生素C在久储后易被破坏；另外，加热、酸碱都可使维生素C破坏，所以以生吃或凉拌菜为佳。水果中的含量当以酸枣为首，每500g中含量为4150 ～ 5850mg，其次是橘子、甜橙、红枣、山楂和苹果。值得一提的是，维生素C并无太酸的味道，富含维生素C的蔬菜并不一定都很酸。

0505　维生素A（视黄醇）缺乏与夜盲症有关吗？

轻度的维生素A缺乏症状容易被忽略，最早出现的是皮肤损害。由于上皮细胞、皮脂腺及汗腺发生角化增殖，出现发炎、软化和皮肤干燥、毛囊角化过度、皮肤发干、感染或溃疡，可见累及毛囊和皮脂腺的丘疹，尤以四肢最为明显。同时指甲凹陷、失眠、记忆力减退。

维生素A严重不足时的变化是夜盲症，此症仅在维生素A严重耗竭时才会出现，由于顺视黄醛得不到足够补充，所以出现夜盲症，表现在黄昏和光线低暗中视物不清。另外还会出现眼干、溃疡、流泪、怕光、角膜与结膜干燥症为特征的为角膜软化症。

维生素A缺乏还常并发尿结石；生殖系统异常包括精子生成障碍、睾丸变性、流产和胎儿畸形。另外，支气管上皮黏液分泌变为角质化，由此所致的呼吸道感染的发生率高，同时肺和其他组织的弹性也降低。维生素A缺乏者常伴有味觉和嗅觉障碍，这无疑是角质化作用所致。

0506　维生素A在哪些食物中最多？

维生素A被发现始于1600年，当时的医生鼓励多吃动物肝以治疗夜盲症，1891年胡萝卜素被发现，1920年发现人可将胡萝卜素转化为维生素A。

维生素A口服易吸收，先在小肠腔被胰酶水解，经胆汁乳化成微粒由小肠黏膜吸收，胆汁酸、胰脂酶、中性脂肪、维生素E及蛋白质均促进维生素A的吸收，吸收部位主要在十二指肠和空肠。β-胡萝卜素转变为维生素A是在小肠黏膜和肝脏内进行，如果β-胡萝卜素分子能在中间双链处断裂，就可产生2个分子的维生素A，但β-胡萝卜素吸收不良，实际最大的转变率仅为50%。

维生素A（视黄醇）一般源于体外，其几种活性化合物如β-胡萝卜素、α-胡萝卜素、视黄醇、各种类胡萝卜素广泛存在于肉类、动物肝脏、鱼肝油、脂肪、蛋黄、胡萝卜、西红柿、粗粮、牛奶、乳制品中。因维生素A为脂溶性维生素，注意伴随脂肪性食物一起吃才容易吸收。

0507 人体每天需要补充多少维生素A？

维生素A的计量常以视黄醇当量（RE）表示，每1 RE等于维生素A 3.3单位（IU），世界卫生组织1960年规定，每1 IU维生素A相当于RE 0.344μg。婴儿每日需要补充维生素A 1500IU，1～6岁儿童为2500IU，成年男性和女性分别为5000IU和4000IU。美国科学院推荐膳食中每日摄入量（RDA）为1岁以下婴儿最小补充量为450μg（1500IU）、1～4岁儿童750μg（2500IU）、4岁以上儿童和成人1500μg（5000IU）、妊娠及哺乳期妇女2400μg（8000IU）；我国（1988年）推荐膳食每日摄入量为1岁以下婴儿200μg、1～3岁儿童300～500μg、4～6岁儿童500～750μg、7～12岁750μg、13～16岁800μg、成人800μg、妊娠期妇女1000μg、哺乳期妇女1200μg、老年人800μg。

0508 过量服用维生素A有害吗？

补充维生素A固然重要，但过量适得其反，过量使用鱼肝油就会导致维生素A、维生素D中毒。依据报道，摄入过量维生素A可致严重中毒或慢性中毒、甚至死亡。成人一次服用超过100000IU，小儿一次超过300000IU，可引起急性中毒；长期大量服用，如每日10000IU以上连服6个月则可引起慢性中毒。以6个月至3岁的婴儿发生率最高，表现为颅内压增高、脑积水、假性脑瘤。假性脑瘤的症状有骚动、头晕、嗜睡、恶心、呕吐、腹泻、脱发、健忘等。停药1～2周后可消失。慢性中毒可表现为食欲减退、疲劳、发热、头痛、全身不适、关节疼痛、肿胀、体重下降、头痛、易激动、呕吐、便秘、腹泻、眼球突出、皮肤发痒、毛发干燥和脱落、颅内压增高。

另据报道，妊娠期妇女过量服用维生素A，可致畸胎，故妊娠期服用维生素A每日不可逾越6000IU。在正常饮食情况下，成人长期内服25000IU可引起维生素A过量。

0509 维生素B₁与脚气病有关吗？

维生素B₁又名硫胺或乙素，天然品存于干酵母、瘦猪肉、米糠、麦麸、小米、玉米、绿豆、豌豆、木耳、紫菜、杨梅及花生中，是维持神经、精神、心脏及消化系统正常功能的水溶性维生素，排序在维生素家族之首。

脚气病不同于脚气（脚癣），后者是由真菌感染而致的表浅性皮肤病。而脚气病则是维生素B_1缺乏时，影响了体内的能量代谢，按程度依次出现神经、心血管、消化和精神系统反应。首当其冲的是神经系统反应（干性脚气病），包括易疲劳、烦躁、神经炎、神经痛、肢端感觉障碍（局部感觉过敏或麻木）、肌肉和四肢无力、肢体疼痛和感觉异常；其次为心血管系统反应（湿性脚气病），由于血中乳酸和丙酮酸增多，使小动脉扩张，舒张压下降，心肌代谢失调，出现呼吸困难、心悸、气促、胸闷、心脏肥大、肺充血、心动过速、心电图不正常，及高输出量型心力衰竭，并伴有广泛的水肿；消化系统会出现食欲减退、厌食、便秘、体重下降。

0510 哪些因素易诱发人体缺乏维生素B_1？

诱发维生素B_1缺乏的因素是：① 饮食结构不合理，主食过于精细，长期食用精米、精面者易致缺乏；② 吸收不良综合征或饮酒过多可阻止维生素B_1的吸收；③ 妊娠及哺乳、重体力劳动、甲状腺功能亢进、长期腹泻、烧伤、高热、长期慢性感染、肝胆疾病、心肌炎、糖尿病、肝病使其需要量增加；④ 长时间应用抗生素、抗肿瘤药、抗代谢药、磺胺类药。

0511 人体每天需要多少维生素B_1？

鉴于维生素与糖代谢密切相关，故人对维生素B_1的需要量通常与摄取的热量呈比例。当人的能量主要源于糖类时，即对维生素B_1的需要量增大，其最小需要量为0.3mg/1000kcal，正常需要量为0.5mg/1000kcal。另依据美国科学院提出的膳食补充量（RDA）：1岁以下婴儿每日最小补充量为0.5mg、1～4岁儿童0.7mg、4岁以上儿童1.5mg、成人1.5mg、妊娠及哺乳妇女1.7mg；我国（1988年）推荐膳食每日摄入量为：1岁以下婴儿0.4mg、1～3岁儿童0.6～0.8mg、4～6岁儿童0.8～1mg、7～8岁1～1.1mg、9～12岁1.1～1.3mg、13～16岁1.5～1.8mg、成人（男）1.4mg、（女）1mg、妊娠期妇女1.6mg、哺乳期妇女2.1mg、老年人1.2mg。

维生素B_1口服用于治疗脚气病，成人一次5～10mg，一日3次，儿童一日10mg；用于维生素B_1缺乏症成人一次5～10mg，一日3次，儿童一日10～50mg，分2次给予；妇女妊娠期缺乏的补充一日5～10mg；用于嗜酒所致维B_1缺乏症一日40mg。

0512 缺乏维生素B_2有哪些症状？

根据中国营养学会于2002年公布的一项有关国民营养调查的结果揭示：在国人最为缺乏的营养素的排序中，维生素A（β-胡萝卜素）、维生素B_2（核黄素）和钙分列前3名。此外，儿童缺锌、妇女缺铁、中老年人缺乏叶酸的状况较为严重。

维生素B_2缺乏时的表现以皮肤与黏膜的损害较为突出，病变多发生于口、眼和外生殖器，即出现典型的维生素B_2缺乏症。首先出现的是咽喉炎和口角炎，稍后为舌炎、鼻炎、唇炎（红色剥脱唇）、结膜炎、面部脂溢性皮炎、躯干和四肢皮炎，最后有贫血和神经症状；眼部有刺痒、烧灼感、畏光、视物模糊和视疲劳；有些患者有明显的角膜血管增生和白内障形成，少数伴发阴囊炎或阴道炎等。但舌炎、皮炎并不是维生素B_2缺乏时所独有的症状，其他B族维生素缺乏也有此类体征。此外，维生素B_2缺乏症极少单独出现，总是伴随其他维生素的缺乏同时出现。

0513　哪些人易缺维生素B_2？

易致维生素B_2缺乏的人群有：① 食谱单一，膳食中维生素B_2供应不足者；② 对维生素B_2需求量增加者，或由于胃肠病、腹泻、甲状腺功能亢进、烧伤、慢性感染、发热、肿瘤、血液透析者、重体力劳动者、脑力消耗过度者使维生素B_2的吸收发生障碍者；③ 妊娠及哺乳期的妇女；④ 长期服用吩噻嗪类抗抑郁药、缓泻药、抗生素或口服避孕药者。

0514　人体每天需要多少维生素B_2？

正常人对维生素B_2的需求甚微，每日在膳食中最低有1.2mg足矣。美国食品药品管理局（FDA）提出膳食补充量为：1岁以下的婴儿一日0.6mg、1～4岁儿童0.8mg、4岁以上儿童和成人1.7mg、妊娠及哺乳妇女2mg。另美国科学院推荐膳食中摄入量（RDA）为：1岁以下婴儿一日最小补充量为0.6mg、1～4岁儿童0.8mg、4岁以上儿童1.7mg、成人1.7mg、妊娠及哺乳妇女2mg。我国（1988年）推荐膳食每日摄入量为：1岁以下婴儿0.4mg、1～3岁儿童0.6～0.8mg、4～6岁儿童0.8～1mg、7～8岁1.1～1.2mg、9～12岁1.1～1.3mg、13～16岁1.5～1.8mg、成人（男）1.2～1.6mg、（女）1.1～1.6mg、妊娠期妇女1.8mg、哺乳期妇女2.1mg、老年人1.2mg。

维生素B_2用于治疗缺乏症时，成人一次5～10mg，儿童一次2.5～5mg，一日3次，7日后减为补充膳食所需一日1～4mg和0.6～0.8mg。可供选用的制剂有核黄素片，每片5mg；另一种为复合维生素B片，由维生素B_1、维生素B_2、维生素B_6和烟酸组成，可增强人体的活力，对皮肤的再生和清除色素沉着均有帮助，用于维生素B_2和其他维生素B族缺乏症，一次2片，一日2～3次。

0515　缺乏维生素B_6的主要症状是什么？

维生素B_6包括吡多醇、吡多醛、吡多胺，三者在体内可互相转化，是具有解毒止呕等作用的水溶性维生素，广泛分布于多种食物中，如小麦、大豆、蛋白、鱼虾、瘦肉和动物肝脏中，治疗用多为人工的合成品。

维生素 B_6 缺乏症主要表现在皮肤和神经系统。皮肤方面表现为在眼、鼻和口角呈现脂溢样损害，伴有舌炎、口腔炎、痤疮或湿疹。神经系统方面表现为周围神经炎，伴有滑液肿胀和触痛，特别是腕滑液肿胀（腕管病）；另一表现为兴奋、烦躁不安、呕吐、惊厥，服用大剂量维生素 B_6 治疗可以缓解。

0516　大量服用维生素 B_6 会有害吗？

长期大量服用维生素 B_6 可致两种有害性：其一为严重的周围神经炎，表现为感觉异常、步态不稳、手足麻木，停药后虽可缓解，但仍可感觉身体软弱无力；其二如妊娠期妇女接受大量的维生素 B_6 后，可能生育畸胎，或诱发新生儿出现维生素 B_6 依赖综合征，需每日补充 50mg 而终身服用。因此，对过去曾认为几乎无毒的维生素 B_6，应引起高度警惕，切不宜滥用。

0517　何谓佝偻病？

佝偻病是在婴幼儿较常见的一种慢性营养缺乏症，发病以 6 个月至 2 岁儿童最多。主要由于体内缺乏维生素 D，以致钙和磷元素的代谢失常，引起骨发育障碍及全身性生理功能紊乱，使骨骺软骨细胞的正常变性出现异常，毛细血管对软骨的侵入及软骨与骨样组织的正常钙化发生障碍，同时骨样组织的形成继续进行，骺干连接处原来的钙化预备区渐被较宽的佝偻性中间区所代替，中间区缺乏钙质而变软，受压时向四周凸出，出现畸形。

导致佝偻病的病因主要是饮食中长期缺钙、磷或维生素 D，或乳母缺乏钙，饮食结构不合理或儿童吸收不良，活动及运动少或接受阳光照射不足。

0518　佝偻病有哪些症状？

佝偻病的症状多表现在骨骼系统，您应当仔细检查佝偻病患儿的身体。

（1）婴幼儿在夜间易醒好哭　早期常会出现睡眠不安、夜间惊醒、好哭烦躁；病情发展后可见全身肌肉松弛、手足抽搐、肝脾肿大、腹部突出、多汗、贫血、发育迟缓等。

（2）头部　颅骨软化，多见于 6 个月以内的小儿，在顶骨或枕骨中心用手指按压，有乒乓球样弹性感，方颅，前囟门特大，闭合延迟可延至 2 岁以上。

（3）出牙时间晚　正常婴幼儿在 6～8 个月出牙，而患儿出牙较晚，10 个月以上才生出乳牙，且牙质不坚硬。

（4）胸部有"鸡胸"　如检查婴幼儿的肋骨与肋软骨交界处可膨大，称为"肋骨串珠"；胸骨前突，胸腔前后径增大，称为"鸡胸"。

（5）脊柱有改变　正常婴幼儿脊柱平直，而佝偻病幼儿多向后凸，偶为侧弯。

（6）四肢有变化　腕部尺、桡骨骺端膨出，呈钝圆形隆起，称佝偻病性手镯。

（7）下肢弯曲　小腿可向内或外弯曲，形成X形腿、O形腿或军刀腿等。

0519　佝偻病需要补充维生素D吗?

得了佝偻病需补维生素D，常用的维生素D制剂有4种。

（1）维生素AD滴剂（鱼肝油）　每1g含维生素A 9000IU、维生素D 3000IU。成人一次10～15滴，1岁以下儿童一次5滴，1岁以上儿童一次7～8滴，一日1～3次。或维生素AD软囊滴剂（贝特令），每粒含维生素A 1500IU、维生素D 500IU，开口后将内容物滴服或滴入牛奶、米糊和米粥中，一日1粒。

（2）维生素D胶丸　每粒含维生素D 1000IU（0.025mg），一日1粒。

（3）英康利乳剂　每支15ml含维生素D_3 15mg。预防用一次15mg，间隔3月再服一次，1年总量不得超过30mg；治疗用一次15mg，间隔1月再服一次，1年总量不得超过60mg（4支）。

（4）维生素D_2或维生素D_3注射剂　一次40万～60万IU肌内注射，2个月后重复一次。

在补充维D的同时宜补钙，可选用氨基酸螯合钙（乐力）、苏氨酸钙等（巨能钙）、儿童钙尔奇D片、迪巧咀嚼片剂等。

多种维生素和微量元素复方制剂如小施尔康片或小儿善存片，每片含维生素A 5000IU、维生素D 400IU等，也可选用，每日1片即可。

0520　补充维生素D时宜注意什么?

维生素D虽为人体所需，但成人每日需要甚少，通过皮肤接受日光照射和由膳食摄入即可，因此无须另补。对婴幼儿或儿童、妊娠及哺乳妇女，由于生长快，需量大，仅需补充维生素D的适宜剂量，不要认为维生素是"补药"，维生素D和其他的药一样，剂量过大，在体内不吸收，甚至中毒或出现有害反应。

以自然进补为首选，补充维生素D要多吃富含维生素D的食品，如维生素D_2一般存在于植物油、酵母中；维生素D_3在蛋黄、猪肝、羊肝、虾皮、大豆、干酪、酸奶、果仁、鱼子酱中富含，是儿童摄取的优质来源。

阳光可参与人体制造维生素D，在北方日照不足的地区，宜鼓励儿童到户外活动，尝试着一日到室外坐几分钟，婴儿要每日晒晒太阳，在阳光下不要用衣物完全包裹住身体。运动有助于保持骨骼强壮，也益于钙剂和维生素D的吸收。

0521　多服维生素D有益无害吗?

否！过多服用维生素D是有害的。小儿在生长发育中需要多种维生素来促进器官和组织的发育，但每日需要量也应有一定的限度。如维生素D，婴儿期一日需要400～600IU，儿童一日需要500～1000IU（0.0125～0.025mg）。但上市的浓鱼肝油剂每1ml含维生素A 50000IU和维生素D 5000IU，造成剂量不易掌握，如过量使用鱼肝油就会致维生素D中毒。据报道有小儿一日服用浓鱼肝油1～2ml，连续6个月，可出现四肢疼痛、肢体深部发硬、皮肤瘙痒、食欲减退，以及心、肝、肾出现异常钙化。如一次服量过大还可引起急性颅内压升高症，出现头痛、恶心、呕吐、腹泻、多汗、烦躁等。对佝偻病患儿，应用维生素D治疗，要避免过量使用。事实上大剂量疗法，即连续注射30万～60万IU维生素D，往往对佝偻病患儿并无好处，甚至造成维生素D中毒的可能，可引起高钙血症，除了有头痛、厌食、嗜睡等症状外，有时还造成肾的永久性损害。

0522 服用维生素E可抗衰老吗?

维生素E能否对抗衰老的进程吗？目前各家说法不一，总的来看，维生素E对群体衰老的最长寿命影响不大，但对平均寿命具有延长作用，对延缓老年化的进程也有一定的影响，其理论基于以下3点。

（1）抗氧化 维生素E可保护多价的不饱和脂肪酸免受氧化破坏，预防和阻止诱发脂质的过氧化，减少过氧化脂质的生成，维持生物膜的正常结构。

（2）抗自由基 人体在新陈代谢中会不断地产生自由基，是一种有害于人体的毒性化合物，广泛参与人体内病理生理过程，使多种生物膜（细胞膜、线粒体膜、微粒体膜）受损并影响遗传信息的传递，使合成蛋白质的能力下降或合成失误，促使细胞脆性增加、细胞断裂、肌肉萎缩、记忆下降、智力减退，加速老化和衰老。随着年龄的增长，人体内的自由基水平会增高，出现种种衰老现象，如老年斑、皱纹、脂褐素增多等。维生素E的抗自由基功能是由其自身结构，在苯环上有一个活泼的羟基，具有还原性，其次在五碳环上有一饱和的侧链，这两点决定了维生素E具有还原性和亲脂性。当自由基发生链式反应时，维生素E起到捕捉自由基作用。

（3）缓解心血管病的发生 大量摄取维生素E可降低动脉粥样硬化的发病率，这可能与维生素E能阻碍动脉内皮细胞"泡沫化"及平衡内皮细胞胆固醇代谢有关。

0523 维生素E缺乏时有哪些系统最易出现问题?

维生素E缺乏的表现是多方面的，其中以生殖、肌肉、心血管和造血系统的表现最为明显。

（1）生殖系统 导致不易受精或引起习惯性流产，动物试验中可观察到雄鼠由于长期缺乏维生素E而上皮变性，引起不可逆的不育症；雌鼠缺乏维生素E后妊娠约在10天内终止。

（2）肌肉系统 许多动物食用缺乏维生素E饲料后，导致肌肉营养不良。但人的肌肉营养不良没有维生素E缺乏的证据。

（3）心血管系统 因维生素E缺乏而引起的骨骼肌损害也见于几种动物的心肌，虽然心脏通常受累较轻，但有时心肌损害合并心电图变化、病理改变，甚至心力衰竭。另缺乏时生物膜中的脂质遭到过氧化而受损，胆固醇和甘油三酯蓄积，导致红细胞脆化和动脉粥样硬化，易发生溶血。

（4）造血系统 维生素E缺乏与贫血直接关联，对于某些贫血者采用常规药物治疗而不能奏效时，大剂量的维生素E可能有效。

0524 人体一天需要多少维生素E？

人体对维生素E的需要很小，在日常的膳食中即能供应。在食用的麦胚油、豆油、玉米油、酥油、人造黄油中即可补充。

维生素E的计量也可以生育酚当量表示，每1mg等于维生素E 1.5IU。美国科学院推荐膳食中摄入量（RDA）为：1岁以下婴儿一日最小补充量为3.3mg（5IU）、1～4岁儿童6.7mg（10IU）、4岁以上儿童和成人20mg（30IU）、妊娠及哺乳妇女20 mg（30IU）。我国（1988年）推荐膳食每日摄入量为：1岁以下婴儿3～4mg、1～3岁儿童4mg、4～6岁儿童6mg、7～12岁7～8mg、13～16岁10mg、成人10mg、妊娠期妇女12mg、哺乳期妇女12mg、老年人12mg。

0525 可选用的维生素E有哪些制剂？

维生素E的上市制剂有片剂、胶丸和胶囊剂，其中常用的有两种制剂：其一是威氏克胶囊剂，每粒含维生素E烟酸酯0.1g，口服一次0.1～0.2g，一日3次，餐后服用；其二是维生素E、维生素C复合颗粒剂，每袋3g，含维生素E 100mg、维生素C 200mg，成人一次1袋，一日1次。

0526 维生素E能大量服用吗？

不能。长期大量服用（一日量400～800mg）可引起恶心、呕吐、眩晕、头痛、视物模糊、皮肤皲裂、唇炎、口角炎、胃肠功能紊乱、腹泻、乳腺肿大或乏力软弱。

超量服用（每日量大于800mg），个别人会发生凝血时间延长、内分泌代谢紊乱（甲状腺、垂体和肾上腺）和免疫机制的改变，妇女可引起月经过多、闭经、性功能紊乱等，并有引起血栓性静脉炎或栓塞的危险。

雌激素与维生素E并用时，如果用量大或疗程长，可诱发血栓性静脉炎。

因此，非处方药常规剂量是一次5～10mg，较大剂量为一次50～100mg，一日3次，超过一日400mg者，请咨询医生。

0527 锌在人体内有哪些功能?

锌是二价金属,正常人体内约有2000mg,人每日需要量为10～15mg,女性可能稍多些,在妊娠或哺乳期各需25mg或40mg。锌是人体内上百种以上活性酶的辅助因子,尤其在核酸代谢和蛋白质的合成中起重要作用,也是生长、智力、免疫、性成熟和性功能(男性)、食感、味觉以及伤口愈合等所必需的微量元素。

锌还可以促进RNA、DNA和蛋白质的合成,提高人体细胞免疫和体液免疫力,增强抗感染能力,并减少免疫复合物形成并在肾小球基底膜上沉积,减少肾病复发和尿蛋白的含量。

0528 缺锌有哪些症状?

锌缺乏可能由于膳食中摄入不足(如年迈、体衰、嗜酒合并肝硬化、膳食质量不佳)、吸收减少(吸收不良综合征、囊状纤维化)、排出增多(如镰状细胞病、大面积烧伤、引流瘘管)、遗传性代谢缺陷等。锌对小儿的生长和发育有帮助,如妊娠期母亲缺锌,可能对胎儿有致畸作用,因为在动物后裔中,已发现有畸形和行为异常发现。

锌缺乏时的症状包括有味觉和嗅觉失常、食欲减退、儿童生长欠佳,或小儿有异食癖(如吃墙皮、尘土、玻璃、生米等怪食)。严重缺乏时,可见骨成熟迟延、肝脾肿大、性腺功能减退、睾丸功能不全、生长缓慢或矮小畸形(侏儒)。其他征象如脱发、皮疹、多发性皮肤损害、舌炎、口炎、睑炎、反甲等。

所谓锌能促使创口及慢性溃疡愈合一事,也许只限于锌缺乏者。但很多住院患者和老人皆处于边缘性缺乏状态,故对创口愈合迟缓的患者补锌,可能还是有价值的。

0529 如何补锌好?

补锌要合理,不宜一下子吃得过多,过量锌进入体内可引起铜、铁缺乏,因为锌可干扰后两者的吸收。

补锌的药很少,仅有葡萄糖酸锌,主要用于小儿、老人、妊娠期妇女因缺锌引起的生长迟缓、营养不良、厌食症、复发性口腔溃疡、痤疮等。用量成人一日10mg,小儿一日3～8mg或酌减。可选用的制剂有葡萄糖酸锌颗粒剂、糖浆、口服液,颗粒剂每袋10g含葡萄糖酸锌70mg(相当于元素锌10mg),每日1袋;糖浆或口服液每支10ml含锌10mg,一日10ml。此外,锌与多种微量元素、维生素的复方制剂有施尔康、善存片等,口服每日1片。

人的初乳含锌丰富,每千克约含锌20mg,宜哺乳给小儿,另缺锌者可多食猪肝、鸡肝、羊排、瘦肉、牡蛎、海带、白菜、茄子、土豆、扁豆、黄豆和小米;市场上也有加锌的食盐或糖,均有益于补充。

0530 可延缓衰老的药有哪些？

延缓衰老过程和对抗衰老因子的药称为抗衰老药。其功能涵盖6个方面。

（1）清除自由基　自由基是人的衰老因子，如在体内过度聚集，会破坏细胞结构和器官功能。因此，抑制自由基的产生，并随时地清除，以延缓衰老。如维生素E、超氧化物歧化酶（SOD）。

（2）对抗使皮肤老化的脂褐质（老年色素）　如维生素E以及维生素E、维生素C复合剂。

（3）补充单胺类神经传递物质　普鲁卡因具有抑制单胺氧化酶的作用，使单胺类神经递质（儿茶酚胺）的含量增加，延缓衰老。

（4）补充微量元素　钴、铜、氟、碘、铁、锌、铬、硒、锰、钼等是生命所必需的。大多数（锌除外）广泛分布于食品中，由平衡和多样化膳食中得到补充。药物有多种维生素片（金施尔康、安尔康片、善存、21金维他、多维金）。

（5）调节免疫功能　许多具有滋阴、补气、壮阳的中草药，对免疫功能均有一定的影响，如人参、党参、灵芝、云芝、银耳、猪苓、枸杞子、补骨脂等，可提高人体的免疫功能，究其原因是成分中含有多糖。多糖影响淋巴细胞、白细胞、蛋白质的合成，具有抗炎、抗凝血、抗病毒、抗放射损害、降低血糖或血脂作用。其中，真菌中的多糖常显示出抗肿瘤的活性，植物中多糖常对免疫功能有促进活性，藻类多糖是极好的抗凝血药。

（6）增强大脑功能　随着增龄，老年人血细胞中的二十二碳六烯酸（DHA）、二十碳五烯酸（EPA）含量减少，补充两者具有抗氧化、抗衰老作用。如鱼油、亚麻酸。

0531 肥胖症会带来多少麻烦？

肥胖症是一种常见病，发病率在逐年增高。迄今，确认肥胖会带来很多麻烦。

① 肥胖症会增加糖尿病、高血压病、高脂血症、冠心病和脑血管意外的发病率，目前，医学界已把由肥胖所致上述病统称"死亡五重奏"。

② 由于体重大，使活动后易疲乏、气促。重度肥胖者由于心脏负担大，久而久之引起左心肥厚。心脏内脂肪沉着易致心肌劳损，严重者可出现心力衰竭。

③ 肥胖者多食、易饥、便秘、腹胀、肝内脂肪沉着、肝脏增大、腰背痛、关节痛、多汗、怕热、易患皮肤感染，性功能低下等；女性可有闭经。

④ 肥胖者易患胆石症，也易患乳腺癌、卵巢癌、大肠癌或前列腺癌。

0532 人为什么会发胖？

当人进食的热量多于消耗量时，营养的成分最终转化为脂肪储存在体内和肝脏，超过正常体重的20%时即为肥胖症。肥胖可发生于任何年龄段，以大于

40岁者较多，其中以女性的发生率偏高。肥胖症分两类（单纯性、继发性），前者以肥胖为主，不伴明显的神经和内分泌功能的改变，但有代谢调节的障碍，最为常见。后者常继发脑炎、脑膜炎、脑瘤、垂体疾病、肾上腺皮质亢进、甲状腺功能低下、胰岛素分泌过多等疾病。

单纯性肥胖以营养过剩、活动太少为主要原因；另与遗传、饮食、生活、精神、代谢因素也有密切关系。据有关调查表明，80%以上肥胖者的父母双方或一方为肥胖者，其中以父母都为肥胖者的发生率为高。食量大，喜吃甜食和油煎炸食、嗜酒、年龄增长代谢减慢者易于肥胖。由于精神压力以进食作为解除精神紧张、烦恼等手段来取得心理上平衡者同样可致肥胖。社会偏见及传统观念认为肥胖是"富态""有福气"等，使人饮食过量，也可促其肥胖。突然停止体育锻炼和慢性病长期卧床后也可引起肥胖。

0533 确定肥胖症的标准是什么？

对肥胖症的界定有一个固定的公式：男性身高（cm）减去100等于标准体重（kg），女性身高减去100乘于0.9等于标准体重。但当超过标准体重10%时为轻微肥胖，长期超过20%时即为肥胖症。

近年来，由亚太地区著名的肥胖症治疗专家组成的国际委员会在香港制定了亚太地区人口肥胖症的标准。对亚洲人来讲，当体重指数（BMI）即人体的体重与身高平方的比值（kg/m^2）超过23时，肥胖就相应产生。而对欧洲人来讲，BMI指数要大于25。BMI=体重除以身高的平方值（kg/m^2）。如体重为100kg、身高为1.80m，则BMI=100÷3.24=30.9。

0534 诊断肥胖有标准吗？

有，肥胖诊断的参考标准见表1-35。

表1-35　肥胖诊断的参考标准

类别	体重指数（BMI）	腰围/cm		健康危险（肥胖症并发症）
		男性	女性	
体重过轻	＜18.5	＜90	＜80	低度
体重正常	18.5～20	＜90	＜80	一般
体重正常	18.5～23	＞90	＞80	轻度增加
体重超重	23～25			轻度增加
肥胖前期	23～29.9	＜90	＜80	轻度增加
肥胖前期	23～29.9	＞90	＞80	中度增加
1级肥胖	30～34.9	＜90	＜80	中度增加
1级肥胖	30～34.9	＞90	＞80	高度增加
2级肥胖	35～39.9	＜90	＜80	高度增加
2级肥胖	35～39.9			极高增加
3级肥胖	40			极高增加

0535 肥胖症的综合治疗有哪些措施？

（1）饮食疗法　控制饮食是治疗肥胖的主要手段，建立正确的饮食行为，合理的饮食控制，养成习惯于空腹的感觉或只进食八分饱的习惯；进餐时细嚼慢咽；对甜薯、马铃薯、藕粉、果酱、果汁等甜食尽量少吃；主食以粗、细杂粮混用；适当提高蛋白质的摄入量；宜用植物油，少食奶油、黄油、猪油等动物油；要给足量的维生素和食物纤维；少食盐、戒烟、戒酒；一日3餐要定时定量，单纯性肥胖者早餐多吃些，晚餐少吃些。各餐热量的分配大致为：早餐占30%、午餐占35%、晚餐占25%、两次加餐各占5%。

（2）体育疗法　初始可慢跑、打太极剑、爬山；进而打球、长跑、体育器材训练或体力劳动。近来对一批肥胖者监测研究，发现在餐后45分钟，以每小时4.8km的速度散步，最利于减肥。餐后2～3小时散步20分钟，减肥效果更佳。

（3）药物疗法　奥利司他（赛尼可）一次120mg，一日3次，餐后1小时或随餐同服。中成药可选用防风通圣散，一日3～5可，连续3～6个月。

（4）经皮给药　皮肤具有吸收功能，有些药可以穿透皮肤，到达组织和脂肪细胞而发挥作用，或使脂肪裂解，或使脂肪转运，达到减肥的目的，使腰、腹围缩小。

（5）其他疗法　桑拿浴疗法，一日1次；针灸或按摩有一定的疗效，重度肥胖活动困难，影响日常生活者可行器械减肥、脂肪抽吸减肥术。

0536 女性更年期综合征有几方面的表现？

更年期是人生命过程中的一个年龄段。在此阶段，由于人体内分泌环境的改变而表现出一系列自主神经功能紊乱的综合征，涉及精神、情绪、皮肤和心血管。其症状多种多样、程度轻重不一，且发生率高、症状重而明显。

女性进入更年期（年龄45～55岁）后，卵巢功能逐渐衰退，卵泡也大量减少，雌激素、孕激素分泌减少，使丘脑-垂体-卵巢之间平衡失调，易诱发心、脑血管疾病、骨质疏松和精神症状。由于个体的差异和环境的影响，出现症状的年龄迟早、轻重、持续的时间也各不相同。

① 可发生阵发性头、面部烘热感，重者自觉如火烧和难以言状的痛苦，可见颜面、颈胸皮肤潮红、湿润、双手温热，或伴头晕、眼前发黑等。有的人可频繁发作。在天气炎热、情绪激动、精神兴奋时可促使发作或使症状加重。

② 常有胸闷、压迫感、心慌、心前区痛等，但心电图检查正常。有人可突然血压升高、头痛、心动过速或过缓，出现手足痛、发麻、发凉，天冷或遇冷水加重。

③ 易激动、急躁、易怒、悲观失望、情绪低落、厌世甚至哭笑无常，类

似精神病的表现。同时记忆力减退、精力不集中、头晕、耳鸣、焦虑、恐惧、失眠等。

④ 骨质疏松多见于脊椎骨，因而出现腰背痛，重则躯体变矮，驼背。

⑤ 皮肤干燥、瘙痒、弹性消失、变薄，出现皱纹、松弛，过早脱发，声调低沉。

由于卵巢功能衰退有些妇女出现性欲减低和生殖器官萎缩，有人在更年期初始阶段表现为月经紊乱、性欲亢进、肥胖、尿糖和血糖增高。

0537 服用雌激素宜注意什么？

① 严格掌握适应证，适用雌激素替代疗法的妇女仅是少数，剂量应个体化，初始剂量应从小量开始，视症状和出现的不良反应适当调节到有效的最低剂量。

② 定期监测血浆雌激素水平，从预防骨质疏松症和冠心病的角度考虑，雌激素替代疗法至少要应用5～10年，甚至终生，若症状缓解后立即停药容易复发。

③ 尽量联合用药，雌激素与钙剂、维生素D、孕激素、雄激素联合用药的防治效果优于单一用药。如与维生素D和钙剂并用，可减少尼尔雌醇的用量而疗效相同；雌激素与雄激素合用，对乳房肿胀、疼痛、性欲减退和抑郁者效果好，可加服甲睾素每日5mg。

④ 口服、局部涂敷、皮下植入和经皮给药的方法优劣并存。口服方便，对血脂改善明显，但药物浓度波动大，不符合生理规律；局部涂敷适用于生殖器官，但吸收不稳定；皮下植入可直接到达靶器官，并能稳定的释放，但需要手术；经皮给药常以凝胶和皮肤贴片，药物吸收较均匀。

⑤ 注意监测雌激素的不良反应，定期检查盆腔、乳房、血脂、骨密度。

⑥ 对患有雌激素性高血压病、乳腺癌、进展性乳腺纤维囊性病、子宫肌瘤者应禁用；对患雌激素相对禁忌证的肥胖症、糖尿病、胰腺炎、胆石症、胶原纤维病、乳腺癌、高脂血症、心肌梗死、肺栓塞、深部血栓静脉炎者应慎用或少用。

0538 男性更年期综合征的表现有哪些？

男性更年期比女性更年期稍晚些，一般在55～65岁。主要因睾丸功能退化而引起，由于退化过程较缓慢，故出现的症状轻微，甚至有的人无所察觉。

男性更年期综合征表现为体力下降、记忆力减弱、性功能低下、性情孤僻、喜怒无常、燥躁、焦虑、恐惧、失眠、紧张、血压波动或潮热等。

如用雄激素治疗时，可口服司坦唑醇（康力龙），一次2mg，一日3次；或羟甲烯龙（康复龙），一日5～10mg，分1～3次服用；十一酸睾酮（安雄）胶囊，一次40mg，一日3次；或口服更年康，一次3片，一日2次，疗效较好。

0539　补充雄激素宜注意什么?

①严格掌握适应证，雄激素主要是睾酮，适用雄激素替代疗法的男性仅是少数，剂量应个体化，初始剂量应从小量开始，并视症状和出现的不良反应适当调节到有效的最低剂量。

②雄激素的补充并不影响前列腺的大小，在治疗性功能低下时，前列腺可能轻度地增加，因此，前列腺增生者若补充雄激素有相对的禁忌。试验已证实，雄激素可促进前列腺癌的发展，因此，有前列腺癌者应绝对禁用。

③雄激素常以注射给药，以使药物的半衰期长，一周1～2次或每2周1次，广泛应用于替代治疗；经皮给药常为凝胶和皮肤贴片，药物吸收较均匀。

④注意雄激素的禁忌证，成年男性可损害其生育能力；对男性乳腺癌、前列腺癌症者禁用；老年人服用可增加前列腺增生的危险，应慎用；雄激素可引起尿潴留或水肿，对肝肾功能不全、偏头痛、糖尿病、高血压或癫痫者应予慎用。

0540　何谓痛风?

痛风由一种体内代谢物嘌呤代谢异常所致，主要表现如下。

①持续的血尿酸和尿尿酸水平升高。

②过多的尿酸钠从超饱和细胞外液中沉积于组织或器官（中枢神经系统除外），主要在关节、滑膜、肌腱、肾及结缔组织等处沉积，形成痛风结石。

③痛风在急性期有剧痛，发病急似刮风、快重而单一，病变并非对称性。数日可自行缓解，但反复发作，间期正常，反复发作可逐渐影响多个关节。

④多以单个关节炎发作，整个关节可呈紫红色；以第一跖趾关节痛或肿胀最为常见，大关节受累时可有关节积液。出现发作性的单、多关节的红肿热痛，功能障碍的急性关节炎，肾绞痛，血尿，肾功能损害等。

⑤关节软骨边缘破坏，骨质有凿蚀样缺损，最终可造成关节畸形和功能丧失。

痛风在欧美、日本的发病率较高，年龄多在50岁以上。由于食谱的改变，我国近年来高尿酸血症和痛风的发病率急剧上升，分别由1998年的10.1%和0.34%升至2003年的13.3%和1.33%。

人在正常情况下，嘌呤合成与分解处于相对平衡的状态，尿酸的生成与排泄也较恒定。正常人血浆中尿酸含量为0.12～0.36mmol/L（2～6mg/dl）。其中男性平均为0.27mmol/L（4.58mg/dl）；女性平均为0.21mmol/L（3.58mg/dl）

左右。

当体内核酸大量分解（白血病、恶性肿瘤等）或食入高嘌呤食物时，血尿酸水平升高，当超过0.48mmol/L（8mg/dl）时，尿酸钠盐将过饱和而形成结晶体，沉积于关节、软组织、软骨及肾等处，而致关节炎、尿路结石及肾疾患，称为痛风。

罹患痛风的危险因素有：① 饮食习惯，酗酒、进食高嘌呤饮食等；② 遗传与肥胖，有家族遗传史及肥胖者；③ 共患疾病，高血压、血脂异常、动脉粥样硬化、冠心病、糖尿病、肥胖症；④ 药物诱发，服用噻嗪类利尿药、胰岛素、青霉素、环孢素、阿司匹林等；⑤ 创伤与手术，外伤、手术等。

0541 体内的尿酸从何处而来？

尿酸是嘌呤代谢的最终产物，微溶于水，尿酸可被尿酸酶转化为溶解度高的尿囊素，但人体内缺乏这种酶，因此，转化率极少。体内尿酸的来源有3条途径。

（1）合成途径 自然界以嘌呤碱的形式存在，含于DNA和RNA中，DNA和RNA中所含嘌呤碱主要为腺嘌呤和鸟嘌呤，它们氧化后成次黄嘌呤和黄嘌呤，再进一步氧化成尿酸。

（2）回收途径 核苷酸分解产生嘌呤碱可重新被肾脏回收利用。

（3）饮食途径 摄入含高嘌呤食物（动物的心肝肾脑、蛤、蚝、蚌、鱼卵、啤酒、白酒、肉脯、肉汁、沙丁鱼、酵母、肉精、干贝、鱼子、凤尾鱼、鲱鱼、大比目鱼、鲤鱼、野鸡、鹅、鸽、鹌鹑、火鸡、扇贝肉、咸猪肉、干豌豆、干豆、鸡汤、肉汤）等。

尿酸在体内没有任何的生理功能和药理作用。其为白色结晶，无臭无味，不溶于冷水、乙醇、乙醚，溶于碳酸氢钠、氢氧化钠、醋酸钠溶液。

在正常情况下，体内生成的尿酸2/3由肾脏排出，1/3由大肠排出。体内的尿酸在不断地生成和排泄，维持血液中一定的浓度，体内尿酸约有1200mg，每日新生600mg，同时排泄600mg，处于相对动态平衡的状态。如体内产生过多、排泄不足或在≤30℃时，尿酸盐的溶解度为4mg/dl，因此，针形单钠尿酸盐就会在无血供（软骨）或血供相对少（肌腱、韧带、肾、远端周围关节、耳朵等温度较低）的组织沉积。

0542 高尿酸血症与痛风有何区别？

高尿酸血症是指在正常嘌呤饮食状态下，非同日两次空腹血清中尿酸含量，男性超过420μmol/L（70mg/L），女性超过357μmol/L（60mg/L）。上述浓度为尿酸在血液的饱和浓度，超过时尿酸盐即可沉积在组织中，造成痛风组织学改变。高尿酸血症与痛风主要区别如下。

① 无症状、无痛风石的高尿酸血症不是痛风病。

② 痛风发病的先决条件是有高尿酸血症。

③ 有5%～12%的高尿酸血症者最终发展为痛风。

0543 高尿酸血症与心血管不良事件密切相关吗?

是的。中美心血管流行病学合作研究我国正常血压中年人1480人，随访4年发现：男性尿酸水平每增加11.4mg/L，高血压发病相对危险增加1.4倍。

韩国和日本两项前瞻性研究证实了高尿酸血症者对血糖代谢的影响。共2951例中年患者入选，随访7年，发现基线血尿酸水平＞398μmol/L者远期糖耐量异常和2型糖尿病的发病危险比＜280μmol/L者增加78%。提示长期高尿酸血症者可能导致糖耐量异常和糖尿病。国内外研究显示，高尿酸血症可损伤胰岛B细胞功能，加重胰岛素抵抗状态，导致糖耐量异常和糖尿病。

此外，尿酸也是冠心病预后独立危险因素。芝加哥心脏研究共入选患者24 997例，随访11年，结果提示：血尿酸是女性全因死亡的独立预测因子，男性血尿酸与全因死亡相关联，但不独立相关。高血压/高尿酸血症者冠状动脉疾病和脑血管事件危险性比高血压/正常血尿酸患者高3～5倍。血尿酸水平与缺血性心脏病和冠状动脉疾病的血管病变呈正相关。血尿酸水平是急性心肌梗死、脑卒中和所有心血管事件的独立危险因素。急性心力衰竭者血尿酸水平，男性＞72mg/L（428μmol/L）、女性＞70mg/L（420μmol/L），与预后不良独立相关。

0544 痛风患者为何须禁酒?

酒精（乙醇）可致体内乳酸和酮体聚集，抑制尿酸排泄，乙醇还能促进腺嘌呤核苷酸转化，使尿酸合成增加，血尿酸升高，诱发急性痛风性关节炎。每日饮2杯以上啤酒，使患痛风的危险性增加2.51倍，白酒危险性增加为1.17倍。葡萄酒无明显相关性！人血尿酸值与酒精摄入量成正比，日酒精摄入量每增加10g，痛风的危险增加1.17倍。

0545 痛风有哪些症状?

痛风症状的表现部位在关节和肾，尿酸钠的结晶可引起粒细胞浸润，导致关节炎症和疼痛。

（1）急性关节炎期　起病较突然，发作的单个关节出现红、肿、痛、热和功能障碍，常在夜间发作，疼痛在6小时内可达高峰。常见部位为跖趾关节，约占半数；其次为踝、足跟、腕、指关节等。在老年人中，手关节受累较多，表现为完全不能负重，局部肿胀，皮肤呈紫红色。发作间歇至少有1～2周的完全缓解期。

（2）慢性关节炎期 反复发作，未治疗或治疗不彻底者，可表现为多个关节受累，尿酸盐在关节的软骨、滑膜、肌腱等处沉积而形成痛风石。

（3）肾结石 尿酸结晶在肾形成结石，出现肾绞痛或血尿。尿酸盐结晶在肾间质沉积及阻塞肾集合管而形成痛风肾，可出现蛋白尿、高血压、肾功能不全。

（4）血尿酸 血尿酸水平超过380.8μmol/L，关节滑囊液检查可发现尿酸结晶。X线检查可发现在关节软骨及邻近的骨质，有圆形或不整齐的穿凿样透光缺损。

0546 痛风的急性发作期宜用哪些药？

痛风急性发作期应尽早使用抗炎药，迅速给予秋水仙碱（阿马因）首剂0.5～1mg顿服，以后每隔2小时给予0.5mg，至疼痛缓解为止；或第一日一次1mg，一日3次，第2～3日一次1mg，一日2次，第4日及以后一次1mg，一日1次，于晚间睡前服用；或出现胃肠道反应不能耐受时，减量为一次0.5mg，一日1～3次。能使多数患者在24～48小时急性症状缓解，总量不超过5mg。也可用2mg溶于0.9%氯化钠注射液20ml中缓慢静脉注射。如病情需要，4～6小时后再给1mg，总量不超过5mg。

对疼痛剧烈者及早（24小时内）首选依托考昔（安康信），一次60～120mg，一日1次，最长服用8天。或选用对乙酰氨基酚、双氯芬酸、布洛芬口服。

吲哚美辛（消炎痛）可迅速控制大多数患者的急性发作，其效果并不亚于秋水仙碱。一般在用药后4小时内开始生效，初始剂量一次25～50mg，每隔8小时给予一次，疼痛缓解后改为一次25mg，一日2～3次，直至完全缓解。布洛芬控制急性发作效果不如吲哚美辛，多在72小时内控制，但不良反应小，剂量为一次0.2～0.4g，一日2～3次。

糖皮质激素能使症状迅速缓解，但停药后易复发，仅在上述药无效时才使用，可服用泼尼松一次10mg，一日3～4次，症状缓解后逐渐减量停药。

0547 痛风的发作间歇期宜用哪些药？

发作间歇期于急性期之后，需使用排除尿酸药物或抑制尿酸生成的药物，使血尿酸维持在正常范围，预防急性期的发作及防止痛风石的形成。

排除尿酸药能阻止肾小管对尿酸盐的重吸收，增加尿酸排出，适用于肾功能良好的患者，如肌酐清除率＜80ml/min，疗效降低，达30ml/min时无效。已有尿酸结石形成，或一日尿中尿酸＞5.4mol（900mg/24小时），不宜使用此类药。常用促尿酸排泄药苯溴马隆（立加利仙）一次25～100mg，最大剂量可用至200mg，一日1次，餐后服用，连续36个月。丙磺舒（羧苯磺胺）初始剂量一次0.25g，一日1～2次，然后在2周内渐增至0.5g，一日2～4次，最大剂量一日3g。

痛风早、中期以选择排酸药为主，中、晚期以选服抑酸药为主，并依据肾功能和每日尿尿酸排泄量选药。

对有中、重度肾功能不全（肾肌酐清除率Ccr≤30ml/min）、尿尿酸量每日≥800mg或有痛风石者应选服抑酸药。① 尿尿酸每日≥1000mg，有泌尿系结石史或排尿酸药无效时可选别嘌醇，初始剂量一次50mg，一日1～2次，每周可递增50～100mg，直至200～300mg/d，分2～3次服用，每2周测血尿酸、尿尿酸水平，如已达正常水平，则不再增量，如仍超准可再递增，但日剂量不得＞600mg。但中度肾功能不全者（Ccr30～60ml/min）可使别嘌呤在体内蓄积，排泄受阻，促使不良反应增多，应依据肌酐清除率调整剂量；对严重肾功能不全者（Ccr≤30ml/min）禁用别嘌醇；② 对中度肾功能不全者（Ccr＜30～60ml/min）、尿尿酸量每日≥800mg或有痛风石者选用非布司他（经肾脏排泄50%），起始剂量一次40mg，一日1次，如2周后血尿酸水平仍不达标，可增至80mg/d；③ 对有重度肾功能不全（Ccr≤30ml/min）、尿尿酸量每日≥800mg或有痛风石者应选用托匹司他（不经肾脏排泄，100%经肝脏代谢和胆汁排泄），初始第1周40mg/d，第2周80mg/d，分2次服用，于早、晚餐后30分钟服用，最大剂量为120mg/d。

对慢性痛风性关节炎或关节炎反复发作而控制不佳者，可在应用抑制血尿酸药的同时，加用小剂量秋水仙碱，一日0.5mg，或加用吲哚美辛一次25mg，一日2次，如无不良反应，可长期应用。

对炎症的关节可行红外线、透热疗法、矿泉浴、沙泥疗法，推拿按摩。

0548 痛风急性期为什么禁用别嘌醇？

别嘌醇有助于结石的溶解，促使痛风结节的消散。长期应用不仅可抑制痛风石的形成或增大，并使已形成的痛风石逐渐缩小和溶解。但在急性期禁用抑制尿酸生成药，抑制尿酸生成药别嘌醇不仅无抗炎镇痛作用，且会使组织中的尿酸结晶减少和血尿酸下降过快，促使关节内痛风石表面溶解，形成不溶性结晶而加重炎症反应，引起痛风性关节炎急性发作。为避免上述情况，如治疗早期别嘌醇没有与丙磺舒和磺唑酮联合应用，则尽早服用秋水仙碱，别嘌醇通常在痛风发作平稳后2周开始应用，但对在缓解期已应用的患者在急性发作时可继续应用。

① 如1年之内第2次发作或进一步发作，应给予简单的抑制尿酸合成药别嘌醇。

② 别嘌醇在单纯痛风的长期治疗需从一日50～100mg开始，每几周增加50～100mg。视肾功能情况调整剂量最终达到治疗目标。最大剂量一日900mg。

③ 别嘌醇在应用初期可发生尿酸转移性痛风发作，故于初始4～8周宜与小剂量秋水仙碱联合服用。

0549 痛风急性期镇痛为什么不能选服阿司匹林？

痛风的急性期不能应用阿司匹林，主要缘于以下两个原因。

① 阿司匹林可抑制肾小管的分泌转运而致尿酸在肾脏潴留。

② 阿司匹林、贝诺酯等虽作为镇痛药，可缓解轻度和中度关节疼痛，但可使血浆糖皮质激素浓度受到抑制、血浆胰岛素增高和血尿酸排泄减少，使尿酸在体内潴留，引起血尿酸水平升高。

小剂量阿司匹林（每日75～150mg）对血尿酸水平几无明显影响，但大剂量阿司匹林（每日600～2400mg）可干扰尿酸的排泄，应避免使用，尤其是在痛风急性期。

0550 高尿酸血症或痛风并发高血压患者选用什么药？

对高尿酸血症或痛风伴高血压者可选"一箭双雕"药品，氯沙坦（每日50mg）兼具降压和降尿酸作用，安全良好。适用于高血压且尿酸增高不明显的痛风者，或联合治疗顽固性血尿酸增高的痛风者。其作用机制在于：① 抑制肾近曲小管对尿酸的重吸收，促进尿酸由尿道和肠道排泄；② 增高尿液pH值，减少尿道尿酸结晶；③ 氯沙坦的代谢物EXP-3174具降压活性，由尿液、胆汁双通路排泄，对中、轻度肾功能不全者，不用调节剂量。

0551 痛风患者应规避服用哪些药品？

下列药品可减少尿酸分泌或自尿液中排泄，对高尿酸血症或痛风者禁用。

（1）非甾体抗炎药 阿司匹林、贝诺酯。

（2）利尿药 氢氯噻嗪、贝美噻嗪、苄噻嗪、阿佐塞米、托拉塞米、依他尼酸等可增加近曲小管对尿酸的重吸收，减少肾小管对尿酸的分泌。

（3）降糖药 胰岛素。

（4）免疫抑制药 环孢素、巯嘌呤、麦考酚吗乙酯、他克莫司、西罗莫司（剂量相关效应）。

（5）抗生素 青霉素、洛美沙星、莫西沙星、酮康唑；抗结核药吡嗪酰胺、乙胺丁醇等减少尿酸排泄而引起高尿酸血症。

第七章　泌尿系统疾病

0552　何谓小儿遗尿症?

小儿遗尿症俗称"尿床"，在具有正常排尿功能的3岁以下的儿童，经常在睡眠中可不知不觉地排尿，轻者隔夜1次，重者一日1次或数次，遗尿多发生在深夜，尿后仍能熟睡。随着年龄的增长，大部分儿童可自愈，但也有延续几年甚至到成年的病儿。在3～15岁的孩子中，遗尿的发生率为48%。

小儿尿床多因膀胱炎、包茎、龟头炎、蛲虫病刺激局部或中枢神经所引起，或因长时间过度疲劳、精神紧张，或睡前大量饮水所致。遗尿症分为功能性和器质性两种，前者由遗传、解剖或功能发育不全、教育或心理学因素，导致大脑皮质或皮质下中枢功能失调所致。

小儿遗尿的症状可见平时小便清长、四肢不温、爱口渴、喜欢饮水，长期遗尿会出现脸色苍白或灰暗、记忆力减退、精神不振、肢体疲乏。

0553　小儿遗尿症可吃什么药?

小儿遗尿时应首选甲氯芬酯（遗尿丁），其能促进大脑细胞的氧化还原代谢，对中枢神经有兴奋作用，睡前服100mg，可对遗尿有控制效果。另麻黄碱也可选用，一次12.5～25mg，睡前服用。另有一种抗抑郁药阿米替林可治疗小儿遗尿症，于睡前1小时服，6岁以上儿童一次12.5～25mg，6岁以上儿童25mg，12岁以下50mg，12岁以上一次75mg。

中成药可服夜尿宁丸，可补肾散寒，止湿缩尿，一次1丸，10岁以下儿童半丸，一日3次；或缩泉丸一次3～6g，一日2次，3岁以下小儿酌减；遗尿散，一次5g，一日2次。

在生活上宜叮嘱儿童养成良好的排尿习惯，并控制饮水量，在临睡前2小时少喝水；建立条件反射，逐渐养成在有尿意时即能觉醒，关注患儿在精神上放松，不宜严斥甚至打骂，以免产生恶性循环。

0554　男性性欲减退时怎么办?

性欲是对性生活的欲望和要求。性欲减退是指人对性生活没有欲望和兴趣，成年男子均可患此病，但老年人较多见，大多属于生理性的减退。在发达国家，性欲减退的发病率为5%，常伴有雄激素缺乏症。

许多全身性疾病都可使性欲减退，包括肝硬化、慢性酒精中毒、癫痫、下丘脑疾病、垂体或睾丸的损害、性腺功能低下、甲状腺及肾病、体质衰弱、疲劳过度、精神刺激、长期口服镇静药、抗抑郁药、抗高血压药和雌激素，年龄偏大，或既往有多次性生活失败经历而有精神负担、恐惧或逆反心理，对性生活无快感，表现冷淡，甚至有厌恶或恐惧感。

患性欲减退者应请男科医师检查，无生殖器官改变可考虑雄激素替代疗法。可选用的雄激素有十一酸睾酮（安雄）胶囊，剂量可因人而调整。初始为一日120～160mg，连续2～3周，然后用维持量一日40～100mg，分2次于早、晚餐后服用；或服甲睾酮片，一次5～10mg，一日2～3次，连续2～3个月；注射可用复庚睾酮可肌内注射，其维持时间长，一次100～400mg，一个月1次。

中成药可服男宝胶囊，一次2～3粒，一日2次；或肾宝口服液，一次10～20ml，一日2～3次；或海马三肾丸，一次1丸，一日2次。

O555 男性为什么会发生勃起功能障碍（阳痿）？

男性勃起功能障碍俗称为"阳痿"，其含义指阴茎持续3个月以上不能勃起或不能维持勃起，达不到满意的性生活，或维持不到性交的完成。

阳痿是男性的常见病，随着年龄的增长，人逐渐衰老，睾酮分泌减少以及血管阻塞性病增多而使阳痿的比例逐渐增加，40岁以上的男性发病率高达52%，依据性质可分为3种。

（1）心理性 由精神紧张、焦虑、抑郁、恐惧、感情等因素所致，比例为39%。

（2）器质性 由血管、神经、内分泌和药物因素引起，比例为15.8%。

（3）混合性 为心理性与器质性共同导致，比例最大，约为45.2%。

阳痿的病因较复杂，大致可归纳为精神、器质、年龄、疾病、药物等因素。

（1）精神 ① 缺乏性知识，或曾有手淫，认为会影响性功能；或每于性交时精神过于紧张，大脑皮层过度兴奋而抑制了阴茎勃起；② 夫妻感情不和；③ 情绪过于激动；④ 性交环境杂乱，有外界刺激；⑤ 性交姿势不当；⑥ 过度疲劳。

（2）疾病 ① 糖尿病；② 外伤；③ 慢性酒精中毒、多发性硬化症、腰椎间盘突出症；④ 生殖器病变、阴茎畸形、阴茎损伤；⑤ 垂体病变使促性腺激素分泌减少；性腺功能不全使睾酮分泌减少；皮质醇分泌过多可抑制促性腺激素及睾酮分泌；甲状腺功能亢进可使雌激素增加等；⑥ 前列腺增生、前列腺炎、精索炎、尿道炎。

（3）年龄 体力不支、性冲动减弱。

（4）药物 长期服用抗高血压药、中枢抑制药、镇静药、抗精神病药。

0556 治疗阳痿有哪几种药？

目前治疗阳痿的药物有中枢促进和周围促进型两类。

① 中枢促进型的药物可改善中枢神经内环境，激活雄激素受体，促进勃起功能。可选丙酸睾酮肌内注射，一次25～50mg，每隔1～3日一次；或复方睾酮酯肌内注射，一次250mg，每3～6周注射1次；绒促性素（HCG）肌内注射，一次2000IU，一周2次，连续治疗8周，适用于希望生育者或男性更年期阳痿。

② 周围促进型的药物可改善局部或周围神经系统的内环境，促进阴茎勃起的介质释放，促进阴茎勃起。常用药物有育亨宾（安慰乐得、萎必治），一次4～6mg，一日2～3次。西地那非（万艾可）一次25～100mg，于性交前1小时（0.5～4小时）服用，服后2小时作用最强。伐地那非（艾力达、利维他）开始剂量一次10mg，于性交前25～60分钟服用，依据效果可增至一次20mg或减至一次5mg。他达拉非（希爱力）吸收快，一次10mg，于性交前30分钟服用，如效果不显著可增至20mg，其作用维持时间将延迟至36小时。348例轻至重度的阳痿者服用20mg，结果显示，服药后24小时和36小时进行的性交成功率明显改善，36小时内多数男子有2次性交成功的结果。

③ 外用制剂有前列地尔乳膏（比法尔），可松弛阴茎和尿道的海绵体，增加阴茎的动脉血流，于性交前5～20分钟使用，用左手食、拇指轻压龟头，使尿道口张开，将药管嘴对准尿道口，右手食指轻轻推药管推管（拇、中指夹住给药管），将乳膏缓缓挤入尿道中，由尿道溢出的乳膏涂敷于龟头表面。一次1支，于给药后20分钟行房事。

0557 西地那非（伟哥、万艾可）在什么时间服用最好？应注意什么？

建议在性交前1小时左右服药，也可在性活动前0.5～4小时服，其作用维持4～8小时，个别人可持续12小时。推荐剂量为25～100mg，65岁以上老人的初始剂量为25mg。但有几类人不宜应用西地那非，希望在生活中注意以下问题。

① 西地那非能增加硝酸酯类药的降压作用，正在服用硝酸甘油、硝酸异山梨酯（消心痛）、单硝酸异山梨酯（长效心痛治、鲁南欣康）、硝普钠或抗高血压药者不宜服用。妇女和儿童（婴儿）禁用。

② 有心血管病预兆者慎用；或曾在6个月内发生过心肌梗死、卒中、心律

失常、低血压（90/50mmHg）或高血压（180/120mmHg）者、不稳定心绞痛者、冠状动脉病和视网膜色素沉着患者慎用。

③ 阴茎解剖畸形（阴茎弯曲、阴茎海绵体纤维变性或有硬结）者慎用。

④ 不宜进行性生活的人群（急性冠状动脉综合征、冠心病明显缺血、心力衰竭、急性心肌梗死、脑卒中、心律失常者）不宜使用。

⑤ 性功能正常者（勃起和维持时间正常）不要滥用，因会使勃起时间更长或更频繁，导致不必要的麻烦。

O558 三种磷酸二酯酶5抑制药有何差异？

西地那非（万艾可）、他达拉非（希爱力）和伐地那非（艾力达）分别于1998年、2002年和2003年相继上市，红、黄、绿三色片剂形成三足鼎立，成为开启"性福"之门的金钥匙。

国外将三种磷酸二酯酶5抑制药西地那非、伐地那非和他达拉非的药动学参数（包括达峰时间、峰浓度、血浆半衰期、持续时间）进行比较，认为伐地那非对磷酸二酯酶5的抑制效能最强，西地那非和他达拉非次之。3种药的最大有效药物浓度下的性交成功率依次为51%、66.7%和70.2%，此结果与他达拉非的作用时间与半衰期较长、血药浓度较高有关。此外，3种药对视觉的影响程度不同，出现异常改变的比率西地那非为1%～11%。伐地那非≤2%，而他达拉非几不产生任何的影响。3种药的作用特点和药动学参数见表1-36。

表1-36 磷酸二酯酶5抑制药的作用特点和药动学参数

药物名称	商品名称	生物利用度/%	作用起始时间/分	作用达峰时间/小时	血浆半衰期/小时	作用维持时间/小时	血浆蛋白结合率/%	剂量/mg
西地那非	万艾可	40	12～30平均30	空腹0.5～2非禁食时1.5～3	4	4	96	25～100
伐地那非	艾力达利维他	15	15～20	10mg时0.720mg时0.9	3.9～4.2	5～6	95	5～20
他达拉非	希爱力	65	30～40	0.75～2	12～20	24～36	94	10～20

O559 服用磷酸二酯酶5抑制药期间为何禁用硝酸酯类药？

使用硝酸酯类药（硝酸甘油、硝酸异山梨酯、单硝酸异山梨酯、戊四硝酯、硝普钠或其他有机硝酸盐药）同时使用磷酸二酯酶5抑制药（西地那非、伐地那非和他达拉非）的患者可发生严重的低血压，主要与几方面的原因有关：① 硝酸酯类药本身就可松弛小动脉、周围血管，降低血压；② 硝酸酯类药是NO自由基的供体，可以激活鸟苷酸环化酶，使GPT环化产生cGMP，升高组织中cGMP的浓度，后者通过降低血管平滑肌中的Ca^{2+}，导致血管舒张；③ 磷酸二酯酶5抑制药可扩张血管，增加硝酸酯类药的降压作用。因此，无论何种给药的途径、方案以及间隔的时间使用硝酸酯类药患者都应禁用该类药。

口服西地那非或伐地那非后的24小时内、他达拉非的48小时内也禁用硝酸酯类药。如果使用磷酸二酯酶5抑制药者需要治疗心绞痛，应选用其他非硝酸酯类的抗心绞痛药，如钙通道阻滞药、β受体阻断药以及吗啡等。如同时使用了硝酸酯类药和磷酸二酯酶5抑制药，患者出现了严重的低血压，应使患者采取头低位，并积极补液增加血容量，如果低血压持续加重，应静脉滴注β受体激动药多巴胺。来源于食物中的硝酸酯类、亚硝酸酯类或L-精氨酸（是硝酸酯的前药）则与磷酸二酯酶5抑制药不发生相互作用。因为它们不增加体内NO的水平。

0560 磷酸二酯酶5抑制药对视力有哪些影响？

磷酸二酯酶5抑制药引起视力方面的不良反应主要发生于血浆药物浓度达峰时段。虽然视力上不良反应是轻微和可逆性的，但对于飞行员应格外注意，因为他们需要识别绿色或蓝色灯光引导。而他达拉非对PDE-6没有抑制作用，因此没有视力方面的不良反应的报道。但是，目前所有药品的说明书都提到对于患有视网膜炎，一种视网膜PDE缺乏的遗传疾病的患者应小心使用。非动脉性前部缺血性视神经病（NAION）是一种突发性、单侧的无痛失明，它是不可逆的。发病机制可能与该类药物降低血压减少视神经处的血流，造成单侧的视力减退有关。由于NAION可致永久性失明，美国FDA要求在磷酸二酯酶5抑制药的说明书上加入警示用语。在使用该类药前应请眼科医生予以评价用药后可能带来的风险，尤其是NAION的高危人群，如青光眼、（视网膜）黄斑变性、糖尿病视网膜病变或高血压，以及接受过眼科手术或有眼外伤史者以及年龄在50岁以上或吸烟者。对于服用PDE-5抑制药突发失明的患者也应在接受NAION检查和评估后再决定是否继续用药。

0561 尿道用前列腺素E_1半固体制剂如何给药？

含前列腺素E_1加透皮剂混合制成制剂有凝胶剂（比法尔）或栓剂，为血管扩张药，可抑制阴茎组织中肾上腺素α_1活性，药物经尿道黏膜吸收转入阴茎海绵体内，通过提高阴茎海绵体平滑肌cAMP浓度，加速阴茎动脉血流，直接松弛阴茎海绵体平滑肌而诱发阴茎勃起。于经尿道给药疗法治疗ED，临床研究证明，性交前10～20分钟经尿道滴入凝胶剂，临床有效率约为60%左右。

① 前列地尔栓剂或凝胶剂于尿道口给药，首次应以小剂量开始，以能使阴茎勃起为目的，一般用药后5～10分钟即可见效，药效可持续0.5～1小时，一日用药不超过1次，每支栓剂仅用1次，用时宜注意发生低血压现象。

② 有静脉血栓倾向或血液高黏度者禁用尿道制剂（可致阴茎异常勃起），有各种尿道炎、龟头炎、阴茎异常者也禁用尿道制剂。

③ 前列地尔栓剂或凝胶剂可引起轻微尿道损伤和出血，正在接受抗凝治疗者不宜应用。

0562 治阳痿有哪些中成药？

中医认为阳痿属于青壮年相火偏旺，或由阴精耗损、湿热下注、血脉瘀滞、惊恐伤肾、思虑伤脾所致。中成药补阳剂可治阳痿，其中阳虚以肾阳虚最为重要，肾阳虚可见神倦乏力、畏寒肢冷、腰膝酸软、阳痿早泄、夜尿频繁、小便失禁等。补阳成药由附子、肉桂、杜仲、巴戟天、补骨脂、肉苁蓉、仙茅、淫羊藿等药组成，如治肾阳虚的桂附地黄丸、五子衍宗丸，治脾阳虚的理中丸、男宝，一次2～3粒，一日2次。

另外，起阳丸有韭菜子25g、淫羊藿15g、菟丝子15g、牛鞭1根入药，用时将牛鞭置于瓦片上以文火焙干研细，淫羊藿加少许羊油在文火上炒黄，再加菟丝子、韭菜子研成细粉，调和均匀，每晚用黄酒冲服10g。方剂还可选振阳煎，组成有肉苁蓉50g、菖蒲20g、菟丝子20g，水煎服用，每日1剂，分2次服；或选二味饮，巴戟天6g、补骨脂6g，水煎后服用，一日1剂，分2次服用。

0563 何谓早泄？

早泄指性交时阴茎未插入阴道前或插入不久（1分钟内）即射精。往往不能使女方达到性高潮。长此下去，常影响夫妻关系，造成精神上的痛苦。

早泄多由精神因素造成，如未婚性交、性交时环境影响或新婚时精神紧张等，使射精失控。此外，神经系统病变如多发性硬化症，生殖器官病变如前列腺炎、尿道炎及其他泌尿生殖器官炎症，由于炎症刺激，使其兴奋性增高而引起射精提前。早泄的表现是性交时射精提前，伴有体弱、疲乏、失眠、夜间排尿过多、腰酸腿软、精神紧张等症状。早泄按症状分为轻、中、重度3种，所谓轻度即指阴茎插入阴道后可上、下抽动大约15次，持续2～3分钟，但不能控制性高潮；中度即阴茎插入阴道后可抽动1～15次，持续少于1分钟；而重度早泄则是阴茎不能插入阴道。

0564 早泄可服哪些药品？

早泄与精神抑郁和焦虑密切相关，口服用药可应用抗抑郁药，如氟西汀、帕罗西汀，每晚服用20mg或10mg，连续5～7天后会延迟射精；舍曲林、氯米帕明小剂量每日10mg可延迟射精，提高性生活质量，治疗早泄有较好的效果，但对伴随勃起功能障碍者无效。

抗早泄药可选用酚苄明（竹林胺），使支配射精的副交感神经刺激延迟，延长性交时间，口服一次10mg，一日2次，连续1～3天，症状改善后可服维持量，一日10mg，连续7～14天为1个疗程。

中成药可服六味地黄丸，一次1丸，一日2次；或海马三肾丸一次1丸，一日2次；或补肾强身片，一次5片，一日3次。

局部于性交20分钟前可在龟头上涂敷局部麻醉药，以缓解性冲动抑制排精，如1%达可罗宁乳膏、1%丁卡因乳膏、氨基苯甲酸乙酯软膏。另外也可选带安全套，以降低阴茎对性交的感觉。

O565 达泊西汀（必力劲）的功效如何？

最近，英国推出治疗早泄新药达泊西汀（必力劲），可使早泄射精时间延长3倍，使失去雄心的男性重拾自信。一次30～60mg，性交前1～3小时服用，服后大约30分钟起效，我国也已上市。达泊西汀为一种新型、快速的5-羟色胺再摄取抑制药，用于治疗男性早泄和阴茎勃起功能障碍，生物利用度为42%，吸收迅速，血浆半衰期分布或消除相分别为1.4小时和20小时，有效率为98%，能迅速达到有效的血药浓度，血浆达峰时间为1.42小时，在组织分布广，神经组织的药物浓度与血药浓度接近。

一项研究对受试者（$n=130$）服用达泊西汀60mg、100mg或安慰剂，由性伴侣用秒表测定插入阴道后射精控制时间（IELT）。结果表明，所有剂量组与安慰剂组相比，IELT明显增加（$P < 0.0001$）。试验前平均IELT为1.0l分钟，试验终点100mg、60mg和安慰剂组的IELT分别为3.20分钟、2.94分钟和2.05分钟，且首剂有效。

在全美121个试验中心进行2个为期12周的多中心、随机、双盲、对照平衡试验，2614例中服用安慰剂（$n=870$）、达泊西汀30mg（$n=874$）和60mg（$n=870$），在性活动前1～3小时服药，主要终点用秒表测定IELT。结果表明，与安慰剂相比，所有剂量的达泊西汀均显著延长IELT（$P < 0001$），且首剂有效。试验前安慰剂，30mg和60mg组的IELT分别为（0.90 ± 0.47）分钟、（0.92 ± 0.50）分钟和（0.91 ± 0.48）分钟，12周后终点分别为（1.75 ± 2.21）分钟、（2.78 ± 3.48）分钟和（3.32 ± 3.68）分钟。且具有良好的耐受性，主要不良反应为恶心、头痛、头晕、失眠、腹泻。

O566 前列腺为什么会增生？

前列腺增生症又称前列腺肥大，属于老年病，也是一种多发和慢性病。前列腺位于男性膀胱下方，形似栗子，重8～18g，像人其他器官一样，有一个发育、成熟、衰老的过程。自出生到青春期，前列腺生长缓慢；自青春期后生长速度加快，并逐渐发育完善，至35～45岁时其体积相对稳定；以后则出现两种趋向：一部分趋于萎缩，腺体逐渐缩小，一部分则趋于增生，主要在精阜以上的前列腺部的尿道周围腺体的增生，体积渐大，形成前列腺增生。

人的年龄越大，前列腺增生的发病率越高，如50岁时发病率为50%，70岁时为75%，80岁时则为90%。我国60岁以上男性老年人中，其发病率为53.7%。其中确诊并接受治疗者仅占患者总数的14.7%，而多数在默默地忍受前列腺增生所带来的痛苦。

目前，公认为前列腺增生的病因是由于睾丸的存在。所支持的论据有：① 青春期前切除睾丸者不发生前列腺增生；② 已发生前列腺增生者切除睾丸后可发生退行性变化，腺体逐渐缩小；③ 患者生化测定伴有雄激素-双氢睾酮异常的凝集。

0567 前列腺增生症的症状分为哪几期？

前列腺增生症的症状随着病情的进度而表现不同，分为4个阶段。

（1）早期 有尿频、尿急、尿血、尿意不爽、尿细流、排尿费力，后尿道不适等感觉，会阴部常有压迫感。有时由饮酒、感冒、劳累等使膀胱颈部充血水肿，加重下尿路梗阻而发生尿潴留。

（2）中期 排尿困难的症状明显并渐加重，排尿时间长，尿细，同时出现尿流中断的现象，并出现残余尿，一般为50～100ml；遇疲劳、房事、上呼吸道感染等，则可出现急性尿潴留，但程度轻而持续时间短，排尿结束时易出现血尿、残余尿。

（3）晚期 尿频更加严重，排尿次数增多以夜间排尿明显，如合并感染或结石，则出现尿痛和尿急；排尿困难呈进行性加重，一次排尿需借助腹压方可排出，尿量明显减少或出现严重尿淋漓，犹如尿失禁，部分人常有遗尿、排尿时间延长、尿程短、有时尿湿衣裤；残余尿更多，一般为150ml以上，有时可达400～500ml，或完全不能自行排尿，形成慢性尿潴留；在长期尿路梗阻的情况下，易发生感染、肾积水、肾功能不全、肾性高血压。

（4）并发症 前列腺增生是一个慢性过程，易并发其他症状，如感染、急性尿潴留、膀胱结石、尿毒症、痔、脱肛、血尿等。

0568 抗前列腺增生药有哪几类？

能缓解前列腺增生和控制前列腺增生进程的药称为抗前列腺增生药，用于增生程度较轻者和不愿手术者。主要针对增生的病因对症治疗。

（1）α受体阻断药　前列腺增生能引起膀胱颈出口梗阻（为围绕尿道的腺体增大所致）。其中α_1受体主要分布在前列腺和膀胱颈内平滑肌内，α_2受体分布在前列腺血管的平滑肌中，抑制α受体可拮抗梗阻症状。其代表药有三种：① 特拉唑嗪（施艾特、高特灵），一日给予单剂量即明显改善尿最大流速、残尿量及阻塞症状；一次2～10mg，老年人初始剂量一次1mg，一日1次，首剂于睡前服用。② 阿夫唑嗪（桑塔）初始剂量一次2.5～6.25mg，老年人初始剂量一次2.5mg，一日2次，最大剂量一日10mg。③ 坦洛新（坦索罗辛）初始剂量一次0.2mg，一日1次，餐后服用。

（2）雌激素　前列腺增生另一原因是体内雄激素增多，雌激素亦有拮抗作用。可选服己烯雌酚一次1～3mg，一日3次，连续1～3周。对急性尿潴留或排尿困难较重者，开始用量可稍大。

（3）雄激素受体拮抗药　可使增生的前列腺缩小，可与睾酮、双氢睾酮竞争受体，但无抗促性腺激素或黄体酮的活性。患者经3个月治疗后前列腺可缩小，6月后排尿症状和尿流率得到改善。代表药氟他胺口服一次250mg，一日3次。

（4）5α还原酶抑制药　非那雄胺（保列治）可抑制前列腺生长，对前列腺内双氢睾酮的抑制率达90%，达到去除睾丸的水平，使前列腺体积显著缩小，提高最高尿流率，改善梗阻性症状，口服一次5mg，一日1次。爱普列特（依立雄胺、爱普立特）口服一次5mg，一日2次，连续4～6个月。度他雄胺（度他替利）一次0.5mg，一日1次，整粒吞服。

0569 抗前列腺增生药需要服用多久?

抗前列腺增生药的治疗持续时间极为重要，临床掌握不一，患者也十分困惑，部分患者随意停药，极其影响治疗效果。前列腺增生症为终生疾病，必须坚持药物治疗乃至终身，主要缘于：① 类似高血压、糖尿病、痛风等代谢综合征一样，前列腺增生症的药物治疗是不可治愈的；② 前列腺增生症的症状是循渐性和持续性的；③ 5α还原酶抑制药的作用可逆，停药后其血浆二氢睾酮和前列腺体积可以复旧和反弹，因此维持用药的时间必须长久，甚至终身，不宜间断用药；④ 非那雄胺、爱普列特起效慢，见效时间为3～6个月，连续6年后疗效趋于平稳，对前列腺增生症症状严重者、尿流率严重减慢者、残余尿量较多者不宜选用，推荐应用度他雄胺。后者显效快，服用1个月内即能缓解症状，2周可降低二氢睾酮水平约90%，24个月降低93%，缩小前列腺体积20%～30%，改善患者症状评分20%～30%，降低患者发生急性尿潴留和手术干预的风险57%和48%，同时显著降低前列腺癌的发生率。造成此种显著差异是度他雄胺具有双重作用，可同时阻断1型和2型两种5α还原同工酶。此外，普适泰（舍尼通）一般服用3个月起效，最佳疗程为6个月。

0570 治疗前列腺增生症有哪些中成药？

中医认为本病属于"癃闭"范畴，辨证可分为5型。① 阴虚火旺型，在治疗上宜滋阴降火；② 肾阳不足型，宜补肾通阳；③ 湿热下注型，宜清热利湿；④ 中焦脾虚型，治疗宜益气健脾；⑤ 痰瘀交阻型，可化痰祛瘀通窍。如水蛭散，一次1g，一日3次，连续20日为1个疗程，停用1周再用，总疗程在3～9个不等，对年龄为50岁者效果好。或服前列散（穿山甲60g、肉桂40g），一次10g，一日2次，连续20日为1个疗程。

前列康可改善前列腺增生的症状，有抗雄激素的作用，能改善尿道黏膜及周围组织水肿。用于老年男性前列腺增生症，一次3～4片（胶囊4～6粒），一日3次，餐前嚼碎吞服。

0571 慢性前列腺炎有哪些表现？

慢性前列腺炎多继发于急性前列腺炎、慢性尿道炎或附睾炎等。多见于男性，老年人的发病率更高。诱发因素为过度饮酒、劳累、流感、会阴部创伤、前列腺增生、房事过多等引起的前列腺长期充血，大多伴发慢性精囊炎。前列腺炎的表现如下。

① 下腰胀痛、耻骨后区胀痛，会阴、精索、睾丸部不适。

② 轻度尿频、尿血、排尿不尽或排尿终末滴尿，或有乳白色黏液分泌。

③ 可有性欲减退、遗精、阳痿、早泄、射精疼痛，并伴有头晕、乏力、神经衰弱等症状。

0572 慢性前列腺炎如何治疗？

对前列腺炎症者宜先服用抗生素以控制感染；对不能手术的前列腺增生和前列腺炎患者可服用尿通片，一次2～4粒，一日3次，连续3～12周，尿液总量由870ml减至550ml，有效率71.42%。或口服护前列片，一次1～2片，一日3次，餐前服用；前列平胶囊，一次50～100mg，一日3次。对慢性非细菌性前列腺炎、前列腺疼痛者可口服普适泰（舍尼通）片，一次1片，一日2次，连续6个月效果较好，有效率可达78%。对前列腺炎或尿道炎等引起的尿急、下腹部疼痛等症状，可选用黄酮哌酯（泌尿灵），一次0.2g，一日3～4次，病情严重时可加量。

0573 尿结石症有何表现？

尿结石症是泌尿系统常见病之一，包括肾、输尿管、膀胱和尿道的结石，中医称之为"石淋"或"砂淋"。尿结石的病因复杂，一般与尿路感染、梗阻、异物、药物、营养、代谢紊乱、长期卧床、生活环境等有关。由于尿液中存在着复杂的离子、分子、晶体和代谢物，彼此间相互作用形成结石，但多为混合性结石，纯结石极为少见。上尿路（肾与输尿管）结石约70%见于20～40岁的青壮年，下尿路（膀胱和尿道）结石多发生于10岁以下的儿童，两者之比约为5：1。尿结石的表现有4个方面。

（1）疼痛 肾、输尿管和尿道部有间歇性、持续或阵发性疼痛，程度可呈隐痛、胀痛、钝痛与绞痛。肾或输尿管绞痛是一种阵发性和放射性剧痛，疼痛以病侧为主，少数呈两侧或健侧疼痛（称肾反射），形如刀割，伴面色苍白、恶心、呕吐、大汗淋漓、出汗、辗转不安、血压下降。

（2）血尿 肉眼或镜下可见血尿，多在运动、骑马、劳动或绞痛后出现，多数同时有尿痛等刺激征，少数表现为无痛性的全血尿。

（3）排尿异常 有尿频、尿急、尿痛，也可有排尿困难、尿中断甚至突然尿闭（称为结石性尿闭），部分人可从尿液中排出砂粒。

（4）尿路感染 有发热、腰痛、寒战、尿急、尿频、脓尿等刺激症状等，多数结石可伴感染，而尿路感染又易形成结石，两者常互为因果。

0574 如何药物治疗尿结石?

尿结石时可首先进行X线检查，在平片上可发现90%以上不透光尿路结石，并确定结石的部位、大小、形状和数量；另外，超声波检查可了解结石部位、形状、大小，在肾、输尿管、膀胱的形态等。结石的体积不太大时，可选服下列药物治疗。

（1）平滑肌松弛药 绞痛发作可选用阿托品、吗啡、哌替啶（杜冷丁）肌内注射，以缓解剧痛；亦可腰部或腹部皮肤敏感区用1%普鲁卡因注射液皮下封闭。

（2）硝苯地平（心痛定） 帮助肾和泌尿道平滑肌松弛，促使结石下排，一次10～20mg，一日3次。

（3）柳栎浸膏胶囊（优克龙） 具有抑制形成和促使结石脆化的作用，促进尿路结石的排出，此外尚有消炎和短暂的利尿作用，一次2粒，一日3次，连续4周。

对合并感染或出血者，可选用抗生素（如庆大霉素、青霉素、琥乙红霉素）及止血药［如酚磺乙胺（止血敏）、氨甲苯酸注射液（止血芳酸）、维生素K等］。

中成药的排石汤1号，可用于镜检无血尿者。排石汤2号用于镜检有血尿者。或口服排石冲剂或排石饮液。单验方牛膝30g、车前子15g、水煎服下，连续5日。海金沙、猪苓各12g，金钱草50g，木香10g，水煎服。对结石较大者可采用碎石或手术疗法。

0575 哪些药可有助于预防结石？

按结石的理化性质可分为磷酸盐、草酸盐、尿酸盐、胱氨酸、黄嘌呤盐5种，所占结石患者总数的比例依次为6%～9%、80%～84%、6%～10%、1%、1%以下。其中磷酸盐结石在碱性尿液中易于形成，草酸盐结石易在中性或酸性尿液中形成，后3者易在酸性尿液中形成。因此针对结石的性质，可选用药物来拮抗。

口服碳酸氢钠（小苏打）一日10g；或口服复方枸橼酸钠溶液（枸橼酸140g、枸橼酸钠98g、水加至1000ml）一日25～75ml，分3～4次服，以碱化尿液；每晚服乙酰唑胺（醋唑磺胺）0.25g，可维持夜间尿液碱化，可减少尿酸盐、胱氨酸、黄嘌呤盐结石的形成。

口服维生素C一日1～2g，可酸化尿液，减少草酸盐、磷酸盐结石的形成；口服氢氯噻嗪（双氢克尿塞）一次50mg，一日2次，可减少尿钙的排泄；加口服维生素B_6一日200mg，可减少尿液中草酸盐的排出；口服氧化镁一次100mg，一日3次，可防治复发性草酸钙结石；口服氢氧化铝凝胶一日30～60ml，可减少胃肠道对磷的吸收，从而预防磷酸盐结石形成；口服阿司匹林一日1000mg，以增加尿中磷酸钙的溶解度，预防磷酸钙结石复发。

0576 何谓膀胱炎？

膀胱炎是泌尿系统常见病，尤以女性多见。膀胱炎在大多数病例不是作为一个独立的疾病出现，而是泌尿系统感染的一部分或是泌尿系统其他疾病的继发性感染。膀胱炎分为急、慢性两种，两者又可互相转化，急性膀胱炎得不到彻底治疗可迁延成慢性，慢性膀胱炎在机体抵抗力降低或局部病变因素加重时，又可转化成急性发作。膀胱炎有特异性和非特异性细菌感染，前者系指膀胱结核而言，而非特异性膀胱炎系由大肠杆菌、副大肠杆菌、变形杆菌、铜绿假单胞菌、粪链球菌和金黄色葡萄球菌感染所致。

（1）急性膀胱炎 多继发于肾感染、前列腺肥大、尿道狭窄、膀胱结石或异物等疾病。以女性多见，尤其是新婚、育龄的青年妇女；而男性的尿道较长，一般少见，只是当患前列腺炎后波及膀胱。致病菌多为大肠杆菌、副大肠杆菌、葡萄球菌或链球菌等。急性膀胱炎发病急骤，常在过于劳累、受凉、长时间憋尿、性生活后发病，病程一般持续1～2周自行消退或治疗后消退。其特点是发病"急"、炎症反应"重"、病变部位"浅"。常见的症状有尿频、尿急、尿痛、尿液浑浊、脓尿和终末血尿，甚至全程肉眼血尿，约有30%的人可见到血尿，在排尿时尿道口常有烧灼感和痛感，常常放射至耻骨或下背部，甚至发热、腰痛、酸胀和足后跟痛，在老年人可发生尿失禁严重者膀胱由于炎症刺激发生痉挛使膀胱不能贮存尿液，频频排尿无法计数，出现类似尿失禁的现象。因急性炎症病变部位"浅"，膀胱黏膜吸收能力很弱，尿频使脓尿得以及时排出，所以单纯急性膀胱炎全身症状轻微，多不发热。

（2）慢性膀胱炎 膀胱刺激症状长期存在，且反复发作，多由于急性期迁延而致。慢性膀胱炎症状与急性膀胱炎相似，但程度较轻，其特点是发病"慢"、炎症反应"轻"、病变部位"深"。不如急性期严重，尿中有少量或中量脓细胞、红细胞，患者多有急性膀胱炎病史，且伴有结石、畸形或尿道梗阻因素存在，故非单纯性膀胱炎，应做进一步检查。

0577 膀胱炎患者选择何种抗菌药物？

① 膀胱炎首选对致病菌敏感的抗生素，如多西环素（强力霉素）、米诺环素（美满霉素）、阿奇霉素（泰力特）及氟喹诺酮类抗菌药物。

② 呋喃妥因空腹服用时吸收快，疗效高，应用肠溶片可药物可减轻胃肠道反应，其连续服用不宜超过14天，同时对肾功能不全者慎用。

③ 复方磺胺甲噁唑对呋塞米、砜类、噻嗪类利尿药、磺脲类、碳酸酐酶抑制药呈现过敏的患者，对磺胺类药亦可过敏。磺胺类药可穿过血胎屏障，在胎儿血中与胆红素竞争结合部位，致游离胆红素增高，有发生高胆红素血症和核黄疸的可能，因此，妊娠后期妇女不宜使用。

④ 磺胺类药可自乳汁中分泌，乳汁中浓度可达母体血药浓度的50%～100%，能对乳儿产生影响。磺胺类药在葡萄糖-6-磷酸脱氢酶缺乏的新生儿中的应用有致溶血性贫血发生的可能。鉴于上述原因，哺乳期妇女不宜应用。另老年患者因肾排泄功能渐趋减退，应用磺胺类药易引起肾损害，故应慎用或不用。

⑤ 在治疗中须注意血常规检查，对接受较长疗程的患者尤为重要；治疗中定期尿液检查（每2～3天查尿常规1次）以发现长疗程或高剂量治疗时可能发生的结晶尿。一次服药时应饮用足量水分（约240ml），空腹服药（餐前1小时或餐后2小时）。服用期间应保持充足进水，使成人一日尿量至少维持在1200～1500ml。

⑥ 碱化尿液可增强磺胺类药在碱性尿液中的溶解度，使排泄量增多。对膀胱刺激症状明显者可给予解痉药以缓解症状。急性期间宜注意休息，多饮白开水或果汁，以大量的液体冲洗尿道以促使细菌排出。

⑦ 抗菌药物治疗根据尿细菌培养、药物敏感试验结果选用。治疗用药剂量要足、时间要长，一般要应用至症状消退、尿常规正常后再继续使用1～2

周。治疗过程中要常行尿细菌培养及药物敏感试验，随时调整抗菌药物，以防复发。

0578 何谓膀胱过度活动症？如何药物治疗？

膀胱过度活动症（OAB）是一种常见的慢性下尿路功能障碍，以尿急（有强烈的解尿感）、尿频和急迫性尿失禁为主要特征的综合征。多在膀胱充盈期逼尿肌发生不自主收缩，导致膀胱内压增高，引起突然的强烈排尿欲望，其与平滑肌细胞黏膜上的毒蕈碱受体刺激和神经、精神、环境、血循环、体内递质均有关，膀胱过度活动症的病因在于：负责排尿的膀胱逼尿肌过度活动、膀胱对储尿的感觉过敏，即使膀胱内只有很少的尿液也会产生明显的排尿感觉。目前认为可能存在以下4种情况。

（1）逼尿肌不稳定 由非神经源性因素所致，多为下尿路梗阻、泌尿系统感染、肿瘤和异物刺激等，引起储尿期逼尿肌异常收缩引起相应的临床症状。

（2）膀胱感觉过敏 在较小的膀胱容量时即出现排尿欲。

（3）尿道及盆底肌功能异常。

（4）逼尿肌反射亢进 有明确的神经系统疾病，如脑血管病、精神行为异常，老年性痴呆、脊髓损伤等。

OAB的发病率高，特点为尿频（24小时内小便次数大于8次），尿急迫感，以及急迫性尿失禁（无法控制排尿的急迫感而漏尿），也就是膀胱储尿的功能变差。

全身治疗主要服用选择性M_3受体阻滞药。

① 对伴急性尿失禁的膀胱过度活动症者，选择曲司氯铵口服，一次20mg，一日2次，餐前或空腹服用。② 对膀胱过动症所引起的尿频、尿急、尿失禁等症状，可选用索利那辛口服，一次5～10mg，一日1次；或达非那新一次7.5～15mg，一日1次。③ 对尿失禁为主者可选择托特罗定口服，一次2mg，一日2次；可根据耐受程度下调至一次1mg，一日2次，肝功能不全和正在服用肝酶CYP3A4抑制药（氟西汀）者，推荐剂量为一次1mg，一日2次，缓释胶囊剂一次4mg，一日2次。

第八章 生殖系统疾病

0579 子宫内膜随女性的生理周期有哪些变化规律？

女性自14岁左右开始来潮，50岁左右绝经，育龄妇女生殖呈现出特征性的周期变化，最显著的表现就是周期性的阴道出血——月经。成年妇女月经周期平均为28天。每次持续3～5天。子宫内膜在月经周期中有着3期的变化。

（1）增殖期　相当于月经周期第4～14天。此期的早期内膜出血刚停止，几天后，腺管上皮增生，接着内膜迅速增生，腺体增大，之后卵巢开始排卵。

（2）分泌期　相当于月经周期的第15～28天。此时内膜在增殖期基础上进一步增厚、弯曲，腺细胞也增大，内膜呈高度的分泌活动。

（3）月经期　相当于月经周期的第1～4天，在内膜下有许多小血肿形成，使内膜上2/3和下1/3完全脱离，剥离的内膜分散脱落与血流相混而流出。之后残存的内膜组织又开始修复或增生，下一个新的周期又将开始了。

O580　何谓痛经?

痛经是青春期至绝经期妇女的一种症状，多见于20～25岁以下的未婚女性。一般在初潮后1～2年后出现，约半数青年女性在经期有症状，仅有10%因此影响正常的生活和工作。

原发性痛经无器质性病变，但病因尚不清楚，可能与内分泌因素（子宫内膜分泌前列腺素，刺激子宫平滑肌收缩）、子宫位置过度屈曲、子宫颈管狭窄、经血流通不畅有关，另外，精神紧张、忧郁、恐惧等因素可使痛阈降低，条件反射也会造成痛经。

疼痛时首先出现下腹阵发性绞痛，可放射至上腹、会阴、肛门或大腿部。疼痛多在经前1～2天（未婚少女较多）或来潮后第1天开始，经期中渐轻或消失。腹痛持续0.5～2小时，后转为阵发性中度疼痛，一般在12～24小时后消失，但也有持续2～3天者。并伴随腰酸、发坠、头痛、头晕、乳胀、尿频、便秘、腹泻、失眠及易激动等，严重者可有面色苍白、出冷汗、恶心、呕吐，甚至会发生晕厥。

O581　如何药物治疗痛经?

痛经时为止痛可选抗炎镇痛药，如对乙酰氨基酚（百服宁、泰诺），一次300～500mg，一日3～4次；阿司匹林片或咀嚼片1000mg，一日3～4次；布洛芬片，一次200mg，一日3～4次，于行经第1天服药。严重的疼痛者可选用可待因、氨酚待因片。但镇痛药连续服用不宜超过5天。

为缓解子宫平滑肌痉挛而减轻疼痛程度者可选服维生素B_6，一次200mg，一日3次，可促使镁离子进入子宫肌细胞，减少疼痛。或口服颠茄片，一次8mg，一日3次。钙通道阻滞药尼非地平，可抑制子宫收缩而镇痛，一日20～40mg。

对精神紧张而使疼痛加剧者可口服谷维素，一次10mg，一日3次。

内分泌治疗的方法是于月经周期第21天开始，一日肌内注射黄体酮20mg，连续5次。此外，口服避孕药也可抑制排卵，从而达到镇痛的目的。

0582 痛经可选哪些中成药?

中医根据表现把痛经分为气滞血瘀、寒湿凝滞、气血虚弱等常见证型,分别选用中成药。

(1)气滞血瘀型　患者经前期小腹胀痛,不愿按压,或伴有乳胁胀痛,经量少而不畅、色紫黑有血块,血块排除后疼痛减轻,四肢欠温,大便不实。可选用元胡止痛片,能理气活血、止痛。口服一次4～6片(粒),一日3次。妇科得生丸能解郁调经,用于肝气不舒、胸满胁痛的经期不准、行经腹痛,口服一次1丸,一日2次。或选益母草膏,能活血调经,用于痛经、月经量少。口服成人一次10g,一日1～2次。其他还可用妇女痛经丸、痛经宝颗粒、复方益母草口服液、痛经口服液等。

(2)寒湿凝滞型　患者经期小腹冷痛,得热则舒,经量少、色紫暗、有血块,伴有四肢冷,小便清长等症。可服用痛经丸,能活血散寒,温经止痛,用于寒凝血滞、经来腹痛。口服一次6～9g,一日1～2次,于临经时服用。或服用艾附暖宫丸、田七痛经胶囊、少腹逐瘀丸,一次1丸,一日2～3次。

(3)气血亏虚型　患者经期或经后隐痛,喜按压,经行量少、质稀、形寒肢疲、腰膝酸软、头晕眼花、心悸气短等,可选用当归丸、养荣百草丸、妇康宁片、妇女养血丸、参茸白凤丸、八珍鹿胎膏、八宝坤顺丸、养血调经膏、温经养血合剂。

但对月经周期不准或希望怀孕的妇女不宜在月经来潮前口服中成药。民间常采用生姜红糖水或红枣山楂水煎服;或取用暖水袋热敷。痛经剧烈者应卧床休息;经期忌食生冷瓜果及刺激性食品,注意饮食有节,起居有常。

0583 何谓真菌性阴道炎?

真菌(霉菌)有别于细菌,其个头较大,细胞壁肥厚。在健康人的口腔、阴道和消化道等处都可以寄存和生长。一旦人体的抵抗力降低或正常的菌群失去平衡,真菌便在阴道内繁殖而引起真菌性阴道炎。最常见的菌株为白色念珠菌,导致感染的途径有3条:① 自身感染,由于粪便的污染,使肠道寄生的念珠菌传播到外阴,继而进入内阴,婴儿及未婚少女多由此途径传播;② 使用被污染的卫生巾、浴盆、浴巾、月经带和内裤;③ 通过性接触或性交而直接感染。

诱发真菌性阴道炎的因素有4个:① 阴道内的酸碱环境改变和酸度降低,失去平衡;② 长期应用广谱抗生素,使体内正常菌群失去平衡,使对药物敏感的细菌(包括阳性菌、阴性菌、厌氧菌)死亡,不敏感的真菌大量繁殖,诱发二重感染(肠道、腔道、阴道、口腔或全身);③ 长期应用皮质激素和免疫抑制药,使人体对真菌的免疫力降低,导致黏膜、皮肤真菌病;④ 长期口服避孕药。

O584 从哪些症状判断是得了真菌性阴道炎?

真菌性阴道炎在老年糖尿病者中最易发生,症状可见外阴瘙痒,坐卧不宁,白带多臭,小阴唇肿胀有烧灼感,排尿疼痛。如检查可见外阴有搔抓的痕迹、大、小阴唇肿胀。阴道分泌物增多,白带黏稠如奶酪样或伴豆腐渣样小块,阴道壁充血及水肿。病程较长者外阴部被白带污染,常有剧烈瘙痒和灼热感。

O585 选用什么药来治疗真菌性阴道炎?

(1)阴道用药 治疗真菌性阴道炎常选用制霉素、克霉唑、咪康唑、益康唑或酮康唑,任选其一。制剂有栓剂和片剂,于睡前塞入阴道,连续10天,有良好的效果。选用的制剂有硝酸咪康唑(达克宁)栓剂、制霉素栓、益康唑栓、黄藤素栓(含克霉唑、甲硝唑、醋酸洗必泰),一次1枚,塞入阴道,连续7~10天。对伴老年糖尿病者的外阴可采用3%克霉唑霜、1%联苯苄唑(霉克、孚琪)霜或咪康唑霜涂敷,一日2~3次,症状消除之后,再用3~5天,可以治愈。

(2)阴道冲洗 以4%碳酸氢钠(小苏打)液或0.025%甲紫(龙胆紫)液冲洗,一次300~500ml注入阴道内,停留20分钟,一日2次,一般连续10天可痊愈。

(3)口服用药 伊曲康唑(斯皮仁诺)对念珠菌等真菌的杀灭作用强,餐后即服可明显提高吸收,可采用一日服用法,剂量一次200mg(2粒),早餐后服2粒,晚餐后服2粒,总量为400mg。氟康唑(大扶康)对念珠菌等真菌的杀灭作用比酮康唑强10~20倍,治疗念珠菌性阴道炎有两种方法:一是一次顿服150mg(1粒);二是连续法,一日150mg,连续10天,总量1500mg,但后一种疗法的效果好。

(4)中成药 选服龙胆泻肝丸,可清肝胆、利湿热,有抗炎、抗过敏、增强免疫功能和抑菌作用。一次1丸,一日3次。

O586 真菌性阴道炎可用哪些中成药?

中医将阴道炎称为带下病,根据其表现常分为湿热下注、脾虚湿盛、肾虚等证型,分别选用中成药。

(1)白带丸 主要成分为黄柏(酒炒)、椿皮、白芍等。能清湿热、止带下,用于阴道炎、子宫颈炎。口服一次6g,一日2次。

(2)保妇康栓 主要成分为莪术油、冰片等。能行气破瘀、消炎、生肌止痛。用于真菌性阴道炎等。阴道给药,洗净患处,睡前将栓剂塞入阴道深部,每晚1次。

（3）妇炎平胶囊 主要成分为苦参、蛇床子、冰片、盐酸小檗碱等，能清热解毒、燥湿止带、杀虫止痒，用于阴痒阴肿，或滴虫、真菌、细菌引起的阴道炎、外阴炎等。阴道用药，睡前洗净阴部，置胶囊于阴道深部，一次2粒，一日1次。

O587 应用抗真菌药时要注意哪些问题?

① 使用制霉素、咪康唑的软膏、片剂或栓剂，一般在月经后开始，经期宜停用。

② 硝酸咪康唑（达克宁）乳膏对龟头黏膜或阴茎可有刺激感，或引起过敏使阴茎红肿，需立即停药，并选用冷水冲洗。

③ 如正处于妊娠期间，为避免感染给新生儿，请在孕期关注病情。

④ 阴道连续用药不宜超过10天，并应常服复方维生素B。

⑤ 如为已婚妇女，夫妻双方须同时治疗。妊娠期要注意外阴的清洗，保持干燥。男性包皮过长者易招致真菌寄生，故应常用清水冲洗龟头，保持干燥。

⑥ 如为糖尿病者应积极控制糖尿病。如为育龄妇女需长期服避孕药，在服药前应到医院检查阴道内是否带菌。另要提示在阴部和肛门周围不宜涂敷糖皮质激素类药的软膏（乳膏）。

O588 何谓滴虫性阴道炎? 与性传播疾病有关吗?

滴虫性阴道炎也是育龄妇女中常见的一种传染病，发病率仅次于真菌性阴道炎。多见于青年妇女，分布具有世界性，全球患者约有2亿人，其中女性发生率为10%～25%，男性为12%～15%。妇女自青春期后发病逐年增加，30～40岁为高峰期，到更年期后逐渐下降。滴虫性阴道炎与性传播疾病有着密切的关系。

阴道毛滴虫是滴虫病的病原体。即使滴虫脱离人体后，仍然会有感染性。

阴道毛滴虫的传播方式有两种：一是直接方式，通过性行为被性伴侣传染，男女可以互相传染；二是间接方式，如共用浴盆和浴巾，用井水或河水洗阴部及在室内游泳池内游泳，或使用别人的内裤、坐便器等。

O589 滴虫性阴道炎的表现可见白带增多吗?

是的，得了滴虫性阴道炎后可见白带增多，多为白色或黄绿色泡沫状，合并化脓性细菌感染时多呈黄色，如有阴道黏膜出血混有血性白带。泡沫状白带是阴道滴虫病的特征。自觉症状为外阴阴道瘙痒或有烧灼样疼痛，搔抓后常引起外阴炎，局部潮红、充血及轻度肿胀。但25%的患者常无自觉的症状。常见以下表现。

① 外阴和阴道口瘙痒、灼痛和白带增多。宫颈和阴道壁红肿，性交时疼痛。

② 阴道有腥臭味。

③ 检查阴道时能发现泡沫样白带。阴道分泌物增多，为黏液或脓性。

④ 阴道黏膜上可能有出血点或宫颈有点状红斑及触痛。

⑤ 对阴道分泌物镜检时，能发现毛滴虫。

⑥ 配偶可能会有尿道炎的症状。

0590 治疗滴虫性阴道炎可选哪些药？

（1）甲硝唑 有强大的杀灭滴虫作用，损害滴虫的脱氧核糖核酸模板功能，为治疗阴道滴虫病的首选。常与制霉素、氯霉素、克霉唑、氯己定等药配伍制成复方制剂。可选用其栓剂或复方甲硝唑栓，每晚放入阴道内1枚，连续7～10天。

（2）替硝唑 作用与甲硝唑相似，其作用强于甲硝唑2～8倍。可供选用的有替硝唑栓、替硝唑泡腾片、丽珠快服净片、乐净胶囊、鸳马厌克片。栓剂或泡腾片一次1枚（片），放入阴道，隔日一次，连续2次；片剂连续7次。片剂或胶囊口服一次0.15g，一日2次，连续7天。

（3）制霉素 对毛滴虫及真菌均有抑制作用，对混合感染者最为适宜。常用栓剂和泡腾片，一次10万单位，每晚睡前放入阴道1枚，连续10～15天。

（4）曲古霉素 对滴虫、阿米巴原虫、念珠菌均有抑制作用，同时患有滴虫及念珠菌者应首选本剂口服。一次5～15万单位，一日3次，连续7～10天。

（5）聚甲酚磺醛 用于滴虫、细菌或真菌所引起的阴道感染，栓剂一次90mg，隔日1次。或选择硝呋太尔，治疗滴虫、细菌、真菌所引起的外阴感染和白带增多，阴道片每晚放入阴道内250mg，连续10天。

（6）中药 蛇床子、苦参、百部各20g，川椒10g，水煎后熏洗阴道，一次1剂，一日1～2次，连续10天。

0591 得了滴虫病为什么要夫妻双方同治？

通常人们一提起阴道滴虫病，几乎都认为与男士无关，甚至有的医生也忽视了男性滴虫性尿道炎的存在。其实女性尿道单独感染毛滴虫的比率很小，仅约占8%，大部分是夫妻双方共患的。在男性尿道中也可发现毛滴虫，其中绝大多数寄生在前列腺，其次为后尿道及前尿道。患有阴道毛滴虫病者，往往由于不能根治而苦恼，尤其男性滴虫性尿道炎因易被忽略则更难以治疗，对已婚妇女，在治愈前暂停性生活，并须夫妻双方同时治疗，否则会相互传染，难以治愈。

0592 何谓细菌性阴道病?

细菌性阴道病既往称为非特异性阴道炎，致病菌是从阴道患者生殖道中分离出一种不同于嗜血杆菌的细菌叫做加特纳菌，由于98%的阴道病者都能分离出此种细菌，故称为阴道加特纳菌。

细菌性阴道病的症状并不突出，仅偶见有白带增多，外阴略痒，白带呈稀薄但颜色均匀一致，约半数的患者可无上述这些症状，因此，常有许多患者并不知晓有病。另外，阴道内 pH 可增高到 5 ～ 5.2（正常为 3 ～ 4.5），白带中少见有炎症细胞，但有线索细胞存在。

细菌性阴道病唯一比较突出的特点是，患者的阴道分泌物常有鱼腥样的氨臭味，常会散发出来，特别是首发患者，坐了一会儿站起来走路，就会发觉有此臭味，可造成精神负担。如检查外阴时可见阴道口有分泌物流出，用窥器见阴道壁炎症不明显，有均匀一致的灰白色分泌。如采用最简单的方法，用试纸条接触阴道壁，或用不沾盐水的棉拭子涂取分泌物后点在试纸上，发现 pH 常大于4.5。判断其发病不仅要根据症状表现，也要从下列几项指标来考虑。

① 阴道有匀致稀薄的分泌物。

② 阴道 pH 大于 5 ～ 5.2（约有 92% ～ 97% 患者阴道 pH 大于 4.5）。

③ 阴道分泌物有氨臭味（久坐站起来走路，就会发觉）。

④ 有线索细胞。

⑤ 大多有细菌性阴道在性乱人群中的患病率明显高于正常人群，多个性伴者的患病率明显高于单一性伴者，在国内、外的报道都是相吻合的。

0593 细菌性阴道病为什么有发臭的症状?

有关加特纳菌引发阴道病的机制目前尚不清晰，例如对患者的阴道壁黏膜检查，并未发现有溃疡、糜烂及炎症。由此可见，阴道加特纳菌并不直接作用于阴道黏膜，而是由于阴道内寄生的厌氧细菌的繁殖增多与阴道分泌物中有多量阴道加特纳菌，抑制乳酸杆菌的繁殖，并分解氨基酸生成氨和酸，同时阴道 pH 值增高，使其获得适合的碱性环境。氨可致阴道上皮的脱落，阴道分泌物增多和同时伴有特殊的鱼腥臭味，实际上是氨的臭味。

0594 细菌性阴道病如何治疗?

目前认为，治疗细菌性阴道病最有效的药是甲硝唑或替硝唑，其对阴道内多数厌氧菌敏感，并使阴道内的 pH 值下降而抑制阴道加特纳菌的生长和繁殖。

甲硝唑的给药分为口服或外用。外用可选泡腾片或栓剂，一次200mg，睡前塞入阴道内，连续 5 ～ 7 天；或替硝唑栓或泡腾片一次1枚，睡前塞入阴道内，一日1次，连续7天。口服可用甲硝唑（灭滴灵）片一次0.2g，一日3次，连续10～14天；或替硝唑片，其服后在血浆半衰期较长，因此服药次数可减少为一次2g，一日1次，连续2天。

如病情较轻，也可选用氨苄西林（安比西林）空腹口服，一次0.5g，一日4次，连续5～7天；如发现患者在治疗后有症状复发，可重新再治疗1个疗程，同时检查其配偶，是否发生龟头炎症状，并同时给予甲硝唑口服治疗。

O595 何谓老年性阴道炎？

顾名思义，老年性阴道炎的发病率确与年龄相关，寿命越长发病率越高。多发于绝经期妇女，据不完全的统计，约有30%的老年妇女患有老年性阴道炎。随着年龄老化，人的卵巢功能逐渐衰退，雌激素的分泌也日趋减少，体内的雌激素缺乏，使阴道黏膜萎缩，阴道上皮细胞糖原含量降低而不能产生足够的乳酸，阴道和外阴的酸度也随之降低，使阴道对抗细菌的能力下降，易受细菌、真菌或病原微生物的感染而引发炎症。老年性阴道炎的主要症状有3个方面。

① 阴道分泌物比正常时增多，白带呈水样，严重时白带可转变为脓液性，并有恶臭，偶尔会有点滴出血或白带呈血水状，会阴部不适。

② 轻度尿频、排尿不尽或排尿终末滴尿，或有乳白色黏液分泌。

③ 阴道内有灼热感、下腹胀或不适，伴有头晕、疲乏、无力、失眠等症状。

如检查阴道可见阴道分泌物增多，子宫颈与阴道壁发红，并有多数出血点状小红斑，有时形成溃疡，严重者阴道壁互相粘连，可有轻度压痛。

O596 老年性阴道炎如何治疗？

针对老年性阴道炎的诱因，分别选用雌激素、糖皮质激素、抗生素治疗，以外用涂敷为主，内服为辅。雌激素、雌二醇（爱斯妥）能促进和调节女性性器官及副性征的正常发育，减缓瘙痒、恢复黏膜的完整性；糖皮质激素主要是能防止或抑制炎症反应的发热、发红、肿胀及触痛；而抗生素则可对抗继发的细菌感染。

① 应用抗生素（红霉素、林可霉素）软膏涂敷以控制阴道黏膜感染。

② 阴道壁可涂敷雌激素乳剂或软膏，或涂敷雌激素加糖皮质激素的乳剂或软膏（雌氢霜），一日1～2次；或阴道壁涂敷雌二醇（爱斯妥）凝胶或雌三醇乳膏，一次1～2.5g，一日1次，于洗浴后涂，涂敷后2分钟穿上衣服。

③ 口服雌激素——雌二醇，一次1～2mg，一日1次，如有子宫，应加用孕激素，连续20日或改用阴道塞入，一次1mg，每晚于睡前塞入阴道，连续7天。或服用炔雌醇一次0.125～0.5mg，一日1次，睡前服用，同时服用维生素C 1g，以提高利用度。

但注意在用药期间，禁忌辛辣或腥膻食物，避免搔抓或热水洗烫，并暂停使用肥皂。平时注意阴道和外阴的清洁，宜用热水坐浴或清洗，清洗时手指不宜触及阴道。并节制房事，性交不宜频繁，以避免阴道黏膜损伤。

0597 何谓女阴干枯？如何治疗？

女阴干枯是指经绝期后的妇女阴部的一种老年性萎缩变性，大多数患者在发病前常有硬化性萎缩性苔藓病史。其病因不明，可能与内分泌改变有关，由于体内分泌雌激素过少所致。

此病与硬化性萎缩性苔藓的病理象虽相同，但无毛囊角栓。与老年性女阴萎缩不同，后者为女阴进行性萎缩，但无硬化现象，一般无自觉症状。

女阴干枯的表现为绝经期妇女出现小阴唇、系带和阴蒂萎缩或消失，大阴唇萎缩变平，皮肤干燥、光滑发硬、色素沉着或脱色，伴有细血管扩张。或为界限清楚的灰白色斑状损害，侵犯女阴的大部，包括大、小阴唇，可延及会阴、肛门，最后发生阴唇萎缩、阴道口狭窄。自觉有明显的瘙痒，常因搔抓或刺激而发生糜烂，表现有剥脱、感染和湿疹样变化。

口服维生素 A 和维生素 E，对女阴干枯有一定疗效；或外用维生素 E 乳膏或维生素 B_6 乳膏，一日 1 次。如补充雌激素——己烯雌酚，初始可由小剂量开始一日 0.5～1mg，每晚睡前服用，以不感到不适为宜。另外，外阴可涂敷肾上腺皮质激素乳膏，可选用的有曲安奈德（去炎松）、氯倍他索（恩肤霜）或卤米松（适确得）乳膏，一日 1～2 次，并轻加按摩，可减轻症状。

0598 何谓妊娠期高血压病？如何治疗？

妊娠期高血压病简称妊高征，包括妊娠 20 周后发生的妊娠期高血压、子痫前期、子痫；以及慢性高血压并发子痫前期和慢性高血压。其高血压、蛋白尿为主要特征，伴有全身多器官损害，严重者可发生抽搐、昏迷、脑出血、心力衰竭、胎盘屏障早剥、广泛弥漫性出血等。当出现溶血、AST 及 ALT 升高、血小板减少时，称为 HELLP 综合征，此病是妊娠高血压严重的并发症。

妊高征的治疗原则为镇静、解痉、降压、利尿，适时终止妊娠。

① 血压≥160/110mmHg 或舒张压≥110mmHg，或慢性高血压于妊娠前已用抗高血压药者，需降压治疗。

② 重度子痫前期需给予解痉、降压治疗等。孕周大于 34 周，根据母儿情况，严密监护母儿状况，促胎肺成熟，必要时终止妊娠；孕周达 34 周或积极治疗 24～48 小时后无明显好转，可考虑终止妊娠；子痫发作需要及时控制抽搐、防治并发症，及时终止妊娠。

③ 子痫表现为抽搐、面部充血、口吐白沫、深昏迷、肌肉僵硬、全身痉挛，持续 1～1.5 分钟，其间无呼吸动作，此后抽搐停止，呼吸恢复，但仍昏

迷。患者表现为剧烈头痛、视物模糊、子痫、颅内出血、充血性心力衰竭、少尿，肾功能不全时，需迅速控制血压；在有效解痉及控制血压的情况下，根据母儿状况，决定分娩时机和方式。

0599 解痉药硫酸镁如何应用？

妊娠期高血压病治疗首选硫酸镁。

① 应用硫酸镁注射液前须检查心、肾功能，肾功能不全者慎用，用药量应减少。有心肌损害、心脏传导阻滞时应慎用或不用。

② 每次用药前和用药过程中，定时做膝腱反射检查，测定呼吸次数，观察排尿量，抽血查血镁浓度值，出现膝腱反射明显减弱或消失，或呼吸次数每分钟少于14～16次，每小时尿量少于25～30ml或24小时尿量少于600ml，应及时停药。

③ 用药过程中突然出现胸闷、胸痛、呼吸急促，应及时听诊，必要时胸部X线摄片，以便及早发现肺水肿。如出现急性镁中毒现象，可用钙剂静脉注射解救，常用10%葡萄糖酸钙注射液10ml缓慢注射。

④ 用于保胎治疗时，不宜与β受体激动药如利托君同时使用，否则容易引起心血管的不良反应。

⑤ 静脉注射常引起皮肤潮红、出汗、口干等症状，快速静脉注射时可引起恶心、呕吐、心悸、头晕，个别出现眼球震颤，减慢注射速度症状可消失。连续使用硫酸镁时可引起便秘，部分患者可出现麻痹性肠梗阻，但停药后好转。极少数患者可出现血钙降低，再现低钙血症。

⑥ 肾功能不全，用药剂量大，可发生血镁积蓄，血镁浓度达5mmol/L时，可出现肌肉兴奋性受抑制，感觉反应迟钝，膝腱反射消失，呼吸开始受抑制，血镁浓度达6mmol/L时可发生呼吸停止和心律失常，心脏传导阻滞，浓度进一步升高，可使心跳停止。

⑦ 镁离子可自由透过胎盘屏障，造成新生儿高血镁症，表现为肌张力低、吸吮力差、不活跃、哭声不响亮等，少数有呼吸抑制现象，对哺乳期妇女禁用。

⑧ 硫酸镁常用方案。a. 25%硫酸镁静脉滴注；b.根据血压情况，可加用25%硫酸镁20ml加2%利多卡因2ml，双侧臀肌深部肌内注射。

静脉注射或静脉滴注用前，将硫酸镁2.5～4g用25%葡萄糖注射液20ml稀释后缓慢静脉注射，注射时间5分钟；或将本品15g（25%硫酸镁注射液60ml）用5%葡萄糖注射液1000ml稀释后缓慢静脉滴注，滴注速度为每小时1～2g。用于中、重度妊娠高血压症，先兆子痫和子痫，首次缓慢静脉注射2.5～4g，然后以每小时1～2g的速度静脉滴注维持，24小时总量为30g，根据膝腱反射、呼吸次数和尿量监测而定。用于早产与妊娠高血压症，首次缓慢静脉注射4g，然后以每小时2g的速度静脉滴注，直到宫缩停止后2小时，后以口服β受体激动药维持。

0600 何谓急性乳腺炎?

乳腺炎称之"乳痈"，是指乳腺的急性化脓性感染，常见于哺乳期妇女，尤其是初产妇，其在哺乳期的任何时间均可发生，而哺乳的初始期最为常见。诱发乳腺炎的因素主要有以下两点。

（1）乳汁淤积　乳汁淤积有利于入侵细菌的生长繁殖。原因有：① 乳头过小或内陷，妨碍哺乳，孕妇产前未能及时矫正乳头内陷，婴儿吸乳时困难；② 乳汁过多，排空不完全，产妇没有及时将乳房内多余乳汁排空；③ 乳管不通，乳管炎症、肿瘤及外在压迫，胸罩脱落的纤维亦可堵塞乳管。

（2）细菌的侵入　乳头内陷时婴儿吸乳困难，易造成乳头周围的破损，是细菌沿淋巴管入侵造成感染的主要途径。另外，婴儿经常含乳头而睡，也可使婴儿口腔内炎症直接侵入蔓延至乳管，继而扩散至乳腺间质引起化脓性感染，致病菌以金黄色葡萄球菌为常见。

0601 急性乳腺炎有哪些临床症状? 如何药物治疗?

急性乳腺炎病程较短，但若治疗不当，也会使病程迁延，甚至并发全身性化脓性感染。或伴全身不适、食欲减退、胸闷、烦躁等。然后局部乳房变硬，肿块逐渐增大，此时可伴有明显的全身症状，如高热、寒战、全身乏力、大便干燥等。常可在4～5日内形成脓肿，可出现乳房搏动性疼痛，局部皮肤红肿、透亮。成脓时肿块中央变软，按之有波动感。若为乳房深部脓肿，可出现全乳房肿胀、疼痛、高热，但局部皮肤红肿及波动不明显。

（1）急性单纯乳腺炎　初期乳房胀满、疼痛，哺乳时尤甚，乳汁分泌不畅，乳房结块或有或无，局部皮温高、压痛，或出现边界不清的硬结，有触痛。表面皮肤发红，炎症块可在数日内软化而形成脓肿，浅表的脓肿易于发现，而深部脓肿常需进行穿刺可确定。乳房脓肿可能为单房性的，也可因为未及时引流，扩展为多房性。同一乳房也可同时有几个炎症病灶而先后形成几个脓肿，浅表的脓肿可自行向外破溃，或穿破乳管自乳头流出脓液；而深部的脓肿除缓慢地向外溃破外，也可向深部穿至乳房与胸肌间的疏松组织中，形成乳房后脓肿。

（2）急性化脓性乳腺炎　局部皮肤红肿热痛，出现较明显的硬结，触痛更加，同时可出现寒战、高热、头痛、乏力、脉快等全身症状。此时腋下可出现肿大的淋巴结，有触痛，血白细胞和粒细胞计数升高，严重时可合并败血症。

（3）脓肿形成　局部组织发生坏死、液化，大小不等的感染灶相互融合形成脓肿。脓肿可为单房性或多房性。浅表的脓肿易被发现，而较深的脓肿波动感不明显，不易发现。

（4）全身症状 可有寒战、高热、脉洪浮数、舌苔由薄白转黄燥。患侧腋窝淋巴结肿大，并有压痛，严重感染者可并发败血症。

急性乳腺炎可选用抗菌药物（头孢菌素类、青霉素类、大环内酯类、氟喹诺酮类抗生素），注射青霉素前，应询问患者有无过敏史，对24小时未应用过青霉素者，以青霉素500IU/ml的氯化钠注射液0.1ml做皮内敏感试验，20分钟后观察注射部位，如出现红晕或红肿，且直径大于1cm者为阳性反应者禁用。对青霉素有过敏性休克史者、有哮喘、枯草热史者禁用。同时可联合热敷、理疗、中药外敷和雌激素治疗等。

0602 何谓乳腺囊性增生症？

乳腺囊性增生又称乳腺增生症或良性乳腺结构不良，为妇女中常见和多发病，在各年龄组均可发生，但多见于25～45岁女性，其本质上是一种生理增生与复旧不全造成的乳腺正常结构的紊乱。在我国，囊性改变少见，多以腺体增生为主，故多称"乳腺增生症"。其恶变的危险性较正常妇女增加2～4倍，临床症状有时与乳腺癌相混淆。

乳腺囊性增生的病因尚未明了。目前多认为与内分泌失调及精神因素有关。黄体素分泌减少，雌激素相对增多，为本病的重要原因。主要为乳腺间质的良性增生，增生可发生于腺管周围并伴有大小不等的囊肿形成；也可发生在腺管内而表现为上皮的乳头样增生，伴乳管囊性扩张。此外，尚有一种小叶实质增生的类型。其主要症状为乳腺痛，常与月经有一定关系，月经前后症状较明显，月经来潮期间症状减轻或消失。阴雨、暑热天气，或情绪变化，如愁、怒、忧、思时症状加重。心情舒畅时症状较轻。疼痛轻者可不引起人注意，重者可影响工作和生活。少数患者乳头可流出棕黄色和暗褐色血性液体。乳腺囊性增生的突出的表现有乳房胀痛和乳内肿块。

（1）乳房胀痛 常见为单侧或双侧乳房胀痛或触痛。病程为2个月至数年不等，大多数患者具有周期性疼痛的特点，月经前发生或加重，月经后减轻或消失。需注意的是，乳痛的周期性虽是本病典型表现，但缺乏此特征者并不能否定病变存在。

（2）乳房肿块 常为多发性，单侧或双侧性，以外上象限多见；且大小、质地亦常随月经呈周期性变化，月经前期肿块增大，质地较硬，月经后肿块缩小，质韧而不硬。扪查时可触及肿块呈节结构，大小不一，与周围组织界限不清，多有触痛，与皮肤和深部组织无粘连，可被推动，腋窝淋巴结不肿大。

此外，该病尚有病程长、发展缓慢、有时可有乳头溢液等表现。乳房内大小不等的结节实质上是一些囊状扩张的大、小乳管，乳头溢液即来自这些囊肿，呈黄绿色、棕色或血性，偶为无色浆液性。药物治疗以口服他莫昔芬（三苯氧胺）一次10～20mg，一日2次。鉴于他莫昔芬可促进排卵，有致怀孕的可能，对患有乳腺癌的未绝经妇女原则上不宜应用，若绝经前必须使用本品，应同时服用抗促性腺激素类药。同时对接受他莫昔芬治疗患者，如发现异常子宫出血，应立即进行检查。

 ## 第九章　骨、软组织疾病与外伤

0603 肩周炎为何又叫"五十肩"？病因有哪些？

肩周炎又称肩关节周围炎，或肩凝症（冻结肩）或漏肩风，因多见于50多岁的中年人，故又称"五十肩"。女性多于男性（3：1），左侧多于右侧，也有少数病例双侧同时罹患。

肩关节为上肢最大灵活的关节，由肩胛骨的关节盂和肱骨头构成，炎症主要发生在盂肱关节周围组织病变，包括关节囊、滑液囊、韧带以及肩部内外两层肌肉。由于上述组织病变，而引起肩关节周围疼痛、活动受限等。其病因复杂，大致可分为如下几种。

① 局部原因为关节周围结缔组织、肌筋膜的退行性病变引起。

② 因颈椎椎间盘的变性或不稳定所致。

③ 因肺结核、胃肠或颜面疾患而引起的关联痛，涉及肩关节周围组织发生病变。

④ 高血压及代谢性疾患，引起肩关节周围的肌肉充血和异常肌紧张。

⑤ 肩关节周围的肌肉长期和连续地紧张，使局部处于充血状态，以及过劳、寒冷、精神刺激和外伤所致。

0604 肩周炎有哪些症状？如何治疗？

肩周炎发病缓慢，逐渐出现肩关节痛与关节活动受限。表现为一种特殊的过程，即病情发展到一定程度后即不再发展，继而疼痛逐渐减轻以至消失，关节活动也逐渐恢复。整个病程较长，可长达数月或数年之久。但也有少数患者不经治疗则不能自愈。肩部僵硬、怕冷，有广泛性酸痛或刀割样剧痛，日轻而夜重，并向颈部和上臂放射，病程长达数周、数月或数年不等。

患者肩关节外展、外旋、背伸、上举等活动均受限制，甚至不能梳头、穿衣、扎裤腰带，严重者肩关节活动可完全消失，形成冻结肩。于急性期稍一碰触即剧痛难忍，慢性期在肩峰周围有广泛的压痛，有明显的压痛点。

肩周炎几无特效药，疼痛难忍时可服阿司匹林、布洛芬或吲哚美辛（消炎痛），同时嘱咐患者常作肩关节上举、后伸、外展等自主运动，可有助于恢复。

另外，平时应注意对肩部保暖，局部热敷或中药（透骨草25g，川芎、川乌、草乌、地龙、红花、防风、土鳖虫各15g，蜂房2个，以水煮开）熏洗，并作适当的功能锻炼，以防关节粘连。

0605　颈椎病常见于哪些人?

颈椎病多发生在中老年人，脑力劳动者明显多于体力劳动者，由于工作、学习的节奏加快，其发病年龄也有所提前，许多中青年人也有不同程度的病症。轻度颈椎病者仅有颈肩部不适，重者可出现严重症状而影响工作和生活，其病因如下。

（1）颈部软组织劳损　如长期伏案的编辑、设计、绘图、刺绣、缝纫等工作人员，或枕头过高，都会因颈部肌肉过度牵张而发生劳损。反复外伤、落枕或受凉可加速颈部软组织的劳损和退化。

（2）人体退变因素　人进入中年，身体已处于退变阶段，脊柱间组织、韧带、肌肉较松弛、力量减弱，使椎体间出现不同程度的松动。椎体间出现松动之后，由于互相牵拉、撞击等刺激促进了骨质增生，增生的骨赘（骨刺）压迫和刺激周围的肌肉、韧带、神经、血管和脊髓等组织，因而出现症状。

0606　颈椎病分为哪几型?

颈椎病根据其发病和表现的不同分为6种类型。

（1）颈型　表现是颈部酸痛、沉紧，尤其是长时间伏案工作后更加明显。颈后可有压痛点以及硬结、索条样反应物。此型是颈椎病中最轻的，如及时治疗可痊愈。

（2）神经根型　表现是从颈肩沿上臂到手指有麻窜感（"过电样"感），同时伴有颈型颈椎病的感觉。检查者一手牵拉患臂，另一手顶于患侧头颞部，双手相对牵拉，患者出现患侧上肢麻患感或疼痛感觉。或患者采坐位，用手叩击其头顶，或将头推向患侧，患者诉患侧上肢麻窜感。

（3）交感型　有头晕、头痛、眼花、耳鸣等表现，常与其他类型合并存在。

（4）椎动脉型　经常出现发作性眩晕，可伴随恶心、呕吐，重者可在姿势突然改变的情况下发生猝倒。

（5）脊髓型　多有下肢麻木、软弱无力，大小便失禁，以及消化道症状等。

（6）混合型　同时存在上述两型或两型以上的各种症状，最为常见。

0607　颈椎病的前兆信号有哪些?

颈椎病常有先兆！关键是能否发现，提前预警。

（1）轻度信号　颈、项、背部发僵或发硬、酸痛，颈椎屈伸、转动活动时可出现症状加重，上肢痛或麻木、皮肤感觉迟钝、上肢肌肉力量减弱。

（2）中度信号　四肢无力、双下肢发软、肌肉僵硬、行走困难，甚至下肢瘫痪，大小便失禁和功能障碍。

（3）重度信号　心慌、胸闷、胃胀、腹泻、肢体少汗、四肢发冷、烦躁、面部潮热、耳鸣、视力减退、眼睛肿胀、心动过速或过缓、双上肢及头面部血管痉挛或扩张。

0608 中医治疗颈椎病有哪些方法？

中医认为颈椎病是"寒主凝滞"和"寒主收引"，即风寒侵犯颈部肌肉，使得颈肌痉挛、血流凝滞，且致颈椎内外平衡失调，加重颈椎的失稳状态。特别在单侧颈肌痉挛时，使得颈椎两侧肌肉、韧带张力不等，更易促使病变发作。

目前，治疗颈椎病尚无理想药，中成药可选颈复康冲剂，以舒筋活络，散瘀止痛，口服一次5g，一日2次；或饮服木瓜酒、史国公药酒，以祛风除湿，活血通络，口服一次15～30ml，一日2～3次。颈痛灵药酒可滋补肝肾，活络止痛，口服一次10～15ml，一日2次。外用可试用骨刺消痛液、正骨水等涂敷。

按摩是治疗颈椎病的首选，有条件者可去医院进行按摩，条件有限者也可在家庭中按摩，具体手法为：① 对颈部以手掌轻揉2～5分钟，以有热感为宜；② 对局部的硬结或索条状反应物着重指揉1～2分钟；③ 用力抓拿颈后大筋，反复12次，力量以能耐受为度；④ 对颈肩部捶拍1～2分钟。患者可每天自行进行康复锻炼，颈前屈、后伸、右侧、左侧、左旋、右旋动作各20次，力量由轻渐重。对患者的垫枕不宜过高，如配合做颈椎牵引，疗效更佳。

0609 何谓骨性关节炎？

骨性关节炎又称骨关节病、肥大性关节炎或老年性关节炎，是人到中年后发生的退行性和增生性的慢性关节病。

骨关节炎病因迄今不明，可能是力学、生物学、生物化学及酶反馈环等复杂系统互相作用的结果。当其中一种或多种出现异常时，病变即随之发生。很多机制都能诱发细胞与组织的异常，其中包括先天性关节畸形、遗传缺陷（全身性骨关节炎）、感染、代谢性、内分泌和神经性疾患，改变透明软骨正常结构与功能的疾病（类风湿性关节炎、痛风、软骨钙质沉着），对透明软骨及其周围组织的急、慢性损伤（骨折），关节长期过劳（如某些职业如铸造、建材、采煤、驾车等）。

0610 骨关节炎多发生在哪些部位？有哪些表现？

骨关节炎好发于髋、膝、肩、手、指、腕、踝、颈、腰椎等关节，病程进展缓慢，初始并非炎症性的，发病隐匿而渐加重，常累及1个或几个关节。早期表现为关节酸痛，活动渐受限，症状时轻时重，休息时可减轻，劳累后加重，后期常有畸形，一般无强直。

疼痛为最早期症状，通常于活动后加重，晨起关节僵硬不便活动，持续15～30分钟随锻炼而改善。当病情继续发展时，关节活动减弱，发生屈曲挛缩，有压痛及关节压轧音或摩擦感。由于软骨、韧带、肌腱、关节囊的增生，引起关节肿大、慢性滑膜增生和滑膜炎。

晚期表现为触诊时有压痛及被动活动时疼痛，肌肉痉挛与挛缩又加重疼痛。骨赘或游离体有时卡住可致关节机械性阻滞。

0611 治疗骨关节炎有哪几种药?

（1）透明质酸钠（阿尔治、海尔根、施沛特） 为关节腔滑液和软骨基质的成分，在关节起到润滑作用，减少组织间的摩擦，关节腔内注入后可明显改善滑液组织的炎症反应，增强关节液的黏稠性和润滑功能，保护关节软骨，促进关节软骨的愈合与再生，缓解疼痛，增加关节的活动度。常于关节内注射，一次25mg，一周1次，连续5周。

（2）氨基葡萄糖（维骨力、葡立） 为构成关节软骨基质中聚氨基葡萄糖（GS）和蛋白多糖的最重要的单糖，正常人可通过葡萄糖的氨基化来合成GS，但在骨关节炎者的软骨细胞内GS合成受阻或不足，导致软骨基质软化并失去弹性，软骨表面腔隙增多使骨骼磨损及破坏。氨基葡萄糖可阻断骨关节炎的发病机制，促使软骨细胞合成具有正常结构的蛋白多糖，并抑制损伤组织和软骨的酶（胶原酶、磷脂酶A_2）的产生，减少软骨细胞的损坏，改善关节活动，缓解关节疼痛，延缓骨关节炎症病程。口服一次250～500mg，一日3次，就餐服用最佳，连续4～12周，每年可重复2～3次，重复治疗应间隔1～2个月。

（3）非甾体抗炎药 可抑制环氧酶和前列腺素的合成，对抗炎症反应，缓解关节水肿和疼痛。可选布洛芬一次200～400mg，一日3次；或氨糖美辛一次200mg，一日3次；尼美舒利（怡美力）一次100mg，一日2次，连续4～6周。

0612 急性腰扭伤后怎么办?

急性扭伤多见于体力劳动者、运动员和偶尔参加体力劳动的人，以男性青壮年高发。其病因甚多，如弯腰搬取重物、突然失足踏空、腰部急剧旋转及咳嗽、打喷嚏、穿衣不当、坐卧不慎等，都可成为致伤原因。

扭伤后即感腰部剧烈疼痛，伴有腰断裂感，重者不能活动，个别人当时的症状不重，但次日晨起后活动、咳嗽、喷嚏，甚至大笑都可使疼痛加重。患者活动及翻身困难，下肢不敢伸屈，行动艰难，表情痛苦，步态缓慢，往往用一手或双手撑腰以加保护，腰部肌肉痉挛，腰椎多向患侧倾斜。

休息是最基本且有效的治疗，在木板床上加10cm厚的棉垫，自由体位，以不痛或疼痛减轻为宜，卧床一般应坚持3～7日，保证损伤组织的充分修复。腰扭伤24小时后可行腰部热敷，对疼痛严重者可服布桂嗪（强痛定）一次60mg、或哌替啶（杜冷丁）一次100mg、或曲马多100mg，一般连续不超过3次。轻者可选阿司匹林一次0.5～1g，或对乙酰氨基酚一次500mg，一日3次。

中成药可选服伸筋丹一次5粒，一日3次；或选跌打丸、七厘散、小活络丸、大活络丸等。局部可贴敷伤湿止痛膏、701跌打镇痛膏或正红花油、风湿油等。

0613　腰肌劳损后怎么办?

腰肌劳损是腰部软组织慢性损伤，多见于30～45岁的人，尤以体力劳动者高发。其病因可由反复多次的腰部急性扭伤，未能及时和彻底地治愈而转成慢性损伤；或因受寒、潮湿、劳累、下肢畸形、工作姿势不良和特殊工作体位，形成累积性劳损变性。

患有腰肌劳损者可有长时间的腰痛，常有酸胀和不适感，时轻时重，在劳累、寒冷、阴雨天或晨起时加重，稍微活动后稍减轻，夜间常因疼痛或僵硬而不能入睡，腰部有范围较大的压痛区，活动稍受限。

中药可取乳香、没药、桂枝、川椒（或花椒）各50g，红花、川乌、草乌、忍冬藤、透骨草、荆芥、地龙各30g，独活、防风各20g，以上各药混合略加粉碎，用水浸透，装入布袋（5cm×3cm）内，用缝线封口，放于蒸锅内蒸热，敷于腰部（不宜过烫及过凉），一日2次，一次约30分钟，连续10次为1个疗程。

另外，过于柔软的床不能保持脊柱的正常生理曲度，所以最好在硬木板上加个10cm厚的软垫上睡眠，有助于缓解疼痛。

0614　何谓腰椎间盘突出症?

腰椎间盘突出症亦可称髓核突出（脱出）或腰椎间盘纤维环破裂症，是常见的腰部疾患之一。顾名思义，主要是腰椎间盘各部分（髓核、纤维环及软骨板）尤其是髓核，有不同程度的退行性变化后，在外界因素的作用下，椎间盘的纤维环破裂，髓核组织从破裂处突出（脱出）于后方或椎管内，导致相邻的组织，如脊神经根、脊髓受到刺激或压迫，从而发生腰痛、一侧下肢或双侧下肢麻木等症状。

腰椎间盘突出症的病因有内在因素和外在因素。内在因素主要是腰椎间盘本身的退变，腰椎的退变表现为含水量的降低，并因失水引起椎节失稳、松动等病理改变；纤维环的退变主要表现为坚韧程度的降低。外在因素是外伤、劳损、寒冷、潮湿、用力不当、用力过度、姿势或体位的不正确等。如驾驶员长期处于坐位和颠簸状态，长期而反复的外力造成的轻微损害，都日积月累地作用于腰椎间盘，加重了退变的程度。寒冷或潮湿引起了小血管收缩、肌肉痉挛，使椎间盘的压力增大，也可能造成退变使得椎间盘纤维环破裂。

0615　腰椎间盘突出症的临床表现有哪些?

腰椎间盘突出后，可继发地产生脊柱生理前凸变直或侧凸、脊神经根受损、椎间隙变窄、椎体边缘骨质增生、椎间关节退变和椎管狭窄等一系列改变，而致许多患者的症状迁延和反复。患者可因髓核突出的部位、大小、病程长短以及个体差异的不同而表现出各种各样的症状。

（1）腰痛　表现在下腰部及腰骶部，常见持续性的钝痛，平卧位时可减轻，久站后加剧。另有一种疼痛发生急骤，呈痉挛样剧痛，造成腰部活动受限，此种疼痛往往是由于髓核大部分突出，突然压迫神经根，使根部血管同时受压而造成缺血。

（2）下肢放射痛　疼痛沿臀、大腿及小腿后侧至足跟或足背，呈放射性刺痛，严重者可呈电击样疼痛。

（3）下肢麻木　一般与下肢反射痛相伴出现，麻木的区域与受累的神经根相对应。下肢的感觉异常主要有发凉及发冷，患肢温度降低，尤以脚趾末端最为明显。

（4）肌力减弱　在腰椎间盘突出压迫神经根严重时，可产生神经麻痹而致肌肉力量减弱甚至瘫痪，表现为足下垂。

（5）间歇性跛行　患者在行走时，可随着行走的距离增加而加重腰、腿的症状，并在坐位或卧位一段时间后才可缓解。

0616　对腰椎间盘突出症有哪些药可治疗?

不同的腰椎间盘突出症者的病程、突出部位和严重程度不同，因此，治疗方法也不尽相同。治疗方法分为手术和非手术疗法，后者包括药物、推拿、按摩、封闭、休息、髓核溶解、高压氧、牵引、手法、支架和体育治疗等。此外，经皮关节镜下注射药物、摘除突出髓核、削刨赘生物等方法也在临床应用之中，无疑给腰椎间盘突出症者带来了希望。

目前，药物治疗一般仅作为缓解症状的辅助性治疗。对疼痛难以忍受、不能平卧和入睡的人可适当给予抗炎镇痛药，如依托考昔（安康信）一次60～120mg，布洛芬一次200～400mg，一日3次，氨糖美辛一次200mg，一日3次；或地塞米松（氟美松）一次0.75mg，一日1次以缓解疼痛。

在腰椎间盘突出症急性期，脊神经根轴处水肿较明显，是引起剧痛的原因，为消除局部水肿，可服氢氯噻嗪（双氢克尿塞）等利尿药，或静脉滴注甘露醇等脱水剂。

对退行性改变基础上发生的腰椎间盘突出症者，特别是老年人，可服用硫酸软骨素A（康得灵）一次600mg，一日3次，连续30日。如若腰椎间盘突出症后已有不同程度的肌肉萎缩，可选服维生素E，一次100mg，一日1次。

0617　何谓痔疮?

痔疮是发生在肛门和直肠下部的病，常因腹泻、便秘、妊娠、久站久立、负重远行等引起，造成静脉回流障碍，使肛管和肛门静脉的血管曲张，形成1个或几个静脉团而成痔。痔疮可发生于任何年龄，但男性多于女性。

痔疮分内痔、外痔、混合痔3种，其划分以直肠齿线为界，在齿线以上的为内痔，表面覆盖黏膜；在齿线以下称为外痔，表面覆以皮肤；内、外痔同时存在且联结在一起的，称为混合痔。

内痔没有疼痛感，但肛门有下坠和胀感，其表现以出血为主，出血的形式有3种：在排便时肛门滴血、喷血或仅见粪便上带血丝，色泽鲜红。长期出血可继发贫血，痔疮较大时可随大便脱出，初时可自行缩回，日久则发生嵌顿，如缩不回去或内有血栓形成，则易感染而发炎，使肛门括约肌痉挛，发生肿胀、剧痛、溃烂或坏死。如分泌物过多常流出肛外，刺激皮肤而感瘙痒。

外痔的症状是肛门坠胀、疼痛、有异物感，如形成血栓外痔时则触痛明显，肛门边缘可见暗紫色肿块；如形成炎症性时则有分泌物渗出及瘙痒感。

0618　肛裂是如何形成的?

肛裂常由外伤引起，在排出干硬的大便或粪便中藏有尖硬的异物（瓜子壳、碎骨、鱼刺）划破肛门，再继发感染而致，形成裂痕或溃疡，极不易愈合。肛裂多发生于肛门后中线，有时裂口可深至皮肤全层，以30～40岁的男性多见。

得了肛裂后，在大便时肛门可有剧痛，常持续数分钟或2小时，在粪便的表面可见到少量的鲜血，或有时滴血。由于排便时的刺激引起剧痛，会使患者畏惧而不敢使劲，导致排便时间延长，常常伴有便秘、肛门瘙痒、糜烂或有脓性分泌物。有时肛门后方裂口或溃疡的皮肤因炎症而水肿隆起，形成一个小包，则形成"前哨痔"。

0619　治疗痔疮和肛裂选用什么药?

（1）痔疮　先用0.02%高锰酸钾液肛门坐浴，后用安纳素栓或复方氯己定（洗必泰）栓，一次1枚，每晚一次，塞入肛门。中医对内痔有内治和外治之说，对内痔出血、肿痛疼痛可服用地榆槐角丸或槐角丸，一次1丸，一日2次。外治可用熏洗法、外敷法，选用痔疮外洗药，放入布袋内置盆中以水煎开熏洗，一日2次；或涂敷马应龙麝香痔疮膏、九华膏、10%鞣酸软膏。枯痔疗法适用于内痔，将硬化剂（如5%鱼肝油酸钠或5%酚甘油液）注入痔静脉丛周围组织内，但勿注入肌层。

（2）肛裂　早期肛裂浅而无前哨痔者，热水浴后敷用肛裂膏（皂角粉、白及粉各25g、丁卡因1g、凡士林100g）；或复方氯己定（洗必泰）软膏（氯己定0.5g、丁卡因1g、凡士林100g）。对病程较久者，可用10%～20%硝酸银液涂灼裂口，后以0.9%氯化钠溶液棉签擦拭，一日1次；或用0.5%普鲁卡因液10～20ml封闭肛门裂底部及两侧括约肌，隔日1次。对慢性肛裂可考虑行切除术，将裂口瘢痕组织切除，创口不缝合，术后用0.02%高锰酸钾液温水坐浴，并保持排便通畅。

0620　被狗咬伤了怎么办？

被狗咬伤后，伤口处立即用20%肥皂水反复彻底地冲洗，后用2%碘酊或酚溶液（石碳酸）烧灼，再用95%酒精中和剩余的腐蚀剂。必要时开放伤口，切除部分组织，或拔火罐引出血液和组织液，注意伤口不要包扎或缝合。

于当日注射人用浓缩狂犬疫苗，选择上臂三角肌或臀部肌内注射，液体疫苗一次2ml（冻干疫苗1～2ml），于第4日（以下类推）、第7日、第14日、第30日各注射1次，儿童剂量相同。

对严重咬伤或多处被咬伤者（头、面、颈、手指被咬；3处以上咬伤；或咬穿皮肤及舔触黏膜者）应按上法注射，并于当日、第4日剂量加倍。同时联合肌内注射（或局部浸润）抗狂犬病免疫血清，按40IU/kg计算，严重者80～100IU。凡联合注射抗狂犬病免疫血清者，须在疫苗注射结束后再补充注射2～3次加强针，即于注射后第15日、第75日或第10日、第20日、第90日分别注射疫苗2ml。对未被咬伤者可行预防注射，一次2ml，于当日、第8、21日各注射1次。

在注射疫苗期间，切忌饮酒、喝浓茶、咖啡等刺激性饮品。注射部位出现红肿或全身有荨麻疹等过敏反应，应尽量继续注射，同时给予抗过敏药，必要时可减量或暂停。如发生神经炎、瘫痪、脑膜炎或脑脊髓炎等，则依病情考虑停注。在护理上宜隔离患者，卧室内光线宜调节的暗些，保持安静并避免各种刺激。对烦躁或惊厥者，可肌内注射苯巴比妥（鲁米那）0.1～0.2g或地西泮（安定）10～20mg。

0621　被毒蛇咬伤了怎么办？

毒蛇大多出没于潮湿和炎热地带，咬伤多发生在夏秋季节，以在农村、沿海、山区的赤脚农民、牧民、猎户多发，部位常见为下肢和足部。被毒蛇咬伤后，蛇体的神经毒、心脏毒、出血毒及酶毒的毒性使人出现头晕、眼花、眼睑下垂、胸闷、气促、心悸、痉挛、语言困难、牙关紧闭、畏寒、出冷汗等症状，严重者可出现昏迷、惊厥、休克，如不及时抢救，可能有生命危险。毒蛇咬伤的牙痕有两个又深又大的齿孔，伤口有水肿、充血、刺痛、肿胀、麻木，且持续加重。

被咬伤后，紧急处理措施是先用绳索、鞋带或纱布条将伤口的近心端捆绑起来（每隔0.5小时放松1次），以防止带有毒素的血液和淋巴液回流，再用20%肥皂水冲洗，后用附近的河水、井水、泉水或自来水冲洗，必要时将伤口周围切开，使用吸奶器、拔火罐或嘴吸吮毒液，肌内注射地塞米松（氟美松）10mg，同时口服季德胜蛇药片，一次6片，一日3次。

0622 被毒虫咬蜇怎么办?

许多有毒的昆虫包括蚊子、黄蜂、蜜蜂、蝎子、虱子、蚂蟥、跳蚤、蜈蚣、蜘蛛、刺蛾等叮咬、蜇刺或接触昆虫的分泌物、排泄物后可引起的皮肤炎症。由于昆虫的不同，在叮咬后的表现也不相同。基本症状分为轻、中、重3种程度。

（1）轻度　有点状红斑、小丘疹、小风团、瘙痒。

（2）中度　有红肿性红斑、丘疹和风团、有结节、水疱及瘙痒或疼痛感觉。

（3）重度　有大风团和大水疱、红斑水肿、甚至有出血皮疹，剧烈疼痛或瘙痒、皮肤糜烂，全身伴发怕冷、发热、恶心、呕吐、四肢麻木，甚至休克或死亡。

虫咬后立即涂敷10%氨水或复方氨洗剂（36%氨溶液28ml、薄荷脑1g、60%乙醇100ml），一日6次，对红肿严重的皮肤涂敷2%碘酊；对化脓感染的皮肤涂敷1%红霉素或莫匹罗星软膏（百多邦），一日3～4次。为防止水肿，对蜈蚣、黄蜂、蜜蜂蜇咬处，立即用碳酸氢钠（小苏打）溶液外敷；对蚂蟥蜇咬处，用盐或醋涂敷，蚂蟥受到刺激后能够脱出；对刺蛾等叮咬处用胶膏反复粘贴，使细刺粘出。

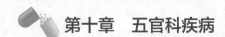

第十章　五官科疾病

0623 何谓沙眼?

沙眼由一种病原性沙眼衣原体侵入结膜和角膜所引起的慢性传染性病，十分常见，在严重时双眼结膜表面象布满沙粒似的，因此命名为沙眼。男女老幼皆可罹患，轻者可无症状，往往在体检时由医生发现；较重者在眼内常会感觉摩擦感或有异物感而十分别扭，有时发痒、迎风流泪，畏惧强光，不时在眼边积有少量的分泌物（眼屎）。如翻开眼皮，可发现睑结膜呈弥漫性充血，血管模糊不清楚，结膜上出现乳头（内眼皮上有类似舌头表面的粗糙不平的外观）

或滤泡（睑结膜上长出一些隆起、浑浊和大小不一小泡）。沙眼不仅侵犯结膜，进而可危害角膜（黑眼球表面），按病程分为两期。

（1）第一期（进行期）　上穹隆及睑结膜血管模糊、表面粗糙、肥厚、乳头增生及滤泡形成。角膜上缘可出现新生血管（血管翳），其末梢常有灰色的浸润。

（2）第二期（退行期）　病变部位逐渐出现灰白色条纹状、网状或小片状瘢痕。等到滤泡和乳头均为瘢痕所代替时，则结膜面变薄、表面光滑、色灰白，血管翳亦退化，其末梢浸润消失。

沙眼如不及时治疗，极易出现并发症，如角膜混浊、角膜溃疡、慢性泪囊炎、内翻倒睫、角膜结膜干燥症、眼球后粘连等，严重者会影响视力。

0624　治疗沙眼如何选药？

对轻度的沙眼或细菌性结膜炎可滴眼药水或涂敷眼膏，如10% ～ 30%磺胺醋酰钠、0.25%硫酸锌、0.25%氯霉素滴眼剂，每隔1 ～ 2小时滴眼1次；睡前在结膜囊内涂敷红霉素、四环素、左氧氟沙星眼膏。

硫酸锌（锌矾）在低浓度时呈收敛作用，锌离子能沉淀蛋白，可与眼球表面和坏死组织及分泌物中的蛋白质形成极薄的蛋白膜，起到保护作用，高浓度则有杀菌和凝固作用，有利于创面及溃疡的愈合。

酞丁安对沙眼衣原体有强大的抑制作用，尤其对轻度沙眼疗效最好，治愈率可达94%，常用0.1%溶液滴眼，一次1 ～ 2滴，一日2 ～ 3次，连续1个月。

对较重或治疗较晚的沙眼结膜肥厚显著者，可用2%硝酸银或硫酸铜棒擦睑结膜和穹隆结膜，擦后用0.9%氯化钠溶液（生理盐水）冲洗，一日1次。乳头较多的沙眼，可用海螵蛸摩擦法；滤泡较多的沙眼，可作滤泡刮除术；少数倒睫者可去医院行电解术。

0625　治疗沙眼如何选用中成药？

中医将沙眼分为肝肾亏损型、气血两亏型和风邪外袭型。肝肾亏损型表现为流泪清稀，视物模糊，伴头痛、耳鸣或腰酸不适；气血两亏型常见流泪，伴有面色不佳，易忘事，疲乏无力，或见于产后妇女；风邪外袭型表现为平时两眼干涩不适，有风时泪泪增多，伴有头痛。对肝肾亏损型可选用明目地黄丸、杞菊地黄丸等，一次1丸，一日2次；外敷拨云眼膏、风火眼膏、马应龙八宝眼膏等。对气血两亏型可服十全大补丸（煎膏）和人参养荣丸（颗粒、片、煎膏、酒），一次1丸，一日2次。对风邪外袭型可服明目上清片，一次4片，一日2次。

0626　何谓急性结膜炎？

结膜位于"白眼球"的表面，具有保护作用。急性结膜炎俗称"火眼"或

"红眼病"，是发生在结膜（白眼球表面上的膜）上一种急性感染，在气候湿润温暖的春、夏或秋季极易发生，通过与患眼接触的水、毛巾、玩具或浴池、游泳池而相互传染，易在家庭、学校和公共场所中流行。日常生活中常见有急性卡他性结膜炎（由细菌感染）、流行性结膜炎（由病毒感染）及流行性出血性结膜炎（由流行性病毒感染）3种，后两种感染的病毒有所不同。急性结膜炎传染性极强，且广泛流行，但预后良好，几天内炎症即可消退。

（1）卡他性结膜炎　发病急剧，常累及双眼（或间隔1～2日），伴有大量的黏液性分泌物（眼屎），于夜间分泌较多，常在晨起时被分泌物糊住双眼。轻者眼内有瘙痒和异物感；重者眼睑坠重、灼热、畏光和流泪，结膜下充血、水肿或杂有小出血点，眼睑亦常红肿，角膜受累则有疼痛及视物模糊，有些类似于沙眼。

（2）流行性结膜炎　一般局限于单眼，流泪较多和伴少量分泌物，分泌物最初为黏液性，以后为黏液脓化而呈脓性，耳朵前淋巴结肿大。

（3）过敏性结膜炎　一般较轻，结膜可充血和水肿，瘙痒而伴有流泪，一般没有分泌物或少有黏液性分泌物。

0627　结膜炎怎样选用滴眼药?

结膜炎的治疗以滴眼为主，其疗程短、治疗效果好。常用的滴眼剂有磺胺醋酰钠、氯霉素、红霉素、庆大霉素等，原则上白天宜用滴眼剂滴眼，反复多次，睡前宜用眼膏剂涂敷。

选用滴眼剂宜按感染的病原体来区分。① 对沙眼衣原体感染的结膜炎可选红霉素、利福平、酞丁安、磺胺醋酰钠滴眼剂；② 对病毒感染的结膜炎可选用碘苷滴眼剂、酞丁安滴眼剂、阿昔洛韦滴眼剂或利福平滴眼剂；③ 对细菌感染的结膜炎可选红霉素、四环素、杆菌肽滴眼剂；④ 铜绿假单胞菌性结膜炎的病情较严重，病变进展迅速，短期内可致角膜溃破、穿孔和失明，因此须及早治疗，常用多黏菌素B、磺苄西林滴眼剂；⑤ 对真菌性角膜炎可选用两性霉素B、克霉唑滴眼剂；⑥ 过敏性结膜炎宜选用醋酸可的松、醋酸氢化可的松或色甘酸钠滴眼剂，其不仅可抑制炎症过程的早期表现，还能降低毛细血管壁和毛细血管膜的通透性，减少炎症的渗出。

0628　结膜炎可用哪些中成药?

中医将沙眼和结膜炎统称"暴发火眼"，可选如下中成药。

（1）清凉眼药膏　能消炎、抑菌、收敛，用于结膜炎、睑缘炎、沙眼、睑腺炎。用玻璃棒挑取少许药膏，点入眼睑内，一日2～3次。

（2）马应龙八宝眼膏　能明目退翳、解毒散结、消肿止痛。用于暴发火眼、目赤肿痛、沙眼刺痛、目痒流泪等。含服一次0.3g，一日3次；或外用取适量，用蒸馏水溶解后，点入眼睑内，一日 2 ～ 4 次。

（3）风火眼药　能清热解毒，退翳明目，用于暴发火眼、翳膜遮睛、沙眼。用点眼棒蘸凉开水后沾药点入眼角内，闭目使药布于全目，点后避风，一日 3 次。

此外，中医治疗眼病的中成药还有拨云眼膏、眼药锭、五黄膏等外用；内服药物有银翘解毒丸、牛黄解毒丸、牛黄上清丸、牛黄解毒片等。

0629　何谓睑缘炎？如何选药？

睑缘炎俗称"烂眼边"，是发生在睑缘皮肤、睫毛囊及腺体的慢性炎症。其有 3 种类型。

（1）鳞屑性睑缘炎　有瘙痒及异物感，在睫毛间及根部散有白色鳞屑，除去鳞屑后，下面的皮肤有轻度充血，睫毛易脱落，但可再生长。

（2）溃疡性睑缘炎　干燥、微痒及轻微疼痛，睑缘红肿、肥厚，睫毛根部有黄色结痂，去痂后可见小脓点和溃疡。睫毛囊常受累，故睫毛脱落后不再生。睑缘瘢痕收缩后，可有倒睫和下睑外翻。

（3）眦部睑缘炎　痒感明显，睑内外眦部发红而糜烂而形成"烂眼边"，常伴有眼角处球结膜充血。

睑缘炎的治疗是在洗净睑缘后，选用 0.5% 硫酸锌、15% 磺胺醋酰钠滴眼剂滴眼，一日 4 ～ 6 次；睡前再用 0.5% 红霉素眼膏、1% ～ 2% 黄降汞眼膏涂敷于眼睑，常有佳效。对睑缘溃疡严重者可用 2% ～ 5% 硝酸银液涂睑缘溃疡处，1 周 2 ～ 3 次，但切勿误入眼内。

0630　何谓麦粒肿？如何治疗？

麦粒肿俗称"睑腺炎"和"针眼"，又称睑边疔，是睑缘皮脂腺或睑板腺急性化脓性感染。健康人的眼睑有极强的抵抗力，但当疲劳、沙眼和过度用眼时，或使用不干净的毛巾、手帕擦眼，均可诱发麦粒肿。"针眼"多见于青年人，容易复发。睑板腺开口于睑缘，细菌（葡萄球菌）可由开口处进入睫毛根部，导致皮脂腺和睑板腺感染而化脓，分别命名为外麦粒肿和内麦粒肿。

外麦粒肿表现为睑边局部红肿、疼痛，有时可触及硬结，有压痛，如发生于眦部，常引起球结膜水肿。5 日后睑缘皮肤或睑结膜上的硬结变软，出现黄白色脓点，破溃后可有脓液流出，一旦破溃，红肿和疼痛迅速消退。但严重者可发生睑脓肿或蜂窝组织炎；体弱者可伴发热、畏寒。

内麦粒肿表现与外麦粒肿相同，只是由于睑板腺位于坚实的睑腺组织内，肿胀不明显，但疼痛却剧烈，同时炎症的时间较长。

对早期感染局部用 3% 硼酸溶液热敷，外涂红霉素眼膏，0.1% 利福平溶液滴眼。中药可取蒲公英 30g，菊花 9g，水煎服，一日 2 次；口服药可选抗生素，如红霉素、阿奇霉素、罗红霉素、阿莫西林、头孢拉定等。

待化脓后应切开排脓，外麦粒肿在皮肤面平行睑缘切开；内麦粒肿在睑结膜面垂直睑缘切开。

0631 何谓角膜炎？如何治疗？

角膜位于"黑眼珠"的表面，稍突出而透明，与房水、晶状体一起构成眼的折光系统。角膜因外伤、病毒感染、组织改变而引起炎症和溃疡称为角膜炎，俗称"眼疮"，是常见的眼病，发病率高，危害性大，约占致盲原因的30%。

角膜炎常先有角膜外伤史，后继发炎症，角膜上先出现灰白色浸润小点状块，稍隆起，数日后形成溃疡，并有血管翳、睫状体充血。并伴有疼痛、畏光、流泪、眼睑痉挛、视力减退等。严重的角膜炎者可伴有虹膜炎性反应、瞳孔缩小、对光反射迟钝，甚至前房积脓。严重时角膜溃疡可被穿破，使房水外流、虹膜脱出。

轻度角膜炎者选用0.25%氯霉素、0.5%红霉素、地塞米松-庆大霉素滴眼剂、10%～30%磺胺醋酰钠滴眼剂（任选其一）滴眼，一日4次；对病毒感染者加滴碘苷（疱疹净），每1～2小时给予1次。严重的角膜炎者，可于球结膜下注射青霉素10万单位（稀释于生理盐水0.5ml）；铜绿假单胞菌感染者，球结膜下注射庆大霉素4万单位，一日1次。对溃疡面较大或溃疡较深者，应选1%阿托品滴眼剂或眼膏散瞳，以防出现虹膜炎症。对久治不愈的溃疡，可用5%碘酊或酚液（石炭酸）涂于溃疡面，随即用生理盐水冲洗，再涂红霉素眼膏包扎，但勿伤及健康角膜。

0632 结膜或角膜有异物时怎么办？

眼结膜或角膜有异物时俗称"迷眼"，在生活和劳动中常见，在眼外伤中发病率最高，其危害的轻重依异物侵入的深浅、部位、是否感染而定。如处理不当，轻则延长治愈时间，重则遗留角膜斑翳而影响视力，若继发感染可成角膜溃疡。

结膜或角膜异物多由风沙、灰尘、小虫、金属碎屑、火药微粒、煤屑、石屑、谷粒、麦芒等入眼所致。异物常停留在睑结膜的睑板下沟、穹窿部或角膜上，少时为1个，多时为几个。异物入眼后，患者立即出现剧痛和异物感、睁不开眼、流泪及频繁眨眼，进而结膜充血，在结膜或角膜上可看到异物。

异物入眼后，首先要用手轻轻拉起上眼皮，使眼皮和眼球间的空隙扩大，这样反复多次后便可引起流泪，将异物冲出。不能冲出的异物，可把上眼皮翻过来，用干净纱布沾水或眼药水轻轻擦去。如是粉末状异物，要及时用凉开水或清水冲洗。如异物嵌入结膜或角膜内，立即到医院进行治疗。

取出异物后要涂敷红霉素眼膏，然后包扎以防感染，每日更换敷料，直至痊愈。因角膜结瘢而严重影响视力者，早期可用退翳药，如1%～2%盐酸乙基吗啡（狄奥宁）滴眼剂滴眼，一日3次，或1%黄氧化汞（黄降汞）或氯化氨基汞（白降汞）眼膏涂眼，一日3次。一般情况下，异物取出后稍有疼痛，几小时后就会减轻。若疼痛越来越重，不能忍受，要警惕角膜伤口感染，应立即到医院就诊。

0633　白内障在老年人中的发病率高吗？

白内障是老年人和糖尿病患者最常见的眼疾，通常是指45岁以上者晶状体逐渐变性而混浊。正常人的晶状体是透明的，如一部分或全部发生混浊就会影响视觉。如果晶状体变混浊，不论其原因，大小、数量、位置、致密度以及是否影响视力，都称为白内障。白内障的发病率很高，老年性白内障者约占全部白内障者的50%，绝大多数发生的年龄在56～70岁。一般累及双眼，但发病的时间、混浊程度和发展速度可有不同。

0634　如何治疗白内障？

白内障的治疗包括两个方面：一是药物治疗，二是手术治疗。药物可以延缓白内障的发展，但不能达到痊愈的目的，如果白内障发展到视力明显下降，影响患者的正常工作和生活，可考虑手术治疗（置换晶体）。

局部滴药对初期的老年性白内障是个好办法，可选用卡他灵（白内停）0.75mg，用时溶于已备好的15ml溶剂中，滴眼一次2～3滴，一日5次；或使用2%谷胱甘肽溶液滴眼，一次1～2滴，一日4～8次；还原型谷胱甘肽（泰特、谷胱甘肽）肌内注射或静脉注射，一次50～100mg，一日1～2次；法可林（白可明）滴眼，一次2～3滴，一日3～5次。

对初期的白内障还可服障眼明片，一次400mg，一日3次，连续3～6个月，于餐后服用；并服维生素C、维生素B_1、维生素B_2，连续3～6个月。

中药可服补中益气汤加减、六味地黄汤加减、磁朱丸或杞菊地黄丸。

0635　何谓闭角型青光眼？

青光眼常见于40岁以上的中老年人，尤以老年妇女多见。主要表现是眼压增高，正常人眼压为1.73～3.19kPa（13～24mmHg），高于此范围则称为青光眼。青光眼是由于眼内的泵系统异常所引起，人的睫状体不断地产生着房水，以营养角膜和晶状体，同时使眼球具有一定的压力。当房水生成过多或流出过少，而排水的通路被堵塞，房水外流阻滞，氧和营养供应减少，房水在眼内积存过多，长时间可使眼压增高。

老年人青光眼根据病因的不同，分为闭角型（急性或慢性）与开角型两种。两者的早期治疗存在着原则性的不同，因此须认真区别。闭角型青光眼大多数双眼同时发生。房水滤过部位的虹膜阻塞致使前房变浅和房角变窄，因此，药物控制眼压是较困难的。

急性闭角型青光眼常见急剧的视力减退、眼痛、眼球胀痛，后者酷似偏头痛。严重时往往伴恶心、呕吐，常被误为"偏头痛"或"高血压"。检查可见睫状肌充血、角膜水肿混浊、前房变浅、瞳孔散大、对光反应消失，眼压常超过 5.3kPa。

慢性闭角型青光眼者的视力逐渐下降，用目力时眼球有胀痛，年龄较大者常频繁换镜。检查见前房略变浅、瞳孔轻微扩大、对光反应不能持久，24 小时眼内压常常波动超过 0.66kPa 以上。

0636　何谓开角型青光眼？如何治疗？

开角型青光眼的眼内压也升高，其由滤帘发生阻塞所致，导致房水流出阻力的增加。多数的早期患者无症状，当病变进展到一定程度时，则出现视物不清、眼胀和头痛等，有时因眼内压波动可产生虹视和雾视。病变至晚期致视野缩小、行动困难，然中心视力一般不受影响。眼压主要表现为波动幅度增大和水平升高。1 天内波动通常超过 0.667kPa。波动以清晨和上午较大，下午渐降，半夜最小，甚至可低于正常水平。

开角型青光眼的治疗主要是降低眼压，早期青光眼可长期应用 0.5% ~ 4% 毛果芸香碱（匹鲁卡品）溶液滴眼，一次 1 ~ 2 滴，一日 3 ~ 4 次，宜从低浓度开始，无效时渐增加浓度，以能维持眼压正常为度；或应用 0.1% 地匹福林溶液滴眼，一次 1 ~ 2 滴，一日 3 ~ 4 次。对慢性开角型青光眼，可选 0.5% ~ 1.5% 噻吗洛尔（噻吗心安）滴眼剂，一次 1 滴，一日 2 ~ 3 次。眼压控制后，可改为一日 1 次。最新的药品可选拉坦前列素滴眼液，一次 1 滴，一日 1 次，晚间使用效果较好。

眼压过高时可服乙酰唑胺（醋氮酰胺），一次 0.25 ~ 0.5g，一日 3 次。亦可用 20% 甘露醇注射液 100 ~ 250ml 静脉滴注或服 50% 甘油合剂 150 ~ 200ml。

0637　何谓咽炎？

咽炎俗称嗓子痛，是发生在咽喉黏膜、黏膜下及淋巴组织的弥漫性炎症，分为急性咽炎和慢性咽炎。

（1）急性咽炎　发病急，多继发于急性鼻炎或鼻窦炎，病变波及整个咽腔，也可局限一处。致病菌以溶血性链球菌为主，其他如肺炎双球菌、金黄色葡萄球菌、流感病毒也可致病；也或许是麻疹、流感、猩红热的并发症。急性咽炎的表现为喉干痒有灼热感，或轻度疼痛，迅速出现声音粗糙或嘶哑，常伴发热、干咳、或咳出少量黏液，且吸气困难，尤以夜间明显。如张口检查可见咽部红肿充血，颈部淋巴结肿大。

（2）慢性咽炎　多由急性咽炎反复发作，过度使用声带或吸烟等刺激所致；全身慢性病如贫血、便秘、下呼吸道炎、心血管病也均可继发。常见咽喉不适、干燥、发痒、疼痛或异物感，总想不断地清嗓子；有时晨起后会吐出微量的稀痰，伴有声音嘶哑，往往说一会儿话便清晰，可有刺激性咳嗽、声音嘶哑、咽部黏膜充血、悬雍垂轻度水肿，咽后壁淋巴滤泡较粗和较红，但不发热。其病程长，症状常反复，不易治愈。

0638　咽炎可服哪些药物？

咽炎的治疗首要是抗炎，可服用对咽喉有消炎作用的中成药；局部可含服有消毒防腐作用的含片。如溶菌酶能液化细菌胞壁，从而杀死细菌，并加快组织恢复，适用于慢性咽炎，含服一次20mg，1～2小时给予1次；地喹氯铵（利林、克菌定）和复方地喹氯铵含片（得益），能改变细菌胞壁的通透性，妨碍细菌的呼吸和酵解，使细菌变性，减轻口咽部炎症，适用于急性咽炎，含服一次0.25mg，每2～3小时1次；西地碘含片（华素片）可卤化细菌蛋白，杀菌力强，可用于慢性咽炎，含服一次1.5～3mg，一日3～6次。

对发热较重者可服阿司匹林、对乙酰氨基酚；对伴感冒症状者可选服桑菊感冒片、板蓝根冲剂、双黄连口服液或双花口服液等。

急性咽炎常因肿胀或喉头水肿而致呼吸困难，可顿服地塞米松15mg（肌内注射10mg）和抗生素；或采用抗生素和皮质激素溶液气雾吸入，一日1～2次。

为及时清除口内潜伏的致病菌，可含漱0.5%甲硝唑、0.1%氯己定（洗必泰）含漱剂，一日4～6次。

0639　咽炎如何选用中成药？

中医将咽炎称为"喉痹"，病证分为两种：①由感受寒热之邪或肺胃有热而致，临床表现为声音不易发出，甚至嘶哑、咽喉肿胀、疼痛、干燥、有灼热感觉，咽东西不畅，伴有口干、舌燥、大便干结且难以排出；②由脏腑虚弱（肺阴、肾阴不足，肺脾两虚）而致，表现为声音嘶哑时间较长，体虚乏力，咽喉部微痛，感觉热或咽喉发痒，并伴有乏力、手足热、口干等症。对感受寒热之邪或肺胃有热而致的咽炎可服用穿心莲片、金莲花冲剂、清咽丸、利咽解毒颗粒，含服复方草珊瑚含片、复方瓜子金含片、金果含片、含化上清片，外用以冰硼咽喉散、喉康散、青黛散、西瓜霜喷布；对脏腑虚弱而致咽喉病可选用铁笛丸、复方青果冲剂、藏青果冲剂、玄麦甘橘含片或胶囊等。

0640　慢性咽炎可用哪些中成药？

慢性咽炎传统医学称为"慢喉痹"，根据表现分为肺阴虚、肾阴虚两型，可辩证选用中成药。

（1）肺阴虚型 患者表现有咽喉干燥、咽痒、咳嗽、发声不扬、讲话乏力，时有"吭""咯"动作，可选用养阴清肺膏，能养阴清肺、清肺利咽，用于咽喉干燥、疼痛、干咳少痰。口服一次10～20ml，一日2～3次。或铁笛丸，其能润肺利咽、生津止渴，用于咽干口燥、声音嘶哑、咽喉疼痛。口服或含化一次2丸，一日2次。

（2）肾阴虚型 患者咽部微痛、灼热、头晕、眼花、心烦、失眠、五心烦热、盗汗、腰膝酸软，可选用六味地黄丸，能滋阴补肾，用于肾阴虚的慢性咽炎患者。口服大蜜丸一次1丸，一日4次。其他剂型有小蜜丸、浓缩丸、水丸、软胶囊等。或服用清咽丸，能清热利咽，用于声哑失声。口服或含化，一次2丸，一日2～3次。

0641 何谓急性扁桃体炎？如何治疗？

急性扁桃体炎是腭扁桃体的炎症，往往同时又有不同程度及不同范围的急性咽炎，十分常见。根据病情分为急性卡他性扁桃体炎和化脓性扁桃体炎，致病菌是溶血性链球菌、葡萄球菌、肺炎球菌，腺病毒也可引起，常见为细菌和病毒混合感染。

慢性扁桃体炎多由急性扁桃体炎反复发作或因隐窝引流不畅，窝内细菌、病毒感染所致，患急性传染病（猩红热、麻疹、流感、白喉等）后可引起慢性病变，鼻腔及鼻窦感染也能并发。发生变态反应时，如风湿性关节炎、风湿热、心脏病、肾炎等也能诱发。发病多在春秋季，当身体受凉、疲劳、抵抗力下降时，可反复发作，儿童和青壮年的发病率较高。

（1）急性扁桃体炎 起病急剧，有畏寒、发热、头痛、咽痛，甚至吞咽困难，有时出现反射性耳痛；扁桃体红肿，有黄白色点状渗出物，或融合成苔膜；腭弓、咽黏膜、软腭和悬雍垂充血，有时出现水肿。咽后壁淋巴滤泡也充血肿胀，可有小白点，下颌角后下淋巴结肿大，并有压痛，血白细胞计数增多。

（2）慢性扁桃体炎 有急性扁桃体炎反复发作史，咽部不适、轻度梗阻感或异物感；扁桃体肥大或缩小，表面不平，在舌腭弓上用压舌板挤压扁桃体，可有脓性分泌物自陷窝口溢出，下颌角后下淋巴结肿大。

急性期宜适当休息，多饮水，同时选用0.1%氯己定（洗必泰）溶液或复方硼砂溶液（杜贝液）漱口，一日4次；同时肌内注射青霉素、庆大霉素，或选服红霉素、头孢菌素或四环素；对高热者可服解热镇痛药。

中医治疗宜疏风、清热、解毒，对咽部有消炎作用的中成药有铁笛丸、藏青果和复方藏青果冲剂、清咽丸、利咽解毒冲剂、双黄连口服液、穿心莲和金银花片。

0642 为什么鼻黏膜会充血和鼻塞呢？如何治疗？

首要原因是感冒；其次为鼻部细菌感染。感冒后病毒进入鼻黏膜细胞，细胞会释放出引起发炎的物质，黏膜肿胀，产生过多的黏液，有一部分流出，这就是流鼻涕。在鼻塞的同时嗅觉减退，鼻中的神经觉察到肿胀，大脑便作出反应，命令有关肌肉动作，患者便会打喷嚏。

鼻部感染的病原菌多为金黄色葡萄球菌、肺炎球菌或流感杆菌，感染后的鼻黏膜血管受到刺激，发生肿胀，导致鼻塞。

鼻塞后十分难受，鼻子堵得透不过气来，常常借用嘴来吸气，此时宜选用肾上腺素受体激动药，其可使鼻血管收缩，缓解鼻腔堵塞，减少出血，改善鼻腔的通气性。可选的品种有1%麻黄碱、麻黄碱-呋喃西林滴鼻剂、萘甲唑啉滴鼻剂（鼻眼净）、羟甲唑啉滴鼻剂（必通、滴通）、赛洛唑啉滴鼻剂（诺通、天诚诺尔）。滴鼻时一次1～2滴，一日3～6次。

但滴鼻后偶见鼻腔有一过性烧灼感或干燥感，少见有血压升高、头痛、头晕、心率加快等反应，因此，宜采用间断给药，每次间隔4小时。对儿童、高血压者、甲状腺功能亢进者禁用；司机或高空作业者在滴药后4小时不宜从事本职工作。

0643 何谓慢性鼻炎？如何治疗？

慢性鼻炎是一种常见的鼻黏膜和黏膜下的慢性炎症，常由反复发作的急性鼻炎、鼻窦炎或因高温、干燥、寒冷、烟、粉尘和化学气体的长期刺激所致。分为单纯性、肥厚性、萎缩性3种。

（1）单纯性鼻炎 双侧鼻腔交替性不通气，在夜间加重，有少量黏液性鼻涕，下鼻甲黏膜肿胀、表面光滑，对1%麻黄碱溶液反应良好。

（2）肥厚性鼻炎 有较重的持续性鼻塞，嗅觉不灵敏，说话有鼻音，因有多量黏液性分泌而不易擤出。同时可伴有头晕、耳鸣、听力下降，对1%麻黄碱溶液的反应很差或几无反应。

（3）萎缩性鼻炎（臭鼻症） 有鼻塞、鼻臭、鼻干、嗅觉迟钝、鼻出血，有脓性黏稠分泌物或干痂，常伴有头痛；鼻甲及鼻中隔前方黏膜干燥或有薄膜脓痂，鼻甲缩小、鼻腔宽大，脓痂很多且极臭。

对单纯性鼻炎者，可选3%弱蛋白银溶液或1%麻黄碱-呋喃西林滴鼻液（呋麻）滴鼻，一日3次。对肥厚性者可在下鼻甲黏膜内注射硬化剂，或下鼻甲黏膜表面烧灼；黏膜过厚者，做下鼻甲部分切除。对萎缩性鼻炎者，可选用复方薄荷油滴鼻剂，或10%鱼肝油滴鼻剂滴鼻，一日3次。中医对鼻炎按实证、虚证而治，实证可选的中成药有鼻通宁滴剂、辛夷鼻炎丸、鼻窦炎口服液、鼻炎片；虚证可用通窍鼻炎片。

0644 何谓慢性鼻窦炎？如何治疗？

慢性鼻窦炎多由鼻腔疾患、齿源性感染、急性鼻窦炎未彻底治愈，或急性传染病和其他全身性疾病机体抵抗力低下时所致。上颌窦炎发病率最高，其次为筛窦、额窦炎，蝶窦炎极少见。本病可单发于某一鼻窦，但常为多发性，凡一侧或两侧各鼻窦均有炎症时，称全鼻窦炎，致病菌主要有链球菌、葡萄球菌、肺炎双球菌及流感杆菌，但多为混合感染所致，过敏体质与炎症的关系密切。

鼻窦炎的症状有鼻塞、流脓性鼻涕、嗅觉减退、头晕及头痛；如进行鼻腔检查，可发现中鼻道或嗅沟有脓或息肉。如脓液来自中鼻道最前上方，表示有额窦炎；来自上鼻道中部，表示有上颌窦炎；中鼻道前方有脓，表示有前筛窦炎；嗅沟有脓，表示有后筛窦或蝶窦炎。

用1%麻黄碱或1%麻黄碱-呋喃西林滴鼻液（呋麻）滴鼻，一日3次。鼻窦感染多与变态反应有关，若发现有变态反应因素存在，需针对治疗，或服用抗过敏药，如氯苯那敏（扑尔敏），一次4mg，一日2次；或服阿司咪唑（息斯敏），一日10mg。

0645 过敏性鼻炎可用哪些中成药？

中医将过敏性鼻炎称为"鼻鼽"，鼽即鼻出清涕之意，以突发和反复发作性鼻塞、鼻痒、喷嚏、流清涕为主要症状，常有过敏史。中医还认为，其病主要在肺，但与脾、肾密切关系，根据其表现而分三型，并辩证选用中成药。

（1）风热犯肺、湿热郁鼻型　患者鼻痒打喷嚏、鼻塞不通、鼻流浊涕或清涕、嗅觉减退，可选用千柏鼻炎片，能清热解毒，活血祛风，用于急、慢性鼻炎、过敏性鼻炎，鼻窦炎及咽炎，口服成人一次3～4片，一日3次。

（2）肺气虚损、感受风寒型　患者鼻痒难忍，喷嚏连连，继之清水样涕量多，鼻塞不通，嗅觉减退，遇风冷易发作，反复发作，可选用通窍鼻炎片。能益气、祛风、通窍，用于体虚自汗、反复感冒、鼻塞、流涕。口服成人一次5～7片，一日3次。

（3）风热犯肺，胆经郁热型　患者打喷嚏、鼻痒、流浊涕、舌苔薄、脉浮数。可选用藿胆片，能芳香化浊、宜通鼻窍、清肝胆实火。用于鼻窦炎、过敏性鼻炎。口服一次3～5片，一日2～3次，儿童酌减。此外，用于鼻鼽的中成药还有鼻炎口服液、鼻通宁滴剂、鼻炎滴剂（喷雾型）、辛夷鼻炎丸等。

0646 何谓耵聍栓塞？如何治疗？

耵聍即"耳垢"或耳屎，系外耳道软骨部耵聍腺分泌过多，与脱落皮屑等结合、堆积于外耳道内，有保护外耳道及黏附灰尘或异物的作用。耵聍干后成为碎屑或薄片，随咀嚼、说话等下颌关节活动而不断脱落排出，如耵聍聚积过多，形成团块，阻塞外耳道，则称为耵聍栓塞。

耵聍栓塞早期一般无症状，但当堵满外耳道或压迫骨膜时，则有轻微疼痛和听力减退；若被水泡胀，则出现耳鸣、耳痛、眩晕或发生外耳道炎。如窥视外耳道可见有黑褐色或黄褐色硬块状物阻塞，患侧为传导性耳聋。

对小而活动的耵聍，可用勺子或镊子取出。对耵聍坚硬且较大者，可用5%酚甘油和75%酒精等量混合滴耳，一日4～5次；或用4%碳酸氢钠溶液（耵聍水）滴耳，一日3次，连续2～3天，使耵聍软化后取出。

0647 何谓化脓性中耳炎？如何治疗？

细菌经耳咽管或鼓膜破裂孔侵入中耳而引起的化脓性感染叫作中耳炎，多见于儿童，分为急、慢性两种。

（1）急性中耳炎 初期有搏动性或钻刺性剧痛及听力减退，常伴发热、头痛、呕吐。鼓膜穿孔后，脓液自外耳道流出，上述症状可缓解。初期可见鼓膜极度充血，有放射形扩张的血管，有时膨出，呈蜡黄色；流脓后可见鼓膜穿孔及穿孔处脓液有搏动性反光。

（2）慢性中耳炎 急性期6周后，鼓膜穿孔未愈合，耳继续流脓，听力逐渐减退。

急性期宜卧床休息，选服抗生素。于鼓膜穿孔前，可用2%酚甘油滴耳，一次3～5滴，一日3次；耳痛剧烈、鼓膜外凸或穿孔过小、排脓不畅者，可考虑鼓膜切开。鼓膜穿孔后，先用3%硼酸溶液或3%过氧化氢溶液（双氧水）洗耳，后选2%酚甘油、2.5%氯霉素甘油、1%小檗碱液（任选其一）滴耳。同时以1%麻黄碱溶液滴鼻，促使咽鼓管消炎通畅，以利于鼓室引流。

0648 何谓老年性耳聋？如何治疗？

老年性耳聋又称耳背，是随年龄的增长听觉器官发生缓慢进行性的老化过程，在城市中的患病率为54%，农村为65%，男性较女性更易发生。

内耳损伤和耳硬化是导致老年性耳聋最常见的原因。两者最大的区别是内耳损伤所致老年性耳聋大约起始于45岁以后；耳硬化症累及中耳且在年青时常发现有轻度听力下降并随年龄逐渐加重。长期处在高噪音的环境中或患有高血压、心脏病都可使约30%的老年人出现耳聋。但如果一侧耳失去听力并伴眩晕，感觉房子似乎在旋转时，那可能是患有听神经瘤了。

老年性耳聋进程缓慢，不能被手术或其他办法所逆转，戴助听器可使有轻、中度老年性耳聋的人受益匪浅。如确诊是耳硬化症则需要手术重新建立丧失的听力。治疗老年性耳聋的口服药很少，大多属于辅助治疗。可供选择的有硫酸软骨素A（康得灵），口服一次600mg，一日3次，连续2～3个月；或糖酞酯片，一次150～450mg，一日3次，餐前服用。

0649 何谓复发性口疮? 如何治疗?

复发性口疮又称口腔溃疡，是慢性的口腔黏膜小溃疡，深浅不等，为圆形或椭圆形损害，可反复和周期性复发。胃肠功能紊乱、体内缺乏锌铁、精神紧张、睡眠不足、肠道寄生虫症、局部创伤等常诱发溃疡。

口疮多发生于唇、颊黏膜、舌缘、齿龈等处，直径约0.5cm，单个或由数个连成一片，外观呈灰黄色或灰白色，周围黏膜充血、水肿，局部有烧灼样疼痛，于进餐时加重。但溃疡有自愈性，病程约7～10天，严重者此起彼伏，连绵不断。

复发性口疮的治疗首要去除诱发因素，口服维生素B_2及维生素C；局部涂敷口腔溃疡膏，一日2～3次，地塞米松甘油糊剂或粘贴片，贴敷于患处，一次每处1片，一日总量不得超过3片。溃疡面积较大时可用10%硝酸银液烧灼溃疡面；同时应用0.5%甲硝唑含漱剂或复方甲硝唑含漱剂（口泰）含漱，于早、晚刷牙后含漱，一次15～20ml，连续5～10天为1个疗程。

中医认为，口疮是虚火上犯或有兼挟湿热，中成药可外敷冰硼咽喉散、冰硼散。养阴生肌膜、爽口托疮膜有清湿泻毒、收敛生肌的作用，用时取膜贴于疮面，一日2～3次。口服可选黑参丸，一次1丸，一日2次。

0650 口臭较重时怎么办?

口臭是每个人都有的问题，虽不是病，但让人感到有一种精神负担。引起口臭的原因多与口腔病有关，如龋齿、牙周炎、牙龈出血、牙髓坏疽、牙槽流脓、肿瘤、坏死性龈炎等；如口腔内堆积污物过多，经细菌的作用腐败发酵，也可产生难闻的臭味。

口腔附近组织的疾病如化脓性扁桃体炎、萎缩性鼻炎、上颌窦炎、胃溃疡、胃下垂、食管癌、肺结核、肺脓肿、糖尿病等也出现口臭；消化不良常会因食物发酵而产生臭味；进食葱、蒜、芥末也有特殊的臭味。传染病或高热患者，由于口腔内唾液分泌减少、口腔不洁，舌苔增厚在口内也会有臭味。

治疗口臭，首要清除引起口臭的原因，如因口腔病引起则应治疗；要讲究口腔卫生，早晚刷牙，饭后漱口，对戴假牙者宜在餐后取下刷洗，特别要注意将牙缝里的食物残渣清洗干净。最好常用盐水漱口，或用0.1%～0.5%甲硝唑液、0.1%醋酰氯己定（洗必泰）液漱口，一次20～30ml，一日2～3次，连续10天为1个疗程。

0651 发生急性牙髓炎时如何处理?

牙髓是牙髓腔内的软组织，有丰富的神经、血管和疏松的结缔组织，其周围全是牙齿硬体，牙髓的血管是通过一个很小的根尖孔进出牙髓，容易堵塞。当龋齿发展时，由深龋沿内的细菌及其毒素侵入牙髓腔，引起牙髓炎。当牙髓发炎时，其渗出物引流不畅，牙髓红肿、充血、压力增加。

急性牙髓炎时牙齿有自发的阵发性跳痛，或持续性锐痛，并向同侧耳颞部或面颌部放射，患者多不能确切指出那个病牙，似乎邻近的牙齿全痛，于夜间疼痛加剧。牙髓炎早期对温度显著敏感，遇冷、热、震动刺激均可引起疼痛。牙髓化脓时，疼痛更加剧烈，但口含冷水可使疼痛缓解。

急性牙髓炎时对疼痛剧烈者可服阿司匹林、对乙酰氨基酚、对乙酰氨基酚+可待因（氨酚待因）片；同时针刺合谷穴，上牙配下关，下牙配颊车。另清除龋洞腐质，放入蘸有丁香油、牙痛水或2%碘酊的小棉球，有暂时止痛消炎作用。

不痛时抓紧去医院开髓引流减压。待炎症消退后，可行干髓或根管治疗。

0652　发生牙龈炎时如何处理?

牙龈是个娇嫩的组织，粉红或橘红色并有丰富的血管，其边缘紧紧贴住牙齿颈部，形成一条波浪式曲线，且在牙齿间构成一条环状1～2mm宽的牙龈袋（小沟），牙齿与牙龈之间又存在一条自然的缝隙。由于用餐后食物残渣易在牙缝和牙龈袋内堵塞，钙质也在沉积，同时细菌和厌氧菌又在此大量繁殖，最终形成牙垢、牙石和斑块，紧贴在牙齿内侧和牙龈上，长期地刺激牙龈，引起红肿、疼痛、溃烂、出血、发臭和发炎，同时牙龈变成暗紫色，形成慢性牙龈炎。

对发炎的牙龈可选2%碘甘油、0.5%聚维酮碘（碘伏）溶液涂敷，一日2～3次；或用甲硝唑口服片尽量贴近牙龈含服，一次3mg，于餐后含服，一日3次，临睡前加含1片，连续4～12日。

要养成良好的生活习惯，餐后或睡前宜漱口，可选0.1%氯己定（洗必泰）溶液、1.5%过氧化氢（双氧水）溶液、0.5%甲硝唑含漱剂或复方甲硝唑含漱剂（口泰）漱口，一日4～6次。并及时清除牙石和牙垢，对牙龈出血者可补充维生素C。

中成药可选牙痛药水，可止痛杀菌。外用以棉签蘸药水涂敷牙龈部。或口服齿痛消炎灵冲剂，以开水冲服，一次20g，一日3次，首剂加倍。

第十一章　皮肤科与性传播疾病

0653　何谓丹毒?

丹毒俗称"火丹"，是发生在皮肤及其网状淋巴管的急性炎症，好发部位是下肢和面部，特点是起病急，蔓延很快，很少有组织坏死或化脓，主要诱因为溶血性链球菌感染。溶血性链球菌从皮肤、黏膜的细小伤口入侵皮肤网状淋巴管及皮下组织所致。足癣、丝虫病感染、淋巴结手术或肿瘤淋巴结清扫术后有淋巴回流障碍者易患丹毒，且常反复发作。常有以下表现。

① 发病急促，常常是1～2天的时间，病程一般为1～2周。

② 颈淋巴结和腹股沟淋巴结可能肿大。

③ 局部有红斑或大片红疹，色泽鲜红，中心较淡清晰并略隆起于皮肤，边界清楚，局部有烧灼样痛。

④ 常有头痛、畏寒、发热，血常规检查可见白细胞计数增加。

0654 如何治疗丹毒？

对丹毒给予大剂量青霉素静脉滴注或肌内注射，一次160万～240万单位，一日2～3次，直到局部病变消失和体温恢复正常后，仍应继续应用3～5天。不能过早停用，防止复发；对青霉素过敏者可选用红霉素乳糖酸盐静脉滴注。

另在行为治疗上保持卧床休息，加强营养，发生于下肢者抬高患肢。局部可采用紫外线照射或应用50%硫酸镁溶液热敷，一日3次。颜面部丹毒可应用0.1%依沙吖啶溶液湿敷，对于水疱可抽取疱液，红斑处在湿敷后涂敷50%氧化锌油剂或0.5%呋喃西林氧化锌油剂。对病灶为糜烂型足癣者，在趾间涂敷1%甲紫液或龙胆紫硬膏剂。

在治疗丹毒的同时，治疗足癣、丝虫病及其他皮肤感染，以免复发；对有淋巴回流障碍的肢体要小心保护，避免损伤皮肤及感染。对丹毒的治疗要采取床边隔离措施。

0655 疖与痈的区别在哪里？

疖是致病菌经毛囊或汗腺侵入引起的单个毛囊及所属皮脂腺的急性化脓性感染。致病菌多为金黄色葡萄球菌和表皮葡萄球菌，好发于毛囊和皮脂腺丰富之处，如头、面、颈、背、腋下、臀部及会阴部等，以夏、秋季节多发。

痈由多个邻近的毛囊及其所属皮脂腺或汗腺的急性化脓性感染，或由多个疖融合而成。致病菌多为金黄色葡萄球菌，好发于颈后、肩背、腋窝、腹壁等皮肤较厚的部位处。疖的病程1～2周；痈的病程较长，约2～6周。疖与痈的诱因相同，在年老肥胖者或伴有贫血、糖尿病及全身疾患者多见，而皮肤不清洁、长期不洗澡或有局部外伤为其诱因。二者的区别见表1-37。

表1-37　疖与痈的区别

区别点	疖	痈
大小	初起时为米粒大小丘疹，后为半球形结节	初起时为一个脓头，继之有多个脓头

续表

区别点	疖	痈
色泽	红色渐扩大为暗红色	呈酱紫色
硬结	有硬结	坚硬伴有疼痛和肿胀
疼痛	灼痛和压痛	疼痛及有压痛
破溃情况	化脓时变软，破溃出脓或形成溃疡	破溃后呈蜂窝状，流出脓血
全身症状	一般无，较大疖有时伴有局部淋巴结肿胀	局部淋巴结肿大而疼痛

0656 疖与痈的治疗有哪些？

（1）局部治疗 ① 早期应用50%硫酸镁溶液或高渗3%氯化钠溶液湿敷，或涂敷10%鱼石脂软膏。② 中成药可选如意金黄散，用茶水调后涂敷于患处；或次选金黄膏涂敷患处，一日2～3次；或三黄膏外用涂敷患处，一日2～3次。严重者可口服连翘败毒丸，一次6g，一日2次；或醒消丸，一次3g，一日2次。

（2）全身治疗 首选青霉素肌内注射，一次80万～160万单位，一日2～3次；儿童20万～40万单位，一日2～3次或一日5万～10万单位/kg，分2～3次注射；或口服红霉素一次0.25～0.5g，一日4次，儿童一日30～50mg/kg，分3～4次服，对严重感染患者可采用静脉给药。如怀疑合并厌氧菌感染时，可口服甲硝唑，一次0.2～0.4g，一日3次。

（3）如痈有脓栓或坏死组织时，尽量予以清除。脓肿形成后，作"+"或"++"字形切开，打通脓腔内的间隔，清除坏死组织。但唇痈易引起颅内静脉窦炎，禁忌手术。

0657 疖肿可用哪些中成药？

中医根据疖肿的症状，辨证分为两型，分别选用药。

（1）热毒蕴结证 患者体格健壮，发生的疖肿较轻，一般只有1～2个；较重的则有多个，发生于全身或密集在一起，或此愈彼起，可伴有发热、口渴、大便干结等症，治疗上可选用下列药：如意金黄散能消肿止痛，用于疮疡初起，红肿热痛。用时以清茶调敷，直接涂敷于患处，或摊于纱布上贴于患处，一日2～3次。三黄膏能清热解毒，消肿止痛，用于疮疡初起，红肿热痛。直接涂敷于患处或摊于纱布上贴于患处，每隔1～2天换药1次。小败毒膏能清热解毒，消肿止痛，用于疮疡初起，红肿热痛。口服一次10～20g，一日2次。泻毒散能清热解毒，用于疮疡初起，红肿热痛，用时以蜂蜜或食醋调敷于患处。

（2）暑湿浸淫型 疖肿多发生于夏、秋季节，以儿童或产妇多见，可有发热、口渴、大便干结等症，可用小败毒膏、泻毒散、消炎解毒丸、龙珠软膏、紫草膏、五福化毒片、疮炎灵软膏等。

0658 烧烫伤分为几期和几度？

烧烫伤常见于生活中，在夏季多发，受伤部位以头颈、手足、四肢等暴露部较多。

烧烫伤后的病程变化分为3期。

（1）体液渗出期 为烧伤后早期，轻者皮肤水肿起水泡，面积较大时体液的丧失量大，如治疗不及时会造成血量减少而休克，渗出在36～72小时后停止而开始消肿。

（2）急性感染期 主要来自创面的污染，加之伤后人的抵抗力低下，细菌在创面上繁殖，导致创面感染或菌血症。

（3）修复期 修复在创面出现炎症后即已开始。1度烧伤于3～5天痊愈，不留瘢痕。浅2度烧伤如无感染，15天左右痊愈，不留瘢痕。深2度烧伤3～4周可痊愈，多留瘢痕。3度烧伤焦痂脱落后形成肉芽创面，须植皮才能愈合，并留大量瘢痕。

烧伤依据程度分为1度、2度（浅2度、深2度）和3度。在家庭中多见前两者。

（1）1度 皮肤红肿，疼痛剧烈多为火烧样痛。

（2）浅2度 皮肤肿胀有水泡，伴有疼痛。水泡皮脱落后创面渗液较多，红肿。

（3）深2度 水泡较小，创面呈淡红色或白中透红，可见小红点。深层可见黑紫色小血管网，渗液较少，感觉迟钝，但也有疼痛感。

（4）3度 创面苍白或焦黄色，干燥、较硬，多能见到黑紫色树枝样粗大的皮下静脉网，无疼痛感觉。

0659 治疗烧伤的药物有哪些？

对表皮已脱落者应用0.1%苯扎溴铵（新洁尔灭）溶液或0.02%的氯己定（洗必泰）溶液冲洗，将已破的表皮剪去，清洁创面，可用无菌纱布浸1%磺胺嘧啶银溶液，或涂敷莫匹罗星软膏（百多邦）、林可霉素软膏（绿药膏）、醋酸氯己定（洗必泰）涂膜或软膏、紫草膏覆盖，加厚纱布（2～3cm）包扎。

中成药在治疗烧烫伤上有独特的地方，烧伤喷雾剂可泻火解毒，消肿止痛，祛瘀生新，适用于1～2度烫伤，外用每隔2～3小时喷一次，一日6～8次。京万红烫伤膏可促进烧烫伤创面的愈合，能抑制细菌和真菌的生长，可解毒消肿，止痛生肌，用于烧烫、电灼伤引起的红肿起疱，疮面溃烂等，涂敷患部，一日1次。复方紫草膏可清热凉血，解毒止痛，适用于1～2度烫伤，一日1～2次。

对疼痛严重者可给镇痛药，如服用对乙酰氨基酚（必理通、泰诺），一次500～600mg。早期可服用抗生素对抗感染，有条件应注射破伤风抗毒血清（TAT）1500IU。

0660 何谓扁平疣?

扁平疣主要侵犯青少年，故又称青年扁平疣，由于疣体在皮肤表面不如寻常疣明显，犹如豆状，扁平而略微突出皮肤表面，因此有别于寻常疣。扁平疣由人类乳头状病毒（HPV）感染引起，发病的病毒类型主要有HPV-3、HPV-10、HPV-28、HPV-41型，传染途径是直接接触。其消长与皮肤局部的细胞免疫功能有关。可见的症状主要如下。

① 大多骤然出现的扁平而微隆起圆形丘疹，大约2～5mm，呈米粒至绿豆大扁平隆起的丘疹，圆形、椭圆形或多角形、界线清楚，表面光滑、质硬、皮色或褐色。多数密集，可自身接种或沿抓痕分布排列成条状。

② 以女性多见，好发于颜面、手背及前臂，有时躯干部也可出现，发生于面部有单侧或双侧分布现象，一般无自觉症状。

③ 病程慢性，可自行消退，不留痕迹，一般持续数月至数年，也有持续多年而不愈者。

0661 扁平疣的局部和全身治疗药有哪些?

扁平疣的局部治疗方法如下。

① 氟尿嘧啶软膏、3%酞丁安搽剂外涂，对于面部皮疹，前者应慎用，因可引起色素沉着、水肿与糜烂或过敏反应等不良反应。或应用20%尿素乳膏，一日2次，合并口服乌洛托品，一次0.6g，一日3次，连续2周为1个疗程，可应用2～3个疗程。

② 可选用维A酸（维特明、迪维、唯爱）或他扎罗汀凝胶剂（乙炔维A酸）或阿达帕林（达芙文）凝胶剂，但都要注意刺激性，坚持治疗反应可渐减轻。

③ 0.5%鬼臼毒素酊（疣脱欣）外用于面部皮损，应注意其刺激作用。

④ 皮疹少时，可采用激光烧灼或液氮冷冻治疗。

扁平疣的全身治疗方法如下。

① 转移因子一次2mg，皮下注射，一周2次，连续3周为1个疗程。

② 聚肌胞注射液一次2ml，肌内注射，一周2次。

③ 胸腺肽10mg，肌内注射，隔日1次，连用30天，可有一定疗效。

0662 软疣是怎样被感染的?

传染性软疣俗称"水瘊子",或通常所见到的刺瘊子(寻常疣),都是由病毒感染所引起的慢性良性皮肤赘生物,偶可发生恶变。致病病毒是人乳头病毒(HPV),属于痘病毒,大约有60种,其中任何一型均可致软疣。其中,寻常疣与HPV-1、HPV-2、HPV-4有关;扁平疣由HPV-3、HPV-5所致;跖疣的罪魁是HPV-1。但所出现的症状却完全不同。软疣通过自身接触可播散到身体的其他部位,或通过皮肤接触或性接触传染。

人体的皮肤表面如经常搔抓或搓擦,会产生微不足道的小创伤面,使软疣病毒乘虚而入,侵入表皮细胞内。一般经过2～7周的潜伏期,在感染区产生粟粒大小的半球形丘疹,呈乳白色或正常皮色,表面有蜡样光泽,中心凹陷有脐窝,从其中可挑出或挤压出白色乳酪样物质,即软疣小体。

疣的发生与消退也与人体抵抗力有关,且细胞免疫对疣的预防起主要作用。居住在热带、亚热带潮湿环境的居民容易感染,传播途径可通过按摩、搓澡或共用浴巾、浴盆等。

0663 软疣有哪些种类?

(1)寻常疣(瘊子) 好发于手指、甲缘、手背和头面部。为米粒至黄豆大之乳头状增生性丘疹,呈灰褐色或黄污色,表面粗糙不平。

(2)扁平疣 青年人多见,好发于面部和手背,为针头至绿豆大扁平丘疹,圆形或不规则形,呈淡褐、淡红或皮肤色。散在或成群分布,可由搔抓而呈红色排列。

(3)传染性软疣 儿童多见,好发于躯干、面部、四肢、眼睑等处。为针头至黄豆大半球形隆起,单个或多发,皮疹的数目不定,散在分布,自觉微痒,表面光滑,有蜡样光泽,中央有脐窝,并含有奶酪样栓塞,挤之可见豆腐渣样物,常为数个成群。丘疹初起是较硬的,成熟后变软,如呈白色或灰白色时可能有继发感染,6～10个月后可自行消退。

0664 如何治疗软疣?

(1)寻常疣 可采用艾灸、电烙或切除,或鸦胆子仁捣烂敷于患处。同时口服左旋咪唑一次50mg、维生素C一次200mg,一日3次;或肌内注射柴胡注射液,一次2ml,一日1次,连续20天;或选用聚肌胞肌内注射,一次2ml,一周2次,连续4周。

(2)扁平疣 皮损不多时,可选用2%碘酊、5%～10%甲醛溶液(福尔马林)涂敷,一日2～3次;同时口服乌洛托品片,一次0.3～0.6g,一日3次。20世纪30年代日本学者曾提倡用薏苡仁治疗,方法是选薏苡仁50g煮粥,加糖调味，每晨空腹一次吃完，连续10日。也可用薏苡仁15g、板蓝根15g、连翘10g、桃仁6g、红花6g、枇杷叶6g、白蒺藜15g、夜交藤15g，水煎后服，一日1剂，连续7～10天。

（3）传染性软疣　用消毒针头将软疣的顶端挑破，挤出豆腐渣样物后，以小棉签蘸2.5%碘酊点入腔内腐蚀。一般1～2次即愈，第2次治疗需间隔3～4天。

0665　何谓带状疱疹？

带状疱疹俗称"串腰龙"，即意味着病变围绕者胸、股、腰腹等部位而发，是由疱疹病毒、水痘带状疱疹病毒所致的急性、炎性和充满液体成簇小疱皮肤病。初次或原发感染表现为水痘，见于儿童，以后病毒进入皮肤的感觉神经末梢，逐渐沿神经纤维向中心移动，最后长期潜伏在脊髓后根的神经节中，一旦机体的抵抗力下降或细胞免疫功能减弱，病毒可被再次激活，使受侵犯的神经节发炎及坏死，产生神经痛，再次或继发感染即为带状疱疹，主要见于50岁以上的成人。本病病程自限，感染后即获得终生免疫。

① 带状疱疹常发于春、秋季，出现前3～4天一些患者会出现全身不适、畏寒、发热、恶心、呕吐、腹泻、排尿困难，或在皮肤的某一区域有蚁行感和瘙痒。

② 好发于侧胸、股、腰腹、颜面及四肢等处，常为单侧性，不超过体表正中线。沿三叉神经眼支发病则较严重，可引起角膜溃疡、全眼球炎，甚至失明。

③ 局部先有感觉过敏、灼热感和神经痛，约3～4天后出现簇集成群的粟粒大丘疱疹，迅速即成水泡，疱壁紧张发亮，周围红晕。沿神经分布，排列成带状。发疹3～4天后疱液由透明变混浊，随后干燥结痂，脱后不留瘢痕。病变处对任何刺激均十分敏感，如轻微触摸可引起剧烈疼痛，局部淋巴结也有肿痛。

0666　如何治疗带状疱疹？

带状疱疹的治疗基本为抗病毒、止痛、消炎、防止继发感染和缩短病程。

（1）局部治疗　① 干扰素原液（1万～1.5万单位/ml）外搽，一日3～5次。② 应用40%疱疹净溶液外搽，一日2～3次；或应用0.5%酞丁安的50%～60%二甲基亚砜溶液外用于带状疱疹涂敷，一日2～4次，起效时间为2～4天，治愈时间为5～12天，平均7天。眼部的带状疱疹可涂敷红霉素、碘苷眼膏。③ 局部涂敷2%龙胆紫液或炉甘石洗剂，2%甲紫溶液。

（2）全身治疗　对严重病例，特别是年老体弱者，应注意休息，口服或肌内注射维生素B_1及维生素B_{12}。同时服用阿昔洛韦（疗维舒）或泛昔洛韦对带状疱疹病毒、单纯疱疹病毒、水痘疱疹病毒有较强的抑制作用。对原发感染者一次200mg，一日5次，连续7天。泛昔洛韦用于带状疱疹，一次500mg，一日3次，连续7天，应在发疹48小时内服药。

为缓解疼痛，可局部应用灯烘烤，一次20分钟；或口服对乙酰氨基酚、阿司匹林、布洛芬等解热镇痛药，必要时用0.5%普鲁卡因注射液局部封闭。垂体后叶素一次5～10U肌内注射，一日或隔日1次，有缩短病程和止痛的作用，可尝试应用。

中医认为带状疱疹系肝火妄动、湿热内蕴，宜清肝火、利湿热，可选用龙胆泻肝丸、二妙丸、双黄连口服液、柴胡口服液。

0667 荨麻疹由哪些因素引起?

荨麻疹俗称"风疹块"或"风团""风疙瘩"，常表现在皮肤或黏膜上，为一种以过敏性、局限性、暂时性或瘙痒性的潮红斑和风团为特征的皮肤病。

荨麻疹大多与变态（过敏）反应有关，多数属于Ⅰ型（速发型）变态反应，少数属于Ⅱ型（细胞毒性）、Ⅲ型（免疫复合物型）反应，但通常所说的荨麻疹为Ⅰ型过敏反应。荨麻疹可由接触多种物质引起，包括异种血清（如破伤风抗毒素）、动物蛋白（蛋、肉、虾、蟹等）、细菌、病毒、寄生虫、毛皮、羽毛、空气中的植物花粉及尘螨以及油漆、染料、塑料、化学纤维和用药（阿司匹林、阿托品、青霉素、吗啡、磺胺类药、维生素B_1等）等。此外，物理因素（冷、热、光）、病灶（龋齿、扁桃体炎）、胃肠功能障碍、内分泌失调以及精神紧张也可引发。依据荨麻疹发生的频率及时间，分为急性和慢性荨麻疹。凡连续15天以内者为急性，超过2周以上者为慢性，有些病例尚可超过1个月。

0668 荨麻疹分几种类型?

急性荨麻疹多突然发作，一般在1～5分钟内出现，少数可在几天内。症状多持续2周。先有皮肤瘙痒或灼热感，迅速出现红斑，继而形成淡红色风团，略高出皮肤表面，大小和形态不一，有时可融合成大片。发生在四肢末端有肿胀感觉，发生在眼睑则引起局部高度水肿。慢性荨麻疹多持续2～3周，长而又消，多伴发失眠。除了急、慢性荨麻疹外，尚可有以下类型。

（1）热性荨麻疹 多见于青年女性，好发于躯干及上肢，偶见延及面部。皮肤受热（43℃）或发汗后，数分钟出现风团，直径在0.5cm以下，肿胀发红，色泽较淡，有瘙痒、疼痛或灼热感，瞳孔缩小，心率减慢。

（2）冷性荨麻疹 十分常见，多从婴儿时期起发病，可持续终生。在暴露于冷空气和接触冷水时，手或面部出现水肿及痛性风团，持续30分钟至数小时可消退，并伴发热、头痛、哮喘、关节痛和白细胞计数升高。如将冰块置于前臂曲侧，历时3～5分钟，局部发生水肿和风团。

（3）巨大荨麻疹（血管性水肿）　好发于眼睑、口唇、外生殖器，也可发生于口腔、舌、喉头黏膜等部，多为一侧单发，偶见有发生两处以上者。自觉轻度瘙痒及紧绷感，如发生于喉头黏膜可引起窒息。另皮损多在夜间出现，为一种局限性、水肿斑块，无指压性凹陷，边缘不清，呈肤色、淡红色或苍白色，一般于数小时后消退，但可复发。

（4）人工荨麻疹（皮肤划痕症）　采用锐器或指甲划过皮肤后，沿着划痕发生条状淡红色隆起，伴有瘙痒。常伴随荨麻疹并发。

0669　患荨麻疹可选服哪些药?

（1）口服抗过敏药　盐酸异丙嗪（非那根）可降低血管的通透性，对治疗皮肤黏膜的变态反应效果良好，其中对荨麻疹较好，口服一次6.25～12.5mg，一日1～3次。氯苯那敏（扑尔敏）对抗过敏作用超过异丙嗪（非那根）和苯海拉明，且对中枢神经系统的抑制作用较弱，口服一次4～8mg，一日3次；同时宜合并口服维生素C及乳酸钙、葡萄糖酸钙片等。对伴随血管性水肿的荨麻疹，可选用赛庚啶（普力阿可定），成人口服一次2～4mg，6岁以下儿童一次1mg，6岁以上儿童一次2mg，一日2～3次。对病情严重者推荐口服西替利嗪（仙特敏、赛特赞）、阿司咪唑（息斯敏）、咪唑斯汀（皿治林、尼乐）、氯雷他定（克敏灵）或地氯雷他定（地恒赛、信敏汀、芙必叮、思理思）。对急性者或伴有胃肠道症状时，酌情口服泼尼松等。

（2）局部用药　选择具止痒和收敛作用的洗剂，如薄荷酚洗剂（含薄荷、酚、氧化锌、乙醇）或炉甘石洗剂涂敷，一日3次。

（3）中成药　中医将过敏症分为风寒、风热、胃肠实热、气血两虚等证型。在治疗上多采用疏风散寒、疏风清热、疏风解表、调补气血、通腑泄热、清热解毒等方法，可选服防风通圣丸、二妙丸、皮痒冲剂。防风通圣丸可以解表通里、清热解毒，常应用于外寒内热表里具实的湿疹、荨麻疹；二妙丸可燥湿、清热、解毒，多在荨麻疹、湿疹或皮肤和全身瘙痒时应用；皮痒冲剂能祛风活血、除湿止痒，可用于各种原因所致的瘙痒。

0670　何谓手足口病?

手足口病是由肠道病毒引起的一种传染病，主要引起手、足、口腔等部位疱疹，其中少数患儿可并发心肌炎、肺水肿、无菌性脑膜脑炎等。手足口病的潜伏期为2～7天，传染源包括患者和隐性感染者。患者在发病急性期（发病1～2周）可自咽部排出病毒；另疱疹液中含大量病毒，破溃时病毒溢出，接触后发生感染。

手足口病的患者主要为学龄前儿童，尤以小于3岁的幼儿发病率最高，每隔2～3年在人群中可流行1次。疾病分布广，无严格地区性，四季均可发病，以夏秋季多见，冬季少见。在流行期间，幼儿园和托儿所易发生集体感染。其传染性强，传播途径复杂，传播快，在短时间内即可造成大流行。

手足口病起病急促，可伴发热，初期发热并不严重，约38℃左右，白细胞计数轻度升高。于发热2天后，在口腔黏膜、手、足皮肤出现散在点状玫瑰色斑、丘疹，直径2～10mm，渐成为水泡，周围充血。发生在口腔黏膜出现散在疱疹，如米粒大小，疱疹的破溃迅速，可融合成片，表面有黄白或灰黄色伪膜，灼痛明显。而皮肤上的水泡则不疼痛，也不易破溃，数日后干燥结痂。手掌或脚掌部出现米粒大小疱疹，臀部或膝盖偶可受累，疱疹周围有炎性红晕，疱内液体较少。部分患儿可伴有咳嗽、流涕、头痛、食欲减退、恶心、呕吐、拒食、哭闹、流涎等症状。极少数患儿可引起脑膜炎、脑炎、心肌炎、弛缓性麻痹、肺水肿等严重并发症。目前，对手足口病尚无特效治疗药，主要采取对症治疗。

另在患儿发热期间，要多休息，多饮开水，吃些稀软易消化的食物和含维生素多的水果和蔬菜。根据病情可选用抗病毒药、维生素类、解热镇痛药，也可应用清热解毒的中成药，如清瘟解毒丸等。维生素可补充维生素B_2、维生素C、维生素E。皮肤疱疹尽量不使其溃破，应让其自然吸收，干燥结痂。口腔疱疹和溃疡，可选用1%龙胆紫丁卡因液作局部涂敷，一日3次，以减轻口痛。年龄较大的儿童可用0.1%醋酸氯己定溶液漱口，每日数次，以保持口腔清洁。

中药治疗疗效颇佳，既能消缓缓解症状，又可缩短病程。在发病的早期和中期，一般多采用清热解毒、化湿凉血疗法，常用药物有金银花、连翘、黄芩、栀子、生薏苡仁、牛蒡子、蝉衣、紫草、芦根、竹叶、生石膏、黄连、灯芯草、六一散等；在发病的后期，若见手足心热、食少、烦躁不安等症，可以再加入生地、麦冬、白薇、玉竹等养阴清热之品。

0671 何谓脓疱疮?

脓疱疮又称传染性脓痂疹，俗称"黄水疮"，在卫生习惯较差的儿童常会发生，其为由细菌感染引起的一种皮肤病，具有传染和化脓性。诱发脓疱疮的病菌主要有两种：首先为金黄色葡萄球菌；其次为溶血性链球菌，或为两者的混合感染。表皮受损、人体抵抗力降低、湿疹、皮肤病者自行搔抓、卫生条件欠佳或长期居住于湿热环境中，均可诱发致病。

脓疱疮可通过自身接触，搔抓污染；或通过直接接触在集体生活的家庭、托儿所、幼儿园、小学里相互传染，在夏季或初秋常见。

脓疱疮损害主要有脓疱和脓痂。好发于头、面颊、颈或四肢等暴露部位。初期为散在性红斑或水疱，周围有红晕，水疱壁极薄，透明可见到液面，周围有红色浸润，迅速即混浊化脓成为脓疱，大疱易破损而渗出脓液，搔抓破损后露出溃烂面，其稀薄黄色分泌物流到别处皮肤上，因含有大量的细菌极易感染，而可产生新的水疱。水疱破后露出鲜红色糜烂面，分泌物干后形成蜜黄色或污黄色痂，愈后无瘢痕。偶见有较大的脓疱，疱内容物可呈半月形积脓现象，一般无明显的全身症状。如破损广泛者，附近淋巴结有肿大，或伴畏寒、发热等症状，亦可能继发肾炎或菌血症。

0672 治疗脓疱疮为什么只选外用药?

鉴于口服抗菌药物对治疗脓疱疮的帮助不大，因为体表血循环较微弱，在局部达不到有效药物浓度，且同时还带来许多不良反应，所以不如外用药作用直接，因此，治疗上仅以使用外用药涂敷为主。

（1）脓疱期 先用75%乙醇消毒后，应用无菌针头将脓疱刺破，吸出分泌物后用0.02%～0.1%高锰酸钾液或0.1%苯扎溴铵（新洁尔灭）溶液清洗。然后涂敷0.25%～0.5%聚维酮碘（碘伏）溶液、2.5%碘甘油。高锰酸钾（灰孟氧）液遇有机物即放出新生态氧而有杀菌作用，其杀菌力极强，在发生氧化作用的同时，还原生成二氧化锰，后者与蛋白质结合而形成蛋白盐类复合物，此复合物和高锰离子都具有收敛作用。

（2）结痂期 应先去痂，再按上法治疗，亦可涂敷0.5%克林霉素膏、复方新霉素软膏、莫匹罗星（百多邦）软膏、杆菌肽软膏等，任选其一。

对皮疹广泛、淋巴结肿大或伴随有全身感染的症状者可酌情应用抗生素，应依据脓液细菌培养结果而定，选择青霉素肌内注射，一次80万～160万单位，一日3～4次；或口服罗红霉素；或选用蒲公英50g、地丁50g、黄连50g，煎制成200ml液体，浸润棉花或纱布，湿敷于患处，一次20分钟，一日3次，连续3天。

0673 脓疱疮可用哪些中成药?

传统医学根据临床表现将脓疱疮分为两型，并对证选药进行治疗。

（1）热毒蕴结证 可见局部皮肤红肿、热痛、顶端有脓栓或无脓栓、患者体质壮实，伴有轻微发热、口渴、尿黄、便结、舌苔黄、脉数等症，可选用：① 如意金黄散，能消肿止痛，用于疮疡初起、红肿热痛。用清茶调敷，亦可用醋或黄酒调敷，直接涂患处，或摊于纱布上贴于患处。一日2～3次。② 三黄膏，能清热解毒、消肿止痛。用于疮疡初起，红肿热痛。将软膏直接涂敷患处或摊于纱布上贴于患处。每隔1～2日换药一次。③ 小败毒膏，能清热解毒、消肿止痛，用于疮疡初起，红肿热痛。口服一次10～20g，一日2次。④ 泻毒散，能清热解毒，用于疮疡初起、红肿热痛。外用以蜂蜜或醋调敷患处。此外，尚可选用消炎解毒丸、龙珠软膏、疮炎灵软膏、紫草膏。

（2）暑热浸淫证 多发生于夏秋季节，以儿童及妇女为多见，可有发热、口渴、便结、尿赤、舌苔腻、脉滑数等症。可选用消炎解毒丸、龙珠软膏、紫草膏、如意金黄散等。

0674　何谓须疮？如何治疗？

须疮俗称"胡子疮"，是位于口周胡须部位的细菌性毛囊炎和毛囊周围炎，发生于上唇靠近鼻部的胡须，有时眉毛、腋毛、阴毛亦可受损，好发于成年男性尤其是蓄大胡子的人，于夏、秋季节多见。须疮通常由金黄色葡萄球菌或白色葡萄球菌感染引起，多因不注意清洁或共用剃须刀所致，在脂溢性皮炎及经常外用糖皮质激素者容易发作。

须疮初起时胡须部位发生红斑，微微肿胀，有灼热感和痒感。以后出现若干小脓疮、毛囊性丘疹，可多可少，可大可小，可深可浅，一般不超过火柴头大小，不痛或微痛。每个脓疮中央有一根须毛，须毛不太牢固，易于拔除。患者在洗面或刮须时往往会将脓疮碰破，以后在周围又引起新的脓疮，有时还可以彼此融合。脓液干涸可结成黄色污痂，去除痂面会显露出湿润的糜烂面。

在治疗上，可用10%樟脑醑和新霉素软膏、红霉素软膏外涂，一日3次；或莫匹罗星软膏，一日2～3次，涂前如胡子较长则应剪短。由于化脓菌深藏在毛囊内，较顽固难治，故治疗需较长时间，要有耐心才好。症状严重时，应同时口服或注射抗生素。

0675　何谓寻常痤疮（青春痘）？

寻常痤疮俗称"粉刺或壮疙瘩"，多自青春期发病，男女两性各在15岁或12岁开始出现，到20多岁才缓慢停止，少数人可延迟至30多岁。因此，常有"青春痘"之称。痤疮是发生在毛囊皮脂腺的一种慢性炎症，其病因是：① 由于青春期雄激素增高，皮脂分泌旺盛，刺激皮脂腺产生皮脂聚集在毛囊内；② 在厌氧环境下，痤疮丙酸杆菌在毛囊内大量繁殖，并产生溶脂酶，分解皮脂产生游离脂肪酸，刺激毛囊而引起炎症，或淤积的皮脂进入真皮，引起毛囊周围程度不等的炎症；③ 毛囊口角化，角栓形成，皮脂潴留成为粉刺。女性在月经期加重，妊娠期则好转。痤疮按症状在国际上分为1～4级，类型有丘疹型、寻常型、囊肿型、结节型和聚合型等。此外，遗传、精神紧张、内分泌障碍、高脂肪饮食和多糖类及刺激性饮食（辣椒、胡椒、酒精）、高温及某些化学因素、生活不规律、口服避孕药或糖皮质激素、化妆品过敏、月经期对痤疮的发生也起到一定的促进作用。

0676　寻常痤疮有哪些表现？

① 痤疮好发于前额、颜面、胸背上部和肩胛部等皮脂腺发达的部位。

② 初起为多数散在与毛囊一致的黑色丘疹，用手挤压后可有黄白色的脂性栓塞排出来，随后可引起毛囊内及其周围炎症，若位置在皮肤的表浅部则形

成炎性丘疹或脓疱，如位置较深或相互融合则形成结节、囊肿或脓肿。当皮质腺口完全闭塞形成皮疹，顶端可出现小脓疱，破溃或吸收后，遗留暂时性色素沉着或小凹状瘢痕。

③ 严重的痤疮除黑头粉刺、血疹、脓疱外，可有蚕豆至指甲大小的炎性结节或囊肿；炎症较深时，可长久存在，亦可逐渐吸收或溃脓形成窦道。

④ 痤疮的病程缓慢，一般青春期过后则可自愈，愈后可留有色素沉着斑、小瘢或瘢痕疙瘩。

0677 治疗痤疮宜选哪些药?

治疗痤疮宜以口服药为主，外用药为辅。

① 对皮脂腺分泌过多所致的丘疹型、寻常型痤疮可首选2.5% ～ 10%过氧化苯酰凝胶（斑赛、碧波、酰舒）涂敷患部，一日1 ～ 2次。

② 对轻、中度寻常型痤疮可选0.025 ～ 0.03%维A酸霜剂或0.05%维A酸凝胶剂（维特明）外搽，一日1 ～ 2次。于睡前洗净患部后搽药，连续8 ～ 12周为1个疗程，可显著减轻炎症对皮肤的损害。

③ 对合并细菌感染或炎症突出的痤疮，轻中度者可选维A酸和克林霉素磷酸酯凝胶外用治疗。对痤疮伴感染显著者可应用红霉素-过氧苯甲酰凝胶（必麦森）、克林霉素磷酸酯凝胶（克林美）或溶液涂敷，一日1 ～ 2次。对中、重度痤疮（1 ～ 3级）伴感染显著者推荐可选0.1%阿达帕林凝胶（达芙文），一日1次，并口服米诺环素（美满霉素）、多西环素（强力霉素）或罗红霉素（罗力得、严迪、罗迈欣、欣美罗）。其中米诺环素一次50mg，一日2次，连续10天为1个疗程，严重者可连续2 ～ 3个疗程，但每疗程间停药2 ～ 3天。

④ 对囊肿型痤疮推荐口服维胺酯（维甲灵）胶囊，一次50mg，一日3次，其可促进上皮细胞分化，有较好的疗效。或异维A酸（保肤灵），推荐剂量为一日0.1mg/kg，连续4 ～ 6月后，改为外用涂敷维持以控制复发。

⑤ 锌在体内合成激素的过程中起一定作用，每日补充30 ～ 40mg有助于减轻炎症和促进痤疮愈合，可选葡萄糖酸锌一次10 ～ 20mg，一日2次。

0678 治疗痤疮维A酸和过氧苯甲酰必须早晚交替应用吗?

必须交替应用！因为维A酸与过氧苯甲酰联合应用时，在同一时间、同一部位应用有物理性的配伍禁忌，影响疗效，应早晚交替使用，即夜间睡前应用维A酸凝胶或乳膏，晨起洗漱后应用过氧苯甲酰凝胶。如单独应用维A酸，初始时宜采用低浓度0.025% ～ 0.03%制剂；皮肤耐受后改用0.05% ～ 0.1%制剂。与有光敏感性作用的药物合用有增加光敏感的危险。

另外，维A酸初始应用时可出现红斑、灼痛或脱屑等反应，继续治疗后效果在2 ～ 3周后出现，一般须6周后达到最大疗效。但不宜涂敷于皮肤皱褶部如腋窝、腹股沟处；不宜接触眼或黏膜部；用药部位要避免强烈的日光照射，宜在晚间睡前应用，对有急性或亚急性皮炎者、湿疹者、妊娠期妇女禁用。

0679 痤疮可用哪些中成药？

中医将痤疮分为肺经风热、肠胃湿热和脾失健运三型，中成药也可选用，对皮肤有丘疹型损害者可服防风通圣丸，对伴多形皮损者可服丹栀逍遥丸，对伴发便秘者可服栀子金花丸，一次1丸，一日2次。对湿热血瘀者可服清热暗疮丸；或口服当归苦参丸。

（1）当归苦参丸　能活血化瘀、清热除湿。用于面生粉刺疙瘩，或有脓疱者。口服，成人一次1丸，一日2次。

（2）清热暗疮丸　能清热解毒，凉血散瘀，用于痤疮。口服成人一次2～4丸，一日3次，连续14日为1个疗程；片剂一次2～4片，一日3次。

（3）金花消痤丸　能清热泻火，解毒消肿。用于肺胃热盛所致痤疮、粉刺、口舌生疮、胃火牙痛、咽喉肿痛、目赤、便秘、尿黄等。口服成人一次4g，一日3次。用于痤疮的其他中成药还有化瘀祛斑胶囊、百癣夏塔热片等。

0680 何谓手足皲裂？

手足皲裂就是手脚的皮肤干裂，既可是一种独立的疾病，也可是一些皮肤病的伴随症状。冬季的天气干燥，皮肤的汗液分泌又少，手脚很容易皲裂，常在冬季发作，天暖渐愈，而后来冬再发。其病因是皮肤经常受机械或化学性刺激，加之冬天寒冷，外界湿度低，跖部皮肤无皮脂腺分泌而汗腺分泌又少，皮肤干燥；同时皮肤的角质层增厚，角质层内水分少，当运动时就易发生皲裂。此外，手足部有真菌（手足癣）感染、湿疹者、老年人也易发生。因为老年人皮肤增厚，皮脂腺萎缩，脂肪分泌减少，皮肤干燥较易脆裂；其次老年人行动迟缓，动作笨重且外牵引力大，易使皮肤出现裂纹。

手足皲裂常易发生在室外工作者、以水浸泡手足作业的工人和老年人，好发部位是手足、指尖、手掌、肘后、足跟或足外缘处。轻者皮肤干燥和增厚，出现顺皮纹方向的裂纹，深浅和长短不一；严重者裂纹加重，疼痛剧烈难以忍受，并在碰撞后出血，有时可继发感染。

0681 手足皲裂选用什么药？

对不太大的手足皲裂常常撕一块橡皮膏或伤湿止痛膏贴敷（但患处已感染或有湿烂渗出液者忌用），或涂敷10%二甲基硅油（斯利康）乳膏。稍重者可选用15%～20%的尿素乳膏（皲裂佳软膏），尿素具有抗菌作用，使真菌的生长受阻；并可止痒和促进肉芽生长。此外，还可增加角质层的水合作用，显著增加皮肤角质层的含水量（皮肤的柔软性主要取决于其含水量），从而使皮肤柔软而防止皲裂。适用于治疗手足癣、甲癣、掌趾角化症和手足皲裂，外用以10%～20%乳膏涂敷，一日2次。

对严重的裂纹加重者，可涂敷10%氧化锌软膏、硼酸氧化锌软膏；对合并真菌感染者可涂敷复方苯甲酸软膏（魏氏软膏），一日1～3次。对合并手足癣者宜同时应用抗真菌药。

中成药中可选用紫归治裂膏或愈裂贴膏，前者可活血、生肌止痛；后者可软化角质层，止痛并促进手足裂口的愈合。外用贴于患处，每隔2～3日1次，但对橡皮膏过敏者禁用愈裂贴膏。

0682　何谓多汗症？如何治疗？

所谓多汗症即出汗过多，是由于交感神经过度兴奋而引起汗腺过多分泌的一种疾病，在正常情况下交感神经通过控制出汗散热来调节人体体温。但多汗症者的出汗和面部潮红完全失去正常控制，属于一种异常的生理性反应，多数与精神紧张、恐惧、焦虑、愤怒等因素有关；或为某些疾病如甲状腺功能亢进、糖尿病等的症状之一。

多汗症的表现涉及全身、局部，后者可由于交感神经损伤或异常反应，乙酰胆碱分泌增多，导致小汗腺分泌过多的汗液，好发部位有手掌、足底、前额、腋下、外阴等处，其次为鼻尖、前额、阴部等，多在青少年时发病。轻微的多汗症只是皮肤湿润，黏腻；严重的则汗珠呈点滴状不停地滴流，尤以情绪激动时更为明显。不少患者手足湿冷，手掌、足底皮肤青紫。足底多汗时由于汗液蒸发不畅，致皮肤浸渍发白，趾间糜烂，可导致真菌感染，常伴足臭或水疱，内容物澄清或浑浊。腋窝部及阴部多汗时，由于该部皮肤薄嫩，经常潮湿摩擦，易发生擦烂红斑，伴发毛囊炎、疖、真菌感染等。此外，汗液分解常产生臭味。全身性多汗者皮肤表面常是湿润的，而且有阵发性地出汗。患者常伴有末梢血液循环功能障碍，如手足皮肤湿冷、青紫或苍白、易生冻疮等。

中枢神经镇静药对情绪性多汗有效，可选服羟嗪（安他乐）一次25mg，一日2～3次；多塞平（多虑平）一次25mg，一日2～3次；地西泮（安定）一次5mg，一日2次；或赛庚啶、盐酸异丙嗪片（非那根）、氯丙嗪（冬眠灵）等。此外，阿托品、溴丙胺太林（普鲁本辛）等具有暂时性止汗作用。

局部可用0.5%乙酸溶液、5%明矾溶液、5%甲醛（福尔马林）溶液或5%甲醛乙醇涂敷。对有小水疱者可选5%明矾溶液；对多汗部位可用5%甲醛乙醇，一日2次，但不宜用于水疱皮损；对足部多汗者可应用足粉（乌洛托品5g、干燥明矾5g、水杨酸2g、硼酸10g、滑石粉78g混合）撒敷，一日2次。

0683　何谓神经性脱发？

神经性脱发或称斑秃，俗称"鬼剃头"，是一种突然发生的局限性斑状秃发，有时会突然在一天或一夜间发生。秃发的形状常为圆形或椭圆形，多数人没有自觉症状，常由别人发现。多见于皮脂分泌旺盛的儿童及青年，男女均可发病。是在皮脂过多的基础上发生的，一般有5种表现。

① 头发突然（常在一夜之间）出现圆形或椭圆形的秃发斑，局部皮肤平滑光亮，无炎症，几无症状，往往被别人发现。秃发区边缘的头发松动，很易拔出。

② 好发于头皮、眉弓皮脂腺较多的部位。

③ 常伴发脂溢性皮炎，头屑多，损害常从头皮开始，初为毛发周围红色小丘疹，表面有淡黄色油腻性鳞屑或少许黄色结痂，日久头发逐渐枯干而细软。

④ 头皮可有臭味，能反复发作。

⑤ 多数患者可自愈，初发斑秃病例中，有半数患者在1年内痊愈，75%在5年内痊愈，部分患者边长边脱反复发作而多年不愈。有5%～10%斑秃患者其脱发可逐渐进行或迅速发展，在几天至几月内头发全部脱光而成全秃；严重者可累及眉毛、胡须、腋毛、阴毛，称为普秃。

0684 神经性脱发如何选药？

对轻度脱发的人，可口服胱氨酸和维生素B$_1$，一次分别50mg和10mg，一日3次；局部涂敷10%辣椒酊或10%樟脑酊。中至重度脱发，局部涂搽二硫化硒香波（潇洒洗剂），症状皆可收敛。严重的脂溢性皮炎（头皮屑过多）者可选用酮康唑洗剂（采乐洗剂），涂敷头发上，停留3～5分钟，一周2次，连续2～4周。上述抗皮脂溢出药的作用一是抑制皮脂分泌和溢出；二是抑制表皮细胞的增长，约80%的病例可收到卓越效果。

米诺地尔（长压定）能刺激毛发生长，对斑秃和尤其是男性脱发者效果显著，常用1%～5%洗剂涂敷，一日1～2次，连续3个月以上。对全秃或普秃者可口服泼尼松，一次5mg，一日3次，开始长出新发后改为一日2次，3周后减为一日1次，连续3个月。对男性全秃（雄激素脱发者）可口服非那雄胺（保发治）一次1mg，一日1次，其可促进毛发生长并防止继续脱发。

改善精神状态和睡眠质量对脱发者十分重要，对精神不安或紧张的人可选谷维素口服，一日30mg；或睡前服用地西泮（安定）、艾司唑仑（舒乐安定）、氯氮䓬（利眠宁）等；对焦虑者可选用氯氮平、氯噻平。

中成药只限于辅助治疗，对精神紧张者宜清神安心，可服用心神宁丸、神应养真丸，一次1丸，一日2次；对头发生长较慢者可服用斑秃丸或美髯丹一次1丸，一日2次；养血生发胶囊一次4粒，一日3次。

0685 冻伤或冻疮是一回事吗？

冻伤或冻疮在冬季很常见，尤其是在北方、青藏高原等寒冷地带。但两者常常混为一谈，其中前者为全身或局部组织的损伤（包括全身冻僵），后者的炎症较为局限也轻微，但两者可能同时存在。人体长时间受到寒冷（10℃以下）的侵袭，外露的皮肤受到冷冻的刺激，散热增加，为了维持体温而增加产热，表现为寒战；同时为减少散热而皮下的小血管（动脉）发生痉挛而收缩，静脉淤血，导致血液循环发生障碍而流通不畅。同时体内产热相对不足，时间一长则造成皮肤缺血或缺氧，导致全身或局部的由血液淤滞、体温降低而造成局部冻结。

冻伤也可能因衣着过少、鞋袜过紧、捆扎止血带而加重。人体在过度疲劳、醉酒、饥饿、失血、虚弱、营养不良后使抵抗力降低，极易引起冻伤。此外，体表潮湿和手足多汗者可加速体表散热，比常人更易发生。

而冻疮多见于手足、耳廓、面颊、鼻尖等暴露部位，常对称双侧发生，亦可有单侧。其中女性较男性多发，儿童较成人多发，户外工作者较室内工作者多发，到春季可自然缓解。

0686　局部冻伤程度如何划分?

局部冻伤（疮）的表现主要在复温以后，按组织损伤轻重可分为3度。

（1）1度冻伤（红斑型）　初始时受冻的皮肤苍白，以后为局限性蚕豆或指甲大小的紫红色肿块，边缘鲜红，中央青紫，自觉发热、瘙痒或疼痛感，遇热而更甚，触压时皮肤褪色恢复缓慢。冻疮多在数日后消失，局部脱一层皮，不留瘢痕。

（2）2度冻伤（水疱型）　红肿严重而起水泡，疼痛较剧烈，感觉迟钝或麻木，1～2日后水泡吸收结痂，2～3周后结痂脱落。如发生感染时可溃烂，周围组织肿胀，疼痛加剧，久治而不愈。

（3）3度冻伤（坏疽型）　全层皮肤甚至到肌肉或骨头坏死，复温时可见血泡，皮肤变色最后呈黑色，腐烂的肌肉脱落后长出肉芽，极不易愈合，愈后可留下色素沉着或瘢痕。

0687　治疗局部冻伤（疮）选用哪些药?

对1度冻疮者选用10%樟脑软膏涂敷患部，一日2次。或以肌醇烟酸酯软膏涂敷患部，一日1～2次。对1～2度冻疮者可涂敷10%辣椒软膏、10%氧化锌软膏或冻疮膏等。对局部发生水疱和糜烂者，可涂敷10%氧化锌软膏或乳酸依沙吖啶（利凡诺）氧化锌糊剂，对发生溃烂而感染者，局部以0.02%高锰酸钾溶液浸泡后清除溢出的黏液后涂敷溃疡膏、1%红霉素软膏、0.5%林可霉素软膏（绿药膏）或10%鱼石脂软膏，以控制细菌的感染。

口服用药可考虑烟酸，其扩张血管促进血液循环，吃药后可感觉局部和面部的温热感，用时一次50～100mg，一日1～3次；另外，维生素E可促进肌肉生长，也可选用，一次50～100mg，一日1～3次，连续3个月。对瘙痒严重者宜加服抗过敏药，如氯苯那敏（扑尔敏）或赛庚啶，一次2～4mg，一日2次。

中医对冻疮分为内治和外治之分，所谓外治是在冻疮初始时，轻者以揉搓法、温浴法来疏通气血；日久冻僵疙瘩不散，可涂敷风痛灵搽剂；内治可服用当归四逆汤。

民间常用姜汁或辣椒水涂敷；或以红霜茄子秸连根拔起洗净，煎汤泡洗患部0.5小时，一日2次；或用马勃1块涂敷破溃处，一日更换1次。

0688　为什么老年人皮肤易瘙痒？

人老了，随着增龄，皮肤也在逐渐萎缩退化，皮脂腺分泌减少，皮肤干燥可引起老年皮肤瘙痒。尤其在冬季，由于室温过高使皮肤角层所含的水分过度丢失，使老年人皮肤干燥，对外界刺激的抵抗力减弱而易发生瘙痒，亦可称"冬季瘙痒症"。部分患者的发病也许与全身新陈代谢异常、糖尿病有关。此外，精神、饮食、物理刺激、细菌和寄生虫感染等因素也可致瘙痒。

瘙痒主要表现在全身皮肤，特别在小腿前部更为突出。瘙痒为阵发性，时好时坏，晚间入睡则更明显。皮肤由于水分减少而显干燥，有细小皲裂和干燥鳞屑；同时老年人因瘙痒而过多地用热水、肥皂洗烫借以止痒，或以手抓挠，则进一步造成皮肤干燥而使症状增剧。若检查全身皮肤会有抓痕、血痂、表皮剥脱、色素沉着等，日久可引致感染或湿疹样变。

0689　老年瘙痒症治疗起来困难吗？

并不太难，瘙痒在治疗上分为全身和局部治疗。全身治疗可口服抗过敏药，如氯苯那敏（扑尔敏）片，一次2～4 mg，一日2～3次；异丙嗪（非那根）一次2～4mg，一日2～3次；或阿司咪唑（息斯敏）片，一次3～10mg。一日1次。局部治疗主要使用外用止痒剂，如1%达克罗宁霜，既可止痒，又可润泽和保护皮肤，防止皮肤内水分蒸发，使瘙痒减轻或消失。如果皮肤干燥的厉害，可选用50%甘油溶液或甘油洗剂（甘油50ml、酚1g、30%乙醇30ml、水加至100ml）涂敷，一日2～3次；或涂敷维生素E霜、维生素B_6霜。

对伴继发湿疹样病变者，可应用曲安奈德（去炎松）软膏、氟轻松膏，一日2～3次，有止痒和抗炎的作用；或用氯倍他索（蒽肤霜）、卤米松（适确得）霜涂敷，一日1～2次；对老年性瘙痒继发细菌感染的人，可用莫匹罗星（百多邦）软膏，一日2次。

中成药肤痒冲剂可祛风活血，除湿止痒，适用于皮肤瘙痒症，口服一次9～18g，一日3次。或选用防风通圣丸，可解表通里，水丸一次6g，蜜丸一次1丸，一日2次。

0690 何谓痱子?

痱子是俗称，医学上称为汗疹或红色粟粒疹，好发于婴幼儿、产妇及肥胖者、室外体力劳动和体质虚弱者。夏季的天气炎热，人体大量出汗，导致浸渍皮肤使汗液暂时堵塞，汗液潴留汗管内后因内压增高而发生破裂，并挤入周围组织引起炎症。另外，皮肤卫生差、皮肤上微球菌繁殖也易发生痱子。

痱子好发于头面及躯干皮肤的皱褶部，起病急骤，主要有4种表现。

（1）晶状粟粒疹 又称白疹或水晶疹，好发生在颈、腰、腋窝、躯干等部位，产生针头样大小的水疱，壁薄微亮，无炎性红晕，易擦易破，干燥后有细微的鳞屑，常见于高热并有大量汗出，长期卧床和过度虚弱者。

（2）红色粟粒疹 又称红疹或红痱子，发病急，好发于手背、颈胸、腋窝、肘窝、背、乳房、臀部及婴幼儿的头面部等，为针头大小密集的血疱疹，成批出现，对称分布，于消退后有轻度脱屑。

（3）脓疱性粟粒疹 又称为脓痱，在夏季多见，闷热或情绪急躁时感觉有奇痒，痱子顶端有针头大小浅表性小脓疱，其内部没有细菌或致病菌，多发生于四肢两侧、会阴部、头颈部等。

（4）深部粟粒疹 汗管在真皮上层特别是表皮与真皮分界处破裂，形成密度与汗孔一致的非炎症皮肤色水疱，无光泽，刺破后有透明的浆液溢出。

0691 痱子怎么治疗?

鉴于痱子的表现在体表、头颈，因此治疗上常以外用药涂敷和撒布为主：可用痱子粉或痱子水（分成人、婴儿两种）外扑，或用1%薄荷甘石洗剂、炉甘石洗剂涂敷，一日2～3次。对脓痱选用2%鱼石脂炉甘石洗剂外搽，一日2～3次。

中成药常用六一散冲水来代替茶饮，或用水调成糊状涂敷。选用痱子粉撒布来除湿止痒，用温水将出汗处洗净，扑擦患处。

对感染较重的脓痱，为控制感染可服用抗生素，如阿莫西林、氨苄西林、罗红霉素、头孢氨苄（先锋4号）或头孢拉定（先锋6号）或局部涂敷莫匹罗星膏（百多邦）。

民间还将新鲜的黄瓜切片，轻轻地擦拭痱子，一日3～4次；或取大黄10g，冰片3g加入75%酒精100ml中，涂敷于痱子上。一旦形成脓痱，可用蒲公英50g，地丁50g，煎汤500ml外洗，一日2次。

0692 头癣分为几种?

头癣又叫"癞子头"和"秃发癣"，为发生在头皮和头发部位的一种浅部真菌感染，病原菌为黄癣菌、发癣菌或小孢子菌，有时羊毛小孢子菌也可致病。头癣仅见于儿童，一到青春期，发肤的病损多半可痊愈。头癣的症状分3种。

（1）黄癣（癞子头） 头皮有散在或成片的黏着性蝶状黄痂，有老鼠尿味。去痂后留有浅溃疡，愈后有萎缩瘢痕及秃发，患部头发干燥无光泽，易脱落。

（2）白癣（发癣） 头皮有圆形、椭圆形或不规则的灰白色鳞屑性斑片，界限清楚，逐渐扩大。患部头发干燥无光泽，发根有白色菌鞘，在距头皮2～4mm处折断。

（3）黑癣（黑点癣） 病发长出头皮后即折断，而呈黑点状，小片分布，鳞屑不多。愈后头发可再生或留有点状瘢痕。

0693 治疗头癣必须服药吗？

是的，头癣的治疗必须服用抗真菌药！其抑制真菌细胞膜的固醇、麦角甾醇的合成过程，或使真菌细胞膜通透性增加，抑制和杀伤真菌细胞。可选服的药有4种：灰黄霉素一日10～15mg/kg，分2～3次服，连续2～3周；伊曲康唑（斯皮仁诺）成人一日200mg，儿童一日3～5mg/kg，与早餐一起服下，连续4～8周；特比萘芬（兰美舒、疗霉舒、丁克）成人一日250mg（分1～2次），连续2～4周，2岁以上体重大于20kg，一日62.5mg；体重20～40kg的儿童，一日125mg；体重大于40kg的儿童剂量同成人。局部外用咪康唑（达克宁）软膏剂涂敷，一日2次；或2%酮康唑洗剂涂敷，一日1次，每次局部停留10分钟，连续2周或至痊愈。

0694 何谓体癣？

体癣因其形状极像古钱币，所以又称为钱癣或环癣，为发生在面部、胸部、腹部、臀部、头皮的浅部真菌感染；发生于股部者又称股癣。多见于温暖潮湿的季节，或于冬季消退而夏季复发，肥胖的男性或多汗者高发。一般由自己的手、足、甲癣蔓延而来，也与接触真菌、猫狗、不良的卫生习惯和个人抵抗力弱有关。

体癣初起的损害为针头到小米粒大小的丘疹或水疱，色鲜红或暗红，随后向周围扩展，中心愈合，呈环形或多环形，边缘清楚、上覆以鳞屑或痂皮。可成苔藓化或湿疹化而边缘不清晰，自觉瘙痒。儿童的体癣可呈几个圈，彼此重叠形成花环状。由红色毛癣菌所致的体癣常迁延发作，在腰、腹、臀、躯干部多见；由石膏样毛癣菌所致的体癣常好侵犯面颊及下腿部，呈环形或不规则，症状显著，由于搔抓可引起脓疱或发生环状隆起的硬结；由头癣病菌所致的体癣，常发作于前额、面颊、颈部，皮损散在。

0695 体癣的外治方法有几种？

体癣或股癣在原则上以外用药治疗为宜，但依部位而分别选药。如对发生在面部、儿童躯干、四肢的体癣，可选用3%克霉唑乳膏、1%益康唑乳膏、2%硝酸咪康唑乳膏（达克宁）或复方苯甲酸软膏涂敷，一般于1周左右获效，连续2～4周可以痊愈。对成人躯干、四肢的体癣，可选用复方苯甲酸酒精、复方十一烯酸软膏，或1%特比萘芬乳膏、1%联苯苄唑乳膏涂敷，一日1～2次，连续1～2周。

股癣者可涂敷20%土槿皮酊或复方土槿皮酊，一日2～3次，连续15天；轻症可涂敷复方十一烯酸软膏（脚气灵），或复方苯甲酸酒精与复方苯甲酸软膏（魏氏膏），早晚交替使用，一般于2周痊愈。对由红色毛癣菌所致的泛发性体癣，常用白及、槟榔、土槿皮各5g，百部10g、斑蝥0.3g、60%酒精100ml，浸泡后过滤，外用涂敷，一日4～5次。

对体癣范围较广泛，炎症显著或外用药疗效不佳者，可服用灰黄霉素，一次0.3～0.4g，一日2次，连续2～4周；或特比萘芬，成人推荐剂量为一日250mg（分1～2次），连续2～4周。

0696　何谓花斑癣？如何治疗？

花斑癣俗称"汗斑"，因其形状为豌豆大小的圆形或近圆形斑，表面有光泽，并能刮下糠皮状鳞屑，鳞屑脱落后仅留淡白斑，或散在或连成片，因此称为花斑癣。其也为一种浅部真菌感染，常发生在胸、背、肩、颈、腋窝及上肢，偶见在面部、头皮、手掌、大腿及外阴。一年四季均可发生，但好发于夏季易出汗、多脂肪、不勤更换内衣和不愿洗澡的人。

花斑癣为黄棕色或深棕色，冬季在北方地区可偶见白色，罕见黄色或黑色。基本上无炎症反应，少数人可有轻度瘙痒感。花斑癣难以治愈的原因是多汗部位皮肤表面的湿度、温度及酸度均有利于糠秕孢子菌生长，使毛囊口反复感染。

对花斑癣首选伊曲康唑（斯皮仁诺）口服，一次200mg，一日1次，连续7天，可获80%～100%的治愈率。一般在3～4周内，皮疹可消退，如需服第2个疗程，要间隔4周的时间。20世纪40年代曾采用20%～40%硫代硫酸钠液（海波）涂敷，再涂敷3%盐酸溶液，一日2次，连续10天，使其释放出硫，杀灭真菌，一直沿用至今。另外，3%克霉唑乳膏、1%环吡酮胺软膏、1%联苯苄唑溶液、2.5%二硫化硒洗剂也可选用。

0697　哪些人易患足癣？

足癣或称脚癣，俗称"香港脚"，其在潮湿闷热的地带发病极多，是出现在脚掌、跖与趾间皮肤的浅部真菌感染。足癣的传播方式主要有两种：直接接触足癣患者；或是使用足癣者的鞋袜、日常用品。另外，公共浴池是传播足癣的主要场所，如共用澡盆、澡池、浴巾和拖鞋，如不进行彻底的消毒，极易感染足癣。诱发足癣的因素很多，但下列人群极易发生。① 多汗者足跖部多汗，由于汗液蒸发不畅，皮肤表皮而呈白色浸渍状，尤以趾间最明显，严重多汗者可起水疱，或角化过度，易继发真菌感染而致足癣；② 妊娠期妇女内分泌失调，使皮肤抵抗真菌的能力降低；③ 肥胖者趾间间隙变窄，十分潮湿，易诱发间擦型足癣；④ 足部皮肤损伤，破坏了皮肤的防御屏障，真菌易于侵入；⑤ 糖尿病者体内糖代谢紊乱，抵抗力下降，易诱发间擦型足癣；⑥ 长期服用抗生素、糖皮质激素、免疫抑制药，使正常的菌群失去平衡，细菌被杀死而真菌大量繁殖，易诱发足癣。

足癣除与上述诱发因素有关外，尚与自然和社会因素密切相关。其中包括地理、环境、温度、湿度，都会改变皮肤真菌的生存条件。社会因素包括劳动、居住条件、文化、卫生状况，对人皮肤的防御能力都会带来或多或少的影响。

0698 足癣分为几种类型？

依据足癣致病真菌的种类和患者体质、表现的区别，脚癣常分为5种类型。

（1）间擦型 常发生在第3、4趾间，也可波及全趾，趾间皮肤浸软、脱皮、部分趾间皮肤皲裂，有时有红色的糜烂面，有臭味，夏重冬轻。

（2）水疱型 常发生在足跖、足缘部，常有水疱成群或散在，局部皮肤潮红，有时继发细菌感染，水疱变为脓疱，以夏季多见。

（3）鳞屑型 常发生在足跖部，损害以鳞屑为主，伴有稀疏而干燥的小水疱，局部有红斑、丘疹，四季皆可发生，以夏季多见或加重。

（4）角化型 常发生在足跟、足跖、足旁部，皮肤干燥粗厚、角化过度，皮肤纹理增宽，易发生皲裂，四季皆可发生，以冬季多见或加重。

（5）体癣型 常发生在手、足背部，损害以典型的弧状或环状的体癣改变，常并发体癣，以夏季多见或加重。

上述各型足癣往往几型同时存在，仅以某型较为显著。自觉瘙痒、抓破后常继发感染。

0699 如何治疗足癣？

（1）水疱型足癣可外搽复方苯甲酸酊、十一烯酸软膏，或用10%冰醋酸溶液浸泡或应用1%特比萘芬霜剂、2%硝酸咪康唑霜剂，外用涂擦，一日1～2次，连续2～4周。

（2）间擦型、糜烂型足癣 应尽量保持干燥，注意保护创面，避免水洗或使用肥皂，不要搔抓，可先用0.1%乳酸依沙吖啶液或3%硼酸液浸泡后涂敷含有5%水杨酸或5%～10%硫黄的粉剂，无明显糜烂时，可应用足癣粉、足光粉、枯矾粉，或局部涂敷复方水杨酸酊或复方土槿皮酊，一日3～4次，连续

15天，在渗出不明显时，可用10%水杨酸软膏按常规包扎，每2日换药1次，连续3～4次。

（3）鳞屑型和角化型足癣　可用复方苯甲酸软膏、3%克霉唑软膏、2%硝酸咪康唑霜剂、10%水杨酸软膏或应用1%特比萘芬霜剂，外用涂擦，一日1～2次，连续2～4周，或应用包扎治疗，每2日换药1次，连续3～4次。角化皲裂型足癣推荐口服抗真菌药治疗，但伊曲康唑、特比萘芬对水疱型足癣不如外用药效果好；对糜烂型足癣不宜提倡。另对单纯外用药效果不好的足癣者，可口服抗真菌药，如伊曲康唑、特比萘芬或氟康唑。伊曲康唑一日0.2～0.4g，连续1周，若为角化皲裂型足癣，可延至2周；特比萘芬一日0.25g，连服7天；氟康唑0.15g，一周1次，连服3～4次。

（4）有细菌感染而化脓的足癣　推荐应用抗菌药物（红霉素、左氧氟沙星）控制感染后再治疗足癣。

0700 手癣在治疗上与足癣一样吗？

手癣又称掌风，为发生在手掌、手指外的光滑皮肤的浅部真菌感染，多继发于足癣。手癣与足癣相同，依致病真菌种类和患者体质、表现的区别，也分为5种类型（间擦型、水疱型、鳞屑型、角化型和体癣型），往往几型同时存在，仅以某个类型比较显著。

手癣的用药与足癣相同，可选用复方苯甲酸搽剂、3%克霉唑乳膏、2%硝酸咪康唑霜剂、5%水杨酸酒精或复方苯甲酸软膏、复方十一烯酸软膏涂敷，一日1～2次。或1%特比萘芬霜外用涂擦，一日1～2次，连续2～4周。

治疗手癣的最佳方法是采用药物封包，睡前选用10%水杨酸软膏、复方苯甲酸软膏、20%尿素乳膏（可任选其一）涂敷于手上，按摩5分钟，用塑料薄膜和3层纱布包好，每1～2日换药1次，连续1～2周。

0701 何谓甲癣？

甲癣又称"灰指甲"，是由真菌侵犯指（趾）甲板而致的病变。发病率为3%～6%，病程较长，以成年人多见，好发年龄在25岁以上。

甲癣有原发性和继发的，患有头癣、手足癣的人，当用手搔抓头发或接触病癣时，真菌趁机侵入甲板；外伤和倒刺也是诱发甲癣的重要因素，约半数患者有外伤史；甲沟炎也可导致甲癣，由于指（趾）甲缘剪得过短或过深，使甲沟皱襞浸软、多汗，易与甲廓分离，容易继发真菌感染而罹患甲癣。

与足癣一样，妇女在妊娠期由于内分泌失调，使抵抗真菌的能力下降，指（趾）甲营养不良，使真菌大量繁殖，也易引起指（趾）甲感染。

甲癣常由指（趾）甲游离缘或侧缘向甲根发展，病甲逐渐失去光泽，变为暗淡、混浊，呈灰白色或棕色，且渐变厚、变脆、高低不平或呈畸形，由于脆裂而易折断，或角质层逐渐松软成粉末状，在甲板上形成壁龛，指甲边缘不平，有残缺如虫咬状，严重时部分甲板与甲床分离，影响美观和卫生。

0702 甲癣的治疗方法有哪些?

甲癣的治疗方法有手术、口服药、药液浸泡或封包治疗，但前两项不宜作为首选。因为手术治疗的创面大，易引发感染；服药的时间长、剂量大，同时甲板较肥厚，药物不易透过甲板以达到有效的浓度，有些药品还有明显的不良反应。

（1）局部治疗 较为适用的方法是浸泡法，将增厚的病甲削薄，甲板外周先涂凡士林保护甲沟，然后涂搽30%冰醋酸溶液或10%醋酸溶液，每日浸泡1次，连续3～6个月；或用10%水杨酸软膏、20%～40%尿素乳膏涂敷，一日1～2次，使甲板软化后用刀片使病甲剥离，再涂复方苯甲酸软膏或2%碘酊。最好的方法是药物封包法，选用10%水杨酸软膏、复方苯甲酸软膏、20%～40%尿素乳膏（三者选其一）涂布在病甲上，每隔1～2日1次，连续1～2周，周围皮肤用胶布保护好，病甲用塑料薄膜和纱布包3层，待甲板软化后用0.02%高锰酸钾溶液浸泡，用刀片剥削使病甲剥离后，再涂复方苯甲酸软膏或2%碘酊，直至新的甲板长出。

（2）口服治疗 对甲癣炎症显著、外用药疗效不佳者，可服用处方药。首选灰黄霉素一次0.25～0.3g，一日2次，指甲癣连续2～3个月，趾甲癣连续6～10个月，餐后服用；次选伊曲康唑（斯皮仁诺），适用于手足癣角化型伴多个甲癣者，指甲癣以一次200mg，一日2次，连续1周，停用3周，第5周开始按1次200mg，一日2次，再连续1周；趾甲癣以一次200mg，一日2次，连续1周，停用7周，第9周开始按一次200mg，一日2次，再连续1周。治愈率以指甲癣者高于趾甲癣者。

另对轻度甲癣者，以中药荆芥15g、防风30g、土槿皮30g、地骨皮10g、透骨草10g，陈醋500～1000ml浸泡，取液后加温泡手每日1～2小时，于泡手后涂敷复方苯甲酸软膏。

0703 何谓酒渣鼻?

酒渣鼻俗称"红鼻子"，在医学上亦称玫瑰痤疮，是发生在颜面中部的慢性炎性皮肤病。常见于成年人，以35～50岁男性多发且病情严重。酒渣鼻的病因尚未明了，目前认为是由毛细胞血管扩张所致，造成扩张的原因首推胃肠功能障碍和内分泌功能失调；此外，神经因素、过食辛辣食品、嗜酒、冷热刺激、皮脂溢出也使鼻血管的舒缩神经失调。近年也有专家提出酒渣鼻的发病与螨、毛囊虫感染有关，并在病灶处检出有毛囊蠕形螨虫的寄生。

酒渣鼻发生在鼻端及前额中部，出现持久性红斑和毛细血管扩张，伴有丘疹及脓疱，或伴发痤疮样皮疹和脂溢性皮炎，病情缓慢时轻时重，一般无自觉症状。医学上分为3期，但各期间并无明显的界限，经过的时间也长短不一。

（1）红斑期 在颜面中部特别是鼻、颊、前额、下颌、口周出现充血性红斑，初始为暂时性的，受寒冷刺激或饮食辛辣食品后可加重，日久则变为持久性红斑或鼻尖毛细血管扩张，并伴皮脂溢出，使鼻子表面油腻发亮，毛孔扩大或堵塞。

（2）丘疹脓疱期 病情继续发展，在红斑的基础上成批出现痤疮样丘疹、脓疱，但无粉刺形成。毛细血管扩张得更为明显，纵横交错。

（3）鼻赘期 少数人长期反复不愈，鼻尖皮脂腺和结缔组织增生，致使鼻尖肥大，皮脂腺口扩大，形成大小不等的结节状隆起，称为鼻赘，但鼻赘仅见于男性。

0704 治疗酒渣鼻可选什么药？

酒渣鼻病程长且难根治，目前以口服药为主，外用药为辅，最为首要的是宜去除各种诱发因素，然后根据病因及不同表现，采取相应的治疗措施。治疗途径分为两条：一是减少皮脂的溢出，二是杀灭寄生的螨虫。

如针对减少皮脂溢出，一般选服维生素 B_6，一次10～20mg，一日3次；或维生素 B_2，一次5～10mg，一日3次。对有毛囊虫寄生的早期酒渣鼻者口服甲硝唑（灭滴灵），一次200mg，一日2～3次，连续1个月后减为一日2次，再1个月后逐渐停药，并配合20%甲硝唑乳膏外搽，一日3次，3周为1个疗程；或口服替硝唑（服净），一次200mg，一日3次，连服2周后减为一日2次，连续1个月。

对日光敏感的酒渣鼻者可口服氯喹，一次0.125g，一日2～3次，连续4周，有效者可继服；对合并细菌感染者可服米诺环素（美满霉素），一次50mg，一日2次，连续10天为1疗程，停药4天，再服1疗程，连续2～3疗程会有效。对鼻赘发展严重者，可服异维A酸，一次10mg，一日2～3次，连续4周。外用药以遮光、收缩血管和抗炎为主，常用1%～2.5%甲硝唑霜、5%过氧化苯酰乳剂及复方硫黄洗剂，可任选其一外搽，一日3次。

0705 何谓雀斑？

雀斑为一种常见的色素功能亢进性皮肤病，好发于面、颈、手背等暴露部位。女性较男性多见，尤其是皮肤干燥、细白的人易发生雀斑。春夏季或月经期间加重，秋冬季变淡。目前认为雀斑的发生与常染色体显性遗传有关，日光照射可以使色泽加深。根据研究发现，皮肤内的色素细胞数量并不多，但较一般为大，对日光紫外线反应敏感，所以在暴露部位多见，春夏季加重。

一般患者多在6～7岁即出现雀斑，在面部以鼻为中心，两侧对称，呈密集或散在性分布的针头至黄豆大小的浅黑色斑点，不高于皮肤表面，形似麻雀卵上的斑点而得名。随着年龄增长而斑点数目增多，色泽加深，多数人可存留终生。

0706　哪些药能祛除雀斑？

目前治疗雀斑几无特效药，但常用的脱色药可以尝试一下，可能会减弱色素。首选0.1%维A酸软膏（维特明）或3%氢醌（对苯二酚）霜涂敷，一日3次，连续8～12周；也可选用5%～10%氯化氨基汞（白降汞）软膏或3%～10%过氧化氢液（双氧水）涂敷，一日3次，一般连续用药4～6周方可明显见效。

辅助用药可口服维生素C，一次0.2～0.4g，一日3次；或维生素E，一次50mg，一日3次，连续数月。中成药可选六味地黄丸，其滋阴补肾，蜜丸一次1丸，片剂一次8片，胶囊一次8粒，均一日2次，有一定疗效。近年来应用二氧化碳激光或液氮冷冻治疗雀斑，也有较好疗效，但仅限于比较表浅的雀斑。

晚间睡前洗脸后，不要抹化妆品，将1粒5mg的维生素E胶丸用针刺破，挤出其液放在掌心，揉匀后，在面部雀斑处反复擦拭按摩片刻，每晚1次，1个月即明显见效。另外，维生素E还能促使面部皮肤润滑洁白，延缓面部皮肤衰老变粗，保持青春健美。

应当提示的是，在用药期间宜注意避光，防止日光直射面部，外出时应戴个遮阳帽或打伞，也可在暴露部位外涂防晒膏，如氧化钛霜或10%对氨基苯甲酸霜。

0707　何谓黄褐斑？如何治疗？

黄褐斑又称肝斑或蝴蝶斑，是发生在颜面部的褐色或暗褐色斑，以女性多发，在夏季加重而冬季减轻。本病常由肝病、长期口服避孕药、月经不调及内分泌障碍所致，妊娠期妇女多在怀孕3～5个月开始出现，分娩后渐渐消失，因此也称为妊娠黄褐斑。但偶见于男性及未婚女性，其原因不明，机制为黑色素细胞分泌亢进，大量沉积在表皮细胞而致，日光照射是公认的促发因素。

黄褐斑出现在额眉、颊、鼻、上唇等颜面皮肤上，呈对称分布、形状不规则，无自觉症状，不痛不痒，日照后则加重，有时可自行消退。

黄褐斑的治疗关键是根治病因，如停服避孕药、治疗肝脏疾病、纠正月经不调，调节内分泌功能障碍等，同时口服或静脉滴注（或微针导入）氨甲环酸，一次125～250mg，一日2次；谷胱甘肽胶囊可有效延缓细胞衰老，加快细胞新生，抑制黑色素生成，美白肌肤，延缓整个人体的衰老过程，口服一次400mg，一日3次（以上须专业医师指导）；或口服维生素C，一次200～400mg，一日3次；或维生素A，一次2500IU，一日3次。中成药可服六味地黄丸，一次1丸，一日2次。

外用药物常用3%氢醌霜（对苯二酚乳膏）涂敷，一日3次；也可用3%过氧化氢液（双氧水）、2%维生素E乳膏涂敷，一日3次。另外，注意调整工作时间，减少长时间在日光下曝晒，外出时宜戴遮阳帽或打伞，有条件对暴露部位涂敷氧化钛霜或10%对氨苯甲酸霜，以减缓光线的直射。

0708　何谓湿疹?

湿疹又称为特应性皮炎或异位性皮炎，是最常见的皮肤病之一，又因为大部分患者是由儿童时期开始发病，所以又俗称小儿湿疹。湿疹是一种慢性且长期的皮肤病，无传染性，不会传染他人。为一种常见的由多种内、外因素引起的表皮及真皮浅层的炎症性皮肤病。类型根据皮损特点可分为急性、亚急性和慢性湿疹。三者无明显界限，可以相互转变。

湿疹的病因复杂，真正病因尚不很清楚。由内、外多种因素相互作用而导致。一般认为与变态反应有关。

（1）内部因素　慢性感染病灶如慢性胆囊炎、扁桃体炎、肠寄生虫病；内分泌及代谢改变，如月经紊乱，妊娠等因素；血液循环障碍，如小腿静脉曲张，导致小腿湿疹；神经精神因素如精神紧张、过度疲劳等；遗传因素如过敏体质，每一个体对各种因素的易感性与耐受性与遗传有关，可随年龄、环境而改变。

（2）外部因素　①食物方面：鱼、虾、牛羊肉等过敏；②吸入物：花粉、尘螨、微生物等过敏；③生活环境：日光、炎热、干燥、动物毛、皮；④各种化学物质如化妆品、肥皂、合成纤维等。一些患者的发病机制可能与迟发型变态反应有关。

0709　湿疹分几种类型?

（1）急性湿疹　常在红斑基础上有针头到粟粒大小的丘疹、丘疱疹，严重时有小水疱，常融合成片，境界不清楚。在皮损周边，丘疱疹逐渐稀疏。皮疹分布对称，多见于头面、耳后、手、足、前臂、小腿外露部位及阴囊、女阴、肛门等处，严重者可弥漫全身。自觉瘙痒较重。常因搔抓形成点状糜烂面，有明显浆液性渗出。如继发感染，则形成脓疱、脓液、脓痂、淋巴结肿大，甚至有发热等全身症状。如合并单纯疱疹病毒感染，可形成严重的疱疹性湿疹。

（2）亚急性湿疹　经急性发作后，红肿及渗出减轻，但仍可有丘疹及少量丘疱疹，皮疹呈暗红色，可有少许鳞屑及轻度浸润，此为亚急性阶段表现。有时可因再次暴露于致敏原、新的刺激或处理不当，而致急性发作或加重。如经久不愈，则发展为慢性湿疹。

（3）慢性湿疹　由急性湿疹及亚急性湿疹迁延而成，或自一开始即呈慢性炎症。表现为患部皮肤肥厚，表面粗糙，呈苔藓样变，有色素沉着或色素减退。

病情时轻时重，延续数月或更久。好发于手、足、小腿、肘窝、乳房、外阴、肛门等处，多对称发病。由于病变部位不同，表现有差异。

湿疹的类型在临床上可细分为5种。

（1）手部湿疹 由于手部接触外界各种刺激因子的机会较多，故发病率高。多数起病缓慢，发生于指背及指端掌面，可蔓延至手背及手腕部，境界不清或呈小片状皮损，至慢性时有浸润肥厚，因手指活动而有皲裂，甲周皮肤肿胀，指甲可变厚不规则。手部湿疹亦可发生于掌侧，具局限性，但边缘可不甚鲜明，多粗糙，有小丘疹、疱疹及浸润肥厚。冬季常发生皲裂。因双手经常接触外界物质，故手部湿疹不论其病因为何，常受继发因素影响，而使病情变化，一般较顽固难治。

（2）乳房湿疹 多见于哺乳期女性。乳头、乳晕及其周围，境界清楚，皮损呈棕红色，糜烂明显，间覆以鳞屑或薄痂，有浸润时可发生皲裂，自觉瘙痒疼痛。停止哺乳后容易治愈，如顽固不愈或单侧发生者应注意排除湿疹样癌。

（3）外阴、阴囊和肛门湿疹 局部瘙痒剧烈，常因过度搔抓，热水烫洗而呈红肿、渗出、糜烂。长期反复发作，可呈慢性湿疹表现，皮肤皱纹深阔，浸润肥厚，大多干燥，有薄痂和鳞屑色素增加或有部分色素脱失，有渗出时，可肿胀、结痂、皲裂。

（4）钱币状湿疹 皮疹好发于四肢，损害为密集的小丘疹和丘疱疹，呈圆形或类圆形的钱币状斑片，境界清楚，直径为1～3cm。急性期潮红，渗出明显，周围有散在性丘疹。水疱常呈卫星状。转为慢性后，皮肤肥厚，色素增加，表面覆有干燥鳞屑和结痂，自觉瘙痒剧烈。

（5）汗疱症 又称出汗不良性湿疹，为一种手掌、足跖部的水疱性疾患。病因不清，过去认为是由于手足多汗，汗液潴留于皮内而引起，现在多认为是一种皮肤湿疹样反应，表现为掌跖、指趾侧面的水疱性损害。典型损害为位于表皮深处的小水疱，粟粒至米粒大小，半球形略高出皮面，无炎症反应。皮疹分散或成群发生，于手掌、手指侧面及指端常对称性分布。疱液清亮，偶尔可变为浑浊，水疱一般不自行破裂，干涸后形成领口状脱皮，露出红色新生上皮薄而嫩，此时常感疼痛。周围皮肤正常。本病有程度不同的瘙痒及烧灼感。好发于春末夏初，夏季加剧，入冬自愈，并每年定期反复发作。

0710 湿疹应如何治疗？

（1）口服药物 ① 抗过敏药。可选氯苯那敏（扑尔敏）、赛庚啶、去氯羟嗪（克敏嗪）、阿司咪唑（息斯敏）、特非那定（特非那丁）等。② 钙剂。乳酸钙、葡萄糖酸钙。③ 口服维生素C，一次200～500mg，一日3次，连续10天为1疗程。急性严重泛发性湿疹或湿疹性红皮病者可考虑使用糖皮质激素如泼尼松、地塞米松等。

（2）局部用药　初发无渗液时，涂敷炉甘石洗剂；有渗出液并较多或有糜烂时，可用3%硼酸溶液、0.5%醋酸铅溶液，或蒲公英、野菊花、马齿苋等任选一种煎汁湿敷（冷敷），一次15分钟，一日4～6次；无渗出后可涂敷40%氧化锌油膏、0.5%呋喃西林氧化锌油、5%黄连油、去炎松尿素膏；亚急性期可选10%氧化锌糊剂、10%黑豆馏油膏等；慢性湿疹可选用皮炎宁酊，一日2次，同时配合20%尿素乳膏、10%黑豆馏油软膏涂敷，也可获得良好效果。对胼胝皲裂性湿疹不能单独应用复方醋酸氟轻松酊（皮炎宁酊），宜先用复方苯甲酸软膏或10%水杨酸软膏封包2～3次，待皲裂消失后，改用复方醋酸氟轻松酊（皮炎宁酊）。

治疗期间应避免搔抓、摩擦和用热水烫洗，切忌服用其他刺激性药物，忌食辛辣、鱼虾及酒。婴儿在湿疹未愈前，切勿种牛痘。

0711　何谓婴儿湿疹？

婴儿湿疹在中医中称为"奶癣"，通常在出生后第2周至第3个月开始发生。好发于颜面、额、头顶、四肢及皮肤皱褶部，也可累及全身。一般随年龄增加而渐轻或痊愈。但也有少数病例继续发展至儿童期甚至成人期。

婴儿湿疹病因较复杂，既有先天的体质因素，也有后天营养失调或过多、消化不良、环境、衣着不当等，外部刺激常为诱发因素。患儿多是先天性过敏体质，约70%的患儿父母双方或单方有过敏性病的病史。婴儿湿疹按症状分为3型。

（1）渗出型　常见于肥胖型婴儿，初起于两颊，发生红斑、丘疹，常因剧痒搔抓而有多量渗液，糜烂面鲜红。严重者可累及整个面部甚至全身。如有继发感染可见脓疱及局部淋巴结肿大、发热。

（2）干燥型　多见于瘦弱型婴儿，好发于头皮、眉间等部，表现为潮红、脱屑、丘疹，但无明显疹出。呈慢性时也可轻度浸润肥厚，有皲裂、抓痕或结血痂。常因阵发性剧烈瘙痒而引起婴儿哭闹和睡眠不安。

（3）脂溢型　多见于头部、耳后，产生黄色厚痂，毛发稀疏。

0712　如何治疗婴儿湿疹？

① 口服苯海拉明一日1～2mg/kg，分3～4次口服。或用氯苯那敏（扑尔敏）一日0.35mg/kg，分3～4次服，同时给予葡萄糖酸钙、维生素B_6和维生素C。

② 糜烂渗出型可用2%硼酸溶液冷湿敷，一次15分钟，一日3～4次，敷后再涂敷40%氧化锌油或复方氧化锌油（黑豆馏油5g、小檗碱1g、氧化锌40g、花生油54g，磨匀），或待渗液控制或减少时改涂硼酸氧化锌糊剂、郁美净宝贝霜，一日2～3次。

③ 干燥型涂敷2%～5%黑豆馏油软膏、铝锌糊剂，一日2～3次。

④ 脂溢型可选用20%氧化锌糊剂，合并口服维生素B$_2$、维生素B$_6$。

所有的湿疹均勿过度水洗，严禁用肥皂或热水烫洗，婴儿睡前宜将两手加以适当束缚以防抓伤，同时衣着应宽大、轻软和清洁，婴儿尿布应勤换洗。尽量少吃牛奶、鸡蛋等异性蛋白的食物。

0713 湿疹可用哪些中成药？

中医将湿疹称为湿毒疮，是由于风湿热邪客于肌肤而引起的一种常见皮肤病，根据其表现可分为三种证型，并对证选药以治疗之。

（1）湿热浸淫证 发病急骤，初起为红色斑片及密集红色小丘疹，继之出现小水疱、破后糜烂流津，疼痒明显，常伴有身热、心烦、口渴、大便秘结、小便短赤、舌质红、舌苔薄白或黄、脉滑数（相当急性湿疹阶段）。可选用二妙丸，能燥湿清热，用于湿热下注、足膝红肿热痛、阴囊湿痒。口服成人一次6～9g，一日2次。皮肤康洗液能清热解毒，除湿止痒。用于湿热阻于皮肤所致的湿疹，外用取适量药液，以20倍稀释后湿敷，用药15分钟后可用清水洗净，一日1～2次。

（2）脾虚湿蕴证 发病缓慢，皮疹色淡红或暗红，瘙痒不重，偶有少量津水渗出，常伴神疲乏力、纳食不香、腹胀便溏、舌质淡胖、苔白或白腻、脉濡缓（相当于亚急性湿疹阶段），可选用松花散。

（3）血虚风燥证 疗程较长，皮损粗糙肥厚，颜色暗淡或呈灰褐色素沉着，有少量鳞屑，瘙痒多呈阵发性发作，常伴口干、不思饮食、食差腹胀、舌淡苔白、脉细缓（相当于慢性湿疹阶段），可选用羌月乳膏、黑豆馏油软膏、十味乳香丸、荨麻疹丸等。

0714 佩戴首饰会引起首饰性皮炎吗？

可能。首饰性皮炎有两个特点：一是30岁以下的女性发病多，二是夏季炎热季节发病较多。好发部位有颈、腕、耳和手脚等，因为在钻石和服饰中常含钴、铬和镍，表带和徽章中含有铜，项链中含金或银，接触后通过Ⅳ型变态反应而发病，快者数分钟，慢者平均7～8天。一般表现为接触部位起红斑、丘疹、小水疱或大疱，严重者可出现糜烂面或结痂，皮疹边界清楚。病程有自限性，摘去首饰后，轻者可自愈，重者1～2周痊愈，但如再次接触，必然复发。

得了首饰性皮炎后首要立即停止佩戴首饰！对有红斑及丘疹者，先用冷水清洗或湿敷，后涂敷复方地塞米松（去炎松）或醋酸氟轻松（肤轻松）乳膏，一日2次。对有潮红、丘疱疹、糜烂或结痂者，可口服泼尼松，一次10mg，一日2次，连续5天，同时合并服用氯苯那敏（扑尔敏），一次4mg，一日2次，并局部涂敷40%氧化锌油膏，一般7～10天可以痊愈。对苔癣化肥厚者，只服抗过敏药，如氯苯那敏（扑尔敏）、赛庚啶、特非那定（敏迪）、阿司咪唑（息斯敏），任选其一，局部涂敷5%黑豆馏油膏或锌铝糊，一日2次。

0715　何谓药物性皮炎？

　　药物性皮炎是由吃药而引起的皮肤黏膜炎性反应。病因分两类，属变态性的与药物作用及剂量无关，属非变态性的与作用和剂量有关。皮炎通常在首次用药后4～20天发作，再次用药可在1～2天发作。起病急促，常伴随发热、恶心、呕吐、全身不适、肝肾损害、血细胞总数及嗜酸粒细胞增多。皮疹分布为对称性、广泛性，但亦可局限于某些部位（如固定性药疹）。其类型有5种。

　　（1）荨麻疹样型　风团散布于四肢、躯干，严重者口唇或喉头等水肿。

　　（2）麻疹样　针头至米粒样鲜红丘疹，以躯干为多，亦可扩展到四肢，自觉微痒。

　　（3）多形红斑样型　绿豆至硬币大小的圆形或椭圆形紫红色斑疹，局部轻度水肿，中央可发生水疱。

　　（4）固定性红斑型　为圆形水肿性红色斑片，迅即转为暗紫色，继以大疱。消退时留有灰黑色斑，数量为1个或多个，多不对称，有固定性，伴有疼痛或痒感。

　　（5）剥脱性皮炎型　为水肿性红色斑片，以面部明显，渐向下扩展至全身，继发水泡、渗液、结痂和脱屑。重者手足呈手套状、袜状脱皮，指（趾）甲、头发亦可脱落，常伴有寒战、高热。

0716　如何治疗药物性皮炎？

　　一旦出现药物性皮炎宜立即寻找原因，果断停用可疑的致敏药物。多饮水或果汁，静脉滴注10%葡萄糖注射液500ml，维生素C 1000mg，必要时给予利尿药或泻药。同时口服苯海拉明、氯苯那敏（扑尔敏）、特非那定（特非那丁）、阿司咪唑（息斯敏）等，或静脉注射10%葡萄糖酸钙注射液一次10ml，一日1次。同时合并口服维生素C一次200～500mg，一日3次。病情重者，给予泼尼松口服一日20～40mg，分3～4次；或氢化可的松一日100～300mg，加入5%葡萄糖液500～1000ml中静脉滴注。由重金属所致的药物性皮炎可考虑使用二巯丙醇、二巯丁二酸钠等解毒药。

0717　何谓神经性皮炎？如何治疗？

　　神经性皮炎是以皮肤苔藓样变及剧烈瘙痒为特征的神经功能障碍所致的慢性瘙痒性、肥厚性皮肤病，多见于青壮年。其病程缓慢，有时可减轻自愈，有时会加剧，或反复发作，可延时数年，故又名"顽癣"。本病病因多与大脑的兴奋与抑制功能紊乱有关，所以常伴随失眠、情绪激动等症状，饮酒、瘙抓或应用热水洗烫亦为刺激因素而加重病情。

神经性皮炎好发于颈项，其次为肘、眼睑、骶部、外阴等处，皮损先由颈周开始，逐渐蔓延直至躯干和四肢；属于泛发性的人可遍及全身。初起患部先有阵发性瘙痒，经反复搔抓后出现米粒大小密集的多角形扁平丘疹，与皮肤同色或为淡红色或淡褐色，时间一久皮疹可增多或范围扩大。

神经性皮炎局部治疗可选神经性皮炎酊、煤焦油搽剂，亦可应用0.5%泼尼松龙软膏或0.075%地塞米松软膏、去炎松-尿素乳膏涂敷，一日2次。对轻度苔藓化型可选用复方醋酸氟轻松酊（皮炎宁酊）涂敷，一日2次。

瘙痒剧烈时可口服抗过敏药，羟嗪（安他乐）一次25mg，去氯羟嗪（克敏嗪）一次25mg，赛庚啶一次2mg，特非那定（敏迪）一次60mg，6～12岁儿童一次30mg，均一日2～3次。睡眠不佳时，可服用羟嗪（安他乐）或盐酸异丙嗪（非那根），一次25或12.5mg。

0718 何谓脂溢性皮炎？

脂溢性皮炎是发生于皮脂溢出部位的一种炎性皮肤病，多见于成年人及新生儿。脂溢性皮炎和头皮糠疹（头皮屑过多），是伴随表皮细胞的成熟和增生加快而发生的一种皮肤病，常见于表皮细胞更新速率处于正常上限的人群，头皮糠疹的症状主要是脱屑过多，以头皮表现最为明显，但皮脂动态亦无异常。脂溢性皮炎主要在头皮和面部（特别是鼻唇沟处）发生炎症脱屑，有时也在眼睑、前胸上中部、背中部亦可发生。有皮脂潴留者，鳞屑呈油性，表皮增生亢进，并有轻度瘙痒。

脂溢性皮炎的病因尚不清楚。但目前一些人认为是皮炎在皮脂溢出基础上，皮肤表面正常菌群失调，卵圆形糠秕孢子菌生长增多所致。此外，精神因素、饮食习惯、维生素B族缺乏、嗜酒等对其发生、发展均可能有一定的影响。

皮损好发于皮脂腺分布较丰富部位，如头、面及皱襞处等，皮炎常从头部开始，症状加重时向面部、耳后、上胸部等其他部位发展。病程慢性，伴不同程度的瘙痒。

典型皮损为边缘清楚的暗黄红色斑、斑片或斑丘疹，表面被覆片状灰白色糠秕状鳞屑或油腻性鳞屑或痂皮，基底稍红，分布对称。重者表现为油腻性鳞屑性地图状斑片，可伴渗出和厚痂。

由于病变发生的部位不同，临床表现略有差别。婴儿脂溢性皮炎常发生在生后第1个月，皮损多在头皮、额部、眉间及双颊部，为溢出性红色斑片，上有黄痂。

0719 如何药物治疗脂溢性皮炎？

（1）全身治疗　可口服维生素B_2、维生素B_6等，一次10mg，一日3次；

瘙痒剧烈时，可给镇静药等；炎症显著或炎症范围较大时可短期给予糖皮质激素及抗生素。

（2）局部治疗 对有轻度皮屑者，每日应用非油性洗发水即可控制；对中至重度皮屑，大多应用含有二硫化硒、焦油、水杨酸的洗发水，皆可收敛。应用二硫化硒治疗时以1%乳膏涂敷头皮，一周1～2次，或以1%～2.5%洗剂外搽头皮，轻轻搓揉，直至形成肥皂样泡沫，停留2～3分钟，后用清水洗净，根据需要一周1～2次至每4周1次。应用洗发水，一次1～2匙，置于头皮或患部，5～10分钟后，再彻底洗净，一周2次，连续2～4周为1个疗程。

严重的脂溢性皮炎可局部应用1%酮康唑洗剂或洗发水，涂敷在皮肤或头发上，停留3～5分钟，一周2次，连续2～4周，约80%的病例可收到卓越的效果。但顽固性的病例，有时亦要联合糖皮质激素局部外用，而硫磺则可抑制皮脂溢出，可或外用5%～10%硫黄乳膏，涂敷患部，一日3～4次，或1次用7～10g，加适量温水溶化后洗头，搓揉数分钟后洗净。

另在生活上少用碱水、肥皂洗头，忌剧烈搔抓和锐物刮洗；饮食上控制高脂肪、酒及辛辣食物，多吃蔬菜、水果，必要时可服维生素B_2、维生素B_6或复合维生素B。

0720 何谓日光性皮炎？

日光性皮炎又称日晒伤或晒斑，是一种日光诱发的内源性、迟发性、变态反应性皮肤病。以春夏季多见，儿童和妇女多发。由于日光中超过耐受量的中波紫外线达到表皮基底层时，造成表皮角质形成细胞坏死，释放炎症介质如前列腺素、白细胞介素和激肽等导致真皮血管扩张、组织水肿，继之黑素细胞合成黑素加速。其反应的程度常与光线强度、照射时间和范围、环境、肤色深浅和体质的不同而有差异。目前认为是对光照后诱发的光产物的一种细胞免疫反应，皮肤中有淋巴细胞浸润，还有多种炎性介质的参与。

多形日光疹可分为红斑丘疹型、湿疹糜烂型、痒疹苔癣型和混合型4种。日晒后2～6小时出现皮损，至24小时后达到高峰。患者暴露部位的皮肤上发生弥漫性境界清楚的红斑、水肿，甚至出现淡黄色浆液性的水疱、大疱及糜烂，伴有瘙痒、灼痛。严重者可出现全身症状，如发热、畏寒、头痛、乏力、恶心等。轻者红斑、水肿，1～2天后逐渐消退，遗留脱屑及色素沉着，重者恢复约需7天。有的人可伴发眼结膜充血，眼睑浮肿。患者灼痒明显，常影响睡眠。若日晒面积广泛时，尚可引起发热、头痛、乏力、恶心等全身症状。

0721 如何药物治疗日光性皮炎？

日晒后仅有红斑水肿者可不必治疗，一般2～3天内可自然消退。较重者治疗应以内服药为主，外用安抚止痒剂。

（1）口服抗过敏药 如西替利嗪（仙特敏、赛特赞）成人一次10mg，6岁以上儿童一次5～10mg，2～6岁儿童一次5mg，1～2岁儿童一次2.5mg，一日1～2次；或咪唑斯汀（皿治林）一日5mg，连续2～3天。重者可短期应用糖皮质激素控制症状。氯喹一次0.125～0.25g，一日1～2次，见效后可减到一日0.125g；也可口服羟氯喹一次0.1g，一日2次。可口服复合维生素B、维生素C、维生素B$_6$辅助治疗，严重病例可口服烟酰胺。外用糖皮质激素乳膏有效，但不宜长期使用。应避免使用焦油类等潜在性光敏物质。疼痛者服镇痛药；重症者可口服糖皮质激素，如泼尼松一日20～40mg，连续2～3日。对红斑丘疹型可选用赛庚啶，一次2mg，一日3次，可控制瘙痒，外用氧化锌油或铝锌糊；湿疹糜烂型在应用上述药时最好并服泼尼松，一次10mg，一日2次；对痒疹苔藓型可服氯喹，一次0.125～0.25g，一日1～2次，见效后可减至一日0.125g或间日0.125g；混合型可兼顾上述治疗。

（2）局部治疗 对仅有红斑、水肿伴明显和瘙痒者，选用炉甘石洗剂或用2.5%吲哚美辛溶液外搽，一日3～4次。若有渗出、糜烂、结痂者，用3%硼酸溶液或5%醋酸铝溶液湿敷，一次15分钟，一日3～4次。同时口服泼尼松，一次10mg，一日3次，服用3天后停药。

0722 何谓螨虫性皮炎？

螨虫性皮炎是由蠕形螨感染引起的皮肤寄生虫病，感染途径是家庭里所养殖的鸡、鸭、猫、犬等宠物。目前全球已知的螨虫数量众多，已达50多万种，在我国与人类关系密切的螨虫也有数百种，致病者尤以蒲螨科、粉螨科最多，如蒲螨大多寄生于农作物、面粉、杂货商品上；革螨多寄生于鸡、犬、猫、家鼠、鸽子、野鼠等动物上；蠕形螨则寄生于人的毛囊或皮脂腺内。当人体接触螨虫后，虫体的机械性刺激及分泌物会导致人体发生变态反应，出现瘙痒、丘疹或水疱、红肿等过敏性皮炎，其中以面、鼻感染为多见，发生在鼻部的感染俗称"酒渣鼻"。

螨虫性皮炎的病因与蠕形螨及幽门螺杆菌感染有关；其他如遗传性皮脂分泌过多、内分泌障碍（如甲状腺及性腺功能障碍等）、胃肠功能紊乱、体内慢性感染病灶等都可能是致病因素。而常饮酒、吸烟、嗜辛辣刺激性食物的人群患病率相对较高。

螨虫性皮炎以鼻、面部出现红斑、丘疹、脓疱、日久生有鼻赘为主要症状。

① 初起以鼻为中心的颜面中部发生红斑，尤以进食辛辣、热食或精神紧张后更为明显。初起为暂时性，日久不退，伴有毛细血管扩张呈丝网状，形如树枝，以鼻尖、鼻翼处最为明显。

② 病情继续发展时，于红斑中出现成批的痤疮样丘疹、脓疱，可伴少许

渗出液体，上结黄痂，或生脓疱。此时毛细血管扩张更为明显，纵横交错如网，毛囊口扩大呈橘皮状，但无粉刺形成。

0723 如何药物治疗螨虫性皮炎？

① 在螨虫性皮炎发病初期，即红斑期一般来说可不用药，通过调节饮食及作息，保持良好的心态来控制。并戒除烟酒，少吃辛辣刺激性食物，多吃蔬菜和水果，保持大便通畅，避免情绪激动，避免局部皮肤刺激及日晒。或适量服用维生素 B_6 或维生素 B_{12} 一次 10mg 或 500μg，一日 3 次。

② 螨虫性皮炎发展到丘疹脓包期时局部用药有四环素软膏、红霉素软膏、甲硝唑乳膏、酮康唑乳膏、维A酸或异维A酸软膏等，其中异维A酸软膏（维邦）一日 2～3 次；对有脓疱处可用莫匹罗星软膏（百多邦）。

口服用药可选四环素族抗生素、维A酸、异维A酸、氯喹、甲硝唑等；其中甲硝唑一次 0.2g，一日 3 次，连续 1 个月，逐渐停服，总疗程不超过 3 个月。对玫瑰痤疮尤其是对日光敏感者，可服氯喹一次 0.125g，一日 2～3 次，连续 3～4 周。为防止鼻赘的发展，可选服异维A酸一次 10mg，一日 2～3 次，连续 3～4 周。

0724 何谓稻田皮炎？

稻田性皮炎常发生在水田劳动中的农民，以春夏农忙季节多发。其分为浸渍糜烂型皮炎与尾蚴皮炎，前者多因在水田尤其是碱性水田中浸泡时间过长，使皮肤变软起皱，加之在插秧中不断地遭受机械性摩擦，表皮擦破而发生糜烂，水田的温度越高，越会诱发皮炎的发生。而尾蚴皮炎则是由禽畜类血吸虫尾蚴钻入皮肤而引起的局部炎症。

（1）浸渍糜烂型皮炎　多在连续下水田 2～5 天后发病。初始表现为指（趾）间皱褶皮肤浸渍发白，变软起皱，继而表皮脱落，露出潮红色糜烂面，并伴有渗液，自觉瘙痒或疼痛，重者可累及腕、踝等部位。如继发细菌感染可并发淋巴管炎及淋巴结炎，同时出现发热、疼痛等全身症状。此时宜立即停止下水。

（2）尾蚴皮炎　俗称"水毒"，一般下水后 5～30 分钟发病，部位多为浸入水中的小腿、踝、手和前臂。先感觉瘙痒，继之出现红斑，几小时后发展成红丘疹，呈绿豆大小，周围有红晕，伴随有疼痛。皮疹多在停止下水田后 1 周左右消退，残留有色素沉着斑。

0725 如何治疗稻田皮炎？

（1）浸渍糜烂型皮炎　浸渍阶段先用 3% 硼酸溶液洗涤，然后外扑 10% 硼酸滑石粉，一日 3～4 次。如皮肤上有糜烂时，先用 0.02% 高锰酸钾液湿敷

10 ～ 15分钟，擦干后外涂2%龙胆紫液，一日3 ～ 4次。如继发感染，采用0.1%乳酸依沙吖啶（利凡诺）液冷敷，然后涂敷20%鞣酸软膏，一日3 ～ 4次；同时口服抗感染药，如复方磺胺甲噁唑（复方新诺明）、米诺环素（美满霉素）、红霉素（利君沙）或左氧氟沙星（利复星），任选其一。

（2）尾蚴皮炎　可用炉甘石洗剂或1% ～ 3%樟脑酒精外搽，一日3 ～ 4次。若有感染可用1%乳酸依沙吖啶（利凡诺）软膏、1%红霉素或莫匹罗星软膏（百多邦）涂敷，一日3 ～ 4次。若瘙痒明显可服氯苯那敏（扑尔敏）一次4mg，或特非那定（敏迪），一次10mg，一日2次。

为防止尾蚴钻进皮肤，若在下田前在浸水部位的皮肤上涂一层皮肤防护剂，如防蚴油或20%松香酒精或20%软膏。收工后将手和下肢浸泡于明矾水（12.5%明矾和3%氯化钠）中15分钟，后让其自然晾干，其预防效果十分显著。

0726　如何治疗尿布性皮炎？

尿布性皮炎有两类人群易得，首为婴儿，次为老人。其缘由尿液接触皮肤浸渍糜烂而成皮炎。多因未及时更换被尿液浸渍的湿布，所以发病的部位多在臀部、会阴、下腹部。人尿呈碱性并含氨，婴儿的皮肤又娇嫩，长时间的浸渍会使臀部皮肤出现红斑（臀红），以后出现丘疹和水疱，如表皮脱落后会有糜烂。

臀红时先用5%鞣酸软膏涂敷，后扑敷5%硼酸滑石粉，一日2 ～ 3次。如皮肤上有糜烂时，先用3%硼酸溶液湿敷10 ～ 15分钟，擦干后外涂2%龙胆紫液，一日2 ～ 4次。如继发感染，选用0.1%乳酸依沙吖啶（利凡诺）溶液冷敷，然后涂敷1%红霉素或莫匹罗星软膏（百多邦），一日3 ～ 4次。

为防止尿液浸渍皮肤，宜注意勤换尿布，勤用温水清洗臀部并侧卧，以台灯烘烤以保持干燥。

0727　何谓淋菌性尿道炎？

淋菌性尿道炎又称淋病，是全球流行的一种主要性传播疾病之一。分为单纯性淋菌性尿道炎及有合并症的淋病，以后者危害较大，且难于治疗。其病原体为淋病双球菌。

淋病绝大多数通过性交及类似性行为而感染，也可通过与被细菌污染物如浴巾、内裤、被褥、马桶、浴盆的接触感染。妊娠期妇女和产妇中患淋病者可在子宫内或经产道感染给胎儿或新生儿，引起淋菌性结膜炎。

（1）急性淋菌性前尿道炎　一般潜伏期为2 ～ 5天，早期尿道口有烧灼痛，排尿时疼痛加剧，尿道口红肿并有稀薄黏液排出，黏液变稠如白色脓鼻涕样，俗称"白浊"。若压迫阴茎根部，白浊随之溢出，淋漓不尽，故有淋病之称。患者尿意频繁，排尿时更痛，因而惧怕排尿，同时偶伴有低热、头痛、全身不适。尿道炎症状高峰期2～3周，少数患者虽未经治疗，亦可缓解；3～6月后，95%症状可完全消失。有时在尿道分泌物中混有血迹，也有"红白浊"之称。

（2）急性淋菌性后尿道炎　急性淋菌性前尿道炎如延误治疗，病情将发展为淋病性后尿道炎。此时患者尿急频繁，夜间可排尿10次左右，但一次尿量少，有急性尿潴留，排尿末时尿道有针刺或灼痛感。常伴有会阴坠痛，偶有终末血尿。部分患者可出现高热、寒战、全身不适、关节痛。

（3）慢性淋菌性尿道炎　亦称慢性淋病，急性淋病若延误时间较久，淋球菌隐匿在尿道腺体内、尿道隐窝、尿道球部、膜部及前列腺部位。患者自觉尿道内灼热、微痒或蚁行感，尿道症状时轻时重，但排尿无明显痛感，偶有不适，尿液不浊可见到絮状物——淋丝，排尿无力，滴尿现象在部分患者可以出现。

（4）淋菌性结膜炎　女性淋病患者妊娠分娩后可使出生婴儿感染，最易感染的部位是眼结膜，导致急性化脓性结膜炎，感染通过子宫内或子宫颈（尤其是淋球菌性宫颈炎）或产道传播。多于产后2～4天出现症状，亦有潜伏期为1周者。表现为眼睑红肿，眼结膜充血，多为双侧，因有大量脓性分泌物而被称为"脓漏眼"。如治疗不及时可引起角膜炎、角膜溃疡或虹膜睫状体炎，最终导致双目失明。

（5）淋菌性盆腔炎　包括急性输卵管炎、子宫内膜炎、输卵管卵巢囊肿、盆腔脓肿及腹膜炎。女性淋菌性盆腔炎者约有10%可发生输卵管炎，如若双侧感染，待炎症消失后，输卵管内的积脓被吸收，粘连梗阻，可致永久不育。急性输卵管炎多在月经后7天左右发作，表现下腹部疼痛、一侧为重，白带增多，有时伴有高热、寒战、头痛、呕吐、食欲减退等。

（6）淋菌性直肠炎　主要见于同性恋，由于肛交而致，女性除因肛交被感染外，手指亦能感染，女性淋菌性直肠炎者，其中40%患者伴阴部淋菌感染。直肠炎表现常无症状或肛门有分泌物排出，偶伴有血性分泌物及不适感，肛门检查可见肛门松弛变宽，黏膜水肿，有黄色脓点，触及黏膜容易出血。

0728 如何选药治疗淋菌性尿道炎？

（1）淋菌性尿道炎、后尿道炎、宫颈炎

① 对无合并症淋病可选普鲁卡因青霉素一次480万单位，分两侧臀部肌内注射，同时顿服丙磺舒1g；或头孢曲松一次0.5g肌内注射；大观霉素对无合并症淋病有特效，男性2g、女性4g，肌内注射，一日1次，连续3天。口服药可选左氧氟沙星单剂量男性400mg、女性600mg，顿服；或环丙沙星单剂量男性400～600mg、女性600mg顿服。

② 对有合并症淋病可用普鲁卡因青霉素一次480万单位，分两侧臀部肌内注射，同时顿服丙磺舒1g；以后再继服氨苄西林一次0.5g，一日4次，合并丙磺舒一次1g，一日2次，连续10天；对耐药菌株可用大观霉素一次2g或头孢曲松0.25～0.5g肌内注射，一日1次，连续10天。

③ 对淋菌性龟头包皮炎可用0.02%高锰酸钾液、0.1%依沙吖啶液冲洗患处，女性可用洁尔阴液冲洗外阴。

（2）淋菌性结膜炎 成人应用大观霉素一次2g或头孢噻肟1g肌内注射，一日2次；或头孢曲松0.5g肌内注射，一日1次，连续5天。对青霉素敏感菌株，可应用青霉素静脉滴注，一次1000万单位，一日1次，连续5天。局部应用0.9%氯化钠溶液洗眼，一日2次，冲洗后并用0.5%红霉素眼膏或1%硝酸银滴眼剂滴眼。新生儿应用大观霉素一次40mg/kg肌内注射，一日1次；或头孢曲松25～50mg/kg肌内注射，一日1次，连续7天。对青霉素敏感菌株，可应用青霉素静脉滴注，一次10万单位/kg肌内注射，一日1次，连续7天。

（3）淋菌性盆腔炎 轻症的成人应用普鲁卡因青霉素一次480万单位或头孢曲松0.25g肌内注射，一日1次，连续3天；其后加服氨苄西林一次0.5g，一日4次，连续10天。重症的成人应用青霉素一次1000～2000万单位静脉滴注，一日1次；同时加服丙磺舒一次1g，一日2次，连续10天。或头孢曲松2g静脉滴注，一日1次，连续7～10天；同时加服氨苄西林一次0.5g，一日4次或多西环素一次0.1g，一日2次，连续10～14天。

（4）淋菌性直肠炎 成人应用大观霉素一次2g肌内注射，或头孢曲松0.5g肌内注射，一日1次，连续3天。或服诺氟沙星单剂量800mg顿服，次日一次200mg，一日3次，连续5天。

0729 衣原体性尿道炎与淋菌性尿道炎有何区别?

沙眼衣原体及脲解支原体是当前性传播疾病中主要病原菌之一。20世纪90年代以来沙眼衣原体及脲解支原体所致非淋菌性尿道炎的发病率在欧美国家已经超出淋菌性尿道炎的发病率。

初起症状是在性交后，经5～30天（通常是1～3周潜伏期），开始出现症状。男性患者自觉前尿道有轻度痒感，排尿微痛。但不如急性淋菌性尿道炎显著。尿道分泌物少，稀薄，黏液性或黏膜脓性。较长时间不排尿（如晨起）尿道外口可溢出少量稀薄分泌物。有时表现为晨起闸膜封住尿道口出现"糊口现象"，或污染内裤。检查时，需由后向前挤压前尿道才可能有少许分泌物由尿道口溢出。有时患者有症状无分泌物，也可无症状而有分泌物。

女性非淋菌性尿道炎（NGU）。症状比较男性轻微，甚至可无尿痛或轻微尿痛，可出现少量分泌物。感染子宫颈时宫颈也有炎症或糜烂，白带增多，阴道及外阴有痛感。宫颈分泌物中有多数多形核白细胞（高倍镜下每视野超过

10个）。

非淋菌性尿道炎常与淋病同时感染，由于淋菌性尿道炎潜伏期短，仅为
2～5天，所以首先出现淋菌性尿道炎症状，经抗淋菌性尿道炎治疗后，淋球
菌被杀死，而衣原体、支原体依然存在。在感染2～3周后发病。临床上很易
被误认为淋病未治愈或复发。此时需做有关衣原体及支原体的检查，以证实是
否同时合伴非淋菌感染。如果延误诊断或治疗不及时可引起并发症。如急性附
睾炎、前列腺炎、结肠炎、咽炎。女性宫颈炎、宫颈糜烂、前庭大腺炎、阴道
炎、输卵管炎、盆腔炎、异位妊娠、不育等。

0730 治疗衣原体性尿道炎可用哪些抗菌药物？

（1）四环素类　首选盐酸四环素，一次500mg，一日4次，连续10～
14天。亦可在服药10天后，改为一次250mg，一日4次，再连续10天。或多西
环素（强力霉素）一次100mg，一日2次，连续7～10天。米诺环素（美满霉
素）一次100mg，一日2次，连续10～14天。

（2）大环内酯类　红霉素（利君沙）一次250mg，一日4次，连续10～
14天。交沙霉素一次200mg，一日4次，连续10天。阿奇霉素（希舒美，泰力
特）一次1g，单剂量1次1g顿服或一日0.5g，连续3天。

（3）第三代氟喹诺酮类　如氧氟沙星，环丙沙星等，除对淋菌有效之外，
尚用于衣原体及支原体感染。氧氟沙星（奥复星，泰利必妥）一次200mg，一
日2次，连续14天；环丙沙星（特美力）：一次250mg，一日2次，连续14天；
左氧氟沙星（利复星）：一次100～200mg，一日2～3次，连续3～5天。

0731 治疗衣原体性尿道炎应用抗菌药物应注意哪些问题？

① 应针对导致泌尿道感染的病原微生物选药，并依据致病菌对药物敏感
性试验的结果选择，尽早对患部的分泌物进行合理、规范地采集标本，留取清
洁的中段尿，做细菌培养及药敏感试验，并参考细菌学培养、涂片和镜检结果；
在药敏结果前，可结合患者的体征和表现，依据临床经验加以判断而用药。

② 注意患者抗原、抗体和自身免疫出现的时间。注意抗感染药对特殊人
群如新生儿、老年人、妊娠及哺乳期妇女、肝肾功能不良者、营养不良者、免
疫功能低下者的禁忌证、不良反应、剂量、疗程的特殊性。如妊娠期妇女不宜
应用四环素或喹诺酮类药治疗，因可使新生儿发生四环素牙（黄染牙齿）或影
响婴幼儿骨骼正常发育。可考虑用大环内酯类抗生素或其他药物。

③ 四环素类、氟喹诺酮类、大环内酯等三类治疗衣原体及支原体药并非
特效，有时需要结合临床上是否合并其他性病而考虑选择适宜药物。上述治疗
方案剂量及疗程只供参考，但避免同时同服一种药，多数抗菌药如庆大霉素、
新毒素、多黏菌素、青霉素、链霉素、大观霉素对衣原体无效。磺胺类药、

利福平对衣原体有效，而对支原体无效。

④ 四环素类抗生素可使儿童牙齿黄染，对8岁以下儿童禁用；氟喹诺酮类对儿童承重关节有损伤作用，对18岁以下儿童禁用。因此，女性在哺乳期禁止授乳。

⑤ 男性尿道支原体感染者其性伴侣被感染的检出率约为40%，因此必须同时检查及治疗，以避免发生再感染。

0732 何谓梅毒？如何分期？

梅毒是常见的性传播疾病之一。其病原体为苍白螺旋体，即梅毒螺旋体，本病是一种慢性全身性传染病，主要传染途径为性交，约占95%以上，此外接吻、授乳、手术及输血等也为传染途径。少数情况可因输入带有梅毒螺旋体的血液或给梅毒产妇接生不慎感染。此外患有梅毒的孕妇可通过胎盘引起胎儿先天性梅毒。

根据病史、体征和化验（包括梅毒血清筛选实验及梅毒抗原抗体实验）作出诊断。获得性梅毒（后天性）在病程上分为一期、二期、三期；如为妊娠期妇女经过胎传给第二代，所生子女患梅毒则属胎传（先天性），其患病过程无一期梅毒，仅有二期、三期症状出现。

（1）一期梅毒　也称硬下疳，多见于男女外生殖器部位，偶见于乳房、手指及口腔处，为螺旋体侵入人体的初发皮疹。为圆形溃疡，基底光滑，有清稀分泌物，触摸有软骨样硬度，黄豆至蚕豆大小，多为单个，可伴有腹股沟淋巴结肿大，硬下疳无痛痒感。

（2）二期梅毒　为梅毒螺旋体进入体内后，经血液在全身播散，即俗称为杨梅疹。其可发生于全身皮肤黏膜，形态各异，皮疹铜红色，有浸润，无痛痒，易侵犯常跖部，外阴、肛门部出现扁平湿疣，并有梅毒性秃发及关节炎等症。

（3）三期梅毒　出现于感染5～10年后，有树胶肿及血管性、神经性梅毒。

0733 青霉素在各期梅毒如何应用？

目前应用青霉素治疗梅毒，多以WHO性病专家委员会在1986年制定的方案为依据，主要如下。

（1）早期梅毒　苄星青霉素（长效西林）一次240万单位，分两侧臀部肌内注射，一周1次，共2～3次；或普鲁卡因青霉素一次80万单位，一日1次，肌内注射，连续10～15天，总量800万～1200万单位。对青霉素过敏者可改服多西环素一次100mg，米诺环素一次100mg，一日2次，连续15天。对青霉素和四环素过敏者，可选用红霉素口服，一次500mg，一日4次，连续15天。

（2）晚期梅毒　苄星青霉素一次240万单位，一周1次，肌内注射，共3次；或普鲁卡因青霉素一次80万单位，一日1次，肌内注射，连续20天。对青

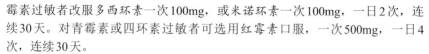

霉素过敏者改服多西环素一次100mg，或米诺环素一次100mg，一日2次，连续30天。对青霉素或四环素过敏者可选用红霉素口服，一次500mg，一日4次，连续30天。

（3）心血管梅毒　凡心血管梅毒患者，最好住院接受抗梅治疗。如有心力衰竭，首先治疗心力衰竭，待心功能代偿恢复正常后，从小剂量开始注射青霉素，第1天一次10万单位，一日1次，肌内注射；第2天一次10万单位，一日2次。第3天一次20万单位，一日2次；自第4天起按一日肌内注射普鲁卡因青霉素80万单位，连续15天为1个疗程，共2个疗程。疗程间隔为2周。为防止治疗时出现吉海反应，在接受青霉素注射前1天，口服泼尼松一次10mg，一日2次，连续3天。

（4）神经梅毒　应住院治疗，为避免在接受抗梅毒治疗时发生吉海反应，需口服泼尼松。方法见心血管梅毒治疗项内。青霉素一日1200万单位静脉滴注，每隔4小时给予200万单位，连续14天；普鲁卡因素霉素，一日120万单位，肌内注射，同服丙磺舒一次0.5g，一日4次，连续10～14天。必要时合并苄星青霉素240万单位，一周1次，肌内注射，连续3周。

（5）妊娠梅毒　普鲁卡因青霉素，一次80万单位，一日1次，肌内注射，连续10天为1个疗程。于妊娠头3个月内，注射1疗程，妊娠末3个月注射1疗程。对青霉素过敏者可选服红霉素（不能用四环素，因可影响胎儿牙齿发育，导致儿童的四环素牙），一次500mg，一日4次，早期梅毒者连续15天，二期复发及晚期梅毒连续30天。妊娠头3月与妊娠末3个月各进行1疗程。为保证其所生婴儿健康，需用青霉素补治。

（6）胎传梅毒（先天梅毒）　早期先天梅毒（2岁以内）。

① 脑脊液异常者　青霉素一日5万单位/kg，分2次静脉滴注，连续14天；或普鲁卡因青霉素一日5万单位/kg，肌内注射，连续10～14天。

② 脑脊液正常者　苄星青霉素5万单位/kg肌内注射，连续10天为1个疗程，（不超过成人剂量）停药1周，可再注射1疗程。8岁以下儿童禁用四环素，体重超过50kg者应按成人剂量给药。对青霉素过敏一旦年龄在8岁以下者，可用红霉素治疗一日7.5～12.5mg/kg，分4次服，连续30天。

 # 第十二章　感染性疾病与抗菌/抗病毒治疗

0734 围术期预防性应用抗菌药物有哪些原则？

围术期预防性用药是在感染尚未发生之前开始用药，主要因为患者将经历感染高危因素（手术、创伤、分娩、侵袭性操作），要有明确的时间性和目标性。

① 必须选择杀菌剂（破坏细菌组织结构或胞壁），不宜应用抑菌剂（抑制细菌的蛋白质、核酸、叶酸、环脂酸的合成）。

② 以静脉滴注途径给药。

③ 以小容积量溶剂稀释，在短时间（30分钟）滴注；以保证在短时间内尽快达到血浆峰浓度，保证手术部位在切开细菌植入时有足够的血药浓度。

④ 给药时间应在术前0.5～2小时（刀碰皮）。抗生素须在细菌污染前已在组织内有一定杀菌血浆峰浓度，才能有效地预防感染。手术结束后给药，此时细菌已侵入组织并可能开始繁殖。手术时间超过抗生素的血浆半衰期，术中应加用。术后预防性抗生素的时间不宜过长，尽可能缩短，要求能覆盖感染期，因而有时（手术时间超过3小时或1个药物半衰期、出血量≥3000ml）需重复给药。

⑤ 抗菌药物的有效覆盖时间应包括整个手术全程和术后4小时，总预防用药时间不宜超过24小时。

⑥ 对β-内酰胺类（头孢菌素、青霉素类）抗菌药物过敏者，可选用克林霉素预防葡萄球菌、链球菌感染，可选用氨曲南预防革兰阴性杆菌感染，必要时可以联合应用。MRSA检出率高的医疗机构，可选用万古霉素或去甲万古霉素。

⑦ 预防性用药的比例不得超过手术病例总数的30%。

0735 围术期单剂量给药与多剂量给药在控制感染上有所区别吗？

对一类清洁手术切口而言，单剂量给药与多剂量给药对感染控制上几无差异，原因有三。

① 一类清洁手术切口感染率本身就低，北京11家三甲医院对2002～2005年（$n=2202$）骨科手术进行分析，感染率仅为0.14%，其中一类手术切口为0.09%，二类为0.65%，三类为1.78%，符合国外研究结果，不同切口的感染率显著不同。

② 目前，虽不能对每种手术感染的危险期作出回答，但某些手术感染的危险期已被证实，如阴道手术4～6小时，右半结肠手术12小时，左半结肠术为24小时。术后用药的持续时间不宜过长，要求能覆盖感染期，覆盖时间应包括整个手术过程和术后4小时，总预防用药时间不超过24小时，个别情况可延至48小时。故认为术后48小时未发生感染再继续使用抗菌药物已属毫无必要！

③ 国外多次临床研究证实，单剂给药与多剂给药相比预防感染效果并无明显差异！我国要求，对手术持续时间≥3小时、出血量≥3000ml者需要重复给药。2013年美国ASHP指南指出："手术时间超过所使用的抗菌药物的2个

血浆半衰期就需追加剂量，而非超过3小时。"另外，肥胖是手术感染的危险因素，对肥胖者使用抗菌药物剂量应进行相应调整，美国ASHP建议：对体重≥80kg者应用头孢唑林2g，≥120kg者应用头孢唑林3g。

0736　为何提倡于术前30分钟给药?

手术切口前30～60分钟静脉给药更为有效。预防性应用抗生素主要品种的血浆药物浓度达峰时间均较迅速，时间按分钟计，静脉滴注给药多数药品为5～10分钟，所有药品均不超过20分钟，稀释于溶剂中30分钟内滴入，可在30分钟左右达到血浆峰浓度，等待手术切开后细菌的侵入。因此，给药时间不宜过早，主要缘于：① 切勿无的放矢；② 与细菌侵入时间同步，达到最佳杀菌效果；③ 避免血浆药物浓度由于半衰期过早衰落；④ 万古霉素、去甲万古霉素或克林霉素应在术前2小时给药。围术期预防性应用抗菌药物的药动学参数见表1-38。

表1-38　围术期预防性应用抗菌药物的药动学参数（1g，静脉滴注）

药物	生物利用度/%	血浆达峰时间/min	血浆峰浓度/μg·ml⁻¹	尿液峰浓度/μg·ml⁻¹	血浆半衰期/h	血浆结合率/%	维持时间/h	排泄途径
头孢唑林	99	20	106	1000	1.8～2.3	80～85	6～8	尿液
头孢拉定	99	5	86	1600	1.5	6～20	3～4	尿液、胆汁
头孢呋辛	98	15	32.1	1300	1.3	33～50	5～8	尿液、胆汁
头孢曲松	98	15	150	800	6～8	90～95	8～12	尿液、胆汁
头孢噻肟	95	30	120	1000	1.0	30～45	3～4	尿液、胆汁
头孢哌酮	98	5～10	178	600	2～2.3	70～94	5～8	尿液、胆汁
头孢米诺	99	5～10	50～100	1200	2～2.5	-	5～8	尿液、胆汁
美罗培南	98	5～10	23～49	1300	1.1	2～13	5～8	尿液、胆汁
氨曲南	100	5	125～130	-	1.4～2.2	56～60	6	尿液、粪便
克林霉素（0.3g）	99	10	14～15	-	3	92～94	6～8	粪便、尿液
万古霉素	99	5～10	25～50	100	4～11	30～60	6～8	尿液、胆汁
甲硝唑	90～100	15	25	500	8	10～20	8～9	尿液、胆汁
替硝唑	90	15	32.1	300	1.3	10～12	5～8	尿液、胆汁

0737　目前有哪些不恰当的抗菌药物应用？

目前抗菌药物不恰当的应用如下。

① 头霉素类（头孢西丁、头孢米诺）的药效学及药动学均较差，尤其不适合呼吸道感染，对呼吸道感染的常见病原菌如肺炎链球菌药效较差，但在国内大量使用。很多老年人就是早期选用的抗菌药物疗效差，延误有效治疗，成为重症或濒死。

② 大观霉素用于普通感染，及静脉注射（仅对淋球菌敏感，且须深部肌内注射）。

③ 克林霉素应用于肠球菌感染（具有天然耐药性）。

④ 氯霉素用于铜绿假单胞菌感染（铜绿假单胞菌对氯霉素不敏感）。

⑤ 红霉素用于肺炎链球菌感染（有25%以上菌株对大环内酯类自然耐药菌株）。

0738　抗菌药物按浓度和时间类型分为几类？

抗菌药物的临床应用要依据药效学（PD）指标，包括最小抑菌浓度（MIC）和抗生素后效应（PAE）；药动学（PK）指标，常用药-时曲线下面积（AUC）、血浆达峰浓度（C_{max}）、血浆半衰期（$t_{1/2}$）和作用时间（T）。PK/PD旨在研究抗菌药物的给药剂量相关的时间-效应过程，阐明抗菌活性与血浆药物浓度或作用时间的相关性，把临床常用的221种抗菌药物分为三种类型。

（1）浓度依赖型　① 抗菌活性与药物浓度密切相关，浓度越高抗菌活性越强，而与细菌接触时间关系不密切，因此追求药物的高浓度（峰浓度）而忽略药物与细菌接触的时间长短；② 与细菌具有首剂接触作用（FEE）；③ 有较长的PAE；④ 提高血浆峰浓度可提高疗效。给药原则应遵循：① 集中一日剂量1次给药，利于$C_{max}/MIC>8 \sim 12$倍；② 提高血浆峰浓度；③ 单剂量给药耳、肾毒性≤多次给药，一次给药消除加快，$dC/dt=-kC$，多次给药在体内积累多。

（2）时间依赖型　① 血浆半衰期较短（4小时内）；② 抗菌活性与接触细菌时间密切相关，时间越长抗菌活性越大；③ 与血浆峰浓度关系较小，仅高于MIC40%即可；④ 杀菌率在低倍MIC（4 ～ 5个）时已趋饱和，在此浓度上杀菌活性（强度、速度）并不增加；⑤ 几无PAE和细菌首剂接触作用；⑥ 对繁殖期的细菌作用明显，对静止期细菌影响小。此外，在高渗环境中，细菌胞壁损伤但仍继续生存，无致病力，停药后可迅速修补与合成胞壁，恢复致病力，因此，每日需要以持续高于MIC的浓度与细菌保持较长时间接触。

临床应用的抗菌药物包括所有的青霉素类、短效的头孢菌素（血浆半衰期≤4小时的头孢氨苄、头孢唑林、头孢拉定、头孢羟氨苄、头孢替安、头孢呋辛、头孢克洛、头孢尼西、头孢噻肟、头孢哌酮、头孢地尼、头孢唑肟、头孢甲肟、头孢他啶、头孢布烯、头孢地秦）、氨曲南、短效大环内酯类、万古霉素、磷霉素、碳青霉烯类、氟胞嘧啶。因此，给药原则应当：① 血浆峰浓度不宜过高，当血浆药物浓度低于MIC时，细菌很快生长，达到MIC时增加浓度并非增加疗效；② 延长高于MIC的持续时间，高于MIC 40%时的疗效最好；③ 一日剂量分多次给药（2～4次），保持适宜药物浓度的持续接触和打击细菌时间。

（3）时间依赖型且持续较长的抗菌药物　此类抗菌药物具有时间依赖型抗菌药物的基本性质，但有较长的PAE或血浆半衰期，既要求延长药物与细菌接触的时间，又允许血浆药物浓度有一定的波动。给药原则可参考上述两类权衡，减少一日给药次数（2次）。临床应综合具体药物的血浆半衰期、PAE、MIC、MBC、AUC和FEE等参数以权衡或决定给药方案。抗菌药物的PK/PD分类见表1-39。

表 1-39　抗菌药物的PK/PD分类

抗菌药物分类	PK/PD参数	主要抗菌药物	临床应用目标
浓度依赖型	AUC_{24}/MIC 或 C_{max}/MIC	氨基糖苷类、氟喹诺酮类、泰利霉素、两性霉素B、甲硝唑、替硝唑	提高抗菌药物血浆峰浓度或血浆药物浓度，不必延长药物与细菌接触时间，集中日剂量1次性给药
时间依赖型（短PAE）	$T>MIC$，浓度在MIC以上的时间	青霉素类、部分头孢菌素类、氨曲南、碳青霉烯类、短效大环内酯类（红霉素、交沙霉素）、万古霉素、去甲万古霉素、磷霉素、氟胞嘧啶	延长给药时间，一日剂量分为多次给药（2～4次），保持适宜药物浓度（$C_{max} \geqslant MIC_{40}$）的持续接触和$N$次打击细菌时间
时间依赖型且持续较长的抗菌药物（长PAE）	AUC_{24}/MIC	链阳霉素、四环素类、第四代头孢菌素类、糖肽类（万古霉素、替考拉宁）、唑酮类（利奈唑烷）、林可霉素、克林霉素、大环内酯抗生素（阿奇霉素、罗红霉素）、氟康唑	增加给药剂量，同时延长药物与细菌接触的时间

0739　**如何根据PK/PD参数制定青霉素类抗生素的合理给药方案?**

青霉素类药基本属于时间依赖型抗菌药物，具有时间依赖性且血浆半衰期较短，几无抗生素后效应（PAE）和首剂接触作用（FEE），其抗菌活性与细菌接触药物的时间长短密切相关，而与血浆峰浓度关系较小。主要缘于：① 青霉素类对繁殖期细菌作用明显，对静止期细菌影响较小。此外，在高渗环境中，细菌虽胞壁损伤但仍继续生存，无致病力，而停药后可迅速修补与合成胞壁，恢复致病力，因此，必须保持持续、有效的药物浓度，宜每日分次给药。

② 血浆药物浓度低于最小抑菌浓度时，细菌很快生长，当达到MIC时增加药物浓度并不能增加疗效，首要的是延长高于MIC的持续维持时间。③ 研究证明，当$T>$MIC达到40%以上时，青霉素类药可显示满意的杀菌效果。

青霉素类药的疗效与给药方法直接相关。青霉素的血浆半衰期短暂，仅约30～45分钟，药物浓度经7个半衰期就将消失殆尽，青霉素对多数敏感细菌的有效血浆药物浓度可维持5小时；另在肾功能正常情况下，给药剂量的75%由肾脏排出。青霉素最有效的给药方法为每隔6小时给药1次（一日4次），以保持有效的血浆药物浓度，同时保持持续接触和杀灭细菌的时间。其他青霉素类药应综合具体药品的血浆半衰期、PAE、MIC、MBC、AUC、FEE等参数权衡决定给药方案。

0740 如何遴选青霉素类抗生素适宜的溶剂和控制滴速？

青霉素类的结构中具有不稳定母核（β-内酰胺环，6-APA母核），易于裂解而失效。与酸性较强（pH 3.5～5.5）的5%或10%葡萄糖注射液配伍或作为溶剂，可促使青霉素结构裂解为无活性的青霉烯酸、青霉噻唑酸，失去效价并易致过敏性反应。宜注意：① 溶剂应选择0.9%氯化钠注射液（pH 5.0～7.5）；② 单剂量容积为50～200ml，不宜超过200ml；③ 应新鲜配制；④ 静脉滴注时间不宜超过1小时（小容积、短时间），既可在短时间形成高血浆药物浓度，又可减少因滴注时间过长药物裂环分解而致敏；⑤ 青霉素钾盐不可快速静脉滴注及静脉注射。

0741 青霉素类抗生素有哪些特殊反应？

① 全身应用大剂量青霉素可引起腱反射增强、肌肉痉挛、抽搐、昏迷等中枢神经系统反应（青霉素脑病），此反应易出现于老年和肾功能不全者，对特殊人群包括婴儿、老年人和肾功能不全者尤要注意监护。

② 青霉素不可用于鞘内注射。

③ 大量应用青霉素钾、钠盐，可致电解质紊乱。大剂量静脉滴注青霉素钾盐，可发生高血钾症，甚至影响心肌的兴奋性，有心脏停搏危险；大剂量静脉滴注钠盐，可出现低血钾症，代谢性碱中毒和高钠血症。在用药过程中注意监测电解质水平。

④ 应用青霉素治疗梅毒、钩端螺旋体病等时可由于病原体死亡而致症状加剧，称为吉海反应（赫氏反应）。此反应一般发生于青霉素初始治疗后6～8小时，于12～24小时内消失。表现为全身不适、寒战、咽痛、心动过速等；同时梅毒病变可有加重现象，如二期梅毒皮疹再现等。在晚期心血管或神经梅毒可更严重，甚至危及生命。吉海反应可能为螺旋体抗原与相应抗体形成免疫复合物的结果，或与螺旋体释放非内毒素致热有关。联合应用糖皮质激素可能

使吉海反应减轻。

0742　应用青霉素类抗生素前为何必须询问患者的过敏史?

青霉素类抗生素可引起严重的过敏反应,在各种药物中居首位,发生无一定的规律,且与剂量无关,表现为过敏性休克、溶血性贫血、血清病型反应、药疹、药物热、接触性皮炎、间质性肾炎、哮喘发作等。由开环的β-内酰胺环与自身蛋白结合形成的青霉噻唑-蛋白质聚合物,称为主要抗原决定簇,鉴于不同侧链的青霉素都能形成结构相同的抗原决定簇青霉噻唑基,因此,可以选用250~500U/ml浓度的青霉素溶液皮内注射0.05~0.1ml作所有青霉素类药的皮肤敏感试验。

① 经20分钟后,观察皮试结果,呈阳性反应者禁用。必须使用者经脱敏后应用,应随时做好过敏反应的急救准备。

② 询问用药史时,必须了解患者有无青霉素类过敏史、其他药物过敏史及过敏性疾病史。

③ 无论采用何种给药途径(口服、肌内或静脉注射),应用青霉素类、青霉素类复方制剂前,须做青霉素皮肤敏感试验,对阳性反应者禁用。

④ 过敏性休克一旦发生,必须就地抢救,并即给患者皮下注射肾上腺素、吸氧、应用血管活性药、糖皮质激素等抗休克治疗。

0743　可以应用青霉素皮肤过敏试验结果来替代头孢菌素吗?

青霉素与头孢菌素是否会发生交叉过敏取决于两类药物之间是否存在相同或相似的酰胺侧链。头孢菌素类抗生素7位侧链和青霉素6位侧链是两者交叉过敏的基础,两者侧链结构越相似,交叉过敏反应越强;两者侧链结构完全不同,则可能不发生交叉过敏反应。

青霉素与头孢菌素时间有部分过敏交叉关系(发生率为3%~15%),部分对青霉素类药过敏史者,对头孢菌素类也过敏,为无过敏史者的4倍,但对头孢菌素过敏者未必对青霉素过敏,呈现不完全无交叉过敏线。故用青霉素代替头孢菌素进行皮试,不仅假阳性反应多,且结果也不可靠。提示用青霉素皮试代替头孢菌素皮试是不准确的。

头孢菌素类以7-ACA为母核,含有7位的R^1取代基和3位的R^2取代基。R^1取代基侧链是主要抗原决定簇,不能形成以7-ACA为核心的头孢噻嗪基,故头孢菌素类之间缺乏共同的抗原决定簇,也就不易发生交叉过敏。所以,使用某种头孢菌素皮试结果代替其他头孢菌素类皮试结果的做法也是不妥的。

0744　头孢菌素类抗生素可划分为几代?

根据结构、抗菌谱、抗菌活性、上市时间以及对β-内酰胺酶的稳定性以及肾毒性的不同，目前将头孢菌素类抗菌药物分为五代。

第一代头孢菌素主要作用于需氧革兰阳性球菌，仅对少数肠杆菌科细菌有一定抗菌活性；常用品种有头孢唑林和头孢拉定注射液，口服制剂有头孢拉定、头孢氨苄和头孢羟氨苄等。

第二代头孢菌素对革兰阳性球菌的活性与第一代头孢菌素相仿或略差，对部分肠杆菌科细菌亦具有抗菌活性。常用的注射液有头孢呋辛和头孢替安，口服制剂有头孢克洛、头孢呋辛酯和头孢丙烯等。

第三代头孢菌素对肠杆菌科细菌有良好抗菌作用，其中头孢他啶和头孢哌酮对铜绿假单胞菌及某些非发酵菌亦有较好作用。注射品种有头孢噻肟、头孢曲松、头孢他啶和头孢哌酮等。口服制剂有头孢克肟、头孢泊肟酯等。

第四代头孢菌素常用者为头孢吡肟，对肠杆菌科细菌和铜绿假单胞菌的活性与头孢他啶大致相仿；但对产 AmpC 酶的阴沟肠杆菌、产气肠杆菌、柠檬酸杆菌和沙雷菌属的作用优于头孢他啶等第三代头孢菌素。

第五代头孢菌素属于超广谱抗生素、对大多数耐药革兰阳性、阴性厌氧菌具有较强的抗菌活性，对 β- 内酰胺酶尤其超广谱 β- 内酰胺酶（ESBL）稳定，血浆半衰期长，无肾毒性。代表药有头孢洛林酯、头孢托罗、头孢吡普等。

头孢菌素类药也可与一些 β- 内酰胺酶抑制药（克拉维酸、舒巴坦、他唑巴坦）组成复方制剂使用。

0745 为何应用头孢菌素抗生素前必须询问患者药物过敏反应史和进行药物敏感试验?

① 应用头孢菌素类前应仔细询问患者有无对青霉素类、头孢菌素类药过敏史，对头孢菌素过敏者及有青霉素过敏性休克或即刻反应史者禁用。

② 对青霉素过敏患者应用本品时应根据患者情况充分权衡利弊后决定。

③ 对一种头孢菌素或头霉素过敏者对其他头孢菌素或头霉素也可能过敏。对青霉素类、青霉胺过敏者也可能对头孢菌素或头霉素过敏。对青霉素过敏患者应用头孢菌素时发生过敏反应者达5%～10%；如作免疫反应测定时，则对青霉素过敏患者对头孢菌素过敏者达20%。

④ 各种头孢菌素品种之间均无共同抗原决定簇，应用拟用具体药品进行皮肤敏感试验，可提高皮试准确性，减少过敏反应的发生，所以，使用某种头孢菌素皮试结果代替其他头孢菌素类皮试的做法不妥。

⑤ 说明有提示的品种如帕尼培南倍他米隆、头孢米诺钠、头孢美唑、头孢拉宗钠等，用前必须先做皮试。

⑥ 头孢唑林、头孢拉定和头孢哌酮易致过敏，应作皮肤敏感试验。

⑦ 建议对应用其他头孢菌素类药宜权衡利弊，尽可能创立条件进行皮肤敏感试验（虽然皮肤敏感试验并非完全检验受者对头孢菌素的敏感性）。

⑧ 对头孢菌素过敏者禁用头孢克肟和头孢西丁；对 β- 内酰胺类抗菌药物

曾发生过敏性休克者禁用氨曲南；对青霉素、头孢菌素发生严重过敏反应或休克者禁用亚胺培南-西司他丁。

⑨ 一旦发生严重过敏反应者，需应用肾上腺素、糖皮质激素、抗过敏药、吸氧或其他紧急措施进行救治。

0746　长期应用头孢菌素类为何须补充维生素K？

术前和术中应用头孢菌素类抗菌药物静脉滴注，出现牙龈出血、口腔、胃肠、手术创面渗血或出血，甚至出现失血性休克和死亡。其原因是：① 部分头孢菌素可在肝脏微粒体中，与维生素K竞争性结合谷氨酸-γ羟化酶，抑制肠道正常菌群，减少维生素K的合成，导致维K依赖性凝血因子合成障碍而减少。② 减弱凝血功能（低凝血酶原血症）而致出血。其发生凝血障碍与用量、疗程密切相关。具体药品包括有头孢孟多酯、头孢唑林、头孢特仑匹酯、头孢泊肟匹酯、头孢曲松、头孢哌酮、头孢甲肟、头孢布烯、头孢唑肟、头孢克肟、头孢美唑、头孢米诺、拉氧头孢、美罗培南等均可发生上述反应。

为预防凝血机制异常，应用中必须注意：① 临床应用时尤其围术期预防性应用时，应注意监测血常规、凝血功能及出血；② 长期应用（10天以上），宜及时补充维生素K、复方维生素B；③ 不宜与抗凝血药联合应用；④ 注意监控剂量和疗程。

0747　如何应对头孢菌素类抗生素可能诱发的双硫仑样反应？

头孢菌素类母核7-ACA的3位上如存在与双硫仑分子结构类似的甲硫四氮唑活性基团，则在使用此类药物期间或之后5～7天内饮酒、服用含有乙醇药物、食物以及外用乙醇均可抑制乙醛脱氢酶活性，使乙醛代谢为乙酸的路径受阻，导致乙醛在体内蓄积，引起双硫仑样反应。

这些药物有头孢孟多酯、头孢替安、头孢尼西、头孢哌酮、头孢甲肟、头孢匹胺等。临床可表现为颜面部及全身皮肤潮红、结膜发红、发热感、头晕、头痛、胸闷、气急、出汗、呼吸困难、言语混乱、话语多、视物模糊、步态不稳、狂躁、谵妄、意识障碍、晕厥、腹痛、腹泻、咽喉刺痛、震颤感、口中有大蒜气味，还可出现心动过速、血压下降、烦躁不安、惊慌恐惧、濒死感，有的可出现精神错乱、四肢麻木、大小便失禁，严重者可出现休克、惊厥、急性心力衰竭、急性肝损害、心绞痛、心肌梗死甚至死亡。头孢曲松不具有甲硫四氮唑侧链，但含甲硫三嗪侧链，也可引起此类反应。化学结构中没有甲硫四氮唑侧链或甲硫三嗪侧链的头孢菌素如头孢拉定、头孢氨苄、头孢呋辛酯、头孢克洛、头孢丙烯、头孢噻肟、头孢他啶、头孢唑肟、头孢克肟、头孢地尼、头孢他美酯、头孢吡肟等则无此作用。

① 使用头孢菌素类药头孢孟多酯、头孢替安、头孢尼西、头孢哌酮、头

孢甲肟、头孢匹胺等时，应告知患者用药期间或之后5～7天内禁酒、服用含有乙醇食物以及外用乙醇。

②　对含乙醇的注射剂如氢化可的松、氯霉素、地西泮、多西他赛、环孢素、紫杉醇、他克莫司等，及藿香正气水、中药酒剂禁用。

③　一俟发生双硫仑样反应，立即吸氧，予地塞米松5～10mg静脉滴注、补液及利尿，并根据病情给予血管活性药治疗。

0748　头孢曲松钠为何不能与含钙注射液混合？

头孢曲松钠与含钙剂注射液（葡萄糖酸钙、氯化钙、复方氯化钠注射液、乳酸钠林格注射液、复方乳酸钠葡萄糖注射液）直接混合，其结构中具有羧酸钠和酰胺钠等阴离子集团，极易与钙离子形成不溶性沉淀，发生头孢曲松钙白色细微浑浊或沉淀，阻塞毛细血管，在组织中沉积并形成肉芽肿，增加发生胆、肾、心、肺结石的危险性，因此头孢曲松钠严禁与含钙注射液混合。美国FDA于2009年4月、7月、9月曾三次发出警示，我国NMPA于2010年也发布公告，警示头孢曲松钠不能与含钙注射液混合。

0749　如何根据PK/PD参数制定氨基糖苷类抗生素的合理给药方案？

氨基糖苷类药物属浓度依赖型抗菌药物，其用药目标是使$C_{max}/MIC \geq$10～12.5或AUC/MIC≥125，集中日剂量一次给药，尽量减少给药次数，达到满意杀菌效果的同时降低不良反应。

氨基糖苷类药给药方法以静脉滴注20～30分钟最为常用。给药方案推荐每日一次给药法，两次给药间隔24、36、48或72小时，间隔时间视肾功能情况而定。主要依据氨基糖苷类药的作用特点而定。①　疗效与血浆峰浓度/最小抑菌浓度成正比。②　氨基糖苷类药具浓度依赖性且有抗生素后效应（PAE）。③　具有初次接触效应（FEE），细菌与药物首次接触时，能迅速被药物杀死，当细菌再次或多次接触同一种药物时，抗菌效果明显下降。④　研究证明，每日剂量一次（中午）给药的方案体内蓄积少，可降低氨基糖苷类药所致的耳、肾毒性。

0750　应用氨基糖苷类抗生素需监护哪些问题？

①　使用本类药时应注意定期监测患者尿常规、肾功能、听力等，有条件时应监测患者血药浓度，并据以调整剂量，尤其对新生儿、老年人和肾功能不全者。②　老年患者的肾功能有一定程度生理性减退，即使肾功能测定值在正常范围内仍应采用较小治疗量。③　严重腹泻（脱水）时不宜应用氨基糖苷类抗生素（体内不吸收，主要经肾排泄），避免药物高浓度蓄积在肾脏和泌尿道，造成毒性。

O751　如何应对氨基糖苷类抗生素的耳毒性?

氨基糖苷类抗生素的主要典型不良反应为耳毒性,总是从耳蜗底回的外毛细胞开始逐渐向耳蜗顶回发展,外毛细胞的损坏也总是优先于内毛细胞,但有的药主要损害耳蜗神经,有的药则主要损害前庭功能,这主要是因为前庭细胞和耳蜗细胞不同,药物对细胞的选择性所造成的,如双氢链霉素易破坏耳蜗,而硫酸链霉素和庆大霉素等易破坏前庭组织。

(1)主要造成耳前庭功能损伤或失调的抗生素　卡那霉素、链霉素、新霉素、庆大霉素、妥布霉素、阿米卡星、依替米星、奈替米星、异帕米星、西索米星、小诺霉素等。

(2)主要造成耳蜗神经损伤的抗生素　双氢链霉素、卡那霉素、阿米卡星、万古霉素、去甲万古霉素、两性霉素B若与强利尿药呋塞米(速尿)、依他尼酸(利尿酸)、天尼酸等联合应用可加重诱发耳鸣或听力减退。

耳毒性比较:链霉素>庆大霉素>卡那霉素>妥布霉素>阿米卡星>奈替米星>依替米星>异帕米星;其他非氨基糖苷类包括氯霉素、林可霉素、克林霉素、紫霉素、红霉素、万古霉素和去甲万古霉素、卷曲霉素、春雷霉素、巴龙霉素、多黏菌素B等也具有耳毒性。

应对耳毒性的临床措施有:① 对8岁以下儿童(尤其婴幼儿)禁用氨基糖苷类抗菌药物;包括滴耳、滴鼻和滴眼剂。② 慎与强利尿药联合应用。③ 对儿童、老年人、腹泻者(肾蓄积)、脱水者、电解质紊乱、肾功能不全者尤为小心;应监测耳、肾毒性(尿蛋白、管型、血肌酐、尿素氮、耳高音听力)。④ 及早停药可能使听力恢复。⑤ 口服维生素B_1、维生素C、硫酸软骨素、谷胱甘肽。对耳毒性发生不足半年的患者,可试用小剂量的糖皮质激素。

O752　如何应对氨基糖苷类抗生素的肾毒性?

氨基糖苷类抗生素导致肾损害机制主要有两种:① 溶酶体机制,氨基糖苷类在上皮溶酶体内积聚,形成髓样体,抑制磷脂酶与神经鞘磷脂酶。② 溶酶体外机制,Na/K-ATP酶与磷脂酶C抑制,血管紧张素酶增加。

减少氨基糖苷类肾毒性的措施:① 减少药物在细胞内积聚或增加排出;② 减少对溶酶体酯酶的抑制作用;③ 保护肾小管、肾血管或肾小球;④ 促进小管增生;⑤ 水化治疗;⑥ 探讨调整给药时间。

调整氨基糖苷类长间歇给药方案:氨基糖苷类抗生素为典型的浓度依赖型抗生素,其具药效学和药动学特征如下。① 抗菌活性与药物浓度密切相关,浓度(尤其峰浓度)越高抗菌活性越强,而与细菌接触时间关系不密切。② 具首剂接触作用(FEE)。③ 有较长的抗生素后效应(PAE)。④ 每日1次给药消除速度加快,$dC/dt=-kC$,多次给药体内积累多,一日1次给药所致的耳、肾毒性≤多次给药。⑤ 药物在肠道极少或不被吸收，主要经过肾脏清除，多次给药药物浓度维持时间长，有较多药物被肾皮质吸收，易造成蓄积性肾中毒。⑥ 通道关闭，抗菌机制为与 Mg^{2+} 结合，破坏细菌外膜多糖结构，形成药物内流通道，能量依赖药物内流（EPI-1），与核糖体结合（EPI-2）抑制蛋白合成，游离 RNA 进入细菌膜，促进药物内流，既往采用的一日 2～4 次的反复给药可使细菌产生适应性耐药，EPI-1 关闭，只有在 24 小时后 EPI-1 才会再次开发，所以建议氨基糖苷类采用一日给药 1 次的长歇给药方案。

氨基糖苷类肾毒性比较：卡那霉素＞庆大霉素＞妥布霉素＞奈替米星＞阿米卡星＞依替米星＞异帕米星。应对肾毒性的措施有：① 对肾功能不全而肝功能正常者可选用双通道（肝肾）排泄的药物。根据肾功能的情况调整用药剂量和给药间隔时间，必要时进行治疗药物监测（TDM），设计个体化给药方案。② 用药期间多饮水，达到水化治疗，以利于药物排出，或同服碱性药物，以免结晶析出。③ 定期监测肾功能（血肌酐、尿素氮、尿蛋白）。

0753 应用大环内酯类抗生素前应先询问哪些问题？

① 用药前应仔细询问患者有无对大环内酯类药物的过敏史，对过敏者禁用。② 了解患者肝功能等情况，慢性肝病患者、肝功能不全患者禁用或慎用。③ 了解患者心脏情况，某些心脏病（心律失常、心动过缓、心电图 Q-T 间期延长、缺血性心脏病、充血性心力衰竭等）患者禁用。尤其是阿奇霉素，血浆半衰期极长，连续 5 天给药后，必须间隔 1 天，避免药物浓度高度蓄积。

0754 如何根据 PK/PD 参数制定大环内酯类抗生素的合理给药方案？

大环内酯类抗生素可分成三类，红霉素、交沙霉素、罗红霉素属于时间依赖型抗菌药物，给药原则一般应按每日分次（2～3 次）给药，使 $T > MIC$ 达到 40% 以上，从而达到满意的抗菌效果。而阿奇霉素、克拉霉素、泰利霉素属于时间依赖型且持续较长的抗菌药物，增加给药剂量，同时延长药物与细菌接触的时间，一般按一日 1～2 次给药。泰利霉素属于浓度依赖型抗生素，一日集中剂量 1 次给药。

0755 应用大环内酯类抗生素应注意监护哪些问题？

① 监护用药过程中是否出现肝损害及肝药酶的变化，避免与其他肝毒性药合用。

② 静脉快速滴注大环内酯类药可发生心脏毒性，主要表现为心电图复极异常、心律失常、Q-T 间期延长及尖端扭转型室性心动过速，甚至可发生晕厥或猝死。因此，用药期间应关注这些变化，一旦发现药物引起的异常，应及时停药或采取其他措施。

③ 红霉素、依托红霉素可出现肝毒性，常见在用药后10天出现肝肿大、腹痛、阻塞性黄疸、肝脏转氨酶 AST 及 ALT 升高等。

④ 老年人、肾功能不全者或用药剂量过大时易发生耳毒性，以耳蜗神经损害的耳聋、耳鸣多见，前庭功能亦可受损，常发生于用药后 1～2 周。

0756　哪些人群不宜应用四环素类抗生素？

① 对四环素过敏或有四环素类药过敏史者。替加环素曾报道有过敏反应/类过敏反应，且可危及生命。替加环素在结构上与四环素类药相似，因此，四环素类抗菌药物过敏者应慎用替加环素。

② 四环素类药可透过胎盘屏障进入胎儿体内，沉积在牙齿和骨的钙质区中，引起胎儿牙釉质发育不良，并抑制胎儿骨骼生长；在动物实验中有致畸胎作用，妊娠期和准备怀孕妇女避免使用。

③ 四环素类药在乳汁中浓度较高，可与乳汁中的钙形成不溶性络合物，引起牙齿永久性变色，牙釉质发育不良，并抑制婴幼儿骨骼的发育生长，哺乳期妇女用药期间应暂停哺乳。

④ 由于具有前庭神经毒性，米诺环素已不作为脑膜炎奈瑟菌带菌者和脑膜炎奈瑟菌感染的治疗药。

0757　长期服用四环素类抗生素是否可致肝、牙齿或光毒性？

① 长期服用四环素类抗生素可致肠道菌群失调，轻者引起维生素缺乏，严重时可见到由白色念珠菌和其他耐药菌引起的二重感染，亦可发生难辨梭菌性抗生素相关性腹泻。

② 大剂量或长期使用均可能发生肝毒性，严重者可引起肝细胞变性，肝功能不全者和妊娠后期妇女更易发生肝毒性。

③ 四环素类可与钙离子形成的螯合物在体内呈黄色，沉积于牙齿和骨中，造成牙齿黄染，并影响胎儿、新生儿和婴幼儿骨骼的正常发育。

④ 使用部分四环素类（多西环素、米诺环素、美他环素、地美环素）者日晒时会有光敏现象，系由药物汇集于皮内所致，表现为日晒斑加重，早期以手足、口鼻的刺麻等感觉异常为主，继之在裸露的部位出现红斑，偶见大疱，数日或数周后可消失，少数病例出现丘疹性皮疹和荨麻疹，约25%发生光敏反应者出现指（趾）甲松动。因此，建议服药后患者不要直接暴露于阳光或紫外线下，一旦皮肤有红斑则应立即停药。

0758　如何根据PK/PD参数制定糖肽类抗生素的合理给药方案？

糖肽类药属于时间依赖型抗菌药物，给药原则一般应按每日分次给药，使 $T > MIC$ 达到40%以上，从而达到满意的杀菌效果。万古霉素是具有一定抗生素后效应（PAE）的时间依赖型抗菌药物，对葡萄球菌属细菌的PAE为1～2小时。在一定浓度范围内，其抗菌疗效与其给药间隔内浓度大于MIC的时间（$T > $ MIC）有关，最佳杀菌浓度为4～5倍MIC，超过此浓度后，其血药峰浓度高低与杀菌效力无关，杀菌模式呈非浓度依赖性特点。临床研究揭示万古霉素治疗耐甲氧西林金黄色葡萄球菌（MRSA）所致的下呼吸道感染患者时，当AUC_{0-24}/MIC ≥ 400时，可使细菌清除迅速和临床症状好转快。研究发现当万古霉素血药谷浓度过低（＜10mg/L）与出现万古霉素中介金黄色葡萄球菌和异质性万古霉素中介金黄色葡萄球菌有直接关系，因此认为万古霉素谷浓度应保持在10μg/ml以上。基于万古霉素在组织体液中穿透性不高，因此美国感染病学会制订的《成人金黄色葡萄球菌感染万古霉素治疗与监测实践指南》建议治疗耐药金黄色葡萄球菌引起的复杂感染时，如菌血症、心内膜炎、骨髓炎、脑膜炎和医院获得性肺炎，为了使感染灶内药物浓度达到有效杀菌浓度，建议将万古霉素血药谷浓度（总浓度）维持在15～20μg/ml。目前万古霉素成人剂量为1g，每隔12小时给药1次，此给药方案在治疗肾功能正常者MIC ≤ 1μg/ml金黄色葡萄球菌感染时可达AUC_{0-24}/MIC ≥ 400靶值和有效谷浓度。如患者病情严重时，可考虑给予25～30mg/kg负荷剂量（根据体重），使其尽快达到有效谷浓度。已有的研究显示万古霉素剂量≥4g/d的肾毒性明显高于万古霉素＜4g/d。当单剂量超过1g（即1.5g或2g）时，输液时间需延长至1.5～2小时，但无需采用持续静脉输注给药方式。对于MIC ≥ 2μg/ml的金黄色葡萄球菌感染者，将难以达到AUC_{0-24}/MIC ≥ 400靶值，应考虑选用其他抗菌药物进行治疗。

0759 如何应对应用万古霉素会发生的"红人综合征"？

① 关注万古霉素和去甲万古霉素用药期间可能出现的耳毒性和肾毒性，如有发生，应及时调整用药方案。

② 滴速过快可致由组胺引起的非免疫性与剂量相关反应（红人综合征）突击性大量注射不当，可致严重低血压。滴速控制宜慢。每1g药至少加入200ml（药液浓度≤5mg/ml）溶剂，滴注时间控制在2小时以上。

③ 监测多黏菌素类药用药期间患者肾功能的变化情况。

④ 使用万古霉素时，推荐对下列情况进行治疗药物监测：推荐应用大剂量万古霉素来维持其血药谷浓度在15～20μg/ml且长疗程的患者；肾功能不全、老年人、新生儿等特殊群体患者；合用其他耳毒性、肾毒性药品的患者。万古霉素给药后3～4个维持剂量时监测血浆药物浓度，万古霉素峰浓度和肾毒性之间没有相关关系，现有证据不支持通过监测万古霉素峰浓度来降低肾毒性，在下一次给药前30分钟采集血药谷浓度血样，在透析患者中，由于存在药物浓度的反弹，治疗药物监测宜在透析结束后6小时进行。

0760　如何规避由万古霉素所致的肾毒性?

文献证实,当万古霉素血浆药物浓度超过30μg/ml时,其致肾损害的不良反应会急剧增加,提示应及时监测其血浆药物浓度,以保障用药安全性。根据研究结果,肾损害主要好发于45～70岁者,可能与此类人群的肾血流量降低,肾小球滤过功能减退,体内药物清除减慢,易于引起万古霉素在体内蓄积,而致不良反应,提醒对于此类患者应重点监测其血浆药物浓度,减少不良反应的发生。由于万古霉素主要是通过尿液排泄的方式排出,所以在对肾功能不全者用药时更易出现不良反应,在面对此类的情况下,可使用肌酐清除率调整万古霉素的给药剂量同时,为减少药品不良反应的发生、提高临床的治疗水平,建议使用万古霉素时,应监测血药浓度以随时调整剂量及给药间隔时间,保障用药安全有效。在使用万古霉素前后应监测其肾毒性(尿蛋白、管型尿、血尿、尿素氮或血肌酐指标)。

0761　如何应对氯霉素可致的新生儿灰婴综合征?

早产儿或新生儿应用大剂量氯霉素[140～160mg/(kg·d)],可引起致死性的灰婴综合征,患儿于用药后数日出现腹泻、腹痛、呕吐、呼吸不规则、进行性苍白、发绀、皮肤灰紫、循环障碍等症状,可能于症状后数小时死亡,故对早产儿或新生儿剂量应严格控制,剂量应小于25mg/(kg·d),血浆峰浓度不宜超过25μg/ml。早产儿和新生儿肝功能发育不全,肝脏内葡萄糖醛酸基转移酶缺乏,解毒功能差,致使氯霉素在肝脏内代谢障碍,同时早产儿及新生儿的肾脏排泄功能也不完善,造成氯霉素及毒性代谢产物快速在体内聚积,进而影响新生儿心脏、呼吸、血管功能,出现上述"灰婴综合征"。因此,对早产儿和新生儿在2周内禁用氯霉素或日剂量不得超过25mg/kg,出现上述症状应立即停药。肝肾功能减退者、葡萄糖-6-磷酸脱氢酶缺乏者、新生儿、婴儿、妊娠及哺乳期妇女禁用氯霉素(包括滴眼剂、滴耳剂)。

0762　如何应对氯霉素的骨髓毒性?

氯霉素可致再生性障碍性贫血,极为罕见,发生率约0.002%,但死亡率高,以12岁的学龄前儿童较多见,女性发病率较男性高2倍;本类药可发生骨髓毒性反应,治疗过程中应定期检查血常规,疗程较长者尚须查网织细胞计数,必要时作骨髓检查,以便及时发现与剂量有关的可逆性骨髓抑制,但全血血常规检查不能预测通常在治疗完成后发生的再生障碍性贫血。甲砜霉素未见有再生障碍性贫血发生,因为其毒性可能比氯霉素小。

0763　哪些抗菌药物具有光毒性?

(1)氟喹诺酮类药　吸收后能使紫外线能量大部分在皮肤中释放,由光激发而致皮肤细胞损伤，以司帕沙星、氟罗沙星所致的反应为最重，产生光毒性原因与光照和自身的敏感性有关，药物氧化生成活性氧，激活皮肤的成纤维细胞中蛋白激酶C和酪氨酸激酶，两种酶又激活环氧酶，促使前列腺素合成，引起皮肤炎症、疼痛或渗出。氟喹诺酮类的光敏反应和光毒性主要受结构喹啉羧酸中C8位取代基的影响，在此位为氟取代的药品如诺氟沙星、司帕沙星、氟罗沙星、依诺沙星、西他沙星和克林沙星所致的光敏反应最为严重；另外动物实验发现氟喹诺酮类药由于光毒性已显示出其光致基因突变和光致癌的潜在性增加。

（2）氯霉素、四环素、地美环素　最易发生光敏反应。

（3）磺胺类药　药热多发生于服药后5～10天；皮疹多发生于服药后7～9天，常伴发热、引起光敏性皮炎。

为预防光毒性和损伤，提示应注意：① 服用期间避免暴露在阳光或紫外光源下，或外出时采用遮光措施（打防晒伞、涂敷护肤膏、穿防护服）。② 晚间服药可降低光毒性。③ 口服抗过敏药、维生素B_2和维生素C。

国外研究发现，多种氟喹诺酮类药存在光半抗原性，活性药物直接与DNA和蛋白质共价结合，如洛美沙星、环丙沙星、诺氟沙星、氧氟沙星、氟罗沙星、依诺沙星和司帕沙星。此外，有研究显示氟喹诺酮类药的光毒性还可能与活性氧核所引起的DNA损害有关；由于该类药的化学结构与光毒性之间存在着密切关系，故尤应关注不同品种之间结构的明显差异。光反应性和光毒性主要受8位取代基的影响，在此位置为氟取代的氟喹诺酮类药如氟罗沙星、洛美沙星、克林沙星和司帕沙星，常显示相对较高的光毒性；而8位为甲氧基取代物的光毒性最小，如左氧氟沙星、格帕沙星、曲伐沙星、安妥沙星、莫西沙星等。

0764　**为何需警惕由氟喹诺酮类药所致的跟腱毒性？**

氟喹诺酮类药所致跟腱炎和跟腱断裂的风险，与肌腱的胶原组织缺乏和缺血性坏死、年龄、性别、体重等有关。患者应用后若出现腱疼痛、肿胀、炎症或跟腱断裂情况，应建议患者立即停服药品，及时就诊。患者在首次出现跟腱疼痛、肿胀或炎症后，即应避免运动及感染部位的使用。与糖皮质激素联合应用者和老年人风险更大，60～79岁的人群危险性为2.2%；≥80岁人群危险性为6.3%。

0765　**如何预防氟喹诺酮类药可致的心脏毒性？**

氟喹诺酮类药可引起心电图Q-T间期延长和尖端扭转性心律失常。其中由莫西沙星所引起Q-T间期延长的发生机制与折返有关，带来心脏复极化相关变化，因心肌细胞传导缓慢、心室复极不一致所引起。常反复发作，易致昏厥，可发展为心室颤动而致死。在服用环丙沙星、氧氟沙星、左氧氟沙星、加替沙星、莫西沙星期间宜注意监护：① Q-T间期延长的程度与血药浓度（≥1000ng/ml）密切相关，应监护氟喹诺酮类药的剂量。② 老年人和女性患者可有更长的Q-T间期，对引发Q-T间期延长的药品更为敏感，应格外注意监护。③ 用药前提前纠正低血钾、低血镁症。④ 避免不良联合用药，尤其是肝药酶CYP3A4抑制药，以免干扰其代谢和排泄。

0766　应用氟喹诺酮类药为何须注意监测血糖？

氟喹诺酮类药可引起血糖紊乱，尤其正在使用胰岛素和胰岛素类似物或降糖药治疗者更易引起严重的低血糖反应，由于较为少见，在临床上未能引起足够重视。包括加替沙星、左氧氟沙星、洛美沙星、帕珠沙星、环丙沙星、莫西沙星和依诺沙星。对有报道可引起高渗性非酮症昏迷和死亡的环丙沙星应引起警惕。对糖尿病大鼠与正常大鼠注射加替沙星的研究中发现，加替沙星可以影响糖尿病大鼠和正常大鼠的胰岛素和肾上腺素分泌，从而影响糖代谢过程，引起高血糖。加替沙星尚可抑制胰腺胰岛 B 细胞上对 ATP 敏感的钾通道，刺激胰岛素释放，引起低血糖反应。因此，对由部分氟喹诺酮类药所致的血糖双项异常应注意监护：① 发生血糖异常后，均首先停药处理。临床表现以多汗、无力、心悸、震颤、意识模糊等为特征的低血糖患者，停药后立即静脉注射 50% 葡萄糖注射液或静脉滴注 10% 葡萄糖注射液予以治疗；临床表现以口渴、多饮、多尿、疲劳无力等为特征的高血糖患者停药后注注射胰岛素予以治疗。② 给药前应仔细询问病史及既往用药史，尤其注意老年患者、糖尿病、肝肾功能不全者。③ 建议患者用药前先进食避免空腹，可预防低血糖的发生。④ 静脉给药时滴速宜缓慢，时间不应少于 1 小时，输液滴注结束后，应观察患者 15 分钟。此外，应高度关注氟喹诺酮类新发的不良反应，包括加剧重症肌无力的风险、引发青光眼、视网膜脱离、葡萄膜炎、永久性周围神经损伤的风险。

0767　如何预防磺胺类药可致的过敏反应？

服用磺胺类药后常见过敏反应（表现为药疹，严重者可发生渗出性多形性红斑、剥脱性皮炎和大疱表皮松解萎缩性皮炎等）；也表现有光敏反应、药物热、关节痛及肌痛、发热等血清病样反应。研究发现，血浆 IgE 与磺胺类抗菌药的结合与化学结构密切相关。*N*1 的杂环，也可能是 *N*4 位的取代基，而不是磺胺基团的本身，是血浆 IgE 识别的过敏原。为预防过敏反应，必须做到：① 用药前必须仔细询问患者的药物过敏史（家族史）。② 对磺胺类药过敏者禁用。③ 对呋塞米、砜类、噻嗪类利尿药、磺酰脲类或碳酸酐酶抑制药过敏的患者，对磺胺类药亦可能过敏，应予规避。④ 必须使用磺胺类药时，应首先进行脱敏疗法。并合用碱化尿液药（碳酸氢钠）可增加磺胺类类药在碱性尿中的溶解度，使排泄量增多。

0768 **服用磺胺类药过程中为何应监护以预防肾毒性和泌尿道毒性?**

① 在服用磺胺类药治疗过程中应补充足量水分,使成人一日尿量至少维持在2000ml以上,以防发生结晶尿、血尿和管型尿等。

② 疗程长、剂量大时除足量饮水外宜同服碳酸氢钠、枸橼酸钠以碱化尿液。

③ 治疗中须监测患者以下指标:血常规,对接受较长疗程的患者尤为重要;尿常规;肝、肾功能。

④ 严重感染者应测定血浆药物浓度,对大多数感染性疾病游离磺胺浓度达50～150μg/ml(严重感染120～150μg/ml)可有效。总磺胺血浓度不应超过200μg/ml,如超过此浓度,不良反应发生率增高。

0769 **如何应对利奈唑胺可致的相关性血小板减少症?**

由利奈唑胺所致的相关性血小板减少症,欧美国家报道发生率为2.4%,老年人发生率为20.9%,多出现在用药后(9.3±3.2)天。与氯霉素可逆性抑制骨髓功能机制相似,抑制线粒体呼吸作用诱导,或由免疫因素所致。对用药超过1周(尤其肾功能不全或骨髓抑制者)时,应进行全血细胞计数检查,必要时输注血小板。

0770 **抗结核药治疗为何必须遵循"早期、适量、规律和全程"原则?**

抗结核治疗疗程较长,首先应告知患者全程、规律坚持服药的必要性,提高患者依从性。为提高血浆峰浓度,异烟肼、利福平、利福喷汀、氟喹诺酮类药宜顿服,其他药根据患者耐受性而定。一般异烟肼、利福平、利福喷汀宜空腹(餐前1小时或餐后2小时)顿服。链霉素、异烟肼、利福平、乙胺丁醇具有不同程度的抗生素后效应,采用适当增加日剂量,一周3次或2次的间歇治疗。如$H_3R_3E_3$方案,即一周3次服用异烟肼、利福平、乙胺丁醇。结核性脑膜炎及脑结核者,为保证局部达到有效药物浓度,需选用可通过血脑屏障或较佳的抗结核药异烟肼、吡嗪酰胺、丙硫异烟胺、氟喹诺酮类及环丝氨酸等,异烟肼需增加剂量。

① 所谓"早期"是对确诊的结核患者及早用药,以利于杀灭结核菌株。② "适量"意为掌握发挥药物最大疗效而又产生最小的毒副作用,并根据不同病情及不同个体规定不同给药剂量。③ "规律"是指在强化阶段和巩固阶段每日1次用药或每周2～3次间歇用药均是有规律的,不可随意更改方案或无故随意停药,亦不可随意间断用药。④ "全程"指完成抗结核杆菌的全程治疗,满足连续用药的时间,短程化疗通常为6～9个月。采用全程督导服药,即在药师、医务人员或家属的监督下服药,保证患者完成全疗程,达到彻底治疗,

避免因不规则的药物治疗而致病程迁延，并诱发耐药性。

0771 抗结核药为何提倡联合用药？

结核病灶中的致病菌有敏感菌株及原始耐药菌株。敏感菌株在抗结核疗程中极易产生耐药性，故单一给药治疗常常导致失败。联合用药则可交叉杀灭对其耐药菌株，提高治愈率，降低复发率。因此，治疗结核病至少应同时使用3种药物。至于4联、6联或8联治疗则取决于疾病的严重程度、以往用药史和结核杆菌对药物的敏感性。对抗结核药疗效较差者，亦可应用氨硫脲、氧氟沙星或左氧氟沙星、安妥沙星、加替沙星作为联合用药之一。

联合化疗方案中的各种药品可能有各自不良反应，但联合用药可能增加不良反应发生的频率，因此，治疗中需注意监护肝肾功能、血常规、过敏反应等，必要时可加用保护肝脏药，或在方案组成及剂量上做相应的调整。

0772 哪些抗菌药物具有眼毒性？

抗结核药乙胺丁醇、链霉素可致视神经炎，常见视物模糊、眼痛、红绿色盲或视力减退、视野缩小（一日剂量25mg/kg以上时易发生视神经炎），视力变化可为单侧或双侧。少见畏寒、关节痛（趾、踝、膝关节）、关节表面皮肤发热发紧感（急性痛风、高尿酸血症）。乙胺丁醇可在消化道与锌结合，导致血浆和眼部缺锌，而锌与视神经炎相关。视乳头及视神经功能维持需有正常轴浆运输，而锌在轴浆运输中起重要作用。规避措施：① 控制剂量；大剂量服用可引起球后视神经炎，一般发生于用药后3～6个月，如不及时停药可致视神经萎缩而造成视觉功能永久性损害，难以恢复。② 控制疗程，可降低眼损伤发生率和程度。③ 对原有视神经、视网膜病变者禁用；13岁以下儿童禁用；肾功能不全者有可能药物蓄积中毒。④ 用药前检查视力、眼底，若出现眼部灼热、干燥感、畏光等先兆，尽快去眼科进行视网膜检查。⑤ 应用神经营养剂、维生素B、肌苷、烟酸、锌剂。

0773 如何有针对性地选择抗菌药物？

应用抗菌药物，必须掌握"稳、准、狠、早"的原则，一旦明确感染的菌株，及早选择适宜具有抗菌活性的药物（尽可能作细菌敏感性试验），尽早、足量、全程，依据抗菌药物的分型，采用合理给药方法和时间，以杀灭和抑制细菌（使细菌学清除转阴），达到满意的治疗效果。同时调节人体的内环境，扶正补阴，增强营养，以减少抗菌药物的应用剂量和持续时间。常见细菌感染的目标治疗见表1-40。

表1-40 常见细菌感染的目标治疗

菌种	首选药物	次选药物	备注
甲氧西林敏感金黄色葡萄球菌	苯唑西林、氯唑西林、头孢唑林、头孢呋辛	万古霉素、去甲万古霉素、替考拉宁、克林霉素	
耐甲氧西林金黄色葡萄球菌	万古霉素、去甲万古霉素	利奈唑胺、替考拉宁、达托霉素、磺胺甲噁唑甲氧苄啶	混合感染可使用替加环素
溶血性葡萄球菌	磺胺甲噁唑甲氧苄啶、呋喃妥因	万古霉素、去甲万古霉素、氟喹诺酮	仅限于泌尿系统感染
青霉素敏感肺炎链球菌	青霉素、阿莫西林克拉维酸	头孢克洛、头孢丙烯、头孢呋辛、头孢地尼、头孢泊肟、头孢曲松、头孢吡肟	左氧氟沙星、莫西沙星也有效
青霉素耐药或中介的肺炎链球菌	左氧氟沙星、莫西沙星、万古霉素、去甲万古霉素	—	非脑膜炎感染者可用第三、四代头孢菌素，脑膜炎者可选美罗培南+万古霉素、头孢曲松+万古霉素
化脓性链球菌	青霉素	β-内酰胺类抗生素	氟喹诺酮类也有效
耐万古霉素粪肠球菌	利奈唑胺、青霉素、呋喃妥因、磷霉素	—	限于泌尿系统感染
万古霉素敏感屎肠球菌	青霉素、氨苄西林、呋喃妥因、磷霉素		限于泌尿系统感染
淋病奈瑟双球菌	头孢曲松、头孢噻肟、头孢泊肟	大观霉素、阿奇霉素	氟喹诺酮类耐药性高
脑膜炎奈瑟菌	青霉素	头孢曲松、头孢噻肟、头孢呋辛	阿奇霉素、米诺环素有效
肺炎克雷伯菌	第三代头孢菌素、厄他培南、头孢吡肟、氟喹诺酮类、β-内酰胺类+酶抑制药	替甲环素、氨基糖苷类、磺胺类药、亚胺培南西司他丁、美罗培南	用于脓毒症、医院获得性肺炎、尿道感染
产气肠杆菌	头孢泊肟、氨基糖苷类、厄他培南	亚胺培南西司他丁、美罗培南、替加环素、帕尼培南倍他米隆	用于脓毒症、肺炎、创伤感染

续表

菌种	首选药物	次选药物	备注
产气肠杆菌	磺胺甲噁唑甲氧苄啶、第三代头孢菌素	氨基糖苷类、头孢吡肟、美罗培南、氨曲南、头孢噻肟、替加环素、帕尼培南倍他米隆	用于泌尿道感染
大肠埃希菌	第三、四代头孢菌素，哌拉西林三唑巴坦	厄他培南、头孢哌酮舒巴坦	用于脓毒症、肺炎、创伤感染
大肠埃希菌	磺胺甲噁唑甲氧苄啶、氟喹诺酮类	哌拉西林舒巴坦、头孢米诺、头孢美唑、头孢哌酮舒巴坦	用于尿路感染
	头孢他啶、头孢噻肟、哌拉西林他唑巴坦	头孢吡肟、厄他培南、头孢哌酮舒巴坦	用于血流感染
产ESBL酶肠杆菌科菌	哌拉西林他唑巴坦、头孢哌酮舒巴坦、厄他培南	头孢美唑、头孢米诺、头孢西丁	头孢他啶、头孢吡肟、环丙沙星可能有效
产AamC酶肠杆菌科菌	头孢吡肟、头孢噻利	厄他培南	亚胺培南西司他丁、美罗培南、替加环素可能有效
铜绿假单胞菌	头孢他啶、哌拉西林、哌拉西林他唑巴坦、头孢哌酮舒巴坦、亚胺培南西司他丁、美罗培南、帕尼培南倍他米隆、环丙沙星	对泛耐药菌株多黏菌素B	严重感染者β-内酰胺类+环丙沙星或阿米卡星
对碳青霉烯耐药的鲍曼不动杆菌	黏菌素、多黏菌素B、替加环素、头孢哌酮舒巴坦+米诺环素	—	替加环素、头孢哌酮+米诺环素可能有效
碳青霉烯敏感的鲍曼不动杆菌	头孢他啶、头孢哌酮舒巴坦、亚胺培南西司他丁	美罗培南、帕尼培南倍他米隆、环丙沙星、莫西沙星	米诺环素、多西环素
流感嗜血杆菌	阿莫西林克拉维酸、氨苄西林舒巴坦、头孢呋辛、头孢丙烯	阿奇霉素、头孢噻肟、头孢曲松	危及生命者口服第三代头孢菌素
杜克嗜血杆菌	阿奇霉素、头孢曲松	红霉素、环丙沙星	多数菌株对四环素、阿莫西林、磺胺甲噁唑甲氧苄啶耐药

续表

菌种	首选药物	次选药物	备注
白喉棒状杆菌	红霉素	青霉素	利福平、克林霉素可能有效
黏质沙雷菌	氟喹诺酮类、头孢吡肟	亚胺培南西司他丁、美罗培南、厄他培南、第三代头孢菌素+庆大霉素	用于脓毒症、肺炎、尿路感染
奇异变形杆菌	β-内酰胺类+β-内酰胺酶抑制药	氨基糖苷类、四环素、氟喹诺酮类、磺胺甲噁唑甲氧苄啶	用于脓毒症、肺炎、尿路感染、创伤感染
普通变形杆菌	第三代头孢菌素（敏感）、头孢吡肟、厄他培南、β-内酰胺类+β-内酰胺酶抑制药	亚胺培南西司他丁、美罗培南、氨基糖苷类、氨曲南、氟喹诺酮类	用于脓毒症、尿路感染
胎儿弯曲菌	庆大霉素	第三代头孢菌素（注射）	氨苄西林、氯霉素
空肠弯曲菌	阿奇霉素、环丙沙星	红霉素	—
炭疽芽孢杆菌	青霉素、环丙沙星、左氧氟沙星	多西环素	若病原菌对青霉素敏感，可用阿莫西林、莫西沙星或克拉霉素
产气荚膜梭菌	青霉素+克拉霉素	多西环素	红霉素、头孢唑林、哌拉西林或碳青霉烯类也可能有效
破伤风梭菌	甲硝唑、青霉素	多西环素	同时应用破伤风抗毒素
脆弱类杆菌	甲硝唑、奥硝唑、阿莫西林克拉维酸、哌拉西林他唑巴坦、氨苄西林他唑巴坦、氨苄西林舒巴坦、替卡西林克拉维酸、克林霉素	左奥硝唑、克林霉素、厄他培南、莫西沙星	亚胺培南西司他丁、美罗培南、帕尼培南、倍他米隆、替加环素也可能有效
艰难梭状芽孢杆菌	甲硝唑（口服）	万古霉素（口服）	杆菌肽（口服）
军团菌属	阿奇霉素、红霉素+利福平	氟喹诺酮类	克拉霉素、多西环素、莫西沙星、左氧氟沙星也可能有效

0774　如何辨证地针对侵袭性真菌病选药？

（1）侵袭性念珠菌病　由念珠菌侵犯内脏器官所引起的感染。病原菌主要来自消化道，经功能减弱的肠黏膜屏障而进入血流，可播散至全身。也可由深静脉导管上的菌落释放入血。对深部和播散性的念珠菌感染的治疗：近期未用过唑类抗真菌药且临床情况稳定的念珠菌（光滑和克柔念珠菌除外）感染，首选氟康唑。氟康唑耐药的念珠菌感染，或病情危重，有血流动力学不稳定、器官功能障碍的患者可选用卡泊芬净、伏立康唑或两性霉素B与氟胞嘧啶联用。

（2）曲霉菌病　曲霉菌主要通过呼吸道侵入人体。除侵犯肺脏外，也可侵犯体内的窦腔、心脏、脑和皮肤。伏立康唑为曲霉菌治疗首选，也可考虑两性霉素B（若考虑药物存在毒副作用或肾损害时可选择脂质体两性霉素B）治疗。若患者对两性霉素B耐药或不能耐受，卡泊芬净可供选择，联合使用伏立康唑和卡泊芬静是值得推荐的治疗方法，伊曲康唑可在病情不十分严重且疑似真菌感染的情况下早期经验性使用，或在患者确实经济能力有限而又对两性霉素B及其脂质体不能耐受的情况下考虑使用。

（3）隐球菌病　隐球菌病是新生隐球菌所致的感染性疾病。隐球菌性脑膜炎是最常见的真菌性脑膜炎，可危及生命。隐球菌性脑膜炎的治疗可选择静脉应用两性霉素B联合氟胞嘧啶治疗2周后，再口服氟康唑8周，或直至培养转阴性。AIDS患者伴有局限的隐球菌感染，或患者不能耐受两性霉素B时，氟康唑可作为替代药物单独应用。免疫缺陷者隐球菌感染控制后，氟康唑可用于预防复发，直至免疫功能恢复。

（4）组织胞浆菌病　伊曲康唑可用于治疗免疫健全者的隐性非脑膜感染，包括慢性肺组织胞浆菌病；酮康唑是免疫健全者的另一可选药物。对爆发性或严重感染，首选静脉输注两性霉素B。在感染控制后，伊曲康唑可用于预防复发。免疫缺陷者易发生真菌感染，可能需预防性应用抗真菌药物。口服唑类抗真菌药是预防用药的选择。氟康唑比伊曲康唑和酮康唑更易于吸收，毒性较酮康唑小。

0775　如何合理、高效、经济地选用抗真菌药？

讲究成本-效益已成为药学服务的重要课题。对合理应用抗真菌药，应当做到：① 依据经验，及早选择抗真菌药进行经验性治疗，以减少死亡；② 尽快颁布合理应用抗真菌药的相关法规，并建立由医院主管、医务处、感染科、药剂科、检验科细菌室联合组成的抗真菌药合理应用的监管组织；③ 加强全国抗真菌药合理应用的监测、处方审核；④ 加强耐药菌株监测和报告、通报制度；⑤ 建设社区、县乡医院共用、规范的真菌培养和敏感性实验室。

0776　阿昔洛韦如何合理应用？

① 脱水或已有肝、肾功能不全者需慎用。

② 严重免疫功能缺陷者长期或多次应用本品治疗后可能引起单纯疱疹病毒和带状疱疹病毒对本品耐药。如单纯疱疹患者应用阿昔洛韦后皮损不见改善应测试单纯疱疹病毒对本品的敏感性。

③ 由于生殖器疱疹患者大多易患宫颈癌，因此患者至少应一年检查1次，以便早期发现。

④ 服用阿昔洛韦血浆药物浓度影响不明显，但在给药期间应给予患者充足的水，防止本品在肾小管内沉淀。

⑤ 由于动物实验曾发现本品对生育的影响及致突变，因此口服剂量与疗程不应超过推荐标准。生殖器复发性疱疹的长程疗法也不应超过6月。

⑥ 急、慢性肾功能不全者不宜应用阿昔洛韦静脉滴注，滴速过快时可引起急性肾衰竭，并监测尿糖和肾功能，避免滴速过快（应在1小时以上）。

0777　更昔洛韦如何合理应用？

① 更昔洛韦一次最大剂量为6mg/kg，充分溶解后，缓慢静滴。溶液呈强碱性，故滴注时间不得少于1小时，避免与皮肤、黏膜接触，避免液体渗漏到血管外组织。

② 白细胞计数低于$0.5×10^9$/L以下，或血小板计数低于$25×10^9$/L时应暂时停药。

③ 肾功能不全者慎用。

④ 更昔洛韦遇冷易析出结晶，用前应仔细检查，如有结晶，可置热水中或用力震荡，待结晶完全溶解后再使用。

0778　金刚烷胺的禁忌证是什么？

① 对有癫痫病史、精神错乱、幻觉、充血性心力衰竭、肾功能不全、外周血管性水肿或直立性低血压的患者应在严密监护下使用。

② 治疗帕金森病时不应突然停药。

③ 每日最后一次服药时间应选择在下午4时前，以避免导致失眠。

④ 用药期间不宜驾车、操纵机械和高空作业。

0779　何谓抗疟药所致的"金鸡纳"反应？

奎宁或氯喹日剂量超过1g或连续应用较久，常致"金鸡纳"反应，此与水杨酸反应大致相似，可见耳鸣、头痛、恶心、呕吐、视力听力减退等症状，严重者产生暂时性耳聋，停药后常可恢复。少数患者对奎宁高度敏感，小量即可引起严重"金鸡纳"反应。24小时内剂量大于4g时，可直接损害神经组织并收缩视网膜血管，出现视野缩小、复视、弱视等。大剂量中毒时，除上述反应加重外，还可抑制心肌、扩张外周血管而致血压骤降、呼吸变慢变浅、发热、烦躁、谵妄等，多死于呼吸麻痹。

0780　应用抗疟药前为何宜询问患者疾病史？

① 氯喹对肝肾功能不全、心脏病、重型多型性红斑、血卟啉病、牛皮癣及精神病患者慎用。

② 伯氨喹于用前应仔细询问患者有无蚕豆病及其他溶血性贫血的病史及家族史、有无葡萄糖-6-磷酸脱氢酶缺乏及烟酰胺腺嘌呤二核苷酸还原酶（NADH）缺乏等病史，对葡萄糖-6-磷酸脱氢酶缺乏者禁用。

③ 葡萄糖-6-磷酸脱氢酶缺乏者服用伯氨喹可发生急性溶血型贫血，这种溶血反映仅限于衰老的红细胞，并能自行停止发展，一般不严重。一旦发生应停药，作适当的对症治疗。当葡萄糖-6-磷酸脱氢酶缺乏时，会引起高铁血红蛋白过多症，出现发绀、胸闷等症状，应用亚甲蓝 $1 \sim 2mg/kg$ 作静脉注射，能迅速改善症状。

④ 乙胺嘧啶对意识障碍者、葡萄糖-6-磷酸脱氢酶缺乏者、巨细胞性贫血者慎用。

0781　为何推荐抗疟药的联合应用？

联合应用不同作用点的抗疟药，使疟原虫的不同代谢环节受到药物干扰。

① 治疗疟疾仍推荐应用氯喹（杀灭血液中无性体，控制疟疾发作或复发）联合应用伯氨喹（杀灭肝组织内疟原虫和配子体，起根治作用）。

② 恶性疟脑型静脉滴注奎宁治疗仍为有效的抢救措施之一。

③ 对耐氯喹的恶性疟虫株，首选咯萘啶或用甲氟喹，亦可应用青蒿素或乙胺嘧啶加磺胺多辛或奎宁。青蒿素可控制疟疾急性发作。

④ 对于间日疟和三日疟，目前氯喹和伯氨喹为首选药。前者杀灭红细胞内裂殖体，控制急性发作；后者可杀灭肝脏内无组织型裂殖体与血中配子体，防止复发与传播。我国创制成功的磷酸咯萘啶，可用于抗氯喹恶性疟和恶性疟脑型凶险发作。

⑤ 疟原虫对氯喹、乙氨嘧啶较易产生耐药性，其次是奎宁和伯氨喹，耐乙氨嘧啶的疟原虫株，其二氢叶酸还原酶大量增加或与乙氨嘧啶的亲和力明显降低，使乙氨嘧啶对疟原虫的抑制作用明显减弱。为防止耐药现象的发生，目前提倡联合用药即两种不同作用点的药物合用，使疟原虫的不同代谢环节受到药物的干扰，起到协同作用，既能减少给药剂量，加快杀灭疟原虫速度，有效地杀灭已对其中一种药物产生抗药性的疟原虫。目前多以乙氨嘧啶（或甲氧苄

嘧啶）和磺胺类药（磺胺多辛或氨苯砜）联合应用，前者抑制二氢叶酸还原酶，后者抑制二氢叶酸合成酶，对疟原虫的叶酸代谢途径受到双重阻断作用，抑制虫株的叶酸和核酸的合成。

0782 如何依据不同肠虫病遴选药品？

依据不同的肠虫病分别选药。此外，在应用药物驱虫外，也应注意检查粪便虫体或虫卵，如未治愈者可于服药3周后重复第2个疗程。同时控制感染源，注意个人和饮食卫生，勤换内衣。各种肠虫病的选药见表1-41。

表1-41 各种肠虫病的选药

病种	可能病原体	首选药	次选药
蛔虫病	蛔虫	阿苯达唑400mg顿服 甲苯达唑200mg顿服	噻嘧啶10mg/kg（或500mg）睡前顿服，连服2天
鞭虫病	鞭虫	阿苯达唑一次400mg，1日2次，连服3天 甲苯达唑一次100mg，1日2次，连服3天	噻嘧啶一次6mg/kg，一日2次，连服2天
钩虫病	钩虫（美洲钩口线虫、十二指肠钩口线虫）	阿苯达唑一次400mg，1日2次，连服3天 甲苯达唑一次100mg，1日2次，连服3天	噻嘧啶10mg/kg（或500mg），睡前顿服，连服3天
蛲虫病	蛲虫	阿苯达唑400mg顿服 甲苯达唑200mg顿服	噻嘧啶10mg/kg，睡前顿服，连服7天
旋毛虫病	旋毛虫	阿苯达唑一次400mg，1日2次，连服7天 对严重感染者加服糖皮质激素	
绦虫病	猪、牛带绦虫	吡喹酮10mg/kg，清晨顿服	氯硝柳胺一次1g（吞服），间隔1小时1次共2次
粪类圆线虫病	粪类圆线虫	阿苯达唑400mg，顿服，连服6天 必要时2周后重复给药1次	
丝虫病	班氏丝虫、马来丝虫、盘尾丝虫、罗阿丝虫	乙胺嗪，对班氏丝虫病和马来丝虫病，总量1～1.5g，于夜间顿服 伊维菌素，盘尾丝虫病0.15～0.2mg/kg顿服，每6～12个月1次视症状和微丝蚴重现时间而定	

0783　阿苯达唑在治疗中可出现哪些特异反应?

注意阿苯达唑在治疗囊虫病特别是脑囊虫病时，主要因囊虫死亡释出异性蛋白有关的特异反应，多于服药后2～7天发生，出现头痛、头晕、发热、皮疹、肌肉酸痛、视力障碍、癫痫发作等，反映程度与囊虫数量、寄生部位、人体反应等有关。须采取相应措施（应用糖皮质激素地塞米松，静脉滴注20%甘露醇注射液降低颅压、抗癫痫等治疗），重症者可住院治疗进行眼底和脊髓液检查。治疗囊虫病和棘球蚴病，因用药剂量较大，疗程较长可出现谷丙转氨酶升高，多于停药后逐渐恢复正常。

第十三章　肿瘤与抗肿瘤药

0784　肿瘤联合化疗中的各药应用先后有序吗?

肿瘤的化疗方案极少单一用药，多采用联合化疗，方案中一般应包括两类、三类或四类以上药理作用机制完全不同的抗肿瘤药，且常用周期特异性药物与作用于不同时相的周期特异性药物配合。选药时也要尽可能使各药的毒性、不良反应不相重复，以提高正常细胞的耐受性。同时抗肿瘤药多以静脉给药为主要途径，联合用药方案主要阐述联合用药的给药次序、溶剂选择、容量控制、静滴速度与时间、溶液的稳定性及溶后放置时间等，医护也必须掌握，否则治疗失败。如应用群司珠单抗联合顺铂用于经反复化疗但未应用过顺铂的转移性乳腺癌，在第1天、第29天、第57天各用群司珠单抗75mg/m^2，第70天如病情稳定继续使用巩固剂量，即每周100mg，顺铂每隔4周75mg/m^2，持续使用。给药次序：先应用群司珠单抗，后在第1天、第29天、第57天应用顺铂75mg/m^2。溶剂选择：0.9%氯化钠注射液。不能应用5%葡萄糖注射液为溶剂，因其可使蛋白凝固，不可与其他药物混合输注。容量：250～500ml。静脉滴注适宜时间：1.5小时。稳定性：2～8℃冷藏。

0785　如何应对由烷化剂导致的骨髓功能抑制?

骨髓功能抑制常出现在给药后的7～10天，但是某些药可出现得更晚，如卡莫司汀、洛莫司汀和美法仑。因此，在一次治疗前必须检查外周末梢血常规。如骨髓功能尚未恢复，应酌情减少用药剂量或推迟治疗时间。对中性白细胞计数减少、或由此带来的发热患者，应当使用重组粒细胞集落刺激因子（G-CSF），必要时考虑给予抗菌药物治疗。

0786 如何应对由烷化剂导致的口腔黏膜反应？

口腔黏膜的上皮细胞是人体新陈代谢和生长最快的细胞，抗肿瘤药的细胞毒性首先损伤上皮细胞，导致口腔黏膜反应，如咽炎、口腔溃疡、口腔黏膜炎，黏膜反应是肿瘤化疗中常见的一种并发症，多数情况都与细胞毒性药、氟尿嘧啶、甲氨蝶呤和蒽环类抗生素有关。应对口腔溃疡的措施有：① 口服维生素B₂、维生素U及维生素C。② 进行有效口腔护理（常用3%碳酸氢钠、3%硼酸、1.5%过氧化氢、0.1%氯己定溶液漱口）。真菌感染应用制霉素液（1000U/100ml）漱口。③ 局部应用硫糖铝-利多卡因-苯海拉明组成的糊剂，并应用氯己定口腔溃疡膜、口腔溃疡软膏，溃疡严重时应用5%硝酸银溶液涂敷（注意不宜污染健康黏膜）。④ 中成药可外敷的有冰硼咽喉散、冰硼散，养阴生肌膜、爽口托疮膜有清湿泻毒、收敛生肌的作用，用时取膜贴于疮面，一日2～3次。口服可选黑参丸，一次1丸，一日2次。

0787 针对抗肿瘤药的药液外渗时如何及时处理？

抗肿瘤药静脉注射或滴注时药液外渗，绝大部分化疗药对皮肤、皮下组织、黏膜及血管有明显的刺激性，给患者带来痛苦，甚至可造成皮下组织坏死。因此，在使用化疗药时，应注意做好注射部位血管外渗的防护和处理，减少药物血管外渗的风险：① 化疗应由具有资质的专业人员操作。② 当化疗药渗漏时，应即停止注射。③ 根据化疗药的特性采取相应的防治措施。一般可用1%普鲁卡因注射液局部封闭，局部进行湿冷敷（禁忌热敷），以减轻皮肤坏死的机会。④ 局部使用解毒剂是化疗药外渗处理的重要环节，根据药物渗出量、范围做局部皮下封闭，即由疼痛或肿胀区域行多点注射：a.地塞米松5mg加利多卡因100mg局部封闭，一日1次，连续3天，以减轻局部疼痛和炎症反应；b.给予氢化可的松琥珀酸钠50～200mg或5%碳酸氢钠5ml加地塞米松4mg，局部静脉注射或渗漏部位多处皮下注射；c.透明质酸酶300U加0.9%氯化钠注射液2ml局部注射或透明质酸酶2ml加地塞米松5mg加5%利多卡因2ml局部注射。

0788 如何应对环磷酰胺的膀胱毒性？

环磷酰胺、异环磷酰胺的水解物丙烯醛可刺激膀胱，带来膀胱毒性。

① 应用本品时应鼓励患者多饮水，大剂量应用时应水化、补液利尿，以保障足量的液体和尿量。为预防白血病及淋巴瘤患者出现尿酸性肾病，可大量补液、碱化尿液和给予别嘌醇。为预防水中毒，可同时给予呋塞米。

② 大剂量用药时，除应密切观察骨髓功能外，尤其要注意非血液学毒性如心肌炎、中毒性肝炎及肺纤维化等。当出现肿瘤转移或骨髓抑制时，或伴有

肝肾功能损害时，甲氨蝶呤的剂量应减少至治疗量的1/3 ～ 1/2。大剂量使用，缺乏有效预防措施时，可致出血性膀胱炎，表现为少尿、血尿、蛋白尿，由其代谢物丙烯醛刺激膀胱所致，须应用美司钠解毒。

③ 当肝肾功能损害、骨髓转移或既往曾接受多程化放疗时，环磷酰胺的剂量应减少至治疗量的1/3 ～ 1/2。

④ 美司钠可防止泌尿道毒性的发生，常规用于异环磷酰胺的治疗过程中，也用于大剂量环磷酰胺（如超过2g）的治疗过程中，或既往使用环磷酰胺曾经出现泌尿道上皮毒性的患者中。美司钠一般静脉注射，常用剂量为异环磷酰胺和环磷酰胺的20%，时间为0时、4小时后及8小时后的时段。但在应用中注意监护：自身免疫功能紊乱的患者使用本品发生过敏反应的病例较肿瘤患者为多，应预先评估后在医护人员的监督下使用。美司钠的保护作用只限于泌尿系统的损害。

0789 如何应对顺铂可致的肾毒性？

肾毒性是大剂量顺铂化疗最常见、最严重的并发症之一，应用顺铂后可致血尿素氮及血肌酐升高，通常发生于给药后10 ～ 15天，多为可逆性，个别严重者可致不可逆肾衰竭。顺铂进入血循环后可直接与肾小管结合，破坏肾功能。

① 化疗时严格按医嘱用药，用药后及时给予利尿药，一日水摄入量维持在3000 ～ 3500ml，使尿量维持在2500ml以上，水化过程中注意观察液体超负荷病症并及时处理。

② 定期监测血电解质、肾功能，同时观察24小时尿量及尿颜色，鼓励患者多饮水，促进毒物排泄，以防尿酸结晶形成造成肾功能损害。

③ 必要时给予碳酸氢钠碱化尿液和别嘌醇，抑制尿酸形成，监测尿液的酸碱度，pH值保持在6.5 ～ 7.0之间，准确记录24小时尿量，密切观察尿量变化。

④ 对可能出现问题的患者要防患于未然，肾功能不全者慎用。

0790 如何应对卡铂导致的骨髓造血功能抑制？

卡铂代谢受到肌酐清除能力的影响较大，同样剂量在不同的患者体内清除的速率相差极大，用体表面积进行计算并不可靠，故卡铂的剂量可根据患者的身高、体重、性别、年龄、血清肌酐水平计算肌酐清除率，然后按照所需AUC水平计算。

① 有明显骨髓功能抑制和肝肾功能不全者、对顺铂或其他铂化合物过敏者、对甘露醇过敏者（本品注射剂中含有甘露醇）、妊娠及哺乳期妇女禁用。水痘、带状疱疹、感染、肾功能减退，老年患者慎用。

② 应用本品前应监测血常规及肝肾功能，治疗期间至少每周检查1次白细胞计数与血小板。

③ 在用药期间，应随访监测：a.听力；b.神经功能；c.血尿素氮、肌酐清除率与血肌酐测定；d.血细胞比容，血红蛋白测定，白细胞分类与血小板计数；e.血清钙、镁、钾、钠含量的测定。

0791 如何应对奥沙利铂的神经系统毒性？

奥沙利铂特别是与其他有神经系统毒性的药物联合应用时毒性增强。

① 每一次治疗前都要进行神经系统检查，以后定期复查。

② 如患者出现神经系统症状（感觉障碍、痉挛），应依据症状持续的时间和严重程度推荐以下方法调整奥沙利铂的剂量。a.如症状持续7天以上且较严重，应将奥沙利铂的剂量从$85mg/m^2$减至$65mg/m^2$（晚期肿瘤化疗）或至$75mg/m^2$（辅助化疗）；b.如无功能损害的感觉异常一直持续到下一周期，奥沙利铂的剂量从$85mg/m^2$减至$65mg/m^2$（晚期肿瘤化疗）或至$75mg/m^2$（辅助化疗）；c.如出现功能不全的感觉异常一直持续到下一周期，应停用奥沙利铂；d.如在停止使用奥沙利铂后，上述症状有所改善，可考虑继续奥沙利铂治疗。

③ 应告知患者治疗停止后，周围感觉神经病变症状可能持续存在。辅助治疗停止后，局部中度感觉异常或影响日常活动的感觉异常可能持续3年以上。

④ 遇冷可加重奥沙利铂的神经毒性，甚至可因咽喉痉挛而致严重后果，在使用奥沙利铂期间及其后一段时间内（2天）应避免受凉，如禁食冷水、冷饮（果汁、饮料、冰棍、冰激凌）、接触凉物（冰箱、冷金属容器）及避风等。

0792 应用卡铂和奥沙利铂选择什么样的溶剂？

卡铂和奥沙利铂在葡萄糖溶液中稳定，使用中应采用5%葡萄糖注射液溶解输注；顺铂在0.9%氯化钠注射液中更为稳定，同时应注意避光，以保证药物的稳定性，大剂量（$30mg/m^2$以上）应用时，需要加强水化和利尿。

0793 应用丝裂霉素应注意什么？

① 对肝损害或肾损害、骨髓功能抑制、合并感染症、水痘患者慎用。

② 幼儿用药应慎重，尤应注意不良反应的出现，并考虑对性腺的影响。

③ 本品会引起骨髓功能抑制等严重不良反应，故应频繁进行临床监测（血液检查、肝肾功能等），注意观察患者状态。若出现异常应减量或暂停并适当处置。另外，长期用药会加重不良反应呈迁延性推移，故应慎重给药。

④ 充分注意感染、出血倾向的出现或恶化。

⑤ 给药时应注意：a.静脉内给药时，有时会引起血管痛、静脉炎、血栓，故应充分注意注射部位和注射方法等，尽量减慢注射速度。b.静脉内给药时，

若药液从血管泄漏，则会引起注射部位硬结、坏死，故应慎重给药以免药液泄漏。c.动脉内给药时，有时会出现动脉支配区域的疼痛、发红、红斑、水疱、糜烂、溃疡等皮肤损害，导致皮肤及肌肉坏死，若出现此类症状应停药并适当处置。d.肝动脉内给药时，会因药液流入靶位以外的动脉而引起胃及十二指肠溃疡、出血、穿孔等，故应以造影等方法充分确认导管先端位置及药物分布范围，随时注意导管的脱逸、移动、注入速度等。另外，若出现此类症状应停药并适当处置。

0794 如何应对博来霉素的肺毒性？

① 博来霉素所致间质性肺炎、捻发音是最初出现的体征，当发现异常时应即停药，按特发性肺纤维化处置，给予糖皮质激素及抗生素预防继发感染。

② 肺功能基础较差者，间质性肺炎及肺纤维化出现频率较高，总剂量应在150mg以下。

③ 用药过程中出现发热、咳嗽、活动性呼吸困难等，应即停药。进行胸部X线检查、血气分析、动脉氧分压、一氧化碳扩散度等相关检查。随后2个月定期检查。

④ 血气分析、动脉氧分压等每周检查1次，持续2周以上。出现下降时应立即停药。当血气分析、动脉氧分压比用药前低10Torr以上，结合临床表现，怀疑药物引起时，应即停药，同时给予糖皮质激素治疗。当Dlco比用药前低15%，亦按以上处理。

⑤ 博来霉素所致不良反应的个体差异显著，即使投用较少剂量，也可出现不良反应。应从小剂量开始使用。

⑥ 总用量应在300mg（效价）以下。

⑦ 儿童及生育年龄患者，应考虑对性腺的影响。

⑧ 应用同类药物者，原则是博来霉素与该药剂量总和，为总用药量。

⑨ 长期使用，不良反应有增加及迟延性发生倾向，应十分注意。

⑩ 避免药物接触眼睛。用手涂抹黏膜附近病变后，应即洗手。

0795 如何应对依立替康可致的迟发性腹泻？

① 应告知患者在使用本品24小时后及在下周期化疗前任何时间均有发生迟发性腹泻的危险。静脉滴注后发生首次稀便的中位时间是第5天，一旦发生应即开始抗腹泻治疗。既往接受过腹部/盆腔放射的患者基础白细胞计数升高及行为状态评分≥2的患者，其腹泻的危险性增加，若治疗不当，腹泻可能危及生命，尤其对于合并中性粒细胞减少症的患者更是如此。

② 一旦出现第一次稀便，患者需开始饮用大量含电解质的饮料并立即开始抗腹泻治疗。

③ 推荐的抗腹泻治疗措施为：高剂量的洛哌丁胺（每2小时2mg）这种治疗需持续到最后一次稀便结束后12小时，中途不得更改剂量，本品有导致麻痹性肠梗阻的危险。故所有患者以此剂量用药一方面不得少于12小时，但不得连续使用超过48小时。

④ 当腹泻合并严重的中性粒细胞减少症（粒细胞计数 $\leqslant 0.05 \times 10^9/L$）时，应用广谱抗生素预防性治疗。

⑤ 曾出现严重腹泻患者，在下个周期用药应酌减剂量。

0796 应用依立替康期间应注意什么？

应用依立替康治疗期间，每周应查全血细胞计数，患者应了解中性粒细胞减少的危险性及发热的意义，发热性中性粒细胞减少症（体温≥38℃，中性粒细胞计数 $\leqslant 0.1 \times 10^9/L$），应即住院静脉滴注广谱抗菌药物治疗。

① 仅有当中性粒细胞计数 $\geqslant 0.15 \times 10^9/L$ 后，方可恢复本品治疗。

② 当患者出现严重无症状的中性粒细胞减少症（$\leqslant 0.05 \times 10^9/L$）、发热（体温≥38℃）或感染伴中性粒细胞减少（中性粒细胞计数 $< 0.1 \times 10^9/L$）时，应减量，对出现严重腹泻的患者，因其感染的危险性及血液学毒性会增加，应做全血细胞计数。

③ 老年人由于生理功能减退，尤其是肝功能减退，因此选择本品剂量时应谨慎。

④ 治疗前及每周期化疗前均检查肝功能。肝功能不全患者（胆红素在正常值上限的 1.0～1.5，氨基转移酶超过正常值上限的5倍时）出现严重中性粒细胞减少症及发热性中性粒细胞减少症的危险性很大，应严密监测。依立替康禁用于胆红素超过正常值上限1.5倍的患者。

⑤ 若出现急性胆碱能综合征（早发性腹泻及其他不同症状如出汗、腹部痉挛、流泪、瞳孔缩小及流涎），应使用硫酸阿托品治疗（0.25mg皮下注射）。对气喘的患者应小心谨慎。对有急性、严重的胆碱能综合征患者，下次使用本品时，应预防性使用硫酸阿托品。

⑥ 使用依立替康24小时内，有可能出现头晕及视物障碍，建议当这些症状出现时请勿驾车或操作机械。

0797 如何应对甲氨蝶呤的肾毒性？

① 为预防甲氨蝶呤的肾毒性，于化疗期间充分补充液体，鼓励患者多饮水，大剂量应用时应水化、利尿，并碱化尿液，使尿液pH值≥7.0，尿量保持在每日保持在 2000～3000ml。

② 尽量在血浆药物浓度监测下慎用。

③ 为预防白血病和淋巴肿瘤患者出现尿酸性肾病，可给予降低尿酸药或

排酸药（丙磺舒、苯溴马隆），但别嘌醇可增加甲氨蝶呤的骨髓毒性。

④ 当大剂量用药时，除应密切观察骨髓功能外，尤其要注意非血液学毒性如心肌炎、中毒性肝炎及肺纤维化等。

⑤ 滴注时间不宜超过6小时，滴速过缓可增加肾毒性。

⑥ 大剂量注射后2～6小时，肌内注射亚叶酸钙一次3～6mg，每隔6小时给予1次，可减轻不良反应。

⑦ 避免同时应用阿司匹林、氨苯蝶啶、青霉素类抗生素（竞争性影响甲氨蝶呤的清除）。

⑧ 同时给予口腔护理，应用含亚叶酸钙的含漱液进行口腔保护。

0798　大剂量应用甲氨蝶呤后为何要用亚叶酸钙？

大剂量应用甲氨蝶呤后，可利用正常细胞（5～7天）与肿瘤细胞（7～10天）复苏时间差，用亚叶酸钙解救，可减轻本品所致的黏膜损害和骨髓抑制，同时又尽可能多地杀灭肿瘤细胞，提高化疗效果而减少不良反应。我国HD-MTX方案HUAN中甲氨蝶呤一般静脉滴注24小时，开始应用36小时后（不超过48小时）应用亚叶酸钙解救。亚叶酸钙解救剂量一般不超过甲氨蝶呤总量的10%，多数学者认为用至2%～3%较为理想。另外，注意滴注时间不宜过长，过长可增加肾毒性，每次滴注时间不宜超过6小时。

0799　应用氟尿嘧啶应注意什么？

在应用氟尿嘧啶中注意监护：① 治疗前及疗程中定期检查血常规；② 用药期间不宜饮酒或同用阿司匹林类药；③ 与亚叶酸钙、亚叶酸联合应用，可增强疗效和不良反应，可先给予亚叶酸钙60～300mg静脉滴注，再继用本品，可增强疗效。

0800　如何应对多柔比星及同类药物的心脏毒性？

柔红霉素、多柔比星、表柔比星、吡柔比星及米托蒽醌等蒽环类抗肿瘤药可致氧自由基形成，与其心脏毒性有关，表现为剂量累积性的心肌炎，引起迟发性严重心力衰竭，心电图呈室上性心动过速、室性前期收缩、ST-T段改变，多发生于多柔比星总量大于400mg/m²、表柔比星大于900mg/m²的患者。一般认为，表柔比星和吡柔比星的心脏毒性低于多柔比星。

① 蒽环类抗肿瘤药慎用于有心脏病、高血压、高龄的和接受过心脏介入的患者，并注意在用药期间监测心功能、心电图、超声心动图、血清酶学和其他心肌功能试验。

② 必须应用专属性极强的解毒药右雷佐生，右雷佐生在细胞内水解成开环形式后，具有螯合作用，能与柔红霉素、多柔比星复合物螯合，抑制自由基

的产生，起到保护心肌的作用，减轻由蒽醌类抗肿瘤药所引起的心脏毒性。右雷佐生以静脉滴注，剂量应为柔红霉素、多柔比星剂量的10倍，于给药至少30分钟后再应用柔红霉素、多柔比星等抗肿瘤药。

0801　应用多柔比星应注意什么？

① 少数患者应用多柔比星后可引起黄疸或其他肝功能损害，有肝功能不全者，用量应予酌减。

② 本品经肾由尿液排出虽较少，但在用药后1～2天内可出现红色尿，一般都在2天后消失。肾功能不全者应用后要警惕高尿酸血症的出现；痛风患者如应用多柔比星，要相应增加别嘌醇的剂量，并多饮水。

③ 曾用其他抗肿瘤药或放疗已引起骨髓抑制者、心肺功能失代偿患者、严重心脏病患者、妊娠及哺乳期妇女、血常规白细胞计数低于3.5×10^9/L或血小板低于50×10^9/L者、明显感染或发热、恶病质、失水、电解质或酸碱平衡失调患者，及胃肠道梗阻、明显黄疸或肝功能损害患者、水痘或带状疱疹患者禁用。2岁以下幼儿、老年患者慎用。

④ 用药期间应监测。a.测定心功能、心电图、超声心动图、血清酶学和其他心肌功能试验；b.随访检查血常规（每周至少1次）和肝功能；c.应经常查看有无口腔溃疡、腹泻以及黄疸等情况；d.测定血、尿尿酸，并劝患者多饮水以减少高尿酸血症的可能，必要时检查肾功能。

⑤ 曾用过足量柔红霉素、表柔比星及本品者不能再用。

⑥ 多柔比星、柔红霉素注射渗漏会造成局部血管坏死。

0802　如何应对长春碱类的神经毒性？

长春碱类药的神经系统毒性为长春碱类药物的剂量限制性毒性，主要表现为四肢麻木、腱反射消失、腹痛和便秘，甚至麻痹性肠梗阻等。静脉反复注药可致血栓性静脉炎，注射时漏至血管外可造成局部坏死，应立即停止注射，以氯化钠注射液稀释局部，或以1%普鲁卡因注射液局部封闭，温湿敷或冷敷，发生皮肤破溃后按溃疡处理。

0803　如何预防由紫杉醇所致的超敏反应？

紫杉醇因其以特殊溶剂聚乙烯醇蓖麻油（Cremophor-EL）进行溶解而可能导致严重的超敏反应，需常规进行糖皮质激素、抗组胺药和组胺H_2受体拮抗药的预处理，以防止严重的超敏反应。紫杉醇的外周神经毒性也更为常见，其具体机制尚未明了，可能与剂量累积有关，也可能与溶剂的神经毒性有关；紫杉醇另一重要不良反应为心脏毒性，更常见的只有心动过缓和无症状的低血压。多西他赛与其相比，神经毒性和心脏毒性都较轻，但其骨髓抑制较明显，为主要剂量限制性毒性，另外其可致持续的液体潴留，也会发生超敏反应，因此建议口服地塞米松以减少液体潴留和超敏反应。在治疗前12小时及6小时口服地塞米松20mg，治疗前30～60分钟肌内注射苯海拉明50mg，及治疗前30～60分钟静脉注射西咪替丁300mg或雷尼替丁50mg。

0804　应用他莫昔芬期间应注意什么？

① 鉴于他莫昔芬可促进排卵，有导致怀孕的可能，对患有乳腺癌的未绝经妇女不宜应用，若绝经前必须使用本品，应同时服用抗促性腺激素类药。② 治疗期间和停药后8周，女性患者应严格避孕，并不得使用雌激素类药避孕。③ 对接受他莫昔芬治疗者，如发现子宫异常出血，应即进行检查。

0805　如何应对由酪氨酸激酶抑制药所致皮肤和胃肠道的不良反应？

① 吉非替尼和厄罗替尼所致不良反应中以皮肤毒性和腹泻最为常见，皮肤不良反应包括皮疹、皮肤干燥和指甲异常。皮疹往往为痤疮样，皮疹的严重程度可以预示疗效。轻、中度皮疹无须特殊处理，应避免日晒、涂抹润肤露和含糖皮质激素软膏，或口服抗过敏药氯苯那敏、阿司咪唑和氯雷他定等，伴发感染时可局部涂抹抗生素软膏或口服抗生素。

② 中、重度腹泻者可予口服洛哌丁胺，同时补充液体和电解质，严重者宜短暂停药以恢复。

③ 吉非替尼和厄罗替尼于治疗期间有发生间质性肺炎的可能，发生率极低但可致命，临床表现为呼吸困难、咳嗽、低热和血氧饱和度降低，影像学上往往有肺间质的毛玻璃样改变。治疗过程中应密切监测有无间质性肺病发生的可能性。当新出现难以解释的上述症状时，应进一步检查，一旦确认识别间质性肺炎时，应即停用，并给予相应的治疗。

④ 吉非替尼和厄罗替尼均经肝脏代谢，可以引起无症状的肝脏转氨酶AST及ALT升高，治疗中应注意监测。

0806　酪氨酸激酶抑制药在代谢中与哪些药物相互作用？

多数酪氨酸激酶抑制药（吉非替尼、厄洛替尼、埃罗替尼、伊马替尼、苏尼替尼）主要通过肝药酶CYP3A4代谢，与CYP3A4抑制药（胺碘酮、氟康唑、酮康唑、伊曲康唑、西咪替丁、环丙沙星、克拉霉素、地那韦啶、地尔硫䓬、多西环素、依诺沙星、红霉素、氟伏沙明等）联合应用，可使伊马替尼、埃罗替尼、吉非替尼的药-时曲线下面积增加；与CYP3A4诱导药（利福平、巴比妥类、波生坦、卡马西平、糖皮质激素、莫达非尼、奈韦拉平、奥卡西平、苯妥英钠、苯巴比妥、扑米酮、吡格列酮）联合应用，可使上述药品的药-时曲线下面积降低。

0807 何谓单抗抗肿瘤药综合征?

(1) 过敏反应 单抗类药的过敏反应大多数发生在第一次用药时,尤其是首次剂量较高时。典型的超敏反应常于开始滴注的几分钟内发生,也可发生在滴注后30～120分钟内。而在以后再用药时会较少发生过敏反应。为预防过敏反应发生,一般在开始治疗前30～60分钟给予解热镇痛药和抗组胺药,也可考虑应用糖皮质激素。首次用药开始时应缓慢输注,并密切观察呼吸、血压、心率或体温等。不能静脉注射或通过其他途经给药。如出现轻度过敏反应,可不必停药,减慢输注速度或暂停输注多可缓解,缓解后再继续用药,须密切观察。发生严重过敏反应时必须立即永久停药,并即用肾上腺素、抗组胺药和糖皮质激素等,缓解后应延长足够的监护时间。

(2) 利妥昔单抗可致细胞因子释放综合征 以严重的呼吸困难(常伴支气管痉挛和低氧血症)、发热(可能出现高热惊厥)、寒战、荨麻疹和血管性水肿为特征。还可伴随出现一些肿瘤溶解综合征的特征,如高尿酸血症、高钾血症、低钙血症、LDH升高、急性肾衰竭以及危及生命的呼吸衰竭。

(3) 肿瘤溶解综合征(TLS) 肿瘤细胞短期内大量溶解,释放细胞内代谢产物,引起以高尿酸血症、高血钾、高血磷、低血钙和急性肾衰竭为主要表现的一组临床综合征。TLS常发生于化、放疗早期,多数在化疗后1～7天出现。对TLS处理的关键在于预防。对TLS危险因素患者,即肿瘤负荷大、增值比率高而对化疗药敏感的患者,在进行放化疗前即采取充分水化、利尿、碱化尿液、服用别嘌醇等措施,这类患者在第1次滴注利妥昔单抗时应减慢滴注速度,以防止或减少ATLS发病的可能性。同时定期监测出入量、电解质、尿素氮、血肌酐、尿酸、钙磷及心电图等。对已发生高钾血或低钙血症者,除及时纠正外,还应密切注意临床症状的变化,必要时心电图监测心率的变化。对低钙血症者应静脉输入葡萄糖酸钙,但是往往需要连续给药数天才能纠正。如血钾浓度过高要对证处理。化疗开始后如出现急进性肾功能损害,应尽早开始血液透析,以有效地控制血清钾、钙、磷及尿酸的浓度。对肾功能不全的患者,应减少抗肿瘤药物的用量。

(4) 应用西妥昔单抗的患者如发生严重的皮肤反应必须中断治疗。只有当皮肤反应恢复到2级,才能重新进行治疗。如严重的皮肤反应属首次发生,不须调整剂量。如严重的皮肤反应为第2次或第3次出现,须再次中断使用本品。只有当反应缓解到2级,才能重新开始以较低剂量继续治疗。如严重的皮肤反应为第4次发生,或停药后皮肤反应无法缓解至2级,则须永久停止应用本品治疗。

(5) 在使用曲妥珠单抗治疗的患者中应密切观察有无心脏功能减退的症状和体征,与曲妥珠单抗治疗相关的充血性心力衰竭可能相当严重,并可引起致命性心力衰竭、死亡、黏液栓子脑栓塞。目前尚无数据显示有合适的评价方法可确定患者有发生心脏毒性的危险。在本品治疗过程中，左心室功能应经常评估。若患者出现临床显著的左心室功能减退应考虑停用曲妥珠单抗。约2/3有心功能减退者有症状，大多数治疗后症状好转。治疗通常包括利尿药、强心苷类、血管紧张素转换酶抑制药。

0808 特殊人群如何应用单抗类药？

① 已知免疫球蛋白IgG可透过胎盘屏障，所以除非可能给患者带来的益处大于潜在的危险，单抗类药不应应用于妊娠期妇女。② 育龄期妇女在使用单抗的过程中及治疗后的12个月，应采取有效的避孕措施。③ 已知母体的IgG可由乳汁中分泌，建议哺乳期妇女在使用单抗类药治疗期间和最后1次用药后1个月内不要哺乳。④ 老年患者无需调整剂量。

0809 如何明确抗肿瘤化疗药所致恶心与呕吐的分类？

由化疗药所致恶心与呕吐，按出现的不同时间可分为急性、迟发性和预期性恶心与呕吐三类。① 急性恶心与呕吐是指应用化疗药后24小时内发生的，通常在用药后5～6小时达峰，可持续18小时，然后停止呕吐或转为慢性呕吐。该类型恶心与呕吐的程度常最为严重，主要与药品不良反应有关。其机制主要与肠嗜铬细胞释放5-HT有关。如控制不当，则会增加迟发性恶心、呕吐发生的风险，并降低止吐药的疗效。② 迟发性恶心与呕吐是指使用化疗药24小时后出现的，其中40%～50%发生于化疗后24～48小时，由于此类型持续时间较长，对患者的治疗、营养状况及生活质量影响较大，其发生机制具体不明，可能与P物质介导、血脑屏障破坏、胃肠动力破坏及肾上腺激素分泌等多因素有关。③ 预期性恶心与呕吐则不同于上述两型，其发生与化疗药无关，而是由精神心理因素主导，是指既往接受过化疗的患者在再次接受化疗前出现的恶心与呕吐症状，由于精神紧张所致的条件反射往往是此类呕吐的主要原因，因此，止吐药也往往未能起效。通过行为调节和系统脱敏使患者减轻心理负担是较好的治疗手段。

对轻度恶心与呕吐反应可口服多潘立酮、甲氧氯普胺进行处理，如效果不佳，可合并应用地塞米松或劳拉西泮作为补充。对严重呕吐或处理效果不佳者，可给予5-HT$_3$受体拮抗药，包括昂丹司琼、格拉司琼、雷莫司琼和托烷司琼；对化疗后的急性或延迟性恶心与呕吐发作者，也可给予神经激肽受体阻滞药阿瑞吡坦，提高对恶心和呕吐的控制。为预防迟发症状，可口服地塞米松，可以单独使用，或与甲氧氯普胺、苯海拉明联合应用。

0810　如何依据抗肿瘤化疗药的致吐性选用止吐药?

① 重度致吐性化疗药所引起恶心呕吐的治疗，每天化疗前，联合应用 5-HT₃ 受体拮抗药、口服地塞米松 12mg 和阿瑞吡坦 125mg，化疗后从第 2 天到第 4 天，口服地塞米松一次 4mg，一日 2 次，以及第 2 天到第 3 天口服阿瑞吡坦 80mg。但对于联合的化疗方案如 AC、CHOP、R-CHOP，则化疗后不再用地塞米松。另有两项 3 期临床实验表明联合应用 5-HT₃ 受体拮抗药和地塞米松时，后者化疗前单剂量 20mg，化疗后为一次 8mg，一日 2 次。

② 中度致吐性化疗药所引起恶心呕吐的治疗，每天化疗前，联合应用 5-HT₃ 受体拮抗药和口服地塞米松 12mg，化疗后，从第 2 天到第 3 天口服地塞米松或应用 5-HT₃ 受体拮抗药。

③ 低度致吐性化疗药所引起恶心与呕吐的治疗，每日化疗前，应用 5-HT₃ 受体拮抗药或地塞米松口服，化疗后不需应用。

④ 微弱致吐性化疗药所引起恶心与呕吐可不需治疗，必须时每天于化疗前，应用 5-HT₃ 受体拮抗药，化疗后不需应用。

0811　抗肿瘤药所致的药品不良反应有哪些?

抗肿瘤药的毒性和所致药品不良反应/事件十分严重和广泛，缘于几个方面：① 本身即为细胞毒类药。② 作用靶标选择性差，在杀伤癌细胞同时必须先杀伤人体正常细胞，尤其是人体快速生长的细胞（骨髓、胃肠道和口腔黏膜、皮肤、生殖腺、淋巴网状内皮细胞等）。③ 绝大多数药品具有腐蚀性、刺激性、致敏性、致畸性和致癌性。④ 抗肿瘤药在体内产生大量降解物质，如嘌呤、尿酸、同型半胱氨酸、丙烯醛等。⑤ 特异性损伤器官，如心、肝、肾、肺、膀胱等。⑥ 母体药和代谢物具有蓄积性。因此，抗肿瘤药的毒性和药品不良反应可归纳和简称为"大、多、广、重"。

0812　抗肿瘤药的血液系统毒性与骨髓功能抑制有哪些表现?

（1）出血　环磷酰胺、异环磷酰胺、噻替派、博来霉素、甲氨蝶呤、阿柔比星、羟喜树碱、门冬酰胺酶可引起出血性膀胱炎；来曲唑、阿那曲唑可致阴道出血；在接受贝伐单抗治疗的患者中，出现两种不同的出血情况，最常见是轻微的出血，主要表现为鼻出血；另一种是严重的肺出血，有时是致命的。

（2）骨髓功能抑制　由于骨髓中的各种血细胞对抗肿瘤药的敏感性，以其生命半衰期的长短而表现不一，白细胞、血小板和红细胞的半衰期分别为 6 小时、5～7 天和 120 天，因此，白细胞、血小板相比于红细胞受损严重，骨髓功能抑制的主要表现为白细胞计数、血小板、红细胞计数减少和血红蛋白水平下降。除长春新碱和博来霉素外几乎所有的细胞毒药，均可导致骨髓功能抑制，尤以影响与破坏 DNA 结构和功能药物（细胞毒药、铂类）最强；干扰转录过程和阻止 RNA 合成的药物次之，干扰核酸与蛋白质生物合成的药物（抗代谢药）较小。骨髓功能抑制常常出现在给药后的 7～10 天，但是某些药品可出现得更晚，如卡莫司汀、洛莫司汀和美法仑。因此，每次化疗前必须检查外周末梢血常规，如骨髓功能尚未恢复，应酌情减少剂量或推迟治疗时间。

0813　抗肿瘤药的胃肠道毒性有哪些？

胃肠毒性包括食欲减退、恶心、呕吐、腹泻、腹痛、腹胀、肝脏毒性等。抗肿瘤药所致恶心、呕吐的机制有：① 药物直接刺激胃肠道黏膜，致黏膜上的嗜铬细胞释放 5-羟色胺（5-HT）等神经递质，5-羟基色胺与 5-HT$_3$ 受体结合产生的神经冲动由迷走神经和交感神经传入呕吐中枢而致呕吐。② 药品及其代谢物直接刺激延髓催吐化学感受区，然后通过多巴胺、组胺、毒蕈碱、5-HT$_3$ 等一系列受体进而传递至呕吐中枢引发呕吐。③ 感觉、精神因子直接刺激大脑皮质通路导致呕吐，多见于预期性呕吐。抗肿瘤药所致呕吐按致吐的频率，分成高度、中度、低度和微弱 4 个等级水平。口腔黏膜的上皮细胞是人体新陈代谢和生长速度最快的细胞，抗肿瘤药的细胞毒性首先损伤上皮细胞，导致口腔黏膜反应，如咽炎、口腔溃疡、口腔黏膜炎，黏膜反应是肿瘤化疗中常见的一种并发症，多数情况都与氟尿嘧啶、甲氨蝶呤和蒽环类、分子靶向药吉非替尼、伊马替尼、索拉替尼、舒尼替尼有关。

0814　抗肿瘤药的心脏毒性有哪些？

蒽环类抗生素（多柔比星、表柔比星、吡柔比星）可致氧自由基形成，与心脏毒性有关，表现为剂量累积性的心肌病，大多发生于多柔比星总量 ≥400mg/m^2、表柔比星 ≥900mg/m^2 者，一般表柔比星和吡柔比星的心脏毒性低于多柔比星，因此慎用于有心脏病、高血压、高龄和曾接受过心脏介入治疗者。紫杉醇的重要不良反应为心脏毒性，常见心动过缓和无症状的低血压。曲妥珠单抗治疗的患者中，中至重度心力衰竭的发生率为 5%。曲妥珠单抗、拉帕替尼重要的不良反应是心脏毒性，表现为心功能障碍及心力衰竭，发生机制可能与抑制心肌细胞表面人表皮生长因子受体-2（Her-2）有关，也可能是线粒体功能受损导致的心肌细胞损害。临床试验报告，单用曲妥珠单抗心脏毒性发生率为 4%～7%，与蒽环类药联合应用可使心脏毒性发生率达 27%。因此指南要求曲妥珠单抗、拉帕替尼在治疗前、中应监测左心室射血分数（LVEF），且避免与蒽环类药联合使用。心功能减退的患者大多数治疗后症状好转。治疗通常包括利尿药、强心苷、血管紧张素转换酶抑制药。由于具有对抗新生血管生成的作用，卡培他滨、氟法拉滨、多西他赛、喷司他丁、替尼泊苷、伊马替尼、索拉替尼、舒尼替尼、西尼替尼、利妥昔单抗均可引起高血压，发生率为

15%～17%，并增加出血和心脑血管事件的风险。导致血压升高可能与抗肿瘤药减少新生血管形成的数量、破坏内皮细胞功能、改变一氧化氮的代谢、增加微循环阻力有关。吉西他滨、阿糖胞苷、伊达比星、长春瑞滨、厄洛替尼、索拉非尼、环磷酰胺、利妥昔单抗、替伊莫单抗、地西他滨可激动心脏功能，增加心肌氧耗，增加心肌负担，诱发心绞痛、心律失常或急性心肌梗死。

0815 抗肿瘤药的肾毒性有哪些？

铂类药的分子结构的差异，离去基团的水化难易程度，决定其毒性，导致常用三种铂类（顺铂、卡铂和奥沙利铂）各自毒性亦有所区别，越易水化的药品毒性越大。卡铂的离去基团是双羧化物配体，其水化速率慢，毒性相对小，在肾毒性、神经毒性和耳毒性方面的问题比顺铂少，但骨髓抑制比顺铂严重，活性较低，因此应用剂量可达300～450mg/m²，高于顺铂的20～120mg/m²。顺铂被所有快代谢细胞同等摄取且经肾排泄，产生剂量限制性毒性（肾毒性、神经毒性、耳毒性和骨髓功能抑制），骨髓功能抑制相对较轻。奥沙利铂的神经毒性（包括感觉周围神经病）呈剂量依赖性，累积量超过800mg/m²时，在部分患者可致永久性感觉异常和功能障碍。铂类药可致肾小球间质损害，严重者可发生肾衰竭。大剂量顺铂化疗最常见、最严重的为肾毒性，进入血循环后可直接与肾小管结合，破坏肾功能，可致血清尿素氮及肌酐升高，通常发生于给药后10～15天，多为可逆性，个别严重者可致不可逆肾衰竭。用药后宜及时给予利尿药，使日水摄入量维持在3000～3500ml，尿量维持在2500ml以上，水化过程中注意观察液体超负荷病症并及时处理，定期检测血清电解质、肾功能，同时观察24小时尿量及尿颜色，促进毒物排泄。大多数抗肿瘤药经肾脏由尿液中排出，在用药后1～2天内可出现红色尿，一般都在2天后消失。肾功能不全者应用后要警惕高尿酸血症的出现；痛风患者如应用多柔比星，要相应增加别嘌醇的剂量，并多饮水。

肺脏毒性肺功能不全、高肿瘤负荷者（病灶≥10cm）、淋巴瘤患者循环中有大量恶性肿瘤细胞（≥25000个/ml）者，发生严重的细胞因子释放综合征或肿瘤溶解综合征的风险较高，严重的细胞因子释放综合征以严重的呼吸困难（常伴支气管痉挛和低氧血症）、发热、寒战、荨麻疹和血管性水肿为特征。使用利妥昔单抗时应极其慎重，应考虑进行预治疗以降低肿瘤负荷。此类患者在第一次静脉滴注利妥昔单抗时应考虑减慢滴注速率。阿糖胞苷、吉西他滨、伊马替尼、曲妥珠单抗、英夫利西单抗可引起肺水肿；博来霉素、丝裂霉素、环磷酰胺、卡莫司汀、亚硝基脲氮芥、美法仑、甲氨蝶呤、紫杉醇、多西他赛、吉非替尼、厄罗替尼、白消安等可加重肺纤维化（间质性肺炎），妨碍肺损伤修复。博来霉素所致肺纤维化，捻发音是最初出现的体征，当发现异常时应即停药。

0816　抗肿瘤药的泌尿系统和膀胱毒性有哪些？

（1）高尿酸血症　肿瘤组织溶解和化疗均可诱导高尿酸血症，且与急性肾衰竭有关。为防止其出现，别嘌醇应在治疗肿瘤化疗前24小时开始使用，且应大量补充水分。

（2）泌尿道上皮毒性　应用异环磷酰胺及大剂量环磷酰胺时会出现出血性膀胱炎，由其代谢物丙烯醛所致。环磷酰胺、异环磷酰胺在体内经肝脏微粒体功能氧化酶的作用转化为磷酰胺氮芥及丙烯醛，前者和肿瘤细胞DNA发生交叉联结，阻止DNA复制、裂解DNA，作用较强。后者丙烯醛有强烈的膀胱和泌尿道毒性，引出出血性膀胱炎。

0817　抗肿瘤药的神经系统毒性有哪些？

长春碱类药可抑制神经轴突的微管功能，尤其是长春新碱，长春碱类的周围神经损害最初表现为腱反射减弱、肢端感觉异常，分别从跟腱反射减弱及指尖感觉异常开始，甚至出现下肢无力、垂足、下肢轻瘫；部分患者用药时出现肌痛，数日后自行消退；颅神经损害可有眼肌麻痹、面瘫。另外，个别患者还可表现出由上行性脑脊髓病进展后引起的持续性呃逆。长春新碱神经损伤的机制尚不十分明确，一般认为长春新碱的神经毒性作用主要是与长春新碱和微管蛋白二聚体之间具有较强的亲和力有关。微管蛋白二聚体可以阻止可溶性调节器与微管蛋白发生聚合作用。长春新碱与细胞结合，阻断有丝分裂周期，导致细胞死亡。轴索微管蛋白的结构变化、囊泡蓄积和滑面内质网的断裂，均可致外周神经轴索运输系统的损伤。奥沙利铂、长春碱、长春新碱、硼替佐米、紫杉醇及多西他赛可致周围神经炎，尤其遇冷可加重奥沙利铂的神经毒性，甚至可能因喉痉挛导致严重后果，临床使用奥沙利铂时及其后一段时间内应避免受凉，如禁饮冷水、冷饮、接触凉物及避风等，并延长下次静脉滴注的时间。紫杉醇的外周神经毒性也更为常见，其机制尚未明了，可能与剂量累积有关，也可能与溶剂的神经毒性有关。高剂量异环磷酰胺、甲氨蝶呤，常规剂量的氟尿嘧啶均可引起神经毒性。

0818　抗肿瘤药的耳毒性有哪些？

顺铂具有明显的耳毒性，且与剂量相关，所致听力损伤往往表现为双侧可逆性，老年患者易于加重，各年龄段均可能发生毒性累积，$60mg/m^2$可引起耳鸣、高频听力下降、听力异常、视神经炎、暂时性失明、周围神经感觉异常、腱反射消失等；如用药量过多，患者常永久性地损失高频听力，患者前庭功能往往正常。其他抗肿瘤药氮芥、博来霉素、甲氨蝶呤等可导致患者听力下降。

0819 抗肿瘤药的眼毒性有哪些？

① 吉西他滨、阿糖胞苷、多柔比星、伊立替康、喷他司丁、吉非替尼、伊马替尼、厄洛替尼、西妥昔单抗、唑来膦酸钠可致结膜炎。② 吉西他滨、阿糖胞苷、厄洛替尼、丝裂霉素可致角膜炎。③ 甲氨蝶呤可致睑缘炎。④ 应用阿糖胞苷、伊马替尼、丙卡巴肼可出现眼底出血。⑤ 氟达拉滨、他莫昔芬、喷他司丁、吉非替尼、伊马替尼、丝裂霉素的毒性可致视神经炎。⑥ 他莫昔芬、伊立替康、环磷酰胺、顺铂、卡铂、来那度胺可引起视物模糊。

0820 抗肿瘤药的生殖毒性有哪些？

抗肿瘤药雷莫司汀、环磷酰胺、氮芥、长春新碱、阿糖胞苷、氟他胺等可损伤性腺，可引起男性勃起功能障碍、早泄、精子数量缺乏；女性出现月经紊乱、经期延迟、阴道出血、停经。他莫昔芬、托瑞米芬、阿那曲唑、来曲唑、依西美坦可促进子宫内膜渐进性增生、增殖；同时也妨碍子宫内膜脱卸，使内膜呈非同步性剥脱，造成子宫内膜长期不规则性出血。

0821 抗肿瘤药的皮肤与皮肤附件毒性有哪些？

（1）手足综合征 氟尿嘧啶、多柔比星、卡培他滨可引起的手足综合征，表现为疼痛、对称性红斑及掌心、足底红肿；索拉非尼、舒尼替尼也可引起手足综合征，但以过度角化为特征，为剂量依赖性，与抗肿瘤药的直接毒性有关。对不耐受的3级手足综合征，中断治疗可使反应缓解至1级，重新治疗时须适当减量；对轻度患者应避免站立、着棉袜和软鞋垫，以减轻局部压力，并应用20%尿素乳膏剂保湿。

（2）皮肤干燥 许多抗肿瘤药如吉非替尼、依马替尼、厄洛替尼、索拉非尼、舒尼替尼、拉帕替尼、吉西他滨等在治疗数周后，35%患者的胳膊和大腿（手、足、指趾关节）会干燥伴瘙痒，部分发展为皮脂缺乏性湿疹，尤其是老年人。

（3）指甲病变 吉非替尼、厄罗替尼、去氧氟尿苷、卡培他滨可致甲沟炎，使甲外侧肉芽组织形成并向甲内生长，伴有红斑、压痛、指甲外侧隆起、开裂、化脓性肉芽肿；帕尼单抗、西妥昔单抗可造成甲床炎；甲氨蝶呤、环磷酰胺可使指甲脱落；表柔比星、多柔比星可致甲床部位色素沉着、指甲松离；氟尿嘧啶用后可出现皮炎、皮肤肥厚、皮疹和甲床变黑等；吉非替尼可使胡须生长缓慢、头发和毛发变卷、易断、眉毛和睫毛广泛生长。

（4）光敏性皮炎 长春碱、氟尿嘧啶、卡培他滨、达卡巴嗪、卡莫氟、甲氨蝶呤、伊马替尼、柔红霉素可能使紫外线能量大部分在皮肤中释放，由光激发而致皮肤细胞的损伤或具有半抗原性，一方面出现过敏反应；另可激活皮肤的成纤维细胞中蛋白激酶C和酪氨酸激酶，两种酶又激活花生四烯酸-环氧酶-前列腺素的合成途径，并促使白三烯释放，刺激后使皮肤血管扩张，应用后易出现光敏性皮炎（炎症、红斑、疼痛）。

（5）脱发 甲苄肼、甲氨蝶呤、氟尿嘧啶、阿糖胞苷、平阳霉素、阿柔比星、福美坦、他莫昔芬、紫杉醇、依立替康、多西他赛、高三尖杉酯碱、吉非替尼、索拉非尼等可致脱发。吉非替尼也可使胡须生长缓慢，头发和毛发变卷、易断。抗肿瘤药所引起的脱发几乎在用药后 1 ～ 2 周后产生。

0822 如何应对抗肿瘤化疗药所致的腹泻？

预防腹泻的措施有：① 减少剂量。② 应用洛哌丁胺，首次腹泻后给予4mg，每隔4小时给予2mg，一日16mg。③ 餐中及餐后1小时避免饮水，减缓食物通过速度，延缓腹泻。④ 对脱水严重者可补充液体及电解质。

0823 如何应对出血性膀胱炎？

① 应用时应鼓励患者多饮水，大剂量应用时应水化、补液利尿，以保障足量的液体和尿量。② 同时给予尿路保护药美司钠。美司钠可与丙烯醛双链结合，形成稳定的硫醚化合物，可降低尿液中4-羟基代谢物的降解速度，形成一种相对稳定的4-羟基环磷酰胺与美司钠缩合而成的物质，此物质无毒性，可以解除毒性。同时美司钠可明显地减少异环磷酰胺及环磷酰胺对泌尿道的刺激。美司钠一般静脉注射，常用剂量为异环磷酰胺和环磷酰胺的20%，时间为0时、4小时后及8小时后的时段。国外也尝试应用丙环定或联合美司钠预防治疗出血性膀胱炎。

0824 如何解救抗肿瘤药的神经毒性？

① 应仔细监测奥沙利铂的神经系统毒性，特别是与其他有神经系统毒性药联合应用时，每一次治疗前都要进行神经系统检查，以后定期复查。② 如患者出现神经系统症状（感觉障碍、痉挛），应依据症状持续的时间和严重程度调整剂量。③ 维生素 B_1、维生素 B_{12}、亚甲蓝可预防异环磷酰胺、环磷酰胺所致的神经毒性，神经生长因子可以减轻或逆转紫杉醇的神经毒性；对周围神经病变者，可服用维生素 B_1、维生素 B_{12}。

0825 如何降低由抗肿瘤所致的高血压和高尿酸血症？

对抗肿瘤药所引起的血压升高，必须教育患者定期监测血压，如出现血压升高，首选血管紧张素转换酶抑制药/血管紧张素 II 受体阻滞药（洛沙坦、缬沙坦、依普沙坦、厄贝沙坦、替米沙坦等），或应用β-受体阻断药。但不能应用钙通道阻滞药（CCB），缘于CCB主要由肝酶CYP3A4代谢，索拉替尼、舒尼替尼、西尼替尼也均通过CYP3A4代谢，因此具有肝酶抑制代谢和竞争排泄的相互作用，不宜选择，对持续的高血压者可及时停药。

为防止出现高尿酸血症或诱发痛风，别嘌醇应在治疗肿瘤化疗前24小时开始使用，并在治疗的第1周，至少需监测 $3 \sim 4$ 次血尿素氮和尿酸水平。在严重的病例中，应给予充足的液体和别嘌醇，以避免发生尿酸性肾病。为预防白血病及淋巴瘤患者出现尿酸性肾病，可大量补液、给予碳酸氢钠碱化尿液和别嘌醇、非布索坦等抑酸药。

0826 针对抗肿瘤药的不同毒性，选择何种解毒剂？

（1）氨磷汀 铂类抗肿瘤药（顺铂、洛铂、卡铂、奥沙利铂、奈达铂等）具有严重的心血管、肾、骨髓毒性，且肾毒性呈剂量相关。氨磷汀为细胞保护药，进入体内可迅速转化为活性代谢物WR-1065，并迅速进入非肿瘤细胞，使细胞毒素、具有烷化作用和含铂的化合物抗肿瘤药失活，可减低环磷酰胺和铂配合物抗肿瘤药所致的中性粒细胞计数减少所引起的相关感染发生率，降低反复应用顺铂所致的累积性肾毒性。但不影响抗肿瘤药对癌细胞的细胞毒作用，与正常细胞相比，癌细胞内碱性磷酸酯酶水平较低，肿瘤组织的pH也较低，因此使癌细胞中的WR-1065的生成量降低，癌细胞对其的摄取量也降低。在化疗中，通常在给予顺铂等前30分钟内静脉滴注氨磷汀，静脉滴注时间应≥15分钟，成人一次910mg/m²，以后剂量可降至740mg/m²，一日1次。若顺铂剂量小于100mg/m²，氨磷汀剂量可给予740mg/m²。

（2）右雷佐生 蒽环类抗肿瘤药包括柔红霉素、多柔比星、表柔比星、吡柔比星及米托蒽醌等药。但蒽环类抗肿瘤药可致氧自由基形成，与心脏毒性有关，表现为剂量累积性的心肌炎，引起迟发性严重心力衰竭，心电图呈室上性心动过速、室性前期收缩、ST-T段改变，多发生于多柔比星总量大于400mg/m²、表柔比星大于900mg/m²的患者。因此，应用蒽环类抗肿瘤药同时，必须应用专属性极强的解毒药右雷佐生，右雷佐生在细胞内水解成开环形式后，具有螯合作用，能与柔红霉素、多柔比星复合物螯合，抑制自由基的产生，起到保护心肌的作用，减轻由蒽醌类抗肿瘤药所引起的心脏毒性。右雷佐生以静脉滴注，剂量应为柔红霉素、多柔比星剂量的10倍，于给药至少30分钟后再应用柔红霉素、多柔比星等抗肿瘤药。此外，辅助应用自由基清除剂辅酶Q_{10}、维生素C及维生素E。

（3）美司钠 环磷酰胺、异环磷酰胺为氮芥类双功能烷化剂，属于细胞周期非特异性药品，在体内经肝脏微粒体功能氧化酶的作用转化为磷酰胺氮芥及丙烯醛，前者和肿瘤细胞DNA发生交叉联结，阻止DNA复制、裂解DNA，作用较强。但环磷酰胺在体内产生4-羟基代谢物和丙烯醛，有强烈的膀胱和泌尿道毒性，引发出血性膀胱炎，因此：① 应用时应鼓励患者多饮水，大剂量应用时应水化、补液利尿,以保障足量的液体和尿量,同时给予尿路保护药美司钠。为预防白血病及淋巴瘤患者出现尿酸性肾病,可大量补液、碱化尿液和给予别嘌醇。为预防止水中毒,可同时给予呋塞米。② 当大剂量用药时,除应密切观察骨髓功能外,尤其要注意非血液学毒性如心肌炎、中毒性肝炎及肺纤维化等。当出现肿瘤转移或骨髓抑制时,或伴有肝肾功能损害时,甲氨蝶呤的剂量应减少至治疗量的 $1/2 \sim 1/3$。大剂量使用,缺乏有效预防措施时,可致出血性膀胱炎,表现为少尿、血尿、蛋白尿,由其代谢物丙烯醛刺激膀胱所致,须应用美司钠解毒。美司钠可防止泌尿道毒性的发生,在使用异环磷酰胺中作为常规治疗措施,也用于使用大剂量环磷酰胺的患者(如超过2g),或既往使用环磷酰胺曾出现泌尿道上皮毒性的患者。美司钠的解毒机制:① 环磷酰胺在体内产生4-羟基代谢物和丙烯醛,美司钠可与丙烯醛双链结合,形成稳定的硫醚化合物,可降低尿液中4-羟基代谢物的降解速度,形成一种相对稳定的4-羟基环磷酰胺与美司钠缩合而成的物质,此物质无毒性,可以解除毒性。② 美司钠可明显地减少异环磷酰胺及环磷酰胺对泌尿道的刺激。③ 对抗氧化。美司钠一般静脉注射,常用剂量为异环磷酰胺和环磷酰胺的20%,时间为0时、4小时后及8小时后的时段。如在连续应用异环磷酰胺静脉滴注时,美司钠可在0时给予20%异环磷酰胺剂量,而后可按100%异环磷酰胺剂量同步静滴,最后再加用6 ~ 12小时的美司钠(达到异环磷酰胺剂量的50%),以便更好地保护泌尿道。此外,国外研究证实,美司钠与异环磷酰胺注射液按1 : 1比例混合,连续14天滴注,稳定性良好。

(4)亚叶酸钙 亚叶酸钙作为救援剂,可对抗甲氨蝶呤的毒性,并提高疗效和化疗指数,使患者可耐受高剂量的甲氨蝶呤。应用亚叶酸钙解毒的机制在于:① 亚叶酸钙为四氢叶酸的甲酰衍生物,本身无抗肿瘤作用,在正常组织内易受四氢叶酸还原酶的酶促作用而转变为四氢叶酸,有效对抗甲氨蝶呤的作用和毒性。所谓高剂量甲氨蝶呤-亚叶酸钙救援治疗是利用高于常规剂量100倍的甲氨蝶呤静脉注射,使一段时间内的血浆甲氨蝶呤浓度达到最高水平,促使甲氨蝶呤进入细胞内达到有效浓度,并扩运至血运较差的肿瘤实体中(盆腔、四肢、头颈),并通过血脑、血眼、睾丸等生理屏障,取得极好的疗效(成骨肉瘤)。② 高剂量甲氨蝶呤可引起致命的毒性反应,须在应用一段时间后利用亚叶酸钙解毒,以对抗其吸收的全身毒性。鉴于亚叶酸钙在肿瘤内转变四氢叶酸的反应速度慢于全身正常组织,因而有一定的时间差,使得肿瘤内高甲氨蝶呤浓度持续时间长于正常组织,发挥抗肿瘤作用,而全身毒性又及早被拮抗。③ 亚叶酸钙与甲氨蝶呤共用同一主动转运系统,而肿瘤细胞缺乏主动转运亚叶酸钙的能力,因此,亚叶酸钙在肿瘤细胞内达不到解救水平,只保持甲氨蝶呤的抗肿瘤水平。④ 可减少骨丢失和骨损伤。

(5)联苯双酯 为我国首创治疗肝炎的降酶新药。能减轻由化疗药、四氯化碳及硫代乙酰胺所致的血清谷丙转氨酶升高。能提高肝细胞解毒功能，减轻肝脏的病理损伤，促进肝细胞再生，达到改善肝功能。降低血清谷丙转氨酶的近期疗效显著，服药1个月后呈大幅度的降酶，但停药后易反跳，再服药仍然有效。适用于迁延性肝炎及长期单项谷丙转氨酶升高者。成人剂量为一次7.5～15mg，一日3次。

（6）还原型谷胱甘肽　有效成分为谷胱甘肽，参与体内能量代谢，起辅酶作用可激活各种酶，促进糖、脂肪及蛋白质代谢，并能控制细胞的代谢过程。适用于各种药物包括化疗药或放射损伤的肝病及白细胞减少症。一次300mg，肌内注射，一日2次；或静脉滴注一次600mg，一日2次。

（7）肌苷　肌苷参与体内能量代谢及蛋白质合成，能活化丙酮酸氧化酶类，从而使细胞在缺氧状态下继续代谢，促使受损肝细胞修复。适用于各种原因的肝细胞损害，白细胞和血小板减少及预防化疗药所致心脏和肝毒性。口服一次0.2～0.6g，一日3次。

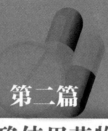

第二篇
正确使用药物

第一章　按生物钟节律和按时服药

　　临床研究证实，很多药物的作用、疗效、毒性、不良反应与人体的生物节律（生物钟）有着极其密切的关系。同一活性药物的同等剂量可因给药时间不同，作用、疗效和不良反应也不一样。因此，依据人体生物节律和时辰药理学，选择最适宜的服药时间，可达到以下效果：① 顺应人体生物节律的变化，充分调动人体积极的免疫和抗病因素；② 增强药物疗效，或提高药物的生物利用度；③ 减少和规避药品不良反应；④ 降低给药剂量和节约医药资源；⑤ 提高患者的用药依从性。

　　人体的生物钟节律即指在人体内调控某些生化、生理和行为现象有节奏地出现的生理学机制。例如肝脏合成胆固醇的时间多在夜间 0 ~ 3 时；血小板计数的双相聚集性多在上午 6 ~ 9 时增强；而胰腺的 B 胰岛细胞每日分泌胰岛素约 50U，其分泌有节律，清晨始升高，午后达高峰，凌晨跌低谷；同时与进餐有关，3 餐后分别出现 3 次血糖高峰，刺激胰岛素分泌，血中浓度由 $20\mu U/ml$ 而升到 $50 ~ 150\mu U/ml$。因此，服药应结合人体的生物钟节律。如胆固醇合成峰时多在夜间 0 ~ 3 时，服用调节血脂药洛伐他汀、辛伐他汀等，宜提倡睡前服用，则有助于提高疗效。一般利尿药宜于清晨服用，以避免或减少夜间的起夜次数和防止排尿过多，影响休息和睡眠。

　　肾上腺糖皮质激素的分泌具有昼夜节律性，每日上午 7 ~ 10 时为分泌高潮（约 450nmol/L），随后逐渐下降（下午 4 时约 110nmol/L），午夜 12 时为低潮，此是由促皮质激素昼夜节律所引起。临床用药可遵循内源性分泌节律进行，宜采用早晨 1 次给药或隔日早晨 1 次给药，以减少对下丘脑-胰腺垂体-肾上腺皮质系统的反馈抑制而避免导致肾上腺皮质功能的下降、甚至皮质功能萎缩的后果。近年来研究发现，癌细胞在上午生长繁衍速度最快，而正常细胞则在凌晨 4 时繁衍最快。这一发现为最佳抗肿瘤用药时间提供了依据，一般以上午 10 时左右服药为宜，能更有效地控制肿瘤细胞生长。

人体的血压有昼夜节律，一般血压曲线呈杓型患者（杓型血压）白日的变化高于夜间，于晨6～7时和下午3～4时各有1次高峰；胃酸由于胃壁组胺H2、胆碱、胃泌素等3个受体分泌，其分泌有昼夜规律，在清晨5时至中午11时最低，下午2时至次晨1时最高。多数平喘药宜于临睡前服用，鉴于凌晨0～2时是哮喘者对乙酰胆碱和组胺反应最为敏感的时间，即哮喘的高发时间，而氨茶碱则以早晨7时应用效果最好。与正常人比较，哮喘患者呼吸道阻力增加，通气功能降低，并呈现昼夜节律变化。当夜间或清晨呼吸道阻力增加时，即可诱发哮喘。而在药动学和药效学方面也有昼夜节律的差异。无论稳定或不稳定型心绞痛，发作具有相似的昼夜节律，稳定型心绞痛发作在早晨6时后开始增多，10～11时达高峰；而不稳定型心绞痛的发作则集中与上午6～12时，故抗心绞痛药则宜于晨服。因此，可以利用疾病和药物的时间节律特点，合理分配剂量，有效控制病情。肾上腺能β_2受体激动药可采取晨低、夜高的给药方法，以利药物在早晨呼吸道阻力增加时达较高血浓度。例如早8时口服特布他林5mg，20时服10mg，可使该药的血浓度昼夜保持相对稳定，有效控制哮喘的发作。

维生素B_2的特定吸收部位在小肠上部，若空腹服用则胃排空快，大量的维生素B_2在短时间集中于十二指肠，降低其生物利用度；而餐后服用可延缓胃排空，使其在小肠较充分地吸收。

0827 为何提倡按时服药？

药品在一日内给药几次？每次间隔多长时间？是药学家依据几个参数制订的，应当按时服用。① 给药次数是根据药品在人体内代谢和排泄的时间快慢（血浆半衰期）而定。大多数药品是一日3次给药，在体内代谢和排泄较慢的药品，可一日2次，在体内代谢和排泄更慢的药品，可一日1次；而在体内代谢和排泄较快的药品，可一日4～6次或每隔4～6小时给药1次。② 各种剂型最适宜的服用时间，主要是考虑药品的最佳吸收和发挥作用的时间；其次是避免或减少药品对人体产生不良反应。③ 药品的血浆半衰期，半衰期是指药物自体内通过各种途径消除一半量所需的时间，即每隔1个半衰期，血浆药物浓度下降50%。半衰期是一个常数，但长短因药而异，在一般情况下，代谢和排泄快的药品，其生物半衰期短；而代谢和排泄慢者的药半衰期较长。一般约经过5～7个半衰期，血浆中药物几乎被全部清除。临床上可根据各药的半衰期来确定适当的给药间隔时间（或每日给药次数），以维持有效的血药浓度并避免蓄积性中毒。

如青霉素的血浆半衰期约为40分钟，按在体内消除殆尽来计算，需经7个血浆半衰期，也就是4.8小时，血浆药物浓度趋向为0。但青霉素对繁殖期的细菌作用显著，但对静止期细菌影响极小。因此，在高渗环境中，如没有药物浓度，细菌的胞壁损伤但仍继续生存，虽无致病力，但停药后可迅速修补与合成细胞壁，恢复强大的致病力。因此，不能给细菌苟延残喘的时间，须一天多次给药（每间隔6小时给予1次），如不按时给药，会使细菌继续致病且易产生耐药性，杀菌效果就前功尽弃，因此必须按时给药。

0828 哪些药品适宜清晨服用？

（1）糖皮质激素　如泼尼松（强的松）、泼尼松龙（强的松龙）、倍他米松、地塞米松（氟美松）等，因为人体内激素的分泌高峰出现在晨7～8时，此时服用可避免药对激素分泌的反射性抑制作用，对下丘脑-垂体-肾上腺皮质的抑制较轻，可减少不良反应。

（2）抗高血压药　杓型高血压者的血压约在清晨9～10时和下午3～4时各出现1次高峰，因此，为有效控制血压晨峰，一日仅服1次的长效抗高血压药如氨氯地平（络活喜）、左氨氯地平（施慧达）、依那普利（悦宁定）、贝那普利（洛丁新）、拉西地平（乐息平）、氯沙坦（科素亚）、缬沙坦（代文）、厄贝沙坦（苏适、安博维）、索他洛尔（施泰可）、利血平/氨苯蝶啶（北京降压0号）宜在晨起后7～8时服用，有下午高峰者（次峰）宜在下午2～3时再补充1次中效抗高血压药（如可乐定、双肼屈嗪、普萘洛尔）。

（3）抗抑郁药　抑郁症状如忧郁、焦虑、猜疑等常常表现晨重晚轻，氟西汀（百忧解）、帕罗西汀（赛乐特）、瑞波西汀、氟伏沙明宜于晨服。

（4）利尿药　为避免夜间多次起夜，影响睡眠和休息。如呋塞米（速尿）、螺内酯（安体舒通）。

（5）抗寄生虫药　四氯乙烯、甲硝唑、槟榔、南瓜子宜空腹晨服，以迅速进入肠道，并保持较高浓度。阿苯达唑（史克肠虫清）、甲苯咪唑（安乐士）、哌嗪（驱蛔灵）、双羟萘酸噻嘧啶（抗虫灵）宜空腹服用，可减少人体对药物的吸收，增加药物与虫体的直接解触，增强疗效。

（6）泻药　硫酸镁盐类泻药在晨服可迅速在肠道发挥作用，服后5小时致泻。

0829 哪些药品适宜餐前服用？

（1）胃黏膜保护药　氢氧化铝或复方制剂（胃舒平）、复方三硅酸镁（盖胃平）、复方铝酸铋（胃必治）、硫糖铝等餐前吃可充分地附着于胃壁，形成一层保护屏障；鞣酸蛋白餐前服可迅速通过胃进入小肠，遇碱性小肠液而分解出鞣酸，起到止泻作用。

（2）健胃药　如龙胆、大黄宜于餐前10分钟服用，可促进食欲和胃液分泌。

（3）促胃肠动力药 甲氧氯普胺（胃复安）、多潘立酮（吗丁啉）、西沙必利（普瑞博思）、莫沙必利宜于餐前服用，以利于促进胃蠕动和食物向下排空，帮助消化。

（4）抗骨质疏松药 为便于吸收，避免对食管和胃的刺激，口服双膦酸盐如阿仑膦酸钠（福善美）、帕米膦酸二钠（雅利达、博宁）、氯屈膦酸二钠（骨磷）应空腹给药，并建议用足量水送服，服后30分钟内不宜进食。

（5）抗生素 头孢拉定（泛捷复、克必力）与食物或牛乳同服可延迟吸收；头孢克洛（希刻劳）与食物同服所达血浆峰值浓度仅为空腹服用的50%～75%；食物可使头孢地尼的吸收达峰速度和药-时曲线下面积分别减小16%和10%。另氨苄西林（安比林）、阿莫西林（阿莫仙）、阿奇霉素（泰力特）、克拉霉素（克拉仙）的吸收受食物影响。麦迪霉素适宜餐前服用，以利于吸收和获得最佳血浆药物浓度。进食服用阿奇霉素胶囊可其使生物利用度减少约50%，同时也降低罗红霉素的吸收，延缓克拉霉素、交沙霉素的吸收，宜于餐前1小时服用。

（6）抗高血压药 培哚普利的降压效果更为缓和，但食物可改变其活性代谢物培哚普利拉的转化数量和生物利用度；卡托普利于进食服用，可使吸收和生物利用度减少，适于餐前服用。肾素抑制药阿利克仑与高脂肪食物同服，可使血浆峰浓度和药-时曲线下面积分别下降85%和71%，进食时服用较空腹时用可使血药峰浓度和药-时曲线下面积下降81%和62%，因此，宜于餐前服用。

（7）滋补药 人参、鹿茸于餐前服用吸收快。

0830 哪些药品适宜餐中或进食时服用？

（1）抗糖尿病药 二甲双胍、阿卡波糖、伏格列波糖宜餐中服。阿卡波糖应随第一口餐吞服，以减少对胃肠道刺激和所致腹胀的不良反应。格列美脲的降糖活性突出，与磺酰脲受体结合速度较格列本脲快2～3倍，解离快8～9倍，胰外作用最强，适于第一次就餐时服。瑞格列奈和那格列奈与磺酰脲受体的结合与解离的速度较为迅速，促进胰岛素分泌的作用快而短，降糖起效迅速，服后起效时间分别为30分钟和15分钟，既可降低空腹血糖，又可降低餐时和餐后血糖，宜于进餐时服用。

（2）抗麻风病药 氯法齐明与食物和牛奶同服，可增加吸收。

（3）抗真菌药 灰黄霉素难溶于水，与脂肪餐同服后，可促进胆汁的分泌，促使微粒型粉末的溶解，便于人体吸收，可提高血浆药物浓度近2倍。进食时服用伊曲康唑、卡泊芬净，可促进吸收，提高生物利用度，减少恶心、呕吐等不良反应；进食时服用泊沙康唑，可使其血浆峰浓度和药-时曲线下面积较禁食状态下增高3倍。

（4）抗病毒药　更昔洛韦、伐昔洛韦、依非韦伦应于进餐时服用，以利于吸收；食物可使更昔洛韦血浆峰浓度增加14%，药-时曲线下面积增加30%。

（5）助消化药　乳酶生、酵母、胰酶、淀粉酶宜在餐中服用，一是与食物混在一起以发挥酶的助消化作用，二是避免被胃液中的胃酸破坏。

（6）下丘脑垂体激素　甲磺酸溴隐亭于进餐中或餐后服用，可减少不良反应。

（7）非甾体抗炎药　舒林酸与食物同服，可使镇痛的作用持久。吡罗昔康、依索昔康、氯诺昔康、美洛昔康、奥沙普嗪与餐同服，可减少胃黏膜出血。吲哚美辛、阿西美辛、依托度酸等于餐后或与食物同服，可减少发生不良反应的概率。

（8）抗骨性关节炎药　硫酸氨基葡萄糖（萄立）最好于进餐时服用，可减少短暂的胃肠不适和腹胀。

（9）利胆药　熊去氧胆酸于早、晚进餐时服用，可减少胆汁胆固醇的分泌，有利于结石中胆固醇的溶解。

（10）抗血小板药　噻氯匹定进餐时服用，可提高生物利用度并减轻胃肠道不良反应。

（11）抗心力衰竭药　卡维地洛对充血性心力衰竭者须餐时服用，以减缓吸收，降低直立性低血压的发生。

（12）抗高血压药　食物可增加依普罗沙坦的吸收，使血浆峰浓度和药-时曲线下面积分别增加80%和55%；美托洛尔进食时服用，可增加血浆药物浓度和药-时曲线下面积；喷布洛尔与食物一起服用可显著减少胃肠道症状。

（13）减重药　奥利司他可减少食物中脂肪的吸收，随进餐时服用，可减少脂肪的吸收率。治疗帕金森病药司来吉兰应在进早餐、午餐时服用，以减轻可能出现的恶心、失眠等不良反应。

（14）生物靶向抗肿瘤药　伊马替尼与餐和大量水同服可减少对消化道刺激。

0831　哪些药品适宜两餐中间服用？

（1）止吐药　甲氧氯普胺（灭吐灵）可加快胃蠕动，酚酞可促进肠蠕动，使胃肠内食物的排空速度增加，不利于营养的吸收，宜放于两餐中服用。

（2）铁剂　习惯性常主张铁剂在餐后服用较好，餐后服铁固然可减少不良反应，但食物中的植物酸、磷酸盐、草酸盐等影响铁的吸收。因此，宜在或两餐间服用，最佳时间是空腹。

（3）胃黏膜保护药　双八面体蒙脱石（思密达）的成分为八面体蒙脱石微粒，其作用是覆盖消化道，与黏膜蛋白结合加强消化道黏液的韧性以对抗攻击因子，增强黏液屏障，防止酸、胃蛋白酶、非甾体抗炎药、酒精及病毒、细菌和毒素对消化道黏膜的侵害。应用治疗急性腹泻时，首次剂量加倍。将其溶于约50ml水中服用，但食道炎者宜于餐后服用，其他患者于两餐之间服用。

0832 哪些药品适宜餐后服用?

（1）非甾体抗炎药　包括阿司匹林、二氟尼柳、贝诺酯、对乙酰氨基酚（百服宁）、吲哚美辛（消炎痛）、布洛芬（芬必得）、吡罗昔康等，为减少对胃肠的刺激，大多数应于餐后服，唯有塞来昔布（西乐葆）和罗非昔布（万络）除外，食物可延缓其吸收。

（2）维生素　维生素B_2伴随食物缓慢进入小肠，以利于吸收。

（3）抑酸药　西咪替丁（泰胃美）、雷尼替丁（善胃得）等于餐后服比餐前服效果为佳，这是因为餐后胃排空延迟，有更多的抗酸和缓冲作用时间。

（4）利尿药　氢氯噻嗪（双氢克尿塞）、螺内酯（安体舒通）与食物包裹在一起，可增加生物利用度。

（5）抗菌药物　头孢呋辛酯于餐后服用，可提高血药浓度，减少不良反应；头孢泊肟酯、头孢安仑匹酯与食物同服或餐后服用，可使血浆峰浓度和药-时曲线下面积均增加；头孢沙定宜于餐后服用，可减少腹痛、腹泻等不良反应。四环素适于餐后服用，以减少不良反应。

0833 哪些药品适宜睡前服用?

（1）催眠药　各种催眠药的起效时间有快、慢之分，水合氯醛、咪哒唑仑（速眠安）、司可巴比妥（速可眠）、艾司唑仑（舒乐安定）、异戊巴比妥（阿米妥）、地西泮（安定）、硝西泮（硝基安定）、苯巴比妥（鲁米那）分别约在服后10分钟、15分钟、20分钟、25分钟、30分钟、40分钟、45分钟或60分钟起效，失眠者可择时选用，服后安然入睡。

（2）平喘药　哮喘多在凌晨发作，睡前服用沙丁胺醇、氨茶碱、二羟丙茶碱（喘定），止喘效果更好。

（3）调节血脂药　包括洛伐他汀（美降脂）、辛伐他汀（舒降之）、普伐他汀（普拉固）、氟伐他汀（来适可）、阿妥伐他汀（立普妥）、瑞舒伐他汀（可定）宜提倡睡前服，缘于肝脏合成脂肪峰期多在夜间，晚餐后服药有助于提高疗效。

（4）抗过敏药　苯海拉明、异丙嗪、氯苯那敏（扑尔敏）、特非那定（敏迪）、赛庚啶、酮替芬等服后易出现嗜睡、困乏和注意力不集中，睡前服安全并有助睡眠。

（5）钙磷代谢调节药　依降钙素、鲑鱼降钙素于睡前服用有助于降低不良反应。

（6）缓泻药　酚酞（果导）、比沙可啶、液状石蜡等服后约12小时排便，于次日晨起泻下。

0834 肠溶片为何适宜餐前服用?

肠溶片在制备工艺中给片剂的外层包裹一些以明胶、虫胶、苯二甲酸醋酸纤维素、树脂等助剂的肠溶衣而保护起来,使得制剂在胃液中 2 小时不会发生崩解或溶解,而到十二指肠或小肠内溶解。肠溶片最佳酸环境为 pH 值 ≥ 7.0,崩解后没有直接刺激作用,须餐前 > 30 分钟服用,以保持崩解的最佳酸环境。餐时或餐后服用,由于进食的刺激,促使胃酸大量分泌,使酸环境下降,胃排空的速度延迟,同时破坏肠溶衣,使药物提前崩解或释放,一是使药物直接刺激胃黏膜,二是对不稳定的药物也失去保护作用。

0835 漏服药品需要在下次服药前找补回来吗?

有些老年人、痴呆患者、工作繁忙的人、出差的人常忘记按时服药,这时宜抉择,不能随意补服,视情况而定:① 每天需要服用多次(3 ~ 4 次)的药品,如漏服时间不超过两次服药间隔的半数时间(2 ~ 3 小时),可以补服;如超过两次服药间隔的半数时间(4 ~ 6 小时)不宜补服,仅服用下次的剂量。② 每天需要服用 2 次的药品,如漏服时间不超过两次服药间隔的半数时间(4 ~ 6 小时),可以补服;如超过两次服药间隔的半数时间(6 ~ 8 小时)不宜补服,仅服用下次的剂量。③ 每天仅需服用 1 次的药品,如漏服时间不超过 1 天,可以补服;如超过 1 天,仅服用第 2 天的剂量。千万不要追加剂量,以免发生意外(低血糖、低血压、休克、宿醉、晕厥等不良反应)。

0836 何时补钙最为适宜?

钙剂分 2 次餐后服用或与进餐同服,伴随食物的刺激分泌大量胃酸分泌会有利于钙剂的溶解,同时又可中和钙剂的强碱性,减少钙剂对胃的刺激性。

含钙量较大的制剂以睡前补充为好!主要由于 3 个方面。

① 血钙水平在夜间较白日为低,夜间或清晨的低血钙水平可刺激甲状旁腺的分泌,使骨骼中钙(钙库)的提取和分解速度加快。

② 体液调节可使体内多余的钙由尿液中排出,人体在 1 天内均由尿液中排钙,尿液钙在白天可由食物中补充,而到夜间尿液钙依然形成,但无食物补充则只能动用钙库,因此相对白天而言,于睡前补钙,即保证生理需要,又可阻止夜间动用人体钙库的过程,减少骨质疏松的发生。

③ 睡前服用可使钙剂得到更好的吸收和利用。

0837 何时服用抗心绞痛药为宜?

心肌缺血、室性心律失常、急性心绞痛和心脏猝死的发病呈现近日节律变化，发作高峰时间均在上午6～12时。其中不稳定型心绞痛发作峰时为6～12时，慢性稳定型心绞痛的发作峰时为10～11时。

上午6～11时，冠状动脉血流明显减少，心肌缺血、血小板聚集增加，为心肌供血不足的高峰，此时也最易发生心绞痛。故上午用药比下午用药更有效。

急性心功能不全表现为呼吸困难，多发生于夜间熟睡时，因此治疗用药最佳时间为凌晨3～4时。

抗心绞痛药的疗效也有节律性，钙通道阻滞药、β受体阻断药、硝酸酯类药于上午服用，可明显扩张冠状动脉、改善心肌缺血，下午服用的作用强度不如上午。因此，长效的抗心绞痛药宜晨服。

抗心绞痛药中硝酸酯类药在午前使用可明显扩张冠状动脉，减轻心脏负荷，治疗心绞痛，而在午后使用同剂量的硝酸酯药则无法扩张冠状动脉。所以心血管病患者最好在晨起时或起床后马上服用。硝酸甘油扩张血管作用和抑制心电图异常效果在早上强大，下午弱小（15时左右给药效果极差），间歇给药（夜间不用药）可对抗心绞痛发作，而持续用药则无效！间歇给药可避免耐药性，而夜间不用药并未产生反跳现象。

0838 何时服用阿司匹林为宜？

阿司匹林对心肌梗死昼夜节律的影响的研究显示，隔日服用对早晨6～9时的心肌梗死发作有明显疗效，对其他时段的作用弱。

阿司匹林普通制剂和缓释、控制制剂于早晨6～8时服用，可具下列优势：① 药效高，体内排泄和消除慢；而下午18～22时服用则效果差，排泄也快；② 早晨6～8时自主神经活动增强，儿茶酚胺、血管紧张素、肾素分泌增高，人体应激反应增加、血压增高，血小板聚集力增强；③ 早晨对由二磷酸腺苷所诱发的体外血小板凝集反应具有拮抗作用；④ 晨起服用可与心肌梗死发作的频率、心绞痛发作的昼夜节律和发作峰时同步。但是肠溶制剂和控释制剂服后需3～4小时才达血浆峰值，如上午服用则不能起到最佳保护作用；且18～24时是人体新血小板生成的主要时段，所以肠溶制剂晚餐前30～60分钟是服用最佳时间，但应控制血压低于90/140mmHg（否则易致出血）。

0839 何时服用平喘药为宜？

哮喘患者呼吸道阻力增加，通气功能下降，呈昼夜节律性变化：① 一般于夜晚或清晨气道阻力增加，呼吸道开放能力下降，可诱发哮喘；② 凌晨0～2时哮喘患者对乙酰胆碱和组胺反应最为敏感的时间；③ 黎明前肾上腺素和环磷腺苷（cAMP）浓度、肾皮质激素浓度低下，是哮喘的好发时间，故多数平喘药以临睡前服用为佳。睡时体内皮质激素水平最低，哮喘也多发生在此时，故夜间睡前应用肾上腺糖皮质激素、茶碱缓释药，可明显减轻哮喘的夜间发作。

磷酸二脂酶抑制药——茶碱类药于白日吸收快，而晚间吸收较慢。根据这一特点，也可采取日低夜高的给药剂量。例如对慢性阻塞性肺炎患者，可于上午8时服茶碱缓释片250mg，晚8时服500mg，可使茶碱的白日、夜间血浓度分别在10.4μg/ml和12.7μg/ml，有效血药浓度维持时间较长，临床疗效较好而不良反应较轻。另外，氨茶碱的治疗量与中毒量很接近，早晨7点服用效果最好，毒性最低，效果最好，所以宜于晨服。

0840　何时服用抗糖尿病药为宜?

就餐和食物对口服抗糖尿病药的吸收、生物利用度和药效都有不同程度的影响。因此，抗糖尿病药应注意在不同的时间服用。

（1）餐前0.5小时　格列本脲、格列吡嗪、格列喹酮、格列齐特等的降糖作用不依赖于血糖水平，需服后30分钟起效，约2小时达到降糖高峰，进食时间正好是药物起效的时间，伴随食物的消化吸收，药物的作用也同时增强，在餐后2小时左右达到降糖峰值，以利于餐后血糖的控制；此外，磺酰脲类促胰岛素分泌药的降糖作用迅猛，易出现低血糖反应，餐前服后不久进餐，也可延缓此不良反应；瑞格列奈、那格列奈起效快，在空腹或进食时服用吸收良好，餐后给药（脂肪餐）可影响吸收，使血浆达峰时间和半衰期延迟。如服用上述药的缓释、控释制剂，建议早餐前30分钟顿服或第一次正餐前30分钟服用。

（2）餐中　二甲双胍可全面兼顾空腹、餐后血糖，作用与进餐时间无关，但其不良反应主要是胃肠不适，包括恶心、呕吐、腹泻、腹胀等，为减少上述反应，可随餐服用（部分患者可在餐后，但服用肠溶制剂宜在餐前30分钟）；阿卡波糖、伏格列波糖应在就餐时随第1～2口饭吞服，以增强降糖效果（餐中有双糖的靶标），并减少对胃肠道刺激（腹痛、腹胀、肠鸣音亢进），减少不良反应，增加患者依从性。中国人食谱中以碳水化合物（馒头、米饭、面条、包子）为主，由多糖、双糖转化为葡萄糖（单糖）数量较多，阿卡波糖等主要抑制小肠的α-葡萄糖苷酶，延缓食物中多、双糖转化可吸收的葡萄糖（单糖），餐后服用其糖转化过程已近结束，错过最佳的作用时间，疗效减弱。格列美脲在早餐或第一次就餐时服。

（3）餐后0.5～1小时　与进餐无关，食物对药物的吸收和代谢影响不大的药物可在饭后口服。如罗格列酮。

0841　何时服用糖皮质激素为宜?

糖皮质激素在体内的昼夜节律相当明显而恒定，皮质激素的昼夜节律的紊乱，可致其他功能昼夜节律紊乱。此种紊乱主要是由于药物用法违反了时辰药理学的原理，扰乱了或消除了体内皮质激素的自然昼夜节律所致。如在血浆中皮质激素的自然峰值高（早晨7～8时）一次给药，则对脑下垂体促皮质激素释放的抑制程度，要比通常的平均分为3～4次的给药方法轻微得多。

如在远离峰值的夜间给药，则严重抑制促皮质激素的释放，而使其在第2天内仍处于很低的水平。如糖皮质激素用量过大，对促皮质激素释放激素的抑制可持续2天，至第3个周期方能恢复正常节律。以上系一次给药的结果，如长期一日3～4次给予糖皮质激素，则垂体肾上腺轴可处于持久的抑制状态。

0842　何时应用氨基糖苷抗生素为宜？

氨基糖苷抗生素均有不同程度的耳、肾毒性和神经-肌肉阻滞作用。

氨基糖苷类属于浓度依赖型抗生素，其抗菌活性与药物浓度密切相关，浓度越高抗菌活性越强，而与时间关系不密切。且具首剂接触作用和较长的抗生素后效应。提高峰浓度可提高疗效，因此，采用减少给药次数，集中剂量来提高疗效和减轻不良反应。

氨基糖苷类的给药时间应每日1次，且下午2时注射毒性最低。不应当一日多次！

0843　何时应用青霉素为宜？

青霉素属于时间依赖型抗生素，其有时间依赖性且半衰期较短，几无抗生素后效应和首剂接触作用，其抗菌活性与细菌接触药物时间的长短密切相关，而与血浆峰浓度关系较小。对此类药需维持一定的血浆药物浓度，才可保证疗效。

最有效的给药方法为每隔6小时给药1次，以保持有效的血浆药物浓度，同时保持持续接触和杀灭细菌的时间。

青霉素只在细胞分裂后期胞壁形成的短时间有效，杀菌效果的强弱取决于血浆药物浓度的高低，在短时间以较高的血浆药物浓度对治疗有利。若采用静脉滴注给药，宜将一次剂量溶于50～100ml溶剂（氯化钠注射液）中，于0.5～1小时滴毕，既可在短时间内形成较高的血浆药物浓度，又可减少因药物分解（β-内酰胺环裂解）而致敏。

0844　服用中药有时间限制吗？

服中药的时间与疗效密切相关，时间要根据病情和不同方药而定。一般规律如下。

（1）滋补药　早餐前30～60分钟、睡前30分钟空腹各服1次，以利于药物吸收。

（2）治疗慢性病的中成药　固定时间服用（早、晚，或早、中、晚），使体内保持相对稳定的药物浓度。

（3）调节胃肠药　一般可餐后服，以减轻对胃肠的刺激；但健胃药应于餐前服；驱虫药槟榔、使君子或泻下药芒硝、番泻叶等宜空腹服用。

（4）安神药和驱虫药 睡前30分钟空腹服。

（5）辛温解表散寒药 趁热以温水送服，服后即上床安卧，盖上被子，至全身微微出汗为宜（但应注意不得大汗淋漓）。

（6）抗疟药 应在疟疾有规律地发作前2小时服，有利于杀死疟原虫，以控制疟疾症状的发作。

（7）辛辣刺激性药 餐后服可减慢吸收速度，防止对胃黏膜产生过强的刺激。

（8）调经药 宜在行经前5天左右开始服用。

0845 哪些药品需要首剂加倍？

部分药品在服用时，第一次服用需剂量增加1倍，以使血浆药物浓度迅速达到有效数值，达到杀菌和抑制细菌生长的作用，故名首剂加倍。常见的多为抗菌药物（但需安全指数大，不会由血浆药物浓度迅速升高而致中毒），包括磺胺异噁唑、磺胺甲噁唑（新诺明）、复方磺胺甲噁唑（复方新诺明）、磺胺嘧啶、磺胺二甲嘧啶、米诺环素、多西环素（强力霉素）、替加环素、替考拉宁、安妥沙星、抗真菌药伏立康唑、氟康唑、卡泊芬净；抗疟药氯喹；抗肠道寄生虫药阿苯达唑、甲苯达唑、噻嘧啶为加强驱虫效果也需要首剂加倍（且需空腹服用），糖皮质激素泼尼松、甲泼地松、地塞米松等在重症感染时，常需首剂加倍（冲击剂量）。此外，微生态制剂三联双歧活菌（培菲康）、地衣芽孢杆菌制剂（整肠生），以及双八面蒙脱石（散）治疗急性腹泻时也需首剂加倍。

第二章 饮水与服药

喝水是人每天经常做的事情，不需格外地关照。但在服用某些药时，宜多饮水或不宜饮水，因为此时的饮水已不单纯是满足生理的需要，而是对身体健康和治疗效果有益，作为配合治疗的一部分，宜嘱咐和提示患者予以重视。

0846 哪些药服用时须足量喝水？

鉴于必须减弱部分药物的毒性，避免药物对器官的损伤，或出于治疗的需求，临床采用一种保护治疗即"水化疗法"，要求服用下列药品期间每日须饮水在2000ml以上。

（1）蛋白酶抑制药 联合治疗（鸡尾酒疗法）为人类制服艾滋病毒感染带来了一丝曙光。但多数HIV蛋白酶抑制药（沙奎那韦、利托那韦、茚地那韦、氨普那韦、奈非那韦、阿扎那韦）可形成尿道或肾结石，在治疗期间应确保足够的水化疗法，避免尿结石发生，宜增加每日进水量。

（2）双膦酸盐 阿仑膦酸钠（福善美）、帕米膦酸二钠（雅利达、博宁）、氯屈膦酸二钠（骨磷）、依替膦酸（洛迪）在用于治疗高钙血症时，因可致电解质紊乱和水丢失，故应注意补充液体。

（3）抗痛风药 应用排尿酸药如苯溴马隆（痛风利仙）、丙磺舒（羧苯磺胺）或别嘌醇的过程中，应多饮水，为减少痛风患者尿酸结石形成的危险，摄入液体量不宜小于2000ml，并补充碳酸氢钠维持尿液呈碱性，或补充枸橼酸钾，预防肾结石。

（4）抗尿结石药 服用中成药排石汤、排石冲剂，或优克龙（日本消石素）后，都宜多饮水，保持1日尿量在2500～3000ml，以冲洗尿道，并稀释尿液，降低尿液中盐类的浓度，减少尿盐沉淀的机会。

（5）电解质 口服补液盐（ORS）粉、补液盐2号粉，每袋加500～1000ml凉开水冲溶后服下。

0847 哪些药服用时宜多喝水？

有些药品不能干吞，缘于药性干涩，或带有刺激性，干吞犹如旱河行船，损伤食道；有些药品对食道黏膜的刺激性较严重，如氯化钾、吲哚美辛、泼尼松、氯霉素、甲磺酸伊马替尼，服用时宜立即饮用200ml的水送服。

（1）平喘药 应用茶碱或茶碱控释片（舒弗美）、氨茶碱、胆茶碱、二羟基茶碱（喘定）等，由于其可提高肾血流量，具有利尿作用，使尿量增多而易致人脱水，出现口干、多尿或心悸；同时哮喘者又往往伴有血容量较低。因此，宜注意适量补充液体，多喝白开水或橘汁。

（2）利胆药 利胆药能促进胆汁分泌和排出，机械地冲洗胆道，有助于排出胆道内的泥沙样结石和胆结石术后少量的残留结石。但利胆药中苯丙醇（利胆醇）、曲匹布通（舒胆通）、羟甲香豆素（胆通）、去氢胆酸和熊去氧胆酸服后可引起胆汁的过度分泌和腹泻，因此，服用期应尽量多喝水，以避免过度腹泻而脱水。

（3）磺胺类药 主要由肾排泄，在尿液中的浓度高，可形成结晶性沉淀，易发生尿路刺激和阻塞现象，出现结晶尿、血尿、疼痛和尿闭。在服用磺胺嘧啶、磺胺甲噁唑（新诺明）和复方磺胺甲噁唑（复方新诺明）后宜大量饮水，以用尿液冲走结晶，有条件时可加服碳酸氢钠（小苏打）以碱化尿液，促使结晶的溶解度提高一些。

（4）抗心律失常药 服用硫酸奎尼丁、普鲁卡因胺、丙吡胺宜多次饮水，以加快药物的吸收。

（5）抗菌药物 氨基糖苷类的链霉素、庆大霉素、卡那霉素、奈替米星、阿米卡星对肾的毒性大，浓度越高对肾小管的损害越大，宜多喝水以稀释并加快药的排泄。

（6）缓泻药　纤维素、聚乙二醇宜在服后宜多饮水，否则反其道而行之，导致便秘或肠梗阻。

0848　哪些药服用时不宜多喝水？

有些药品在服用时不宜多饮水，因为饮水会破坏和降低药效。

（1）胃黏膜保护药　氢氧化铝凝胶、硫糖铝、次水杨酸铋、枸橼酸铋钾、胶体果胶铋等服用前、后0.5小时内不宜饮水、乳汁、碳酸型饮料和进食，以便使药品在食道、胃、肠道形成一层保护膜，增加保护和抗溃疡作用，否则影响疗效。

（2）外周镇咳药　如复方甘草合剂、止咳糖浆、枇杷露等，主要是在发炎的呼吸道黏膜上覆盖，形成保护层，减少感觉神经末梢所受到的刺激，降低咳嗽发生的频率，于服后不宜马上进水，以免稀释药品，破坏保护层。

（3）苦味健胃药　龙胆酊、龙胆大黄酊，主要通过刺激舌头的味觉感受器，反射性促进胃液的分泌来增进食欲，服用后也不宜立即进水，以免冲淡苦味而降低健胃效果。

（4）抗利尿药　应用加压素、去氨加压素时应限制进水，否则引起水钠潴留、抽搐、水肿、体重增加。

0849　哪些药服用时不宜用热水送服？

（1）助消化药　如胃蛋白酶合剂、胰蛋白酶、淀粉酶、多酶片、乳酶生、酵母片等，此类药中多是酶、活性蛋白质或益生细菌，受热后即凝固变性而失去作用，达不到助消化的目的。

（2）微生态活菌制剂　多数微生态制剂为活菌制剂并不耐热，包括地衣芽孢杆菌（整肠生）、酪酸菌（米雅BM）、蜡样芽孢杆菌（源首、乐复康）、双歧杆菌（丽珠肠乐）、肠球菌活菌（佳士康）、枯草杆菌（美常安）、双歧三联活菌（培菲康）、复方乳酸菌（商品名聚克，含乳酸杆菌、嗜酸乳杆菌、乳酸链球菌）、长双歧杆菌三联菌（商品名金双歧，长双歧杆菌、保加利亚乳杆菌、嗜热链球菌活菌）、双歧杆菌四联菌（商品名普尔拜尔、思连康，含婴儿双歧杆菌、嗜酸乳杆菌粪链球菌、蜡状芽孢杆菌）等，服用时不宜以热水送服，宜选用20～50℃温水。

（3）活疫苗制剂　小儿麻痹症糖丸，含脊髓灰质炎减毒活疫苗，服用时应用凉开水送服，否则疫苗被灭活，不能起到增强免疫、预防传染病的作用。

（4）抗疟药　氯喹、伯氨喹和甲氟喹性质不稳定，遇热极易变质，不宜应用热水送服。

（5）维生素　维生素B_1、维生素B_2和维生素C性质不稳定，前两者受热易分解失去药效，而后者受热（70℃）易还原被破坏。维生素C泡腾片中有枸橼酸、碳酸氢钠，加水后两者发生反应生成二氧化碳（冒出气泡以改善口感），但碳酸氢钠易溶于水，同时维生素C不稳定，在碱性溶液中遇光、热、氧化剂、金属（铁、铜）时则更易变质，为了保持维C的稳定，不宜应用热水冲服。

（6）抗菌药物　阿莫西林遇热不稳定，容易形成高分子聚合物，引起类似青霉素的过敏症状。冲服阿莫西林颗粒时应控制好水温，最好在40℃以下或用凉开水冲服，冲后最好马上服用，不宜久置。

此外，具有清热解毒功效的中药颗粒剂也不宜用热水冲服，此类中药常带有芳香挥发油。如金银花、菊花、栀子、荆芥、柴胡、薄荷、藿香、苏子、香附、川芎等，应用热水冲后易加速挥发油挥发，最好用凉开水送服。

0850　人在什么时段宜补水？

静脉血栓的高危因素中，其中与血循环淤滞和血液黏度有关，所以，对血液高黏度者，除了在冬季去医院输液外，尚要补充水分，以稀释血液的黏度（多饮水、输注右旋糖酐、活血化瘀的注射剂、穿弹力袜、抬高肢体），尤其是在晨起、睡前、沐浴前多喝水，对伴随有痛风者也宜夜间补水（帮助排除尿酸）。有些专家也指出，锻炼动脉、静脉的弹性和韧性，沐浴时间断调节水温（忽冷忽热）。

第三章　正确使用药品制剂

0851　肠溶片服用时为何不可嚼碎服？

临床常用的肠溶片剂，是指在胃液中不崩解，而在肠液中能够崩解和吸收的一种片剂。因为许多药在胃液的酸性条件下不稳定，易于分解失效或对胃黏膜有刺激性；还有的药仅在小肠中吸收；此外，尚有缓慢释放药效的需求。因此，在片剂的外层包裹一些明胶、虫胶、苯二甲酸醋酸纤维素、树脂等肠溶衣，等于给片剂穿了一身衣服而保护起来，使得在胃液中2小时不会发生崩解或溶解。

肠溶衣片（胶囊）应整片（粒）吞服，绝不可咀嚼。肠溶衣片（胶囊）可使制剂在胃液中2小时不会发生崩解或溶解，其目的为满足药物性质及临床需要，如：① 减少药品对胃黏膜的刺激性；② 提高部分药品在小肠中的吸收速率和利用度；③ 掩盖药品不良臭味；④ 保护药品效价，避免部分药品在胃液酸性条件下不稳定，易分解失效，提高药物的稳定性。若嚼碎后服用，将失去上述作用。

O852　除肠溶片外，哪些药品在服用时不可嚼碎？

（1）缓、控释制剂　在制剂工艺具有特殊的渗透膜、骨架、泵、储库、传递孔道等结构，一般不可掰开或咀嚼应用（有刻痕制剂除外），以免破坏剂型的缓控释放系统而失去其缓、控释作用。如硝苯地平控释片是通过膜调控的推拉渗透泵原理制成的，须整粒服用；氯化钾控释片采用膜控法制成，也不可掰断服用。只有基质控制法（骨架控制法）的少数品种，如曲马多缓释片采用特殊缓释技术使其可使用半粒，有划痕的琥珀酸美托洛尔缓释片可以掰碎。

（2）抗心律失常药　普罗帕酮片有一定局部麻醉作用，嚼碎后会造成患者不适、口唇麻木、便秘，不宜嚼碎。

（3）镇咳药　苯丙哌林服用后，可对口腔、咽喉黏膜产生麻醉作用，服用时需整粒吞服，切勿嚼碎，以免引起口腔麻木感。

（4）助消化药　胰酶、米曲菌胰酶片（康彼申）服用时不可嚼碎，应整片吞下，以免药粉残留在口腔内，腐蚀消化口腔黏膜而引起严重的口腔溃疡。

（5）缓泻药　比沙可啶对黏膜有较强的刺激性，为避免对胃刺激可服用肠溶片，不能咀嚼，且服药前2小时不宜服用抗酸药、乳汁、牛奶或进食。

（6）质子泵抑制药　奥美拉唑、兰索拉唑、泮托拉唑、埃索美拉唑等具有相同的硫酸酰基苯并咪唑结构，其稳定性受到酸度、光线、金属离子、温度等多因素的影响，其中亚磺酰基为弱酸性化合物，pK_a约为4.0，其水溶液不稳定，易溶于碱，微溶于水，在酸性溶液中不稳定，极快分解化学结构发生变化而出现聚合、变色，分解产物为砜化合物、硫醚化合物。为此，常须制成肠溶制剂（片或胶囊），至小肠内溶解再吸收，以规避酸性的破坏作用，在临床应用中必须注意，服用时应以整片（粒）吞服，不得咀嚼和压碎，并至少在餐前1小时服用。

O853　哪些药服用时需要嚼碎？

在普通人看来，药片需整片吞咽，无需多此一举嚼碎它。然而，确有一部分药片依其所对疾病的作用非嚼碎不可。

（1）抗酸药　氢氧化铝、复方氢氧化铝（复方胃舒平）、枸橼酸铋钾嚼碎后进入胃中很快地在胃壁上形成一层保护膜，从而减轻胃内容物对胃壁溃疡的刺激；如酵母片，因其含有黏性物质较多，不嚼碎在胃内形成黏性团块，会影响药物的作用。

（2）抗心绞痛药　心绞痛可随时发作时，硝酸甘油片嚼碎含于舌下，才能迅速缓解心绞痛；高血压者在血压突然增高，低压达13.33kPa（100mmHg）以上时，立即取一片硝苯地平（心痛定）嚼碎舌下含化，则能起到速效降压作用，从而免除了血压过高可能带来的危险。

（3）咀嚼片 剂型为咀嚼片的药品有铝碳酸镁咀嚼片、头孢克肟咀嚼片、碳酸钙维生素D（钙尔奇D）咀嚼片等。嚼碎有利于这些药物药效更快、更好的发挥。

0854 不可掰碎服用的缓释制剂有哪些？

缓释片剂或胶囊其外观与普通片剂或胶囊剂相似，但在药片外部包有一层半透膜。口服后，胃液可通过半透膜进入片内溶解部分药物，形成一定渗透压，使饱和药物溶液通过膜上的微孔，在一定时间内（如24小时）非恒速地缓慢排出。一俟药物释放完毕，外壳即被排出体外。其特点是释放速度不受胃肠蠕动和pH变化的影响，药物易被人体吸收，并可减少对胃肠黏膜的刺激和损伤，因而可减少药品的不良反应。

鉴于控、缓释制剂的制剂工艺和释放药物的装置（单层膜溶蚀系统、渗透泵系统等），部分缓释制剂原则上服用时不可掰碎、嚼碎和研磨。

不可掰碎的缓释制剂有：硝苯地平控释片（拜新同）、吲达帕胺缓释片（纳催离）、非洛地平缓释片（波依定）、甲磺酸多沙唑嗪控释片（可多华）、格列齐特缓释片（达美康缓释片）、格列吡嗪缓释片（秦苏）、格列吡嗪控释片（瑞易宁）、双氯芬酸钠缓释片（扶他林）、克拉霉素缓释片（诺邦）、丙戊酸钠缓释片（典泰）、吡贝地尔缓释片（泰舒达）、硫酸吗啡缓释片（美施康定）、氯化钾缓释片（补达秀）。

0855 可以掰碎服用的缓释制剂有哪些？

缓释片或控释片是否可以掰开服用主要取决于制备控缓释制剂的过程及应用原理，能否掰开服用应由工艺类型而定。

目前，绝大多数已上市的缓释片、控释片是通过单层膜溶蚀系统、渗透泵系统实现缓释作用的，是不可以掰开、咀嚼或碾碎服用的，否则易造成用药过量甚至中毒，引起严重不良反应。其次，部分企业的缓释制剂、控释制剂，是通过多单元、独特的微囊技术实现缓释效果的，这些制剂可掰开服用，但同样不可咀嚼或碾碎服用。临床上可以掰开服用的缓释制剂如下。

（1）单硝酸异山梨酯缓释片（依姆多、索尼特、欣康） 薄膜衣片，30mg为粉红色，60mg为黄色。口服，用于血管痉挛型和混合型心绞痛，也用于心肌梗死后的治疗及慢性心力衰竭的长期治疗，剂量宜个体化，并依据临床症状做相应调整，晨起服用。为避免头痛，初始2～4天期间一次30mg，正常剂量60mg，必要时可增至一日120mg，一日1次，晨起服用。片剂可沿刻槽掰开，服用半片。整片或半片服用前应保持完整，用大约100ml水吞服，不可咀嚼或碾碎服用。

（2）琥珀酸美托洛尔缓释片（倍他乐克）　有两种规格47.5mg（相当于酒石酸美托洛尔50mg）和95mg（相当于酒石酸美托洛尔100mg）。口服，用于高血压一次47.5～95mg；用于心绞痛一次95～190mg；用于心功能Ⅱ级的稳定性心力衰竭一次23.75mg，2周后可增至47.5mg，心功能Ⅲ～Ⅳ级的稳定性心力衰竭一次11.875mg，一日1次，晨起服用，可掰开服用，但不能咀嚼或压碎，服用时应用至少100ml水和其他液体送服，同时摄入食物不影响其生物利用度。

（3）丙戊酸钠缓释片（德巴金）　每片含333mg丙戊酸钠及145mg丙戊酸（相当于500mg丙戊酸钠）。口服，用于抗癫痫，成人一日20～30mg/kg；儿童一日30mg/kg。用于抗躁狂，成人初始一日500mg，分2次服用，早、晚各1次，1周增至一日1500mg。维持剂量一日1000～2000mg，一日1～2次。在癫痫已得到良好控制的情况下，可考虑一日服药1次。本品应整片吞服，可以对半掰开服用，但不能研碎或咀嚼。

（4）盐酸奥昔布宁缓释片（依静）　口服，用于治疗合并有急（紧）迫性尿失禁、尿急、尿频等症状的膀胱过度活动症，初始剂量一次5mg（半片），然后根据疗效和耐受性渐增剂量，每次增加5mg，最大剂量30mg，一日1次。需随液体吞服，不能嚼碎或压碎，但可根据Half（制剂上标注的半片线）线掰开半片服用。

（5）卡左双多巴控释片息宁（息宁）　本品卡比多巴与左旋多巴的比例为1∶4，有两种规格：卡比多巴50mg和左旋多巴200mg、25mg/100mg。口服，用于原发性、脑炎后帕金森病综合征、症状性帕金森病综合征（一氧化碳或锰中毒）。服药间隔为4～12小时。本品50mg/200mg可整片或半片服用，但不能咀嚼和碾碎药片。本品25mg/100mg是特别为从未接受过左旋多巴治疗的早期患者而设计的，只可整片服用（某些患者早晨服用第一剂本品后的起效时间比普通片常延迟1小时）。

（6）咪唑斯汀缓释片（皿治林）　每片10mg。用于12岁以上儿童及成人所患的荨麻疹、季节性过敏性鼻炎（花粉症）及常年性过敏疾病，推荐剂量为一次10mg（1片），一日1次。

0856　如何正确服用泡腾片？

泡腾片指药物与辅料（包含有机酸与碳酸氢盐）制成，溶于水中产生大量二氧化碳而呈泡腾状的片剂。其溶解后口感酸甜而清凉，易于服用，多用于可溶性药物的片剂，例如泡腾维生素C片、泡腾钙片等。

泡腾片应用时宜注意：① 泡腾片一般宜用100～150ml凉开水或温水浸泡，可迅速崩解和释放药物，应待完全溶解或气泡消失后再饮用；② 不应让幼儿自行服用，严禁直接服用或口含；③ 药液中如有不溶物、沉淀、絮状物时不宜服用；④ 泡腾片于储存时应密闭、避免受热、受潮。

0857 如何正确服用咀嚼片？

咀嚼片是指在口腔中充分咀嚼后吞服的片剂，片剂的大小一般与普通片剂相同，可根据需要制成不同形状的异形片。咀嚼片的组成主要为药物与适宜辅料，一般以淀粉、糊精、糖粉、乳糖等为稀释剂，以聚乙烯吡咯烷酮和淀粉浆等作为黏合剂，压片时为增加颗粒流动性还加入了适量润滑剂。咀嚼片没有崩解过程，因此无需添加崩解剂。与普通片剂最大的区别在于，咀嚼片须具有良好的口感，色香味好，同时咀嚼片经嚼碎后表面积增大，可促进药物在体内的溶解和吸收，服用方便。咀嚼片使用时宜注意：① 用时在口腔内咀嚼的时间宜长，一般可咀嚼5～6分钟，以充分发挥药物的作用；② 咀嚼后可用少量温开水送服；③ 用于中和胃酸时，宜在餐前1～2小时服用；④ 咀嚼片不宜直接吞服，吞服会造成崩解不完全，影响药物吸收，尤其是胃黏膜保护剂咀嚼片，如吞服药效很难发挥。

0858 如何正确使用口含片？

口含片中多含有抗炎、消毒防腐的药，常用的有溶菌酶、度米芬、地喹氯铵（利林、克菌定）、复方地喹氯铵（得益）、西地碘（华素）和复方草珊瑚含片。

① 含服时把药片放于舌根部，尽量贴近咽喉，一般每隔1～2小时一次，或一次1片，一日4～6次。② 含服的时间愈长，局部药物浓度保持的时间就愈长，其疗效愈好。③ 不要咀嚼或吞咽药物，保持宁静，不宜多说话。④ 含后30分钟内不宜吃东西或饮水。⑤ 含后偶见有过敏、皮疹、瘙痒等，一旦发现宜及时停药。西地碘片含后有轻度刺激感，偶见有口干、头晕和耳鸣，发生率约2%，曾对碘有过敏者不要使用。⑥ 对5岁以下儿童最好选用圈式中空的含片，并在成人监护下使用，以防止呛咳和阻塞气管。

0859 如何正确服用微生态制剂？

微生态制剂包括益生菌、益生元、合生素3种，其中益生菌是指活菌或包含其产物的死菌；益生元是指能够选择性地刺激肠内一种或几种有益的细菌生长的繁殖，抑制有害细菌生长的菌种；合生素为上述两者同时并用的制剂。但微生态制剂绝大多数为细菌或蛋白，在服用时宜注意以下事项。

① 有些微生态制剂要求冷处（2～10℃）或冷链（制备、运输、储存、应用）下保存，如双歧三联活菌胶囊（培菲康）。② 有些活菌不耐酸（胃酸），宜在餐后30min服用，如双歧杆菌活菌（丽珠肠乐）。③ 大多数微生态剂不耐

热，服用时不宜以热水送服，宜选用温开水。④ 不宜与抗生素、小檗碱（黄连素）、活性炭、鞣酸蛋白、铋剂、氢氧化铝同服，以免杀灭菌株或减弱药效，可错开时间约2h。

0860　如何正确服用乳酶生?

乳酶生（表飞鸣）为嗜酸性乳酸杆菌、粪链球菌和糖化菌的混合干燥制剂，1g含活肠链球菌不得少于300万个，在肠内可分解糖类生成乳酸，使肠内酸度增高，抑制肠内腐败菌的生长繁殖，并防止肠内蛋白质发酵，减少产气，因而有促进消化和止泻作用。用于治疗肠内异常发酵引起的消化不良、腹胀，儿童饮食失调引起的腹泻、绿便等。但乳酶生是活菌制剂，使用不当难以收效。因此，在服用时宜注意以下3点：① 不能与抗生素或抗感染药同时使用；② 不能与活性炭、鞣酸蛋白同服，如确实需要可间隔2～3小时；③ 不宜空腹服用，以防被胃酸杀灭而失去活性，最佳时间是在餐后或用餐前吞服，不要嚼碎或以开水溶化。

0861　如何正确服用胃蛋白酶和胰酶?

胃蛋白酶是从猪、牛、羊等动物的胃黏膜上提取的一种水解酶，可使食物中的蛋白质转化成蛋白胨，促进蛋白类食物如肉类、鱼虾、禽蛋和豆类的消化，在酸性环境中作用活性高而且稳定，但遇碱性则失效，因此，常与稀盐酸配成合剂服用。但不能与碳酸氢钠（小苏打）或其他碱性药同服。另外，胃蛋白酶本身又是胃壁细胞防御系统的攻击因子，具有腐蚀性，过多或长期服用可诱发胃黏膜溃疡，因此对胃、十二指肠溃疡者或肥厚性胃炎患者不宜服用。胰酶与胃蛋白酶一样也是从猪、牛、羊的胰脏上提取的一种水解酶，可促进食物中脂肪、蛋白和糖类的消化，但遇酸则失效，因此，不宜与稀盐酸同服。

0862　如何正确服用枸橼酸铋钾?

枸橼酸铋钾（德诺、得乐）为胶态的次枸橼酸铋，极易溶于水而成胶溶液，显微碱性。在酸性胃液的作用下，在胃中形成不溶性胶体沉淀，难以被消化道吸收，并能与溃疡面上的坏死组织中的蛋白质成分结合，形成一层蛋白铋的复合物，构成保护性薄膜，隔绝胃酸、胃蛋白酶及食物对溃疡黏膜的侵蚀，促进溃疡组织的修复和愈合。

枸橼酸铋的上市剂型有3种，片剂、颗粒和胶体的溶液剂。片剂一次120mg，一日3～4次，于3餐前0.5小时、晚餐后2小时各咀嚼1片，连续4周为1疗程，注意在服用前、后0.5小时必须禁食；颗粒剂一次1包，一日3～4次，以水50ml充分混合后服下，但注意水量不宜过多，过多使溶液稀释不易于形成薄膜而覆盖胃壁；胶体的液体于服前摇匀。

在服药期间，患者的口中可能带有氨味，并使舌、大便变黑，牙齿短暂变色，此属正常情况，不必焦虑或担心，系由形成硫化铋所致，停药后能自行消失。

0863　如何正确服用蒙脱石散？

蒙脱石散（思密达）成分为双八面体蒙脱石微粒。其作用是覆盖于消化道，与黏膜蛋白结合加强消化道黏液的韧性以对抗攻击因子，增强黏液屏障，起到预防胃酸、胃蛋白酶、酒精、病毒、细菌及其毒素对消化道黏膜的侵害，维护消化道正常功能。同时还能帮助吸附消化道中的气体及各种致病性因子，平衡寄生菌群，并加速消化道止血。用于急慢性腹泻、肠易激综合征、结肠炎、食管返流症、食管炎、食管裂孔疝、胃炎和胃痛等。

口服成人一次1袋，一日3次；1岁以下儿童一日1袋，2～3岁一日2～3袋，3岁以上一日3次，均分3次给药；应用治疗急性腹泻时首剂加倍。服用时将本品混于50ml水中，用水量不宜过多，食道炎者宜于餐后30分钟服用，胃炎、结肠炎、激惹性腹泻、肠易激综合征者宜于餐前30分钟服用，其他患者于两餐间服用。外用保留灌肠一次1～3袋，一日3次，混于100ml温水中灌肠。但极少数人可能产生轻度便秘，应适当减量服用，一般不影响继续用药。

0864　如何正确服用熊去氧胆酸？

熊去氧胆酸（熊脱氧胆酸、护肝素）能够抑制肝脏胆固醇的合成，减少胆汁中胆固醇的分泌，有利于结石中胆固醇的溶解。本品对大块胆结石的疗效较佳，生效快，治疗时间缩短。可用于不宜手术治疗的胆固醇型胆结石，但不能溶解其他结石，如胆色素石、混合结石等。

口服一日500～750mg，于早、晚进餐时分2次服用，疗程为6～12个月。结石清除后每晚口服50mg，可防止胆结石复发。

妊娠期妇女不宜应用，胆道完全闭塞者禁用，严重肝功减退者忌用。在治疗中若有反复胆绞痛发作，症状无改善甚至加重者或出现明显结石钙化现象时，宜中止治疗改用外科手术。口服6个月后，在超声波检查或胆囊造影如无改善者应即停药。

0865　如何正确服用复方乳酸菌胶囊？

乳酸菌胶囊每粒含乳酸菌0.33g。在肠内抑制腐败菌的生长繁殖，并防止肠内蛋白质发酵，减少产气，促进消化和止泻。适用于治疗肠内异常发酵引起的消化不良、腹胀，儿童饮食失调引起的腹泻、绿便、肠炎等。口服成人一次1～2粒，儿童一次1粒，一日3次。

① 不宜与抗酸药、抑菌药、抗生素合用，如必须合用至少应间隔3小时。铋剂、鞣酸、活性炭、酊剂等能抑制、吸附或杀灭乳酸杆菌，故不可合用。

② 对乳制品过敏者不宜服用。③ 不宜用热水送服，并置于冷暗处保存。

0866　如何正确服用补液盐?

补液盐的成分含氯化钠、氯化钾、碳酸氢钠（或枸橼酸钠）、无水葡萄糖。其中钠、钾离子是维持体内恒定的渗透压所必需的物质，而维持恒定的渗透压则是维持生命所必需的。本品可补充钠、钾离子及体液，调节体内水及电解质平衡，防治急性腹泻或大量水分丢失所致的体内脱水和电解质紊乱。

补液盐有两种包装，口服补液盐（ORS）粉每袋29.5g，含氯化钠3.5g、氯化钾1.5g、碳酸氢钠2.5g、无水葡萄糖20g，每袋加1000ml温开水溶解后服，以每公斤体重50ml于4～6小时内服完。

口服补液盐2号（奥尔舒）粉每袋13.95g，含氯化钠1.75g、氯化钾1.5g、枸橼酸钠1.45g、无水葡萄糖10g，每袋加500ml温开水溶解后服，儿童50～100ml/kg，成人总量一日不超过3000ml，分4次于4～6小时内服完。

① 补液盐宜以足量的温开水溶解，否则达不到补充体液的目的。② 脱水得到纠正和腹泻停止后，立即停服，以防发生高钠血症。③ 对心、脑、肾功能不全者慎用或少用。

0867　如何正确服用多烯康?

多烯康胶丸为浓缩的鱼油制剂，含二十碳五烯酸（EPA）和二十二碳六烯酸（DHA）70%～75%，维生素E 1%。

多烯康有较强的调节血脂的作用，可降低血浆甘油三酯和总胆固醇水平，升高高密度脂蛋白胆固醇水平，并扩张血管、对抗动脉粥样硬化、抑制血小板聚集和延缓血栓形成等。适用于治疗高脂血症、防治冠心病和脑栓塞。口服一次0.9～1.8g（4粒），一日3次，连续10周。本品不良反应较少，口服初始数日内打嗝后有鱼腥味，属于正常现象，但有出血性病者禁用。

0868　如何正确服用小剂量的阿司匹林?

阿司匹林可影响花生四烯酸的代谢而产生抗血小板作用，通过抑制环氧酶，防止血栓形成。小剂量用于预防脑缺血发作、短暂性脑缺血、心肌梗死、动脉瘘或其他手术后的血栓形成，口服一日75～150mg。但用时宜注意以下事项。

① 阿司匹林适于晨服，服后有不良反应，表现为恶心、呕吐、腹痛，大剂量和长期服用可引起胃炎、隐血，加重溃疡和消化道出血等。若在餐后与适量碳酸钙、硫糖铝同服，可减少反应的发生，但不宜与碳酸氢钠同服，宜间隔2小时左右，高pH值可减少阿司匹林的生物利用度，降低对心脑血管的保护作用。② 由于阿司匹林可抑制血小板凝聚，延长出血时间，故正在使用肝素及

华法林抗凝血药者，及有严重肝病或出血性病变者不可使用，对有哮喘病史者禁用。③ 长期大量应用可出现头痛、眩晕、耳鸣、视听力减退、嗜睡、出汗等反应，此为慢性水杨酸盐中毒的表现，严重者有精神紊乱和酸碱失衡，此时应即停药。④ 患有胃、十二指肠溃疡、出血者慎用；妊娠及哺乳期妇女应禁用；对女性、65岁以上老年人、肝肾功能不良者、合并Hp感染、联合抗血小板或抗凝治疗者、联合应用非甾体抗炎药、糖皮质激素治疗者慎用。⑤ 当与氯吡格雷合用时，消化道出血发生率明显高于单药治疗，非治疗需要者，宜单药服用。此外，乙醇可加剧阿司匹林对胃黏膜的损害作用，服用期间宜戒酒。

0869 如何正确服用氯吡格雷?

氯吡格雷（波立维、泰嘉）能对抗血小板聚集，抑制腺苷二磷酸酯（ADP），从而抑制血小板活化，在体内、外试验均具类似阿司匹林的抑制血小板粘附、聚集和释放作用，用于预防脑卒中、动脉粥样硬化、冠心病、心肌梗死和外周动脉血管疾病。本品达到血浆稳态浓度尚需数日，故不适于急性血栓治疗，口服每日75mg。

① 常见不良反应有皮疹（4%）、腹泻（6%）、消化不良（5%）、颅内出血（0.4%）、消化道出血（4%）、中性白细胞计数减少（0.04%）、腹痛（6%）、恶心、呕吐等胃肠道反应，中性白细胞减少症的发生率与阿司匹林相似，迄今尚未发现血小板减少性紫癜的报道。② 肾功能不全或有尿结石患者忌用；有血液病史、颅脑内出血、活动性消化性溃疡者禁用。择期手术者应于术前1周酌情权衡是否停药。③ 服用期间应定期检查血常规；有肾功能明显障碍者，应定期检查肾功能。④ 与其他非甾体抗炎药、肝素、华法林等联合应用时宜慎重，缘于可加重出血；本品高浓度时可抑制肝酶CYP2C9，使苯妥英钠、甲苯磺丁脲、华法林、氟伐他汀及非甾体抗炎药的代谢降低，从而使后者的毒性增强，应予注意。⑤ 应用氯吡格雷时应慎用质子泵抑制药（奥美拉唑、兰索拉唑、埃索美拉唑、泮托拉唑），否则将增加心脏突发事件及死亡率（增加50%）。缘于氯吡格雷为前药，在体内经脂酶（85%）和肝酶（15%）双重代谢，均经肝酶CYP2C19，代谢后2%～15%的活性成分与血小板二磷酸腺苷P2Y12受体结合，发挥抗血小板作用，即使受到极小干扰，均影响疗效和导致心血管不良事件。因此，不能选用也主要经CYP2C19代谢的质子泵抑制药，必要时改用影响较小的雷贝拉唑、雷尼替丁及胃黏膜保护药米索前列醇、硫糖铝，或用不经CYP代谢的抗血小板药普拉格雷。

0870 如何正确服用阿维A酯?

阿维A酯（维甲灵、银屑灵）是维A酸衍生物，其比维A酸疗效好，毒副作用小。可促进表皮细胞增生分化、角质溶解。适用于顽固性银屑病，尤其是红皮性银屑病、局部及全身性脓疮银屑病、鱼鳞病、毛发红糠疹、毛囊角化病及其他角化异常的皮肤病。剂量视个体差异调整，一般每日0.75～1mg/kg，分2～3次服，连续2～4周为1疗程，最大量不宜超过每日75mg，连续6～8周，达到最佳效果。银屑病者治愈后便可停药，如复发可根据上法再行治疗。

①对妊娠及哺乳期妇女、肝肾功能不全者、维生素A过量者、过敏者及血脂过高者禁用。②用药前、后及其后每3月须检查肝功能，一旦出现异常，则须1周检查1次。如肝功能在短期内不恢复正常或恶化，应即停药。③用药期间应监测血甘油三酯水平。④为防止维生素A过量，应避免同服维生素A。⑤与谷维素、维生素B_1、维生素B_6合用，可使本品的不良反应降低。

0871 如何正确应用糖皮质激素?

（1）合并用药 糖皮质激素并不对抗病原微生物，对细菌、真菌或病毒无作用，如皮肤合并感染时，应联合应用抗菌药物或抗真菌药物；并发全身过敏时，应同服抗过敏药。

（2）控制用量 皮肤病多以外用涂敷给药，无论是用其洗剂、溶液、软膏或乳膏，用药量应尽量节俭，初始时可涂一薄层，一日1～2次，一旦病情控制，用药次数应减至最小，以防再发。对激素依赖性的哮喘尤其是用量较大者，可吸入替代口服，为避免不良反应，可在吸入后应用盐水含漱和洗面，以去除在口腔和面部的残留药物。

（3）严防滥用 外用常可使表皮和真皮萎缩致使皮肤变薄，出现皮纹、毛细血管扩张和紫癜等，常见于面、颈、腋窝、会阴或生殖器，老年人尤甚，应予注意。

（4）停药宜缓 长期应用会引起肾上腺皮质萎缩和功能不全，一旦减量过快，突然停药或在停药6个月内遇到应激状况（感染、创伤、出血），可发生肾上腺危象，表现为肌无力、低血压、低血糖、昏迷乃至休克，宜逐减剂量，不宜贸然停止。

0872 如何正确服用硫酸氨基葡萄糖?

硫酸氨基葡萄糖（维骨力、葡立）为一氨基单糖，是构成关节软骨基质中聚氨基葡萄糖（GS）和蛋白多糖的最重要的单糖，俗称为关节的"润滑油"。在正常情况下，人体通过葡萄糖的氨基化来合成GS，但在骨关节炎者的软骨细胞内GS合成受阻或不足，导致软骨基质软化并失去弹性，胶原纤维结构破坏，软骨表面腔隙增多使骨磨损及结构破坏。本品可阻断骨关节炎的发病，促使软骨细胞合成具有正常结构的蛋白多糖，并抑制损伤组织和软骨的酶（胶原酶、磷脂酶A_2）的产生，预防软骨细胞的损坏，改善关节活动，缓解关节疼痛，适用于骨关节炎（膝、肩、脊椎、髋、手、腕、踝关节）。口服一次250～500mg，一日3次，就餐时或餐后服用，可以减少胃肠不适（尤其是胃溃疡患者），连续4～12周，每年可重复2～3次，重复治疗应间隔1～2月。

① 偶见有恶心、呕吐、头痛、便秘、皮疹、瘙痒、血压升高、过敏等反应，发生率约10%，但在就餐时服用可减缓上述不良反应。② 对过敏者禁用。③ 患有急性感染性关节病患者暂时禁用。④ 症状在连续2个疗程后未见改善，应及时停药。

0873 如何正确使用雌激素？

① 严格掌握雌激素适应证，剂量应个体化，初始剂量应小，初始期1～3月视症状和不良反应调节到有效应的最低量。

② 定期监测血浆雌激素水平，使血浆中雌二醇达到滤泡早期水平，雌二醇与雌醇之比大于1。从预防骨质疏松和冠心病的角度考虑，雌激素替代疗法至少要应用5～10年，甚至终生，若症状缓解后立即停药容易复发。

③ 尽量采用联合用药，雌激素与钙、维生素D、孕激素、雄激素联合用药的疗效会优于单一用药，也会减少雌激素的用量。如与维生素D和钙剂并用，可减少尼尔雌醇的用量，而疗效相同；雌激素与雄激素联合用药，对乳房肿痛、性欲减退和抑郁症者效果良好，可考虑加服甲睾素每日5mg。

④ 定期检查盆腔、乳房、血脂、骨密度等指标。雌激素长期应用可致内膜癌变，国外报道，应用雌激素5～8年者子宫内膜癌变的危险性为非用药者的4～8倍。且与服法、剂量、时间长短、停药间隔和并用孕激素与雄激素有关。如服用混合雌激素每日0.625mg，导致癌变的危险度为非用药者的1.8倍；每日1.25mg，危险度为12.7倍。用药5年以下者，致癌变的危险度为0，用药5～9年致癌变的危险度增加4.1倍，连续用药10年以上，危险度增加11.6倍。近年报道，绝经期后服用雌激素10～15年者发生乳腺癌的概率比非用药者增加25%。

⑤ 严格控制雌激素的禁忌证，对患有雌激素性高血压病、乳腺癌、进展性乳腺纤维囊性病、子宫肌瘤者应禁用；对患有肥胖症、糖尿病、胰腺炎、胆石症、胶原纤维病、乳腺癌、高脂血、心肌梗死、肺栓塞、深部血栓静脉炎者应慎用。

0874 如何正确服用尼尔雌醇？

尼尔雌醇（雷塞、维尼安）是一种长效、活性最强的雌激素，能作用于阴道和子宫颈管，而对子宫实体、子宫内膜作用很小。用于双侧卵巢及子宫切除妇女、雌激素缺乏引起的妇女绝经期或更年期综合征如潮热、出汗、头痛、目眩、疲劳、烦躁、易怒、神经过敏、外阴干燥、老年性阴道炎等，并预防骨质疏松症及心血管疾病（改善动脉粥样硬化）。口服用于双侧卵巢及子宫切除妇女，作为雌激素替代治疗，一次2mg或5mg，一月1次，长期服用；用于围绝经期或更年期雌激素缺乏者，一次5mg，一月1次或一次2mg，每隔2周1次，症状改善后维持量为一次1～2mg，一月1～2次；预防骨质疏松症及心血管疾病，一次2mg或1mg，一月1次，连续3个月为1个疗程，长期用药者须加用甲羟孕酮，可在第3个月加用甲羟孕酮一日4～8mg，连续10～12天。

① 少数人服后有白带增多、乳房肿胀、恶心、头痛、腹胀、出血等反应，除出血者需停药外，一般不需停药。用量较大时可能出现暂时性乳房胀痛、硬结和月经失调。② 对再生障碍性贫血者禁用；生殖肿瘤、乳腺肿瘤、哮喘、糖尿病、甲状腺病及心、肝、肾病者慎用。③ 本品服后消除较缓慢，多次给药时的血药浓度可能蓄积，所致不良反应较大，因此最大剂量为一次20mg，1月不宜超过2次。

0875　如何正确服用结合雌激素？

结合雌激素（妊马雌酮、倍美力）在妊娠马尿液中所获得的天然雌激素，小剂量能促进雌激素受体的合成能力而提高其性功能。用于妇女更年期综合征、骨质疏松症、功能性子宫出血、子宫发育不全、卵巢发育不全、老年性阴道炎、前列腺癌、鼻出血、产科出血等症。

口服一次0.5～2.5mg，一日1～3次；用于妇女更年期综合征一次0.625～3.75mg，一日1次；用于骨质疏松症一次0.625mg，一日1次；用于子宫发育不全、月经过少一次0.5～2.5mg，一日2～3次；用于前列腺癌一日5～7.5mg。

① 服后常见恶心、呕吐、腹痛、腹胀、头晕、头痛、水肿、肝功能损伤、胆汁淤积、乳胀、闭经、月经不调、突破性出血、皮肤黄褐或黑斑、脱发、皮疹等症。② 患有乳腺癌、雌激素相关的肿瘤、妊娠期妇女、血栓栓塞性病、镰状细胞贫血者、血栓性静脉炎者、过敏者禁用；原因不明的子宫出血、子宫内膜炎者禁用。③ 肝、肾功能不全者慎用。

0876　如何正确服用氯米芬？

氯米芬（舒经芬、释卵芬、法地兰）用于避孕药引起的闭经及月经紊乱；对无排卵型不育症、黄体功能不全、多囊卵巢亦有一定疗效；对经前紧张症、溢乳症可改善症状；尚用于精子缺乏的男性不育症。

用于无排卵型不育症一日50mg，连续5天；自经期第5天开始，无月经者任意1天开始，一般在服药后7天排卵，3周后自然行经，连续3个周期为1个疗程。用于闭经，可先用黄体酮肌内注射一日20mg或人工周期（己烯雌酚一日1mg，连续20天，后3天每日加黄体酮10mg肌内注射）。用于催经在出血第

5天始服，一日不超过100mg。用于男性不育症一次25mg，一日1次，连续25天为1个疗程，停药5天后，重复服用，至精子数量达标，一般3～12月疗效较好；用于乳腺癌一次200～300mg，一日1次，连续60天以上。

① 长期大量应用可见有卵巢增大和囊肿形成，如发生应及时停药；常见有下腹部或盆腔不适、阴道出血、乳胀、头晕、头痛、恶心、呕吐、面部潮红、潮热、乏力、皮疹、脱发、失眠、抑郁、视物模糊、白内障、尿频、体重增加、肝功能障碍等，停药后可自行消失；少见多胎怀孕，自然流产率为13%～25%。② 对肝肾功能不全者、卵巢囊肿及其他妇科肿瘤者、妊娠期妇女禁用。③ 出现视力障碍时停用。剂量较大时卵巢内卵泡增大，甚至停药后还会增大若干天，数日或数周后才能复原，在复原前不可再给药。④ 治疗男性不育症时，服前须进行精液检查、内分泌检查以及睾丸活检，以确定不育原因在于精子量减少；用药期要检查精液的睾酮水平；服后一般经2～3个月始能生效。

0877 如何正确服用氯烯雌醚？

氯烯雌醚（泰舒、泰斯）为一种雌激素，其活性较己烯雌酚弱，约为前者的1/10。能调节垂体前叶释放促性腺激素，作用较温和，耐受性好。用于妇女更年期综合征、术后因缺乏雌激素所引起的症状、妇女性腺功能不全、青春期功能性子宫出血及男性前列腺增生。用于妇女更年期综合征一次4mg，一日2～3次，连续20～22天为1疗程，停药5～6天再开始另1疗程，症状改善后可渐减量。用于青春期功能失调性子宫出血一次8～24mg（2～6粒），一日2～3次，止血后酌情递减，一日维持8mg。用于妇女性腺功能不全一日8～12mg，可按各人情况增减，连续21天为1疗程，停药7天再开始下1疗程。用于男性前列腺增生一次4～8mg，一日2～3次，连续4～8周为1疗程。

① 用后偶见轻微胃部不适、恶心、呕吐、头痛、头晕、皮肤色素沉着、视力改变、乳胀等，但多数人在继续用药中自行好转；少见有出血及男性乳房增大等。② 对妊娠妇女、有子宫异位、乳癌、妇科出血者、高钙血症者禁用；对有血栓史者、胆石症、哮喘、肝功能损害、高血压者慎用。③ 用药期间应注意检查血压、肝功能。

0878 如何正确服用甲羟孕酮？

甲羟孕酮（安宫黄体酮、倍恩）有较强的孕激素作用，但无雌激素活性。主要促进子宫内膜增殖分泌，完成受孕准备，保护胎儿生长；也具有改变月经周期、增加宫颈黏液稠度和抑制排卵等作用。

用于痛经、闭经、功能性子宫出血、先兆流产或习惯性流产、子宫内膜异位症、对激素不敏感的乳腺癌、子宫内膜癌、前列腺癌和肾上腺癌等的治疗。用于痛经，自经期第6天开始一日2～4mg，连续20天；或于月经第1天开始，一次 2 ～ 4mg，一日 3 次，连续 3 天。用于功能性闭经一日 4 ～ 8mg，连续 5 ～ 10 天。用于先兆流产一次 4 ～ 8mg，一日 2 次；用于习惯性流产，于怀孕初始时一日 10mg，孕期 4 ～ 5 个月时一日 20mg，逐渐停药。用于子宫内膜癌和前列腺癌一日 200 ～ 500mg。

① 服后可引起乳痛、乳溢、闭经、子宫颈糜烂或宫颈分泌改变；亦可引起体重增加、腹痛、头痛、情绪改变、手颤、出汗、小腿痉挛反应。② 血栓性静脉炎、血栓栓塞、严重肝肾功能不全、高钙血症、过期流产、子宫出血、妊娠妇女、凝血功能障碍或对本品过敏者禁用。③ 本品可能引起阴道出血，但要注意排除更严重的诱因。

0879 如何正确服用甲地孕酮?

甲地孕酮（美可治、妇宁）为高效黄体激素，其产生孕激素活性较黄体酮强 25 倍。除与雌激素配伍用作口服避孕药外，单独使用也作为速效避孕药。适用于避孕、痛经、功能性子宫出血、子宫内膜异位症、晚期乳癌和子宫内膜癌，服后能提高食欲、增加体重，可妥善控制癌症者的厌食及恶病质，提高癌症者的生活质量。

口服用于治疗功能性子宫出血一次 4mg，每隔 8 小时服用 1 次（严重情况下可每 3 小时服药 1 次），后每 3 天递减 1 次，一次递减量不超过原剂量的 1/2，直至减为一日 4mg，连续 20 天；出血停止后，每日加服炔雌醇 0.05mg 或己烯雌酚 1mg，共 20 天。用于治疗闭经一次 4mg，一日 2 ～ 3 次，连续 2 ～ 3 天，停药 2 ～ 7 天。治疗不育症一日 4mg 及炔雌醇 0.05mg，共 20 天，连续 3 月。治疗痛经一日 4mg，共 20 天，于月经来潮后第 5 ～ 7 天始服。治疗子宫内膜异位症一次 4mg，一日 2 次，连续 7 天；然后一日 3 次，一次 4mg，共 7 天；再一日 2 次，一次 8mg，连续共 7 天；然后一日 20mg，共用 6 周。治疗子宫内膜增长过度，用法同痛经。用于乳腺癌一日 160mg，分 1 ～ 3 次服用；子宫内膜癌一日 40 ～ 320mg，分 1 ～ 2 次服用，至少连续治疗 2 月。对肿瘤厌食及恶病质者一日 160mg 作为初始量，根据情况适当增减。

① 有 30% 的患者因水潴留而致下肢轻度水肿，但体重增加不受影响。其他不良反应有阳痿、女性阴道小量出血、闭经（7%）、深部静脉血栓形成、恶心、呕吐、水肿、月经崩漏、气急、肿瘤、脱发、皮疹等。② 严重肝肾功不全者禁用，妊娠初始 4 个月内的妇女不宜服用；具血栓性静脉炎病史者慎用。

0880 如何正确服用替勃龙?

替勃龙（利维爱、递宝龙）为兼具雌激素、雄激素和孕激素活性的激素，口服对绝经后妇女能明显抑制血浆中促卵泡激素水平；对育龄妇女有抑制排卵的作用。另可预防绝经后骨质疏松，减轻更年期血管收缩的效果，还有刺激阴道黏膜、提高情感和性欲的作用。适用于更年期综合征、绝经后骨质疏松。口服一次2.5mg，一日1次，连续治疗至少3个月。

① 服后偶见有体重增加、乳胀、水肿、阴道出血、恶心、头晕、头痛、胃肠紊乱、皮肤反应、肝功能改变等。② 对患肿瘤、心血管或脑血管病、阴道出血和严重肝功不全者禁用；有肾功不全、癫痫和偏头痛病史者慎用。③ 绝经前或绝经不满1年的妇女不宜服用，以免发生不规则的阴道出血。

0881 如何正确服用米非司酮？

米非司酮（息隐、含珠停、息百虑）为孕激素受体水平拮抗药，具有终止早孕、诱导月经和促进宫颈成熟的作用，作为非手术性终止停经后49天内的妊娠（药物流产）。对停经小于49天的妇女，于空腹或进食后1小时口服，可选择两种给药方法：① 顿服200mg；② 一次25mg，一日2次，连续3天，服药后禁食1小时。由于单用不能引起子宫足够的活性和收缩，单独服用对抗早孕时的不完全流产率较高，所以必须加用小剂量的前列腺素（米索前列醇或卡前列甲酯栓），既可提高完全流产率，又可减少恶心、头晕、腹痛、子宫痉挛等不良反应。此外，也可用于无避孕措施的性交或避孕失败后预防妊娠的补救措施。

因此服用本品后，于第3或第4天清晨在阴道后穹隆放置卡前列甲酯栓1mg（1枚）；或服用米索前列醇片一次400～600μg，于门诊观察6小时，注意阴道出血情况，一般在口服后30小时开始阴道有出血，持续1～16天不等。用于紧急避孕，于性交后72小时内口服25mg，越早服用效果越好。

① 服后偶见有恶心、头晕、腹痛、子宫痉挛所致的疼痛，可服用镇痛药。② 对患有心血管、肝脏或脑血管病、阴道出血、出血紊乱、异位妊娠、过敏者、阴道放置避孕环、长期服用肾上腺素皮质激素者禁用；35岁以上的妊娠期妇女慎用。③ 早孕后有严重恶心、呕吐频繁者不宜服用，以免加重妊娠反应，在与前列腺素联合应用时，对有青光眼、哮喘、过敏体质者不宜应用米非司酮对抗早孕。④ 少数妇女可见阴道有少量出血，少部分妇女在服用米索前列醇片前可发生流产，大约80%的妇女在应用米索前列醇片或卡前列甲酯栓6小时排出绒毛胎囊，但有10%的妇女在1周内可排出胎囊。流产后一般出血时间较长，大约2周左右，如出血过多时宜及时就诊。个别患者可出现菌血症、脓血症或偶见子宫、宫颈破裂，一俟发现异常或高热，应立即就诊。⑤ 用药15天后应就诊，以确定流产效果，必须时进行超声波检查或测定绒毛促性腺激素。⑥ 不宜同服利福平、卡马西平、灰黄霉素、苯巴比妥、非甾体抗炎药、肾上腺糖皮质激素等。

0882 如何正确服用雷洛昔芬？

雷洛昔芬（易维特）是一种非激素药，专门为绝期后妇女设计的雌激素调节药，在对骨和脂肪的代谢中，可增加骨量，降低椎体骨折的危险性，同时改善脂肪的代谢。国外研究纳入了25个国家的7705例绝经后妇女，服用4年后，与安慰剂组相比，发生心血管事件的风险性降低40%，发生脑卒中的风险性降低62%。雷洛昔芬不刺激乳腺和子宫内膜，可降低发生乳腺癌的危险。口服一日10mg，在任何时间服用，不受食物的影响，可与钙剂、维生素D同服。

① 服后可能出现潮热、小腿疼痛和痉挛等不良反应，严重时可停药。② 对妊娠期妇女禁用；对深部静脉血栓（肺栓塞、静脉栓塞、视网膜栓塞）者禁用。③ 对过敏者禁用。

0883 如何正确服用雌二醇？

雌二醇（诺坤复）可用于因雌激素缺乏引起的卵巢功能低下而出现的各种症状，如血管舒缩功能障碍、面热潮红、更年期综合征、阴道干燥和萎缩、骨质疏松、尿失禁、精神失调、抑郁、失眠等症。

口服用于绝经期综合征一日1～2mg，连续21天，在周期14～25天一日加服普美孕酮0.125mg～0.5mg，连续2～3疗程。用于雌激素缺乏一日0.2～0.5mg。用于功能性子宫出血一日4～6mg，待止血后改为一日或隔日1mg，连续2天。用于前列腺肥大一次2mg，一日3次，连续21天。用于人工流产、安置或摘取避孕环、避孕药后出血，月经过多等，经前1周或经期中一次5mg，一日1～2次，每个月经期总量为30mg，如需迅速止血，可肌内注射一日10mg，连续2天。

① 服后可致恶心、呕吐、厌食、食欲减退、乳胀、腹痛、头痛、子宫内膜增生、阴道出血、子宫颈分泌物增多、血压升高、下肢水肿、高钙血症、胆汁淤积性黄疸等反应，长期大量应用更易发生。② 对过敏者禁用。③ 有乳腺增生、乳房肿块者、乳腺癌、子宫癌、垂体瘤者禁用；再生障碍性贫血、肝功能异常者忌用。④ 16岁以下未成年者不宜使用。

0884 万一避孕套破裂了，如何"紧急避孕"？

在无避孕保护的情况下发生性交而又不愿意怀孕，采取补救避孕措施可防止意外的妊娠。性交后措施往往被称为"翌晨"避孕法。采用多种雌激素方案可达到此目的。一般多以炔雌醇结合炔诺孕酮等在房事后24～72小时口服。

有时采用安全套避孕，但不慎避孕套破裂或滑脱，或漏出精子，可采取"紧急避孕"措施。其方法之一是于同房后72小时口服左炔诺孕酮片（惠婷、毓婷）0.75mg，12小时再服1片，总量为1.5mg；或服用53号探亲避孕片，其能抑制排卵，当晚服1片，次晨再服用1片。另可用1%醋酸溶液（或将食醋稀释3～4倍），将纱布或棉团（一端留有线头）浸润后塞入阴道，放置24小时后取出来。

0885 忘了服用避孕药后当如何补救?

应急的方法是"紧急避孕",补救的措施是补服短效避孕药。可选的药如下。

① 在同房后72小时内服左炔诺孕酮片（惠婷、毓婷）0.75mg，12小时再服1片，总量为1.5mg。② 服用双炔失碳酯片（53号探亲避孕片），每片含双炔失碳酯7.5mg、咖啡因20mg、维生素 B_6 30mg，其作用不受月经周期的限制，只需在房事后服用1片即可。③ 服用米非司醇片，于性交后72小时内服用25mg。

双炔失碳酯片更适合探亲或新婚夫妇使用，特别是探亲2周又有多次房事的妇女，可在一次房事后服1片，但在第一次房事后次晨补服1片，以后一日1片，每月不少于12片，如至探亲结束时尚未服完，则需继服一日1片，直至服满12片为止。

0886 探亲者如何服用醋酸甲地孕酮?

醋酸甲地孕酮（妇宁、美可治）为高效孕激素，有显著的抑制排卵的作用，能影响宫颈黏液稠度和子宫内膜正常发育，阻止精子穿透，使孕卵不易着床，而达到避孕的目的。

（1）作为短效口服避孕药 从月经周期第5日起，每日服1片复方甲地孕酮片、膜或纸片（避孕片2号片，每片含甲地孕酮1mg，炔雌醇0.035mg），连服22日为1个周期，停药后2～4日来月经；然后于第5日继续服下1个月的药。

（2）作为探亲避孕药 在探亲当日中午口服1片甲地孕酮探亲避孕片1号（每片含甲地孕酮2mg），当晚加服1片，以后每晚服1片，直至探亲结束次日再服1片。

（3）用作事后避孕药 口服甲醚抗孕丸（每丸含甲地孕酮0.5mg、喹孕酮0.8mg），于月经第6～7日服1次，以后一次房事时服1粒；每周服2次以上者效果较好。探亲避孕时，于探亲当日中午或傍晚先服1粒，以后一次房事时服1粒。甲醚抗孕膜可舌下含服，凡常住一起者，第一次于月经第6日含服1小格，以后一次房事含服1片；探亲者于探亲当天含服1片，以后一次房事含服1片。

但提示少数用药者可影响肝或肾功能，故严重肝、肾功能不全者忌用。对有子宫肌瘤、血栓病史及高血压患者应慎用。

0887 避孕者如何正确服用左炔诺孕酮?

左炔诺孕酮具有强效的孕激素作用，并有雄激素、雌激素和抗雌激素活性。主要作用是使卵巢不能排卵，同时还能抑制子宫内膜发育、改变宫颈内黏液稠度，使精子不易进入宫腔，而达到避孕的目的。目前，在生活中常用的片剂有3种。

（1）复合片 每片含左炔诺孕酮0.15mg、炔雌醇0.03mg，从月经第5日开始服，一日1片，睡前服用，连续22日，不能间断。

（2）双相片 从月经第5日开始服，开始11日服每片含左甲炔诺酮0.05mg、炔雌醇0.05mg；以后10日服每片含左甲炔诺酮0.125mg、炔雌醇0.05mg。

（3）三相片 从月经第5日开始服，开始6日服每片含左甲炔诺酮0.05mg、炔雌醇0.03mg，中期5日服每片含左甲炔诺酮0.075mg、炔雌醇0.04mg，后期10日服每片含左甲炔诺酮0.125mg、炔雌醇0.03mg。

第四章 正确使用中药

中药制剂系依据《中华人民共和国药典》《药品标准·中药成方制剂》等规定的处方，将中药材加工或提取后制成具有一定规格，可直接用于防治疾病的一类药品。中药制剂包括中药成方制剂、中成药、协定处方制剂及单味药制剂等。当代的成方制剂与中成药品种已超过万余种，其独具特色，与化学药互为补充而相得益彰，在我国医疗保健事业中起到了十分重要的作用，但需要规范内合理应用。

0888 如何正确服用中药大蜜丸？

大蜜丸以蜂蜜为黏合剂，具有味甜、滋润、作用和缓等特点，适用于慢性病及需滋补者服用，每丸重3g、6g或9g。

①服用前剥去外壳（蜡壳、塑料壳、纸壳），取出蜜丸放于洁净的白纸上。②洗净双手，用小刀切成黄豆大小的小块，用手搓圆。③以温开水或芦根水、姜水、红糖水送咽，或将蜜丸直接放入口内嚼细，用温开水送服。④对胃肠吸收功能不良者，先将大蜜丸加入适量水研碎，化为药糊状，将汤渣一起服下。⑤大蜜丸在贮藏中由于温度过高或过分干燥会引起皱皮甚至干裂，或受潮发霉或虫蛀鼠咬，一俟发生上述情况就不要再服用。

0889 如何正确服用中药小蜜丸？

小蜜丸也是以蜂蜜为黏合剂，具有味甜、滋润、作用和缓等特点，服用方便、适于慢性病及需滋补者服用。一般每100丸重9g。

①服用剂量常以克（g）表示，服前宜仔细算好服用量，不要散失或出错。②以温开水或芦根水、姜水送咽；不宜以茶水、咖啡或奶制品送服。③小蜜丸在贮藏中由于温度过高会干裂，或受潮发霉成团，一俟发生上述情况就不要再服用。

0890 如何正确服用滴丸?

① 仔细看好药物的服法，剂量不能过大。② 服用滴丸时，宜以少量温开水送服，或直接含于舌下。③ 服后宜休息片刻，一般以10分钟为宜。④ 滴丸剂多对温度和湿度敏感，滴丸在保存中不宜受热、吸湿。⑤ 外用滴丸应用前应先清除相应腔道的分泌物或脓性分泌物后，再放入滴丸，耳用滴丸最好用棉球堵塞外耳道10分钟。

0891 如何正确服用茶剂?

茶剂用时以沸水泡服或煎汁服，主要服用方法如下。

（1）茶块　可直接放于饮水杯中，用煮沸的水泡开，待温度降至40℃左右时服下。

（2）袋装茶　袋装茶有两种包装，一种是将药材制成的茶剂装入包（袋）中，服用时倒在杯中用沸水泡服；另一种是将茶剂装在饮用袋中，服用时不必打开包装，整袋放在杯中用沸水泡服。

（3）煎煮茶　此类茶剂需煎煮后服用，可按通常煎药的方法单独煎服，煎的时间不必很长，10分钟左右即可。药材粗制成的煎煮茶又称煮散剂，煮后应放置片刻，使粗粉稍沉淀，将上清液倒在另一杯中服用。

0892 如何正确服用颗粒剂?

中药颗粒剂是指中药提取物与适宜辅料或饮片细粉制成具有一定粒度的颗粒状制剂。吸收较快、显效迅速、质量稳定、携带和服用方便。但应注意以下几方面。

① 不同类型的颗粒剂宜用不同的服用方法。a. 可溶型颗粒剂宜用温开水冲服；b. 混悬型颗粒剂用水冲开后，如有部分药物不溶解，也应一并服用，以免影响药效；c. 泡腾型颗粒加水泡腾溶解后服用，切忌放入口中直接服用；d. 肠溶颗粒、缓释颗粒、控释颗粒宜直接吞服，切不可嚼服，以免破坏制剂的释放药物结构，使其不能发挥药物缓、控释的效果。② 服用中药颗粒剂所溶药的容器最好为搪瓷、玻璃、陶瓷或不锈钢等用具，不宜应用铁器或铝制品等容器，以免影响疗效。③ 不宜加糖服用，部分中药颗粒剂味苦，患者习惯加糖送服，以冲淡苦味，这种做法不利于疾病的治疗。a. 中药化学成分复杂，其中的蛋白质、鞣质等成分能与糖，特别是与含铁、钙等无机元素和其他杂质较多的红糖发生化学反应，使药液中的某些成分凝固变性，进而混浊、沉淀，不但能影响药效，甚至危害健康；b. 糖可抑制某些退热药的疗效，干扰药液中矿物质元素和维生素的吸收；c. 糖尚能降解某些药物，如马钱子的有效成分，使疗效降低；d. 某些健胃的中药，其之所以能健胃，就是利用其苦味或其他异味来

刺激消化腺的分泌而发挥疗效的，加入糖后势必会消除这一作用。④ 颗粒剂易于吸湿，应置干燥处保存。

0893　如何正确服用膏滋剂和糖浆剂？

膏滋剂为药材提取物加入炼蜜或蔗糖制成的稠厚半流动的液体制剂。服用量以克（g）为单位，可用计量杯按规定用量服用，服后用温开水涮洗计量杯，并将涮洗液服下。如无计量杯时，可按一平汤匙为10g计量服用，并将涮洗汤匙的温开水一并服下。如膏滋陈放日久，表面可能有黑或绿色的苔藓物生长，提示可能霉变，不宜再服。

糖浆剂可用计量杯按规定用量量取后服用，或以汤匙作计量容器（按一汤匙为10ml计）。

0894　如何正确服用煎膏剂？

煎膏剂系指中药饮片用水煎煮，取出煎煮液浓缩，加炼蜜或糖（或转化糖）制成的半流体制剂。由于系经浓缩并含较多的糖或蜂蜜等辅料而制成，具有浓度高、体积小、易吸收、甘甜悦口、易于保存和便于服用等特点。其可滋补、强身、抗衰老、延年益寿，所用药物及其赋形剂糖、蜂蜜多具补益作用，可提高人体的免疫功能。如枇杷膏、益母草膏、夏枯草膏、十全大补膏等。

① 煎膏剂多以补药作为君药，滋补为主，不宜在服药期间饮茶；此外，在服用煎膏剂期间，避免服用生冷、辛辣、黏腻、腥臭等不易消化及有特殊刺激性的食物。② 自立冬之日起至立春约3个月时间，为进补煎膏剂的最佳时间。以餐前空腹为佳，如空腹服用引起腹部不适、食欲减退、腹胀，可把服药时间改在餐后1小时。用少量开水烊化或以温热黄酒冲服。③ 服用煎膏剂前，医生经诊断后进行辨证分析，先开好汤剂服用1～3周，即为开路药，目的是为患者对煎膏剂的消化吸收创造有利条件。如患者不存在服用煎膏剂的障碍，则可直接服用煎膏剂。④ 存放煎膏剂的容器以搪瓷、瓷瓶为主，不可用铝锅、铁锅等。必须先洗净，用开水烫后烘干方可盛放煎膏剂。煎膏剂应放在阴凉处，放在冰箱内更佳。

0895　如何正确服用口服液？

口服液多为10支1盒的包装，服用时宜按下列步骤进行：① 小心撕开口服液的金属瓶盖口处的金属小条（撕时如金属条断裂，可用小钳子撕下）；② 启开瓶盖后，注意瓶口是否有破口（防止细碎玻璃屑入口）；③ 或将吸管透过瓶盖插入瓶子底，用吸管吸取药液，但用力不宜过猛，以免呛肺；④ 如无吸管，可把药液倒至容器内服用；⑤ 有些药品在储存过程中会产生浑浊或沉淀，如系正常现象（非絮状物、黑色沉淀），服前应摇匀。

0896 如何正确应用散剂?

中药散剂系指饮片或提取物经粉碎、均匀混合制成的粉末状制剂,分为内服散剂和外用散剂,而后者又可分为:撒布散剂;吹入散剂;牙用散剂。内服散剂为细粉,适于老年人和婴幼儿服用;外用散剂对创面有一定的机械性保护作用,适宜溃疡、烧伤、外伤等治疗。

① 散剂一般宜用温开水送服,服后30分钟内切勿进食,同时切忌饮水过多,药物被过度稀释,以免影响药效。② 如服用剂量较大,应少量多次送服,以免引起呛咳、吞咽困难。当引起患者呛咳、咽部不适时,可使患者取坐位,仰头含少量温开水,轻拍其背部,排出可能吸入的少量药粉。③ 中药散剂如服用不便,可用蜂蜜加以调和送服,或药汁送服,也可装入胶囊中吞服,避免直接吞服,刺激咽喉。但对于温胃止痛的散剂,如胃活散,则不须用水送服,直接舔服即可,以便药物在胃中多停留一些时间发挥治疗作用,一般服后1小时再饮水为宜。④ 外用散剂时应根据不同药物性质,采用不同的方法。a. 撒敷法:将药粉直接均匀地撒布于患处,再用消毒纱布或贴膏固定,达到解毒消肿、提腐拔脓、生肌敛疮的功效,如生肌散、珍珠散等。b. 调敷法:用茶、黄酒、香油等液体将药粉调成或研成糊状敷于患处。如用茶水调敷如意金黄散,取茶叶解毒消肿之效;用黄酒调敷七厘散、九分散等,取活血通络、散寒之效。

0897 如何正确煎煮中药?

煎中药是为了使中药材里的有效成分溶解入水中,便于饮用和治疗疾病。煎中药的过程的各个环节,必须规范操作,否则不但药材的成分不能充分利用,还可能使药性发生改变,对人造成危害。煎中药宜按以下环节进行。

(1)煎药容器 最好使用砂锅和陶罐;玻璃烧杯、搪瓷杯(瓷面完好,不露铁)次之;铁锅、铜锅、铝锅、锡锅不宜使用。因为中药里含有鞣酸、有机酸成分,与金属可发生反应,生成沉淀,对人体不利。

(2)水质 自来水最好,如以河水、湖水、泉水、井水、池塘水,应沉淀1小时再用。

(3)加水量 水量要适宜,一次加足,水多则使药液淡而量大,尤其对水肿患者可加重病情;水少煎煮易干焦,有效成分提取不完全。首次煎煮的加水量,以药材重量计首剂每10g药加水100ml,次剂每10g药加水60ml。同时要视药性而定,解表药首次加水400 ~ 600ml,次剂280 ~ 300ml;一般药分别加水500 ~ 700ml、300 ~ 350ml;滋补药分别加水700 ~ 900ml、400 ~ 450ml。

(4)煎煮次数 通常1剂药可煎煮2次,混合后平均为2份,煎后药液的适宜容量成人为100 ~ 150ml;儿童为50 ~ 75ml。

（5）火候　煎煮一般药先用武火（大火）、煮沸后改用文火（小火）；对解表药，始终用武火，以取其芳香之气。

（6）时间　解表药首次煎煮15～20分钟、次煎10～15分钟；一般药首煎20～25分钟、次煎15～20分钟；滋补药首煎30～35分钟、次煎20～25分钟。

0898　煎煮中药饮片前宜先用温水浸泡吗？

① 煎煮中药是把中药的有效成分从植、动、矿物的固体中提取出来，溶解于药汁中。煎煮前先用水浸泡，目的是尽可能有利于更多的成分溶解于水中。② 中药材大多是干燥的组织，细胞干枯而萎缩，有效成分以沉淀或结晶存在于细胞内，组织外表面十分紧密，水分不易渗透，药物不易溶出，而以水浸泡一段时间后，中药材会变得柔软，细胞开始膨胀，细胞膜的间隙变大，水分易进入药材组织内，成分溶解于水中，在组织内形成高浓度的药物溶液，随着水温的增高，组织内的高浓度药液会逐渐向组织外扩散，有效成分就会溶解于水中。③ 有些药材含有淀粉、蛋白质，如不浸泡就立即煎煮，会导致淀粉糊化、蛋白质凝固，堵塞在药材表面的毛细孔道，水分进不去，有效成分溶不出来。④ 浸泡后可节约煎煮的时间，达到沸点后，一般20～30分钟即可。⑤ 水温宜在25～50℃，浸泡的时间宜掌握在30～90分钟，并依据冬、夏季节的变化可适当延、缩时间，以达到完全浸透为准，或以中药材的性质而定。一般以花、草、叶、茎的中药以浸泡30分钟为宜，以根、根茎、果实、动物脏器、矿物质的中药应浸泡60～90分钟。⑥ 浸泡的水量以高出药材表面1～2cm为宜。⑦ 部分需要特殊处理的药物如麝香、阿胶等，不宜浸泡。

0899　煎煮中药饮片前宜先用清水洗吗？

有的人在煎煮中药之前嫌其"脏""味"，为了除去上面的污垢、尘土等物，用清水来清洗，其实这是极不妥当的。中药材须经过加工炮制后才能作为中药饮片，其炮制的目的作用有：① 改变药物性能，增强药物疗效；② 去除和降低药物的毒性和副作用；③ 矫味、矫臭；④ 便于制剂、煎服和贮存；⑤ 清除杂质和非药用部分。如用水清洗，清除或改变其中的有效物质，必然会改变药效。如某些中药里含有易溶于水的有效成分，枸杞子中的酸、麻黄中的碱、甘草中的糖、杏仁中的苷等，水溶解度就很大，如果煎煮前用水清洗，有效成分也会大量损失，的确没有必要。

0900　哪些药需要先煎、后下、烊化或冲服？

煎中药时一般的药材可混合煎煮，但对个别的中药材不宜，需要特殊操作。

（1）先煎　对贝壳、矿石药（磁石、石膏、珍珠母、石决明、牡蛎、鳖甲、龟板等），最好以武火煮沸，继续煎煮15～20分钟，然后放入其他药材同煎。另外，川乌、天南星、附子等有毒饮片，也不宜先煎30分钟以上，以缓解其毒性。

（2）后下 含有挥发油、芳香油的药材（丁香、大茵、陈皮、薄荷、砂仁、沉香等），在其他一般药已煎煮10～15分钟后放入，同时煎煮5～15分钟即可停火。

（3）包煎 对黏性大、有细毛的种子药材，如车前子、山药、蒲黄、葶苈子、海金沙等，可以纱布包好与其他药材共煎，目的是减少其黏糊锅底，同时防止其毛刺刺激咽喉。

（4）另煎 对某些贵重药材如人参、西洋参、鹿茸、天麻宜单煮，煎煮好后与其他药液混合服用。

（5）烊化 对黏性大的胶类，如鹿角胶、龟板胶、阿胶，不宜与其他一般药共煎，另放入容器内隔水炖化，或以少量水煮化，再兑入其他药物同服。

（6）冲服 对剂量微小而贵重的药材，如鹿角粉、西洋参粉、珍珠粉、三七粉等宜研磨成细末后以水冲服，或加入药液的表面冲服。

0901 新鲜的中药就比干燥的饮片好吗？

鲜药即新鲜的中药，主要是指新鲜植物类中草药的自然汁及鲜活的动物或昆虫类药品。中国最早的本草著作《神农本草经》认为"生者尤良"。此"生"实指"鲜"而言。青蒿素发现过程中，受到葛洪《肘后备急方》"青蒿一握，以水两升渍，绞取汁，尽服之"这种应用青蒿鲜汁的启发。总之，鲜中药自然汁具有药鲜汁醇，气味具存的特点，最能保持药材的自然性能。依据研究，寒凉性鲜药品较干品味厚力峻；药汁鲜纯润燥之力强于干品。且药汁制备简便，收效较快。

中医对对湿热证的治疗，处方中多加用鲜药，如鲜荷叶、银花露、鲜菖蒲、鲜稻叶、西瓜白汁、鲜生地汁、鲜莲子等。这些鲜药中多味辛而有芳香之气，气味辛香发散则能化湿醒脾，且鲜品药寒凉之性更强，能清热开窍养阴生津，故用于治湿热之证往往能起到画龙点睛之妙。或捣碎后外敷于伤口，方便实用。

生鲜药品包括薯瓜、栀子、竹茹、桔梗、芦根、仙茅、生姜、大枣、赤芍、白头翁、竹茹、马鞭草、泥鳅串、车前草、金银花、麦冬、荷叶、枇杷叶、莲子、石斛、猪胆、蛇胆等近千种。但鉴于鲜药的培养、贮藏及运输成本较高，加上药材保鲜技术落后，使鲜品药难以在现代临床中广泛使用。

0902 用铁锅或微波炉煎煮中药好吗？

煎煮中药以砂锅最好，也可以使用搪瓷锅（瓷面完好，不露铁锈）、不锈钢锅、玻璃器皿煎煮，但不能使用铁锅、铜锅、铝锅。因为后三种锅分别含有铁、铜、铝离子，与饮片中的酸、碱、蛋白、鞣酸、皂苷等起化学反应，一是破坏有效成分，二是带来莫名其妙的毒性。

微波炉加热的原理是快速由内至外，中药的药用效果就体现不出来了。有鉴于此，煎煮中药时，最好采用砂锅煎煮，不要采用微波炉煎煮。

0903　煎煮煳了的中药汤剂能服吗？

煎煮中药，有时往往因为加水过少、火力过猛或忘记了煎煮时间，使药汁煎干，甚至煎煳。于是有人在二煎时多加些水，以为可以把头煎的药量熬出来。其实这种做法是极为错误的。对于煎干尚未煎煳的药物，重新加水适量，稍煮片刻，仍可服用。但是煎煳的药物成分遭到了破坏，疗效也因此降低。药物煎煳后，产生了其他功效，如荆芥是解表药，煎煳以后变成了荆芥炭，失去了解表作用，反而产生了止血效能；还有如蒲黄用于活血，而煎煳后蒲黄炭则止血，作用恰恰相反。因此，煎煮中药时应当注意水量、火候、时间，以免煎干甚至煎煳。一旦煎煳的中药，千万不要服用，干脆倒掉重新买一服。如继续服用失去药效的药物，不仅不能治病，且还会耽误病情；至于服用了药性改变的药物，药不对症，则会加重病情，可能会造成严重的不良后果。

0904　术前不能应用哪些中药？

（1）麻黄　麻黄中的麻黄碱可能引起心动过速、血管收缩、血压升高、心肌梗死、脑卒中风险，与氟烷、地氟烷并用有引起室性心律失常的风险，长期应用可能降低内源儿茶酚胺水平，可致术间血流动力学不稳定。麻黄也可能与单胺氧化酶抑制药相互作用，后果可能是致命的。应在术前24小时停用。

（2）大蒜　可抑制血小板聚集，因而增加出血的潜在危险，尤其是与其他抑制血小板聚集的药物并用时，患者应在术前7天停用。

（3）银杏叶提取物　抑制血小板激活因子，有增加术中出血的潜能，尤其是与其他抑制血小板聚集的药物并用时。患者应在术前36小时停用。

（4）三七、丹参、红花、益母草、虻虫、水蛭等活血化瘀药　可抑制血小板聚集和凝血功能（凝血酶），导致术中出血，宜在术前7天停用。

（5）人参　包括西洋参、中国人参、高丽参，它能引起血糖过低，也抑制血小板聚集，并有可能增加出血的风险和减弱华法林诱导的抗凝作用。应在术前7天停用。

（6）金丝桃　通过诱导肝药酶同工酶与许多药品有相互作用，应在术前5天内停用。

0905　中药药酒可随意饮用吗？

服用药酒须注意安全，不可随意。

① 治疗性药酒须有明确的适应证、应用范围、服法、剂量和禁忌证等规定，一般应在医生指导下服用。② 服用药酒要根据人体的耐受力，一般一次饮用10～30ml，于早、晚各饮用1次。或根据病情及所用药物的性质和浓度而调整。总之饮用不宜过多，按要求而定。不习惯饮酒的人服用药酒时则应从小量开始，逐步过渡到需要服用的量，也可以用冷开水稀释后服用。③ 药酒宜在餐前或睡前服用，一般佐膳饮用，以使药性迅速吸收，较快地发挥治疗作用。同时药酒以温饮为佳，以便更好地发挥药性的温通补益作用，迅速发挥药效。④ 妊娠及哺乳期妇女不宜饮用；在行经期，如月经正常也不宜服用活血功能较强的药酒。⑤ 鉴于酒精对儿童脑组织的损害更为明显，使记忆力减退，智力发育迟缓，儿童不宜服用。⑥ 高血压、肝硬化、消化道溃疡、肺结核、癫痫、心功能不全、心肌梗死、痛风、肾功能不全者等，均不宜服用药酒，以免加重病情，对酒精过敏者则禁用。⑦ 酒精可以加重非甾体抗炎药、抗高血压药、抗癫痫药、抗过敏药、降糖药、利尿药、催眠药的毒性，不宜联合应用；此外，部分抗菌药物（甲硝唑、替硝唑、呋喃唑酮、巴氯西林、氯霉素、灰黄霉素，及具甲硫四氮唑侧链结构的头孢哌酮、头孢曲松、头孢替安、头孢尼西、头孢西丁、头孢替坦、头孢甲肟、头孢美唑、头孢他啶、头孢唑肟、头孢地尼、头孢匹胺、头孢替坦、头孢拉宗、头孢米诺、头孢孟多酯、头孢呋辛、拉氧头孢等抗生素）可抑制乙醛脱氢酶活性，使乙醛代谢路径受阻，导致体内蓄积，出现嗜睡、幻觉、全身潮红、头痛、血压下降、呼吸抑制、惊厥，甚至死亡。称为"戒酒硫样"或"双硫仑样反应"，多在酒后1小时。为避免双硫仑样反应，宜告诫患者在应用上述药时及停药5天内禁服药酒。⑧ 酒后切忌沐浴，饮酒后体内葡萄糖在洗澡时大量消耗，使血糖下降，导致体温降低，或造成低血糖休克，可能危及生命。另在饥饿、呕吐或有失血症状时也不要服用药酒，以免对身体造成损伤，使症状加重。使用药酒，尚应注意根据处方要求忌口、禁房事等。⑨ 服用药酒后不要服用葛花、绿豆、枳椇子等解酒之类的中草药，以免降低或消除药酒的药力。

0906 中药有哪些特殊服法？

① 风寒外感表证所用的辛温发表药，应趁热服下。② 高热、口渴、喜冷饮的热性病所用的清热药，宜稍冷后再服。③ 病情特殊宜作不同的处理，如热性病反而表现为手足发凉为真热假寒证，须寒药热服；寒证反见燥热为真寒假热证，须热药冷服。④ 药物中毒，以冷服解救药为宜。⑤ 中成药常用白开水送服，但为了提高疗效，还可采用以下服法。a.白酒或黄酒送服，治疗气血虚弱、机体虚寒、气滞血瘀、风湿痹痛、中风（脑血管意外）、四肢活动不便等病的中成药，以酒送服疗效更好。b.生姜汤送服，治疗风寒表证、肺寒、脾胃虚寒、呃逆等证，可用姜汤送服。c.淡盐水送服，治疗肾虚的中药，淡盐水

送服（传统医学认为咸入肾，淡盐水有助于药更好地发挥对肾病的疗效）。d.米汤送服，补气、健脾、养胃、利胆、止渴、利便的中成药，都可用米汤送服。e.稀粥送服，贝壳等矿物质类的药难以消化，选用稀粥送服以减少对胃肠的刺激。

0907　如何正确应用中药注射剂?

中药注射剂是以中医药理论为指导，采用现代科学技术，从中药或复方中药中提取有效物质制成的注射剂。但成分复杂、有效成分难以确立、稳定性差、安全隐患多、杂质和不溶性微粒增加。因此，应用中必须谨慎。

① 严格按卫生部《中药注射剂临床使用基本原则》应用，选用中药注射剂应严格掌握适应证，合理选择给药途径。鉴于由静脉给药所致的不良反应为非静脉给药的9.2倍，因此，能口服给药的不选用注射给药；能肌内注射给药的不选用静脉注射或静脉滴注。必须选用静脉注射或滴注给药的应加强监测。② 辨证施药，严格掌握功能主治，严格按照药品说明书规定的功能主治使用，严禁超功能主治用药。③ 严格掌握用法、用量、疗程，按药品说明书推荐剂量、调配要求、给药速度、疗程应用。超剂量使用可直接导致不溶性微粒增加，发生血管栓塞等不良事件的可能性增加，因此，须严格控制单次用量，同时滴速不宜过快，连续用药时间不宜过长。④ 中药注射剂应尽量单独使用，严禁与其他化学药品混合配伍，谨慎联合用药。溶剂和稀释溶液应按说明书配伍，与其他药品混合配伍使用应谨慎，如确需联合使用其他药品时，应谨慎考虑与中药注射剂的间隔时间以及药物相互作用等问题。⑤ 用药前应仔细询问过敏史，对过敏体质者应慎用；同时检查注射剂外观，如发现有浑浊、异物、沉淀、变色时，不应应用。⑥ 在运输、保管和使用中，注意储存场所的温度、湿度、日光和空气的影响。⑦ 老年人、儿童、肝肾功能不全者等特殊人群和初次使用中药注射剂者应慎重使用，加强监测。长期使用的患者每疗程间都应有一定的时间间隔。⑧ 加强用药监护。用药过程中，应密切观察用药反应，特别是开始30分钟。发现异常反应，立即停药，采用积极救治措施。

第五章　正确使用外用药

鉴于治疗目的和给药途径的不同，同一种药物可制成各种不同的剂型，用于外用给药，溶液剂、洗剂、酊剂、软膏剂、乳膏剂、糊剂、硬膏剂、滴眼剂、眼膏剂、气雾剂、凝胶剂等均属于外用药。给药方法分别为滴眼、滴耳、滴鼻、涂敷、撒布、喷雾等，其作用直接、药效直观、应用方便，因此，正确应用也更为重要。

0908 如何正确使用软膏剂?

软膏剂是药物（或中药材提取物）加适宜基质（凡士林、羊毛脂、半合成脂肪酸）制成的半固体制剂。主要发挥局部作用，多用于皮肤、黏膜或创面，对病变皮肤起到防腐、杀菌、消炎、收敛等作用，促进肉芽生长和伤口的愈合。

① 涂敷前将皮肤清洗干净。② 对有破损、溃烂、渗出的部位不要涂敷。如急性湿疹，在渗出期采用湿敷方法可收到显著的疗效，若用软膏反可使炎症加剧、渗出增加。相反对急性无渗出性糜烂则宜用粉剂或软膏。③ 涂布部位有烧灼或瘙痒、发红、肿胀、出疹等反应，应即停药，并将局部药物洗净。④ 一些药涂后采用封包（即用塑料膜、胶布包裹皮肤）可显著地提高角质层的含水量，封包条件下的角质层含水量可由15%增至50%，增加药的吸收，亦可提高疗效。⑤ 涂敷后轻轻按摩可提疗效。⑥ 不宜涂敷于口腔、眼结膜。

0909 如何正确应用阴道乳膏或凝胶剂?

供阴道用的乳膏、凝胶剂多在包装盒内配有持药器，请按下列步骤进行。

① 洗净双手，除去含药软管的盖（帽）。② 将持药器旋入管中。③ 挤压软管至足够量药进入持药器，并从软管中拔出持药器（手持持药器管体）。④ 在持药器外周涂上少量乳膏。⑤ 仰卧、双膝向上曲起并分开。⑥ 轻轻将持药器尽可能深地塞入阴道（不要用力过大）。⑦ 一手持管体，另一手推内杆使药进入阴道，再从阴道取出持药器。⑧ 若为一次性的，则弃去此持药器，否则进行彻底清洗（开水），再次洗净双手。

0910 如何正确使用滴眼剂?

滴眼剂是药物（含中药提取物）制成供滴眼用的灭菌澄明溶液或混悬液。

（1）应用滴眼剂的方法 ① 备齐用物，核对无误后携至患者处，向患者解释，以取得合作。② 帮助患者取仰卧位或坐位，头略后仰，用干棉球拭去眼分泌物、眼泪。③ 嘱患者眼向上视，左手取一干棉球置于下眼睑处，并轻轻拉下，以露出下穹隆部，右手滴一滴眼药于下穹隆部结膜囊内后，轻提上眼睑覆盖眼球，使药液充满整个结膜囊内。④ 以干棉球拭去溢出的眼药水，嘱患者闭眼1～2分钟。

（2）应用滴眼剂的注意事项 ① 用药前清洁并擦干双手，以免引起继发感染，后用干净纱布块或棉签，轻轻拭去病眼的分泌物，并吸干眼泪，以免冲淡药品浓度。② 滴用前先核对药品名称、浓度，尤其对散瞳、缩瞳及腐蚀性药品更应谨慎；继而检查药液澄清度、色泽，如发现有异物或沉淀应予丢弃。

未开封的塑料瓶装滴眼剂，瓶头要用经乙醇棉球擦过的剪刀开一小口，防止污染瓶口。为防止滴瓶口受污染，已开封的滴眼剂在滴药前应先挤出1～2滴。如滴眼液是混悬剂，则滴前需摇匀。③ 不要应用使用过的滴眼剂或开封过久（2周以上）的残留滴眼剂，以免发生交叉感染及药物失效。④ 了解每日的用药次数、间隔时间、疗程。⑤ 正常结膜囊容量为0.02ml，眼剂药每次滴用1滴即可，不宜太多，以免药液外溢。只有滴用甘油或局麻药才有必要略增次数。药液不可直接滴在角膜上，并在滴药后切勿用力闭眼，以防药液外溢。⑥ 若用滴管吸药，每次吸入不可太多，亦不可倒置，滴药时不可距眼太近，应距眼睑2～3cm；避免使滴管口碰及眼睑或睫毛，以免污染。⑦ 若滴入阿托品、氢溴酸毒扁豆碱、硝酸毛果芸香碱等有毒性的药液，滴入后应用棉球压迫泪囊区2～3分钟，以免药液经泪道流入泪囊和鼻腔，被吸收后引起中毒反应，对儿童用药时尤应注意。⑧ 一般先滴右眼后左眼，以免用错药，如左眼病较轻，应先左后右，以免交叉感染。角膜有溃疡或眼部有外伤或眼球手术后，滴药后不可压迫眼球，也不可拉高上眼睑。如数种药品同用，前后间须稍有间歇，不可同时滴入，如滴眼剂与眼膏剂同时用，应先滴药水，后涂眼膏。⑨ 洗眼剂使用前应适当加温，以减轻对眼的刺激。⑩ 应妥善保管滴眼剂，切勿与滴鼻剂等混放，以造成误用。夏季暂不使用的滴眼剂置于冷藏室冷藏。如滴眼剂出现变色或异常混浊则不可再用。

0911 如何正确使用眼膏剂?

眼膏剂是药与眼膏基质混合制成的一种半固体的无菌制剂，在眼部保持作用的时间较长，一般适于睡前使用。使用眼膏剂时，宜按下列步骤操作。

① 清洁双手，用消毒剪刀剪开眼膏管口。② 将头部后仰，眼往上望，用食指轻轻将下眼睑拉开成一袋状。③ 压挤眼膏剂尾部，使眼膏成线状溢出，将约1cm长的眼膏挤进下眼袋内（如眼膏为盒装，将药膏抹在玻璃棒上涂敷下眼睑内），轻轻按摩2～3分钟以增加疗效，但注意不要使眼膏管口直接接触眼或眼睑。④ 眨眼数次，力使眼膏分布均匀，后闭眼休息2分钟。⑤ 用脱脂棉擦去眼外多余药膏，盖好管帽。⑥ 多次开管和连续使用超过1个月的眼膏不要再用。

0912 如何正确使用滴耳剂?

滴耳剂主要用于耳道感染或疾病。如果耳聋或耳部不通，不宜应用。耳膜穿孔者也不要使用滴耳剂。

① 将滴耳剂的温度捂热以接近体温。② 使头部微向一侧，患耳朝上，抓住耳垂轻轻拉向后上方使耳道变直，一般一次滴入5～10滴，一日2次或参阅药品说明书的剂量。③ 滴入后稍事休息5分钟，更换另耳。④ 滴耳后用少许

药棉塞住耳道。⑤ 注意观察滴耳后是否有刺痛或烧灼感。⑥ 连续用药3天患耳仍然疼痛，应停止用药，并向医生或药师咨询。

0913　如何正确使用滴鼻剂?

　　鼻子除其外部为皮肤所覆盖外，鼻腔和鼻窦内部均为黏膜覆被，鼻腔又深又窄，所以滴鼻时应头往后仰，适当吸气，使药液尽量达到较深部位。另外，鼻黏膜比较娇嫩，滴鼻剂必须对黏膜没有或仅有较小的刺激。

　　① 滴鼻前先呼气。② 头部向后仰依靠椅背，或仰卧于床上，肩部放一枕头，使头部后仰。③ 对准鼻孔，瓶壁不要接触到鼻黏膜，一次滴入2～3滴，儿童1～2滴，一日3～4次或每次间隔4～6小时。④ 滴后保持仰位1分钟，后坐直。⑤ 如滴鼻液流入口腔，可将其吐出。⑥ 过度频繁或延长使用时间可引起鼻塞症状的反复。连续用药3天以上，症状未好应向医生咨询。⑦ 含剧毒药的滴鼻剂尤应注意不得过量，以免引起中毒。

0914　如何正确使用喷鼻剂?

　　喷鼻剂是专供鼻腔使用的气雾剂，其包装带有阀门，使用时挤压阀门，药液以雾状喷射出来，供鼻腔外用。

　　① 喷鼻前先呼气。② 头部稍向前倾斜，保持坐位。③ 用力振摇气雾剂并将尖端塞入一个鼻孔，同时用手堵住另一个鼻孔并闭上嘴。④ 挤压气雾剂的阀门喷药，一次喷入1～2揿或参阅说明书的剂量，儿童1揿，一日3～4次，同时慢慢地用鼻子吸气。⑤ 喷药后将头尽力向前倾，置于两膝之间，10秒后坐直，使药液流入咽部，用嘴呼吸。⑥ 更换另1个鼻孔重复前一过程，用毕后可用凉开水冲洗喷头。

0915　如何正确使用肛门栓剂?

　　肛门栓又称直肠栓，是一种外观似圆锥形或鱼雷形供塞入肛门的固体。栓重一般成人用为2g，儿童用1g，不用时保持一定的硬度和韧性，须较坚实以便塞入腔道。肛周的温度为36.9℃（36.2～37.6℃），栓剂的熔点与体温接近，塞入后能迅速熔化、软化或溶解，药物溶出后产生局部和全身的治疗作用。用栓时要依次进行以下步骤。

　　① 栓剂基质的硬度易受气候的影响而改变，在夏季，炎热的天气会使栓变的松软而不易使用，应用前宜将其置入冰水或冰箱中10～20分钟，待其基质变硬。② 剥去栓剂外裹的铝箔或聚乙烯膜，在栓剂的顶端蘸少许液体石蜡、凡士林、植物油或润滑油。③ 尽量排空大便，并用温水清洗肛门内外，塞入时患者取侧卧位，小腿伸直，大腿向前屈曲，贴着腹部；儿童可趴伏在大人的腿上。④ 放松肛门，把栓的尖端向肛门插入，并用手指缓缓推进，深度距肛

门口幼儿约2cm，成人约3cm，合拢双腿并保持侧卧姿势15分钟，以防栓被压出。⑤ 尽力憋住大便，力争在用药后1～2小时不解大便。因为栓剂在直肠的停留时间越长，吸收越完全。⑥ 有条件的话，在肛门外塞一点脱脂棉或纸巾，以防基质熔化漏出而污染被褥。⑦ 腹泻患者暂不宜使用。

0916　如何正确使用阴道栓剂?

阴道栓类似于肛门栓，是一种外观似球形卵形或鸭嘴形供塞入阴道的固体，栓重一般为3～5g，熔点与体温接近。塞在阴道的下端可绕开肝门静脉系统，免于药物被代谢或破坏。

① 清洗双手和外阴，冲洗液的酸碱性应与阴道炎种类相适宜，滴虫性阴道炎宜用酸性溶液，真菌性阴道炎宜用碱性溶液。一般栓剂于睡前置入，唯有壬苯醇醚栓（爱侣栓）于行房事前10分钟置入阴道。② 剥去栓剂外裹的铝箔或聚乙烯膜，在栓剂的顶端蘸少许液体石蜡、凡士林、植物油或润滑油。③ 患者取仰卧位于床上，曲起双膝向外展。④ 把栓的尖端向阴道插入，并用手指轻轻推进，深度距阴道口约5～6cm，合拢双腿，并保持仰卧姿势30分钟。⑤ 尽力憋住小便，力争在用药后2小时不解小便。⑥ 月经期间不宜应用。

0917　如何正确使用透皮贴剂?

① 透皮贴剂用前将所要贴敷部位的皮肤清洗干净，并稍稍晾干。② 从包装内取出贴片，揭去附着的薄膜，但不要触及含药部位。③ 贴于皮肤上，轻轻按压使之边缘与皮肤贴紧。④ 对皮肤有破损、溃烂、渗出、红肿的部位不要贴敷。⑤ 不要贴在皮肤的皱褶处、四肢下端或紧身衣服底下。⑥ 一日更换一次或遵医嘱。

0918　如何正确使用膜剂?

（1）壬苯醇醚膜　以女用为好，房事前取药膜1张对折两次或揉成松软小团，以食指推入阴道深处，10分钟后（不超过30分钟）行房事；男用将药膜贴于阴茎头推入阴道深处，房事时与女用相同。注意在放置药膜时，手指抽出动作要快点，不然薄膜遇到阴道液体后会黏在手指上，会导致剂量的不足。

（2）复方炔诺酮膜　从月经第5日开始服用，一日1片，连续22，晚餐后服用，不能间断，停药后3～7日内行经，等下次月经第5日继续服药。

（3）复方甲地孕酮膜　作为短效避孕药，从月经周期第5日起，每日服1片，连服22为1周期，停药后2～4日来月经；然后于第5日继续服下1个月的药。

（4）甲地孕酮膜（妇宁膜）　用于避孕，用法同（3），但用于治疗功能性子宫出血，一次2mg，一日3次（每隔8小时一次），后每隔3日递减1次，直至维持一日4mg，连续20日，流血停止后，每日加服炔雌醇0.05mg或己烯雌酚1mg，连续20日。

（5）毛果芸香碱膜　每日用2～3格，早、睡前贴敷于眼角上，相当于2%浓度的滴眼剂一次2滴，一日6次的疗效。

0919　如何正确使用气雾剂？

使用气雾剂时，宜按下列步骤进行。

① 尽量将痰液咳出，口腔内的食物咽下。② 用前将气雾剂摇匀，按生产公司的建议手持气雾剂，通常是倒转位置拿。③ 将双唇紧贴近喷嘴，头稍微后倾，缓缓呼气尽量让肺部的气体排尽。④ 于深呼吸的同时揿压气雾剂阀头，使舌头向下；准确掌握剂量，明确一次给药揿压几下。⑤ 屏住呼吸约10～15秒，后用鼻子呼气。⑥ 用温水清洗口腔或用0.9%氯化钠溶液漱口，喷雾后及时擦洗喷嘴。

0920　如何正确使用含漱剂？

含漱剂多为水溶液，使用时宜注意以下事项。① 含漱剂中的成分多为消毒防腐药，含漱时不宜咽下或吞下。② 对婴幼儿、恶心、呕吐者暂时不宜含漱。③ 按说明书的要求稀释浓溶液，如3%过氧化氢溶液一般稀释1倍、复方硼酸钠溶液一般稀释10倍。④ 含漱后宜保持口腔内药物浓度20分钟，不宜马上饮水和进食。

0921　如何外用壬苯醇醚避孕？

壬苯醇醚-9（爱侣栓、乐乐醚）具有较强的杀精子作用，是目前使用最普遍的一种外用杀精子药。用于阴道避孕。常见的剂型和用法如下。

（1）栓剂　于房事前取避孕栓1枚（壬苯醇醚75mg、100mg），除去包装，仰卧，用中指将栓剂缓缓推入阴道深处，放入后，需等10分钟方可房事。需重复房事者，必需再次放栓。

（2）胶冻（壬苯醇醚2%～5%）　于房事前将药挤压入注入器中，仰卧将注入器缓缓推入阴道深处，然后推入药。

（3）膜剂（任浪漫）　以女用为好，房事前取药膜（壬苯醇醚50mg）1张对折两次或揉成松软小团，以食指推入阴道深处，10分钟后（不超过30分钟）行房事；男用将药膜贴于阴茎头推入阴道深处，房事时间与女用相同。

（4）外用片　房事前用手指将片（壬苯醇醚75mg）放入阴道深处，约5分钟后，待药片溶解后方可进行房事。

（5）海绵剂　每块1g尺寸大小为5.5cm×2.5cm，使用时用清洁水浸湿，挤去过量水，深置阴道中，房事后留放6小时，但不超过30小时，也不能重复使用。取出时间是最后一次房事后，不得少于8小时。

在初用阶段，个别女性外阴和阴道、男性阴茎可有烧灼感，局部可出现充血、水肿。少数妇女阴道分泌物增多，但随时间延长，症状可减轻或消失。使用海绵块可能出现阴道干燥，个别使用者外阴或阴道产生不适，且用后取出困难。

0922　如何外用孟苯醇醚避孕？

孟苯醇醚（避孕灵）具有较强的杀精子作用，其0.2%溶液能使在精子瞬间死亡，人体一次排出的精液仅需要2mg就可以被全部杀灭。药膜进入阴道后迅速杀死精子，并形成黏稠液体，阻碍精子的活动，增强避孕效果。

（1）膜剂　以女用为好，房事前取药膜（孟苯醇醚60mg）1张对折两次或揉成松软小团，以食指推入阴道深处，5分钟后行房事；男用将药膜贴于阴茎头推入阴道深处，每次性交需要更换新的药膜。

（2）外用环形片　房事前用手指将1片（孟苯醇醚60mg）放入阴道深处，约5分钟后，待药片溶解后方可进行房事，有效时间为1小时，超过1小时后进行房事，需再放1片。

在初用阶段，个别女性外阴和阴道、男性阴茎可有发热感，局部可出现充血、水肿。但随时间延长，症状可减轻或消失。环形片较为疏松，使用时注意折裂和防潮。

0923　女性的外用避孕药应当怎样使用？

专供女性外用的避孕药剂型有以下6种：薄膜剂、膜剂、栓剂、冻胶剂、海绵剂和外用片剂。

（1）薄膜剂和膜剂　在放入阴道深处后约5分钟可以溶解成凝胶体，作用保持2小时，于房事前取药膜1张对折2次或揉成松软的小团，以食指轻轻地推入阴道深处，10分钟后（不超过30分钟）行房事，如男性用将药膜贴于阴茎头推入阴道深处，房事时间与女用相同。

（2）栓剂　放入阴道后经10分钟生效，作用维持2～10小时，于房事前取避孕栓1枚，除去包装，仰卧用中指将栓剂缓缓推入阴道深处，放入后，需等10分钟方可房事；需重复房事者，必需再一次放栓。

（3）胶冻剂　在房事前将药挤压进入注入器中，仰卧，将注入器推入阴道深处，然后缓缓推入药物。海绵剂取出1块于使用时用清水浸湿，挤去过量的水，深置于阴道中，房事后留放6小时，但不超过30小时，也不能重复使用。

（4）外用片　在房事前用手指将片剂放入阴道深处，约5分钟后，待药片溶解后方可进行房事。

0924 如何正确外用雌二醇凝胶?

雌二醇（爱斯妥）是人卵巢分泌的一种天然活性最强的雌激素。可用于更年期综合征，阴道干燥和萎缩。

雌二醇凝胶剂浓度为0.06%，每支80g，含17β雌二醇48mg。在月经周期14～25日外涂，一次2.5g，早、晚各一次，于沐浴后涂敷，涂于前臂和肩的最大面积处。使用时将凝胶挤到塑料尺中心槽测算一日量，后用手指从槽内移出涂到适当部位，涂后2分钟穿衣。

① 如2分钟后皮肤尚未干透，说明涂药面积不够，下次涂时应增加面积。② 避免用到乳房、外阴和阴道黏膜处，由于含乙醇，接触黏膜会有轻微的刺激。③ 不宜长期超量使用。

0925 如何正确外用雌二醇贴剂?

雌二醇贴剂使用方便，用后可使更年期症状明显改善，对卵巢功能低下引起的潮热、多汗、头痛、失眠等症得以好转，上市的贴剂有5种规格，用前宜注意剂量和用法。

（1）康美华　控释贴膜剂，每片12.5cm^{2}含雌二醇3.9mg、加强型每片25cm^{2}含7.8mg。外用1周一次，贴于下躯干皮肤上。连续使用3周后停药1周，在连续使用周期的最后10～12日联用一定量的孕激素。

（2）更乐　控释贴膜剂，每片含雌二醇4mg，外用一次1片，贴于下腹或臀部皮肤，每3～4日换药1次，连续3周停药1周。在贴第6片时，应加用甲羟孕酮（安宫黄体酮），一日4mg，连续5日，但贴敷的部位宜常更换。

（3）伊司乐　每片含雌二醇1.25mg，外用一次1片，贴于背部或大腿皮肤上，每3～4日换药1次，连续28日为1个周期，在周期后10～12日时，应加用安宫黄体酮，一日4mg，连续5日，贴敷的部位宜常更换。

（4）伊尔贴片　每贴含雌二醇E$_2$ 2.5mg，一日释放50μg，贴于下腹或臀部，每7日使用1贴，每月3贴，停用7日。

（5）松奇　每片含雌二醇1.5mg，每盒4片，外用每7日应用1片，7日后更换另一贴片，贴于腰部以下的髋、臀或大腿皮肤上，注意不宜贴于乳房周围。

0926 如何正确外用硝酸甘油软膏?

硝酸甘油软膏把硝酸甘油与软膏基质混合后的半固体，浓度为2%，每盒30g含硝酸甘油600mg。涂布于胸部和前臂皮肤上，作用可持续4～8小时。可预防夜间的心绞痛发作、冠脉痉挛引起的心绞痛。软膏于临睡前用1次，将软膏涂布于左胸或前臂皮肤上，涂布面积2～5cm^2，涂后以软薄膜覆盖。

0927 如何正确外用阿达帕林凝胶?

阿达帕林(达芙文)第3代维A酸类药,具有强大的抗炎作用,适用于寻常痤疮。于睡前清洗患部,取适量涂敷,一日1次,连续8～12周为1个疗程。

① 严禁用于眼、鼻、口腔或其他黏膜部位,若不慎涂后宜即用温水洗涤。② 为防止幼儿吸收,对哺乳妇女不宜用于胸部。③ 对皮肤破损处不宜应用,用后偶见皮肤出现红斑、水肿、干燥、脱屑、烧灼感、瘙痒,一旦发生应即停用。④ 使用后宜避免日光或紫外线照射,对日光过敏者禁用。⑤ 用药期间严禁使用可产生痤疮或对皮肤有收缩性的化妆品。

0928 如何正确外用他扎罗汀软膏?

他扎罗汀(乙炔维A酸)为第3代维A酸类药,可发挥抗增生和抗炎作用,适用于寻常型银屑病、寻常痤疮、鱼鳞病。

外用时宜先清洗患部,取凝胶剂适量涂敷,一日1次,连续4～12周为1个疗程。或与糖皮质激素联合应用,早间应用糖皮质激素凝胶或乳膏剂;晚间应用本品0.05%～0.1%凝胶剂。或与窄谱紫外线(波长311nm)联合治疗,先用0.1%凝胶剂,一周3次,连续2周;后行紫外线光疗。

① 严禁用于眼、鼻、口腔、外阴和其他黏膜组织,若不慎涂后宜即用温水洗涤。② 为防止幼儿吸收,哺乳妇女不宜用于胸部。③ 用后偶见皮肤出现红斑、水肿、干燥、皮炎、溃疡、脱屑、刺痛、烧灼感、瘙痒,一旦发生应即停用,对皮肤有破损处不宜应用。④ 妊娠及哺乳期妇女慎用。

0929 如何正确外用过氧化苯酰软膏?

过氧化苯酰(斑赛、酰舒)为强氧化剂。适用于治疗皮脂腺分泌过多所致的寻常性痤疮,夏季可防治疖肿、痱子、慢性皮肤溃疡。外用以5%～10%乳膏或凝胶剂涂敷,一日2～3次。

① 对本品过敏者禁用。② 涂敷时不宜用于眼和黏膜处,用后应洗手,以防手上的药沾染面部。③ 初始用量宜少,如出现严重的刺激征后应即停药,待症状消退后可再次使用。④ 本品易燃,故要远离火源。⑤ 本品可刺激眼、鼻、咽喉和皮肤,可致过敏反应,出现刺痛、发红、过敏、皮肤干燥等反应,通常1～2分钟后即自行消退。

0930 如何正确外用卤米松软膏?

卤米松(适确得)为具高度活性的局部用肾上腺糖皮质激素类药。霜剂适用于各种原因的急性湿疹、阴部白癜风;软膏用于慢性湿疹、银屑病。复方适确得霜每支含0.05%的卤米松和1%的三氯生,用于各种感染或伴感染的急性湿疹性皮肤病、脓皮病的早期治疗。

外用以适量涂敷，一日2次，并轻轻按摩，如疗效不佳可用敷料覆盖以增效。

① 使用时勿接触眼结膜，也不宜长期地在面、皮肤皱褶区或糜烂部使用。② 妊娠及哺乳期妇女不应长期使用，儿童连续使用不宜超过2周，2岁以下儿童不宜超过7天。③ 长期应用可能会产生与肾上腺皮质激素类药一样的不良反应，如少数人出现刺激、皮肤过度干燥、瘙痒、刺痛和毛囊炎时，应即停药。④ 患有皮肤结核病、梅毒性皮肤病、病毒引起的皮肤感染者禁用。⑤ 预防接种后的皮肤反应、脓皮病及真菌性感染者禁用，对本品过敏者忌用。

0931 如何正确外用莫匹罗星软膏?

莫匹罗星（百多邦）系局部用抗生素。

适用于各种细菌性皮肤感染，如脓疱疮、疖肿、毛囊炎，及湿疹合并感染、溃疡合并感染、创伤或烧伤合并感染等。

外用涂敷，必要时可用敷料敷盖，一日2～3次，连续5日为1个疗程。

① 对本品或其他含聚乙二醇软膏过敏者禁用；用后偶见烧灼感、蜇刺感、瘙痒等。② 虽在动物试验中尚未发现有致畸作用，但对妊娠及哺乳期妇女慎用。③ 本品不可口服，忌用于眼、鼻内，若误入眼内宜及时用水冲洗。④ 有中度或严重肾功能不全者慎用。

0932 如何正确外用硫黄软膏?

硫黄软膏长期大量的外用，具有刺激性，可引起接触性皮炎；与其他外用治疗痤疮制剂及含汞制剂共用时，在用药数日内可能出现皮肤发红和脱屑。

① 使用硫黄膏时不宜接触眼、口腔和其他部位的黏膜，以防刺激。② 硫黄膏能污染衣物，气味也不佳，因此不宜弄到衣物上。③ 硫黄与药用肥皂或清洁剂、其他含药的酒精制剂（如修面后擦洗剂、化妆品、修面霜）共用后，可增加对皮肤的刺激而有干燥感，当病变部位用肥皂等洗涤后，应揩干后再涂药。④ 用于疥疮的治疗，成人用10%，儿童用5%，4岁以下儿童最好用2.5%软膏。睡前先用温水和肥皂清洗皮肤，待干后涂敷软膏，搽药时先将少量软膏放于手掌内，从指间开始，沿前臂内侧、肘窝、腋前后、乳房下、腰围、臀及阴股部等有皮疹处，顺次将药膏涂敷1遍。然后再从颈部开始，用力把药膏薄涂全身，背部可由他人代涂。每晚1次，可在一次涂药前洗澡，也可只在第一次时洗，最后一次涂药后24小时再沐浴，连续7日为1疗程，需要时停用3日，再重复第2个疗程。对顽固者须3个疗程才能根治。

0933 如何正确外用磺胺嘧啶银乳膏?

磺胺嘧啶银（烧伤宁）能抑制大多数细菌的生长，尤其对铜绿假单胞菌和大肠杆菌具有高效。同时银盐可凝固细菌蛋白，并可收敛创面，促进炎症的吸收和创面的愈合，也促使创面干燥结痂。烧伤创面应用后不易感染，无黏液。适用于1～2度烧伤创面的继发感染。外用涂敷于烧伤创面，一日1～2次。

① 涂敷后偶见轻微的刺激性或过敏，在换药时可能有一过性疼痛，过敏多发生在用药后一日；皮疹多发生在2～4日，常伴有发热、皮疹、荨麻疹或皮炎。② 对有磺胺类药过敏者禁用。③ 对过敏体质和哮喘者慎用。有白细胞计数减少症、血小板计数减少症和肝硬化者，避免使用。孕妇及哺乳妇女、早产儿及新生儿不宜用。

0934　如何正确外用前列地尔乳膏?

前列地尔乳膏（比法尔）可松弛阴茎和尿道的海绵体，增加阴茎的动脉血流，有助于男性勃起功能障碍者的阴茎勃起。于性交前5～20分钟使用，用左手食、拇指轻压龟头，使尿道口张开，将药管嘴对准尿道口，右手食指轻轻推压药管推管（拇、中指夹住给药管），将乳膏缓缓挤入尿道中，由尿道溢出的乳膏涂敷于龟头表面。一次1支，于给药后20分钟可行房事。

0935　如何正确地使用巴布膏?

巴布膏是一种外用贴膏剂，应用历史悠久，系药材提取物或化学药与适宜的亲水性基质混合后，被涂布在背衬材料上制成的贴膏剂。由背衬（常用无纺布、弹力布、水刺布）、膏体、防粘膜（膏体表面的隔离膜）组成。其载药量大，保湿性强，与皮肤的相容性好，可透气，耐老化，色泽光洁，可以反复揭贴，随时终止给药，剂量准确，血药浓度平衡无峰谷现象，可减少毒副作用和不良反应，尤其是污染性小（不像传统的膏药黑、黏、脏、味，易过敏），因此，深受患者欢迎。目前有吲哚美辛（必艾得）、氟比洛芬巴布膏（得百安），用于治疗骨关节炎、肩周炎、肌腱及腱鞘炎、腱鞘周围炎、肱骨外上髁炎（网球肘）、肌肉痛、外伤所致肿胀、疼痛。但巴布膏使用时注意：① 15岁以下儿童禁用。② 眼周和黏膜组织、皮疹和皮肤破损部位禁用，过敏者禁用。③ 禁止连续使用2周以上时间。④ 妊娠及哺乳期妇女、过敏体质者使用前请向医师咨询。⑤ 使用后若出现皮疹、红斑、瘙痒、灼热刺痛等症状，或连续使用5～6天后，症状没有改善者，请即终止使用，并向医师咨询。⑥ 有出汗或患部被打湿时，请擦拭干净后使用。⑦ 如巴布膏性状改变时禁用。⑧ 请将巴布膏放在儿童不能接触的地方。⑨ 如正在使用其他药品，使用前请咨询医师或药师。⑩ 巴布膏剂应置于密封、阴凉处储存。

0936　如何正确外用硝酸甘油敷贴膜?

硝酸甘油敷贴膜（帖保咛、贴保宁）是将硝酸甘油贮存在封闭的半透膜。

对心绞痛的发作有预防作用，或与利尿药合用治疗慢性心力衰竭。

敷贴膜时一次1片，一日1次，用前先将左胸部洗净，干燥后贴敷（四肢末梢忌贴），并用手按摩3～5分钟，24小时后更换。但注意在急性心绞痛和心肌梗死时勿用，对妊娠初始3个月的妇女不宜使用，对急性高血压者勿用；同时注意可能出现的皮肤过敏、低血压、恶心、呕吐、眩晕、反射性心动过速的不良反应；应用期间应忌酒。

0937 如何规范使用吸入性糖皮质激素气雾剂？

为规范地应用吸入性糖皮质激素气雾剂，应用时宜注意下列问题。

① 部分患者于吸入后可有声音嘶哑、咽部不适、念珠菌感染等，可暂停吸入或选用干粉吸入剂或加用储雾罐。长期连续吸入（女性多于男性）可发生口腔、咽喉念珠菌感染。如剂量过大可出现糖皮质激素的全身性不良反应。② 吸入性糖皮质激素气雾剂吸入后不能立即产生疗效，应定时使用；对哮喘者在症状控制后渐停药，一般在应用后4～5天缓慢减量。③ 吸入一次剂量有10%～25%药物进入肺、气管，其余通过吞咽进入体内，其中90%药物自胃肠道吸收。喷雾后宜应用生理盐水漱口和清水洗面，以避免残留在口腔的药物经消化道进入人体，并防止声音嘶哑及口咽部念珠菌继发感染。④ 依据持续型哮喘的严重程度给予适当剂量，分为起始量和维持量。起始量需依据病情的严重程度给予，病情分为轻、中和重度；维持量应以能控制临床症状和气道炎症的最低剂量确定，分2～4次给予，一般连续应用2年。⑤ 吸入性糖皮质激素气雾剂不适宜用于急性哮喘者，对由支气管平滑肌痉挛所出现的急性哮喘宜先应用长效肾上腺能 β_2 受体激动药控制或联合治疗，但仅适用于现有吸入性肾上腺糖皮质激素治疗不能完全控制的患者，或气道平滑肌紧张严重者，并非人人皆宜，尤应注意长期应用对心血管系统的不良反应事件！⑥ 患有活动性肺结核、肺部真菌、病毒感染者，儿童、妊娠及妊娠期妇女慎用。⑦ 可能发生全身反应，尤其是当长期高剂量应用时。可能发生的全身反应包括：肾上腺皮质功能低下、儿童和青少年发育迟缓、骨骼矿物质密度减少、白内障和青光眼。因此，渐减吸入剂量至最低有效量维持治疗是十分重要的。

0938 如何正确外用倍氯米松气雾剂？

倍氯米松（必可酮、必酮碟、必可复）为糖皮质激素类药，起效迅速，作用持久。由于其局部作用很强，用量很小，一日0.4mg即能有效地控制哮喘发作（疗效与口服7.5mg泼尼松相同），维持约4～6小时，吸入后通常在1～3日方见疗效，5～10日发挥最大作用。

用于慢性支气管哮喘者，以防止哮喘急性发作。也可用于常年性及季节性过敏性鼻炎和血管收缩性鼻炎。气雾吸入一次50～200μg，一日3～4次；儿童一次50～100μg，一日2～4次。

① 有的患者于吸入后见有声音嘶哑，可暂停吸入。长期连续吸入（女性多于男性）可发生口腔、咽喉念珠菌感染。如剂量过大（大于一日0.8mg），可出现糖皮质激素的一系列全身性不良反应。② 吸入治疗时对哮喘持续状态或其他急性哮喘发作者禁用。③ 儿童、妊娠及妊娠期妇女慎用；对活动性肺结核者应特别慎重。④ 本品不能立即产生疗效，应定时使用。对哮喘者在症状控制后渐停药，一般在应用后4～5日缓慢减量。

0939 丙酸倍氯米松气雾剂用后为何须漱口和洗脸?

丙酸倍氯米松气雾剂（必可酮、倍乐松）是一种含有肾上腺糖皮质激素以喷雾给药的剂型，每瓶含倍氯美松双丙酸盐10mg，每揿50μg。皮质激素长期应用，可发生口腔、咽喉、面部的念珠菌感染或全身性不良反应，如免疫力下降、骨质疏松、面部黑斑、真菌二重感染等。所以在喷雾后，一定要漱口和洗脸，以避免残留在口腔的药物经消化道进入人体。另外，用于哮喘吸入治疗时，偶可感觉有声音嘶哑，如一经发现宜立即停用。同时，使用剂量也不宜过大，1日内不要大于0.8mg（16次揿压）。

0940 如何正确外用二硫化硒洗液?

二硫化硒（潇洒）具有抗皮脂溢出、抑制皮屑、杀灭真菌和寄生虫的作用，适用于头皮脂溢性皮炎、汗斑、头癣、花斑癣等。

外用治疗头皮过多及脂溢性皮炎时，先用水洗湿头皮及头发，后将洗液洒于头部，用手轻轻按摩形成肥皂样泡沫，后用清水冲洗干净，可重复1～2遍，一周2次；用于汗斑时，先用肥皂清洗全身，后用足量药液涂擦全身，患处可多涂些，保留5～10分钟，后用清水洗净，上、下午各洗1次，一周用2天，连续2～4周为1个疗程。

① 以水彻底冲洗用药后的头发和头皮，以尽可能减少不良反应。② 头皮有水疱、破损、糜烂或渗出时禁用；皮肤患有急性炎症时慎用。③ 对婴幼儿的用药安全性尚未确定，应用时宜慎重。④ 避免药液直接接触眼、结膜及生殖器，以免引起不必要的刺激。⑤ 本品有剧毒，不可接触口和误服。

0941 如何正确外用聚维酮碘溶液?

聚维酮碘（吡咯烷酮碘、碘附、强力碘）杀菌力强、毒性低、且抗病原微生物谱广，对病毒（乙型肝炎病毒、人类免疫缺陷病毒）、细菌、芽孢、真菌、原虫、衣原体、支原体、梅毒螺旋体、阴道滴虫等都有较强的杀灭作用。

聚维酮碘溶液性质稳定，气味小，毒性低，对黏膜无刺激性。可用于外伤皮肤黏膜的消毒、慢性咽喉炎、牙周炎、口腔溃疡等。凝胶和栓剂用于真菌性阴道炎、细菌性阴道炎、混合性阴道感染和老年性阴道炎。

用于皮肤与黏膜感染的防治以0.025%～0.5%溶液外涂或喷雾；用于外科手术消毒，以0.5%溶液洗刷5分钟；用于注射部位的皮肤消毒，以0.5%溶液涂敷30秒；用于术野皮肤消毒，以0.5%溶液均匀涂擦2次；用于黏膜与创伤感染，以0.025%～0.1%溶液冲洗或涂敷；用于皮肤感染，以0.5%溶液均匀涂擦。凝胶剂阴道给药，一次5g，一日1次，连续7～10天为1疗程；栓剂以直肠或阴道给药，一次1枚，一日1次；软膏涂敷患部，一日1～2次。

① 对碘过敏者慎用，偶见引起皮肤过敏反应，有刺激性和疼痛、皮炎、皮疹、瘙痒。② 大面积皮肤使用可引发全身不良反应，如代谢性酸中毒、高钠血症和肾功能损伤，对烧伤面积大于20%者，不宜局部应用。③ 对妊娠期妇女和新生儿大面积使用时应谨慎，4岁以下儿童不推荐使用。④ 有机物可降低其作用。

0942 如何正确外用氯己定溶液？

氯己定（洗必泰）溶液为具有表面活性的杀菌剂，有相当强的广谱抑菌或杀菌作用，对革兰阳性、阴性菌均有效。

适用于消毒手、皮肤、黏膜和冲洗创口；含漱剂用于口腔炎、牙龈炎、冠周炎、口腔黏膜炎和口腔溃疡；栓剂用于细菌性阴道炎或痔疮。但应用的浓度略有不同，手消毒用0.5%溶液，冲洗创面或伤口用0.05%，冲洗阴道用0.05%，含漱用0.02%，器械消毒用0.01%，房间和家具消毒用0.05%。细菌性阴道炎应用栓剂，每枚20mg睡前塞入阴道内。痔疮用直肠栓，每枚20mg，一日1～2次，塞入肛门约2cm处。

① 用后可能引起接触性皮炎，误用高浓度液作膀胱灌洗可引起血尿；含漱可使牙齿着色，味觉失调，儿童和青年口腔可发生无痛性浅表脱屑损害。② 偶见有过敏反应，发生时间多为用药后5～40分钟，可出现局限性或全身性荨麻疹，或咳嗽、哮喘、呼吸困难、腹痛、睑结膜水肿、休克等。③ 本品有刺激性，避免对眼直接使用，因其可吸附在晶体上造成眼部刺激。

0943 如何正确使用过氧乙酸溶液消毒？

过氧乙酸（过醋酸）为强氧化剂，遇到有机物可释放出新生态氧而起消毒作用，可杀灭细菌、病毒、支原体，其含量一般为20%，亦有含量为30%和40%的，目前以20%浓度为准。

对空气消毒和体表消毒可用0.1%溶液（稀释200倍）；食具、毛巾、洗手的消毒用0.04%溶液（稀释500倍）；水果、蔬菜的浸泡用0.04%溶液（稀释500倍）；地面、墙壁、家具、浴盆、运输车可用0.04%溶液（稀释500倍）喷雾或擦洗；结核患者的器皿、物品消毒用0.2%溶液（稀释100倍）；衣服、被单、玩具用0.02%溶液（稀释1000倍）喷洗；垃圾消毒用0.04%溶液（稀释500倍）；禽蛋的消毒0.1%溶液（稀释200倍）；对传染病患者居住过的房间，可用20%的过氧乙酸和3%过氧化氢溶液熏蒸（1ml/m²）2小时。

① 过氧乙酸有腐蚀性，对金属、皮肤、黏膜均有刺激性，注意避免与眼、口、皮肤与黏膜长时间地接触。② 室温低于10℃时，其消毒力迟缓，可适当延长消毒的时间。③ 过氧乙酸遇热不稳定，稀溶液宜随时稀释，不要久储，加热时可发生爆炸。

0944　如何正确外用酮康唑洗剂?

酮康唑用于治疗表浅性真菌病，包括局部花斑癣、脂溢性皮炎、头皮糠疹（头皮屑过多）和指甲癣（局部治疗无效者）。

外用用于体癣、股癣、花斑癣及皮肤念珠菌病，应用酮康唑洗剂（采乐），每瓶20ml或每袋5ml，涂敷在皮肤或头发上，停留3～5分钟，脂溢性皮炎一日2次，甲沟炎、须癣、头癣和足癣一日3次，脂溢性皮炎和头皮糠疹，一周2次，连续2～4周，体癣、股癣、花斑癣连用5日，头癣和足癣连续10日。

① 外用偶见过敏或轻微刺激感，对妊娠及哺乳期妇女禁用。对过敏者禁用。如口服应用对有肝病史者必须应用洗剂时，治疗初期应监测肝酶水平，当出现恶心、疲乏，伴灰白色粪便、棕色尿或黄疸等肝反应症状时，应即停药。② 不宜接触眼、口腔和其他部位的黏膜，以防刺激。

0945　如何正确外用碘酊?

碘酊俗称"碘酒"，其中成分含有碘、碘化钾和乙醇，浓度以碘计有0.1%、2%、5%和10%四种。0.1%用于手术者的手部浸泡消毒；2%用于注射药物前的皮肤、皮肤咬伤、擦伤、挫伤、疖疮的消毒和消肿；5%用于手术区域皮肤消毒；10%用于指甲癣和甲沟炎。碘可卤化细菌蛋白，杀灭细菌和防止腐烂，其杀菌和腐蚀力与浓度呈正比。

① 使用2%碘酊于注射的皮肤区域涂敷消毒后，可即以70%的乙醇（酒精）脱碘，以减少对皮肤的刺激。② 用于疖肿、水肿、脓疱和扁平疣时，以2%碘酊直接涂敷，不需脱碘。③ 碘酊不宜与红汞溶液（红药水）同时应用，以免两者反应生成碘化汞钾，具有强烈的毒性而损伤皮肤，引起溃烂。④ 对破损的皮肤、溃疡的黏膜、开放创面不宜直接应用碘酊，以免导致强烈的刺激和疼痛。⑤ 部分人群对碘过敏，严重者可休克或致死，对极度敏感的人宜给予注意。⑥ 碘可以自行挥散，用后一定要拧紧瓶盖，放置时间不宜超过2年。如儿童误服，可立即喝米糊、米汤或稀粥，使淀粉和碘结合成蓝色的结合物，而减少刺激。

0946　如何正确外用乙醇？

乙醇俗称"酒精"，其浓度以乙醇计，有95%、70%、50%和30%四种。95%乙醇用于医用燃料和配制各种浓度的酒精；70%用于注射前皮肤、皮肤咬伤、擦伤、挫伤、疖疮的消毒和消肿；50%可促进皮肤局部的血液循环，涂拭可防止长期受压和卧床而生成褥疮，或外伤、挫伤引起的肿胀；30%外涂可挥散，涂敷于颈部、腋下、腹股沟、前额部，可带去一定的体表热量，用于散热降温。

95%的乙醇不可用于皮肤消毒，其可使细菌表面凝固成膜，妨碍乙醇穿透进入细胞，消减杀菌能力；只有70%的乙醇可渗透进入细菌细胞内，使蛋白质变性、凝固而杀灭细菌；低于此浓度，其渗透力脱水减弱，杀菌力不强。

① 注射药物前使用70%的乙醇脱碘后，稍微晾干片刻，以减少对皮肤的刺激。② 用于皮肤和组织肿胀部位，可点燃50%的乙醇，立即用手擦拭，但不宜在局部停留过长。③ 乙醇易燃烧，用时宜注意防火，万一出现火情立即用湿布盖压。④ 对破损的皮肤、溃疡的黏膜、渗出的水肿、开放的创面不宜直接应用乙醇，以免导致强烈的刺激和疼痛。⑤ 部分人群对乙醇过敏，对极度敏感的人宜给予注意。⑥ 乙醇可以自行挥散，用后要拧紧瓶盖。

0947　如何正确外用开塞露？

开塞露成分含有硫酸镁、山梨醇液（45% ～ 50%）或甘油。直肠给药后能刺激肠壁，引起便意，导致排便，并有润滑作用。适用于治疗各种便秘，但对大便干燥结成块状者效果不佳。或用于手术前、肠道检查前的肠道清洁。灌肠成人一次20 ～ 110ml，儿童一次5 ～ 30ml，一日1 ～ 3次。

① 肛门插入的深度宜适宜，距离肛门口成人为6 ～ 10cm，儿童3 ～ 6cm。② 取下盖帽，使用时将容器顶端剪开成钝口，涂上少许油或稍挤出少许药液，以润滑管口，徐徐插入肛门，将药液挤入。在冬季使用时可先将包装用热水预热。③ 灌肠的速度不宜太猛，灌后以棉花按住肛门，一般于10 ～ 15分钟后可排便。④ 对剧烈腹痛者、恶心、呕吐者、新生儿、幼儿禁用。

0948　如何正确外用创可贴？

苯扎溴铵贴剂俗称"创可贴"，其中主要成分为苯扎溴铵，为一种阳离子表面活性剂，可乳化细菌壁的脂肪层，杀灭细菌。用于体积小、较表浅、不需缝合的切割伤、擦伤、挫伤、划伤、扎伤的封包。

① 在使用前宜检查创面是否遗留有污物、铁钉、玻璃屑、泥土等，如有污物，需以清水或0.9%氯化钠溶液（生理盐水）冲洗干净，再贴敷创可贴。② 定期每日更换1次，以防化脓，若发现创面有疼痛加重、跳痛、红肿、渗出

等现象，应立即停止使用。③ 贴后注意创面不要沾水，避免污染，不宜以手捏、挤撞，以防伤口裂开。④ 对破损较深，有神经、肌腱损伤，有溃疡、化脓的创面不宜立即包裹创可贴，应到医院进行缝合或抗感染治疗。对动物咬伤、异物扎伤较深的创面立即注射狂犬病疫苗或破伤风抗毒素。

0949 如何正确外用高锰酸钾粉？

高锰酸钾（灰锰氧）为强氧化剂，遇有机物即放出新生态氧而有杀灭细菌的作用，杀菌力极强，但极易为有机物所减弱，故作用表浅而不持久。高锰酸钾在发生氧化的同时，还原生成二氧化锰，后者与蛋白质结合而形成蛋白盐类复合物，此复合物和高锰离子都具收敛作用。

水溶液用于冲洗溃疡、鹅口疮、脓肿、创面及水果等食物的消毒，或冲洗阴道或坐浴，治疗白带过多或痔疮；溶液漱口用于去除口臭及口腔消毒。

① 本品结晶有腐蚀性，不可直接与皮肤接触，否则可使皮肤变成棕褐色。② 溶液宜临用前新鲜配制，久置变为棕色而失效，不宜久储。③ 注意溶液各种用途的不同浓度，用于皮肤真菌感染应用1%，冲洗阴道或坐浴用0.125%，冲洗创面用0.1%，水果和蔬菜消毒用0.1%，漱口用0.05%，洗胃用0.01% ～ 0.02%。

第六章 正确应用注射药

注射剂系指经注射给药注入体内的药物无菌制剂，包括无菌溶液、乳浊液或混悬液，以及临用前配制的无菌粉末（粉针）或模压片。小容量的注射剂俗称针剂，每支容量0.5 ～ 20ml，大容量每瓶超过50ml又称输液剂。提供临床以皮下、皮内、肌内、静脉、动脉、心内、穴内、瘤内、鞘内、眼球后、胸腔、腹腔、关节腔内注射和静脉滴注。

0950 哪些药品不宜选用氯化钠注射液作溶剂？

（1）普拉睾酮　不宜选用氯化钠注射液溶解，以免出现浑浊。

（2）洛铂　氯化钠可促进降解。

（3）两性霉素B　应用氯化钠注射液溶解可析出沉淀。

（4）红霉素　静脉滴注时若以氯化钠或含盐类的注射液溶解，可形成溶解度较小的红霉素盐酸盐，产生胶状不溶物，使溶液出现白色浑浊或结块沉淀。应先溶于注射用水6 ～ 12ml中，再稀释于5%或10%葡萄糖注射液中。此外，红霉素在酸性溶剂中破坏降效，一般不宜先与低pH的葡萄糖注射液配伍。可在5%～10%葡萄糖注射液中，添加维生素C注射液（抗坏血酸钠1g）或5%碳酸氢钠注射液0.5ml，使pH升高至5.0以上；再加入红霉素乳糖酸盐，有助于稳定。

（5）哌库溴铵　与氯化钾、氯化钠、氯化钙等联合使用，可使本品的疗效降低。

（6）多烯磷脂酰胆碱　应用氯化钠、氯化钙等注射液溶解，大约5分钟后出现微量白色浑浊。

（7）氟罗沙星　应用氯化钠、氯化钙等注射液溶解，可出现结晶。

（8）奥扎格雷钠　与含钙剂注射液（复方氯化钠注射液）等避免混合。

0951　哪些药品不宜选用葡萄糖注射液作溶剂？

（1）氨苄西林、氨苄西林/舒巴坦钠、阿莫西林/克拉维酸钾　不宜选用葡萄糖注射液溶解，以免出现浑浊。

（2）青霉素　青霉素结构中含有β内酰胺环，极易裂解而失效，与酸性较强的葡萄糖注射液（pH 3.5～5.5）配伍，可促进青霉素裂解为无活性的青霉烯酸和青霉噻唑酸，宜将一次剂量溶于50～100ml氯化钠注射液（pH 5.5～7.0）中，于0.5～1小时滴毕，既可在短时间内形成较高的血浆药物浓度，又可减少因药物分解而致敏。

（3）头孢菌素　大多数头孢菌素属于弱酸强碱盐，葡萄糖注射液在制备中加入盐酸，两者可发生反应产生游离的头孢菌素，若超过溶解度许可，会产生沉淀或浑浊，建议更换氯化钠注射液或加入5%碳酸氢钠注射液（3ml/1000ml）。

（4）磺胺嘧啶钠　磺胺嘧啶钠为弱碱强酸盐，与酸性的葡萄糖配伍可析出磺胺嘧啶，产生浑浊或沉淀，应以注射用水和氯化钠注射液替代。

（5）红霉素　用葡萄糖注射液溶解红霉素，在表面上看不出变化，但实际上在酸性较强的葡萄糖液中红霉素有一定的分解，可预先在葡萄糖注射液中加入5%碳酸氢钠注射液（3ml/1000ml）或维生素C注射液 [（5～10）ml/1000ml]，使葡萄糖注射液的pH值上升，有助于红霉素稳定。

（6）胰岛素　对糖尿病患者不宜应用葡萄糖溶液。

（7）依达拉奉　与各种含葡萄糖注射液混合，可使本品浓度降低或出现微粒，须用氯化钠注射液稀释。

（8）苯妥英钠　属于弱酸强碱盐，与酸性的葡萄糖液配伍可析出苯妥英沉淀。

（9）阿昔洛韦　属于弱酸强碱盐，与酸性的葡萄糖液直接配伍可析出沉淀，宜先用注射用水溶解。

（10）呋塞米、布美他尼　为碱性较高的钠盐，静注时宜用氯化钠注射液稀释，而不宜应用酸性的葡萄糖注射液。

（11）瑞替普酶　与葡萄糖注射液配伍可使效价降低，溶解时宜用少量注射用水溶解，不宜与葡萄糖溶液稀释。

（12）依托泊苷、替尼泊苷、奈达铂　依托泊苷等在葡萄糖注射液中不稳定，可析出细微沉淀，宜用氯化钠、注射用水等充分稀释，溶液浓度越低，稳定性越大。

0952　如何看待静脉滴注给药的稀释体积？

注射药品的溶剂或溶后稀释的体积十分重要，不仅直接关系到药品的稳定性，且与疗效和不良反应密切相关。

如地诺前列素2mg与碳酸钠1mg溶于0.9%氯化钠注射液10ml中，摇匀后稀释于5%葡萄糖注射液500ml中；静脉滴注速率因适应证而不同，中期引产滴速为每分钟4～8μg，足月引产滴速每分钟1μg。氢化可的松琥珀酸钠肌内注射宜将100mg溶于注射用水、0.9%氯化钠注射液2ml中；静脉注射时100～500mg溶于注射用水或0.9%氯化钠注射液10～20ml中；静脉滴注时100～500mg先溶于注射用水2ml中，再稀释于5%～10%葡萄糖或0.9%氯化钠注射液100～500ml中；静脉注射时间为3～5分钟，静脉滴注时间宜控制在0.4～2小时。

氯化钾注射液切忌直接静推，于临用前稀释，否则不仅引起剧痛，且致心脏停搏。静脉滴注时氯化钾的浓度不宜过高，一般不宜超过0.2%～0.4%浓度，心律失常可用0.6%～0.7%。

头孢曲松钠肌内注射时，1g溶于注射用水或1%利多卡因注射液3.6ml作深部肌内注射；静脉注射时溶于注射用水或0.9%氯化钠注射液，1g稀释成10ml，缓缓推注。静脉滴注时1g溶于5%葡萄糖注射液、0.9%氯化钠或右旋糖酐注射液40～100ml中；静脉注射时间为2～4分钟；静脉滴注时间宜控制在0.4～0.5小时。

0953　静滴速率控制应注意什么？

① 儿童和老年人、心肾功能较差的人必须慢滴，否则会因短时内输入大量液体，使心脏负担过重，甚至导致心力衰竭。

② 因腹泻、呕吐、出血、烧伤等引起人体严重脱水而出现休克者，静滴的速度要快。如有必要甚至可在手、足同时静滴（多通道输液），以尽快增加血容量，促使病情好转。

③ 患严重心、肺疾病和肾功能不良者，尽量不宜静滴，以免加重心肺的负担。非用不可时应谨慎，使药液呈小滴，滴速要慢，同时密切观察心、肺、肾功能。

④ 不同药的滴速也不一样，如高渗氯化钠注射液、含钾药、升压药的滴速宜慢。而治疗脑出血、颅内压增高的疾病时，滴速应快，一般要求在15～30分钟滴毕20%甘露醇注射液250ml，否则起不到降低颅压的作用。β-内酰胺类浓度依赖性杀菌类抗生素（青霉素类、头孢菌素类、氧头孢烯、碳青霉烯类）也宜快速静滴，以迅速杀菌和避免效价降低。

⑤ 治疗脑卒中常用药的渗透压较高，输入体内后，会在短时间内使患者的血容量快速增多，导致心脏负担过重，甚至发生心力衰竭、肺水肿等症。因此，滴速每分钟多少滴为宜，是一个比较复杂的问题。一般来说，成人以每分钟40～60滴的滴速较安全，但最佳滴速应由医护人员根据用药者的年龄、病情和药物性质来控制，患者不宜随意自行调整滴速。

0954 为何必须节制静脉输液的应用？

静脉滴注与口服（片剂、胶囊剂、颗粒剂）的给药途径不同，在药物的吸收率、生物利用度、血浆达峰时间、血浆峰浓度、血浆半衰期上相比，必须依照具体药品辨证分析，有些品种差距很大，但大多数品种则十分接近，没有较大的差异。所以除外急性疾病者、抢救濒危者、昏迷者、不能进食者或必须静脉给药的药品（没有口服制剂的药品），可以静脉滴注外，大多数给药应以口服为主要途径。

如阿奇霉素服后较易吸收，生物利用度为37%～40%，静脉注射生物利用度为91.02%。非甾体抗炎药美洛昔康（莫比克）口服吸收良好，生物利用度为89%，进食对药物吸收几无影响，肌内注射吸收迅速和完全，生物利用度平均为99%～102%，3天左右均达稳态血浆药物浓度，因此，临床上无必须应用注射剂指征。

对于慢病、常见病、可进食者或适宜口服给药者没有必要注射。口服与注射给药在生物等效性近似，常见病或适宜口服给药者也无需注射。口服与注射给药在生物等效性近似的，凡是口服可收到疗效的无需注射，或在病情稳定后采用序贯治疗，尤其是感染性疾病（医院获得性肺炎、社区获得性肺炎、急性肾炎、急性肾盂肾炎、慢阻肺急性发作、阑尾炎等），尽快由静脉滴注改为口服。

我国的输液剂年总产量超过百亿瓶，按13亿人口算每人年均8瓶，远超世界水平（平均2.5～3.3瓶），成为不合理用药的重灾区。其所带来的感染、创伤、炎症、血栓、异物、微粒、热原和热原样反应、过敏反应乃至死亡事件和医疗费用的浪费十分震惊（静脉滴注：口服的价格比大约为10：1），在历年全国严重不良反应/事件报告中，占据总量的七成，排序第一位。

因而，静脉输液给药应节制。

0955　二磷酸果糖注射液应用注意事项是什么?

右旋1,6-二磷酸果糖（FDP）是糖酵解中间产物多用于急救，并在体内经水解而形成果糖和无机磷，血浆半衰期极短，仅有10～15分钟，为维持疗效，可能在部分药品说明书中要求滴速较快，一般每分钟10ml（每分钟1g），但也存在问题。

应用中注意监护以下问题。

① 宜单独应用，请勿溶解和添加其他药物，尤其禁忌溶于碱性溶液和钙盐中。② 对肌酐清除率低于每分钟50ml者，应同时监测血磷。③ 每日最大用量为200ml，滴速约为每分钟10ml（每分钟1g），但以每分钟4～7ml为适宜，输注速度过快可致水钠潴留、脑水肿、过敏（面部潮红、心悸、手足蚁走感、头晕、胸闷、皮疹）和输液反应。为减少药品不良反应，对体质虚弱者、心功能不全者、过敏体质者、老年人尽可能放慢滴速。同时对伴有心力衰竭者可将剂量减半。④ 对遗传性果糖不耐受者、过敏者、高磷血症者、肾功能衰竭者禁用。

0956　注射人血丙种球蛋白的规范应用是什么?

注射人血丙种球蛋白属于一种被动免疫治疗，是把免疫球蛋白内含有的大量抗体输给接受者，使之从低水平的或无免疫状态变成免疫保护状态，增强抵抗力，起到中和毒素和杀死细菌、病毒的作用。人血丙种球蛋白是存在于人血浆中免疫球蛋白的抗体浓缩物，是从上千人份血浆中制备的。含有大量的抗体，蛋白质的含量为16%。

用于预防麻疹，可在与麻疹病者接触后的7日内注射0.05～0.1ml/kg，或5岁以下儿童注射1.5～3ml，6岁以上儿童最大量为一次6ml，注射一次其预防效果维持2～4周；用于传染性肝炎，可按每千克体重注射0.05～0.1ml，或儿童注射1.5～3ml，成人一次3ml，注射一次其预防效果维持1～1.5个月，但若与抗生素联合应用，可提高对传染病的疗效。

① 丙种球蛋白仅供肌内注射，注射后常在局部有硬结或疼痛。② 丙种球蛋白可有微量沉淀，但可摇匀，如出现浑浊、异物、摇不开的沉淀或安瓿有裂纹，或过期后不得再使用。③ 安瓿打开后宜一次注射完毕，不宜分次使用。

0957　注射乙型肝炎免疫球蛋白的规范应用是什么?

乙型肝炎免疫球蛋白是从乙型肝炎疫苗免疫的健康人体中，采集的高效价血浆或血清中分离提取的免疫球蛋白制剂，含球蛋白约10%，主要成分为免疫球蛋白G（IgG）。

乙型肝炎免疫球蛋白可预防乙型肝炎，提高人对乙型肝炎病毒的免疫能力。

乙型肝炎免疫球蛋白仅限于肌内注射，不宜静注或静滴，冻干制剂可应用无菌的注射用水溶解，根据标示的单位数加入注射用水，使成每1ml含100单位的溶液。用于预防乙型肝炎，儿童与成人同量一次100单位，必要时可间隔3～4周再注射1次；用于母婴阻断，可在婴儿出生24小时内注射100单位，间隔1个月、2个月、6个月分别注射乙型肝炎疫苗30μg。

① 乙型肝炎免疫球蛋白如出现浑浊、沉淀、异物、安瓿中有裂纹，或过期失效后均不得再使用。② 安瓿打开后宜一次注射完毕，不宜分次使用。

O958 注射破伤风免疫球蛋白的规范应用是什么？

破伤风免疫球蛋白是从经破伤风类毒素免疫的健康人体中采集的高效价血浆或血清中分离提取的免疫球蛋白制剂，主要防治破伤风，尤其是适合对破伤风类毒素有过敏反应者使用。

破伤风免疫球蛋白的给药途径仅限于臀部肌内注射，不需进行皮肤敏感试验，但不得静注或静滴，冻干制剂可应用无菌的注射用水溶解。

用于预防破伤风，儿童与成人同量，一次250单位，如创面感染严重剂量可加1倍；用于治疗破伤风一次3000～6000单位。

① 破伤风免疫球蛋白如出现浑浊、沉淀、异物、安瓿中有裂纹，或过期失效后均不得再使用。② 可同时使用破伤风类毒素进行自动免疫，但注射部位和用具宜分开。

O959 注射胸腺肽的规范应用是什么？

胸腺肽又叫胸腺素，公认提取较纯的胸腺素有几种：胸腺素组分5（胸腺多肽）、胸腺肽α1、胸腺素生成素（胸腺喷丁、胸腺5肽）、胸腺刺激素、胸腺体液因子和血清胸腺因子等，其中前3种较为常用。

胸腺肽是由猪、牛身上提取的激素，属于免疫增强剂，有双向的作用，既促进T细胞发育的内分泌激素，又可调节人的免疫功能，增强抗病能力，包括对病毒（包括人类免疫缺陷病毒）、肿瘤的防御，防止自身抗体的产生及抗衰老。胸腺肽常用于治疗免疫功能低下者、癌、感染性疾病、慢性病毒性乙型（或丙型）肝炎、胸腺发育不良症的幼儿。近年来还试用于治疗类风湿性关节炎、麻风、慢性肾炎、支气管哮喘、耐药结核杆菌病、红斑狼疮等。

胸腺5肽的作用快，注射后很快（1小时）作用于靶细胞，药效一般维持数日或数周。胸腺5肽可肌内注射或静滴，一次1mg，一日或隔日1次，短期应用可持续5天或更长；胸腺多肽可皮下注射一次1.6～10mg，一周2次。

小牛胸腺素纯化而得的胸腺素组分5（胸腺素F_5），常用于治疗胸腺依赖性免疫低下、乙型肝炎、重症肝炎、胸腺发育不全等病症；对全身红斑狼疮、类风湿性关节炎等自身免疫疾病也有一定的疗效。肌内注射或皮下注射，一次2～10mg，一日或隔日1次；用于胸腺发育不良症幼儿，一日每千克体重1mg，待症状改善后，改维持量为1周1mg/kg，进行长期替代治疗；用于乙型肝炎一次5～10mg，连续3～6个月；用于全身红斑狼疮、类风湿性关节炎等自身免疫疾病一次2～10mg，一日或隔日1次。

① 胸腺肽注射前或再次注射时需作皮肤敏感试验，以免引起过敏；胸腺5肽可免皮试。② 对妊娠及哺乳期妇女，12岁以下儿童慎用。③ 如同时使用干扰素，可分别于早、晚各自给药。④ 储存时宜遮光和放于冷处（2～10℃）。

O960　依降钙素的规范应用是什么？

依降钙素（益钙宁、密钙息）为人工合成的降钙素衍生物，不但可抑制骨质的分解，抑制骨骼的自身溶解，尚可迅速把血浆中的游离钙沉降到骨骼中，用于老年性骨质疏松。但注射时应注意以下事项。

① 对蛋白质过敏者可能对降钙素过敏，应用前宜做皮肤敏感试验。对怀疑过敏者，可先用1：100降钙素稀释液做皮试，当出现有过敏、喘息、眩晕、便意、耳鸣等症状时应立即停药。② 大剂量作短期治疗时，少数患者易引起继发性甲状腺机能低下。③ 用于骨质疏松症治疗时，宜同时补充钙剂。④ 皮下或肌内注射或静滴后的不良反应为面、手部潮红，见于20%～30%患者。常于注入后几分钟内发生，历时约1小时。少数患者有寒意，偶见有腹泻，呕吐，尿意频繁。非人类降钙素可发生抗体和过敏性皮疹，尤以肌内注射者较多于皮下注入者。鲑鱼降钙素作用最强而应用最广，但可发生抗体和耐药，出现治疗失败，宜及时更换人降钙素。⑤ 肌内注射应避开神经走向，左右两侧交替变换注射部位；注射时若有剧痛或血液逆流，应迅速拔针换位注射。⑥ 降钙素对高钙血症者禁用；妊娠期妇女慎用；对有皮疹、气管哮喘者慎用。

O961　注射用红霉素的规范应用是什么？

① 红霉素乳糖酸盐易溶于水，静滴时先溶于注射用水10ml中，不宜直接稀释于5%～10%葡萄糖注射液中，一般不应与低pH的葡萄糖注射液配伍，应在5%～10%葡萄糖注射液500ml中，先加入10%维生素C注射液10ml（抗坏血酸1g）或5%碳酸氢钠注射液0.5ml（碳酸氢钠0.025g），使pH值升高至5.0以上，再加红霉素乳糖酸盐混合。

② 红霉素可通过胎盘屏障进入胎儿循环，但浓度一般不太高；另可大量进入乳汁中，妊娠及哺乳期妇女应用时宜权衡利弊。

③ 肝功能不全的儿童慎用。

④ 红霉素在酸性溶液中其效价可降低15%，不宜与低于酸度6.0的葡萄糖注射液直接配伍，宜在注射液中加入维生素C或碳酸氢钠注射液，有助于药效稳定。

⑤ 静注或静滴时有较强的刺激性，可致局部血管疼痛、红肿、静脉炎，故药液浓度以 0.1% 为宜，并注意勿使药液渗透到血管外侧，对药液渗出处尽快注射透明质酸酶或血管扩张药以帮助吸收。

0962 如何解读结核菌素皮试的结果？

结核菌素（OT）皮试通常从 1∶10000 浓度开始，如无反应可用较高浓度，但最后判断小儿有无结核感染，需要 1∶100 浓度做皮试。注射后 48 ～ 72 小时观察硬结的直径大小来判断反应强度。不发红和硬结直径不超过 0.5cm 或仅发红而无硬结者为阴性；发红和硬结直径超过 0.5cm 以上者为阳性，其中直径为 0.5 ～ 0.9cm、1 ～ 1.9cm 和 2cm 者分别为 +、++、+++，除发红外可见水泡、坏死者为 ++++。

阴性反应的临床价值可表示：① 未受过结核杆菌的感染；② 已受过结核杆菌感染，但未产生变态反应；③ 若由阳性转阴性时，表示体内病灶已愈合；④ 患严重结核病；⑤ 患传染病（麻疹、百日咳、伤寒）后；⑥ 各种长期慢性疾病和营养不良。

阳性反应的临床价值可表示：① 3岁以下幼儿，表示体内有新发的结核病灶；② 儿童无临床症状，而试验又呈阳性，表示有过结核感染，但不能表示有活动性病灶；③ 儿童呈强阳性反应，表示有潜伏的活动病灶，若由阴性转阳性时表示有新的感染；④ 原发或继发结核感染，可有不同程度的结核菌素试验反应，前者多呈强阳性。

0963 破伤风抗毒素血清如何采用脱敏治疗？

若在破伤风抗毒素血清皮试后为阳性反应，可采取脱敏治疗给药。具体方法如下：第一次注射血清的 20 倍稀释液 0.05ml，第 2 次注射血清的 10 倍稀释液 0.05ml，第 3 次注射血清液 0.1ml，第 4 次注射血清液 0.5ml，第 5 次注射血清液余液。每次注射间隔 20 分钟，另在注射前做好对发生过敏性休克的抢救准备。

0964 为何应用青霉素须做皮肤试验？

青霉素皮肤试验实质上是应用极少的抗原（激发反应）注射于皮内，测试人体内是否存在有相应抗体的一种方法，体内有青霉素抗体者可出现反应。

青霉素为小分子化合物，本身并无外抗原性，但其极不稳定，分子中尤其 β- 内酰胺环易发生重排、分解和聚合，其降解物（苄基青霉素噻唑基、青霉烯酸分别占 95% 和 5%）和杂质，具高度活性，与体内蛋白质牢固结合，形成结合抗原。后者与多数严重的过敏反应密切相关。

过敏反应的发生是抗原与抗体多价结合的结果，多价结合后发生桥联反应促使组胺释放，导致速发型过敏反应发生。青霉素药物血清病型反应发生率为

2% ~ 7%，过敏性休克发生率为0.004% ~ 0.04%，所以青霉素用前须做皮试。无论注射或口服给药，用前均须皮试，可用青霉素皮试液，也可用所需药皮试液，对阳性反应者禁用。

0965　青霉素与头孢菌素是否有交叉过敏性？

研究表明，头孢菌素类7位侧链和青霉素6位侧链是两者交叉过敏的基础，两者侧链结构越相似，交叉过敏反应越强；两者侧链结构完全不同，则可能不发生交叉过敏反应。

青霉素与头孢菌素有部分过敏交叉关系（发生率为3% ~ 15%），头孢菌素过敏者未必对青霉素过敏。故用青霉素皮试代替头孢菌素皮试是不准确的。

0966　应用头孢菌素前是否须做皮肤试验？

目前，有关头孢菌素的皮试问题有较大争议，也缺乏权威结论和标准！现行规定和依据如下。

① 说明书提示用前先做皮试的品种：帕尼培南/倍他米隆（克倍宁）、头孢米诺钠（美士灵）、头孢美唑、头孢噻肟、头孢拉宗钠等。② 头孢唑啉、头孢拉定和头孢哌酮最易过敏。头孢唑啉有结晶水存在，易发生重排，高温可造成失水（宜低温贮存），最应做皮试。③《中国药典》规定：对头孢菌素过敏者禁用头孢克肟和头孢西丁；对β-内酰胺类抗生素曾发生过敏性休克者禁用氨曲南；对青霉素、头孢菌素发生严重过敏反应或休克者禁用亚胺培南/西司他丁。④ 2004年卫生部《抗菌药物临床应用指导原则》中规定："头孢菌素禁用于对任何一种头孢菌素抗生素有过敏史及有青霉素过敏性休克史的患者""有青霉素类、其他β-内酰胺类及其他药过敏史的患者，有明确应用指征时慎用"。

关于是否做皮试建议如下。① 对青霉素过敏者慎用头孢菌素；最好选用第3代头孢菌素，发生过敏性休克史和即刻反应者不宜再用。② 不能以青霉素皮试液来判断对头孢菌素是否过敏。③ 每种头孢菌素应做针对性强的皮肤试验。④ 皮试中亦可发生严重反应（2.3%），对严重过敏史者且过敏史可靠则不再皮试，改用万古霉素或其他药。⑤ 变态反应发生时间一般是在接触抗原的3 ~ 5天，对青霉素、头孢菌素两次用药间隔超过72小时需重新皮试。⑥ 为保证患者用药安全，减少不良事件和纠纷，有条件尽量做皮试。同时亟待权威、多中心、大样本的循证研究结论。

0967　哪些注射剂于应用前须做皮肤敏感试验？

有些药如抗生素中β-内酰胺类的青霉素、头孢菌素等，氨基糖苷类抗生素的链霉素、庆大霉素，维生素、碘、局麻药、免疫调节药、生物药品（酶、抗毒素、类毒素、血清、菌苗、疫苗）等在给药后极易引起过敏反应，甚至出现过敏性休克。为安全起见，需在注射给药前进行皮肤敏感试验，皮试后观察15～20分钟，以确定阳性或阴性反应。

头孢菌素类抗生素可引起过敏性反应或过敏性休克，同时与青霉素类抗生素存在有交叉过敏性，虽目前头孢菌素应用前是否作皮肤试验的临床意义也有极大争议，《中华人民共和国药典临床用药须知》等相关著作也尚无定论。但为慎重起见和对患者的安全用药负责，建议在应用前作皮肤试验，并提示应用所注射的药品品种进行皮试。《中华人民共和国药典用药须知》中必须做皮肤敏感试验的药物见表2-1。

表2-1 常用药物皮肤敏感试验的药液浓度与给药方法

药物名称	皮试药液浓度/ml	给药方法与剂量
细胞色素C	0.03mg（皮内），5mg（滴眼）	皮内0.03～0.05ml；划痕1滴；滴眼1滴
降纤酶注射剂	0.1BU	皮内0.1ml
天冬酰胺酶	20U	皮内0.02ml
玻璃酸酶	150IU	皮内0.02ml
青霉素钾注射剂	500U	皮内0.1ml
青霉素钠注射剂	500U	皮内0.1ml；划痕1滴
青霉素V钾片	500U	皮内0.1ml
普鲁卡因青霉素注射剂-青霉素	500U	皮内0.1ml
普鲁卡因青霉素注射剂-普鲁卡因	2.5mg	皮内0.1ml
苄星青霉素注射剂	500U	皮内0.1ml
胸腺素注射剂	25μg	皮内0.1ml
白喉抗毒素注射剂	50～400IU（稀释20倍）	皮内0.1ml
破伤风抗毒素注射剂	75IU（稀释20倍）	皮内0.1ml
多价气性坏疽抗毒素注射剂	250U（稀释20倍）	皮内0.1ml
抗蛇毒血清注射剂	50～200U（稀释20倍）	皮内0.1ml
抗炭疽血清注射剂	稀释20倍	皮内0.1ml
抗狂犬病血清注射剂	20U（稀释20倍）	皮内0.1ml
肉毒抗毒素注射剂	稀释10倍	皮内0.05ml
玻璃酸酶注射剂	150U	皮内0.02ml
α-糜蛋白酶注射剂	500μg	皮内0.1ml
鱼肝油酸钠注射剂	1mg	皮内0.1～0.2ml

注：苯唑西林钠、氯唑西林钠、氨苄西林钠、阿莫西林、羧苄西林钠、哌拉西林钠、磺苄西林钠注射剂和青霉胺片剂等皮试药液浓度和给药剂量同青霉素。

0968 哪些注射剂于应用前建议做皮肤敏感试验？

在部分权威性较高的二次文献中，对部分常用药品也记载应做皮肤敏感试验，在此也列表提示（表2-2）。

表2-2 部分提示应做皮肤试验的药品

药物名称	皮试药液浓度/ml	给药方法与剂量
链霉素注射剂	1mg	皮内0.1ml
头孢菌素类注射剂	300μg	皮内0.1ml
庆大霉素注射剂	400IU	皮内20～40IU；儿童5～10IU
甲氧西林钠注射剂	250μg	皮内0.1ml
氯唑西林钠注射剂	250μg	皮内0.1ml
苯唑西林钠注射剂	500μg	皮内0.1ml
萘夫西林钠注射剂	250μg	皮内0.1ml
氨氯西林钠注射剂	250μg	皮内0.1ml
氟氯西林钠注射剂	500μg	皮内0.1ml
磷酸组胺注射剂	0.1mg	皮内0.1ml
右旋糖酐注射剂	原液	皮内0.1ml
维生素B_1注射剂	5mg	皮内0.1ml
复合维生素注射剂	5mg（以维生素B_1注计）	皮内0.1ml
普鲁卡因注射剂	2.5mg	皮内0.1ml
促皮质素注射剂	1U	皮内0.1ml
绒促性素注射剂	500U	皮内0.1ml
胰蛋白酶	0.5mg	皮内0.1ml
胸腺喷丁	0.1mg	皮内0.1ml
胸腺肽α1	1.6mg	皮内0.05～0.1ml
胸腺素生成素	0.1mg	皮下0.1ml（0.01mg）
甘露聚糖肽	2.5mg	皮内0.1ml
蕲蛇酶	0.75U	皮内0.1ml
鲑降钙素注射剂	10IU	皮内0.1ml
天花粉蛋白	0.5μg	皮内0.1ml
有机碘造影剂	30%溶液	静注1ml；皮内0.1ml

注：所有抗毒素、血清、半合成青霉素、青霉素-β内酰胺酶抑制药的复方制剂均应按说明书要求做皮肤试验；除上述药品外，药师宜根据各单位具体要求，对皮试做具体规定。

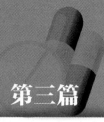

第三篇
安全使用药物——认识药物另一面

第一章　药品不良反应

药品是把双刃剑，疗效与不良反应并存，其盘根错节、利弊相依。疗效是人们所追求的理想结果，而不良反应（adverse drug reaction，ADR）包括毒副作用、后遗作用、三致反应，是指合格的药品，在正常用法、用量（适应证、剂量、给药途径、疗程）下，出现的与用药目的无关的或意外的有害反应。药品不良反应是人类在与疾病搏击征途中所必然要付出的代价！其危害严重、潜伏隐蔽、出没无常，防不胜防！

因此，对药品要一分为二，既要看到有利的一面，又要看到不利的一面，大多数药品均有或多或少的不良反应。由于不同的人种、基因、性别、年龄、体质和疾病对药物的疗效、不良反应的表现都不尽相同。因此，人们必须从本质上认识药品，既不恐惧，也不麻痹，要熟悉药品的有效性和安全性（用前应仔细阅读药品说明书），时刻保持高度警惕，细致和认真观察，以预警、规避和减少药品对人类的危害，把防范措施作前略性的前移。

0969　药品不良反应可有滞后性吗？

药品在上市前的临床研究受到多个因素制约（样本量、年龄、病种、病情、时间、经费等），只有在上市以后才能逐渐发现它的问题，其有一个量变的过程，短则数月，长则数年，甚至隔代。如解热药非那西丁于1887年上市，至1959年才证实其有严重血液毒性（导致肾病2000多人，死亡500多例），对其实施管制（撤市）已是1974年，间隔了87年之久。

大家都较熟悉的抗感冒药苯丙醇胺（PPA），其复方制剂（康泰克）于1961年上市，时至2000年，一项历时5年有2千多例人群参与的大样本、对照研究发现，其可使感冒者发生脑卒中的概率增加50%。后来惊动全球，被撤销下架，但时间也整整间隔了40年。

0970 药品不良反应可能隔代产生吗？

隔代反应属于C型不良反应，一般在长期用药后出现，潜伏期较长，没有明确的时间关系，难以预测。其发病机制有些与致癌、致畸以及长期用药后心血管疾患、纤溶系统变化等有关，有些机制不清，尚在探讨之中。其特点有：① 背景发生率高；② 非特异性（指药物）；③ 没有明确的时间关系；④ 潜伏期较长（隔代）；⑤ 不可重现；⑥ 发生机制尚不清楚。

20世纪40年代初，科学家化学合成了人类第一个雌激素——己烯雌酚，50年代初用于妊娠初期妇女的保胎。但时光荏苒，间隔大约十六七年，到了1967年春天，美国波士顿市妇科医院的妇产科医生在近半年时间内连续发现8例患有阴道癌的少女，年龄在14～21岁之间，数量比本世纪以来报道总数还多，他们十分惊讶，开始关注此事并向全球的同行发出启事。此后，其他医院的陆续也有相关报道，直至1972年，全球各地总计报告91名8～25岁的阴道癌病例，其中确认49名少女的母亲在怀孕期间服用过己烯雌酚。药学家为此专门做了动物实验，发现己烯雌酚组可致子代雌性阴道癌的危险比空白组增加132倍，铁证如山。己烯雌酚自药品上市到禁用，前后经历了30多年，少女阴道癌者总数达到317人，1971年禁用于孕妇。但纠纷迄今未尽，2004年，一位加拿大47岁妇女获赔270万欧元，缘于药品所致的阴道癌困扰了她30年。案例说明，己烯雌酚的这种致癌不良反应要在十几年甚至二十年后在下一代身上才能暴露出来，正所谓"母亲服药，女儿受过"。药品的毒性和不良反应可能隔代产生。

0971 中成药没有药品不良反应吗？

20世纪70年代初，日本一家以汉方药研发和生产的公司捷足先登，把中国汉代"医圣"张仲景的名方"小柴胡汤"制成颗粒剂，成了风靡一时的治疗慢性肝炎的畅销药。在短短几年内该公司成为世界瞩目的制药企业，约占当时汉方药销售总额的25%。

日本四面环海，百姓多有生食鱼片、鲜贝或牡蛎的嗜好，因此常常有因甲型肝炎病毒感染而罹患肝炎。在1994年，日本厚生省对小柴胡汤颗粒改善肝功能障碍的作用给予认可，并纳入《日本药局方》；日本一位汉方医教授也写文章、作报告，肯定了小柴胡颗粒治疗肝炎或肝硬化"非常安全，长期服用也没有问题"。由于政府、企业、专家和媒体的联手渲染，使格外关注健康的日本人趋之若鹜，出现百万患者争先应用的盛况！不仅服用小柴胡颗粒治疗肝病，就是连感冒、肺炎、慢性胃肠炎等，也都把它当作"百宝丹"来服用，结果滥服导致了问题。自1994年1月至1999年12月，总计报告因此发生188例间质性肺炎，其中22例死亡。随后，日本厚生省专门向医师、药师下发了预警通知，停止应用。因此，药品不管中成药还是化学药，都具有其双重性，在某种意义上说，中成药的风险可能还要远远大于化学药，因为它的成分、毒性、不良反应、相互作用我们尚不完全认知。

2003年"龙胆泻肝丸"导致肾损害的报道，正是"小柴胡事件"的国内翻版。说明合理使用中药的健康教育的重要性。例如使用中成药治疗呕吐和腹泻，附子理中丸适用于脾胃虚寒类型的，而外感发热或阴虚者就忌用。藿香正气丸用于外感风寒内伤湿滞，而湿热吐泻型则不宜；参苓白术散则主治脾虚夹湿的肠鸣泄泻。如果不加辨证不分虚实地服用，就可能出现大问题。

龙胆泻肝丸中的关木通含有马兜铃酸，北京大学第一医院收集了治疗国内第1例由其导致的肾损伤者，其后陆续有100多例肾损伤患者入院治疗。2003年3月新华网发布"龙胆泻肝丸有致尿毒症"信息。2003年4月国家食品药品监督管理总局发布文件，取消关木通的药用标准，以木通替代；8月又取消广防己、青木香的药用标准。

因而，中成药也有可能有严重不良反应，需要在医生指导下使用，切不可随意滥用。

0972 哪些药品可致血液毒性？

血液毒性系指药物对血液的形成和功能产生的影响，包括对红、白细胞，血小板计数和骨髓功能的抑制和对造血功能的影响。

（1）贫血　引起贫血的抗感染药中，氯霉素占第一位，其可引起3种贫血：① 红细胞生成抑制所致的贫血为可逆性贫血，与药的剂量有关，为毒性反应所致；② 再生障碍性贫血，其发病与氯霉素剂量无关，可能与过敏有关；③ 溶血性贫血，由于红细胞内缺乏葡萄糖-6-磷酸脱氢酶所致。两性霉素B可与细胞膜上的固醇结合，使细胞膜的通透性发生改变而发生溶血。青霉素类及头孢菌素类偶可引起溶血性贫血。

（2）粒细胞计数减少　以氯霉素最多见，新生霉素、庆大霉素、四环素、青霉素与半合成青霉素类，头孢菌素类、氧氟沙星、甲硝唑、替硝唑等也有所见。抗病毒药更昔洛韦（赛美维）毒性较大，可抑制骨髓，出现中性白细胞及血小板减少症，主要发生在治疗早期，也可能发生血小板减少症。

（3）血小板计数减少　氯霉素亦可使血小板计数减少，头孢菌素、青霉素类、两性霉素B等均偶可引起血小板计数减少。抗血小板药噻氯匹定、阿司匹林、阿加曲班、抗凝血药肝素、依诺肝素、磺达肝癸钠也可引起血小板计数减少。应用某些抗肿瘤药、磺胺类药、细胞毒性药可引起血小板计数减少。

（4）溶血　伯氨喹、磺胺类药、亚甲蓝等对原有葡萄糖-6-磷酸脱氢酶缺乏者可引起氧化溶血，葡萄糖-6-磷酸脱氢酶缺乏者红细胞不能维持足够的还原型谷胱甘肽，氧化剂药可在红细胞内形成过氧化氢，氧化谷胱甘肽，使红细胞发生氧化及变性。

（5）凝血机制异常与诱发出血 大剂量青霉素类（青霉素、羧苄西林等）应用时偶可出现凝血机制异常，近年来头孢菌素中头孢孟多（头孢羟唑）、头孢哌酮（头孢氧哌唑）、头孢噻肟、拉氧头孢、头孢匹胺等引起的凝血机能障碍与自发性出血反应已引起重视。

（6）造血功能障碍 大多数抗肿瘤药均可抑制骨髓造血功能，表现为白细胞计数、血小板计数、红细胞计数和血红蛋白下降。除长春新碱和博来霉素外几乎所有的细胞毒药，均会导致骨髓抑制。

骨髓功能抑制常常出现在给药后的7～10天，但是某些药物可出现得更晚，如卡莫司汀、洛莫司汀和美法仑。因此，在每次治疗前必须检查外周末梢血常规，对出血异常者应及时停药和治疗。

0973 哪些药品可致再生障碍性贫血？

再生障碍性贫血简称"再障"，是以骨髓造血衰竭、外周血液全血细胞减少为特征的一组综合征，分为原发、继发两种类型，临床上以贫血、出血、感染为三大主要表现。引起继发性再障的因素有接触化学物质、药物、放射线、病毒感染、妊娠等。其中服用后可引起再障的药品如下。

（1）抗疟药 磷酸氯喹、磷酸羟氯喹、磷酸伯氨喹、乙胺嘧啶、米帕林可致再障，并引起可逆性粒细胞缺乏，血小板计数减少。

（2）抗菌药物 甲砜霉素有骨髓抑制作用，有10%～20%患者每天应用1500mg或750mg后可发生早期毒性反应，主要表现为红细胞生成受到抑制，红细胞和网织细胞减少；亦现白细胞、血小板计数、血红蛋白减少，血清铁增加和再障，停药后均可恢复。氯霉素有骨髓抑制毒性，发生再障极为罕见且为不可逆性，发生率0.002%，但死亡率高，以12岁以下的儿童较多见，女性发病率较男性高2倍。主要影响红细胞、白细胞和血小板计数的形成，并有发热、褐色尿、脾肿大、皮肤黄染等症状。应用头孢西丁偶见再生障碍性贫血。

（3）抗肿瘤药 盐酸氮芥、丝裂霉素、甲氨蝶呤、巯嘌呤、环磷酰胺、异环磷酰胺、吡柔比星等可抑制骨髓造血功能，导致再障。

（4）非甾体抗炎药 阿司匹林、水杨酸钠、保泰松、双氯芬酸（扶他林）、吲哚美辛、氨基比林、安乃近通过抑制造血功能和二磷酸腺苷受体对血象产生影响。

（5）镇静催眠药 氯氮䓬、甲丙氨酯可严重抑制造血功能，引起白细胞计数减少、血小板减少性紫癜和再障。

（6）其他 三甲双酮、氯丙嗪、甲苯磺丁脲、苯妥英钠、卡马西平偶可引起再生障碍性贫血。

0974 哪些药品可引起凝血功能障碍?

（1）抗凝血药　肝素、肝素钙和低分子肝素如那曲肝素钙、依诺肝素钠、达肝素钠、亭扎肝素、瑞肝素钠和华法林可影响凝血过程的多个环节，包括抑制凝血酶原激酶，抑制和灭活各种凝血因子，干扰凝血酶等产生抗凝血作用。

（2）非甾体抗炎药　阿司匹林大剂量长期服用，可抑制凝血酶合成，增加出血倾向。由于其不可逆性地抑制血小板凝聚，延长出血时间，故正在使用肝素及华法林等抗凝血药的患者，及有严重肝病或出血性病变（血友病）的患者不可使用。

（3）抗菌药物　应用氯霉素长疗程治疗可诱发出血，其抑制骨髓、肠道菌群减少导致维生素K合成受阻，使凝血酶原时间延长。另外，头孢菌素中的头孢孟多、头孢哌酮、头孢甲肟、头孢美唑、头孢米诺、拉氧头孢可抑制肠道正常菌群，减少维生素K的合成，减弱凝血功能。

（4）促胃肠动力药　西沙比利与抗凝血药同时使用时，可使凝血时间延长，建议最初用药1周后或中断使用西沙比利时应检查凝血酶原时间，酌情调整抗凝血药用量。

（5）血浆代用品　羟乙基淀粉、右旋糖酐大剂量静脉滴注可抑制凝血因子，尤其是凝血因子Ⅷ活性，引起凝血障碍。

0975 哪些药品可引起血白细胞计数减少?

（1）抗菌药物　氨苄西林、阿莫西林、磺苄西林、苯唑西林、头孢替安、头孢噻肟钠、头孢曲松、头孢唑肟、头孢克肟、头孢泊肟酯、头孢吡肟、哌拉西林/他唑巴坦、氯霉素、阿奇霉素、甲砜霉素、林可霉素、多黏菌素、磷霉素、两性霉素B、磺胺嘧啶、磺胺二甲嘧啶、磺胺多辛、磺胺甲噁唑、复方磺胺甲噁唑。

（2）抗结核药　链霉素、异烟肼、利福平、对氨基水杨酸钠等。

（3）抗疟药　米帕林、奎宁、扑疟喹啉、氯喹、乙胺嘧啶等。

（4）抗甲状腺药　甲巯咪唑、卡比马唑、丙硫氧嘧啶、甲硫氧嘧啶。

（5）抗高血压药　卡托普利、培哚普利、依那普利、贝那普利、赖诺普利、肼屈嗪、甲基多巴。

（6）抗肿瘤药　阿糖胞苷、环磷酰胺、白消安、甲氨蝶呤、巯嘌呤、羟基脲、氟尿嘧啶、柔红霉素、表柔比星、长春新碱。

（7）免疫抑制药　来氟米特、硫唑嘌呤、雷公藤多苷、环孢素、吗替麦考酚酯、咪唑立宾、他克莫司。

（8）非甾体抗炎药　对乙酰氨基酚、布洛芬、阿司匹林、双氯芬酸、吲哚

美辛、非诺洛芬钙、芬布芬、酮洛芬、洛索洛芬、氯诺昔康、金诺芬、保泰
松、青霉胺。

（9）抑酸药　西咪替丁、雷尼替丁、法莫替丁、罗沙替丁乙酸酯、兰索拉
唑、泮托拉唑、雷贝拉唑。

（10）利尿药　双氢噻嗪、依他尼酸、呋塞米（速尿）等。

（11）抗糖尿病药　格列齐特（达美康）、甲苯磺丁脲（D860）。

（12）抗心律失常药　普萘洛尔（心得安）、奎尼丁、普鲁卡因胺等。

（13）抗癫痫药和镇静药　卡马西平、苯巴比妥、二甲双酮、地西泮（安
定）、氯氮䓬（利眠宁）、甲丙氨酯（眠尔通）、丙咪嗪、氯丙嗪、苯妥英钠、
三环类抗抑郁药、苯巴比妥等。

0976　哪些药品可引起中性粒细胞计数减少？

（1）镇静药　地西泮、氯硝西泮、甲丙氨酯。

（2）磺酰脲类促胰岛素分泌药　甲苯磺丁脲、氯磺丙脲、醋磺己脲、格列
波脲、格列本脲、格列吡嗪、格列齐特、格列喹酮、格列美脲。

（3）抗精神病药　氯丙嗪、氟哌啶醇、氯普噻吨、氯氮平、利培酮。

（4）抗菌药物　头孢替唑钠、头孢哌酮、头孢他啶、头孢泊肟酯、头孢美
唑、氨曲南、氯霉素、林可霉素、克林霉素、去甲万古霉素、替考拉宁、多黏
菌素等。

（5）非甾体抗炎药　安乃近、复方阿司匹林、吲哚美辛、吡罗昔康、氯诺
昔康。

（6）抗痛风药　秋水仙碱、别嘌醇、丙磺舒。

（7）抗真菌药　氟胞嘧啶、咪康唑、氟康唑、伊曲康唑、灰黄霉素、特比
萘芬。

（8）抗病毒病　更昔洛韦、伐昔洛韦、泛昔洛韦、膦甲酸钠、司他夫定、
齐多夫定。

0977　哪些药品可引起血红蛋白计数减少？

（1）抗菌药物　氯霉素、氨苄西林、红霉素、头孢菌素（头孢呋辛、头孢
他啶、头孢泊肟酯）、甲砜霉素、利福平、去甲万古霉素等对骨髓有抑制作用，
可引起血红蛋白减少。

（2）抗疟药　磷酸氯喹、奎宁、乙胺嘧啶。

（3）非甾体抗炎药　阿司匹林、水杨酸钠、保泰松、吲哚美辛、氨基比
林、安乃近通过血小板膜上的二磷酸腺苷受体对血小板的形状及行为产生
影响。

（4）催眠药　苯巴比妥、甲丙氨酯。

此外，甲苯磺丁脲、双嘧达莫、洋地黄、肾上腺素、氯丙嗪、甲巯咪唑、氯苯那敏等也可引起血红蛋白减少。

0978 哪些药品可引起血小板减少?

（1）抗菌药物 甲砜霉素、去甲万古霉素对骨髓抑制作用，可引起血小板减少；头孢菌素类的头孢氨苄、头孢唑林钠、头孢乙腈钠、头孢克洛、头孢克肟、头孢吡肟、头孢地嗪等也有骨髓抑制作用，使血小板减少。

（2）抗血小板药 噻氯匹定、氯吡格雷、西洛他唑、阿司匹林等抗血小板药通过血小板膜上的二磷酸腺苷受体对血小板的形状及行为产生影响，加速血小板的凝聚，可引起血小板减少。抗凝血药肝素也可引起血小板减少。

（3）抗肿瘤药 阿糖胞苷、氟尿嘧啶、环磷酰胺、白消安、甲氨蝶呤、巯嘌呤等细胞毒性药可引起血小板减少。

（4）利尿药 氢氯噻嗪类利尿药亦可引起血小板减少。

（5）非甾体抗炎药 吲哚美辛、阿西美辛、舒林酸、双氯芬酸、氯诺昔康、对乙酰氨基酚。

（6）抗痛风药 秋水仙碱、别嘌醇、丙磺舒。

（7）免疫抑制药 硫唑嘌呤、吗替麦考酚酯、他克莫司。

（8）抗真菌药 氟胞嘧啶、咪康唑、氟康唑、伊曲康唑、灰黄霉素、特比萘芬。

（9）抗病毒药 更昔洛韦、伐昔洛韦、泛昔洛韦、司他夫定。

（10）抗疟药 磷酸氯喹、硫酸羟氯喹、伯氨喹、乙胺嘧啶。

0979 哪些药品可致血尿?

在正常情况下，尿液中是没有红细胞的。医学上把患者尿液离心沉淀后，用显微镜来检查，如每个高倍视野中有5个以上的红细胞，称为血尿。若用肉眼能看出尿血，大约1000ml尿液中起码混入1ml血，说明血尿较严重，应查明原因积极治疗。

有些药物对肾脏有损害，服用后可引起血尿。

（1）抗菌药物 青霉素、头孢菌素、庆大霉素、卡那霉素、妥布霉素、四环素、麦迪霉素、多黏菌素，尤其是头孢拉定，静脉滴注后数分钟、数小时或数日可出现血尿；氟喹诺酮类药如诺氟沙星、环丙沙星、洛美沙星、司帕沙星；磺胺类药如磺胺甲噁唑、磺胺嘧啶、磺胺多辛、磺胺甲噁唑/甲氧苄啶、柳氮磺吡啶等；抗结核药异烟肼、对氨基水杨酸钠等；氨基糖苷类抗生素异帕米星也可引起血尿。

（2）免疫抑制药 环孢素。

（3）抑酸药 西咪替丁、雷尼替丁、雷尼替丁枸橼酸铋、法莫替丁等。

（4）非甾体抗炎药 阿司匹林、吲哚美辛。

（5）抗血小板药 西洛他唑、噻氯匹定、氯吡格雷可引起血尿。

此外，卡托普利、阿普唑仑、环磷酰胺、盐酸多奈哌齐、甲苯达唑等也可引起血尿。

0980 哪些药品可致结晶尿？

尿液中的无机沉渣物主要为结晶体，多来自食物和盐类代谢。影响尿液中结晶析出的因素有：物质的饱和度、尿液的pH、温度、胶体物质（主要是黏液蛋白）的浓度。尿沉渣结晶异常称为结晶尿。可引起结晶尿的药品如下。

（1）头孢菌素 头孢拉定可引起血尿、结晶尿，刺激尿道出血，少则数分钟或数小时，多则数日，尤其以静注给药为甚，其中儿童占多半数，同时伴随皮疹、发热、腰腹部痛。

（2）磺胺类药 磺胺嘧啶、磺胺二甲嘧啶、磺胺多辛、磺胺甲噁唑、复方磺胺甲噁唑等在体内代谢后所生成的乙酰化物溶解度低，在泌尿道析出结晶、血尿和管型尿。如应用疗程长，剂量大时宜同服碳酸氢钠并多饮水，以防止此不良反应。

（3）氟喹诺酮类抗菌药物 可出现结晶尿，多见于高剂量应用时。

（4）抗结核药 对氨基水杨酸钠可出现结晶尿，尿痛和排尿烧灼感。

（5）抗病毒药 阿昔洛韦大剂量静脉注射可发生尿路结晶，堵塞肾小管。

（6）钙剂 过量补充乳酸钙、碳酸钙、葡萄糖酸钙、枸橼酸钙等，多余的钙盐可在泌尿道形成结晶，出现结晶尿、泌尿道结石、骨折和转移性钙化等。另长期大量服用维生素C可引起尿酸盐或草酸盐结石。

0981 哪些药品可致尿潴留？

尿潴留系指在膀胱内充满的尿液不能排出体外，常由排尿困难所致，多有膀胱颈部以下梗阻，或肛门手术后。另外，排尿受到中枢神经、自主神经调节。部分药品可产生抗胆碱、抗利尿作用，出现尿潴留和排尿困难等症状。

（1）镇痛药 吗啡、阿片、哌替啶、可待因、罗通定可抑制中枢神经和产生抗利尿作用，表现为便秘、口干、缩瞳、少尿、尿急、尿潴留和排尿困难。

（2）抗胆碱药 阿托品、颠茄、山莨菪碱、丁溴酸东莨菪碱、溴丙胺太林、苯海索、樟柳碱等可抑制胆碱能神经，抑制腺体分泌，出现尿潴留和排尿困难。

（3）抗过敏药 异丙嗪、苯海拉明、氯苯那敏、赛庚啶、羟嗪、西替利嗪、阿司咪唑、黄酮哌酯等抗过敏药具有抗胆碱作用，抑制腺体分泌，表现为口干、舌燥、眼压升高，同时阻滞乙酰胆碱活性，使膀胱逼尿肌收缩力下降，对患有良性前列腺增生者可引起尿潴留。

（4）抗精神病药 氯丙嗪、奋乃静、氟哌啶醇、多塞平、三氟拉嗪、丙米嗪、氯米帕明等具有外周抗胆碱作用，表现为口干、便秘、眼压升高、尿潴留。

（5）镇咳药 可待因、喷托维林、右美沙芬、苯丙哌林、盐酸那可丁等单独服用或与抗胆碱药联合应用，可引起便秘、尿潴留。

（6）抗高血压药 尼群地平、硝苯地平、二氮嗪、胍乙啶、米诺地尔、硝酸甘油、氟桂利嗪在降低血压后，促使肾素活性增加，发生尿潴留。

0982 哪些药品可致排尿困难？

排尿困难系指排尿不畅、排尿费力，轻者表现为排尿延迟、射程短；重者表现为尿线变细、尿流滴沥且不成线，排尿时甚至需要屏气用力，乃至需要用手压迫下腹部才能把尿排出。严重的排尿困难可发展为上述的尿潴留。导致排尿困难的药品如下。

（1）抗滴虫药 甲硝唑（灭滴灵）、替硝唑（服净）偶可引起排尿困难。

（2）抗心律失常药 丙吡胺（异搏定）可抑制心脏兴奋的传导，同时也抑制腺体的分泌，可致排尿困难、口干等反应。

（3）抗菌药物 美罗培南（美平、倍能）可致排尿困难。

（4）β受体阻断药 卡维地洛（瑞欣乐）可致排尿困难。

（5）抗高血压药 乌拉地尔（压宁定）可致尿频、尿失禁。

（6）抗胆碱药 颠茄、阿托品、丙胺太林（普鲁苯辛）、溴甲阿托品（胃疡平）、溴甲贝那替秦（服止宁）等服后可抑制腺体的分泌，出现口干、排尿困难、尿潴留、便秘等反应，如反应较大可减量服用。

（7）抗过敏药 氯苯那敏、苯海拉明、异丙嗪、氯马斯汀、氯雷他定、赛庚啶、茶苯海明（乘晕宁）等可阻滞乙酰胆碱活性，促使膀胱平滑肌收缩力下降，引起尿潴留、排尿困难。

0983 哪些药品可引起泌尿道结石？

（1）钙剂 葡萄糖酸钙、乳酸钙、碳酸钙等常见的不良反应是胃肠道刺激，如恶心、胃痛、便秘等。长期大量服用可能发生高钙血症、尿钙增高、肾结石、异位钙化、动脉粥样硬化等不良反应。

（2）利尿药 呋塞米见于大剂量快速静脉注射时（大于每分钟4～15mg），多为暂时性，少数为不可逆性，尤其当与其他有耳毒性药同时应用时，另在高钙血症时，可引起肾结石。乙酰唑胺有一定的肾毒性，可致肾绞痛、结石、磺胺尿结晶、肾病综合征。

（3）磺胺类药 磺胺药由肾脏排出，其乙酰化产物在尿液中浓度较高，可形成结晶沉淀或结石。

（4）维生素 维生素D和维生素A可促进小肠吸收钙离子，使尿钙增高和排钙增多，尿内结石物质易产生结晶，从而形成结石。大量维生素C（每日4～6g）在体内可转变为草酸而析出结晶。

（5）非甾体抗炎药 阿司匹林可影响其他排酸药的作用，引起尿酸滞留、结石等。

（6）抗结核药 对氨基水杨酸钠可发生高尿钙尿而导致结石。

另外，服用过量抗酸药（磷酸钙及三硅酸镁等）、丙磺舒、甲氨蝶呤大剂量给药、糖皮质激素也可诱发尿结石。

0984 哪些药品可使小便色泽改变？

（1）抗精神病药 氯丙嗪（冬眠灵）服后尿液可变成红至红棕色。

（2）非甾体抗炎药 氨基比林可使尿液变红；安替比林使尿液变红或黄色。

（3）抗菌药物 利福平可使尿液变成橘红至红色；甲硝唑（灭滴灵）使尿液色泽加深；呋喃妥因（呋喃坦啶）、呋喃唑酮（痢特灵）可使尿液变黄至棕色；柳氮磺吡啶可使尿液变成橘黄色（于碱性尿液中）。

（4）维生素 维生素B_2（核黄素）服后使尿液变深黄色。

（5）利尿药 氨苯蝶啶（三氨蝶啶）使尿液变为蓝色；非那吡啶（尿痛宁）服后尿液可变成橙红色。

（6）抗疟药 氯喹、扑疟喹啉使尿液变成黄至棕色。米帕林可使尿液变成深黄色。

（7）缓泻药 酚酞（果导）使尿液变红，尤其在碱性的尿液中更甚。

（8）抗凝血药 苯茚二酮可使尿液变成橘黄色或粉色。

（9）抗癫痫药 苯琥胺可使尿液变成粉色或红色。

0985 哪些药品可使大便色泽改变？

可使大便色泽改变的药品如下。

（1）铁剂 硫酸亚铁、葡萄糖酸亚铁、枸橼酸铁、乳酸亚铁（扑雪）、富马酸亚铁（富马铁）、右旋糖酐铁、山梨醇铁等铁制剂服用后大便可变为黑色。

（2）非甾体抗炎药 保泰松、羟基保泰松可使大便变红或黑色；水杨酸钠可使大便成为红至黑色。

（3）抗菌药物 利福平可使大便变成橘红至红色。

（4）抗酸药 复方铝酸铋（胃必治）、枸橼酸铋钾（德诺）、复方碱式硝酸铋（胃速乐、胃乐）、胶体果胶铋（维敏）服后使大便变黑。

（5）抗凝血药 华法林、双香豆素、双香豆素乙酯、醋硝香豆素（新抗凝）可使大便变红。

0986　哪些药品可致神经毒性？

神经毒性即由用药所引起的神经系统功能障碍，包括周围神经、自主神经、颅脑神经、视神经、听神经等损伤，并出现一系列神经毒性症状。

（1）抗菌药物　青霉素类特别是青霉素G的用药剂量过大或静脉注射速度过快时，可对大脑皮层直接产生刺激，出现肌痉挛、惊厥、癫痫、昏迷等严重反应，称为"青霉素脑病"，一般于用药后24～72小时内出现。青霉素用至惊厥量（脑脊液中的青霉素浓度超过8μg/ml），可因大脑皮层兴奋性增高而致癫痫发作。鞘内注射青霉素G或链霉素的剂量过大时，可引起脑膜刺激征或神经根的刺激症状；鞘内注射多黏菌素B、杆菌肽、两性霉素B时也可对脑膜及神经根产生直接刺激作用；大剂量应用氨苄西林后，也可引起大脑损害。另外，第8对脑神经损害为氨基糖苷类抗生素的主要不良反应；双氢链霉素、卡那霉素、新霉素和阿米卡星能引起耳蜗损害为主；而链霉素、妥布霉素及庆大霉素则以前庭功能损害为主，或二者兼有之。

（2）抗结核药　异烟肼（雷米封）用后偶见有步态不稳或针刺麻木感、手足疼痛；大剂量可致周围神经炎和中枢神经系统紊乱、四肢感觉异常、精神病、昏迷、抽搐和视神经炎。

（3）抗疟药　氯喹服后可见有激动不安、精神失常、人格改变、抑郁等；大剂量可致耳鸣或神经性耳聋，常在应用几周后出现，多为不可逆的耳聋。

（4）抗肿瘤药　长春碱类药可抑制神经轴突的微管功能，尤其是长春新碱；长春碱类的周围神经损害常见最初表现为腱反射减弱、肢端感觉异常，分别从跟腱反射减弱和指尖感觉异常开始，甚至出现下肢无力、垂足、下肢轻瘫；部分患者用药时出现肌痛，数日后自行消退；颅神经损害可有眼肌麻痹、面瘫；自主神经损害表现为便秘、排尿困难，甚至发展为麻痹性肠梗阻、尿潴留。顺铂可引起耳毒性，给药剂量60mg/m²可引起耳鸣、高频听力下降、听力异常、视神经炎、暂时性失明、周围神经感觉异常、腱反射消失等。阿糖胞苷静脉注射及鞘内注射均能产生神经毒性，常见小脑功能失调，伴有头痛、精神症状、记忆减退、嗜睡。高剂量异环磷酰胺引起神经毒性的发生率约30%。常规剂量的氟尿嘧啶均可引起神经毒性，通常急性发作，发生率为5%，最常见为小脑功能紊乱，包括辨距不良、共济失调、语言混乱、眼球震颤、眩晕，亦有精神错乱及大脑认知缺失。甲氨蝶呤引起的神经毒性表现为脑膜刺激征短暂性下肢轻瘫和脑病。紫杉醇类可影响神经微管引起神经病变，表现为手、足、口周感觉异常或烧灼样痛、振动感觉消失、腱反射消失、直立性低血压。奥沙利铂的毒性与顺铂不同，无肾、耳和血液的剂量限制性毒性，但常见神经毒性。

0987　哪些药品可致精神毒性?

精神毒性系指药品引起的精神障碍，包括精神活性物质所致的精神障碍和非依赖性物质所致的精神障碍。可致精神毒性的药品如下。

（1）抗菌药物　头孢唑林和庆大霉素可致幻觉、谵妄、语无伦次等精神障碍。氯霉素有神经毒性，服后偶见视力障碍、视神经萎缩、失明、失眠、幻听、幻觉、定向力障碍、猜疑、躁狂或忧郁。四环素中的米诺环素也可引起耳前庭功能紊乱，出现眩晕、头痛、恶心、耳鸣、平衡丧失等症，通常发生于治疗初始的2～3天，而在女性中出现的频率较大。替卡西林偶可导致惊厥、抽搐和癫痫。氟喹诺酮类抗菌药物环丙沙星、诺氟沙星、氧氟沙星可引起精神错乱、抑郁等，培氟沙星可引起神经系统功能失调、头痛、失眠；这些不良反应可能与药物对大脑中γ-氨基丁酸A受体键合有关，键合阻滞γ-氨基丁酸A而致精神兴奋。

（2）抗滴虫药　甲硝唑、替硝唑可致共济失调、眩晕、精神错乱或惊厥等。

（3）磺胺类药　可直接引起儿童脑部毒性反应，如定向力障碍，错觉与幻觉合并共济失调。其他精神反应有头痛、嗜睡、头晕、抑郁、末梢神经炎、精神病、共济失调、眩晕、耳鸣、惊厥等。

（4）抗结核药　异烟肼可使人健忘，大剂量时可致中毒性脑病，表现为人格改变。

（5）催眠药　三唑仑（海乐神）常见有嗜睡、偏头痛、抑郁、乏力、瘙痒、皮疹、心悸、复视、头晕、怕光、协调困难及共济失调等反应；偶见精神不能集中，迷乱或记忆损害，中枢神经抑制及视觉干扰。曾有极少数报道出现兴奋、停药后暂时失眠、幻觉及梦行现象，偶尔会出现顺行性健忘症。

0988　哪些药品可致精神失常?

（1）抗菌药物　大剂量青霉素易透过血脑屏障，刺激脑膜和中枢神经，引起头痛、呕吐、呼吸困难、肌肉震颤、惊厥、癫痫发作、弛缓性瘫痪、昏迷、精神错乱等，严重者可死亡。其属于毒性反应，称为"青霉素脑病"，常与剂量和血药浓度直接相关，尤以儿童、老年人、肾功能不全者更易发生。应用普鲁卡因青霉素的少数患者可出现焦虑、发热、呼吸急促、心率加快、幻觉、抽搐和昏迷等。另亚胺培南/西司他丁钠可引起精神失常，严重可致命。碳青霉烯抗生素的亚胺培南、帕尼培南、美罗培南、比阿培南、厄他培南等超剂量使用可出现神经毒性，表现有头痛、耳鸣、听觉暂时丧失、肌肉阵挛、精神紊乱、癫痫等症，尤其是肾功不全伴癫痫者。对有中枢神经疾病、肾功能不全或其他癫痫诱发因素者，可引发癫痫。氟喹诺酮类抗菌药物的环丙沙星、氧氟沙星、依诺沙星、左氧氟沙星、加替沙星在体内分布广泛，可透过血脑屏障而进入脑组织，并抑制氨基丁酸受体，提高中枢神经的兴奋性，引起精神失常，导致不同程度的精神错乱、兴奋亢进、幻觉、幻视、疑虑、甚至自杀和伤人。

（2）抗抑郁药　丙咪嗪有诱发癫痫发作倾向；马普替林可诱发躁狂症；米安色林在用药后可出现精神错乱；长期服用氟西汀、帕罗西汀、瑞波西汀等可出现戒断反应，并可使抑郁恶化，出现自杀倾向。产生原因主要是长期服药使脑内5-羟色胺受体敏感性下调，当突然停服时就会使突触间隙中5-羟色胺浓度下降，神经信息传递低下引起头晕、睡眠、精神错乱、梦境鲜明、神经敏感性增强、抑郁、恶心等，尤其是在血浆半衰期较短的帕罗西汀中最易出现。左旋多巴可引起精神行为改变，表现为焦虑、幻觉、抑郁、躁狂、妄想。

（3）抑酸药　西咪替丁、雷尼替丁在用药后5～44小时出现语言杂乱、躁动不安、幻觉伴定向力丧失等症状。

0989　哪些药品可致神经-肌肉接头处损害？

（1）抗菌药物　氨基糖苷类、多黏菌素类等用后可发生神经-肌肉接头的阻滞，引起肌肉麻痹，表现为呼吸抑制，严重者可发生呼吸骤停而危及生命。此外，林可霉素、四环素类等亦偶可发生。

（2）利尿药　利尿药本身并无抑制神经-肌肉接头处的作用，但与氨基糖苷类、多黏菌素类等联合应用后可发生神经肌肉接头的阻滞，出现呼吸抑制。

（3）肌肉松弛药　麻醉药本身就有神经肌肉阻滞作用，如七氟烷、恩氟烷、氟烷、异氟烷。

（4）抗结核药　卷曲霉素与氨基糖苷类抗生素合用，可增加对神经-肌肉接头的阻滞作用，导致呼吸抑制或麻痹（呼吸暂停）。

0990　哪些药品可能诱发癫痫？

（1）抗精神病药　癫痫病患者若使用抗精神病药易使癫痫复发。其中以氯丙嗪、氯普噻吨（泰尔登）最为多见，其次氟哌啶醇、奋乃静、氯氮平、三氟拉嗪等也能诱发癫痫病，但较为少见。抗精神病药是否诱发癫痫与使用剂量有关，如氯氮平日用量超过500mg时，即可引起癫痫发作。注射氯丙嗪往往会诱发癫痫大发作。

（2）抗狂躁药　癫痫患者若使用抗狂躁药碳酸锂过量或蓄积中毒，会致癫痫发作。

（3）抗焦虑药　地西泮、氯氮䓬、阿普唑仑等，皆可加剧癫痫病的发作。若此类药物与抗精神失常药长期合用，一旦突然停用或急剧减量时，均可引起癫痫发作。

（4）抗抑郁药　癫痫病患者使用抗抑郁药多塞平、丙米嗪、阿米替林等，均可使其旧病复发。服用抗抑郁药马普替林与米安色林等也会有类似情况的发生。

（5）抗菌药物 癫痫者若应用两性霉素B、氟喹诺酮类抗菌药均可诱发癫痫，也使癫痫病情加重。对代谢慢的癫痫患者，若服用异烟肼，一次用量超过5mg/kg时，也会造成癫痫复发。碳青霉烯类（亚安培南西司他丁、美罗培南）抗菌药物也可诱发癫痫，或使癫痫病情加重。

（6）抗疟药 如氯喹、乙胺嘧啶、奎宁。

（7）抑酸药 西咪替丁易通过血脑屏障（血液与脑细胞、血液与脑脊液间、脑脊液与脑细胞间的三种隔膜的总称）。癫痫患者使用西咪替丁时，当药物在脑细胞内或脑脊液内达到一定浓度时，会引起癫痫发作。而雷尼替丁、法莫替丁则不易进入脑脊液，使用后较为安全。

（8）抗肿瘤药 阿霉素、甲氨蝶呤、长春新碱等，均易引起局限性或全身性的癫痫发作。还有一些抗肿瘤药会影响抗癫痫药的吸收，降低抗癫痫药的疗效，当抗肿瘤药与抗癫痫药两者合用时，需调整用药剂量，来维持药效。

（9）中枢神经兴奋药 哌甲酯、茶碱、咖啡因、安非他明、可卡因等。

（10）抗心律失常药 利多卡因、美西律可诱发癫痫。

0991 哪些药品可引起幻觉？

（1）抗震颤麻痹药 溴隐亭、苯海索、左旋多巴可引起精神行为改变，表现为焦虑、幻觉、抑郁、躁狂、妄想。

（2）抗病毒药 金刚烷胺由于具有抗胆碱作用，并刺激大脑与精神有关的多巴胺受体，可出现幻觉、精神错乱、视物模糊，尤其是老年患者。

（3）抗心力衰竭药 地高辛、甲地高辛、洋地黄毒苷、卡维地洛可刺激神经系统，出现幻觉、精神抑郁、错乱、黄视。

（4）镇静催眠药 苯二氮䓬类的地西泮、硝西泮、奥沙西泮、劳拉西泮、艾司唑仑等少见引起幻觉、情绪抑郁、精神错乱。

（5）非甾体抗炎药 吲哚美辛服后可出现焦虑、幻觉、头痛、失眠等精神症状；三环类抗抑郁药均可引起幻觉。

0992 哪些药品可引起精神抑郁？

（1）抗精神病药 依次为氟哌啶醇、氯丙嗪、奋乃静和三氟拉嗪等，氯丙嗪可致弱型抑郁，氟哌啶醇可致激励性抑郁。

（2）抗高血压药 某些老年患者长期服用利血平、复方利血平片后出现情绪焦虑性抑郁，即使小剂量利血平也可致抑郁；其他抗高血压药肼乙啶、肼屈嗪（肼苯哒嗪）、可乐定、美卡拉明（美加明）、甲基多巴、卡托普利、贝那普利、雷米普利、赖诺普利等亦可引起抑郁。

（3）抗肿瘤药 来曲唑、阿那曲唑、依西美坦、曲妥珠单抗。

（4）抗心律失常药　丙吡胺、双异丙吡胺、普罗帕酮、利多卡因、左布比卡因。

（5）抗癫痫药　卡马西平、苯妥英钠。

（6）抗震颤麻痹药　左旋多巴、金刚烷胺等。

（7）抗抑郁药　氟西汀（百忧解）、帕罗西汀、瑞波西汀。

（8）抗菌药物　哌拉西林钠、他唑巴坦、巴洛沙星、环丙沙星、诺氟沙星、氧氟沙星、左氧氟沙星、依诺沙星、甲硝唑、异烟肼等可引起精神错乱和抑郁等症状。

（9）孕激素　黄体酮、左炔诺孕酮、甲羟孕酮、地屈孕酮。少数妇女服用避孕药后会产生心理不适、急躁甚至发生抑郁，应即停药，选用小剂量雌激素及孕激素制剂，或改用其他避孕方法，同时服用维生素 B_6 每日 20mg 及其他药物治疗。

（10）5-HT$_3$受体拮抗药　昂丹司琼、格拉司琼、托烷司琼、阿扎司琼、雷莫司琼、多拉司琼、阿洛司琼、帕洛诺司琼、吲地司琼。

（11）催眠药　地西泮（安定）、扎来普隆、雷美替胺、多奈哌齐、利斯的明。

（12）β受体阻断药　普萘洛尔、美托洛尔、阿替洛尔、噻吗洛尔、吲哚洛尔、喷布洛尔、塞利洛尔、奈必洛尔、拉贝洛尔、卡维地洛、艾司洛尔。

（13）下丘脑垂体激素和生长素释放抑制激素类似物　亮丙瑞林、戈舍瑞林、曲普瑞林。

（14）非甾体抗炎药　布洛芬、醋氯芬酸、氟比洛芬、依托度酸、吲哚美辛、托美丁钠。

（15）其他　西咪替丁、洋地黄、甲氧氯普胺（胃复安）、匹伐他汀、可的松等，一般以老年患者较多见。

0993 哪些药品可致发热？

（1）抗菌药物　青霉素、氨苄西林、阿莫西林、苯唑西林、哌拉西林、哌拉西林/他唑巴坦、头孢呋辛、头孢拉定、头孢孟多、头孢哌酮、头孢曲松、头孢哌酮/舒巴坦钠、头孢噻肟、头孢他啶、头孢唑林、亚胺培南/西司他丁钠、红霉素、阿奇霉素、琥乙红霉素、罗红霉素、链霉素、阿米卡星、奈替米星、妥布霉素、庆大霉素、四环素、氯霉素、克林霉素、林可霉素、磷霉素、万古霉素、去甲万古霉素、替考拉宁、环丙沙星、加替沙星、芦氟沙星、氧氟沙星、左氧氟沙星、复方磺胺甲噁唑、甲硝唑、替硝唑、利福平、异烟肼、乙胺丁醇、卷曲霉素、吡嗪酰胺、两性霉素B、制霉菌素、氟康唑、呋喃妥因、磺胺类药。

（2）抗肿瘤药　顺铂、卡铂、奥沙利铂、奈达铂、多西他赛、门冬酰胺酶、阿柔比星、表柔比星、伊达比星、吡柔比星、伊马替尼、舒尼替尼、达沙替尼、长春瑞滨、长春地辛、米托蒽醌、博来霉素、丝裂霉素、平阳霉素、柔红霉素、放线菌素D、高三尖杉酯碱、环磷酰胺、丙卡巴肼、尼莫司汀、利妥昔单抗、曲妥珠单抗、西妥昔单抗、替伊莫单抗、帕尼单抗、阿立必利。

（3）抗凝血药　链激酶、葡激酶、尿激酶、阿替普酶、东菱克栓酶、瑞替普酶、阿加曲班、磺达肝癸钠、肝素。

（4）抗癫痫药　苯巴比妥、苯妥英钠。

（5）抗胆碱药　阿托品。

（6）调节血脂药　阿托伐他汀、辛伐他汀、洛伐他汀、烟酸、烟酰胺。

（7）垂体激素　胰岛素、甲状腺素、促皮质激素、重组人生长激素、戈舍瑞林、亮丙瑞林、曲普瑞林、戈那瑞林。

（8）镇痛药　瑞芬太尼。

（9）免疫调节药　胸腺肽、胸腺喷丁、干扰素、阿地白介素、硫唑嘌呤。

（10）血浆代用品　羟乙基淀粉、右旋糖酐、人血白蛋白、聚明胶肽、琥珀酰明胶。

此外，尚有青霉胺、苯海拉明、甲基多巴、奎尼丁、肾上腺素、西咪替丁、可待因、胼屈嗪、硫氧嘧啶、保泰松、氯氮䓬（利眠灵）、鲨肝醇、吡罗昔康、吩噻嗪类抗精神病药也可致热。

0994 哪些药品可致麻木？

（1）抗菌药物　链霉素肌内注射后可引起四唇周围及手足麻木，可能与所含杂质（链霉素胍、链霉胺）有关，杂质含量多，色泽深，毒性反应的发生率也较高。但精纯的链霉素制剂（含杂质量在0.5%以下）也可引起麻木、头晕等，故链霉素亦可能因与钙离子螯合而致以上症状。

（2）抗滴虫药　甲硝唑（灭滴灵）、替硝唑可引起周围神经炎、四肢麻木。

（3）β受体阻断药　倍他洛尔（卡尔仑）偶可致肢体麻木。

（4）抗高血压药　阿米三嗪（都可喜）可引起下肢感觉异常、麻木。

（5）抑酸药　奥美拉唑（洛赛克）服后可致肢端麻木、有针样的刺激感。

（6）钙通道阻滞药　尼卡地平（佩尔地平）对极少数人可致周身和四肢麻木。

（7）非甾体抗炎药　乙哌立松（妙纳）可引起四肢麻木或步态不稳。

0995 哪些药品可引起面部潮红？

（1）抗勃起功能障碍药　西地那非、他达那非、伐地那非可引起面部潮红、眼睛和鼻腔充血。

（2）抗心绞痛药　硝酸甘油、硝酸异山梨酯、单硝酸异山梨酯、硝苯地平由于扩张动脉血管，导致低血压而引起面部、面颊、颈部潮红。

（3）抗高血压药　直接扩张小动脉和松弛血管平滑肌的抗高血压药盐酸肼屈嗪、二氮嗪、米诺地尔可引起面部潮红、皮肤潮红。

（4）维生素　烟酸、烟酰胺可急剧扩张血管，使皮肤发红、感觉温热，尤其在面、颈、头部。

0996　哪些药品可致肝毒性?

（1）抗菌药物　四环素、利福平、异烟肼、红霉素酯化物均可引起肝脏损害。红霉素类的酯化物所致肝毒性常在用药后 10～12 天出现肝肿大、黄疸、腹痛、发热、皮疹、嗜酸粒细胞增多和 AST 及 ALT 升高等胆汁淤积的表现。其中依托红霉素对肝脏的损害比红霉素大，主要表现为胆汁淤积和胆汁淤积肝炎。

（2）抗真菌药　氟康唑、伊曲康唑等均有不同程度的肝毒性，可致血清 AST 一过性升高，偶可致严重肝损害。灰黄霉素大剂量时有肝毒性、可见 AST 或 ALT 升高、个别人出现胆汁淤积性黄疸。酮康唑偶可发生肝毒性，表现为乏力、黄疸、深色尿、粪色白、疲乏，亦有引起急性肝萎缩而致死的报道。

（3）调节血脂药　应用他汀类调节血脂药连续 1 年以上者有 2%～5% 的人会观察到无症状的肝脏 AST、ALT 异常，常其与剂量有关，也与降血脂药的作用本身相关。

（4）磺胺类药　可能发生局部或弥漫性坏死及胆汁淤积性黄疸，肝脏功能不良者，对磺胺类药的结合效能降低，故虽给予常规用量亦可致中毒反应。

0997　哪些药品可引起黄疸?

（1）肝细胞损害　异烟肼、水杨酸钠、巯嘌呤等可致肝细胞受损，使肝细胞对非结合胆红素的摄取与结合发生障碍（肝细胞膜 Na^+-K^+-ATP 酶活性降低，内质网中葡萄糖醛酸转移酶活性降低），促使血清中非结合胆红素浓度升高；此外，由于肝细胞坏死，毛细血管破裂，使结合胆红素反流入血，也致血清结合胆红素浓度升高。

（2）干扰血清胆红素的转运　磺胺类药、水杨酸钠能在血清中与非结合胆红素竞争性结合白蛋白，从而取代非结合胆红素，致使血清中非结合胆红素水平增高而发生黄疸。

（3）干扰肝细胞摄取胆红素　胆影葡胺与携带胆红素的特殊蛋白 Y、Z 发生竞争，血浆中非结合胆红素浓度随之升高而发生黄疸。

（4）干扰细胞内胆红素结合　在正常情况下，运送至肝细胞内质网微粒体中的非结合胆红素，经微粒体葡萄糖醛酸转移酶的作用后，转变成结合胆红素。新生霉素、利福平、氯霉素、雌二醇等可抑制葡萄糖醛酸转移酶的活性或干扰胆红素代谢而引起黄疸。

（5）干扰肝细胞分泌胆红素　甲睾酮、利福平、氯丙嗪、红霉素、呋喃唑酮、保泰松、青霉胺、华法林、硫脲嘧啶、口服避孕药等可干扰结合胆红素向毛细胆管、胆小管的排泌而致胆汁淤积引起黄疸。

（6）溶血反应　磺胺类药、氯喹可致溶血，溶血后血清非结合胆红素升高可引起黄疸；如溶血严重，则会引起肝脏缺血、缺氧，继而发生肝功能损害，则进一步加重化黄疸。

0998 哪些药品可引起胰腺炎?

（1）调节血脂药　洛伐他汀、辛伐他汀、普伐他汀、氟伐他汀等可诱发胰腺炎，尤其见于用药最初3个月内。

（2）生长素释放抑制激素类似物　奥曲肽、醋酸兰瑞肽偶见引起急性胰腺炎，通常在用药初始数小时或几日内，但停药而逐渐消失；长期服用且发生胆结石者也可能出现胰腺炎。

（3）利尿药　氢氯噻嗪类偶致胰腺炎或胆囊炎。

（4）抑酸药　西咪替丁偶致胰腺炎。

（5）抗菌药物　甲硝唑罕见引起胰腺炎。

（6）降糖药　二肽基肽酶-4抑制剂（西格列汀、沙格列汀、利格列汀）可诱导胰腺导管上皮化生，增加胰腺导管细胞更新速率，引发急性胰腺炎。

（7）抗病毒药　齐多夫定、去羟肌苷、司他夫定、拉米夫定可诱发胰腺炎或周围神经炎，治疗中宜密切观察体征（腹痛、腹泻、恶心、呕吐、发热）。

0999 哪些药品可致肾毒性?

（1）抗菌药物　氨基糖苷类抗生素有直接肾毒性，进入人体后药物98%～99%通过肾小球滤过，并由尿液中排出体外，其具有高度肾脏亲和性，在肾皮质中浓度高，残留时间长，药物在肾组织蓄积使肾单位功能广泛紊乱，肾小球滤过率下降，肾浓缩功能下降，肾近曲小管呈退行性变化，使膜质结构改变将影响膜的通透性及其功能。临床表现为尿浓缩功能减退及轻度蛋白尿、血尿；后期出现肾小球滤过率降低，引起非少尿型急性肾衰竭，个别也可呈重症少尿型急性肾衰竭。另外，万古霉素主要损害肾小管，轻者出现蛋白尿、血尿、管型尿、氮质血症，重者肾衰竭，发生率约5%。应用四环素类也可加重氮质血症及尿毒症，地美环素能引起肾原性尿崩症，表现为多尿、烦渴、虚弱，但停药后可恢复；而多西环素较少引起肾损害。

（2）抗病毒药　阿昔洛韦在高浓度快速滴注或口服大剂量的失水患者，水溶性极差，易在体内析出结晶而阻塞肾小管、肾小球，造成肾衰竭，使肾小管阻塞而引起急性肾衰竭。

（3）非甾体抗炎药　布洛芬、吲哚美辛、羟基保泰松、阿司匹林可抑制肾脏的环氧酶，使前列腺素合成产生障碍，失去对肾脏内膜的保护作用，引起肾损害，如肾小球滤过率下降、急性肾衰竭、钠潴留或尿潴留等。

（4）血管收缩药 去甲肾上腺素、甲氧明、去氧肾上腺素等，可产生肾血管痉挛而致急性肾衰竭、少尿或无尿。

（5）免疫抑制药 环孢素（山地明）可改变肾脏内花生四烯酸的代谢，使血栓素 A_2 合成增加，肾血流减少，肾小动脉收缩，引起肾间质纤维化和肾单元损害，长期使用可出现慢性肾衰、高血压。

（6）血管紧张素转换酶抑制药 卡托普利（开搏通）可引起蛋白尿或肾衰竭，发生率约2%。

（7）抗肿瘤药 顺铂主要于近端小管的S-3段上被浓缩，使远端小管集合管受到损伤。甲氨蝶呤以原形药从肾中排泄，在近曲小管重吸收，并在此蓄积，可致肾小管发生病变。

（8）马兜铃酸 含马兜铃酸的中药（广防己、天和藤、关木通、马钱子、青木香、寻骨风、白金果榄等）引致肾损害的主要特点是肾间质纤维化，从而可引起急、慢性肾小管间质性病变。表现为急性、慢性肾衰竭。慢性肾衰竭时可伴或不伴肾小管性酸中毒。在马兜铃酸引致的肾损害中以慢性肾衰竭最为多见，急性肾衰竭相对较少，而且部分急性肾衰可演变为慢性肾衰竭。

其他可引起肾损伤的药有含汞剂、白消安、利福平、糖皮质激素、促皮质激素、甲睾酮、苯丙酸诺龙、丙酸睾酮等。

1000 哪些药品可致消化道毒性？

（1）抗菌药物 口服后均可引起一些胃肠道症状，如恶心、呕吐、上腹不适、腹痛、腹泻等。最易引起上述症状的首为红霉素、交沙霉素、甲硝唑、氟喹诺酮药。化学性刺激是胃肠道反应的主要原因，但也可能是肠道菌群失调的后果，或二者兼而有之。抗菌药（尤其是广谱者）的大量应用偶可引起伪膜性肠炎（尤以林可霉素较常见）或使肠道内许多能合成维生素B族和维生素K的细菌受到抑制，进而发生维生素B和维生素K的缺乏。

（2）非甾体抗炎药 阿司匹林、尼美舒利（怡美力）、萘普生、吡罗昔康（费啶）、美洛昔康（莫比可）、吲哚美辛（消炎痛）、氟比洛芬（风平）等常可引起恶心、呕吐、腹痛，大剂量长期服用可引起胃炎、隐性出血，加重胃溃疡形成和消化道出血等。

（3）抗真菌药 制霉素服后有恶心、腹泻等消化道反应，减量或停药后迅速消失；较大剂量可致恶心、呕吐、腹泻、胃痛等。

1001 哪些药品可致局部毒性？

（1）抗菌药物 很多抗感染药肌内注射、静脉注射或气雾吸入后可引起一些局部反应。肌内注射后多发生局部疼痛或硬结；静脉注射或静脉滴注给药后如浓度过高或速度过快常可导致血栓性静脉炎，伴不同程度的疼痛和静脉血管变硬。这一情况尤易发生于静脉滴注红霉素乳糖酸盐的过程中。克林霉素静脉用药时可致血栓性静脉炎。

（2）抗病毒药 阿昔洛韦（舒维疗）静脉给药偶见静脉炎、皮肤瘙痒或荨麻疹。局部涂敷可出现轻度疼痛、烧灼感、刺痛、瘙痒、皮疹等反应。

（3）抗肿瘤药 氟尿嘧啶在注射部位可引起静脉炎；动脉滴注可引起局部皮肤红斑、水肿、破溃、色素沉着。

1002 哪些药品可致光毒性（光敏反应）？

（1）抗菌药物 氟喹诺酮类吸收后能使紫外线能量大部分在皮肤中释放，由光激发而致皮肤细胞的损伤，表现有红斑、水肿、疼痛、脱屑、蜕皮、皮疹、水疱和色素沉积，严重者可能灼伤。其以司帕沙星、氟罗沙星、克林沙星所致的反应为最重。其产生光毒性的原因与阳光照射和自身的敏感性有关，药物氧化生成活性氧，激活皮肤的成纤维细胞中蛋白激酶C和酪氨酸激酶，两种酶又激活环氧合酶，促使前列腺素合成，引起皮肤的炎症。故对敏感体质者宜服后注意采取遮光措施（避免强光照射、穿防护服、涂敷防护膏）或变换给药时间（睡前服药）。氯霉素服后少见有日光性皮炎、剥脱性皮炎、皮疹、血管神经性水肿、凝血酶原时间延长。四环素类抗生素系由服药后药品汇集于皮肤真皮内层所致，其包括多西环素（强力霉素）、米诺环素（美满霉素）、美他环素（佐本能、飞梭霉素）、地美环素（去甲金霉素），其中以后者为四环素类抗生素中最易发生光敏反应的一种药。磺胺类药的药热多发生在服药后5～10天；皮疹多发生在7～9天，常伴有发热。皮疹有麻疹样疹、瘀斑、猩红热样疹、荨麻疹或巨疱型皮炎；也有产生剥脱性皮炎致死者。严重皮炎常伴有其他器官病变如肝炎和哮喘。也可引起光敏性皮炎。

（2）保肝药 原卟啉钠在夏季服药时，可出现色素沉着、日光性皮炎，宜避免暴晒和加服核黄素以减轻症状。

（3）皮肤科用药 甲氧沙林（敏白灵、制斑素）为植物中提取的色素形成剂，具有强烈的光敏活性，易被紫外线激活而产生光毒作用，再经照射紫外线，在皮肤上可产生红斑反应，增加黑色素，并加速黑色素形成。

（4）抗肿瘤药 柔红霉素用药后易出现光敏性皮炎。

1003 哪些药品可致眼毒性？

（1）抗癫痫药 三甲双酮用药后常会出现在亮光下的视物模糊，把一切物体均看成是白色的，所有物体表面全覆盖一层白雪的"昼盲"。

（2）抗结核药 链霉素、乙胺丁醇可致眼球后视神经炎、视网膜炎及视力神经萎缩，其发生率与剂量的大小有关，长期用药者可出现视敏感度降低、辨色力受损、视野缩小、视觉暗点，严重者可失明。

（3）抗菌药物 氯霉素长期服用可引起眼球后视神经炎；局部应用可引起结膜炎、眼睑粘连、角膜斑痕。

（4）抗心律失常药 胺碘酮长期服用可使角膜色素沉着，引发角膜病，表现为畏光、流泪、视物昏花。

（5）抗胆碱药 阿托品、颠茄、东莨菪碱、山莨菪碱均有不同程度的散瞳、升高眼内压的作用，引起视物模糊和视野改变。抗胃肠平滑肌痉挛的药溴丙胺太林（普鲁苯辛）、溴甲阿托品（胃疡平）、丁东莨菪碱（解痉灵）、溴甲贝那替秦（服止宁）均可引起瞳孔散大、眼压升高、视物模糊等反应，对患有青光眼者禁用。

（6）非甾体抗炎药 长期大剂量服用阿司匹林可使血液中凝血酶原减少而引起视网膜或玻璃体出血，可致视力减退，严重者长期不能恢复。另外，吲哚美辛（消炎痛）可致视物模糊、视网膜病变、角膜基质混浊；布洛芬也可引起视力障碍。

（7）抗疟药 奎宁可引起眼视网膜炎、视神经损害、视野缩小、视力丧失，急性中毒时可使视力完全丧失、视力减退，在医学上称为"黑蒙"。

1004 哪些药品可引起视物模糊？

（1）中枢镇静药 咪达唑仑可失去定向，幻觉、焦虑、视物模糊、朦胧、低血压。卡马西平可刺激抗利尿激素分泌而引起的水潴留、血容量扩大及稀释性低钠血症，出现无力、视物模糊、复视、眼球震颤等；地西泮（安定）可引起嗜睡、视物模糊；抗癫痫药拉莫三嗪、奥卡西平可出现复视、视物模糊、嗜睡。

（2）抗心力衰竭药 地高辛可出现视物模糊和"黄视"。抗心律失常药奎尼丁可出现"金鸡纳"反应，复视、视物模糊、色觉障碍、瞳孔散大、眩晕等；丙吡胺亦有类同反应。胺碘酮服用3个月后在角膜中底层下1/3有黄棕色色素沉着，影响视力，造成模糊，但无永久性损伤。

（3）抗结核药 乙胺丁醇可致单、双侧视物模糊、视力减退、眼痛、红绿色盲、视野缩小。

（4）抗胆碱药 阿托品、氢溴酸东莨菪碱、氢溴酸山莨菪碱有轻度散瞳作用，服后出现视物模糊、口干、便秘、面红、心率加快、排尿困难等反应。

（5）抗寄生虫药 服用枸橼酸哌嗪、噻苯达唑可出现眩晕、头痛、视物模糊、黄色视觉改变。

1005 哪些药品可致耳毒性（耳鸣和听力减退）？

（1）抗菌药物 卡那霉素、链霉素、庆大霉素可引起耳前庭功能失调，卡那霉素、阿米卡星可使耳蜗神经损伤，尤其对新生儿更甚。若与红霉素、利尿药合用，对耳毒性更强。另外，去甲万古霉素（万迅）也可诱发耳毒性，轻者耳鸣、听力丧失，重者耳聋。如及早停药可能使听力恢复，但部分人在停药后听力仍在损害而发展至耳聋，其原因与血浆药物浓度过高有关，持续数日即可能出现听力损害，老年患者或肾功能不全者更易发生。

（2）免疫抑制药 环孢素（山地明）可引起耳鸣、听觉丧失。

（3）维生素 阿法骨化醇（阿法D₃）可致耳鸣、老年性耳聋。

（4）利尿药 呋塞米（速尿）、依他尼酸（利尿酸）、替尼酸可诱发耳鸣或听力减退。若与两性霉素、头孢菌素、庆大霉素、卡那霉素、妥布霉素联合应用，对耳毒性增加。与抗组胺药合用，容易出现耳鸣、头晕、眩晕等。

（5）钙通道阻滞药 尼伐地平服后可致耳鸣。

（6）抗结核药 卷曲霉素连续用药2～4个月时可出现耳鸣、听力减退、耳饱满感、步态不稳、眩晕，严重者可引起耳聋。

1006 哪些药品可引起咳嗽？

（1）血管紧张素转化酶抑制药 可引起非特异性气道超反应性、呼吸困难、支气管痉挛和哮喘。

（2）抗心律失常药 胺碘酮可直接损伤肺实质细胞并引起纤维化和炎性细胞浸润（胺碘酮肺炎），表现为呼吸困难、剧烈干咳、体重减轻、低热、纤维性肺泡炎、成人呼吸窘迫综合征、呼吸衰竭、死亡。

（3）抗凝血药 肝素、华法林，可出现胸腔或肺实质出血而引起咳嗽。

（4）利尿药 氢氯噻嗪可致间质性肺炎急性发作、非心源性肺水肿，表现为用药后数小时出现哮喘、咳嗽、哮鸣音和低热。

（5）金制剂 金诺芬可致弥漫性间质性肺炎和纤维化。表现为持续数周的亚急性渐进性呼吸困难和干咳，可有发热、哮鸣音。

（6）抗过敏药 色甘酸钠可致一过性超敏性。表现为鼻塞、咳嗽、哮鸣音、支气管痉挛、加重已有的哮喘、肺水肿、肺嗜酸性粒细胞渗出、过敏反应，严重者可致死。

（7）抗菌药物 呋喃妥因可致肺炎（急性、慢性、间质性），表现为呼吸困难、干咳、皮疹、乏力、关节痛、胸痛、发热、肺部湿啰音、胸腔积液、发绀、高血压、哮鸣音。

（8）抗结核药 对氨基水杨酸钠可致超敏样反应，表现为发热、皮疹、头痛、干咳、哮鸣音、血管神经性水肿、嗜酸性粒细胞升高、肺泡浸润、淋巴结肿大、胸腔积液、肝肿大。

（9）抗肠炎药 柳氮磺吡啶可引起咳嗽、呼吸困难、肺浸润、外周血嗜酸性粒细胞升高、发热、闭塞性细支气管炎、纤维化肺泡炎。

（10）抗肿瘤药 博来霉素可引起干咳、呼吸困难、发热，常发生于老年（超过70岁）患者；环磷酰胺可致环磷酰胺性肺炎；甲氨蝶呤表现为咳嗽、呼吸困难、低热。溴隐亭主要引起咳嗽、呼吸困难、胸膜增厚、胸腔积液；治疗乳腺癌的依西美坦、阿那曲唑、来曲坦也可引起咳嗽。

1007 哪些药品可引起哮喘?

服用或接触可诱发哮喘的药品如下。

（1）神经氨酸酶抑制药 扎那米韦、奥司他韦对有慢性阻塞性肺疾病和哮喘者应用后出现支气管痉挛、哮喘和肺功能降低，因此，对老年人、患有哮喘、慢性呼吸道疾病者、不稳定性慢性疾病者、免疫功能不全者、阻塞性肺病者慎用。

（2）非甾体抗炎药 阿司匹林、萘丁美酮、依托度酸可抑制环氧酶，减少前列腺素的合成，使具有舒张支气管平滑肌作用的前列腺素减少，同时由脂氧酶所介导的白三烯占优势，刺激支气管壁收缩发生痉挛而引起哮喘。

（3）维生素 维生素K在引起过敏反应时常伴随哮喘、支气管痉挛。

（4）血浆代用品 右旋糖酐对少数患者可引起皮肤瘙痒、哮喘发作。

（5）抗菌药物 青霉素、青霉素V、苄星青霉素、阿莫西林、四环素、多西环素、多黏菌素等可致过敏反应，诱发哮喘发作。

1008 哪些药品可引起肺组织纤维化?

（1）抗肿瘤药 博来霉素、丝裂霉素、环磷酰胺、卡莫司汀（亚硝基脲氮芥）、美法仑、甲氨蝶呤、依达曲沙等。

（2）抗心律失常药 胺碘酮、普鲁卡因胺、美西律。

（3）利尿药 布美他尼、呋塞米。

（4）抗菌药物 呋喃妥因。

（5）解毒药 青霉胺。

（6）其他 柳氮磺吡啶、苯妥英钠、萘丁美酮、美沙拉嗪、溴隐亭、他莫昔芬、卡麦角林。

1009 哪些药品可使血压升高?

（1）非甾体抗炎药 长期或大量服用布洛芬、吲哚美辛、吡罗昔康、美洛昔康、氯诺昔康等，可引起水钠滞留、血容量增加、血压升高或高血压危象。目前认为肾素-血管紧张素-醛固酮系统是体内升压系统，而激肽-前列腺系统是体内降压系统，两者相互制约，共同调节机体的血压平衡。当长期大量应用非甾体抗炎药，抑制环氧酶，导致前列腺素合成受阻时，人体血压平衡便会失调，引起血压升高。

（2）糖皮质激素　长期大量使用泼尼松、地塞米松等，可使血压升高，甚至导致高血压危象。这主要是由于糖皮质激素类药可引起水、钠、糖、蛋白质和脂肪代谢紊乱，水钠潴留使肾素-血管紧张素-醛固酮系统的升压效应增强，使血管平滑肌对缩血管物质的敏感性提高促使血压增高。

（3）避孕药　长期服用避孕药使血压呈不同程度的升高。其主要成分——雌激素可提高交感神经系统的兴奋性，增强肾素-血管紧张素-醛固酮系统活性。长期大剂量使用时能升高血清甘油三酯和磷脂，引起水钠潴留，促使外周阻力增大，血压升高。

（4）人促红素　部分患者使用后出现血压升高，与红细胞生长过快、血黏度增加，末梢循环阻力增大有关。

（5）减轻鼻充血药　盐酸麻黄碱、伪麻黄碱、萘甲唑啉（鼻眼净）、羟甲唑啉（滴通）、赛洛唑啉（诺通）、抗感冒药（丽珠感乐、联邦伤风素、新康泰克、服克、银得菲、代尔卡、诺诺感冒片等含伪麻黄碱），可促使鼻黏膜血管收缩，缓解鼻塞，但在滴鼻时过量，易发生心动过速、血压升高、甚至出血。

（6）免疫抑制药　环孢素、左旋咪唑等可致血压短暂升高。发生机制主要与水钠潴留、交感神经的兴奋性增强有关。长期服用甘草制剂也会出现轻度血压升高。

（7）抗菌药物　红霉素、利福平、异烟肼、妥布霉素、阿米卡星和呋喃唑酮等虽不直接引起血压升高，但可抑制单胺氧化酶的活性，若与香蕉、牛肝、柑橘、菠萝、腊肉、红葡萄酒、啤酒等富含酪胺的食品同服，使酪胺难以水解和灭活，蓄积以致刺激血管，使血压升高。

（8）抗肿瘤药　索拉替尼、舒尼替尼均可引起高血压，发生率为17%和15%。血压升高可能与药物减少血管形成的数量、破坏内皮细胞功能、改变一氧化氮的代谢有关。

1010　哪些药品可引起直立性低血压？

（1）神经节阻断药　美卡拉明、美加明、喷托铵吩咪、六甲溴铵。

（2）α受体阻断药　哌唑嗪、布那唑嗪、多沙唑嗪、特拉唑嗪、乌拉地尔、萘哌地尔、酚妥拉明（注射）可出现首剂现象，尤其在服后0.5～2小时最易发生，表现为严重直立性低血压、眩晕、晕厥等。β受体阻断药的阿替洛尔、拉贝洛尔、卡维地洛也可引起直立性低血压。

（3）单胺氧化酶抑制药　帕吉林。

（4）交感神经递质耗竭药　利血平可使神经末梢囊泡内神经递质逐渐减少或耗竭，引起直立性低血压。

（5）血管扩张药　甲基多巴、硝普钠。

（6）血管紧张素转化酶抑制药　福辛普利、赖诺普利、雷米普利、阿拉普利、西拉普利、咪达普利偶见直立性低血压、步履蹒跚、眩晕等。

（7）利尿药　由于利尿、血容量减少，直接松弛血管平滑肌而减弱血管收缩作用，诱发直立性低血压。

1011　哪些药品可引起皮肤色泽改变?

（1）抗麻风药　服用氯法齐明2周后可出现皮肤和黏膜红染，呈粉红色、棕色甚至黑色，着色程度与剂量、疗程呈正比，停药后2个月色泽逐渐消失。

（2）抗菌药物　四环素、土霉素、多西环素、磺胺类药可引起药疹，在恢复期可产生色素沉着；利福平可使巩膜、皮肤和黏膜黄染，严重者皮肤呈红人综合征，为药物沾染皮肤所致。

（3）抗疟药　服用氯喹、米帕林，可使皮肤色泽变为黄褐色、棕色、青灰色。

（4）消毒防腐剂　碘剂可以使皮肤变黑；硝酸银可使皮肤变为蓝黑色。

（5）镇静催眠药　苯巴比妥、地西泮、氯氮䓬。

1012　哪些药品可引起低钾血症?

低血钾症系指血清钾浓度低于3.5mmol/L，低血钾症可由钾摄入不足、钾丢失过多及钾在体内分布异常等引起，但也可由药物引起。

（1）糖皮质激素　长期大量服用可的松、泼尼松、甲泼尼松龙，可增加钠、水肿瘤及钾排出，发生水肿和低血钾症。

（2）α受体阻断药　哌唑嗪、布那唑嗪、多沙唑嗪、妥拉唑林、乌拉地尔。

（3）利尿药　噻嗪类利尿药最易导致电解质紊乱，与其排钾作用有关，包括有氢氯噻嗪、甲氯噻嗪、苄噻嗪、贝美噻嗪、泊利噻嗪等；吲达帕胺、去氨加压素，于必要时补钾。

（4）强心苷　洋地黄、地高辛、毛花苷C、去乙酰毛花苷、氨力农、米力农可影响代谢系统，导致低钾血症。

（5）β_2受体激动药　沙胺丁醇可使血钾水平降低，并致轻度酸中毒。

（6）双膦酸盐　帕米膦酸二钠、氯膦酸二钠、唑来膦酸钠可影响代谢系统，出现低钾血、低镁血、低磷血症。乳酸钠也可使血钾浓度降低，有时出现低钾血症。

（7）抗菌药物　青霉素钠、羧苄西林、两性霉素B、氨基糖苷类抗生素。

（8）调节酸碱平衡药　碳酸氢钠、乳酸钠可使血钾浓度降低，有时出现低钾血症。

1013　哪些药品可引起高钾血症?

（1）抗菌药物　氨基糖苷抗生素、两性霉素B、头孢噻吩、头孢噻啶、多黏菌素长期服用发生高血钾症。

（2）抗肿瘤药 长春新碱、伊马替尼可引起高血钾症。

（3）非甾体抗炎药 吲哚美辛（消炎痛）、吡罗昔康（炎痛喜康）。

（4）利尿药 螺内酯、氨苯蝶啶、阿米洛利均为保钾利尿药，最易导致电解质紊乱，与其保钾作用有关。其中螺内酯的结构与醛固酮相似，可与醛固酮竞争远曲小管和集合管上皮细胞内的醛固酮受体，使远曲小管和集合管的 Na^+-K^+ 交换减少，Na^+、Cl^- 和水的重吸收减少，K^+ 的重吸收增加，产生排钠保钾作用。氨苯蝶啶作用于远曲小管后部和集合管，直接抑制 Na^+ 选择性通道，所以亦具有保钾作用。两者若合用或与其他保钾药物联合应用会进一步升高血钾，形成高钾血症。

（5）抗心力衰竭药 左西孟旦可使血钾水平升高。

（6）免疫抑制药 环孢素可致高钾血症，尤其与保钾利尿药、血管紧张素转换酶抑制药联合应用时，使血钾水平升高。

（7）血管紧张素转化酶抑制药 卡托普利、依那普利、咪达普利、贝那普利、西拉普利、雷米普利、赖诺普利、培哚普利、福辛普利等可使血钾轻度升高，尤其对肾功能不全者。

（8）血管紧张素Ⅱ受体阻滞药 厄贝沙坦、氯沙坦可使血钾轻度升高。

1014 哪些药品可引起低镁血症?

（1）抗菌药物 长期大量服用青霉素、氨苄西林、羧苄西林、两性霉素B、新霉素、链霉素、庆大霉素、利福平、乙胺丁醇、吡嗪酰胺等，可增加镁、水排出，并通过损害肾小管（可致肾小管性酸中毒，使镁重吸收发生障碍）或致继发性醛固酮增多，导致镁、钾排泄增多，发生水肿和低血镁症。

（2）抗肿瘤药 顺铂可引起肾小管性酸中毒而妨碍镁的重吸收。

（3）强心苷 洋地黄、地高辛、毛花苷C、去乙酰毛花苷、氨力农、米力农既可引起失钾，也可引起失镁，且失镁对机体的损害大于失钾。本类药中毒时，血清镁下降，而中毒症状好转后，血清镁上升。其机制是通过抑制 Na^+-K^+-ATP 酶的活性而发生强心作用，当此酶被过度抑制后，细胞膜的离子转运即发生改变，导致细胞内失钾和缺镁。而镁为 Na^+-K^+-ATP 酶激活剂，缺镁可诱发或加重本类药中毒。

（4）胰岛素 胰岛素、高血糖素、葡萄糖、甘露醇，糖尿病者长期应用胰岛素，可引起镁向细胞内转移而致低镁血症，当酮症酸中毒迅速纠正时更加明显。

（5）缓泻药 可使血镁水平降低。

（6）利尿药 氢氯噻嗪、甲氯噻嗪、苄噻嗪、贝美噻嗪、泊利噻嗪、呋塞米、依他尼酸均可增加镁的排泄。

（7）免疫抑制药　环孢素可引起血镁降低。

（8）钙剂及维生素D　大剂量应用钙剂，可致高钙血症和高钙尿症，引起尿镁排泄明显增多（大量钙可竞争性抑制镁从肠道的吸收）。维生素D可促进镁进入细胞内，其中毒时促进镁排泄增多。

（9）甲状腺激素类　长期应用甲状腺素或肾上腺糖皮质激素，可增加尿镁排泄。

1015　哪些药品可引起低钙血症？

（1）双膦酸盐　阿仑膦酸钠、依替膦酸钠、氯屈膦酸二钠、帕米膦酸二钠、利塞膦酸钠小剂量时可抑制骨吸收，抑制破骨细胞，与体内磷酸钙有较强的亲和力，能抑制人体异常钙化和过量骨吸收，常见无症状性血钙降低、低磷酸盐血症。

（2）缓泻剂　大量应用容积性泻药硫酸镁、硫酸钠、乳果糖，可使血镁升高，血钙降低，易发生低钙血症。

（3）利尿药　髓袢利尿药包括呋塞米、托拉塞米、依他尼酸、布美他尼等，大剂量噻嗪类（氢氯噻嗪、苄噻嗪、氢氟噻嗪、环戊噻嗪）及噻嗪类样（吲达帕胺、氯噻酮、美托拉宗）利尿药可促进钙排泄，造成低钙血症。

（4）抗病毒药　利巴韦林、膦甲酸钠用后可引起人体电解质紊乱，少见低钙血症、低镁血症、低钾血症、低钠血症、低磷血症。

（5）抗肿瘤药　烷化剂抗肿瘤药氮芥、苯丁酸氮芥、环磷酰胺、异环磷酰胺、噻替派等可促进钙排泄，导致低钙血症。

（6）抗癫痫药　长期服用抗癫痫药苯巴比妥、卡马西平、奥卡西平（肝药酶诱导药）能增强肝药酶活性，促使维生素D及骨化二醇在肝脏的分解与代谢加速。苯妥英钠虽对维生素D分解代谢无直接作用，但能减少钙从骨中释放及减少肠道对钙的重吸收，降低钙吸收和血钙水平，导致低钙血症。

（7）降钙素　降钙素、依降钙素可直接抑制骨吸收，减慢骨转换，并抑制肾小管对钙、磷重吸收，增加尿钙、磷排泄，降低血钙水平，临床可治疗高血钙症和高钙危象。

（8）其他　依地酸钙钠、枸橼酸盐、普卡霉素等可致低钙血症。

1016　哪些药品可引起高钙血症？

（1）利尿药　使用噻嗪类利尿药如氢氯噻嗪、甲氯噻嗪、苄噻嗪、泊利噻嗪、贝美噻嗪、氯噻酮等，可增加肾脏对尿氯、钾、钠及镁的排泄，减少尿钙的排泄，引起高钙血症、低钾血症，高尿酸血症、高脂血症、血尿素氮增高，糖代谢异常等，另外长期大剂量使用可引起高钙血症，一般为暂时性，停药后即可恢复。

（2）维生素　长期大量服用维生素D、阿法骨化醇、骨化二醇、骨化三醇，可使血钙升高，维生素D通过增加肠道钙吸收和增强钙的敏感性而间接抑制甲状旁腺，抑制甲状旁腺素的合成与释放；同时由于血钙升高，可使甲状旁腺分泌受抑制，血清甲状旁腺激素水平降低。维生素D大量连续应用，可发生中毒，中毒的初始症状与血钙增高有关。

（3）抗躁狂药　锂盐中毒，碳酸锂可使甲状旁腺激素分泌的钙调定点升高，在血钙升高后甲状旁腺仍继续分泌，并可伴有甲状旁腺增生和腺瘤形成。

（4）氨基酸制剂　复方α-酮酸可引起高钙血症。

1017　哪些药品可致心悸？

（1）抗寄生虫药　甲苯达唑（安乐士）在驱除肠虫时偶可致心悸。

（2）维生素　阿法骨化醇（阿法D₃）服后偶可引起心悸。

（3）平喘药　肾上腺素、异丙肾上腺素、氨茶碱、特布他林（博利康尼）、沙丁胺醇（舒喘灵）、克仑特罗（氨喘素）、福莫特罗（安通克）可兴奋心肌，增快心率，偶可引起心悸，对有心功不全者禁用。

（4）抗高血压药　酚苄明（竹林胺）可致心率加快、心悸；钙通道阻滞剂硝苯地平（心痛定）、拉西地平（乐息平、司乐平）、尼索地平（易立）、非洛地平（波依定）、伊拉地平（导脉顺）等可减弱心脏肌力、心率和传导，偶有引起心悸的可能。抗心绞痛药单硝酸异山梨酯（异乐定、长效心痛治）也可引起心悸，发生率约2%。

（5）利尿药　黄酮哌酯（泌尿灵）偶可引起心悸、口干、排尿困难等不良反应。

（6）抗胆碱药　应用阿托品等药可出现的心悸。

（7）非甾体抗炎药　酮洛芬（优洛芬）、酮洛酸（痛力克）、罗非昔布（万络）、氯诺昔康（可塞风）偶可引起心悸等不良反应。

1018　哪些药品可致胸闷？

（1）双膦酸盐　帕米膦酸二钠（博宁）、阿仑膦酸钠（福善美）、依班膦酸钠（艾本）、依替膦酸二钠（洛迪）在用后偶可引起类似流感样症状，表现为发热、胸闷、寒战。

（2）抗寄生虫药　甲苯达唑（安乐士）在驱除肠虫时偶可致胸闷。

（3）β受体阻断药　比索洛尔（康可）、维拉帕米（异博定）可抑制心肌，偶致胸闷。

（4）血管紧张素转化酶抑制药　依那普利（悦宁定）、喹那普利服用后个别人可致胸闷。

（5）止吐药　舒必利（止呕灵）服后个别人有胸闷感。

1019 哪些药品可引起尖端扭转性心律失常?

（1）抗过敏药 阿司咪唑、特非那定、氯雷他定在较大剂量时可引起心电图Q-T间期延长、尖端扭转性心律失常，尤其与肝酶CYP3A4抑制药（氟康唑、酮康唑、伊曲康唑、咪康唑、红霉素、克拉霉素、罗红霉素、克林霉素、环丙沙星、西咪替丁、环孢素、氯丙嗪、奈韦拉平、利托那韦、舍曲林等）可能抑制心脏钾离子慢通道，有引起尖端扭转型心律失常或心电图Q-T间期延长的危险，宜减少相应剂量。

（2）促胃肠动力药 西沙必利可使心电图Q-T间期延长，尤其与肝酶CYP3A4抑制药联合应用，使代谢受阻而导致血药浓度升高产生尖端扭转性心律失常，严重者可致命。

（3）抗心律失常药 如奎尼丁、双氢奎尼丁、普鲁卡因胺、普罗帕酮、胺碘酮、美西律、腺苷等。

（4）抗菌药物 氟喹诺酮类抗菌药物中环丙沙星、氧氟沙星、左氧氟沙星、加替沙星、莫西沙星可致心电图Q-T间期延长，其中格帕沙星因发生严重尖端扭转型心律失常已被撤市。

1020 哪些药品可使血糖升高?

（1）糖皮质激素 泼尼松、泼尼松龙、甲泼尼松、去炎松、氢化可的松、地塞米松可调节糖代谢，在中、长程应用时，可出现多种代谢异常，包括高血糖。

（2）甲状腺激素 促进人体分解代谢，使胰岛素水平下降，药品有左甲状腺素钠、碘塞罗宁钠，糖尿病者服用甲状腺激素类药后宜适当增加胰岛素和口服降糖药的剂量。

（3）利尿药 可抑制胰岛素释放、使糖耐量降低，血糖升高或尿糖阳性反应，如呋塞米、依他尼酸、氢氯噻嗪。

（4）抗菌药物 加替沙星（天坤）可致严重或致死性低血糖或高血糖，迄今已有至少388例血糖失控，其中159例因此而住院，20例死亡。

（5）非甾体抗炎药 阿司匹林、吲哚美辛、阿西美辛等偶可引起高血糖。

（6）抗精神病药和镇静药 非经典抗精神病药可引起葡萄糖调节功能异常，包括诱发糖尿病、加重原有糖尿病和导致糖尿病酮症酸中毒，其中有氯氮平、奥氮平、喹硫平、阿立哌唑、利培酮、齐拉西酮、氯丙嗪、奋乃静、三氟拉嗪等。

1021 哪些药品可引起水肿?

体液过多积聚于人体组织间隙，则称为水肿，可发生于局部和全身。可引起水肿的药品如下。

（1）糖皮质激素 中短程应用时，由于造成肾上腺皮质功能亢进，出现水、电解质代谢异常、下肢水肿。如泼尼松、甲泼尼龙、泼尼松龙、地塞米松等。

（2）血管紧张素转换酶抑制药 在对血管紧张素转化酶产生抑制的同时，也抑制缓激肽的降解，引起水钠潴留。如卡托普利可引起面部和手足部水肿；贝那普利、赖诺普利、福辛普利、雷米普利、培哚普利、西拉普利、喹那普利、咪达普利可引起外周水肿，罕见有血管神经性水肿。

（3）血管紧张素Ⅱ受体阻滞药 氯沙坦钾、替米沙坦等可引起水肿和血管神经性水肿。

（4）钙通道阻滞药 由于抑制心肌与血管平滑肌的跨膜钙离子内流而使血管扩张，尼卡地平、硝苯地平、拉西地平、氨氯地平和维拉帕米，但多发生于踝部、下肢和外周水肿。

（5）降糖药 胰岛素、罗格列酮在治疗初期可使钠潴留而发生轻度水肿，但可自行缓解；伏格列波糖可引起颜面水肿。

（6）非甾体抗炎药 由于环氧酶被抑制，其正常保持肾血流量、水和电解质平衡稳定的作用被拮抗，导致胃溃疡、出血、水肿等反应。其中酮洛芬、阿司匹林、萘丁美酮、依托度酸可引起血管神经性水肿；萘普生、布洛芬、非诺洛芬、美洛昔康、塞来昔布可引起下肢水肿；阿西美辛可引起面部水肿；双氯芬酸、吲哚美辛可引起肾水肿、血尿。

（7）免疫抑制药 西罗莫司可引起面部水肿。生长激素偶见出现暂时性面部、周围轻中度水肿，大多发生于治疗初期。

1022 哪些药品可致血管神经性水肿？

（1）抗菌药物 青霉素类的阿莫西林、氨苄西林、苯唑西林、替卡西林、氯唑西林、双氯西林、美洛西林、萘夫西林；头孢菌素类的头孢氨苄、头孢唑林、头孢羟氨苄、头孢西丁、头孢噻肟、头孢哌酮、头孢曲松；大环内酯类红霉素、阿奇霉素；四环素类的四环素、多西环素、米诺环素；氨曲南、林可霉素、氯霉素、链霉素、万古霉素、呋喃妥因、磺胺嘧啶、磺胺甲噁唑、环丙沙星、诺氟沙星、氧氟沙星、左氧氟沙星、灰黄霉素、咪康唑、氟康唑、酮康唑等。抗菌药物引起的过敏反应而致血管神经性水肿属于免疫反应机制，为速发型变态反应。少数患者服用氟喹诺酮后可出现皮疹、荨麻疹、药疹、血管神经性水肿、红斑、瘙痒等在内的过敏反应，发生率也很低，为0.4%～2%。服用抗艾滋病毒药利托那韦可诱发皮疹、荨麻疹、支气管痉挛、血管神经性水肿、出血或血液和血液化学和血液学的改变。

（2）抗肿瘤药 表柔比星、长春新碱、环磷酰胺、丝裂霉素、柔红霉素、噻替哌、顺铂。

（3）抗结核药 异烟肼、对氨基水杨酸钠、乙胺丁醇。

（4）中枢镇静药 地西泮、氯硝西泮、奋乃静、氯氮草、苯妥英钠、苯巴比妥、戊巴比妥、异戊巴比妥、水合氯醛。

（5）抗高血压药 卡托普利、贝那普利、依那普利、赖诺普利、氯沙坦、硝苯地平、倍他洛尔、卡替洛尔、噻吗洛尔、比索洛尔、拉贝洛尔、普萘洛尔、哌唑嗪、肼屈嗪、维拉帕米、吲达帕胺，其中血管紧张素转换酶抑制药和血管紧张素Ⅱ受体抑制药所引起的水肿多是由于抑制缓激肽-前列腺素系统有关，抑制缓激肽分解，促使前列腺素E_2增加。

（6）非甾体抗炎药 阿司匹林、保泰松、二氟尼柳、双氯芬酸、非诺洛芬、氟比洛芬、吡罗昔康、布洛芬、酮洛芬、金诺芬、萘普生、吲哚美辛，抑制环氧酶而促使速度发型过敏反应发生。

（7）抑酸药 奥美拉唑、西咪替丁、法莫替丁、雷尼替丁等。

（8）抗抑郁药 氟西汀、氟伏沙明、丙咪嗪。

（9）孕激素 黄体酮、甲羟孕酮。

（10）抗凝血药 肝素、华法林、双嘧达莫。

（11）抗过敏药 赛庚啶、西替利嗪、色甘酸钠、羟嗪、氯雷他定等。

（12）维生素 维生素B_1、维生素B_2、维生素B_{12}。

（13）其他 环孢素、可待因、纳洛酮等药品。

1023 哪些药品可引起急性喉头水肿？

急性喉头水肿是一种喉部黏膜下组织水肿，能引起呼吸道堵塞、引起窒息、休克或死亡等严重后果。目前发现可引起喉头水肿的药物如下。

（1）抗菌药物 如注射青霉素或青霉素类（普鲁卡因青霉素、苄星青霉素、苯唑西林钠、氯唑西林、双氯西林、氟氯西林、甲氧西林、氨苄西林、阿莫西林、羧苄西林、磺苄西林、呋布西林、匹氨西林、美洛西林、哌拉西林、美西林、替卡西林、哌拉西林）、部分头孢菌素（头孢唑林、头孢拉定、头孢羟氨苄、头孢硫脒、头孢替安、头孢呋辛、头孢克洛、头孢尼西、头孢噻肟、头孢曲松、头孢哌酮、头孢哌酮/舒巴坦钠、头孢地尼、头孢磺啶、头孢唑肟、头孢克肟、头孢吡肟、头孢甲肟、头孢泊肟酯）、氟喹诺酮类（氧氟沙星、左氧氟沙星、诺氟沙星、培氟沙星、洛美沙星）、克林霉素、利福平、庆大霉素、对氨基水杨酸钠等，常发生于注射后1～72小时内，可有全身不适、发热、荨麻疹、皮肤潮红、血管性水肿、喉头水肿、哮喘等症状，属于快速过敏反应之一。

（2）磺胺类和抗病毒药 磺胺嘧啶、磺胺二甲嘧啶、磺胺多辛、磺胺醋酰钠、磺胺甲噁唑、复方磺胺甲噁唑、利巴韦林。

（3）抗寄生虫药 乙胺嗪（海群生）、呋喃嘧酮。

（4）非甾体抗炎药 阿司匹林、贝诺酯、赖氨匹林、吲哚美辛、布洛芬。

（5）抗高血压药 阿利克仑。

（6）抗肿瘤药 环磷酰胺、顺铂、卡铂、奥沙利铂、紫杉醇、多西他赛。

（7）局部麻醉药 利多卡因、普鲁卡因、布比卡因、罗哌卡因、丁卡因、异丙酚、氯胺酮。

（8）抑酸药 西咪替丁、雷尼替丁、奥美拉唑、兰索拉唑、泮托拉唑。

（9）中药及中药注射药 六神丸、痰热清及注射剂（刺五加、七叶皂苷、丹参、茵栀黄、香丹、双黄连、黄芪、苦黄、穿琥宁、天麻、清开灵、鱼腥草、红花、参麦、葛根）。

（10）其他 碘化钾、胞磷胆碱、氯氮平、山莨菪碱、聚维酮碘、泛影葡胺、钆喷酸葡胺、钆贝葡胺、碘海醇、碘曲仑、碘帕醇、人血白蛋白、血清等治疗期间可出现胸闷、喉头水肿、呼吸困难、心动过速。

1024 哪些药品可致牙齿损害?

四环素类药（包括四环素、土霉素、地美环素、胍甲环素、多西环素、米诺环素、美他环素）可与新形成骨和牙齿中所沉积的钙相螯合，可沉积在发育的牙齿和骨骼中，形成一种四环素-正磷酸钙复体，使胎儿和幼儿的骨骼生长受到抑制，对新生儿与婴儿尤甚。另外，妊娠妇女用药可使胎儿牙齿黄染，药物沉着于胚胎和骨骼中；学龄前儿童用药后可致牙齿变色黄染，其中以多西环素所致的反应较轻。以在20世纪70～80年代曾应用过四环素的儿童直至今仍有一口黄褐色的牙齿。进而易于发生龋齿，故对新生儿或8岁以下儿童禁用。

1025 哪些药品可引起牙周炎?

牙周炎是牙菌斑中的微生物所引起的牙周和支持牙周组织（牙龈、牙周膜、牙槽骨和牙骨质）的慢性感染性疾病，往往引发牙周支持组织的炎性破坏。可引起牙周炎的药品如下。

（1）钙通道阻滞药 硝苯地平、非洛地平，对有明显牙龈炎或牙周炎的患者可出现牙龈轻度肿大。

（2）抗肿瘤药 黏膜反应尤其是口腔黏膜是肿瘤化疗中常见的一种并发症，多数情况都与氟尿嘧啶、甲氨蝶呤、培美曲塞钠、贝伐单抗和蒽环类抗生素（丝裂霉素、米托蒽醌、表柔比星、多柔比星）有关。防止和处理这些并发症，应进行有效的口腔护理（经常洗漱口腔）。

（3）抗寄生虫药 乙胺嘧啶、塞克硝唑。

（4）抗病毒药 扎西他滨、金刚乙胺等。

1026 哪些药品可引起牙龈增生?

（1）抗癫痫药 长期服用苯妥英钠（大仑丁）可使原有炎症的牙龈发生纤维性增生，开始常在牙龈唇、颊或舌侧的缘龈或龈乳头出现小球样膨胀突出。

（2）免疫抑制药 环孢素可引起药物性牙龈增生，服用者有30%～50%发生牙龈纤维增生。

（3）钙通道阻滞药 硝苯地平（心痛定）、拉西地平、尼索地平、非洛地平对高血压、冠心病患者具有扩张周围血管和冠状动脉的作用，但可引起牙龈增生和出血。

1027 哪些药品可致脱发?

（1）抗结核药 利福平长期服用可致脱发、疲倦、蛋白尿、血尿、尿浑、排尿减少、心律失常、低血钙、肝昏迷。

（2）抗痛风药 秋水仙碱常可出现脱发、皮疹、手足麻木、无力感；同时尿道有刺激症状，如尿频、尿急、尿痛、血尿；长期应用可引起骨髓抑制，如粒细胞和血小板计数减少、再生障碍性贫血等。

（3）非甾体抗炎药 金诺芬（瑞得）服后常可出现脱发、皮疹。

（4）抗真菌药 更昔洛韦（赛美维）可抑制骨髓，出现脱发、瘙痒、荨麻疹等症状

（5）维生素 过量服用维生素A，长期服用谷维素。

（6）抗肿瘤药 甲苄肼、甲氨蝶呤、氟尿嘧啶、阿糖胞苷、平阳霉素、丝裂霉素、阿柔比星、福美坦、他莫昔芬、紫杉醇、伊立替康、多西他赛、高三尖杉酯碱等可致脱发。酪氨酸激酶抑制药的吉非替尼、索拉非尼可致脱发；吉非替尼也可使胡须生长缓慢、头发和毛发变卷、易断。

1028 哪些药品可致痤疮?

（1）糖皮质激素 甲泼尼龙长期服用可致类皮质醇增多症，表现为满月脸、痤疮、浮肿、多毛、肥胖等。

（2）避孕药 炔诺酮（妇康）长期服用可使皮脂增多，出现痤疮、多毛。

（3）雄激素 十一酸睾酮（安雄）、多庚睾酮可诱使女性男性化，出现痤疮、多毛、阴蒂肥大、闭经等性征。

（4）抗结核药 异烟肼、乙硫异烟胺、丙硫异烟胺、吡嗪酰胺可致痤疮。

（5）免疫抑制药 在服用环孢素（山地明、丽珠环明）期间可引起多毛、痤疮、厌食、疲乏四肢感觉异常等不良反应。

1029 哪些药品可引起接触性皮炎?

（1）消毒防腐剂 乙醇、碘酊、高锰酸钾、过氧化氢、间苯二酚、维A

酸、硫黄、氯化氨基汞、水杨酸、氯己定、甲醛、乙醚、焦性没食子酸。

（2）抗菌药物 新霉素、氯霉素、青霉素、红霉素、庆大霉素、利福霉素、杆菌肽、林可霉素、咪康唑、磺胺类、甲硝唑等。

（3）局部麻醉药 苯佐卡因、丁卡因、普鲁卡因。

（4）非甾体抗炎药 布洛芬、氟比洛芬、洛索洛芬、酮洛芬。

（5）皮肤科用药 卡泊三醇、地蒽酚。

（6）中药 毛冬青、连翘、白芷、斑蝥、泽漆、五虎丹。

1030 哪些药品可引起剥脱性皮炎？

（1）抗菌药物 氨曲南、青霉素、氨苄西林、阿莫西林、甲氧西林、苯唑西林、萘夫西林、巴氨西林、羧苄西林、双氯西林、替卡西林、头孢西丁、地美环素、多西环素、米诺环素、环丙沙星、诺氟沙星、红霉素、链霉素、庆大霉素、妥布霉素、利福平、利福霉素、林可霉素、万古霉素、两性霉素B、咪康唑、氟康唑、磺胺甲噁唑、磺胺异噁唑、甲氧苄啶、灰黄霉素、甲硝唑、呋喃妥因等。

（2）抗高血压药 倍他洛尔、比索洛尔、卡替洛尔、普萘洛尔、卡托普利、喹那普利、依那普利、尼索地平、硝苯地平。

（3）抗心律失常药 地尔硫草、维拉帕米、胺碘酮、美西律。

（4）抗抑郁药 丙咪嗪、阿米替林。

（5）抗精神病药 氯丙嗪、氟哌啶醇、利培酮、氯氮平、三氯拉嗪。

（6）抗结核药 异烟肼、对氨基水杨酸钠、乙胺丁醇。

（7）利尿药 地美他尼、苄氟噻嗪、氢氯噻嗪、氯噻酮、呋塞米。

（8）非甾体抗炎药 阿司匹林、吡罗昔康、保泰松、布洛芬、金诺芬、氟比洛芬、洛索洛芬、酮洛芬、酮洛酸、舒林酸、双氯芬酸、吲哚美辛。

（9）中枢镇静药 地西泮、甲丙氨酯、苯巴比妥、司可巴比妥、异戊巴比妥。

（10）其他 阿托品、阿司咪唑、阿糖胞苷、氨苯砜、奥美拉唑、卡比多巴、酚酞、华法林、苯茚二酮、格鲁米特、氨鲁米特、别嘌醇、伪麻黄碱、西咪替丁、尼扎替丁、丝裂霉素、多柔比星、顺铂、奎宁、氯喹、奎尼丁、芬太尼、甲苯磺丁脲、氯磺丙脲、格列本脲、哌甲酯、氯贝丁酯、吉非贝齐、硝酸甘油、异山梨醇、卡马西平、扑米酮、维生素A、青霉胺、左旋咪唑、砷剂、金剂、汞剂、锑剂等。

1031 哪些药品可引起药物性皮疹？

（1）抗真菌药 氟康唑（大扶康）用后常有瘙痒、皮疹、疱疹；罕见剥脱性皮炎。

（2）抗菌药物 几乎每一种抗生素均可引起皮疹，但以青霉素G、半合成青霉素、头孢菌素、链霉素、新霉素等较多见。在用药过程中多数皮疹可自行消退，仅少数皮疹可发展为剥脱性皮炎等而危及生命，所以皮疹一经发现应及时停药。另外，头孢噻肟常见用药后有皮疹、瘙痒、红斑、发汗、周身不适等现象，发生率为5%。红霉素服后有皮疹、荨麻疹、瘙痒、嗜酸性粒细胞增多等。磺胺类药的皮疹多发生在7～9天，常伴有发热。皮疹有麻疹样疹、瘀斑、猩红热样疹、荨麻疹或巨疱型皮炎；也有产生剥脱性皮炎而致死者。

（3）非甾体抗炎药 贝诺酯（扑炎痛）、对乙酰氨基酚（扑热息痛）、依托度酸（依特）、萘普生、双氯芬酸（扶他林）、氟比洛芬（风平）、塞来昔布（西乐葆）、乙哌立松（妙纳）、奥沙普嗪（诺松）等服后可出现荨麻疹、皮疹，大剂量可引起耳鸣、耳聋、定向障碍、血管神经性水肿和哮喘。

（4）抗病毒药 齐多夫定可致过敏症状，出现皮疹、痤疮、瘙痒、荨麻疹。

1032 哪些药品可引起红斑性狼疮样综合征？

（1）抗高血压药 肼屈嗪、哌唑嗪、多沙唑嗪、甲基多巴、可乐定、醋丁洛尔、阿替洛尔、倍他洛尔、吲哚洛尔、美托洛尔、纳多洛尔、普萘洛尔、硝苯地平、卡托普利、依那普利、利血平、米诺地尔。

（2）抗心律失常药 普鲁卡因胺、胺碘酮、奎尼丁。

（3）抗结核药 对氨基水杨酸钠、异烟肼、乙硫异烟胺、乙胺丁醇。

（4）抗精神病药 氯丙嗪、丙氯拉嗪、硫利达嗪、氯普噻吨、三氟拉嗪。

（5）抗癫痫药 苯妥英钠、卡马西平、甲琥胺、苯琥胺、丙戊酸钠、扑米酮。

（6）非甾体抗炎药 布洛芬、双氯芬酸、金诺芬、萘普生。

（7）利尿药 氨苯蝶啶、呋塞米、氯噻酮、氢氯噻嗪、螺内酯、乙酰唑胺。

（8）抗过敏药 异丙嗪、特非那定、赛庚啶、环孢素。

（9）抗菌药物 青霉素、链霉素、四环素、米诺环素、万古霉素、甲氧苄啶、灰黄霉素、磺胺异噁唑、磺胺多辛等。

（10）其他 吉非贝齐、普伐他汀、氟西汀、西咪替丁、噻氯匹定、甲睾酮、甲巯咪唑、氯磺丙脲、青霉胺、别嘌醇、戊巴比妥、左旋多巴等。

1033 哪些药品可使体重增加？

（1）抗过敏药 阿司咪唑、酮替芬、特非那定、咪唑斯汀、赛庚啶长期服用可抑制下丘脑的"饱食"中枢，刺激和促进食欲，增加体重。

（2）避孕药 由孕激素和雌激素组成，能够阻止人体正常激素的产生，从而抑制排卵。避孕药能够使促进女性食欲，导致体重增加。雌激素引起水钠潴留，孕激素影响合成代谢（孕激素增高会促进蛋白质同化作用），故使部分妇女体重增加。

（3）抗癫痫药 丙戊酸钠可使体重增加。

（4）抗精神病药 长期使用氯氮平、奥氮平、喹硫平、利培酮、齐拉西酮，可引起血糖和血脂增高、体重增加。其通过多种作用机制而影响体重，食欲增加可能与神经元 D_2、5-HT_2c、组胺 H_1 受体同时被阻断有关；另对抗胆碱能效应可引起口渴，也导致体重增加；此外，体重调节的代谢-内分泌失调可能与抗精神病药引起的高催乳素血对性腺、肾上腺激素、胰岛素敏感性的影响有关。

（5）孕激素 黄体酮、甲地孕酮、甲羟孕酮、孕三烯酮可促进食欲，使体重增加。雌激素调节剂达那唑、替勃龙可增加体重，蛋白同化剂葵酸诺龙也促进蛋白质合成。

（6）胰岛素与胰岛素增敏剂 胰岛素可促进脂肪生成，长期应用可致肥胖；罗格列酮、吡格列酮因激活核过氧化物酶-增殖体活化受体而易并发水钠潴留，周围水肿，体重增加。磺酰脲类促胰岛素分泌药可促进胰岛素分泌，也促使体重增加。

（7）利尿药 螺内酯具抗雄激素样作用，对内分泌系统也有影响，能促使肥胖。

1034 哪些药品可使体重下降？

（1）中枢兴奋药 硫酸右苯丙胺、哌甲酯长期服用可抑制食欲，体重下降。

（2）抗糖尿病药 二甲双胍可抑制肝糖原异生，抑制胆固醇的合成和储存，降低胆固醇、甘油三酯、总胆固醇水平，减轻食欲和体重增加。

（3）免疫抑制药 环孢素（山地明）久服可减轻体重。

（4）抗抑郁药 氟西汀（百忧解）、瑞波西汀可抑制食欲，用于暴食症和肥胖症者，凡体重超过20%者长期服用后可减轻体重。

1035 哪些药品可使声音嘶哑？

（1）维生素 阿法骨化醇（阿法 D_3）服后偶可引起声音嘶哑。

（2）糖皮质激素 倍氯米松（必可酮、必酮碟、倍乐松、必可复）气雾制剂喷雾后偶可引起声音嘶哑。

（3）雄激素 甲睾酮、苯丙酸诺龙等雄性激素若应量不当，对女性病治疗时会导致声音嘶哑。

（4）抗菌药物 氟喹诺酮类的芦氟沙星可致声带水肿，舌头肿大，发音嘶哑。

1036 哪些药品可使口腔有金属味?

（1）抗滴虫药 甲硝唑（灭滴灵）、替硝唑或磷霉素服用后偶可引起口腔中有金属味。

（2）抗糖尿病药 格列美脲（安尼平）、二甲双胍（格华止）、苯乙双胍（降糖灵）、瑞格列奈（诺和龙）服后少数人味觉可出现异常，感觉有金属味。瑞格列奈可引起食欲不佳、恶心、呕吐、便秘、口腔金属味等消化道症状

（3）抗心律失常药 恩卡尼也可出现异常，有金属味。

（4）血管紧张素转化酶抑制药 卡托普利（开搏通）可使人的味觉丧失；雷米普利（瑞泰）、福辛普利（蒙诺）服后个别人口腔中有金属味。

（5）保肝药 硫普罗宁（凯西莱）在结构中含有巯基，有硫的臭气，服后可能出现味觉障碍，口腔中有金属味。

（6）抗痛风药 别嘌醇（赛来力、痛风宁）服后有手足麻木或刺痛、乏力、口腔有金属味等反应，停药后即消失。

1037 哪些药品可引起灰婴综合征?

灰婴综合征也称灰色综合征，是指大剂量使用氯霉素所致血药浓度异常增高所引起的人体重要器官微循环衰竭综合征，临床过程凶险，死亡率极高，由于多易发生在新生儿及早产儿，所以临床称其为灰婴综合征。

妇女在妊娠期，尤其是妊娠末期和临产前24小时内或出生后48小时使用氯霉素，可致出生的新生儿出现呕吐、腹胀、呼吸急促或不规则、肤色发灰或苍白、发绀、体温降低、软弱无力等症状，甚至造成死亡。妊娠期使用氯霉素，可通过胎盘屏障进入胎儿体内。在正常情况下，氯霉素与葡萄糖醛酸结合成为无活力的代谢物从肾脏排出。但是，胎儿因肝脏内某些酶系统发生不完全，使氯霉素与葡萄糖醛酸结合能力较差。因此，氯霉素便在胎儿体内蓄积，进而影响新生儿心血管功能，导致出现上述"灰婴综合征"症状。所以，妊娠期妇女应尽量避免使用氯霉素。

1038 哪些药品可诱发红人综合征?

去甲万古霉素（万迅）、万古霉素（稳可信）、两性霉素B、利福平等用后可致过敏反应，可出现由组胺引起的非免疫性与剂量相关反应，其表现较为特殊，如心搏骤停、药物热、皮疹、荨麻疹、瘙痒，同时在颈部、背部、上身和上肢的皮肤出现潮红，或上身、背部、臂部等处发红或有针刺感（全身发红）；同时突击性大量注射不当，可致严重低血压。

所以，万古霉素、去甲万古霉素不宜肌内注射或直接静脉注射，且静脉

滴注速率不宜过快，每1g至少加入200ml液体，静脉滴注时间控制在2小时以上；两性霉素B的滴注时间应控制在1小时以上。一俟发生红人综合征，应及时给予抗过敏药、糖皮质激素静脉滴注。

1039　哪些药品可引起阿-斯综合征?

引起阿-斯综合征的药品如下。

（1）抗心力衰竭药　洋地黄、地高辛、甲地高辛。

（2）抗心律失常药　奎尼丁、维拉帕米。

（3）拟肾上腺素药　肾上腺素和异丙肾上腺素具有显著的血管收缩作用，可提高缓慢心律，导致心悸、面色苍白、心律失常和心室颤动，尤其对心动过缓、完全房室传导阻滞者有发生阿-斯综合征的可能。

（4）抗寄生虫药　应用抗血吸虫药酒石酸锑钾、葡萄糖酸锑钠后个别患者可出现阿-斯综合征、心室颤动、心电图T波压低、Q-T间期延长、传导阻滞或早搏，严重者甚至死亡。抗疟疾药磷酸氯喹可抑制窦房结，导致心律失常，严重时引起阿-斯综合征。

（5）抗菌药物　静脉滴注小檗碱（黄连素）时，可引起血管扩张，血压下降，心脏抑制，发生阿-斯综合征。

1040　哪些药品可引起5-羟色胺综合征?

能阻断5-HT受体或增强5-HT功能的药品如下。

（1）抗过敏药　赛庚啶。

（2）抗偏头痛药　舒马曲坦、那拉曲坦、利扎曲普坦、佐米曲普坦、阿莫曲普坦、依来曲普坦。

（3）单胺氧化酶抑制药　司来吉兰、帕吉林、苯乙肼、异唑肼、反苯环丙胺、吗氯贝胺。

（4）减重药　芬氟拉明、苯丙胺。

当曲普坦类抗偏头痛药、单胺氧化酶抑制药、芬氟拉明、苯丙胺等与5-HT特异性再摄取抑制药（SSRI）联合应用时，应警惕引发5-HT综合征。应注意在停用单胺氧化酶抑制药后14天才可应用，反之亦然。上述药品与其他可增强5-HT能神经功能的药物，氯米帕明、阿米替林、丙咪嗪、芬氟拉明、苯丙胺联合应用可致5-HT综合征。与乙醇合用可增加精神和运动技能损害的危险性。

1041　哪些药品可引起激素停用综合征?

短期大量应用糖皮质激素（可的松、地塞米松、泼尼松、泼尼松龙、甲泼尼龙、氯培米松、地塞米松棕榈酸酯、曲安西龙、曲安奈德）治疗疾病时，突然停药后24～28小时会出现的情绪低沉、发热、呕吐、全身乏力、肌肉和骨关节痛等症状的激素停用综合征。

1042 哪些药品可引起高泌（催）乳素血症?

血浆中泌乳素水平过高，则称为高泌乳素血症，泌乳素参考值为3.4～24.1ng/ml。可引起高泌乳素血症的药物如下。

（1）中枢镇静和镇痛药 地西泮、氯硝西泮、吗啡等，可使下丘脑儿茶酚胺的含量降低，从而减少下丘脑产生的泌乳素释放因子的活性。

（2）抗高血压药 甲基多巴、利血平等可抑制泌乳素抑制因子的释放。

（3）抗抑郁药 氟西汀、帕罗西汀、氟伏沙明、舍曲林、曲唑酮、丁螺环酮、坦度螺酮、丙咪嗪、阿米替林、多塞平、氯米帕明、吗氯贝胺、阿莫沙平等，大剂量时可升高催乳素、生长激素浓度。

（4）抗精神病药 氯丙嗪、奋乃静、哌泊噻嗪、三氟拉嗪、硫利达嗪、氯普噻吨、阿立哌唑、硫必利、舒托必利、奈莫必利、氨磺必利、利培酮、齐拉西酮等，可使催乳素水平增高，引起女性泌乳、乳房充血、闭经和男性乳腺发育等反应。

（5）促胃肠动力药 多潘立酮、甲氧氯普胺（灭吐灵）、伊托必利可刺激垂体泌乳素的过度分泌。

（6）H_2受体拮抗药 西咪替丁、法莫替丁、雷尼替丁有轻度抗雄激素作用，引起高泌乳素血症和女性泌乳。

1043 哪些药品可引起锥体外系反应?

（1）抗精神病药 氯丙嗪、氟哌啶醇、奋乃静、氟奋乃静、五氟利多、三氟拉嗪、氯氮平，可阻断脑内其他部位的多巴胺能神经通路，对自主神经系统的α受体和M受体亦有阻断作用，阻断黑质-纹状体通路的多巴胺受体2，使纹状体中多巴胺功能减弱，乙酰胆碱的功能增强而引起锥体外系反应。

（2）促胃肠动力药 甲氧氯普胺、多潘立酮、西沙必利等可阻断多巴胺受体，使胆碱受体相对亢进而致锥体外系反应。

（3）抗高血压药 利血平、甲基多巴可使器官中的儿茶酚胺、多巴胺、5-羟色胺耗竭，使胆碱受体相对亢进而致锥体外系反应。

（4）抗震颤麻痹药 左旋多巴、碳酸锂等也可致锥体外系反应。

（5）抗菌药物 大环内酯类抗生素的红霉素、琥乙红霉素、克拉霉素等。

1044 哪些药品可诱发二重感染?

二重感染又称重复感染，系指在一种感染的过程中又发生另一种微生物感染，通常由于长期使用广谱抗生素、肾上腺糖皮质激素所诱发。

1045　哪些药品可诱发抗生素相关性腹泻?

（1）抗菌药物　几乎所有的抗生素均可致艰难梭菌相关性腹泻（CDAD），广谱抗生素较窄谱更易发生，其中青霉素类、头孢菌素类、氨基糖苷类、林可霉素类、大环内酯类等诱发的CDAD最高（10～70倍），发生CDAD的比例一般为林可霉素、克林霉素＞半合成青霉素＞头孢菌素。

（2）广谱抗生素/β-内酰胺酶抑制药复方制剂　阿莫西林/克拉维酸盐、替卡西林/克拉维酸钾、氨苄西林/舒巴坦、哌拉西林/他唑巴坦、头孢哌酮/舒巴坦钠、头孢曲松/舒巴坦钠。

1046　哪些药品可引起代谢性酸中毒?

代谢性酸中毒是最常见的一种酸碱平衡紊乱，以原发性碳酸根（HCO_3^-）降低（＜21mmol/L）或酸碱度（pH值）降低（＜7.35以下）为特征。

（1）利尿药　乙酰唑胺、氨苯蝶啶由于抑制肾小管上皮细胞中的碳酸酐酶活性，使二氧化碳＋水→碳酸→氢＋碳酸根反应减弱，H^+分泌减少，碳酸根重吸收减少，从而导致高血氯性酸中毒。此时钠、钾、碳酸根从尿液中排出高于正常，起利尿作用，用药时要注意酸中毒。

（2）酸或成酸性药　氯化铵在肝脏内分解生成氨和盐酸，日久量大可引起酸中毒。氯化钙使用日久量大亦能导致酸中毒。阿司匹林在体内可迅速分解成水杨酸，后者为一个有机酸，可消耗血浆碳酸根，引起代谢性酸中毒。对乙酰氨基酚可使有机酸生成过多也导致酸中毒。

（3）氨基酸　氨基酸或水解蛋白溶液过多时，亦可引起代谢性酸中毒，特别是氨基酸的盐酸盐，在代谢中会分解出盐酸。

（4）稀释性酸中毒　大量静脉滴注氯化钠注射液，可以稀释体内的碳酸根并使氯离子增加，因而引起类高血氯性代谢性酸中毒。

1047　哪些药品可致过敏性休克?

药物过敏性休克是指由患者对某些药过敏，接触或使用这些药后，引起的过敏性休克，出现血压降低、呼吸困难或抑制。

（1）抗菌药物　除青霉素、头孢菌素和氨基糖苷类抗生素（链霉素、庆大霉素）外，磺胺类、四环素类、林可霉素类、大环内酯类、氯霉素、利福平、氟喹诺酮等抗感染药也偶可发生过敏性休克。

（2）生物制品　酶、抗毒素、血清、右旋糖酐、细胞色素C。

（3）含碘造影剂　泛影葡胺、泛影酸钠、碘卡酸、胆影葡胺、碘他拉葡胺等。

（4）局部麻醉药　丁卡因、利多卡因、普鲁卡因等也可诱发过敏性休克。

（5）维生素　维生素B_1、维生素K、复合维生素。

（6）其他　天花粉、绒促性素、促皮质素、鲑降钙素、胰蛋白酶、胸腺喷丁、胸腺肽 α_1。

1048　对磺胺类药过敏者不宜服用哪些药？

（1）磺酰脲类促胰岛素分泌药　甲苯磺丁脲、氯磺丙脲、醋磺己脲、格列波脲、格列本脲、格列吡嗪、格列齐特、格列喹酮、格列美脲，可对磺胺类药过敏者出现过敏反应。

（2）非甾体抗炎药　塞来昔布、罗非昔布对磺胺类药有过敏史者慎用。

（3）利尿药　氢氯噻嗪、氯噻酮、呋塞米、托拉塞米、螺内酯。

（4）碳酸酐酶抑制药　乙唑酰胺、多佐胺、布林佐胺。

（5）抗痛风药　丙磺舒对磺胺类药过敏者慎用。

1049　服用药品会影响驾驶吗？

是的！药物潜在安全隐患，在用后可能出现的嗜睡、昏迷、眩晕、幻觉、视物模糊、辨色困难、多尿、平衡力下降等，都会影响人的反应能力，特别对驾车、操作机械或高空作业的人来说，可能导致反应迟缓和判断失误，一念之差将酿成大祸。

1050　哪些药可使人犯困？

在生活中服用有些药后会出现不同程度的疲倦、嗜睡、困乏和精神不振，因此在服后宜稍事休息或小睡，不宜驾车、开拖拉机，操作机械和登高作业，以防出现危险和人身事故。可引起司机嗜睡或犯困的药品如下。

（1）抗感冒药　多采用复方制剂，组方有解热药、鼻黏膜血管收缩药或抗过敏药，后两者可缓解鼻塞、打喷嚏、流鼻涕和流泪等症状，但吃药后易使人犯困。

（2）抗过敏药　可拮抗致敏物，同时也有不同程度的中枢抑制作用，尤其是第一代的抗组胺药，包括苯海拉明、异丙嗪、氯苯那敏、去氯羟嗪、曲吡那敏等。但抑制强度因个体敏感性、药物的品种和剂量而异。

（3）镇静催眠药　所有的镇静催眠药对中枢神经都有抑制作用，而诱导睡眠。

（4）抗偏头痛药　苯噻啶服后可表现有嗜睡、困倦和疲乏。

（5）H_2 受体拮抗药　西咪替丁（泰胃美）、奥美拉唑（洛赛克）、兰索拉唑（达克普隆）、泮托拉唑（泰美尼克）服后偶见有疲乏、困倦的反应。

1051　哪些药使人眩晕或产生幻觉？

（1）镇咳药　右美沙芬（普西兰）、那可丁可引起嗜睡、眩晕。喷托维林

（咳必清）于服后10分钟可出现头晕、眼花、全身麻木，并持续4～6小时。

（2）非甾体抗炎药 双氯芬酸（扶他林、戴芬）服后可出现腹痛、呕吐、眩晕，发生率约1%，极个别人可出现感觉或视觉障碍、耳鸣。布洛芬（拔怒风）服后偶见有头晕、头昏、头痛，少数人可出现视力降低和辨色困难。美洛昔康服后可出现眩晕和嗜睡。

（3）抗病毒药 金刚烷胺可刺激大脑与精神有关的多巴胺受体，服后有幻觉、精神错乱、眩晕、嗜睡、视物模糊。

（4）抗心绞痛药 双嘧达莫（潘生丁）服后约25%的人出现头痛、眩晕。氟桂利嗪（西比灵）常使人有忧郁感、思睡、四肢无力、倦怠或眩晕。

1052 哪些药使人视物模糊或辨色困难？

（1）非甾体抗炎药 布洛芬（拔怒风）服后偶见有头晕、头昏、头痛，少数人可出现视力降低和辨色困难。另吲哚美辛（消炎痛）可出现视物模糊、耳鸣、色视。美洛昔康服后可出现眩晕和嗜睡，避免驾车和操作机械。

（2）抗胆碱药 可解除胃肠痉挛的药品东莨菪碱可扩大眼瞳孔，持续3～5天，出现视物不清。阿托品可使眼的睫状肌调节麻痹，导致司机视近物不清或模糊，约持续1周。

（3）血管扩张药 二氢麦角隐亭除偶发呕吐、头痛外，还使视物模糊而看不清路况。

（4）抗心绞痛药 硝酸甘油服后可出现视物模糊。

（5）抗精神病药 卡马西平、苯妥英钠、丙戊酸钠在发挥抗癫痫病作用的同时，可引起视物模糊、复视或眩晕，使司机看路面或视物成为两个影子。利培酮（维思通）服后偶见有头晕、视物模糊、注意力下降的反应。

1053 哪些药使人定向力出现障碍？

（1）镇痛药 哌替啶（杜冷丁）注射后偶致定向力出现障碍、幻觉，犹在腾云驾雾。

（2）H_2受体拮抗药 雷尼替丁、西咪替丁、法莫替丁可减少胃酸的分泌，但能引起幻觉、定向力障碍。

（3）避孕药 长期服用可使视网膜血管发生异常，出现复视、对光敏感、疲乏、精神紧张、并使定向能力发生障碍，左右不分。

1054 哪些药使人多尿或多汗？

（1）利尿药 阿米洛利（武都力）服后尿液排出过多，出现口渴、头晕、视力改变。

（2）抗高血压药 利血平氨苯蝶啶片（北京降压0号）、硝苯地平服后使尿量增多，常想上厕所，驾车时常会憋得慌；吲哚帕胺（寿比山）服后3小时产生利尿作用，4小时后作用最强，出现多尿、多汗或尿频。哌唑嗪服后出现尿频、尿急。

1055 在患病期间，如何既用药又保障安全驾驶?

用药后出现不良反应的时间和程度不易控制，迄今在科学上也难以克服，虽说总体上药物不良反应的发生概率并不高，但对个人来讲，一旦发生，那发生率可就是100%了! 对司机来说，生病时既要吃药，又要保证行车安全，因此，合理用药就显得格外重要!

① 上车前4小时尽量不要服药，或是服后休息6小时再开车。

② 对易产生嗜睡或昏迷的药，服用的最佳时间为睡前0.5小时，既能减少对日常生活所带来的不便，也能促进睡眠。有些抗感冒药分为日片或夜片，如日夜百服宁片、白加黑感冒片，日片不含抗过敏药，极少引起嗜睡，在白天宜尽量选用日片。

③ 改选替代药，如过敏时尽量选用对中枢神经抑制作用小的抗过敏药如咪唑斯汀（皿治林）、氯雷他定、地氯雷他定（地洛他定）。降压时可选不产生利尿的药，如卡托普利、依那普利、福辛普利、硝苯地平、氨氯地平、氯沙坦；感冒时选用不含镇静药和抗过敏药的日片或康利诺片、丽珠感乐片、代尔卡片或锌布颗粒。

④ 如患糖尿病，在注射胰岛素和服用降糖药后稍事休息，如血糖过低或头昏、眼花、手颤，可吃一点食物或巧克力、水果糖。

⑤ 千万不要喝酒或含酒精的饮料，酒精其实是一种中枢神经抑制药，可增强安眠药、镇静药、抗精神病药的毒性。

⑥ 对已知有不良反应但又离不开的药，上车前可减半量服，等休息时再补足全量。

1056 哪些药可引起阴茎勃起障碍（阳痿)?

（1）抗高血压药 氢氯噻嗪（双氢克尿塞）、普萘洛尔（心得安）、哌唑嗪、肼屈嗪、可乐定、甲基多巴、普萘洛尔、美托洛尔、阿替洛尔、依那普利、哌唑嗪、硝苯地平、卡维地洛、胍乙啶、罗布麻可使患者性欲减退并发生阳痿；胍乙啶可抑制射精；甲基多巴长期服用可致男性乳房增大；利血平在停药后仍可出现阳痿、性欲减退。

（2）抗精神病药 曲唑酮可引起阴茎异常勃起，大剂量酒精、美沙酮、二醋吗啡可抑制性欲，影响阴茎勃起功能，并延迟或抑制射精。氯丙嗪、奋乃静、硫利哒嗪、阿米替林、氟哌啶醇、多塞平可发生阳痿、射精困难；氯丙嗪还能引起睾丸萎缩及男性患者乳房肥大；有30%的患者服用甲硫哒嗪后出现射精障碍，表现为精液和精子数量不足，阳痿和逆向射精等。

（3）抗抑郁药 服用氟西汀、丙咪嗪、阿米替林、氯丙咪嗪、舍曲林、帕罗西汀、文拉法辛可出现性功能障碍，男性发生率为23.4%，女性为13.5%。常见性高潮缺失、性欲减退、勃起障碍、射精障碍，尤以帕罗西汀最为突出。

（4）抗胆碱药 阿托品、颠茄、东莨菪碱、山莨菪碱、溴丙胺太林长期服用可抑制迷走神经，影响血管平滑肌紧张度，使阴茎不能反射性充血性勃起，导致阳痿。

（5）镇静药 氯氮䓬（利眠宁）、地西泮（安定）、苯巴比妥（鲁米那）大量服用可引起阳痿。

（6）利尿药 螺内酯（安体舒通）有抑制雄激素的作用，抑制雄激素的生物合成，使性欲减退；呋塞米（速尿）可使5%男性发生阳痿，原因是诱发低血钾症而发生性功能障碍。

（7）H_2受体拮抗药 西咪替丁、雷尼替丁、尼扎替丁等可致男性阳痿、乳房发育和泌乳症，血液中催乳素增高、性功能减退。

（8）抗真菌药 伊曲康唑。

（9）抗肿瘤药 雷莫司汀、环磷酰胺、氮芥、长春新碱、阿糖胞苷等可损害性腺，发生阳痿、精子缺乏。

（10）非甾体抗炎药 吲哚美辛、保泰松等长期服用可引起睾丸萎缩，精子形成受抑，男性不育和前列腺疾病。

（11）抗过敏药 异丙嗪、苯海拉明、氯苯那敏、布可利嗪等可引起性欲低下、性高潮降低、射精延迟、性厌恶等异常反应。

（12）抗前列腺增生药 非那雄胺（保列治）常见可引起性欲降低、乳房增大和压痛、阳痿、精液量减少等症状。

1057 哪些药可使精子功能异常？

（1）雄激素 中、大剂量雄激素可引起睾丸萎缩，精子生成减少，雌激素可使男性性欲减退，射精障碍，精液量减少。

（2）抗肿瘤药 秋水仙碱、环磷酰胺、甲氨蝶呤、苯丁酸氮芥可致精子缺乏，无精或精液减少。

（3）抗结肠溃疡药 柳氮磺吡啶可使男性精子异常，异常率可达80%。

（4）免疫抑制药 雷公藤多苷可使精子的活动力降低，同时精子数减少。

（5）抗抑郁药 帕罗西汀（赛乐特）能引起射精困难，且发生率较高。瑞波西汀可使排尿困难、尿潴留或阳痿。

1058 哪些药可致男性乳房肿胀及女性化？

（1）下丘脑和垂体激素 绒促性素（普罗兰）可促进睾丸下降，乳房肿大。

（2）雌激素 氯烯雌酚（泰舒）长期服用可使男性的乳房出现肿大，类似女性化。

（3）利尿药 螺内酯（安体舒通）可致部分男性出现女性乳房，同时性欲减退。

（4）抗前列腺增生药 非那雄胺（保列治）可使乳房增大并有压痛，部分男性可出现阳痿。

（5）抗高血压药 甲基多巴长期服用可致乳房增大。

（6）H_2受体拮抗药 西咪替丁（泰胃美）有对抗雄激素的作用，在用量较大时，可引起男性乳房发育，性欲减退、阳痿和脱发。

1059 哪些药可致女性性功能障碍？

（1）抗高血压药 服用可乐定或甲基多巴常引起性欲减退。女性1日剂量大于1000mg时，有10%～15%妇女出现性欲减退，当大于1500mg时，有25%妇女出现。

（2）抗精神病药 氯丙嗪能引起女性出现月经异常，闭经；奋乃静、阿米替林可造成女性患者于性交时无高潮。

（3）镇静药 氯氮䓬（利眠宁）、地西泮（安定）、苯巴比妥（鲁米那）大剂量服用可引起女性月经不调和排卵障碍。

（4）抗胆碱药 阿托品可抑制性欲高潮，溴丙胺太林（普鲁苯辛）可使阴道的分泌物显著减少，增加性交困难、出现性交疼痛。

（5）避孕药 引起部分女性性欲低下、性高潮迟缓或抑制。

1060 哪些药可使女性月经异常？

（1）糖皮质激素 滥用可使妇女月经不调甚至闭经，性欲减退等。

（2）抗肿瘤药 秋水仙碱、环磷酰胺、甲氨蝶呤、苯丁酸氮芥可发生月经紊乱、经期延长和停经；降压药利血平可致女性闭经。

（3）雌、孕激素 结合雌激素（倍美力）、炔诺酮（妇康），可致闭经和月经不调；孕三烯酮（内美通）可使经期缩短或延长、闭经、经量减少或引起不规则出血。

（4）抗结核药 乙硫异烟胺可使女性月经不调和闭经。

（5）抗胆碱药 阿托品、东莨菪碱、山莨菪碱、溴丙胺太林可致极少数女性闭经、月经过少、无排卵或不孕症。

（6）减重药 奥利司他（赛尼可）可使月经不调和紊乱。

（7）利尿药 螺内酯（安体舒通）可致月经不调、子宫出血和乳房触痛。

1061 哪些药可引起闭经?

（1）抗抑郁药 阿米替林、丙咪嗪、舍曲林、氟伏沙明，可引起闭经。

（2）抗病毒药 金刚烷胺由于具有抗胆碱作用，出现幻觉、闭经、精神混乱，尤其是老年患者。

（3）雄激素 甲睾酮、丙酸睾酮、十一酸睾酮、美雄酮、苯丙酸诺龙、司坦唑醇、达那唑等女性使用后可出现月经紊乱、月经减少、停经、闭经等。

（4）减重药 西布曲明含有抑制食欲的成分，如在经期应用可能导致月经紊乱、多尿或排尿困难，或出现心慌、焦虑等，严重者会出现闭经。

1062 哪些药可引起阴道出血?

（1）雌激素 服用雌二醇、雌三醇、普罗雌烯、尼尔雌醇、炔雌醇、炔雌醚、结合雌激素、托瑞米芬、替勃龙、氯米芬等，可见阴道不规则出血、点滴出血、突破出血、长期出血不止。

（2）孕激素 左炔诺孕酮、甲羟孕酮、地屈孕酮。

（3）抗凝血药 华法林、来匹卢定、瑞替普酶、葡激酶。

（4）下丘脑垂体激素和生长素释放抑制激素类似物 曲普瑞林、亮丙瑞林、曲普瑞林。

对少量出血者，应注意监测患者的精神、心率、面色，适当服用镇静药或促凝血药（维生素K、氨甲环酸、卡巴克洛），待病情稳定去医院检查。

1063 哪些药可引起女性性冷淡?

（1）镇静催眠药 地西泮（安定）、甲丙氨酯（安宁）、苯巴比妥、氯氮䓬（利眠宁）、异戊巴比妥（阿米妥）、司可巴比妥（速可眠）等可致性欲减退、性高潮被抑制。

（2）避孕药 探亲长效避孕片、左炔诺孕酮、炔诺酮、甲地孕酮片等，可导致性欲低下、性唤起困难和性高潮抑制。

（3）抗过敏药 苯海拉明、异丙嗪、氯苯那敏、布可利嗪（安其敏）等和多巴胺阻断药氟奋乃静等，可致性欲减退，性兴奋降低、阴道干涩、性交疼痛、性高潮抑制。

（4）抗高血压药 甲基多巴、胍乙啶、肼屈嗪、利血平、可乐定、哌唑嗪等，能引起性欲减退、性兴奋降低、性高潮丧失。

（5）抗胆碱药 阿托品可抑制性高潮，西咪替丁会降低性欲，东莨菪碱能使性唤起迟缓或发生性冷淡，溴丙胺太林（普鲁本辛）会使阴道分泌物减少而增加性交困难和引起性交疼痛。

（6）抗精神病和抗抑郁药 氯丙嗪、甲硫哒嗪、苯乙肼、异卡波肼（闷可乐）、苯环丙胺、三联抗抑郁药如氟西汀、帕罗西汀、碳酸锂等，可使前庭和阴道分泌物减少，不能充分润滑而致性交困难、干扰性唤起。

（7）利尿药　氢氯噻嗪、环戊噻嗪、氯噻酮、呋塞米、依他尼酸、螺内酯（安体舒通）等，可致性欲减退、性兴奋不足。

（8）抗心力衰竭药　普萘洛尔、美托洛尔、洋地黄、毛花苷C、毒毛花苷K、地高辛等，可引起性欲减退、性交困难。

（9）糖皮质激素和雄激素　可的松、泼尼松、地塞米松、甲睾酮、丙酸睾酮、苯丙酸诺龙等，会致性欲减退，排卵异常。

1064　女性在经期不应使用哪些药品？

（1）治疗阴道炎症的洗液、栓剂、泡腾片　因在经期子宫黏膜充血，宫颈口松弛，加上阴道有积血，非常适于细菌生长繁殖，此时应用局部用药，稍有不慎就会致细菌逆行侵犯子宫腔及子宫内膜。

（2）抗凝血药　可引起月经过多和大出血，经期间避免使用，如华法林、肝素、阿司匹林、噻氯匹定。

（3）促凝血药　卡巴克洛（安络血）、维生素K等能降低毛细血管的通透性，促使毛细血管收缩，使用后会引起经血不畅。

（4）泻药　硫酸镁、硫酸钠下泻作用较剧烈，可引起反射性盆腔充血，故经期应禁用；其他促胃肠动力药，也应慎用或忌用。

（5）孕激素　女性的性激素合成及代谢平衡与月经周期密切有关，因此，不可在经期使用性激素类药物，以免造成月经紊乱。黄体酮（孕激素）能导致乳房胀痛或阴道不规则出血。

（6）甲状腺素　甲状腺素制剂可能会造成月经紊乱，经期应禁服。

1065　何谓药物依赖性？

依赖性即所谓的"成瘾"。泛指"由药与人体相互作用造成的一种精神状态"，有时也包括身体状态，有的人是体验药的精神效应，有时也是为了避免由于断药而引起的不适。同一个人可对一种以上的药产生依赖性。

一些药品（阿片、吗啡、咖啡因、安非他明）在被人体反复使用后，使用者对其产生瘾癖，造成精神或身体上的一种不正常的状态，表现出一种强迫要连续或定期用药的行为，严重时可不择手段。其连续使用的时间愈长，依赖性便愈大。按照依赖性的情况，分为身体或精神依赖。

（1）身体依赖性（生理依赖）　由于反复用药而造成的一种适应状态，中断用药后可产生一种躯体方面的损害（成瘾性），即戒断综合征，表现为精神和躯体出现一系列特有的症状，非常痛苦，甚至威胁生命。常见有中枢抑制药、镇痛药。

（2）精神依赖性（心理依赖） 使人产生一种周期的或连续的用药欲望，产生强迫性用药行为（习惯性），以获得满足感和避免不适感，在断药时一般不出现躯体戒断症状。可引起精神依赖性的药物有中枢镇静药、催眠药。

1066 经常服药会出现依赖性吗?

可能会！我们可以回顾一项调研的结果。20世纪末，为调研城市中、老年人应用镇痛药、安眠药的情况，由中国药学会组织北京26家三甲医院的药师采用问卷方法，调研了北京城镇居民10877人。前后历时4年的调研结果显示：老人服用安眠药的比例高于中年人，离异人群高于配偶人群，离退休人群高于在职人群。在应用过镇痛药的2170人中，用于缓解疼痛为目的1239例，占用药人数的57.1%，用于治病的692例，占用药人数的31.9%，用于满足放松和舒适需求的有239例，占11%。上述调研中同时显示，在使用镇痛药者中，偶尔用或经常性用药的人分别占70.1%和29.9%。停药后有652人出现"戒断症状"，占用药者的29.9%。

1067 引起药物依赖性的机制是什么?

药物依赖性不仅涉及人的身体和生理状态，同时关联社会、经济、道德、法律和治安等项重大问题，应引起医、药师的高度警惕性。

长期服用镇痛药，会导致依赖性，所谓"戒断症状"一出现，表现有打呵欠、流鼻涕、出冷汗、疼痛加重、精神紧张、关节发痒、身体不适等反应。为什么会出现"戒断症状"呢？答案由1973年科学家的发现得到了解释，原来人体内有一种内源性的镇痛物质"内啡肽"，由于外来的镇痛药的反复使用使内源性的镇痛物受到了压制，一旦停药，内源性的镇痛物暂时缺乏，从而出现一系列的"戒断症状"。

1068 哪些药易致药物依赖性?

（1）麻醉性镇痛药 如阿片、吗啡、双氢吗啡、二氢埃托啡、可待因、双氢可待因、可卡因、盐酸哌替啶、罂粟碱、芬太尼、氢可酮、氢考酮、美沙酮、乙基吗啡、蒂巴因、阿芬太尼、右丙氧芬、盐酸瑞芬太尼、枸橼酸舒芬太尼等。

（2）非甾体抗炎药 阿司匹林、卡巴匹林钙、卡巴匹林镁、阿司匹林赖氨酸盐、复方阿司匹林、贝诺酯、赖氨匹林、舒林酸、酮咯酸、萘普生、氟比洛芬、双氯芬酸、酮洛芬、非诺洛芬、尼美舒利、二氟尼柳（双氟尼酸）。

（3）镇静催眠药 戊巴比妥钠、苯巴比妥、水合氯醛、佐匹克隆、甲喹酮、硝西泮（硝基安定）、氯硝西泮、三唑仑、阿普唑仑、奥沙唑仑。

（4）精神药品 第一类精神药品有丁丙诺啡、氯胺酮、马吲哚、哌醋甲酯、司可巴比妥、三唑仑、二甲基安非他明等。第二类精神药品有异戊巴比妥、布托啡诺及其注射剂、咖啡因、去甲伪麻黄碱、安钠咖、地佐辛及其注射剂、氟西泮、γ-羟基丁酸、喷他佐辛、阿普唑仑、巴比妥、氯氮䓬、地西泮、艾司唑仑、劳拉西泮、甲丙氨酯、咪达唑仑、纳布啡及其注射剂、硝西泮、匹莫林、苯巴比妥、唑吡坦、扎来普隆、麦角胺咖啡因、氨酚氢可酮片、氨酚羟考酮片和胶囊等。

（5）易制毒药品　麻黄碱、伪麻黄碱、从麻黄草提纯的和化学合成的盐酸麻黄碱、草酸麻黄碱、麻黄浸膏、麻黄浸膏粉。

1069　防范药品不良反应，药师能做些什么？

① 避免滥用药，减少合并用药的数量。

② 选择适宜的给药方法，严格控制给药间隔和持续时间和疗程，防止蓄积性中毒。注意年龄、性别、妊娠及哺乳期妇女和个体差异；注意药物相互作用和配伍禁忌。

③ 用药前仔细通读药品的不良反应谱，对新药尤应如此。叮嘱患者在吃药前要仔细阅读药品说明书，弄不懂时宜咨询医生或药师。

④ 对既往有药物过敏史、家族过敏史和特异质的人群，对曾发生或可疑发生不良反应的药应尽力防范，方法是"避、忌、替、移"，即为躲避、禁忌、替代和迁移。对易致过敏的药在用前宜进行皮肤敏感试验（皮试）。

⑤ 一旦发生不良反应，宜立即对症治疗，并酌情采用停用、减量或继续治疗。

⑥ 抗过敏药的应用应及时，以较快地抑制组胺和一系列反应；值得注意的是，抗组胺药可抑制皮肤对组胺的反应，故在皮试过敏原试验（如青霉素、链霉素、血清制品等皮试），应在停药48小时后进行。

第二章　药物相互作用

药物相互作用（drug interaction）系指两种或两种以上药物联合应用，既可发挥独立作用，也可能发生相互作用。药物相互作用可能是一种药物增强或拮抗另一种药物的作用，或偶尔产生其他的一些反应。其分为药效学和药动学两种类型。

各种药物单独作用于人体，可产生各自的药理效应。当多种药物联合应用时，由于药物之间的相互作用，可使药效增强或不良反应减轻，也可使药效减弱或出现不应有的不良反应，甚至可出现一些严重的不良反应，危害用药者。

1070 何谓药物相互作用?

联合用药系指同时或相隔一定时间内联合应用两种或两种以上药品,一种药品受到另一种药品的影响,由于其间或与人体间的作用,改变了一种药物原有性质、体内过程和组织对药物的敏感性,或改变药物的效应和毒性。药物相互作用有两种结果,一种结果是有益的,使药理作用协同、疗效增强、毒性降低或不良反应减少;但另一种是有害的,使药理作用拮抗、疗效降低、毒性增强或不良反应增加,严重的甚至危及生命,这是临床所不期望的。药物相互作用有发生在体内的药理学、药效学、药动学、基因组学和蛋白学方面的作用;亦有发生在体外的作用,引起的理化反应使药品出现浑浊、沉淀、变色和活性降低,则为药物的配伍禁忌。

1071 为何不良的药物相互作用发生率与服药种类呈正比?

不良的药物相互作用发生率与联合用药的品种数量呈正比。当联合用药的品种数>5种时,不良的药物相互作用的风险率为4%,6～10种药品时风险率上升为10%,11～15种药品时为28%,16～20种药品时为40%。缘于多种药品同时或交替服用,通过药物化学、药理学、药效学、药动学等相互影响,对药品的吸收、分布(转运)、代谢尤其是肝药酶的代谢的相互竞争或抑制、排泄等产生各种各样的影响。例如甲氧氯普胺与吩噻嗪类抗精神病药联合应用可加重锥体外系反应。氨基糖苷类抗生素与依他尼酸、呋塞米和万古霉素合用,可增加耳毒性和肾毒性,可能发生听力损害,且停药后仍可发展至耳聋。

因此,联合用药的每日品种数应控制在<5种(尤其老年人群),调整用药方案,尽量规避联合有重大和明显相互作用的药品,同时,注意服用时间的合理间隔(早、午、晚),避免两种或数种药品的血浆峰浓度同步和重叠。

1072 为何选择性5-羟色胺再摄取抑制药的抗抑郁药与单胺氧化酶抑制药合用必须间隔14天?

选择性5-羟色胺再摄取抑制药(氟西汀、帕罗西汀、氟伏沙明、舍曲林、西酞普兰等)抗抑郁的作用机制是通过阻断5-羟色胺的再摄取,使神经突触间隙中可供生物利用的5-羟色胺增多,从而增强5-羟色胺能神经传递发挥抗抑郁作用。但氟西汀等在数分钟内便可抑制5-羟色胺,发挥充分的抗抑郁作用。但5-羟色胺在体内需要单胺氧化酶水解,若与单胺氧化酶抑制药(包括呋喃唑酮、异烟肼、丙卡巴肼、异卡波肼、异丙烟肼、吗氯贝胺、帕吉林、氯吉兰、司来吉兰等)合用,可抑制单胺氧化酶对5-羟色胺的代谢,易致5-羟色胺蓄积,引起5-羟色胺综合征,引起高血压、僵硬、肌阵挛、不自主运动、焦虑不安、意识障碍乃至昏迷和死亡。因此,在由一类药品转换为另一类药品治疗时(5-羟色胺再摄取抑制药转换为单胺氧化酶抑制药），需间隔14天的洗净期。另与三环类抗抑郁药阿米替林、去甲西林、氯米帕明、多塞平、丙咪嗪、阿莫沙平、地昔帕明合用，相互竞争CYP2D6，抑制双方的代谢，使两者的毒性均增加。

1073 为何服用佐米曲普坦等抗偏头痛药时应禁用5-羟色胺再摄取抑制药?

佐米曲普坦、利扎曲普坦、依来曲普坦和舒马曲坦等均为选择性5-羟色胺受体激动药，直接刺激大脑颅内脉管壁后接点的5-羟色胺1B受体，引起颅脑血管收缩、周围神经元的抑制和三叉神经-颈复合体二级神经元的传导抑制；同时刺激三叉神经末端突触前的5-羟色胺1D受体，使大脑和硬脑脊膜异常膨胀的血管收缩，对抗偏头痛。

与5-羟色胺再摄取抑制药抗抑郁药（氟西汀、帕罗西汀、西酞普兰、非莫西汀、依地普仑、奈法唑酮、氟伏沙明、右芬氟拉明、氯伏胺、文拉法辛、舍曲林）等合用，可使药理作用累加，激动5-羟色胺受体，有引起5-羟色胺综合征的危险，表现为虚弱、反射亢进、肌肉运动失调、肌肉震颤、精神错乱、出汗、腹泻、高血压、发热等症状。因此，在使用本品治疗24小时内应避免使用5-羟色胺再摄取抑制剂。如必须合用，也应至少间隔24小时服用。同时，也应规避其他5-羟色胺激动药、麦角胺和麦角胺衍生物。

1074 阿立哌唑与哪些药品合用需调整剂量?

阿立哌唑为非典型抗精神病药，在体内主要经三种生物转化途径代谢：脱氢化、羟基化和N-脱烷基化，而CYP3A4和CYP2D6是阿立哌唑的主要代谢同工酶，CYP2D6主要参与脱氢化、羟基化，CYP3A4参与N-脱烷基化。因此，在与CYP3A4和CYP2D6抑制药或诱导药联合应用时宜调整剂量。当与CYP3A4诱导药卡马西平合用时应增加剂量至每日20～30mg；与CYP3A4抑制药酮康唑合用时，应减少剂量；与CYP2D6抑制药奎尼丁、氟西汀、帕罗西汀合用时，阿立哌唑应至少减为正常剂量1/2，停用奎尼丁、酮康唑时，剂量需要增加。

1075 哪些抗菌药物可影响卡马西平血浆药物浓度?

（1）抗菌药物　克拉霉素和红霉素能使卡马西平的血浆药物浓度增高；利福喷汀使卡马西平的血浆药物浓度降低；卡马西平可促进多西环素的代谢（使作用减弱）；异烟肼使卡马西平的血浆药物浓度增高（也可能使异烟肼的肝毒性增强）；卡马西平使泰利霉素的血浆药物浓度降低（服用卡马西平期间及停药后2周内避免合用）。

（2）抗真菌药　氟康唑、酮康唑和咪康唑可使卡马西平的血浆药物浓度增高；卡马西平可能使伊曲康唑和泊沙康唑的血浆药物浓度降低；卡马西平可能使伏立康唑的血浆药物浓度降低，应避免合用；卡马西平可能使卡泊芬净的血浆药物浓度降低，应考虑增加卡泊芬净的剂量。

1076 哪些抗菌药物不宜与茶碱联合应用？

（1）大环内酯类药 红霉素、罗红霉素、克拉霉素、阿奇霉素及异烟肼可能使茶碱的血浆药物浓度升高；克拉霉素可抑制茶碱的代谢（使血浆药物浓度升高）；红霉素抑制茶碱的代谢（使血浆药物浓度升高），如红霉素为口服给药则红霉素的血浆药物浓度也降低；利福霉素促进茶碱的代谢（使血浆药物浓度降低）。

（2）氟喹诺酮类药 依诺沙星、环丙沙星、氧氟沙星、左氧氟沙星、克林霉素、林可霉素等可降低茶碱清除率，增高其血浆药物浓度；尤以依诺沙星最显著，当与上述药物合用时，应适当减量；茶碱与氟喹诺酮类合用可能增加惊厥发生的危险性。

（3）抗真菌药 氟康唑及酮康唑可能使茶碱的血浆药物浓度升高。

（4）抗病毒药 利托那韦促进茶碱的代谢（使血浆药物浓度降低）。

1077 哪些抗菌药物不宜与环孢素联合应用？

（1）大环内酯类药 克拉霉素和红霉素能够抑制环孢素的代谢，使后者的血浆药物浓度升高；利福平能够加速环孢素的代谢，使血浆药物浓度降低；氯霉素、多西环素和泰利霉素可能增高环孢素的血浆药物浓度。

（2）多肽类等 环孢素与达托霉素合用能够增加肌病发生的危险性，应避免合用。

（3）磺胺类药 磺胺嘧啶可降低环孢素的血浆药物浓度；环孢素与甲氧苄啶合用能够增加肾毒性的危险性；同时，静脉注射甲氧苄啶能够降低环孢素的血浆药物浓度。

（4）抗真菌药 环孢素与两性霉素B合用能够增加肾毒性发生的危险性；氟康唑、伊曲康唑、酮康唑、泊沙康唑和伏立康唑能够抑制环孢素的代谢（血浆药物浓度增高）；咪康唑可能抑制环孢素的代谢（血浆药物浓度增高）；环孢素能够增高卡泊芬净的血浆药物浓度（建议监测肝药酶）；灰黄霉素可能降低环孢素的血浆药物浓度。

（5）抗病毒药 环孢素与阿昔洛韦合用能够增加肾毒性发生的危险性；阿扎那韦、奈非那韦和利托那韦可能增高环孢素的血浆药物浓度；环孢素与沙奎那韦合用时，两者的血浆药物浓度均增高。

1078 哪些抗菌药物不宜与他克莫司联合应用？

（1）抗菌药物 克拉霉素、红霉素及奎奴普丁/达福普汀可使他克莫司的血浆药物浓度升高；他克莫司与氨基苷类抗生素、万古霉素合用有增加肾毒性发生的危险性；氯霉素与泰利霉素可能使他克莫司的血浆药物浓度升高。

（2）抗结核药　利福霉素可使他克莫司的血浆药物浓度降低。

（3）抗真菌药　氟康唑、伊曲康唑、酮康唑及伏立康唑使他克莫司的血浆药物浓度升高；他克莫司与两性霉素B合用增加肾毒性发生的危险性；泊沙康唑使他克莫司的血浆药物浓度升高（降低他克莫司的剂量）；卡泊芬净使他克莫司的血浆药物浓度降低；咪唑类与三唑类抗真菌药可能使他克莫司的血浆药物浓度升高。

（4）抗病毒药　他克莫司与阿昔洛韦或更昔洛韦合用可能增加肾毒性发生的危险性；阿扎那韦、奈非那韦与利托那韦可能使他克莫司的血浆药物浓度升高；沙奎那韦使他克莫司的血浆药物浓度升高，可考虑降低他克莫司的剂量。

1079　哪些药会被对乙酰氨基酚降低作用？

对乙酰氨基酚通过抑制环氧酶而抑制中枢神经中前列腺素的合成，并阻断痛觉神经末梢的冲动而产生镇痛和抗炎作用。但对乙酰氨基酚同时也抑制缓激肽的合成，降低各种抗高血压药的作用和效果。

（1）利尿药　对乙酰氨基酚可减弱阿佐塞米、呋塞米、托拉塞米、布美他尼、依他尼酸、贝美噻嗪、苄氟噻嗪、苄噻嗪、氯噻嗪、环戊噻嗪、环噻嗪、氢氯噻嗪、氢氟噻嗪、甲氯噻嗪、泊利噻嗪、三氯噻嗪、氯噻酮、氯帕胺、吲达帕胺的利尿和降压作用；并减弱阿米洛利、坎利酸钾、螺内酯、氨苯蝶啶的利尿作用，导致高钾血症或潜在的中毒性肾损害。

（2）血管紧张素转化酶抑制药　减弱阿拉普利、贝那普利、卡托普利、西拉普利、地拉普利、依那普利拉、依那普利、福辛普利、咪达普利、赖诺普利、莫昔普利、喷托普利、培哚普利、喹那普利、雷米普利、螺普利、群多普利、佐芬普利的降压和利尿作用。

（3）β受体阻断药　与醋丁洛尔、阿替洛尔、倍他洛尔、比索洛尔、卡替洛尔、卡维地洛、艾司洛尔、拉贝洛尔、甲吲洛尔、美托洛尔、纳多洛尔、奈必洛尔、氧烯洛尔、吲哚洛尔、普萘洛尔、索他洛尔、噻吗洛尔合用，可降低上述药物的抗高血压作用。

（4）钙通道阻滞药　与氨氯地平、非洛地平、伊拉地平、拉西地平、尼卡地平、硝苯地平、尼伐地平、尼莫地平、尼索地平、尼群地平、地尔硫䓬、氟桂利嗪、利多氟嗪、维拉帕米合用，可减弱降压作用，并增加胃肠道出血的风险。

1080　哪些药会被丙磺舒抑制排泄？

丙磺舒为抗痛风药，主要经肾小管排泄，其可竞争性地抑制弱有机酸在肾小管的分泌，并减少青霉素、头孢菌素等自肾小管的排泄，使排泄受到抑制的药物血浆药物浓度增高，血浆半衰期延长，毒性可能增加。

（1）卡托普利　丙磺舒可抑制卡托普利的排泄。

（2）非甾体抗炎药　丙磺舒可抑制吲哚美辛、酮洛芬、酮咯酸和萘普生的排泄，升高非甾体抗炎药的血浆药物浓度。

（3）抗菌药物　丙磺舒可抑制美罗培南的排泄；丙磺舒可抑制头孢菌素、环丙沙星、萘啶酸、诺氟沙星、利福平、青霉素类抗生素（氨苄西林、苯唑西林、氯唑西林、萘夫西林）的排泄，升高上述抗菌药物的血浆药物浓度。

（4）抗病毒药　丙磺舒抑制阿昔洛韦、泛昔洛韦的排泄，升高抗病毒药的血浆药物浓度；丙磺舒抑制更昔洛韦、齐多夫定的排泄，升高血浆药物浓度和毒性发生的危险性。

（5）甲氨蝶呤　丙磺舒抑制甲氨蝶呤的排泄，增加毒性发生的危险。

（6）别嘌醇　丙磺舒可增加别嘌醇的代谢物别黄嘌呤的排泄，当两药合用于慢性痛风的治疗时，应减少丙磺舒的剂量，并增加别嘌醇的剂量。

此外，丙磺舒尚可抑制口服降糖药、磺胺类药、保泰松、氨苯砜和肝素等由肾小管排泄，使上述药物作用增强，毒性增加。

1081 　为何服用左旋多巴期间禁用维生素B_6？

左旋多巴可穿过血脑屏障进入中枢，经多巴脱羧酶作用在脑内转化成多巴胺，直接刺激突触后的多巴胺受体，使随意神经冲动传导至下一个神经元，发挥抗帕金森病的疗效。但多巴脱羧酶在体内分布甚广，使左旋多巴大部分在脑外脱羧，苄丝肼、卡比多巴可抑制多巴脱羧酶，抑制左旋多巴在脑外的外周脱羧，抑制外周左旋多巴转化为多巴胺，使血循环中的左旋多巴含量增高5～10倍，也使进入脑内的左旋多巴含量增高，提高多巴胺受体兴奋的效应。但维生素B_6为多巴脱羧酶的辅酶，能加强多巴脱羧酶的活性，促进左旋多巴在脑外脱羧为多巴胺，减少进入脑内中枢神经的含量，降低疗效，因此在用药期间禁止联合应用维生素B_6。

1082 　为什么大剂量服用对乙酰氨基酚时需要谷胱甘肽？

谷胱甘肽（GSH）广泛分布于生物体内（眼、角膜最多），为甘油醛磷酸脱氢酶、乙二醛酶、磷酸丙糖脱氢酶的辅酶，其维持眼晶状体的透明性，并参与体内三羧酸循环、糖代谢，使人体获得高能量。也激活各种酶（巯基酶），促进糖类、脂肪、蛋白质的代谢。

谷胱甘肽分为还原型和氧化型两种形式，在生理条件下以还原型谷胱甘肽占绝大多数。谷胱甘肽作为体内一种重要的抗氧化剂，能清除体内的自由基，清洁和净化人体内环境。由于还原型谷胱甘肽本身易受某些物质氧化，所以在体内能够保护许多蛋白质和酶分子中的巯基不被如自由基等有害物质氧化，从而让蛋白质和酶等分子发挥其生理功能。谷胱甘肽尚可保护红细胞膜上蛋白质的巯基处于还原状态，防止溶血，且可保护血红蛋白不受过氧化氢氧化、自由基等氧化从而使它持续正常地发挥运输氧的能力。临床用于解毒、保护放射线损伤、保护肝脏、改善缺氧、对抗过敏、防止皮肤色素沉着等治疗，其活性对对乙酰氨基酚诱发的肝毒性有影响。

对乙酰氨基酚（扑热息痛）绝大部分在肝脏代谢，在治疗剂量（每日1.2g）时，相当安全。其中间代谢物有肝毒性，结合有两个途径：① 与葡萄糖醛酸、硫酸或半胱氨酸结合，通过葡萄糖醛酸化、硫酸化生成相应的共轭物，占排除总代谢物的95%。消除半衰期为3～4小时，结合物主要从肾脏排泄；② 依赖于细胞色素P450的谷胱甘肽轭合反应的为5%，当服量过大时，葡萄糖醛酸化、硫酸化代谢途径饱和，谷胱甘肽轭合反应则显为重要。当肝谷胱甘肽轭合反应迟缓，谷胱甘肽消耗速度超过再生速度时，对乙酰氨基酚的代谢物在体内蓄积而致肝毒性，且会使血红蛋白变性，引起溶血。

第三章　食品与药品的相互作用

进食与用药有着许多相互作用，一日三餐的进食与服药有着非常密切的关系。药品适宜餐前服用还是餐后服用？是空腹服用或是在睡前服用？不同服药顺序和食物的性质对药物的吸收会有什么样的影响？这其中很有讲究。食物中的营养成分主要是碳水化合物、脂肪、蛋白质、氨基酸、维生素，以及钙、磷、铜、铁、镁等微量元素。用药后与食物同在一个胃肠系统内，肯定会影响药物的吸收、分布、代谢和排泄。根据药理学研究，决定并影响服药顺序的因素主要有以下方面：① 用药目的；② 药品性质；③ 药品的刺激性或不良反应；④ 时辰药理学和人体生物钟规律。食物与药物的相互作用的表现是双相的，利弊相依，大部分药物在进食后服用可影响药物的吸收，使吸收速率、血浆达峰时间延迟，使生物利用度、血浆峰浓度和药-时曲线下面积或排泄减少，但也有少部分药品呈反相。因此，应予区别和抉择。其中最适宜餐前服用的药品有胃黏膜保护药（餐前吃可充分附着于胃壁，形成一层保护屏障）、健胃药（促进食欲和胃液分泌）、促肠动力药（餐前服用利于促进胃蠕动和食物向下排空，帮助消化）、抗骨质疏松药双膦酸盐（避免对食管和胃的刺激）等，需空腹服用或至少餐前1小时或餐后2小时服用。食物可降低或延缓药品的吸收和食物可促进或增进药品的吸收分别见表3-1和表3-2。

表3-1 进食与药物不利的相互作用

作用类别	药物	作用机制
抗生素	阿莫西林	食物可延迟药物的吸收
	氟氯西林、氯唑西林、氨苄西林、头孢布烯	食物可显著延迟吸收，使血浆峰浓度降低50%
	头孢克洛	食物可显著延迟达峰时间，降低血浆峰浓度，与食物同服血浆峰浓度仅为空腹服用时的50%～70%
	头孢丙烯	食物可延迟达峰时间0.25～0.75小时
	头孢地尼	食物可使达峰速度和药-时曲线下面积分别减少16%和10%
	氯碳头孢	食物使血浆峰浓度降低50%～60%，达峰时间延迟
	克拉霉素	餐后服用较空腹服药血浆药物浓度减少50%，生物利用度下降16%
抗精神病药	阿立哌唑	进食可使阿立哌唑血浆达峰时间延迟3小时
抗抑郁药	瑞波西汀	与食物同服可使血浆达峰时间延长3小时，血浆峰浓度降低
抗癫痫药	丙戊酸钠	食物可延缓丙戊酸钠的吸收速度，血浆达峰时间延迟，稳态血浆药物浓度持续时间延长
抗震颤麻痹药	左旋多巴	高蛋白食物与左旋多巴合用或先进食后服药，均可减少左旋多巴的吸收；此外，食物中的蛋白质降解为氨基酸后可与左旋多巴竞争运输进入大脑，使透过血脑屏障而进入大、中脑的药物有效剂量减少，使本品疗效减弱或不稳定
	雷沙吉兰	高脂肪餐使雷沙吉兰的血浆峰浓度和药-时曲线下面积分别下降60%和20%
抗痴呆药	利斯的明、左乙拉西坦	进餐时服药，使血浆峰达峰时间延迟1.5小时，峰浓度下降20%，药-时曲线下面积增加30%
抗组胺药	非索非那定	进食高脂肪餐服药，可使血浆峰浓度和药-时曲线下面积降低，血浆达峰时间延长
抗结肠溃疡药	美沙拉秦	食物可抑制美沙拉秦的吸收，降低血浆药物浓度
抗勃起功能障碍药	西地那非、伐地那非	高脂肪饮食可降低药物的吸收速率，延迟血浆峰达峰时间1小时，血浆峰浓度分别平均下降29%和18%，使药效减弱
镇静催眠药	扎来普隆	高脂肪餐可延缓和减弱药物疗效，使血浆峰浓度下降35%，血浆达峰时间延迟2小时

续表

作用类别	药物	作用机制
镇静催眠药	雷美替胺	食物可使血浆达峰时间延迟0.75小时，血浆峰浓度降低22%，药-时曲线下面积增加31%
非甾体抗炎药	托美丁钠	餐后服用较空腹服药血浆药物浓度减少50%，生物利用度下降16%
	溴芬酸钠	在高脂肪餐后3.5小时用，吸收显著减少，高脂肪餐可使血浆药物浓度降低75%
肾素抑制药	阿利吉仑	与高脂肪餐同服，可使阿利吉仑的血浆峰浓度和药-时曲线下面积分别下降85%和62%，进食时服药较空腹服药可使血浆峰浓度和药-时曲线下面积分别下降81%和62%
血管紧张素转换酶抑制药	卡托普利、培哚普利	进食时可使药物吸收减少，生物利用度降低
血管紧张素Ⅱ受体阻滞药	替米沙坦	食物可降低替米沙坦的药-时曲线下面积
α受体阻断药	坦洛新	食物可减少坦洛新的吸收，降低生物利用度
白三烯受体阻断药	扎鲁司特、普仑司特	进食时服用，可延缓药物的吸收，降低药物的生物利用度约40%
5-羟色胺受体拮抗药	阿洛司琼	食物可减少药物的吸收，使药物血浆达峰时间延长
脑血流促进药	丁苯酞	食物可减少药物的吸收，延迟血浆达峰时间，降低血浆峰浓度
质子泵抑制药	泮托拉唑钠	食物可延缓药物吸收约2小时
胃黏膜保护药	米索前列醇	进食可减少腹泻的发生率，但使药物吸收延迟，血浆药物浓度达峰时间延长，血浆峰浓度降低，不良反应的发生率亦降低
骨骼肌松弛药	利鲁唑	进食可降低利鲁唑的生物利用度
免疫抑制药	环孢素	进食或服用后30分钟进食均可影响吸收
	西罗莫司	高脂肪饮食可使西罗莫司血浆达峰时间延长3.5倍，血浆峰浓度降低34%，药-时曲线下面积增加35%
	他克莫司	进食含中等脂肪餐会降低影响本品吸收率及吸收生物利用度
免疫增强药	匹多莫德	与空腹比较，进食时服药，生物利用度降低50%，血浆达峰时间延迟2小时
解毒药	青霉胺	进食时服药，可使药物吸收减少约50%

表3-2　进食与药物有利的相互作用

作用类别	药物	作用机制
抗生素	头孢泊肟酯	与食物同服，使药-时曲线下面积和血浆峰浓度均增加
	头孢特仑匹酯	与脂肪餐同服，使药-时曲线下面积和血浆峰浓度均提高70%和50%
抗寄生虫药	阿苯达唑、甲苯达唑、本芴醇	富含脂肪的食物可增加药物的生物利用度
抗血小板计数药	噻氯匹定	进食时服用，可提高药物的生物利用度，并减少不良反应
血管扩张药	肼屈嗪	食物可增加其吸收率和生物利用度
钙通道阻滞药	尼群地平	食物可增加其吸收率和生物利用度
血管紧张素Ⅱ受体阻滞药	依普罗沙坦	高脂肪早餐后服用，血浆峰浓度增加80%，药-时曲线下面积增加55%
α受体阻断药	盐酸酚苄明	与食物或牛奶同服，可减少对胃肠的刺激症状
调节血脂药	非诺贝特	食物可增加其生物利用度
促脑血流药	尼麦角林	食物可增加其吸收率
非甾体抗炎药	塞来昔布	高脂肪饮食可使塞来昔布血浆药物浓度达峰时间延迟1～2小时，但总吸收量可增加10%～20%
	依托度酸	高脂肪餐可使血浆峰浓度显著增高54%
减肥药	奥利司他	与低脂肪餐和高纤维餐同服，可减少胃肠不良反应的发生率

1083　吸烟对用药有哪些影响？

① 烟草中含有大量的多环芳香烃类化合物，可增加人体肝药酶的活性，加快对药品的代谢速度。如吸烟者服用抗焦虑药地西泮（安定）、氯氮䓬（利眠宁）时，其血浆药物浓度和疗效均降低。另服用西咪替丁治疗胃溃疡的患者，吸烟可延缓溃疡的愈合，而加重胃出血。

② 吸烟可破坏维生素C的结构，使血液中的维生素C浓度降低。

③ 烟草中的烟碱可降低呋塞米的利尿作用；并增加氨茶碱的排泄，使其平喘作用减退和药效维持时间缩短。

④ 吸烟可使人对麻醉药、镇痛药、镇静药和催眠药的敏感性降低，药效降低，需要加大剂量来维持；同时降低抗精神病药氯丙嗪（冬眠灵）的作用，

使患者易出现头晕、困倦、疲乏等不良反应。

⑤ 吸烟可促使儿茶酚胺释放，减少皮肤对胰岛素的吸收，降低了胰岛素的作用。

一般的患者在服药前后，都知道忌食生冷、辛辣、油腻的食物，但却非熟知应当忌烟。这主要缘于吸烟者对烟草所致的对环境和身体的危害性尚不完全清楚，或是掉以轻心，或吸烟与疾病的最重要的因果关联在一开始就被忽视了！从而弱化了对吸烟者的劝诫力度。

1084 吸烟对药物影响的机制是什么?

吸烟与药物相互作用可通过药动学和药效学的途径进行。药动学途径就是影响药物的吸收、分布、代谢和排泄，使药物的药理效应改变。这些相互作用通过增加血浆清除率、减少吸收、诱导或与酶结合来进行。与吸烟与药物相互作用有关肝酶有CYP1A2、CYP3A4、CYP2C19、CYP2D6等。吸烟产生的主要的肺部致癌物之一——多环芳香烃（PAH）是肝细胞色素P450、CYP1A1、CYP1A2的有效的诱导剂。其他的代谢途径，如葡萄糖醛酸苷结合作用也会被PAH诱导。吸烟产生的其他的化合物，诸如丙酮、吡啶、重金属、苯、一氧化碳和烟碱（尼古丁）也可能与肝脏药物代谢酶有相互作用，但他们的作用比PAH弱。而药效学上的吸烟与药物相互作用和烟碱有很大的关系，由于激活了交感神经系统，尼古丁可以影响一些药物的药理学效应。

1085 吸烟对用药在药动学上的影响有哪些?

药动学上的吸烟与药物相互作用可能会导致吸烟者需要提高所使用药物的剂量。吸烟对用药在药动学上的影响见表3-3。

表3-3 吸烟对用药在药动学上的影响

作用类别	药物	作用机制
抗凝血药	华法林、肝素	吸烟轻微增加华法林的代谢和清除，降低对华法林的反应性 肝素清除率增加，血浆半衰期下降
H₂受体拮抗药	西咪替丁、雷尼替丁	吸烟可能降低西咪替丁和雷尼替丁的血药浓度
中枢兴奋药	咖啡因	由于诱导CYP1A2增加代谢，清除率增加56%
拟胆碱药	他克林	由于诱导肝酶CYP1A2使代谢增加；半衰期降低50%；血药浓度低于原血浆药物浓度的1/3
平喘药	茶碱、氨茶碱、二羟丙茶碱	由于诱导CYP1A2，清除率增加58%～100%；半衰期下降63%

续表

作用类别	药物	作用机制
麻醉药	丙泊酚	由于诱导药物代谢酶，清除率增加，血浆峰浓度下降
抗焦虑药	氯氮䓬、阿普唑仑、氯普唑仑、地西泮、氯硝西泮、劳拉西泮、氯甲西泮、硝西泮、奥沙西泮、替马西泮、氟西泮、艾司唑仑、咪达唑仑、阿普唑仑	由于酶的诱导使清除率增加，导致血浆药物浓度下降。阿普唑仑血浆药物浓度减少到低至50%
抗精神病药	唑吡坦	由于酶的诱导，使清除率增加，半衰期缩短30%，血浆药物浓度可能降低
	氯丙嗪	由于清除率增加，血药-时曲线下面积减少36%，血浆药物浓度减少24%。吸烟者镇静作用减少和可能出现低血压
	氯氮平	由于诱导CYP1A2，代谢增加，血浆药物浓度下降28%
	氟哌啶醇	由于诱导药物代谢酶，清除率增加44%，血浆药物浓度下降70%
	奥氮平	通过诱导酶CYP1A2使药物代谢增加，清除率增加40%～98%，半衰期缩短约20%
	奋乃静	由于代谢增加，血浆药物浓度下降
	氟伏沙明	由于诱导酶CYP1A2，代谢增加，清除率增加25%；血浆药物浓度下降47%
	三环类抗抑郁药	可能直接与三环类抗抑郁药作用而直接降低血药浓度，由于诱导肝药酶使药物清除率增加
抗抑郁药	丙咪嗪、阿米替林	虽然血浆中三环类药浓度下降，但游离药物浓度增加，临床上的药物相互作用表现不明显
		吸烟可使血浆药物浓度降低
	度洛西汀	吸烟可使本品的生物利用度降低约33%
抗震颤麻痹药	雷沙吉兰	吸烟可诱导肝酶代谢，降低本品的血浆药物浓度
抗心律失常药	氟卡尼、利多卡因	清除率增加。其中氟卡尼清除率增加61%，血清谷浓度下降25%
	美西律	通过氧化和葡萄糖苷化清除率增加25%，半衰期减少36%
	普萘洛尔	通过侧链氧化和葡萄糖苷化清除率增加77%
抗糖尿病药	胰岛素	由于周围血管收缩，胰岛素的吸收可能减少；吸烟可能引起拮抗胰岛素的内源物质的释放
骨骼肌松弛药	利鲁唑	尼古丁可诱导CYP1A2，加快对本品的清除

1086 吸烟对用药在药效学上的影响有哪些?

药效学上的吸烟与药物相互作用可能会导致药物对吸烟者的作用减弱或失效,需更换药物或提高药物的剂量。吸烟对用药在药效学上的影响见表3-4。

表3-4 吸烟对用药在药效学上的影响

分类	药物	机制
抗焦虑药	氯氮䓬、阿普唑仑、氯普唑仑、地西泮、氯硝西泮、劳拉西泮、氯甲西泮、硝西泮、奥沙西泮、替马西泮	由于高浓度的尼古丁刺激中枢神经系统,导致镇静和嗜睡作用减弱
抗糖尿病药	胰岛素	吸烟可促进儿茶酚胺的释放,减少皮肤对胰岛素的吸收,降低胰岛素的作用
抗胆碱药	哌仑西平	吸烟可减弱本品的作用
催眠药	唑吡坦	由于吸烟刺激中枢神经,可能会减弱催眠作用
镇痛药	右丙氧芬、喷他佐辛	降低镇痛作用;吸烟可使右丙氧芬的代谢增加15% ~ 20%,喷他佐辛的代谢增加40%
利尿药	呋塞米	烟碱可抑制多尿,减弱呋塞米的利尿作用
H₂受体拮抗药	西咪替丁、雷尼替丁、法莫替丁	西咪替丁、雷尼替丁(次要)使烟碱的清除率减少
β受体阻断药	阿替洛尔、美托洛尔、比索洛尔、普萘洛尔	吸烟使β受体阻断药的降压和心率控制的有益效应减弱。可能由烟碱介导的交感神经兴奋引起
口服避孕药	炔诺酮、甲地孕酮	增加心血管不良反应如脑卒中、心肌梗死、血栓栓塞的发生率

1087 服用哪些药时不宜饮酒?

严格上说,白酒(乙醇)也属于一种药品,在药理学作用分类上应列为一种镇静药,饮用后对人体先是出现欣快和兴奋作用;继而对中枢神经产生抑制作用,并扩张血管,刺激或抑制肝脏酶代谢系统。总体上,药品与乙醇的相互作用结果有二:一是降低药效和干扰药品在体内的代谢;二是增加发生不良反应的发生率。

① 服用抗痛风药别嘌醇同时饮酒,会降低药物抑制尿酸生成的效果。

② 服用抗癫痫药苯妥英钠期间,饮酒会使药效迅速消失,降低药物治疗作用;另外应用卡马西平时也宜避免饮酒,因为其可降低患者对药品的耐受性。

③ 服用抗高血压药利血平、复方利血平、复方双肼屈嗪期间饮酒，非但不降压，反而可使血压急剧升高，导致高血压脑病、心肌梗死。

④ 乙醇可增强中枢镇静药、催眠药、抗抑郁药、抗精神病药对中枢神经的抑制作用，加重对中枢神经的抑制，出现嗜睡、昏迷；在服用苯巴比妥、佐匹克隆、地西泮、利培酮期间应禁酒。

⑤ 乙醇可使平喘药茶碱的吸收率增加，还可使茶碱缓释片中的缓释剂溶解，而失去缓释作用，使药效的持续时间缩短。

⑥ 乙醇可刺激胃肠黏膜，引起水肿或充血，同时刺激胃酸和胃蛋白酶分泌，如同时服用非甾体抗炎药阿司匹林、吲哚美辛、布洛芬、阿西美辛等，会加重对胃肠黏膜的刺激，增加发生胃溃疡或出血的危险；与对乙酰氨基酚合用可致死。

⑦ 口服降糖药苯乙双胍、格列本脲、格列喹酮、甲苯磺丁脲、氯磺丙脲时忌饮白酒，因酒可降低血糖水平，同时加重对中枢神经的抑制，易出现昏迷、休克、低血糖症状。

⑧ 白酒可使维生素B_1、维生素B_2、烟酸、地高辛、甲地高辛的吸收明显减少。

1088 饮酒对用药在药动学上的影响有哪些?

饮酒对用药在药动学上的影响见表3-5。

表3-5 饮酒对用药在药动学上的影响

作用分类	药物	作用机制与结果
β受体阻断药	普萘洛尔	乙醇可延缓本品的吸收速率
钙通道阻滞药	维拉帕米	维拉帕米可减缓乙醇的降解速度，抑制乙醇自体内的清除，导致血浆中乙醇浓度增高，增加药物和降压效果，使血压下降过低
促智药	多奈哌齐	乙醇可降低多奈哌齐的血浆药物浓度
促胃肠动力药	甲氧氯普胺	与乙醇同服可因胃排空加快，乙醇在小肠内吸收增加，增加乙醇对中枢神经的抑制作用
骨骼肌松弛药	替扎尼定	乙醇可增加本品的血浆峰浓度15%和药-时曲线下面积20%，具有相加的中枢神经系统抑制作用，使不良反应增加
解毒药	纳洛酮	纳洛酮可促进乙醇的吸收，口服后不宜再饮用乙醇
口服降糖药	格列本脲、格列喹酮、二甲双胍	乙醇本身具有降糖作用，可延缓格列本脲等的代谢，与乙醇合用也可引起腹痛、恶心、呕吐、头痛、面部潮红、更易发生低血糖反应；二甲双胍与乙醇同服，可增加二甲双胍对乳酸代谢的影响，易出现乳酸性酸中毒
全身麻醉药	七氟烷	乙醇可增强七氟烷的代谢速度
静脉麻醉药	阿芬太尼	乙醇可增强肝脏对阿芬太尼的代谢，降低麻醉效果

1089　饮酒对用药在药效学上的影响有哪些?

饮酒对用药在药效学上的影响见表3-6。

表3-6　饮酒对用药在药效学上的影响

作用分类	药物	作用机制与结果
抗高血压药	乌拉地尔、可乐定、利血平	乙醇可增强乌拉地尔的降压作用，服用期间应避免饮用含乙醇的饮料;乙醇可增强可乐定、利血平对中枢神经系统的抑制作用
抗心绞痛药	硝酸甘油、硝酸异山梨酯、单硝酸异山梨酯	中度或过量饮酒可使药物所致血压下降过低
抗痛风药	别嘌醇	饮酒可使血尿酸水平增加，降低别嘌醇的疗效
抗糖尿病药	胰岛素、瑞格列奈	乙醇可加强和延长胰岛素的药理作用，需要减少胰岛素的剂量;乙醇可加重瑞格列奈所致的低血糖反应或延迟低血糖反应的持续时间
抗组胺药	氯苯那敏、异丙嗪、去氯羟嗪、曲普利啶、阿伐斯汀、噻庚啶、酮替芬、苯海拉明	乙醇可增强抗组胺药的抗组胺和对中枢神经抑制的作用;同时饮酒，使苯海拉明对智力和运动能力的损伤大于单用
抗癫痫药	丙戊酸钠、丙戊酰胺、卡马西平、奥卡西平、扑米酮	乙醇可加重抗癫痫药对中枢神经的镇静作用;扑米酮与乙醇合用对中枢神经活动或呼吸抑制增强
抗抑郁药	米安色林、舍曲林、米氮平、西酞普兰、文拉法辛、氟西汀、氟伏沙明、曲唑酮、丙咪嗪	饮酒可增加抗抑郁药对中枢神经系统的抑制作用，增强对认知、智力和运动能力的损伤
抗精神病药	氯丙嗪、奋乃静、三氟拉嗪、氟哌噻、氯哌噻吨、氯普噻吨、珠氯噻醇、五氟利多、舒必利、舒托必利、奈莫必利、氯氮平、多塞平、喹硫平、利培酮、氨磺必利、氯米帕明	乙醇可使抗精神病药对中枢神经系统的抑制作用增强;饮酒可增加喹硫平对中枢神经系统的抑制作用，增强对认知、智力和运动能力的损伤
抗震颤麻痹药	苯海索、金刚烷胺、司来吉兰	乙醇可使抗震颤麻痹药对中枢神经的抑制作用增强，出现头晕、晕厥、精神紊乱及循环障碍
镇痛药	吗啡、美沙酮、羟考酮、右吗拉胺、喷他佐辛、布托诺啡、阿司待因	乙醇通过对中枢神经系统的抑制使镇痛药的镇痛作用和对中枢神经系统的抑制作用增强
骨骼肌松弛药	氯唑沙宗	乙醇可增强氯唑沙宗的肌肉松弛作用

续表

作用分类	药物	作用机制与结果
抗神经病变药	硫辛酸	乙醇可降低硫辛酸的作用
催眠药	苯巴比妥、司可巴比妥、异戊巴比妥、唑吡坦、扎来普隆、水合氯醛	乙醇可增强催眠药对中枢神经系统的抑制作用或作用相加，出现过度镇静；另乙醇与水合氯醛有较强的协同作用，并生成油滴状具有毒性的醇合氯醛，使毒性加剧，严重者可致死亡
钙通道阻滞药	乐卡地平	乙醇可增强乐卡地平的抗高血压作用，服药期间应限制酒精的摄入
血管紧张素转化酶抑制药	雷米普利	乙醇可提高雷米普利的降压效果，同时加强乙醇的效应
利尿药	呋塞米、布美他尼、依他尼酸、氢氯噻嗪	饮酒或含有乙醇的制剂可增强利尿药的利尿和降压作用；氢氯噻嗪与乙醇合用可扩张血管降低循环血量，易发生直立性低血压
全身麻醉药	硫喷妥钠、氯胺酮	硫喷妥钠与乙醇合用可加强或延长对中枢神经系统的抑制作用，并导致呼吸抑制，于给药前24小时禁酒

1090 饮酒对用药在毒理学上的影响有哪些?

饮酒对用药在毒理学上的影响见表3-7。

表3-7 饮酒对用药在毒理学上的影响

作用分类	药物	作用机制与结果
抗结核药	环丝氨酸	长期和过量饮酒者在饮酒时服用环丝氨酸，可增加癫痫发作和中枢神经中毒的可能性，出现头痛、头晕、嗜睡、惊厥
抗疟药	氯喹	乙醇可加重氯喹的不良反应
抗高血压药	胍乙啶、利血平、替米沙坦	可使血压过度下降，出现直立性低血压
抗肿瘤药	甲氨蝶呤	同时摄入乙醇，因能干扰胆碱的合成而增加本品肝毒性及中枢神经系统的不良反应
抗胆碱药	硫酸阿托品、格隆溴铵	应用阿托品时饮酒可加强对中枢神经的抑制，明显影响患者的注意力，对驾车司机和危险工作者在用药期间应避免饮酒
抗组胺药	西替利嗪、氯苯斯汀	与乙醇合用可引起严重嗜睡、眩晕
抗毒蕈碱药	奥昔布宁	乙醇可加重奥昔布宁所致的嗜睡、眩晕

续表

作用分类	药物	作用机制与结果
抗精神病药	氟哌啶醇、阿立哌唑、哌泊噻嗪棕榈酸酯、硫利达嗪	用药期间饮酒，促使乙醇中毒，易发生严重的低血压或深度昏迷；另外，乙醇可使哌泊噻嗪棕榈酸酯、硫利达嗪导致中枢神经系统过度抑制，发生锥体外系反应的危险性增加
抗抑郁药	阿莫沙平、马普替林、安非他酮、度洛西汀、地昔帕明	乙醇增强对中枢神经的抑制作用，减少肝脏对三环类药的代谢，导致嗜睡、运动技能损害；安非他酮与乙醇合用，降低癫痫发作的阈值作用相加，过量饮酒或长期饮酒者骤然戒酒，将进一步降低癫痫发作的阈值，增加癫痫发作的风险；服用度洛西汀者大量饮酒会致严重的肝损害；服用地昔帕明同时饮食酒可引起行为改变，进一步损害精神运动能力，导致困倦加重、运动技能受损
抗焦虑药	地西泮、硝西泮、氯硝西泮、丁螺环酮	与乙醇合用可出现过度镇静和精神运动损害
抗痛风药	苯溴马隆	服用苯溴马隆时饮酒可能诱发或加重尿酸盐结晶尿和急性尿酸性肾病
抗震颤麻痹药	美金刚	乙醇可使美金刚的不良反应加重（皮肤发红）
非甾体抗炎药	阿司匹林、布洛芬、酮洛芬、萘普生、非诺洛芬、吡罗昔康、吲哚美辛、双氯芬酸钠	服用期间饮酒，可增加胃肠道出血的危险，并有导致溃疡的危险
催眠药	氯硝西泮、非尔氨酯	与乙醇合用对中枢神经抑制增强，致过度嗜睡
镇痛药	哌替啶、丁丙诺啡、曲马多、可待因	与乙醇合用可使镇痛药对呼吸抑制作用和嗜睡的不良反应增强，禁止合用
平喘药	福莫特罗	乙醇可降低心脏对拟交感神经药物的敏感性
调节血脂药	烟酸	同时摄入酒精，可增加皮肤潮红、瘙痒等不良反应的发生率
周围血管扩张药	氟桂利嗪、桂利嗪、烟酸占替诺	合用可致中枢神经系统过度镇静；乙醇可使烟酸占替诺的不良反应加重（皮肤发红）
垂体激素	亮丙瑞林	乙醇可加重亮丙瑞林所致的不良反应，如抑郁、头痛、潮热、发汗等

茶叶中含有大量的鞣酸、咖啡因、儿茶酚、茶碱,其中鞣酸能与多种含金属离子药如钙(乳酸钙、葡萄糖酸钙)、铁(硫酸亚铁、乳酸亚铁、葡萄糖酸亚铁、琥珀酸亚铁)、钴(氯化钴、维生素B_{12})、铋(乐得胃、迪乐)、铝(氢氧化铝、硫糖铝)结合而发生沉淀,从而影响药品的吸收。喝茶对用药在药效学和药动学上的影响见表3-8。

表3-8 喝茶对用药在药效学和药动学上的影响

作用分类	药物	作用机制与结果
抗凝血药	比伐卢定	绿茶中含有维生素K,可降低本品的抗凝作用
抗血小板药	双嘧达莫	茶叶中的咖啡因可拮抗双嘧达莫作用,使疗效降低
抗生素	四环素类药(米诺环素、多西环素)、大环内酯类抗生素(螺旋霉素、麦迪霉素、交沙霉素、罗红霉素、阿奇霉素)	鞣酸与四环素类药、大环内酯类抗生素相结合而影响抗菌活性;反之四环素类药、大环内酯抗生素同时也可抑制茶碱的代谢,增加茶碱的毒性,常致恶心、呕吐等不良反应,不宜饮茶
抗结核药	利福平	服用抗结核药利福平时不可喝茶,以免妨碍其吸收
抗胆碱药	阿托品	茶叶中的鞣酸可与生物碱(阿托品)相互结合而形成沉淀
催眠药	苯巴比妥、司可巴比妥、佐匹克隆、地西泮、硝西泮、水合氯醛	茶叶中的咖啡因与催眠药的作用相拮抗,浓茶中的咖啡因和茶碱能兴奋中枢神经,加快心率,不但加重心脏负担,且易引起失眠
强心苷	地高辛	鞣酸也可与地高辛相互结合而形成沉淀
非甾体抗炎药	阿司匹林	茶叶中的茶碱可降低阿司匹林的镇痛作用
助消化药	胃蛋白酶、胰酶、淀粉酶、乳酶生	茶叶中的鞣酸,能与胃蛋白酶、胰酶、淀粉酶、乳酶生中的蛋白结合,使酶或益生菌失去活性,减弱助消化药效
单胺氧化酶抑制药	呋喃唑酮、苯乙肼、司来吉兰、异卡波肼、甲苄肼、帕吉林、异唑肼、吗氯贝胺、甲磺酸雷沙吉兰、圣约翰草提取物	单胺氧化酶抑制药与咖啡因和茶碱均可抑制脑组织中环磷腺苷的代谢,两者协同,可使去甲肾上腺素大量增加,导致失眠和加重高血压;同时两者在外周血管中抑制去甲肾上腺素的分解,咖啡因尚可促进肾上腺素的分泌,则使血浆肾上腺素的水平增加,血压增高
铁剂	硫酸亚铁、乳酸亚铁、枸橼酸铁铵、富马酸亚铁、琥珀酸亚铁	同时饮用浓茶,易产生鞣酸铁沉淀,影响铁剂的吸收,在服用2小时内避免饮用浓茶

续表

作用分类	药物	作用机制与结果
钙剂	乳酸钙、葡萄糖酸钙	茶叶中的鞣酸与钙结合形成沉淀，影响吸收
铋剂	枸橼酸铋钾、胶体果胶铋	与茶碱发生中和反应而降低疗效

1092　喝咖啡对用药的影响有哪些？

咖啡号称世界上三大饮品之一，但长期饮用咖啡也能干扰疗效。

① 咖啡中的成分是咖啡因，可提高人体的灵敏度，加速新陈代谢，改善精神状态，促进消化功能。但咖啡因易与人体内游离的钙结合，随后结合物由尿液中排出体外，因此，长期饮用会致缺钙，诱发骨质疏松症。

② 过量饮用咖啡，可致人体过度兴奋，出现紧张、失眠、心悸、目眩、四肢颤抖等；对长期饮用者一旦停饮，容易出现大脑高度抑制，表现为血压下降、头痛、狂躁、抑郁等。

③ 咖啡可刺激胃液和胃酸的分泌，对有胃溃疡或胃酸过多的人不宜饮用。

④ 咖啡可兴奋中枢神经，可拮抗中枢镇静药、助眠药的作用，患有失眠、烦躁、高血压者不宜长期饮用。且过量饮用咖啡，也使抗感染药的血浆药物浓度降低。

喝咖啡对用药在药效学和药动学上的影响见表3-9。

表3-9　喝咖啡对用药在药效学和药动学上的影响

作用分类	药物	作用机制与结果
抗精神病药	氟哌啶醇、氯氮平、佐替平	饮用咖啡可影响氟哌啶醇的吸收，降低疗效；咖啡因可抑制氯氮平的代谢，使血浆药物浓度升高，毒性增强；咖啡因可使佐替平的疗效降低
抗焦虑药	地西泮、硝西泮、氯硝西泮、夸西泮、替马西泮	高剂量咖啡因可干扰药物的镇静、抗焦虑作用
双膦酸盐	阿仑膦酸钠	咖啡可使本品的生物利用度降低约60%，不宜同服
抗胆碱药	盐酸哌仑西平	咖啡可减弱哌仑西平的作用
抗心律失常药	腺苷	咖啡可拮抗腺苷的作用，避免饮用咖啡
骨骼肌松弛药	利鲁唑	咖啡因与利鲁唑均由CYP1A2代谢，合用可竞争性相互抑制代谢，导致两药血浆药物浓度升高，中毒风险增加
抗疟药	氯喹	咖啡可加重氯喹的不良反应（腹痛、腹泻、皮疹、烦躁），避免饮用咖啡

1093 喝葡萄柚汁对用药的影响有哪些?

葡萄柚汁（西柚汁）含有宝贵的天然维生素P和丰富的维生素C及可溶性纤维素，为含糖分较少的水果。维生素P可增强皮肤及毛孔的功能，有利于皮肤保健和美容。维生素C可参与人体胶原蛋白合成，促进抗体的生成，以增强肌体的解毒功能。葡萄柚汁的营养丰富、酸甜可口，不仅能预防心血管疾病，且具有抗肿瘤作用，但葡萄柚汁的成分中有些能干扰肝药酶CYP3A4的活性，使一些主要经此酶代谢的药物正常代谢速度减缓，血浆药物浓度升高，引起毒性和不良反应。试验证实：服用血脂调节药洛伐他汀的患者同时饮用一杯250ml的葡萄柚汁，会出现心悸、疲倦、肌痛、肌磷酸激酶（CK）升高、横纹肌溶解症等反应，相当于服用12～15片洛伐他汀所产生的降低血脂作用，以至药物血药浓度急剧升高，容易发生中毒或不良反应，严重者甚至死亡！因此宜回避。目前与葡萄柚汁有相互作用的药品约近百种，其中常用的药品见3-10。

表3-10 喝葡萄柚汁对用药在药效学和药动学上的影响

作用分类	药物	作用机制与结果
调节血脂药	洛伐他汀、氟伐他汀、普伐他汀、阿托伐他汀、辛伐他汀	葡萄柚汁可抑制洛伐他汀、阿托伐他汀在小肠的首关代谢，增加洛伐他汀、阿托伐他汀的生物利用度，但常规饮用对普伐他汀、辛伐他汀、氟伐他汀、瑞舒伐他汀影响较小，几无临床意义，但大量饮用日超过1L，则明显提高药物血浆药物浓度，增加发生横纹肌溶解症的危险性
钙通道阻滞药	西尼地平、硝苯地平、尼群地平、尼卡地平、非洛地平、尼索地平	葡萄柚汁的部分成分可抑制CYP3A4介导的西尼地平代谢，减少代谢，使西尼地平的血浆药物浓度升高，增加延长不良反应的风险。 葡萄柚汁中的黄酮类似物可抑制CYP酶系统而影响硝苯地平、尼群地平、尼卡地平、非洛地平等的代谢，使血浆药物浓度升高，毒性增强，导致低血压、心肌缺血或加重血管扩张所引起的不良反应风险。葡萄柚汁可提高尼索地平的生物利用度，其中的黄酮类似物可抑制CYP酶系统，而影响尼索地平代谢，使血浆药物浓度升高，毒性增强。对高血压和稳定型心绞痛患者，在服用普通片前2小时和服后3小时内，或服用缓释片前2小时和服后5小时内，不应饮用葡萄柚汁，但橙汁可饮用
抗心律失常药	地尔硫䓬、维拉帕米	葡萄柚汁可升高地尔硫䓬、维拉帕米的血浆药物浓度
抗心绞痛药	雷诺嗪	葡萄柚汁可抑制由CYP3A4介导的雷诺嗪代谢，使血浆药物浓度升高，增加延长Q-T间期的风险
抗癫痫药	卡马西平	葡萄柚汁可使卡马西平的血浆药物浓度峰值升高
抗勃起功能障碍药	他达拉非、伐地那非	葡萄柚汁可抑制CYP3A4，影响抗勃起功能障碍药的代谢，使血浆药物浓度增高，加重所致不良反应

续表

作用分类	药物	作用机制与结果
抗组胺药	非索非那定	葡萄柚汁可使非索非那定疗效降低，减少吸收，抑制有机阴离子转运多肽对有机离子的转运
抗偏头痛药	依来曲普坦	葡萄柚汁可增加依来曲普坦的血浆药物浓度，抑制CYP3A4对依来曲普坦的代谢，在饮用葡萄柚汁72小时后，不得应用本品
抗精神病药	曲唑酮、喹硫平、奈法唑酮、氯氮平、氟哌啶醇	葡萄柚汁可增加抗精神病药的血浆药物浓度，抑制CYP3A4对药物的代谢，在饮用葡萄柚汁72小时后，不得应用本品
抗抑郁药	舍曲林	葡萄柚汁可抑制舍曲林经CYP3A4代谢，导致血浆药物浓度升高，增加不良反应发生的危险
抗焦虑、镇静催眠药	丁螺环酮、三唑仑、咪唑达仑、地西泮、劳拉西泮、氯硝西泮、地西泮、唑吡坦、替马西泮、阿普唑仑、丁螺环酮	葡萄柚汁可抑制上述镇静催眠药经CYP3A4代谢，导致血浆药物浓度升高；服用丁螺环酮期间大量饮用葡萄柚汁，抑制CYP3A4对丁螺环酮的代谢和首关效应，使毒性增加
免疫抑制药	环孢素、他克莫司、西罗莫司	葡萄柚汁可抑制CYP3A4，影响环孢素、西罗莫司的代谢，使血浆药物浓度增高，加重所致不良反应如贫血、腹泻、低钾血症
子宫收缩与引产药	米非司酮	葡萄柚汁可抑制米非司酮的代谢
脑代谢与促智药	甲磺酸双氢麦角毒碱	葡萄柚汁可抑制甲磺酸双氢麦角毒碱由CYP3A4代谢，增加本品中毒的风险（恶心、呕吐、缺血性脑血管痉挛）

1094　牛奶对用药的影响有哪些？

牛奶可影响一些药物的吸收和药效，如服用泻药比沙可啶，牛奶可使其肠溶衣过早溶解，导致胃十二指肠激惹现象，在服用前后2小时不宜饮用牛奶；服用非甾体抗炎药非诺洛芬，牛奶可延迟其吸收，使血浆药物浓度降低。服用双膦酸盐阿仑膦酸钠、利塞膦酸钠时，牛奶及含钙较高食物可使它们的吸收率显著降低，在服药2小时内应避免饮用牛奶或奶制品。但对头孢呋辛来说，食物却可促进其口服制剂的吸收，牛奶可使药-时曲线下面积增高，且儿童较成人更高；但四环素类抗生素（土霉素、四环素、米诺环素、多西环素等），绝对不宜与牛奶和乳制品同服，其可与牛奶和乳制品中的钙离子结合，而影响药物的吸收。

1095　食醋对用药的影响有哪些？

食醋的成分为醋酸，浓度约5%，pH值在4.0以下，若与碱性药（碳酸氢钠、碳酸钙、氢氧化铝、红霉素、胰酶）及中性药同服，可发生酸碱中和反应，使药品失效。

① 食醋不宜与磺胺类药同服，后者在酸性条件下，溶解度降低，可在尿道中形成磺胺结晶，对尿路产生刺激，出现尿闭和血尿。

② 应用氨基糖苷类抗生素（链霉素、庆大霉素、卡那霉素、奈替米星、阿米卡星）时宜使尿液呈碱性，其目的有二：一是抗生素在碱性的环境下抗菌活性增加，二是此类抗生素对肾的毒性大，在碱性中可避免解离，宜多喝水并加快药的排泄。但食醋正与此相反，所以不宜同服。

③ 服用抗痛风药时不宜多吃醋，宜同时服用碳酸氢钠，以减少药对胃肠的刺激和利于尿酸的排泄。

1096 食盐对用药的影响有哪些？

食盐即氯化钠，对药效和某些疾病有一定的影响，正常人的体内总钠量为150g，维持血液的容量和渗透压，但吃菜过咸或摄入过多，既可增加体内血容量，使血压升高，又可诱发高钠血症。盐可从两方面影响药的效果：一是由于盐的渗透压的作用可使血容量增加，促发充血性心力衰竭或高血压；二是食盐过多导致尿量增加，使利尿药的效果降低。因此，对有肾炎、风湿病伴有心脏损害、高血压患者，要严格限制食盐的摄取，建议一日的摄入量在6g以下。

1097 脂肪或蛋白质对用药的影响有哪些？

油包括植物油和动物脂肪，油脂对药效有双重作用，即能降低或增加某些药的疗效。

① 缺铁性贫血患者在服用硫酸亚铁时，如大量食用油脂性食物，会抑制胃酸的分泌，从而减少铁的吸收。

② 口服灰黄霉素时，可适当多食脂肪，因为高脂肪食物可促进胆管的分泌，使灰黄霉素的吸收显著增加，灰黄霉素主要在十二指肠吸收，胃也能少量吸收，高脂肪食物可延缓胃排空的速度，增加药物的吸收。

③ 口服脂溶性维生素（维生素A、维生素D、维生素E、维生素K）或维A酸时，可适当多食脂肪性食物，其有利于促进药物的吸收，增进疗效。

④ 治疗帕金森病口服左旋多巴时，宜少吃高蛋白食物，因为高蛋白食物在肠内产生大量的阻碍左旋多巴吸收的氨基酸，使药效降低。

⑤ 服用肾上腺糖皮质激素治疗风湿或类风湿性关节炎时，宜吃高蛋白食物，因为皮质激素可加速体内蛋白质的分解，并抑制蛋白质的合成，适当补充高蛋白食物，可防止体内因蛋白质不足而继发其他病变。

⑥ 服用抗结核药异烟肼时，不宜进食鱼蛋白，因为前者可干扰鱼类所含蛋白质的分解，使中间产物酪胺在人体内积聚，发生中毒，出现头痛、头晕、

结膜充血、皮肤潮红、心悸、面目肿胀、麻木等症状。

1098 服用哪些抗菌药物时不宜进食？

在服用氟喹诺酮类药，特别是诺氟沙星、氧氟沙星、左氧氟沙星时，与牛奶一起服用，其药物血浆药物浓度比起以白开水送服的浓度要低50%左右。

另外，头孢拉定（泛捷复）与食物或牛乳同服可延迟吸收；头孢克洛与食物同服所达血浆峰值浓度仅为空腹服用的50%～75%。氨苄西林、阿莫西林、阿奇霉素、红霉素、克拉霉素的吸收也受食物的影响。

1099 为何接受抗结核药治疗期间应禁食红酒和奶酪等食物？

奶酪及红葡萄酒中含有丰富的酪胺，其为一种能促进血管收缩的物质，可升高血压。进入体内后直接由胃肠道吸收，促使大脑分泌去甲肾上腺素，刺激自主神经，引起心悸、头痛、血压升高、出汗、恶心、呕吐、上腹痛等症状，在正常的情况下，酪胺会被肠壁分泌的单胺氧化酶所分解，不会被身体所吸收，除非是大量的摄取。

抗结核药异烟肼、利福平和抗菌药物红霉素、妥布霉素、阿米卡星、利奈唑胺、呋喃唑酮等，虽不直接引起血压升高，却具有抑制单胺氧化酶的作用，使酶失去作用，使酪胺不被分解。因此，引发上述的不良反应。所以，在服用上述抗菌药物期间，应避免进食奶酪、红葡萄酒、啤酒和富含酪胺食品（鸡肉馅饼、香肠、鱼、牛肉罐头、香蕉、牛肝、柑橘、菠萝、腊肉等）；同时应注意监测血压，当出现血压升高时，立即停药或调整药物，大多数人的血压可于停药后恢复正常。

1100 吃纳豆可降低抗凝血药的疗效吗？

纳豆中含有丰富的维生素K，并且纳豆菌还具有合成维生素K的作用，为所有细菌中合成维生素K能力的最强的一种菌，进食纳豆后，体内合成维生素K能力增强，血浆中的维K浓度明显升高。

维生素K的作用与抗凝血药的作用正相反（华法林是维生素K的拮抗剂），是具有促进血液凝固功能的药物，常用于止血。所以，在服用华法林的治疗期间，应尽量避免食用纳豆。

1101 哪些药进食后不宜服用？

（1）抗震颤麻痹药 高蛋白食物与左旋多巴合用，或先进食后服药，均可减少左旋多巴的吸收；此外，食物中的蛋白质降解为氨基酸后可与左旋多巴竞争运输进入大脑，使透过血脑屏障而进入大脑、中脑的有效剂量减少。

（2）抗勃起功能障碍药 治疗"阳痿"的西地那非不宜与高脂肪食物同

服，否则可使吸收率降低，血浆药物浓度达峰时间被延迟60分钟；同样，伐地那非也不宜，高脂肪食物不但降低其吸收、达峰时间，同时还降低其血浆药物浓度，使效果减弱。

（3）免疫抑制药　用于肾移植后抗排异反应的环孢素服用时进食或服用后30分钟进食均可影响吸收。

（4）抗高血压药　培哚普利的降压效果较为缓和，但食物可改变其活性代谢物培哚普利拉的转化数量和生物利用度；卡托普利于进食服用，可使吸收和生物利用度减少，适于餐前服用。

第四章　中药与化学药的禁忌

1102 哪些中成药中含有化学药成分？

为增强疗效，部分中成药中常含有非甾体解热镇痛药（对乙酰氨基酚、安乃近、吲哚美辛、阿司匹林）、降糖药（格列本脲）、抗组胺药（马来酸氯苯那敏、苯海拉明）、中枢兴奋药（咖啡因）、中枢镇静药（异戊巴比妥、苯巴比妥）、抗病毒药（吗啉胍、金刚烷胺）、平喘药（盐酸麻黄碱）、利尿药（氢氯噻嗪）等，在与化学药联合应用时，一定宜先搞清成分，避免滥用和与化学药的累加应用，以防出现不良反应和严重功能器官损害。中成药中含有化学药品种见表3-11。

表3-11　中成药中含有化学药品种

中成药	内含主要的化学药成分	可能发生的不良反应
消渴丸	格列本脲	低血糖反应、严重者死亡、恶心、呕吐、腹泻、食欲减退、皮疹
消糖灵胶囊	格列本脲	同上
胃泰康胶囊	氢氧化铝、三硅酸镁、罗通定	便秘
扑感片	对乙酰氨基酚、马来酸氯苯那敏	出血、急性肾衰竭、嗜睡、少尿、贫血、肾绞痛、胃痛、多汗、膀胱颈梗阻
贯防感冒片	对乙酰氨基酚、马来酸氯苯那敏	同上
速感康胶囊	对乙酰氨基酚、马来酸氯苯那敏	同上
速感宁胶囊	对乙酰氨基酚、马来酸氯苯那敏	同上
维C银翘片	对乙酰氨基酚、马来酸氯苯那敏	同上
强力感冒片	对乙酰氨基酚、马来酸氯苯那敏	同上
银菊清热片	对乙酰氨基酚、马来酸氯苯那敏	同上
感冒清片（胶囊）	对乙酰氨基酚、马来酸氯苯那敏、吗啉胍	同上、食欲减退

续表

中成药	内含主要的化学药成分	可能发生的不良反应
治感佳片（胶囊）	对乙酰氨基酚、马来酸氯苯那敏、吗啉胍	同上
速克感冒片	阿司匹林、马来酸氯苯那敏	出血、血小板计数减少、嗜睡、胃溃疡
菊兰抗流感片	阿司匹林	虚脱、出血、胃溃疡、血小板计数减少
感冒灵胶囊（颗粒）	对乙酰氨基酚、马来酸氯苯那敏、咖啡因	出血、急性肾衰竭、嗜睡、少尿、贫血、肾绞痛、胃痛、多汗、膀胱颈梗阻、紧张激动、焦虑、兴奋、失眠、头痛
感特灵胶囊	对乙酰氨基酚、马来酸氯苯那敏、咖啡因	同上
感冒安片	对乙酰氨基酚、马来酸氯苯那敏、咖啡因	同上
复方感冒灵片	对乙酰氨基酚、马来酸氯苯那敏、咖啡因	同上
重感冒灵片	马来酸氯苯那敏、安乃近	膀胱颈梗阻、昏迷、嗜睡、骨髓抑制
金羚感冒片	阿司匹林、马来酸氯苯那敏	出血、胃溃疡、嗜睡
新复方大青叶片	对乙酰氨基酚、咖啡因、异戊巴比妥	呼吸抑制、血压下降、肝功障碍
抗感灵片	对乙酰氨基酚	出血、急性肾衰竭、贫血、多汗、胃溃疡
降压避风片	氢氯噻嗪	多尿、低钾血症、血糖升高、血压过低
珍菊降压片	盐酸可乐定、氢氯噻嗪	多尿、血压过低、失眠、头痛
溃疡宁片	硫酸阿托品、氢氯噻嗪、普鲁卡因	口干、血压过低
谷海生	呋喃唑酮	恶心、呕吐、过敏、头痛、直立性低血压、低血糖反应
痢特敏片	甲氧苄啶	皮疹、瘙痒、贫血、白细胞计数减少
安嗽糖浆	盐酸麻黄碱、氯化铵	排尿困难、焦虑、头痛、心悸、恶心、失眠、不安、震颤、发热、血压升高
苏菲咳糖浆	盐酸麻黄碱、氯化铵	同上
舒肺糖浆	盐酸麻黄碱、氯化铵	同上
散痰宁糖浆	盐酸麻黄碱、氯化铵	同上
痰清片	盐酸麻黄碱、氯化铵	同上
天一止咳糖浆	盐酸麻黄碱、氯化铵	同上
镇咳宁糖浆	盐酸麻黄碱	排尿困难、焦虑、头痛、心悸、失眠、不安、震颤、发热、血压升高
消咳宁片	盐酸麻黄碱、碳酸钙	同上

续表

中成药	内含主要的化学药成分	可能发生的不良反应
清咳散	盐酸溴己新	胃刺激、肝功能异常
咳喘膏	盐酸异丙嗪	嗜睡、眩晕、低血压、视物模糊、口鼻咽喉干燥、反应迟钝、白细胞计数减少
海珠喘息定片	马来酸氯苯那敏、盐酸去氯羟嗪	嗜睡、疲劳、口干、少尿、贫血、肾绞痛、胃痛、多汗、膀胱颈梗阻、失眠、激动、困倦、视物模糊、便秘
喘息灵胶囊	马来酸氯苯那敏、克仑特罗	嗜睡、疲劳、口干、少尿、贫血肾绞痛、胃痛、多汗、膀胱颈梗阻心悸、手颤
安咳片	马来酸氯苯那敏、克仑特罗	同上
咳特灵片、胶囊	马来酸氯苯那敏	嗜睡、疲劳、口干、少尿、贫血、肾绞痛、胃痛、多汗、膀胱颈梗阻
鼻舒适片	马来酸氯苯那敏	同上
鼻炎康片	马来酸氯苯那敏	同上
康乐鼻炎片	马来酸氯苯那敏	同上
苍鹅鼻炎片	马来酸氯苯那敏	同上
芒果止咳片	盐酸氯苯那敏	同上
脉君安片	氢氯噻嗪	多尿、血压过低、血糖升高、高尿酸血症、皮疹、白细胞计数减少、口干烦渴
珍菊降压片	盐酸可乐定、氢氯噻嗪	多尿、血压过低、血糖升高、高尿酸血症、皮疹、白细胞计数减少、口干烦渴失眠、头痛、性功能障碍
腰息痛胶囊	对乙酰氨基酚	出血、急性肾衰竭、少尿、贫血、恶心
复方小儿退热栓	对乙酰氨基酚	虚脱、出血、恶心、多汗、胃痉挛
新癀片	吲哚美辛	恶心、呕吐、消化不良、厌食、出血、头痛、腹泻、眩晕、粒细胞计数减少、皮疹、血小板计数减少、晕厥、肝损伤

1103　哪些中成药与化学药品有使用禁忌?

任何事物均有双重性，中成药、化学药同服也可能会发生相互作用而引起不良反应，引起严重不良后果，应注意利弊权衡，避免盲目同服。

① 舒肝丸不宜与甲氧氯普胺（胃复安）合用，因舒肝丸中含有芍药，有解痉、镇痛作用，而胃复安则能加强胃肠收缩，两者合用作用相反，会相互降

低药效。

②中成药止咳定喘膏、麻杏石甘片、防风通圣丸与化学药复方利血平片、帕吉林（优降宁）不能同服。前3种中成药均含有麻黄碱，会使动脉收缩升高血压，影响降压效果。

③中成药蛇胆川贝液与吗啡、哌替啶、可待因不能同服。因前者含有苦杏仁苷，与化学药的毒性作用一样，均抑制呼吸，同服易致呼吸衰竭。

④中成药益心丹、麝香保心丸、六神丸不宜与化学药普罗帕酮（心律平）、奎尼丁同服，因可导致心脏骤停。

⑤中成药虎骨酒、人参酒、舒筋活络酒与苯巴比妥等镇静药同服，可加强对中枢神经的抑制作用而发生危险。

1104　哪些化学药品与中成药有禁忌？

①复方氢氧化铝与丹参片不宜同用，丹参片的主要成分是丹参酮、丹参酚，与氢氧化铝形成铝结合物，不易被胃肠道吸收，降低疗效。

②抗结核药异烟肼不宜与昆布合用，昆布片中含碘，在胃酸条件下，与异烟肼发生氧化反应，形成异烟酸、卤化物和氮气，失去抗结核杆菌的功能。

③阿托品、咖啡因、氨茶碱不宜与小活络丹、香连片、贝母枇杷糖浆合用。因后者含有乌头、黄连、贝母等生物碱成分，同服易增加毒性，出现药物中毒。

④抗心力衰竭药地高辛不宜与麻杏止咳片、通宣理肺丸、消咳宁片合用。因后三者均含有麻黄碱，对心脏有兴奋作用，能增强地高辛对心脏的毒性，引起心律失常。

⑤非甾体抗炎药阿司匹林不宜与风湿酒、国公酒、壮骨酒、骨刺消痛液同服。因为中药酒中含乙醇，合用会增加对消化道的刺激性，引起食欲减退、恶心，严重时可致消化道出血。

⑥助消化药乳酶生不宜与黄连上清丸联合应用，因为黄连中的小檗碱（黄连素）明显抑制乳酶生的活性，使其失去消化能力。另胰酶、胃蛋白酶、多酶片不宜与麻仁丸、解暑片、牛黄解毒片同服，因为中成药中含大黄和大黄粉，可通过吸收或结合的方式，抑制胰酶、蛋白酶的帮助消化的作用。

⑦抗酸药碳酸氢钠、氢氧化铝、复方氢氧化铝（胃舒平）、氨茶碱等不宜与山楂丸、保和丸、乌梅丸、五味子丸同用，这是后4种中成药含有酸性成分，与碱性化学药同服可发生中和反应，降低疗效。

1105　哪些中西药不能同时应用？

①四环素类、氟喹诺酮类药不能与含钙的中药，如石膏、牛黄解毒片等合用。因为钙离子能与四环素类等药结合成不溶于水的络合物，使四环素不易

被吸收。

② 含溴的西药如三溴合剂、溴化钠、溴化钙等，不能与含汞的朱砂及含朱砂的中成药合用。因为溴离子与汞离子可结合成有毒的溴化汞，它能引起恶心、呕吐、腹痛、腹泻等。

③ 磺胺类药不能与山楂、乌梅、五味子及含有这些成分的中成药合用。因为这些中药呈酸性，能使尿液变酸，而磺胺类药物易在酸性环境中形成结晶，结晶可对尿道产生刺激作用，甚至引起血尿、结晶尿、尿痛、尿闭等现象。

④ 维生素B_1不能与大黄、五倍子、石榴皮等中药合用。因为这些中药含鞣质较多，与维生素B_1结合后可形成一种生物碱，其能使维生素B_1失去效用。

⑤ 阿司匹林不能与中药甘草、鹿茸等合用，因为合用后可加重阿司匹林对胃黏膜的刺激，使胃酸分泌增加，从而能加重胃溃疡患者的病情，甚至引起上消化道出血。

1106 中药也有不良反应吗?

不少人都认为"中药没有副作用"或"中药是纯天然的，比西药安全"，其实这里有不少的误区。实际上如果使用不当中药的毒副作用和不良反应可能远比西药多，生活上应用不当而造成过敏及中毒事件屡有发生。

中成药的品种繁多，成分十分复杂，如植物药材麻黄含有麻黄碱，马钱子中有马兜铃酸，乌头含有乌头碱，巴豆中含巴豆油；动物药材中如蛇毒、斑蝥等有毒蛋白；矿物药中含有砷、汞、铅等有害元素。同时中药制剂，尤其是中药注射剂，其微粒杂质多，极易造成过敏、血栓、动脉血管内皮的异物沉着而诱发血管硬化。

虽有许多疗效好的中成药用于临床，但不等于中药就无不良反应。

第五章 特殊人群的安全用药

第一节 儿童安全用药

儿童系指18岁以下尚未取得成人资格的人群。若按年龄划分，出生1个月（30天内）的为新生儿，1年之内的为婴儿，3岁以下的为幼儿，6岁以下的为学龄前儿童，16岁以下的为少年儿童，16～18岁为青少年。若从医学上划分，儿科的研究对象从胎儿、新生儿、学龄前儿童、学龄儿童、到青春期儿童。一般以妊娠8周前为胚胎发育期，妊娠8周到出生为胎儿期，出生至出生后30天为新生儿期，1周岁以内为婴儿期或称乳儿期，2～3岁为幼儿期，4～16岁为少儿期，其中3～6岁为学龄前儿童，6～16岁是学龄儿童。儿童是一个极其特殊的群体，首要特点是持续地成长，伴随年龄的递增而组织和器官在不断地发育，功能（酶、代谢）和代谢上也日趋成熟，使药品在体内的过程具有特殊性。另外，基于人类"伦理学"，新药的临床研究和实验都是在成人之中进行的，18 岁以下的儿童、准妈妈及哺乳期的妇女均被排除在外。因此，临床目前所应用的药品在其刚刚上市时几乎全部缺少儿童的药理学、毒理学、药效学、药动学和不良反应的资料，新药一般要经过漫长时间（数年乃至几十年）的使用和摸索，在建立了妊娠妇女和儿童用药的基本安全性之后才能在他们身上使用。因此，对孩子们用药要十分慎重，要权衡利弊，合理应用。

1107　为什么要绝对规避儿童用药的禁忌?

禁忌证是适应证的反义词，是指药品不适宜应用于某些疾病（综合征）、情况或特定的人群（如儿童、老年人、妊娠及哺乳期妇女、肝肾功能不全者）。或应用后反而会引起不良后果，在具体给药上应予禁止或有所顾忌。

禁忌证其包含两层意思：禁、忌，所谓禁就是禁止（不能用，尤其是儿童），指药品不能用于的病症和人群，该禁止的指征应绝对禁止使用；所谓忌就是顾忌，对有顾忌的指征和人群应有所顾忌，尽量不用或换药替代。

儿童就好像柳树苗或水稻秧一样，正处于生长、发育的兴旺时期，神经系统、内分泌系统、免疫系统及许多脏器发育尚不完善，肝、肾的解毒和排毒功能以及血脑屏障作用也都不健全。因此，相对于正常的成人，儿童对药品的解毒和排泄功能较差，药品在体内的分布体积小，血浆药物浓度高，极易引起毒性和各种副作用。再者，我们现在掌握的儿童禁忌的数据，基本是总结和归纳全球各种不良事件的血肉教训得来的。因此，对儿童禁忌的药品必须坚决给予禁止。

1108　为何儿童的用药安全要从准妈妈抓起?

胎儿在母体的时间大约 10 个月，在母体时胎盘是连接母亲和宝宝的附属结构，是宝宝的生命之源，安全的屏障。胎盘附属在子宫上，获取营养和氧气，再供给体内的宝宝。如果它发生异常或老化，直接影响宝宝的生长发育，甚至危及宝宝的生命。胎盘的主要功能如下。

（1）代谢功能　包括气体交换、营养物质供应和排出废物。

（2）防御功能　胎儿血与母体血之间构筑了一道屏障，保护胎儿，使胎儿免受各种感染的危险。

（3）内分泌功能　胎盘能合成多种激素、酶及细胞因子，对维持正常妊娠有重要作用。如人绒毛膜促性腺激素、人胎盘生乳素等。

（4）免疫功能　胎儿与胎盘是同种异体移植物，能在母体子宫内存活而不被排斥，就是因为它们有免疫学耐受性。如母体服用苯巴比妥，可使胎儿的肢体短小、鼻孔通联。母体应用抗肿瘤药甲氨蝶呤可使胎儿基因突变、畸形或死亡。美国有一位妇女，怀孕期间为了镇痛，服用一种镇痛药可待因，因为她体内的一种肝脏药物代谢酶（CYP2D6）属于超快速型，对药品代谢得又快又多，可使可待因代谢为吗啡数量较之一般人多出4～6倍，最终使胎儿中毒死于腹中。其原因是吗啡可以抑制人体的呼吸功能，使胎儿窒息死亡。所以，准妈妈服药一定要格外谨慎，因为它不仅关系到妈妈自己，且会殃及胎儿。

1109 准妈妈服错药的后果严重吗？

据报道，妈妈张某发现自己的儿子比同龄的同班的幼儿园孩子身材矮小，担心不已，遂去咨询医生。得知结果后她懊悔不已，原来她在怀孕初期，为治乳腺感染而服用左氧氟沙星。但儿子出生后却常关节疼痛且个子不高，原因是氟喹诺酮类抗菌药物可损害软骨关节，使骨骼生长缓慢，骨关节出现水泡、肌腱疼痛、肌肉无力、疼痛。2016年7月，美国食品药品管理局重申：警示氟喹诺酮类药与发生肌腱、肌肉、关节、神经和中枢神经系统的致残性、永久性副作用密切相关。

其实，准妈妈服药而损伤胎儿的案例很早就有。1956年，德国的梅瑞公司生产了一种镇静药叫做沙利度胺（反应停），专门针对妊娠早期妇女的恶心、呕吐、食欲减退等反应，有良好的效果。因此，引发全球130多万妇女服用沙利度胺（反应停），包括亚洲、欧洲、拉美和非洲，以后在3年内全球陆续出生近10016例海豹畸胎儿（四肢或肩部有类似海豹的肢体），其中7000多例死亡，轰动世界，史称"海豹胎"事件。

1960年，准妈妈服用雌激素、孕激素惹的麻烦也不少，有些妈妈在孕期为了保胎、预防流产或避孕在孕早期使用大量的黄体酮、甲羟孕酮。结果部分胎儿发生胎儿脊柱、肛门、四肢等部位的畸形。国外的流行病学研究证实，准妈妈服用雌激素、孕激素，可使胎儿发生畸形的危险可能增加8倍。

1110 用药可导致聋哑儿吗？

依据20世纪90年代统计，我国由用药而致聋、致哑的儿童多达180余万人。其中药物性致聋者占60%，大约100万人，并每年以2～4万例递增。原因主要是应用抗菌药物致聋，氨基糖苷类（包括链霉素、庆大霉素、卡那霉素等）占80%。占总体聋哑儿童比例高达30%～40%，而在一些发达国家仅有0.9%。可以说，儿童致残是抗菌药物滥用的重灾区，尤其是8岁以下的孩子。氨基糖苷类抗生素（链霉素、庆大霉素等）对儿童肾脏和第8对颅脑神经——听觉神经有严重损害，且体内不吸收（或极少吸收），主要通过肾脏排泄，以致在肾脏、泌尿道的药物浓度极高。婴幼儿的肾功能发育不完全而对这些药品排泄较慢。因此，常造成药物性肾炎和听神经功能障碍而致耳聋，部分儿童造成永久听力下降和听力丧失，故8岁以下的儿童绝对不能使用该类药物，包括滴眼剂、滴耳剂、滴鼻剂等。可致儿童耳毒性的药物如下。

（1）氨基糖苷类　链霉素、庆大霉素、卡那霉素、小诺霉素、新霉素、托布霉素、阿卡星、奈替米星、依替米星、异帕米星等。其耳毒性比较：庆大霉素＞妥布霉素＞阿米卡星＞奈替米星＞依替米星＞异帕米星。

（2）非氨基糖苷类　氯霉素、林可霉素、克林霉素、紫霉素、红霉素、万古霉素、去甲万古霉素、卷曲霉素、春雷霉素、巴龙霉素、多黏菌素B等。

1111　为什么新生儿要对氯霉素说"不"？

新生儿的肝、肾脏功能没有发育完全，肝脏代谢药物（解毒）的酶系统功能不足或缺乏，排尿能力差，肾脏清除药物的功能也差，而药物在体内代谢场所主要在肝脏，如果代谢药物的酶系统不足或缺乏，可使抗感染药物体内代谢过程发生较大变化。药物在体内灭活的速度减慢，再加上新生儿肾功能不完全，药物在体内的消除过程也延长，极易引起蓄积中毒。新生儿的葡萄糖醛酸转移酶的活性很低，服用氯霉素后药物难以灭活，使血药浓度升高，使氯霉素及毒性代谢物快速在体内聚积，进而影响新生儿心脏、呼吸、血管功能，并引起患儿全身发灰、腹胀、呕吐、呼吸不规则、发绀、血液循环障碍，引起心血管衰竭的"灰婴综合征"，严重者可发生死亡。妇女在妊娠期，尤其是妊娠末期和临产前24小时内或出生后48小时使用氯霉素，也可致出生的新生儿出现上述"灰婴综合征"症状。因为妊娠期妇女使用氯霉素，可通过胎盘屏障进入胎儿体内。在正常情况下，氯霉素与葡萄糖醛酸结合成为无活力的代谢物从肾脏排出。但是，胎儿因肝脏内某些酶系统发育不完全，使氯霉素与葡萄糖醛酸结合能力较差。因此，氯霉素便在胎儿体内蓄积，进而影响新生儿心血管功能，所以，妊娠期妇女也应尽量避免使用氯霉素。另新生儿红细胞中缺乏葡萄糖-6-磷酸脱氢酶，在应用磺胺类药和硝基呋喃类药（呋喃西林、呋喃唑酮、呋喃妥因）时可出现溶血现象。均应尽量避免给儿童应用。

1112　为何氟喹诺酮类抗菌药物不能用于儿童？

氟喹诺酮类药（包括诺氟沙星、氧氟沙星、依诺沙星、环丙沙星、培氟沙星、洛美沙星、妥舒沙星、左氧氟沙星、司帕沙星、氟罗沙星、加替沙星、莫西沙星等）可对幼年动物的软骨造成损害，使承重的骨关节（髋、膝、腕、踝关节等）的细胞出现水泡和损伤、承受力下降，导致残疾；并使儿童体内骨骺线（骨骼的生长发育点）提前骨化，使孩子身高增长受抑。少数病例曾出现严重关节痛和炎症。因此，骨骼系统尚未发育完全的18岁以下的儿童不能应用。药学研究发现服用环丙沙星的妊娠期妇女人工流产胎儿出现与动物实验相似的关节受损改变，胎儿关节中喹诺酮类药物浓度高，软骨中药物浓度也高。近年来，中外文献陆续报道：氟喹诺酮类药可引起成人的肌腱炎、跟腱炎、跟腱断裂、重症肌无力等。儿童更要小心！

1113 为何新生儿要远离磺胺类药？

新生儿一般在出生后2～4天出现生理性的血清胆红素升高，称之为生理性黄疸。有些药物能够和血清胆红素竞争白蛋白结合部位，将与白蛋白结合的胆红素置换出来成为游离的胆红素，但是新生儿大脑屏障通透性强，大量的胆红素可以进入新生儿的脑组织，发生危险的核黄疸。如将磺胺类药用于新生儿，磺胺类药和胆红素可竞争血浆蛋白的结合位置，磺胺类药与血浆蛋白的亲和力强于胆红素，致使较多的游离胆红素进入血循环，并沉积在某些组织中；如沉积在脑组织则可引起核黄疸，这种现象反应在新生儿发生溶血现象时更易发生。另外，由磺胺类药所致的过敏反应非常多见，表现为药热、药疹、瘀斑、猩红热样疹、荨麻疹或巨疱型皮炎，也有产生剥脱性皮炎而致死者；严重皮炎常伴有肝炎和哮喘，也可引起光敏性皮炎，多形性渗出性红斑甚为严重，药热多发生在服药后5～10天，皮疹多发生在7～9天，在服用长效磺胺类药和儿童中多见，死亡率较高。

1114 为何儿童不能服用四环素类药？

四环素类抗生素（四环素、土霉素、地美环素、胍甲环素、多西环素、米诺环素、美他环素）的脂溶性强，易与金属离子螯合，可与新形成的骨骼和发育中牙齿（乳牙和恒牙）所沉积的钙相螯合，进而发生龋齿，形成一种四环素-正磷酸钙复合体，另在治疗剂量下也沉积在儿童和乳母的骨骼钙化区和指甲，使胎儿和幼儿的骨骼生长受到抑制，影响骨骼发育，对新生儿与婴儿尤甚；另外，准妈妈用药可使胎儿牙齿黄染，药物沉着于胚胎和骨骼中；婴儿用药可表现囟门膨出，颅内压力增高；学龄前儿童用药后可致牙齿变色黄染、色素沉着、牙釉发育不全（黄褐牙）。在20世纪70～80年代曾应用过四环素类抗生素的儿童，至今仍有一口黄褐色的牙齿，成为一代人的"标志"，故对新生儿或8岁以下儿童禁用四环素类药。

1115 儿童应用万古霉素要注意什么？

万古霉素与去甲万古霉素是治疗耐甲氧西林金黄色葡菌球菌感染的主要药品，对革兰阳性菌有强大的杀菌作用，但其主要的不良反应为肾毒性，发生率为5%～7%。万古霉素可直接损伤肾脏、肾小管内皮。其所致的肾毒性表现轻、重不一，早期可见蛋白尿、管型尿，继而发生氮质血症、血肌酐升高、间质性肾炎、肾功能减退，严重时可出现急性肾衰竭和尿毒症等。肾毒性可为一过性，也可为永久性损伤。

肾毒性的危险因素：① 联合应用其他具肾毒性药品；② 血浆药物浓度过高，一般＞30μg/ml，万古霉素主要经肾脏排泄；③ 剂量过大；④ 滴速过快（＜1小时）；⑤ 用药时间长，超过2周。

因此，儿童应用万古霉素、去甲万古霉素应注意：① 新生儿禁用；② 避免与其他有肾毒性药品联合应用；③ 静脉滴注液的稀释浓度宜低，不超过5mg/ml；④ 静脉滴注时间宜长，控制在1～2小时；⑤ 用药前、后宜多饮水，保证足够尿量以促进药品排泄，减轻肾毒性。

1116 儿童应用阿奇霉素应注意什么？

近年发现，阿奇霉素具有增加心律失常、心电图Q-T间期延长和尖端扭转型室性心动过速风险的心脏毒性。若静脉注射风险更高（因此，药液浓度应控制在1～2mg/ml，滴速宜缓慢，静脉滴注500mg≥60分钟，1000mg≥2～3小时）同时监测心电图。2013年美国FDA公示，使用阿奇霉素时，需对患者进行筛查：① 有心动过缓、Q-T间期延长和综合征、尖端扭转型室性心律失常史、代偿性心力衰竭者。② 患者处于心律失常状态、未纠正的低血钾、低血镁症者。③ 正在应用延长心电图Q-T间期药（抗心律失常、抗精神病药、抗抑郁药、氟喹诺酮类药、抗过敏药）慎用。④ 老年人（对延长心电图Q-T间期的药品更为敏感）慎用，儿童慎用。

同时，口服剂量宜小，用于沙眼衣原体、杜克嗜血杆菌、淋球菌所致的性传播疾病，单剂量1000mg；用于其他感染，一日500mg，连续3天，总剂量1500mg。或首剂500mg，第2～5天起一日250mg。连续服用超过5天以上须停药1～2天，鉴于阿奇霉素在体内的血浆半衰期长达48～76小时，应避免血浆药物浓度过高，在体内逐渐蓄积而引起中毒。

1117 儿童可以应用尼美舒利吗？

自2000年后医药学家陆续报道，尼美舒利可以破坏肝细胞、诱发肝细胞变性或坏死、肝脏转氨酶AST及ALT升高，导致急性肝炎、重症肝炎、重症肝损害。同时，尼美舒利对中枢神经系统和肝脏、肾脏损伤的案例经常出现。依据中国药品不良反应监测中心报告显示：尼美舒利在用于儿童镇痛发热的治疗上已出现数千例不良反应事件，甚至有数起死亡病例。我国食品药品监督管理总局在组织对尼美舒利口服制剂不良反应监测报告、国内外研究和监管情况进行分析并听取专家意见的基础上，决定采取进一步措施加强尼美舒利口服制剂的使用管理，并对尼美舒利说明书进行修订，"禁止12岁以下儿童使用尼美舒利"。

1118 儿童可以应用硝基呋喃类药吗？

新生儿的红细胞中缺乏一种酶——葡萄糖-6-磷酸脱氢酶，此酶对儿童来说是一种非常重要的酶，体内如显著缺乏会导致一种遗传性溶血性疾病，部分病例食用蚕豆后发病，俗称蚕豆病。全球约有2亿多人罹患此病。我国也是蚕豆病的高发区之一，呈南高北低的分布特点，患病率为0.2%～44.8%。主要分布在长江以南各省，以海南、广东、广西、云南、贵州、四川等省高发。葡萄糖-6-磷酸脱氢酶缺乏症的发病原因是葡萄糖-6-磷酸脱氢酶基因突变，导致此酶的活性降低，红细胞不能抵抗氧化损伤而遭受破坏，引起溶血性贫血。

在新生儿服用磺胺类药和硝基呋喃类药（呋喃西林、呋喃唑酮、呋喃妥因）时，葡萄糖-6-磷酸脱氢酶不足，可出现溶血现象。因此，合成的抗菌药物呋喃西林、呋喃唑酮、呋喃妥因均应尽量避免给儿童应用，尤其是新生儿。

1119　儿童可以应用糖皮质激素吗？

儿童长期、大剂量使用糖皮质激素（氢化可的松、地塞米松、泼尼松、泼尼松龙、甲泼尼龙、倍氯米松）可能会影响儿童的生长、发育和肾上腺皮质功能，依据《中国国家处方集·儿童版》的归纳，激素对儿童的不良影响包括几个方面：① 可使儿童的免疫功能下降，抵御细菌、真菌、病毒感染的能力大幅度地下降。② 使儿童生长速度变缓、发育迟缓和畸形（满月脸、水牛背、向心性肥胖）；也可以使新生儿的体重减轻。③ 影响儿童的骨骼成熟，引起骨质疏松症、自发性骨折和无菌性骨坏死。④ 可引起白细胞增高、淋巴细胞减少、骨髓脂肪浸润等。⑤ 糖皮质激素类药使用不当还会引起消化性溃疡或使原有溃疡病复发或恶化、出血或胃穿孔。

因此，18岁以下的儿童应用糖皮质激素一定要慎重，同时，在服用期间宜定期监测生长和发育情况，并注意血压、血糖、血钾和出血等异常表现。但对脑水肿、肾病综合征、持续发热伴全身性中毒、感染性中毒休克等疾病的儿童可以应用，但一定要在医生的监护之下。

1120　儿童可以应用雌激素吗？

雌激素（己烯雌酚、雌二醇、雌三醇、炔雌醇、炔雌醚、孕马雌酮、普罗雌烯等）源于卵泡内膜细胞和卵泡颗粒细胞，具有广泛而重要的生理作用，不仅有促进和维持女性生殖器官和第二性征（促使乳房发育增大）的生理作用，并对内分泌、心血管、代谢系统、骨骼的生长和成熟，皮肤（滋润皮肤、亮丽头发）等各方面均有明显的影响。但儿童过度、过早的应用，对孩子们的身体不利，影响到发育、生殖、神经、内分泌、循环等系统的功能。

（1）生殖系统　① 可致子宫少量不规则出血；② 子宫内膜过度增生；③ 雌激素治疗可能增加子宫内膜癌和乳腺癌的风险；④ 雌激素可能诱发阴道不规则出血，这种出血也可能是由于存在恶性肿瘤（子宫或宫颈肿瘤）所致；⑤ 雌激素可使糖原在阴道上皮细胞内沉积，糖原在阴道乳酸杆菌的作用下分化成乳酸，使阴道的酸度增加，有利于念珠菌等真菌的生长。从而导致阴道炎的产生。

（2）内分泌与代谢系统 雌激素可引起高钙血症、水钠潴留、体重增加、甘油三酯升高、糖耐量下降等。

（3）生殖系统 偶见乳房触痛或增大、白带增多、不规则阴道出血、点滴出血，突破性出血、长期出血不止或闭经、性欲改变。

（4）循环系统 雌激素可能增加血栓性静脉炎和（或）静脉血栓栓塞性疾病的风险。

（5）精神与神经系统 少见儿童头痛、神经过敏等反应。

1121 儿童可以应用孕激素吗?

孕激素（包括黄体酮、甲羟孕酮、环丙孕酮、地屈孕酮、屈螺酮、替勃龙、炔诺酮、炔诺孕酮、甲地孕酮、己酸羟孕酮等）主要由女性卵巢的黄体细胞分泌，是维持妇女妊娠所必需的激素，同时，可促进女性附性器官成熟及第二性征出现，并维持正常性欲及生殖功能。但儿童除了特殊疾病外，不宜应用孕激素。

孕激素有许多不良反应，常见突破性出血、阴道点状出血、月经不规则、宫颈分泌物性状改变、乳房肿痛、性欲降低或性快感缺乏；长期应用可引起子宫内膜萎缩、月经减少、闭经，并易诱发阴道真菌感染。对男孩偶见乳房发育肿大、性欲降低、胡须稀薄、精子生成和数量减少、导致男性不育症。此外，孕激素可致体重增加、心悸、心肌梗死、心动过速、体液潴留、水肿，并可增加血栓栓塞性疾病的风险，包括血栓性静脉炎及肺动脉栓塞。

1122 儿童可以应用雄激素吗?

雄激素（包括甲睾酮、十一烯酸睾酮、丙酸睾酮、美雄酮等）又称男性激素，主要在雄性动物的睾丸中产生，另肾上腺皮质也可分泌少量雄激素。雄激素促进男性附性器官成熟和第二性征的出现，并维持正常性欲及生殖功能。成人用于性功能减退、隐睾症等，但孩子们不能应用，弊远大于利。

① 女童不要应用雄激素，其弊远大于利，如女性睾酮长期处于过高水平，雌性激素水平过低，会抑制促卵泡激素水平，引起卵巢卵泡不能发育成熟，不能排卵，而形成囊状卵泡，最后成为多囊卵巢综合征，而导致不孕症。

② 男童长期服用雄激素可使儿童精子质量降低、睾丸萎缩、虚胖、高血压、情绪暴躁，促进性早熟，促使儿童的心理与发育不匹配。导致性行为提前，引起受孕和性疾病传播的危险。

③ 雄性激素可增加心血管疾病和糖尿病的发病率，影响糖和脂肪的正常代谢，导致肥胖、高血压等，促使心血管疾病和糖尿病的发病。

④ 皮肤毛孔粗大、粗糙，引发痤疮，且会更早、更易秃顶（雄激素性脱发）。

1123　儿童可以应用蛋白同化激素吗？

蛋白同化激素（苯丙酸诺龙、司坦唑醇、达那唑）是一种能够促进细胞的生长与分化，使肌肉扩增，甚至是加强骨头的强度与大小的甾体激素，结构类似睾酮，是由天然来源的雄性激素经结构改造，降低雄激素活性，提高蛋白同化活性而得到的半合成激素类药。临床用于促进人体蛋白质的生物合成、促进肌肉变大变壮、促进食欲、促进骨骼的生长、刺激骨髓功能，促进红细胞的生成。

但我们不主张儿童随意应用，除非确有慢性消耗性疾病、重病及术后体弱消瘦、营养不良。

蛋白同化激素有轻微男性化作用，尤其是妇女及青春期前儿童，女性使用者表现为体毛增长、痤疮、声音变低沉、乳房萎缩、性欲亢进、身体脂肪减少、阴蒂涨大以及经期不规律甚至停经。对儿童及青少年亦会造成性早熟及骨骼发育提早结束进而影响日后的身高。长期使用后可能引起黄疸及肝脏功能障碍，长期应用蛋白同化激素可使肝脏转氨酶 AST 及 ALT、乳酸脱氢酶、碱性磷酸酶升高，因此，所有同化激素治疗期间应定期检查肝功能。

1124　儿童可以应用生长激素吗？

生长激素是促使儿童身体长高的主要方法，有些家长只要觉得孩子生长发育欠佳或营养不良就会把孩子带到医院，要求使用生长激素"催长"，其实这种想法并非正确。家长完全没有考虑到孩子使用生长激素治疗后可能出现极多的不良后果。

（1）巨人症　儿童时期过多使用生长激素，有可能会使孩子患上"巨人症"。

（2）特发性颅内高压　儿童使用生长激素后，可能会因迅速纠正长期的生长激素不足而造成脑脊液转移，引发颅脑内压急剧升高，表现为头痛、呕吐、视盘水肿、腰穿压力增高等。

（3）降低儿童骨质密度　用来帮助很早开始青春期的儿童长高的药品促黄体素释放素激动药对身材矮小但青春期时间正常的儿童并不适用。该药能明显降低儿童的骨密度，使得他们更易骨折。

（4）导致激素分泌紊乱　外源性生长激素的过量使用，引起人体产生对生长激素的抗体反应，从而影响内源性生长激素的活性及导致激素分泌紊乱。

（5）肿瘤发生或复发　使用生长激素可能与儿童白血病的发生相关，此外，生长激素还可引起接受治疗的患儿原有的肿瘤复发。

1125 儿童可以应用促性腺激素吗?

促性腺激素是调节人和脊椎动物的性腺发育,促进性激素生成和分泌的糖蛋白激素。如垂体前叶分泌的促黄体生成激素(LH)和促卵泡激素(FSH),两者协同作用,刺激卵巢或睾丸中生殖细胞的发育及性激素的生成和分泌;人胎盘分泌的绒毛膜促性腺激素(HCG),可促进妊娠黄体分泌孕激素(黄体酮)。促黄体生成激素对雌、雄动物均有作用,作用于雄性睾丸的间质细胞,刺激雄激素的生成和分泌;作用于雌性动物的卵巢,诱导排卵前的发育。

而促卵泡激素的作用也是雌、雄双向,对雌性促进卵巢中卵泡的生长和发育;对雄性则促进睾丸曲细精管中精子的生成。目前,常用的促性腺激素有戈那瑞林、亮甲瑞林、丙氨瑞林、氯米芬、绒促性素、尿促性素等。儿童主要用于下丘脑病变所致的青春期发育迟缓,或用作激发试验,用来诊断是否儿童性早熟。剂量一次$100\mu g/m^2$,静脉注射,分别于注射前30分钟、后30分钟、60分钟、90分钟取血测定促黄体生成素、促卵泡成熟激素的水平,检验儿童的下丘脑性腺轴是否启动,以鉴别儿童是否性早熟。

1126 儿童可以应用促肝细胞生长素吗?

促肝细胞生长素源于健康的乳猪或未哺乳新生牛新鲜肝脏中提取的具有生物活性的多肽,能明显刺激新生肝细胞的DNA合成,促进损伤的肝细胞线粒体、粗面内质网恢复,促进肝细胞再生,加速肝脏组织的修复,恢复肝功能和促进肝坏死后的修复。同时具有降低肝脏转氨酶、血清胆红素和缩短凝血酶原时间的作用,对肝细胞损伤也有较好的保护作用。儿童是可以应用的,用于各种病毒性肝炎(急性、亚急性、慢性重症肝炎的早期、中期)的治疗。

口服一次100~150mg,一日3次,疗程一般为3个月,可连续使用2~4个疗程。肌内注射,一次20~40mg,一日2次,溶于0.9%氯化钠注射液注射。静脉滴注,一次80~120mg,溶于10%葡萄糖注射液250ml中,一日1次,疗程视病情决定,一般4~6周或连续8~12周。

1127 哪些药对婴幼儿及儿童禁用?

儿童主要禁忌的药品见表3-12。

表3-12 儿童禁用的药品及不良反应的特征

药品	儿童禁用的范围	主要毒性与不良反应
苯海拉明	早产儿、新生儿	婴儿腭裂、腹股沟疝和泌尿生殖器官畸形、溶血
甲氧苄啶	早产儿、新生儿	高铁血红蛋白血症、新生儿黄疸

续表

药品	儿童禁用的范围	主要毒性与不良反应
头孢氨苄甲氧苄啶	新生儿、早产儿	高铁血红蛋白血症、新生儿黄疸
头孢羟氨苄甲氧苄啶	新生儿、早产儿	高铁血红蛋白血症、新生儿黄疸
氯霉素	新生儿	灰婴综合征（体内葡萄糖醛酸基转移酶缺乏，解毒功能差）
甲砜霉素	新生儿	骨髓功能抑制
磺胺类药	新生儿	新生儿溶血（体内葡萄糖醛酸酶缺乏）、高铁血红蛋白血症
去甲万古霉素	新生儿	肾毒性（蛋白尿）
呋喃妥因	新生儿	溶血（体内葡萄糖醛酸酶缺乏）、多发性神经炎手足、皮肤麻胀痛感
呋喃唑酮	新生儿	溶血（体内葡萄糖醛酸酶缺乏）、多发性神经炎手足、皮肤麻胀痛感
吗啡	新生儿	呼吸抑制
林可霉素	新生儿	呼吸抑制
利福平	新生儿	凝血功能障碍（出血、贫血）、休克
地西泮	新生儿	肌张力减弱、神经系统抑制
奎宁	新生儿	血小板计数减少、血小板减少性紫癜
金刚烷胺	新生儿、1岁以下婴儿	尿潴留、呕吐、皮肤潮红
氯丙嗪	新生儿	嗜睡、麻痹性肠梗阻、新生儿黄疸
红霉素	2个月以下婴儿	肝衰竭、药物性肝炎甚至死亡
琥乙红霉素	2个月以下婴儿	肝衰竭、药物性肝炎甚至死亡
羟嗪	婴儿	肝肾毒性、过度镇静
苯丙胺	婴幼儿	精神不安、睡眠障碍
依他尼酸	婴儿	水样腹泻、电解质紊乱
氟哌啶醇	婴幼儿	锥体外系反应、严重肌张力障碍

续表

药品	儿童禁用的范围	主要毒性与不良反应
酚酞	婴儿	腹泻、腹部绞痛或痉挛性疼痛、诱发肿瘤的风险
噻嘧啶	婴儿	头晕、头痛、呕吐及肝功能异常、肝毒性
甲氧氯普胺	婴幼儿	锥体外系反应（急性张力障碍）、迟发性运动障碍
肼屈嗪	新生儿、婴儿	系统性红斑狼疮综合征
硫喷妥钠	6个月以下幼儿	呼吸抑制、超敏反应
地西泮	6个月以下幼儿	呼吸抑制、低血压、癫痫发作
哌嗪	1岁以下幼儿	肌肉神经毒性、头晕头痛、肝功能不全
噻嘧啶	1岁以下幼儿	头晕头痛、肝功能不全
吗啡	1岁以下幼儿	呼吸抑制、抽搐
左旋咪唑	1岁以下幼儿	脑炎综合征、迟发性脑病
环孢素	1岁以下幼儿	肾毒性、四肢感觉异常
咪康唑	1岁以下幼儿	肝毒性、肝衰竭或坏死
酮康唑	2岁以下幼儿	肝衰竭或坏死（目前成人也已禁用，仅限外用）
阿司匹林[①]	2岁以下幼儿	出血、瑞氏综合征（患流感或水痘感染后更要忌用）
萘普生	2岁以下幼儿	出血、肾损伤
芬太尼	2岁以下幼儿	呼吸抑制、脑病
地芬诺酯	2岁以下幼儿	中毒、早期发热、皮肤潮红、后期呼吸和中枢抑制
洛哌丁胺	2岁以下幼儿	过敏性休克、阴茎水肿、麻痹性肠梗阻、急性肾衰竭
阿苯达唑	2岁以下幼儿	神经肌肉毒性、脑炎综合征、急性脱髓（2岁以下幼儿接触虫卵的机会较少，成虫尚未生长，一般不需驱肠虫药）
左旋咪唑	2岁以下幼儿	脑炎综合征、急性脱髓
丙磺舒	2岁以下幼儿	溶血性贫血、超敏反应
洛哌丁胺	2岁以下幼儿	过敏性休克、阴茎水肿、麻痹性肠梗阻、急性肾衰竭
他克莫司	2岁以下幼儿	肾毒性、肥厚性心肌病、神经毒性（震颤、头痛、感觉异常）
吡美莫司	2岁以下幼儿	致癌（2岁以下儿童免疫功能缺陷）
柳氮磺吡啶	2岁以下幼儿	核黄疸、过敏反应
氨苄西林丙磺舒	2岁以下幼儿	溶血性贫血、超敏反应

续表

药品	儿童禁用的范围	主要毒性与不良反应
左旋多巴	3 岁以下幼儿	运动和精神障碍
活性炭	3 岁以下幼儿	长期服用可致幼儿营养不良
双氯芬酸	3 岁以下幼儿	血尿
甲睾酮	3 岁以下幼儿	骨骼闭合过早，影响幼儿生长发育，尤其是正在患水痘的儿童
洛哌丁胺	5 岁以下儿童	低龄儿童易致不良反应影响中枢神经功能
细辛脑	6 岁以下儿童	过敏反应、皮疹、喉头水肿、过敏性休克甚至死亡
雷尼替丁	6 岁以下儿童	长期使用可致维生素 B_{12} 缺乏、贫血
丙米嗪	6 岁以下儿童	意识错乱，三环类抗抑郁药不推荐用于儿童
四环素类	8 岁以下儿童	牙齿黄染、牙釉质发育不良（药品与牙齿中的钙产生螯合作用）
氨基糖苷类	8 岁以下儿童	肾毒性和耳毒性、耳聋（前庭神经和耳蜗神经损伤）
尼美舒利	12 岁以下儿童	肝毒性、黄疸或死亡（中枢神经损伤）
可待因	12 岁以下儿童	呼吸抑制、戒断症状（咳嗽、打喷嚏、流鼻涕、嗜睡）
吲哚美辛	14 岁以下儿童	激发潜在性感染而死亡
美洛昔康	15 岁以下儿童	严重皮肤反应
利培酮	15 岁以下儿童	意识丧失、锥体外系反应、粒细胞和血小板计数减少
西咪替丁	16 岁以下儿童	神经毒性、肾毒性-间质性肾炎
氟喹诺酮类	18 岁以下儿童	软骨损伤和承重关节毒性（导致动物的软骨损伤、水泡）

① 亚洲儿童人群中服用阿司匹林等药出现瑞氏综合征的情况较少（虽有报道，但相对于欧美来说较少），但并不等同于药品对于 12 岁以下儿童来说绝对安全。亚洲人对 2 岁以下的婴儿禁用阿司匹林，英国对 16 岁、美国对 14 岁以下儿童禁用阿司匹林。尤其年龄越小，用药时间越长，就越易发病（瑞氏综合征）。

注：1.本表依据《马丁代尔药物大典》（原著第 37 版）和《国家执业药师应试指南——药学知识（二）》（2016 年版）整理。

2.禁用，包括外用的滴眼、滴鼻、滴耳、涂敷、灌肠等。

第二节 老年人安全用药

1128 老年人的疾病有何特点?

人进入老年期以后,由于组织器官老化和生理功能减退,老年人易患的疾病以及患病时临床表现的特点都明显不同于中青年人。老年人患病主要包括五类:① 发生在各年龄组的疾病如感冒、胃炎、消化道溃疡病、心律失常等。② 中年起病,延续到老年的疾病如慢性支气管炎、慢性肾炎、类风湿性关节炎等。③ 老年人易患的疾病如恶性肿瘤、糖尿病、高血压、血脂异常、冠状动脉心脏病、痛风等。④ 老年期起病,为老年人特有的疾病,如动脉粥样硬化症、老年性白内障、老年性痴呆(阿尔茨海默病)、帕金森症、失眠症、抑郁症、脑卒中、前列腺增生症、前列腺炎等。⑤ 极少数的老年人也可患儿童常见的传染病,如麻疹、水痘、猩红热等。

1129 老年人的药效学特点有哪些?

(1)对中枢神经系统药物的敏感性增高 老年人大脑重量减轻、脑血流量减少、高级神经功能亦衰退。因此,对中枢神经系统药物特别敏感,包括镇静催眠药、抗精神病药、抗抑郁药、镇痛药等,特别是在老年人缺氧、发热时更为明显。在地西泮血药浓度相似的情况下,老年人易出现精神运动障碍的不良反应,而年轻人则没有。所以老年人出现精神紊乱首先要排除中枢神经系统药物所致。

(2)对抗凝血药的敏感性增高 老年人对肝素和口服抗凝血药非常敏感,一般治疗剂量即可引起持久的凝血障碍,并有自发性内出血的危险。例如70岁以上患者使用华法林的剂量为40～60岁患者的30%,相似血药浓度的华法林,老年人的维生素K依赖性凝血因子合成抑制作用更强。对抗凝血药敏感性增高的原因是:① 肝脏合成凝血因子的能力下降;② 饮食中维生素K含量不足或维生素K的胃肠道吸收障碍引起维生素K相对缺乏;③ 血管的病理改变,包括血管壁变性,弹性纤维减少,血管弹性减少而使止血反应发生障碍。

(3)对利尿药、抗高血压药的敏感性增高 老年人心血管系统与维持水电解质平衡的内环境的稳定功能减弱,一方面使各种利尿药与抗高血压药的药理作用增强,另一方面使许多药物包括吩噻嗪类、β受体阻断药、血管扩张药、左旋多巴、三环类抗抑郁药、苯二氮䓬类与利尿药可引起直立性低血压,其发生率与严重程度均较青壮年为高。

(4)对β受体激动药与阻断药的敏感性降低 老年人心脏β受体敏感性

降低，对肾上腺素β受体激动药与阻断药反应均减弱。例如65岁患者增加每分钟休息时心率25次，需要的异丙肾上腺素静脉滴注剂量为25岁所需剂量的5倍；老年人动脉内灌注异丙肾上腺素增加前臂血流的作用也要比青年人弱。老年人β受体敏感性的降低可能与信号传导能力的下降有关，而β受体的密度与亲和力无明显的改变。此外，α_1受体激动药兴奋肝细胞的糖原分解作用不随年龄而改变，但肝细胞α_1受体的密度随年龄减少39%，高亲和力的α_1受体数目减少40%。相反，由α_1受体介导的促磷酸肌醇水解不随年龄而改变。

1130 如何提高老年人用药的依从性？

老年人依从性差有许多原因：① 行动不方便，理解和记忆力差，视力不佳，听力减退；② 缺乏护理人员与亲友的督导；③ 药物标识不清晰；④ 打不开包装容器；⑤ 同时应用多种药品，尤其是外形相似的药品，常造成服错药。临床研究发现依从性差与年龄无关，而与用药品种多少密切相关，即用药品种越多，依从性越差。依从性差导致药物的疗效明显降低，可使病情加重与恶化，需要更大剂量或更强的治疗药物，从而出现严重毒性。

提高老年患者的依从性，从以下方面入手：① 简化方案和梳理各科用药，不能用的淘汰，可用可不用的药压缩，使每天用药的品种减至最少，避免不必要的药物相互作用。② 耐心向患者解释清楚，必要时写出简单说明。尽量选用一日1次的长效制剂，如抗精神病药睡前1次服用，利尿药早晨1次服用；如需一日2～3次，可结合患者的进食或其他活动，使患者易于记住与执行。③ 药物制剂以糖浆剂或溶液剂较好，片剂或胶囊剂难以吞咽。④ 药品名称、用法、用量应写清楚，难记的名称可用形象化的颜色、编号或名称来代表。⑤ 药瓶便于打开，剩余的药品要妥善保管，过期的药品不可使用。⑥ 初始剂量减半，渐增至全量，以回避药品的"首剂效应"。⑦ 少吃没用的保健药品、保健食品，因为大多数产品没有临床获益的证据，花钱不少但收效甚微。⑧ 督导老年人按时服药，按生物钟和时辰药理学服用，防止漏服或重服，不在家的时候也要交代清楚。避免过度、重复、滥用药品。

1131 老年人如何遴选抗高血压药？

以体容量增加高为主的老年人以CCB和利尿药作为优先初始治疗。对交感神经活性增高（心率过快）以β受体阻断药作为初始治疗。有肾素-血管紧张素-醛固酮系统激活或有蛋白尿的老年患者以ACEI或ARB作为基础治疗。针对老年人水肿、心功能不全、体液潴留，噻嗪类利尿药对多数患者降压显著，氯噻酮的疗效优于氢氯噻嗪，推荐在治疗中首选。① 利尿药是唯一能充分控制心力衰竭者体液潴留的首选。② 适用于轻度体液潴留的高血压但肾功能正常患者。③ 需特别指出的是，中国城乡居民人均盐摄入量为12g/d，远高出WHO所推荐的6g/d标准，因而血容量较大，个体之间存在对盐的遗传易感性差异。利尿药的利钠、缩容作用机制特别适宜于高盐摄入者的血压控制。

老年人高血压大多有动脉粥样硬化的因素，使血压降至135/85mmHg左右即可，如更低会影响脑血管及冠状动脉的灌注，甚至诱发缺血性脑卒中。室性早搏如控制到完全消失，势必要用大剂量抗心律失常药，这类药都有较大的副作用。能控制到偶发室性早搏2～3次/分，则适可而止。患急性疾病的老年人，病情好转后应及时停药，不要长期用药。如需长期用药时，应定期检查用药情况是否与病情需要相符，同时定期检查肝功能、肾功能，以便及时减量或停药。例如，心肌梗死后合并暂时性心力衰竭以及有窦性心律的代偿性心力衰竭患者长期服用地高辛。

针对老年人合并良性前列腺增生症者（男性），优先联合应α受体阻断药（特拉唑嗪、多沙唑嗪、阿夫唑嗪）。选择性抑制α_1受体阻断药除降低外周阻力、降低血压，同时可使膀胱颈、前列腺、前列腺包膜平滑肌松弛，降低后尿道、膀胱阻力，缓解增生尿道压或排尿困难。

1132 老年人如何遴选调节血糖药？

对大多数糖尿病者而言，糖化血红蛋白控制在≤7.0%，尤其对年龄小、病程短、预期寿命较长且无心血管疾病风险的糖尿病者，可将其控制在较7%或更低水平，而对特殊人群（儿童、青少年、脆性糖尿病、无症状低血糖或反复发作严重低血糖、合并明显微血管和大血管并发症、晚期癌症、预期寿命较短老年者），糖化血红蛋白控制指标应放宽。血糖控制达标为7%较为合理。不宜与青年人一样苛刻。此外，老年人新陈代谢缓慢，体力活动少、体态较为肥胖，摄食较多、联合用药机遇大、低血糖反应迟钝。因此，不宜选择强效、速效的调节血糖药。

对老年人宜选二甲双胍、α-糖苷酶抑制药、格列喹酮和预混胰岛素。二甲双胍优势在于：① 强力降糖，不增加体重，可使糖合血红蛋白（HbA1c）水平下降1%～2%，并使体重明显下降；② 可促进人体细胞中毒性氧分子的释放，增加细胞的坚固性及寿命；③ 肾毒性小；④ 单药治疗所致低血糖反应较小。

此外，对餐后血糖较高者宜联合服用阿卡波糖。优势在于：① 可使糖化血红蛋白下降0.5%～0.8%，不增体重且使体重下降。② 适用于单纯餐后血糖高，而空腹和餐前血糖不高，2型糖尿病者餐后出现高血糖者，或1型糖尿病者（胰岛素合用）。③ 对糖苷酶有高度亲和性，延缓肠内的双糖、低聚糖和多糖的释放、使餐后血糖水平上升延迟或减弱，拉平昼夜血糖曲线，适于老年人。④ 适合中国人食谱（碳水化合物为主，双糖转化单糖量多）。

1133　对老年人如何遴选抗痴呆药?

对老年人早期的痴呆及早以用药缓解（胆碱酯酶抑制药、美金刚、银杏叶提取物、他汀类）治疗为主。联合具不同靶点药品（美金刚＋多奈哌齐或加兰他敏），可改善阿尔茨海默病（AD）的认知协同。或选多奈哌齐＋银杏叶提取物、多奈哌齐＋美金刚。临床显示：老年性痴呆如及早发现并用药控制得当，在10年内可阻止病情进一步恶化。对叶酸或维生素B_{12}缺乏者适量补充叶酸、烟酸、维生素B_1、维生素B_6、维生素B_{12}。

1134　对老年人如何遴选抗前列腺增生药?

对中、重度有下尿路症状（尿频、尿急、尿失禁、夜尿增多、排尿困难、间断排尿、尿线变线等。排尿后症状包括排尿不尽、尿后滴沥等）并且前列腺体增生存在进展风险者。选择$α_1$受体阻断药（改善下尿路症状）和$5α$-还原酶抑制药（控制腺体增生）。研究显示，联合用药方案在降低前列腺增生进展风险方面优于目前任何一种单药治疗，显著降低患者急性尿潴留或良性前列腺增生需手术治疗的风险。

对以潴留期症状为主的中、重度者，既改善排尿期症状，又缓解储尿期症状。联合用药方案有两种：① 先应用$α_1$受体阻断药，如储尿期症状改善不明显，再加用M受体阻滞药，可显著改善尿急、尿频、夜尿等症状。② $α_1$受体阻断药、M胆碱受体阻滞药同时应用。联合用药不增加尿潴留发生率，疗程一般4～12周。研究显示，托特罗定＋坦洛新，12周疗程可显著改善前列腺增生症状，降低尿急次数、夜尿次数和急迫性尿失禁次数。

1135　老年人如何遴选催眠药?

对老年失眠者：① 10%水合氯醛（糖浆剂）液不失一种安全、有效的药，其起效快，无蓄积作用，醒后无明显的宿醉现象，仅对胃肠黏膜的刺激性偏大。② 对服用常用安眠药无效者选用抗过敏药苯海拉明、异丙嗪（非那根）亦可奏效。③ 为改善起始睡眠（难以入睡）和维持睡眠质量（夜间觉醒或早间觉醒过早），可选服唑吡坦（思诺思）、佐匹克隆或艾司佐匹克隆。其作为一种新型催眠药，不良反应少，尤其无镇静和宿醉现象，优势已超越前几类药。④ 对焦虑型、夜间醒来次数较多或早醒者可选用氟西泮（氟安定），其起效快，作用时间长，近似生理睡眠，醒后无不适感；或选夸西泮、三唑仑。⑤ 对精神紧张、情绪恐惧或肌痛所致的失眠，可选氯美扎酮（芬那露），睡前服用0.2g；对由自主神经功能紊乱，内分泌平衡障碍及精神神经失调所致的失眠，可选谷维素，一次20mg，一日3次，但需连续服用数月。⑥ 对忧郁型的早醒失眠者，在常用安眠药无效时，配合抗抑郁药阿米替林和多塞平。

1136　为何对老年人切忌过度治疗？

对老年人的实验室指标（血糖、血压、血脂、血常规等）要宽容，切忌与青年人一样的苛刻。同时密切观察服药后的各种不良反应，要知道一次严重的低血糖反应的发生可能毁掉一生乃至长期降糖治疗所带来的获益，严重的低血糖、低血压和低血脂可能会给老人带来致命伤害！此外，老年人对药品较为敏感，如服用安眠药，晨起后易于步履蹒跚、头重脚轻，导致跌倒—骨折后卧床—呼吸、泌尿道感染、皮肤压疮。

要多陪陪父母，一起过节、就餐、聊天、旅游，使老年人的心情愉悦。要知道大约70%疾病源于心情的缺陷（焦虑、急躁、忧愁、抑郁、痴呆、烦恼、思念、激动、惊吓）。心静体动，少吃没用的保健药品、保健食品。运动要适宜、节制（量力而行），以避免承重关节的损伤。

第三节　妊娠及哺乳期妇女安全用药

1137　妊娠妇女服药对胎儿有毒吗？

有影响。据报道，婴儿出生时带有严重缺陷的情况中，其中有3%是由于母亲在妊娠期有感染、放射或用药的经历而造成的。准妈妈吃药为什么会在子代出现后遗症呢？原因是有些药可以透过血液-胎盘屏障，进入胎体。

1138　妊娠的哪个时期服药最危险？

妇女的妊娠期分为4个时期，第1期为着床前期，从受精到着床约12天。第2期为器官发生期，从13～56天。第3期占其余70%的妊娠期，是生长发育期。第4期是分娩期，为7～14天。孕妇在哪个时期用药、剂量和维持作用时间、胎儿的遗传构成和易感性、母亲的年龄及营养状况等诸多因素决定药物对胎儿的影响。尤其是前2、3期最危险。

1139　哪些药孕早期妇女不能服用？

孕早期（即妊娠初始3个月）是胚胎器官和脏器的分化时期，最易受外来药物的影响引起胎儿畸形。妊娠期妇女禁用药品目录见表3-13。

表3-13 妊娠期妇女禁用药品目录

药品类别	药品名称
抗菌药物	链霉素、庆大霉素、卡那霉素、阿米卡星、小诺米星、依托红霉素、琥乙红霉素、氯霉素（孕晚期禁用）、四环素、米诺环素、多西环素、吡哌酸、诺氟沙星、环丙沙星、氧氟沙星、左氧氟沙星、培氟沙星、依诺沙星、洛美沙星、司帕沙星、莫西沙星、加替沙星、氟罗沙星、磺胺嘧啶（临近分娩禁用）、磺胺甲噁唑（临近分娩禁用）、磺胺异噁唑（临近分娩禁用）、甲硝唑（妊娠初3个月禁用）、呋喃唑酮以及抗真菌药伊曲康唑
抗病毒药	利巴韦林、伐昔洛韦、膦甲酸钠（注射剂禁用）
驱虫药	甲苯达唑、左旋咪唑（孕早期禁用）、阿苯达唑、乙胺嘧啶等
神经系统药	左旋多巴、溴隐亭（孕早期禁用）、卡马西平、苯妥英钠、三甲双酮、扑米酮、夸西泮、咪达唑仑、苯巴比妥、异戊巴比妥、水合氯醛、地西泮（前3个月禁用）、奥沙西泮、氟西泮、氯硝西泮、三唑仑、艾司唑仑、赖氨酸阿司匹林（孕晚期禁用）、尼美舒利、双氯芬酸钠/米索前列醇、金诺芬、阿明诺芬、别嘌醇、麦角胺、丁丙诺啡、戊四氮、贝美格、吡拉西坦、他克林、氟西汀、帕罗西汀、西酞普兰、舍曲林、氟伏沙明、草酸S-西酞普兰、文拉法辛
循环系统药	地尔硫䓬（注射剂禁用）、美托洛尔（孕中、晚期禁用）、索他洛尔（孕中、晚期禁用）、比索洛尔、丁咯地尔、阿托伐他汀、洛伐他丁、普伐他丁、氟伐他丁、非诺贝特、辛伐他丁、阿昔莫司、普萘洛尔（孕中、晚期禁用）、吲达帕胺（妊娠高血压患者禁用）、卡他普利、依那普利、咪达普利、贝那普利、培哚普利、福辛普利、西拉普利、阿罗洛尔、卡维地洛、尼群地平、非洛地平、缬沙坦、赖诺普利（孕中、晚期禁用）、厄贝沙坦（孕中、晚期禁用）、特拉唑嗪、肼屈嗪、利血平、呋塞米、布美他尼（妊娠初3个月禁用）
抗肿瘤药	妊娠期妇女对几乎所有的抗肿瘤药都不能用，缘于抗肿瘤药基本上是细胞毒药。包括氮芥、苯丁酸氮芥、美法仑、氧氮芥、异环磷酰胺、甘磷酰芥、雌莫司汀、卡莫司汀、洛莫司汀、司莫司汀、尼莫司汀、福莫司汀、噻替哌、卡培他滨、甲氨蝶呤、巯嘌呤、硫鸟嘌呤、硫唑嘌呤、氟尿嘧啶、氟尿苷、卡莫氟、去氧氟尿苷、氟尿脱氧核苷、替加氟、阿糖胞苷、吉西他滨、丝裂霉素、平阳霉素、柔红霉素、多柔比星、表柔比星、阿柔比星、伊达比星、长春新碱、长春地辛、长春瑞滨、依托泊苷、替尼泊苷、拓扑替康、伊立替康、紫杉醇、他莫昔芬、托瑞米芬、福美坦、依西美坦、氨鲁米特、来曲唑、阿那曲唑、甲羟孕酮、甲地孕酮、亮丙瑞林、戈舍瑞林、曲普瑞林、丙卡巴肼、达卡巴嗪、顺铂、卡铂、奥沙利铂、羟基脲、亮丙瑞林、利妥昔单抗、三氧化二砷、靛玉红、米托蒽醌

续表

药品类别	药品名称
消化系统药	雷贝拉唑钠、三甲硫苯嗪、哌仑西平、枸橼酸铋钾、胶体果胶铋、碱式碳酸铋、胶体酒石酸铋、米索前列醇、罗沙前列醇、恩前列素、甘珀酸钠、吉法酯、醋氨乙酸锌、奥沙拉嗪钠、生长抑素、复方铝酸铋、匹维溴铵、托烷司琼、甲氧氯普胺、茶苯海明（孕早期、晚期禁用）、硫酸钠、蓖麻油、欧车前亲水胶体、地芬诺酯、复方樟脑酊、硫普罗宁、甘草酸二胺、甲磺酸加贝酯、乙型肝炎疫苗注射剂、非布丙醇、曲匹布通、羟甲香豆素、鹅去氧胆酸、奥曲肽、阿糖腺苷、柳氮磺吡啶（临近分娩禁用）、醋酸兰瑞肽、托烷司琼
泌尿系统药	布美他尼（前3个月禁用）、醋甲唑胺、鞣酸加压素、非那雄胺、依立雄胺、度他雄胺
血液系统药	血凝酶、云南白药、依诺肝素（孕早期禁用）、华法林、双香豆素、双香豆素乙酯、醋硝香豆素、茴茚二酮、苯茚二酮、东菱精纯抗栓酶、去纤酶、羟乙基淀粉（孕早期禁用）、西洛他唑、沙格雷酯、吲哚布芬、伊洛前列素、氯贝丁酯
激素类	曲安奈德、雌二醇、戊酸雌二醇、炔雌醇、雌三醇、尼尔雌醇、己烯雌酚、甲羟孕酮、尿促性素、氯米芬、亮丙瑞林、曲普瑞林、甲地孕酮、左炔诺孕酮、孕三烯酮、氯地孕酮、羟孕酮、米非司酮、卡前列素、卡前列甲酯、甲苯磺丁脲、格列本脲、格列吡嗪、格列齐特、格列喹酮、格列美脲、苯乙双胍、二甲双胍、瑞格列奈、降钙素、碘化钾、重组人生长激素
抗过敏药及免疫调节药	苯海拉明（孕早期禁用）、西替利嗪（孕早期禁用）、依巴斯汀、左卡巴斯汀、曲尼司特、青霉胺、环孢素、他克莫司、硫唑嘌呤、咪唑立宾、抗人淋巴细胞免疫球蛋白、来氟米特、麦考酚酯、雷公藤总苷、基因工程干扰素β1a、重组人白细胞介素Ⅱ
呼吸系统用药	厄多司坦、喷托维林、氯哌斯汀、非诺特罗、曲尼司特
皮肤科用药	维A酸、异维A酸、阿达帕林
生物制品	森林脑炎灭活疫苗、冻干黄热病活疫苗、冻干流行性腮腺炎活疫苗、流行性出血热灭活疫苗（Ⅰ型、Ⅱ型）、水痘减毒活疫苗、冻干风疹活疫苗、斑疹伤寒疫苗、霍乱疫苗、甲型肝炎活疫苗、伤寒菌苗、伤寒副伤寒甲乙菌苗、伤寒Ⅵ多糖菌苗、钩端螺旋体菌苗、冻干鼠疫活菌苗、冻干人用布氏菌病活菌苗、霍乱菌苗、降纤酶、人促红素、阿糖腺苷
维生素、营养及调节水、电解质和酸碱平衡药	过量维生素D、丙氨膦酸二钠、羟乙膦酸钠、氯屈膦酸钠、阿伦膦酸钠、伊班膦酸钠、葡萄糖酸锌

1140　临产前禁用的可引起子宫收缩的药品有哪些?

垂体后叶素、缩宫素等宫缩剂小剂量即可使子宫阵发性收缩,大剂量可使子宫强直收缩。临床上主要用于不完全流产、引产、产程中加强宫缩及宫缩激惹试验。用于临产时,如果产妇的骨盆小、粘连变形、胎儿体大、分娩有困难者,用此类引产药则有子宫破裂之危险,故应禁用。对催产素有禁忌证的产妇绝对不能应用,对适合用催产素的产妇,应用时也要特别谨慎,如果发现子宫收缩过强、过频,或胎心异常时,应立即停用。麦角胺、麦角新碱等也可引起子宫强直性收缩,其作用亦较持久。临床上主要用于产后出血,但在胎盘娩出前禁用此药,否则可引起胎儿窒息死亡。

1141　妊娠妇女误服药品怎么办?

在日常生活中,有些女性在自己不知道怀孕情况下应用了孕妇禁用的药品,或在妊娠期间有了病症,不知道有些药品不能用而服用,两种情况都有可能发生。遇到此种情况,首先不要着急,其次要紧急处置。主要关注的是两件事:一是妊娠的时间,二是考虑药品的性质。具体可请教妇产科医生或药师。

一般而言,服药时间发生在妊娠3周(停经3周)内,称为安全期。此时胎儿囊胚细胞数量较少,一旦受到有害药品的影响,细胞损伤则难以修复,不可避免地会造成自然流产,则不必为生畸形儿担忧;若无任何流产现象,一般表示药品未对其造成影响,可以继续妊娠。在妊娠3～8周内称高敏期,是胚体的主要器官分化发育时期。此时胚胎对药品的影响最为敏感,致畸药可产生致畸作用,但不一定引起自然流产。此时应根据药品毒副作用(致畸性)的大小及有关症状加以判断,若出现与此有关的阴道出血,不宜盲目保胎,应考虑终止妊娠。妊娠8周至4～5个月称中敏期。此时为胎儿各器官进一步发育成熟时期,对于药品的毒副作用较为敏感,但多数不引起自然流产,致畸程度也难以预测。此时是否终止妊娠应根据药品的毒副作用大小、有关症状、今后生育情况以及生病儿的社会心理因素及家庭因素等全面考虑,权衡利弊后再行决定。继续妊娠者应在妊娠中、晚期做羊水、B超扫描或胎儿镜检查,若是无脑儿、脊柱裂等畸形儿,应予引产;若是染色体异常或先天性代谢异常,应视病情轻重及预后,或及早终止妊娠,或给予宫内治疗。妊娠4～5个月以上称低敏期。此时各脏器基本已经发育,对药品的影响敏感性较低,用药后不常出现明显畸形,但可出现程度不一的发育异常或局限性损害。

1142　妊娠妇女如何服药?

妊娠妇女如有病不治,其后果可能比药对胎儿的害处更大,所以在妊娠初始3个月中,宜按原则权宜后用药,同时在用药后应密切观察胎儿的发育情况。

① 处于可用与不用之间的药一律不用，优先选择食疗、运动或心理治疗。

② 选择同类药中最为安全的，即选择危险与利益比值最小的药。如妊娠妇女发生感染，可选用较为安全的抗感染药，如头孢菌素的头孢氨苄、头孢拉定、头孢噻吩；青霉素类的阿莫西林或氨苄西林；红霉素中的罗红霉素（罗力得）、阿奇霉素（泰力特、希舒美）、乙酰麦迪霉素（美欧卡霉素）；解热药可选对乙酰氨基酚（泰诺）、芬必得（布洛芬、芬尼康）。

③ 为防止意外，要仔细阅读药品说明书。尤其是禁忌证、注意事项、不良反应。

④ 用药后多饮水，使药品尽快排出体外。

国外把对妊娠有危险性药品分成5个等级（即A、B、C、D、X级），由美国食品药品管理局（FDA）颁布。其中，A级药品在有对照组（非妊娠期妇女）的研究中，在妊娠初始3个月的妇女未见到对胎儿的影响。妊娠期妇女可以安全应用。B级药品在动物繁殖性研究中，未见到对胎儿的危害，且也没有其后6个月的危害性证据。妊娠期妇女也可以应用。C级药品在动物研究中证明它有对胎儿的不良反应（致畸、杀死胚胎），但未在对照组妇女进行研究，或没有在妇女或动物上进行研究。本类药品仅有在权衡利弊后，对妇女的益处大于对胎儿的危害后，方可应用。D级药品对胎儿的危害有明确的证据，尽管有危害性，但妊娠妇女用药后有绝对的好处，如妊娠妇女受到死亡的威胁或患有严重的疾病，需要应用它，如应用其他药品虽安全但无效。X级药品在动物或人群研究中，表明它可使胎儿异常。或依据经验认为在人或在动物应用是有危害的，在妊娠妇女应用显然是无益的，禁止用于妊娠期或将要妊娠的妇女患者。

1143　"准爸爸"用药也要谨慎吗?

在正常情况下男人的睾丸与血液之间也有一层屏障，称之"血睾屏障"。其中，不少的药品也能透过血睾屏障，干扰睾丸的功能、杀灭精子或使精子数量减少，直接影响优生。如果正在备孕，"准爸爸"请注意规避下列药品。

（1）抗结核药　男性长期服用抗结核药，不利于优生，异烟肼、乙硫异烟胺、丙硫异烟胺、吡嗪酰胺、对氨基水杨酸钠可杀伤精子，不可滥用。

（2）抗高血压药　利血平可造成男性不射精、降低性欲；胍乙啶可引起阴茎不能勃起、射精延迟或抑制射精；甲基多巴、胖苯达嗪、哌唑嗪、美卡拉明、可乐定易产生性欲减弱和阴茎勃起障碍等作用。

（3）抗过敏药　异丙嗪、苯海拉明、氯苯那敏、布可利嗪等可引起性欲减退、性高潮降低、射精延迟、性厌恶等异常反应。

（4）抗前列腺增生药　非那雄胺（保列治）常见可引起性欲降低、乳房增大和压痛、阳痿、精量减少等症状。

（5）抗肿瘤药　雷莫司汀、环磷酰胺、氮芥、长春新碱、阿糖胞苷等可损害性腺，发生阳痿、精子缺乏；环磷酰胺可造成男性精子量减少；氮芥、顺铂、长春新碱等可对造成精子损伤；秋水仙碱、甲氨蝶呤、苯丁酸氮芥、可使男性精子缺乏，无精或精液减少。

（6）抗抑郁药　帕罗西汀（赛乐特）能引起射精困难，且发生率较高。瑞波西汀可使排尿困难、尿潴留或阳痿。

（7）抗结肠溃疡药　柳氮磺胺吡啶可使男性精子异常，异常率可达80%。

（8）非甾体抗炎药　吲哚美辛、保泰松等长期服用可引起睾丸萎缩，精子形成受到抑制。

（9）免疫抑制药　雷公藤多苷可使精子的活动力降低，同时精子数量减少。

（10）雄激素　中、大剂量雄激素可引起睾丸萎缩，精子生成减少，雌激素可使男性性欲减退，射精障碍，精液量减少。

（11）利尿药　螺内酯（安体舒通）有抗雄激素作用，长期服用会损伤精子。氢氯噻嗪会降低性功能，呋塞米会引起勃起功能障碍。

1144　何谓胎盘屏障？影响药物通过胎盘屏障的因素有哪些？

胎盘屏障是胎盘绒毛组织与子宫血窦间的屏障，胎盘是由母体和胎儿双方的组织构成的，由绒毛膜、绒毛间隙和基蜕膜构成。绒毛膜内含有脐血管分支，从绒毛膜发出很多大小不同的绒毛，这些绒毛分散在母体血之中，并吸收母血中的氧和营养成分，排泄代谢产物。

大部分药透过胎盘的机制仍是被动扩散，但葡萄糖等可按促进扩散的方式转运，一些金属离子如钠、钾、内源性物质（如氨基酸等）、维生素类及代谢抑制药可按主动转运的方式通过胎盘。

影响药通过胎盘屏障的因素较多。一般弱酸、弱碱性药易于通过；脂溶性大的药易通过；分子质量600以下的药易通过，而分子质量1000以上时则通过困难；给药量大时，由于蛋白结合率降低，游离药的浓度增多，脂溶性低的一些药也能通过胎盘。随着妊娠时间延长，绒毛表面积增加，膜厚度下降，药的通透性也可增加。进入胎儿体内的药，大部分要经过肝脏的首关效应，也会有较多的代谢损失；进入胎儿静脉中的药，在流动到胎儿各组织器官时，会进一步被末梢血液所稀释，因此浓度与脐静脉相比要低很多。

1145　哺乳期妇女服药对婴儿有影响吗？

现在提倡母乳喂养，且母乳也是新生儿最理想的食物。但吃药后有些药在乳汁中分布较多，药可通过乳汁分泌进入胎体或小儿体内，发挥作用甚至引起中毒。此外，新生儿的肝、肾功能还不够健全，尤其血中血浆蛋白的含量少，没有足够的蛋白与药结合，造成血液中游离型的药物浓度较高，因此，哺乳期母亲用药可影响到被哺乳的婴儿。

1146　哪些药哺乳期妇女应规避？

哺乳期妇女在用药后药品进入乳汁，哺乳期妇女服药应考虑对婴儿的危害，避免滥用。一般分子量小于200Da的药品和在脂肪与水中都有一定溶解度的物质较易通过细胞膜。

① 长期服用镇静催眠药，可引起小儿嗜睡和生长发育迟缓。

② 服用抗甲状腺功能亢进药硫氧嘧啶可以引起婴儿甲状腺功能减退。

③ 服用甲苯磺丁脲可使孩子的胰岛功能下降。

④ 服用四环素后可诱发小儿过敏反应和耐药菌株的产生，同时与儿童新形成骨和牙齿中所沉积的钙相螯合，引起牙色素沉着、牙釉发育不全，进而易发生龋齿。

⑤ 异烟肼的乙酰化代谢物对乳儿有肝毒性；磺胺类药和呋喃妥因可引起小儿溶血性贫血。如果婴儿缺乏6-磷酸葡萄糖脱氢酶，母亲不仅口服伯氨喹可引起婴儿中毒，就是吃蚕豆也能引起急性溶血性贫血。

⑥ 在动物实验中，发现氟喹诺酮类药能造成幼犬的承重关节损伤，所以儿童和乳母都不能服用诺氟沙星、环丙沙星、依诺沙星、氧氟沙星、左氧氟沙星等氟喹诺酮类药。此外，母亲在哺乳期绝对不能应用抗精神病药、抗癌药、酗酒或吸毒。

哺乳期妇女用药原则有：① 尽量减少药品对子代的影响。② 由于人乳是持续地分泌并在体内不贮留，母亲如需服药，要在服药后等6小时（大约药品一个血浆半衰期）再哺乳。③ 如药品对婴儿影响太大则可停止哺乳，暂时由人工喂养替代。哺乳期妇女禁用药品目录见表3-14。

表3-14　哺乳期妇女禁用药品目录

药品类别	药品名称
抗菌药物	链霉素、氯霉素、林可霉素、四环素、米诺环素、多西环素、吡哌酸、诺氟沙星、环丙沙星、氧氟沙星、左氧氟沙星、培氟沙星、依诺沙星、洛美沙星、氟罗沙星、加替沙星、莫西沙星、磺胺嘧啶、柳氮磺吡啶、磺胺甲噁唑、磺胺异噁唑、特比萘芬、伊曲康唑、两性霉素B、异烟肼、呋喃妥因
抗病毒药	利巴韦林、膦甲酸钠
抗寄生虫药	阿苯达唑、替硝唑、乙胺嘧啶、奎宁、伯氨喹
神经系统药	左旋多巴、金刚烷胺、卡马西平、苯巴比妥、唑吡坦、甲喹酮、奥沙西泮、氟硝西泮、三唑仑、氟哌利多、氟哌啶醇、氯普噻吨、氟伏沙明、赖氨酸阿司匹林、对乙酰氨基酚、可待因、尼美舒利、双氯芬酸钠/米索前列醇、萘普生、金诺芬、别嘌醇、麦角胺、羟考酮、丁丙诺啡、吗啡、戊四氮、贝美格、士的宁、吡拉西坦、他克林

药品类别	药品名称
循环系统药	地尔硫䓬、比索洛尔、丁咯地尔、氟桂利嗪、阿托伐他丁、洛伐他丁、普伐他丁、非诺贝特、辛伐他丁、阿昔莫司、培哚普利、福辛普利、西拉普利、比索洛尔、卡维地洛、厄贝沙坦、特拉唑嗪、乌拉地尔
消化系统药	泮托拉唑、埃索美拉唑、雷贝拉唑钠、胶体酒石酸铋、米索前列醇、罗沙前列醇、恩前列素、甘珀酸钠、生长抑素、复方铝酸铋、匹维溴铵、托烷司琼、西沙必利、依托必利、茶苯海明、酚酞、欧车前亲水胶体、地芬诺酯、次水杨酸铋、复方樟脑酊、马洛替酯、硫普罗宁、非布丙醇、奥利他他、奥曲肽、乌司他丁、柳氮磺吡啶、醋酸兰瑞肽、甲磺酸萘莫司他、雷莫司琼、托烷司琼
激素类药	曲安奈德、雌二醇、戊酸雌二醇、炔雌醇、雌三醇、尼尔雌醇、己烯雌酚、亮丙瑞林、炔诺酮、甲地孕酮、左炔诺孕酮、孕三烯酮、氯地孕酮、羟孕酮、米非司酮、卡前列素、卡前列甲酯
降糖药	甲苯磺丁脲、格列本脲、苯乙双胍、二甲双胍、瑞格列奈、降钙素
抗甲亢药	卡比马唑、丙硫氧嘧啶、碘化钾
抗肿瘤药	多种抗肿瘤药，包括氮芥、苯丁酸氮芥、美法仑、氧氮芥、异环磷酰胺、甘磷酰芥、雌莫司汀、卡莫司汀、洛莫司汀、尼莫司汀、福莫司汀、白消安、甲氨蝶呤、氨蝶呤、硫唑嘌呤、氟尿嘧啶、氟尿苷、卡莫氟、氟尿脱氧核苷、替加氟、阿糖胞苷、吉西他滨、丝裂霉素、平阳霉素、柔红霉素、多柔比星、阿柔比星、伊达比星、长春瑞滨、依托泊苷、替尼泊苷、羟喜树碱、拓扑替康、伊立替康、紫杉醇、他莫昔芬、托瑞米芬、福美坦、依西美坦、氨鲁米特、来曲唑、阿那曲唑、甲羟孕酮、甲地孕酮、亮丙瑞林、戈舍瑞林、曲普瑞林、丙卡巴肼、达卡巴嗪、顺铂、卡铂、奥沙利铂、羟基脲、亮丙瑞林、利妥昔单抗、曲妥珠单抗、门冬酰胺酶、靛玉红、米托蒽醌
呼吸系统药	厄多司坦、喷托维林、氯哌斯汀、右美沙芬、倍氯美松
泌尿系统药	环噻嗪、苯噻嗪、泊利噻嗪、贝美噻嗪、乙酰唑胺、醋甲唑胺、黄酮哌酯
血液及造血系统药	香豆素乙酯、茴茚二酮、苯茚二酮、东菱精纯抗栓酶、去纤酶、非格司亭、西洛他唑、吲哚布芬、伊洛前列素、氯贝丁酯
抗过敏药	苯海拉明、曲普利啶
免疫调节药	青霉胺、环孢素、他克莫司、硫唑嘌呤、咪唑立宾、抗人淋巴细胞免疫球蛋白、来氟米特、雷公藤总苷、基因工程干扰素α2a、基因工程干扰素β1a
生物制品	森林脑炎灭活疫苗、流行性出血热灭活疫苗、斑疹伤寒疫苗、霍乱疫苗、伤寒菌苗、伤寒副伤寒甲乙菌苗、伤寒Vi多糖菌苗、钩端螺旋体菌苗、冻干鼠疫活菌苗、冻干人用布氏菌病活菌苗、降纤酶
维生素、营养及调节水、电解质和酸碱平衡药	阿伦膦酸钠、伊班膦酸钠、葡萄糖酸锌

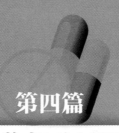

第四篇

药物相关知识

 第一章　解读化验单

医学实验室检查指标（化验单）为疾病诊断的重要依据，亦是在疾病治疗中需要监控的指标，以观察疾病的病理状态和进程，并对药物治疗方案和慢性病的监测指标作出判断，提高药物疗效和减少不良反应的发生概率。

第一节　血液检查

血液是在中枢神经的调节下由心脏流经全身各器官的红色黏稠液体，血液在血管内流动而形成血流，具有输送营养、氧气、抗体、激素和排泄废物及调节水分、体温、渗透压、酸碱度等功能。一般成人血液占体重的8%～9%，总量为5000～6000ml，血液的pH值为7.35～7.45，相对密度为1.050～1.060。血液中的成分可分为血浆（无形成分）和细胞（有形成分）两大部分。血浆为去细胞后的液体部分，占血液总量的55%～60%，除去91%～92%的水分外，包括有蛋白质、葡萄糖、无机盐、酶、激素等；而血细胞在正常情况下主要包括有红细胞、白细胞、粒细胞、淋巴细胞、血小板等。血液检查内容包括红细胞、白细胞、血红蛋白及血小板等参数的检查，主要参考数值见表4-1。

表4-1　血常规检查参考值（下列有专题咨询的指标除外）

实验项目	参考范围
红细胞分布宽度（RBC volume distribution width，RDW）	11.6%～14.6%
红细胞比积（Hemotocrit，Hct）	男 0.42～0.50L/L（42%～50%）
	女 0.37～0.48L/L（37%～48%）

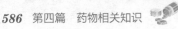

续表

实验项目	参考范围
网织红细胞计数（Reticulocyte count，RC）	成人 0.5% ～ 1.5%（Benecher 法），平均为 1%
	新生儿 3% ～ 6%，3 个月后接近成人水平
	绝对值（24 ～ 84）×10^9/L，生成指数（RPI）：1
平均红细胞体积（Mean corpuscular volume，MCV）	计算法 82 ～ 92fl
	电阻法 84 ～ 100fl
平均红细胞血红蛋白含量（Mean corpuscular hemoglobin，MCH）	27 ～ 31pg
平均红细胞血红蛋白浓度（Mean corpuscular hemoglobin concentration，MCHC）	320 ～ 360g/L（32% ～ 36%）
平均血小板体积（Mean platelet volume，MPV）	6.8 ～ 13.5fl（coulter JT3 型血细胞分析仪）
血小板体积分布宽度（Platelet volume distribution，PDW）	15.5% ～ 18%
出血时间（Bleeding time，BT）	Duke 法 1 ～ 3 分钟，大于 3 分钟为延长
	Ivy 法 0.5 ～ 6 分钟，大于 6 分钟为延长
凝血时间（Coagulation time，CT）	玻片法 2 ～ 5 分钟；试管法 4 ～ 12 分钟

1147 何谓白细胞计数？其有何临床意义？

白细胞（WBC）是无色有核细胞，正常外周血液中常见有中性、嗜酸性、嗜碱性、淋巴和单核细胞。各种白细胞的功能不同，主要通过吞噬和免疫功能防御感染，消灭病原体，消除过敏原和参加免疫反应、产生抗体，从而保证人体健康。白细胞计数是计算在一定的范围内的白细胞数量，并计算出每升血液中的白细胞数，检测观察其动态变化以帮助分析病因。白细胞计数明显增减的原因可由多种疾病所引起。

WBC参考范围：成人末梢血（4.0 ～ 10.0）×10^9/L（4000 ～ 10000/μl）、成人静脉血（3.5 ～ 10.0）×10^9/L（3500 ～ 10000/μl）、新生儿（15.0 ～ 20.0）×10^9/L（15000 ～ 20000/μl）、6 个月至 2 岁儿童（5.0 ～ 12.0）×10^9/L（5000 ～ 12000/μl）。白细胞数量变化的临床意义如下。

（1）白细胞计数减少

① 疾病。主要见于流行性感冒、麻疹、布氏杆菌病、粒细胞缺乏症、再生障碍性贫血、白血病及结体缔组织病、系统性红斑狼疮、或肝硬化、脾功能亢进等。

② 用药。应用磺胺类药、解热镇痛药、部分抗生素、抗甲状腺制剂、抗肿瘤药等。

③ 特殊感染。如革兰阴性菌感染（伤寒、副伤寒沙门菌感染）、结核分支杆菌感染、病毒感染（风疹、肝炎）、寄生虫感染（疟疾）。

④ 其他。应用放射线、化学品（苯及衍生物）等的影响。

（2）白细胞计数增多

① 生理性。主要见于月经前、妊娠、分娩、哺乳期妇女、剧烈运动、兴奋激动、饮酒、餐后，一般下午比上午偏高，但一般不超过15.0×10^9/L。新生儿及婴儿明显高于成人。

② 病理性。主要见于各种感染（尤其是金黄色葡萄球菌、肺炎链球菌感染、螺旋体、寄生虫感染）、出血、溶血后、严重组织损伤（大手术、机械性损伤、严重烧伤、心肌梗死等）；慢性白血病、恶性肿瘤，尤其是慢性白血病，其白细胞计数可达100×10^9/L。

③ 急性中毒。化学药物如有机磷农药、催眠药中毒等；代谢性中毒如尿毒症、糖尿病酮症酸中毒等。

影响白细胞计数的因素较多，其总数高于或低于正常值均为异常现象，其高低与病情严重程度有关，必要时结合白细胞分类计数和白细胞形态等指标综合判断。

1148 何谓白细胞分类计数?

白细胞是一个"大家族"，正常血液中白细胞以细胞质内有无颗粒而分为无粒和有粒两大类，前者包括单核细胞、淋巴细胞；而粒细胞根据颗粒的嗜好性分为嗜中、嗜酸、嗜碱性3种。每类细胞的形态、功能、性质各异。

白细胞分类计数（DC）参考范围：中性粒细胞$0.50 \sim 0.70$（50%～70%）、嗜酸性粒细胞$0.01 \sim 0.05$（1%～5%）、嗜碱性粒细胞$0 \sim 0.01$（0%～1%）、淋巴细胞$0.20 \sim 0.40$（20%～40%）、单核细胞$0.03 \sim 0.08$（3%～8%）。

1149 中性粒细胞计数有哪些临床意义?

中性粒细胞为血液中的主要吞噬细胞，在白细胞中总数的比例最高，在急性感染中起重要作用，具有吞噬和杀灭病毒、疟原虫、隐球菌、结核分支杆菌等的作用。其在血液中停留的时间并不长，主要是进入组织中起吞噬作用。血清中的免疫球蛋白和补体系统对细菌表面起调节作用，粒细胞胞浆颗粒的溶酶体中有许多酶（蛋白水解酶）和杀菌物质，可对吞噬体进行消化、分解、杀菌作用。中性粒细胞计数的临床意义如下。

（1）中性粒细胞增多

① 急性感染或化脓性感染。包括局部感染（脓肿、疖肿、扁桃体炎、阑

尾炎、中耳炎等）；全身感染（肺炎、丹毒、败血症、猩红热、白喉、急性风湿热）。

② 中毒。尿毒症、糖尿病酮症中毒、代谢性酸中毒如尿毒症、早期汞中毒、铅中毒或安眠药、有机磷中毒。

③ 出血和其他疾病。急性溶血、出血、手术后、恶性肿瘤、粒细胞白血病、严重组织损伤、大面积烧伤、机械性损伤、肝脾破裂、异位妊娠破裂、心肌梗死和血管栓塞。

（2）中性粒细胞减少

① 疾病。伤寒、副伤寒、疟疾、布氏杆菌病，某些病毒感染如乙肝、麻疹、流感、血液病、过敏性休克、再生障碍性贫血、高度恶病质、粒细胞减少症或缺乏症、脾功能亢进、自身免疫性疾病。

② 中毒。重金属或有机物中毒，如晚期砷或铅、汞、锑、苯中毒等，放射线损伤。

③ 用药。应用抗肿瘤药、抗癫痫药、抗真菌药、抗病毒病等均有可能引起中性粒细胞减少。

1150 嗜酸性粒细胞计数有哪些临床意义?

嗜酸性粒细胞具有变形运动和吞噬功能，可吞噬抗原抗体复合物或细菌。其在抗原抗体反应的部位对嗜酸性粒细胞具有很强的趋化性，尤其是对速发型过敏反应和蠕虫感染的免疫反应。嗜酸性粒细胞可释放组胺酶，抑制嗜酸性粒细胞及肥大细胞中活性物质的合成与释放，或灭活上述物质。其临床意义如下。

（1）嗜酸性粒细胞增多

① 过敏性疾病。支气管炎、支气管哮喘、荨麻疹、药物性皮疹、血管神经性水肿、食物过敏、热带嗜酸性粒细胞增多症、血清病、过敏性肺炎。

② 皮肤病与寄生虫病。银屑病、湿疹、天疱疮、疱疹样皮炎、真菌性皮肤病、肺吸虫病、钩虫病、包囊虫病、血吸虫病、丝虫病、绦虫病。

③ 血液病。慢性粒细胞性白血病、嗜酸粒细胞性白血病、脾切除后。

④ 用药。应用罗沙替丁乙酸酯、咪达普利、氨苯砜、乙胺嘧啶、青霉素或头孢拉定、头孢氨苄、头孢呋辛钠、头孢哌酮等抗生素。

（2）嗜酸性粒细胞减少

① 疾病或创伤。见于伤寒、副伤寒、大手术后、严重烧伤等。

② 用药。长期应用肾上腺糖皮质激素或促肾上腺皮质激素、坎地沙坦西酯、甲基多巴等。

1151 嗜碱性粒细胞计数有哪些临床意义?

嗜碱性粒细胞无吞噬功能，颗粒中有许多生物活性物质，其中主要为肝素、组胺、慢反应物质、血小板激活因子等，在免疫反应中与IgG具有较强的结合力，结合了IgG的嗜碱性粒细胞再次接触相应过敏原时，发生抗原抗体反应，细胞发生脱颗粒现象。继而引起毛细血管扩张、通透性增加，平滑肌收缩，腺体分泌增加等变态反应。其临床意义如下。

（1）嗜碱性粒细胞增多

① 疾病。慢性粒细胞白血病，常伴嗜碱性粒细胞增多，可达10%以上；或淋巴网细胞瘤、红细胞增多症、骨髓纤维化或转移癌。

② 创伤及中毒。脾切除后及罕见嗜酸性粒细胞白血病，此外，铅中毒、铋中毒、注射疫苗后也可见增多。

（2）嗜碱性粒细胞减少

① 疾病。速发性过敏反应如荨麻疹、过敏性休克等。

② 用药。见于促肾上腺皮质激素、氢化可的松、醋酸泼尼松、泼尼松龙、甲泼尼龙、地塞米松、曲安西龙等应用过量及应激反应。

1152　淋巴细胞计数有哪些临床意义？

淋巴细胞在免疫过程中具有重要作用，B淋巴细胞在抗原刺激下转化为浆细胞，分泌特异性抗体，参与体液免疫。T淋巴细胞接受抗原刺激被致敏后，在抗原的作用下分化，增殖成具有各种功能的致敏T淋巴细胞，直接杀伤抗原物质和带有抗原的靶细胞。同时合成多种免疫活性物质，在巨噬细胞的协同下，参与细胞免疫。其临床意义如下。

（1）淋巴细胞绝对增多

① 传染病。百日咳、传染性单核细胞增多症、传染性淋巴细胞增多症、结核病、水痘、麻疹、风疹、流行性腮腺炎、传染性肝炎、结核恢复期，许多传染病的恢复期或肾移植术后发生排斥反应时。

② 血液病。急、慢性淋巴细胞白血病，白血病性淋巴肉瘤等，可引起淋巴细胞计数绝对性增多；再生障碍性贫血、粒细胞缺乏症也可引起淋巴细胞百分率相对性增多。

（2）淋巴细胞减少

多见于传染病的急性期、放射病、细胞免疫缺陷病、长期应用肾上腺皮质激素后或接触放射线等，此外，各种中性粒细胞增加多症时，淋巴细胞相对减少。

1153　单核细胞计数有哪些临床意义？

单核细胞具有活跃的变形运动和强大的吞噬功能，其进入组织后转化为巨噬细胞。能吞噬一般细菌、组织碎片、衰老的红细胞、细胞内细菌（结核分支杆菌）外，尚可通过吞噬抗原，传递免疫信息，活化T淋巴细胞、B淋巴细胞，在特异性免疫中起重要的作用。单核细胞增多的临床意义如下。

（1）传染病或寄生虫病　结核、伤寒、亚急性细菌性心内膜炎、许多急性传染病的恢复期、疟疾、黑热病。

（2）血液病　单核细胞白血病、粒细胞缺乏症恢复期。

1154　红细胞计数有哪些临床意义？

红细胞（RBC）是血液中数量最多的有形成分，主要成分为血红蛋白、水，少量为蛋白质、磷脂、无机盐和酶。RBC作为呼吸载体，通过血红蛋白运输氧气和二氧化碳，以及维持酸碱平衡和免疫黏附作用；其免疫黏附作用可增强吞噬性白细胞对微生物的吞噬作用，消除抗原抗体补体复合物的作用，防止复合物在容感区域形成可能有害的沉淀物。红细胞在骨髓内生成，由于红细胞系组细胞在红细胞生成素的作用下，分化发育而来，释放入血的RBC寿命为120日左右，衰老的RBC被单核吞噬系统消除，血红蛋白分解为铁、珠蛋白、胆色素。

红细胞计数的参考范围：男性（4.0～5.5）×10^{12}/L（400万～550万/μl）、女性（3.5～5.0）×10^{12}/L（350万～500万/μl）、新生儿（6.0～7.0）×10^{12}/L（600万～700万/μl）、儿童（3.9～5.3）×10^{12}/L（390万～530万/μl）。

（1）红细胞增多

① 相对性增多。见于连续性呕吐、反复腹泻、排汗过多、休克、多汗、大面积烧伤，由于大量失水，血浆量减少，血液浓缩，使血液的各种成分浓度相应增多，仅为一种暂时的现象。

② 绝对性增多。a.生理性增多，如机体缺氧和高原生活、胎儿、新生儿、剧烈运动或体力劳动、骨髓释放红细胞速度加快等；b.病理代偿性和继发性增多，常继发于慢性肺心病、肺气肿、高山病和某些肿瘤（肾癌、肾上腺肿瘤）等患者；c.真性红细胞增多：为原因不明的慢性骨髓功能亢进，红细胞计数可达（7～12）×10^{12}/L。

（2）红细胞减少

① 缺乏造血物质。由营养不良或吸收不良而引起，如慢性胃肠道疾病、酗酒、偏食等，引起铁、叶酸、维生素等造血物质不足，或蛋白质、铜、维生素C不足均可致贫血。

② 骨髓造血功能低下。原发性或由药物、放射线等多种理化因素所致的再生障碍性贫血、白血病、癌症骨转移等，可抑制正常造血功能。

③ 红细胞破坏增加或丢失过多。如先天失血或后天获得性溶血性贫血、急慢性失血性贫血、出血。

④ 继发性贫血。如炎症、结缔组织病、内分泌病。

1155 血红蛋白计数有哪些临床意义?

血红蛋白（Hb）常称为"血色素"，是组成红细胞的主要成分，承担着机体向器官组织运输氧气和二氧化碳的功能。其增减的临床意义基本上与红细胞增减的意义相同，但血红蛋白功能更好地反映贫血的程度，而某些贫血，由于单个红细胞血红蛋白的含量不同，血红蛋白减少与红细胞减少的程度不成平行关系。

Hb参考范围：男性120～160g/L（12～16g/dl）、女性110～150g/L（11～15g/dl）、新生儿170～200g/L（17～20g/dl）。测定Hb量减少是诊断贫血的重要指标，但不能确定贫血的类型，需结合其他检测指标综合分析。

（1）血红蛋白量增多

① 疾病。慢性肺源性心脏病、某些紫绀型先天性心脏病、真性红细胞增多症（可高达240g/L）、高原病和大细胞高色素性贫血。

② 创伤。大量失水、严重烧伤。

③ 用药。应用对氨基水杨酸钠、伯氨喹、维生素K、硝酸甘油。

（2）血红蛋白量减少

① 疾病。Hb量减少的程度比红细胞严重，见于缺铁性贫血，是由于慢性和反复性出血所引起，如胃溃疡病、胃肠肿瘤、妇女月经过多、痔疮出血等；红细胞减少的程度比Hb量严重，见于大细胞高色素性贫血，如缺乏维生素B_{12}、叶酸的营养不良性贫血及慢性肝病所致贫血。

② 出血。Hb量减少的程度与红细胞相同，见于大出血、再生障碍性贫血、类风湿性关节炎及急、慢性肾炎所致的出血。

③ 用药。应用抗生素、抗疟疾药、非甾体抗炎药等均可使Hb减少。

1156 血小板计数有哪些临床意义?

血小板（PLT）由骨髓中成熟的巨核细胞胞浆脱落下来，寿命有7～14日。PLT主要作用有：① 对毛细血管的营养和支持作用；② 通过黏附、聚集与释放反应，在伤口处形成白色血栓而止血；③ 产生多种血小板因子，参与血液凝固，形成血栓而进一步止血；④ 释放血小板收缩蛋白使纤维蛋白网发生退缩，促进血液凝固。血小板在一日内的不同时间可相差6%～10%。

PLT计数参考范围：（100～300）×10^9/L（10万～30万/μl）。

（1）血小板减少

① 疾病。弥散性血管内出血、阵发性睡眠血红蛋白尿症、某些感染（伤寒、黑热病、麻疹、出血热多尿期前、传染性单核细胞增多症、粟粒性结核和败血症）、出血性疾病如血友病、坏血病、阻塞性黄疸、过敏性紫癜。

② 血小板生成减少。骨髓造血功能障碍、再生障碍性贫血、各种急性白

血病、骨髓转移瘤、骨髓纤维化、多发性骨髓瘤、巨大血管瘤、全身性红斑狼疮、恶性贫血、巨幼细胞性贫血。

③ 血小板破坏过多。特发性血小板减少性紫癜、肝硬化、脾功能亢进、体外循环等。

④ 血小板分布异常。脾肿大、各种原因引起的血液稀释。

⑤ 用药。应用抗生素、抗血小板药、抗肿瘤药、细胞毒性药可引起血小板减少。

（2）血小板增多

① 疾病。见于原发性血小板增多症、慢性粒细胞性白血病、真性红细胞增多症、多发性骨髓瘤、类白血病反应、霍奇金病、恶性肿瘤早期、溃疡性结肠炎等。

② 创伤。急性失血性贫血、出血、骨折、手术后、脾切除术后。

1157 红细胞沉降率检查有哪些临床意义？

红细胞沉降率（ESR）也称血沉，是红细胞指在一定的条件下于单位条件于单位时间内的沉降距离。红细胞的密度大于血浆密度，在地心吸引力的作用下产生自然向下的沉力。一般说来，除外一些生理性因素外，凡体内有感染或坏死组织的情况，血沉就可加快，提示有病变的存在。

ESR 参考范围［魏氏（Westergren）法］：男 0～15mm/h、女 0～20mm/h。

生理性增快见于女性月经期、妊娠3个月以上（至分娩后3周内）略增快。

（1）病理性增快

① 炎症。风湿病（变态反应性结缔组织炎症）、结核病、急性细菌性感染所致的炎症、贫血等疾病。急性炎症由于急性期反应物质的迅速增多，于感染后2～3日可出现血沉增快。

② 组织损伤及坏死。如心肌梗死等。较大的手术或创伤可导致血沉加速，多于2～3周恢复正常，心肌梗死时血沉于发病后1周可见血沉增快，并持续2～3周，而心绞痛时血沉多正常。

③ 恶性肿瘤。迅速增长的恶性肿瘤血沉增多增快；而良性肿瘤血沉多正常。恶性肿瘤切除或治疗彻底后血沉可趋于正常，复发或转移时又见增快。

④ 各种原因造成的高球蛋白血症。如多发性骨髓瘤、慢性肾炎、肝硬化、系统性红斑狼疮、慢性肾炎、巨球蛋白血症、亚急性细菌性心内膜炎等。

⑤ 高胆固醇血症。继发于动脉粥样硬化、糖尿病、肾病综合征等之后。

（2）病理性减慢 主要见于红细胞数量明显增多及纤维蛋白原含量明显减低时，如相对性及真性红细胞增多症及弥散性血管内出血（DIC）晚期。

第二节 尿液检查

尿液是人体泌尿系统排除的代谢废物，同时也是保持机体内环境相对稳定的终末产物。正常人每日排出尿液1000 ~ 2000ml；儿童3 ~ 4ml/（kg·h），其中97%为水分。而在3%的固体物质中，主要含有有机物（尿素、尿酸、肌酐等蛋白质代谢产物）和无机物（氯化钠、磷酸盐、硫酸盐、铵盐等）。

新鲜的尿液有一定的气味，源于尿液中的酯类或挥发芳香酸，当进食葱、蒜、韭菜后可有各自的特殊气味。尿量的多少主要取决于肾小球滤过率和肾小管的重吸收，正常人的尿量变化幅度较大，可能与饮水量和排汗量有关。正常尿液常为黄色或淡黄色，清澈透明，新鲜尿液呈弱酸性，成人尿pH值为5.0 ~ 6.0，新生儿的为5.0 ~ 7.0。尿比重新生儿为1.012，婴儿为1.002 ~ 1.006，成人为1.002 ~ 1.030（或晨尿比重为1.015 ~ 1.025，随意尿比重为1.003 ~ 1.030）。

尿液检查的目的包括：① 泌尿系统疾病的诊断：如泌尿系统感染、结石、结核、肿瘤、血管及淋巴管病变、肾移植等，由于上述病变物可直接进入尿液，因此，可作为泌尿系统疾病诊治的首选；② 其他疾病的诊断：血液及代谢系统疾病的异常，如糖尿病、胰腺炎、肝炎、溶血性疾病等，在尿液中的代谢物也有所改变；③ 职业病：急性汞、四氯化碳中毒，慢性铅、镉、铋、钨中毒，均可引起肾功能损害，尿液中出现异常改变；④ 药物安全性监测：某些具有肾毒性或安全窗窄的药物，如庆大霉素、卡那霉素、多黏菌素B、磺胺类药等，可引起肾功能损害，尿液检查可指导药品不良反应的防范和治疗。尿常规检查参考值见表4-2。

表4-2 尿常规检查参考值（下列有专题咨询的指标除外）

实验项目	参考范围
尿液亚硝酸盐（Urine nitrite，NIT）	阴性
尿白细胞（Urine leucocyte，LEU）	阴性
尿血红蛋白（Urine hemoglobin）	阴性
乳糜尿定性（Chyluria）	阴性
尿沉渣细胞（Cells in urine sedimet）	0 ~ 2个/高倍视野
红细胞	
白细胞	男性0 ~ 3个/高倍视野，女性和儿童0 ~ 5个/高倍视野
上皮细胞	0 ~ 极少，新生儿常见/高倍视野
透明管型	0 ~ 偶见/高倍视野

续表

实验项目	参考范围
尿肌酸（Urine creatine）	男性0～384.5μmol/24h（0～50.6mg/24h）
	女性0～615.2μmol/24h（0～80.9mg/24h）
	儿童10.1～384.5μmol/24h（0～50.6mg/24h）
尿尿素氮（Urine urea nitrogen）	357～535mmol/24h（10～15g/24h）
尿醛固酮（Urine aldosterone）	2.8～27.7nmol/24h
尿液维生素C（Urine vitamin C，Vit C）	0.114～0.171mmol/L
尿氯化物（Urine chloride）	170～255mmol/24h（10～15g/24h）
尿钠（Urine sodium）	130～260mmol/24h（3～5g/24h）
尿钾（Urine potassium）	25～100mmol/24h（1～4g/24h）
尿钙（Urine calcium）	2.5～7.5mmol/24h
尿磷（Urine phosphorus）	成人22～48mmol/24h
	儿童16～48mmol/24h
尿铅（Urine lead）	＜0.39μmol/24h（0.1mg/24h）
尿铜（Urine copper）	＜0.47μmol/24h
尿镁（Urine magnesium）	3.0～4.25μmol/24h

1158 尿液酸碱度检查有何临床意义?

尿液酸碱度反映了肾脏维持血浆和细胞外液正常 H^+ 浓度的能力。人体代谢活动所产生的非挥发性酸，如硫酸、磷酸、盐酸及少量丙酮酸、乳酸、枸橼酸和酮体等，主要以钠盐形成由肾小管排出；碳酸氢盐则有重吸收。肾小管分泌氢离子与肾小球滤过的钠离子交换，因此，肾小球滤过率及肾血流量可影响尿酸碱度。此外，人的饮食以动物性食物为主，pH 值降低；饮食以植物性为主，pH 值增加，常大于6.0。餐后胃酸分泌增多，尿液酸分泌减少，pH 值增大，即所谓的"碱潮"。而夜间睡眠时，有轻度的呼吸性酸中毒，尿液 pH 值降低。

参考范围（干化学试带法）：成人晨尿 pH 5.5～6.5；随机尿 pH 4.5～8.0。

（1）尿酸碱度增高

① 疾病。代谢性或呼吸性碱中毒、感染性膀胱炎、长期呕吐、草酸盐和磷酸盐结石症、肾小管性酸中毒。

② 用药。应用碱性药物，如碳酸氢钠、乳酸钠、氨丁三醇等，使尿液 pH 值增高。

（2）尿酸碱度降低

① 疾病。代谢性或呼吸性酸中毒、糖尿病酮症酸中毒、痛风、尿酸盐和胱氨酸结石、尿路结核、肾炎、失钾性的代谢性碱中毒、严重腹泻及饥饿状态。

② 用药。应用酸性药物，如维生素C、氯化铵，使尿液 pH 值降低。

1159 尿比重检查有何临床意义?

尿比重(SG)系指在4℃时尿液与同体积纯水的质量之比,在正常情况下,人体为维持体液和电解质的平衡,通过肾脏排出水分和多种固体物质进行调节。尿比重数值的大小取决于尿液中溶解物质(尿素、氯化钠)的浓度,其中尿素主要反映食物中的蛋白质的含量;氯化钠反映盐的含量。

参考范围(干化学试带法):成人晨尿1.015~1.025、随机尿1.003~1.030(一般为1.010~1.025),新生儿1.002~1.004。

(1)尿比重增高 急性肾小球肾炎、心力衰竭、糖尿病、蛋白尿、高热、休克、腹水、周围循环衰竭、泌尿系统梗阻、妊娠中毒症或脱水。

(2)尿比重降低 慢性肾炎、慢性肾功能不全、慢性肾盂肾炎、肾小球损害性疾病、急性肾衰多尿期、尿毒症多尿期、胶原性疾病、尿崩症、蛋白质营养不良、恶性高血压、低钙血症、肾性或原发性、先天性或获得性肾小管功能异常等。

1160 尿蛋白检查有何临床意义?

正常人24小时的尿液中的尿蛋含量极微,应用一般定性方法常检测不出来,因为血浆中蛋白质分子量超过40000就难以通过肾小球滤过膜滤出,低分子量蛋白质(分子量小于20000)虽较易通过滤过膜,但正常时,由近端肾小管重吸收,故从尿液中排出的蛋白质仅呈微量。但当人体肾脏的肾小球通透性能亢进(肾炎),或血浆中低分子蛋白质过多,蛋白质进入尿液中,超过肾小管的重吸收能力,便会出现蛋白尿。此外,当近曲小管上皮细胞受损,重吸收能力降低或丧失,也会产生蛋白尿。

尿蛋白(PRO)参考范围(干化学试带法定性):阴性或弱阳性;定量:$<100mg/L$、$<150mg/24h$。

尿蛋白异常(阳性)多见于以下情况。

① 肾小球性蛋白尿。见于急性和慢性肾小球肾炎、肾盂肾炎、肾病综合征、肾肿瘤、糖尿病肾小球硬化症、狼疮性肾炎、过敏性紫癜性肾炎、肾动脉硬化、肾静脉血栓形成、心功能不全等。尿蛋白通常$<3g/24h$尿,但也可达到$<20g/24h$尿(肾病综合征)。

② 肾小管性蛋白尿。通常以低分子量蛋白质为主(β-微球蛋白),常见于活动性肾盂肾炎、间质性肾炎、肾小管性酸中毒、肾小管重金属(汞、铅、镉)损伤。尿蛋白通常为$1~2g/24h$尿。

③ 生理性蛋白尿。指在剧烈运动、发热、低温刺激、精神紧张,或妊娠期妇女也会有轻微蛋白尿。

④ 混合性蛋白尿(肾小球、肾小管同时受损)。见于慢性肾炎、慢性肾盂

肾炎、肾病综合征、糖尿病肾病、狼疮性肾炎等。

⑤ 溢出性蛋白尿（肾脏正常，而血液中有多量异常蛋白质）。见于多发性骨髓瘤、原发性巨球蛋白血症出现的本周蛋白尿、骨骼肌严重损伤及大面积心肌梗死时的肌红蛋白尿。

⑥ 药物肾毒性蛋白尿。应用氨基糖苷类抗生素（庆大霉素）、多肽类抗生素（多黏菌素）、抗肿瘤药（甲氨蝶呤）、抗真菌药（灰黄霉素）、抗精神病药（氯丙嗪）等。

其他如泌尿道感染（膀胱炎、尿道炎）所出现的蛋白尿为假性蛋白尿。

1161 尿葡萄糖检查有何临床意义？

尿液中糖类主要为葡萄糖，在正常情况下含量极微，用一般检测方法呈阴性反应。尿液中出现葡萄糖取决于血糖水平、肾小球滤过葡萄糖速度、近端肾小管重吸收葡萄糖速度和尿流量。通常人尿糖值为 $0.1 \sim 0.3g/24h$ 尿或 $50 \sim 150mg/L$。当血糖阈值超过肾阈值或肾阈降低时，肾小球滤过葡萄糖量超过肾小管重吸收的最大能力时，则出现糖尿。

尿葡萄糖（GLU）参考范围（干化学试带法定性）：阴性。

尿葡萄糖（阳性）多见于以下情况。

① 疾病。糖尿病当高血糖超过肾阈而出现糖尿，轻度糖尿病者常在餐后出现糖尿，重型糖尿病者每次测定多为阳性。内分泌疾病可出现高血糖和糖尿，垂体和肾上腺疾病如肢端肥大症，肾上腺皮质功能亢进，功能性 α、β 细胞胰腺肿瘤，甲状腺功能亢进症，胰腺炎，肿瘤，膀胱囊性纤维化。

② 饮食性糖尿。健康人短时间内过量进食糖类，妊娠末期或哺乳期妇女可有一时性生理性糖尿。

③ 暂时性和持续性糖尿。暂时性糖尿见于剧烈运动后、头部外伤、脑出血、癫痫发作、各种中毒、肾上腺皮质激素用量过大等；而持续性糖尿多见于原发性糖尿病、甲状腺功能亢进症、内分泌疾病、嗜铬细胞瘤等。

④ 其他。脑肿瘤、烧伤、感染、骨折、心肌梗死、肥胖、肝脏疾病、糖原累积症、应用药物（肾上腺皮质激素、口服避孕药、蛋白同化激素）也可引起尿糖阳性。

1162 尿胆红素检查有何临床意义？

胆红素是血红蛋白的降解产物，在正常尿液中不含有胆红素，尿胆红素的检出是显示肝细胞损伤和鉴别黄疸的重要指标，在诊断和预后上有重要价值。

尿胆红素（BIL）参考范围（干化学试带法定性）：阴性。

尿胆红素异常（阳性）

① 肝细胞性黄疸。病毒性肝炎、肝硬化、酒精性肝炎、药物性肝损伤。

② 阻塞性黄疸。如化脓性胆管炎、胆囊结石、胆道肿瘤、胰腺肿瘤、原发性肝癌、手术创伤所致的胆管狭窄等。

③ 溶血性黄疸。如错误输血、疟疾、药物中毒、严重感染、严重大面积烧伤、溶血性尿毒症等造成急性溶血所发生的黄疸。

尿液中出现胆红素，通常提示肝胆阻塞：如观察尿色和振荡后尿泡沫均可呈深黄色；在急性病毒性肝炎或药物性诱导的胆汁淤积，尿胆红素阳性常出现于黄疸之前。尿胆红素有助于肝炎的诊断，在临床上，尿胆红素检测仅作为黄疸实验室鉴别的一个项目，但实际应用时，尚应与血清胆红素、尿胆原、粪胆原等检测结果一起综合分析。

1163 尿胆原检查有何临床意义?

尿胆原（URO）是结合胆红素从肝脏排泄进入直肠后，在小肠下部和结肠经细菌的还原作用后生成的物质。一部分尿胆原进入肠肝循环，其中仅有少量进入血液循环，又经肾脏排入尿液中，正常人体尿液含有少量的URO。URO为无色的，在体外被氧化变成褐色的胆红素，使尿液呈黄色或更深的颜色。

URO参考范围（干化学试带法定性）：阴性或弱阳性（其尿液经1∶20稀释后检测为阴性）。

（1）尿胆原异常（阳性）

① 肝细胞性黄疸和溶血性黄疸。如病毒性肝炎、药物性肝炎、中毒性肝炎、肝硬化、肝淤血、酒精性肝炎、溶血性贫血、充血性心力衰竭、巨幼细胞性贫血。

② 其他疾病。顽固性便秘、肠梗阻、发热等。

（2）尿胆原异常（阴性）

① 阻塞性黄疸。胆总管结石。

② 其他疾病。由于肿瘤压迫（胰头癌）所致的阻塞性黄疸，尿胆原可进行性减少直至消失；但在肝细胞性黄疸极期，也可因胆红素肠肝循环受阻，使尿胆原生成减少，因而尿胆原阴性；大量口服肠道抗生素可抑制结肠细菌，尿胆原生成减少，使粪尿胆和尿胆原排出减少。

URO与胆红素一样，均作为临床上黄疸鉴别的实验室主要指标，但也需与粪胆原、血清胆红素等检测一起综合分析。

1164 尿液隐血检查有何临床意义?

尿液中如混合有0.1%以上血液时，肉眼可观察到血尿，血液量在0.1%以下时，仅能用潜血反应发现。尿液隐血即反映尿液中的血红蛋白和肌红蛋白，正常人尿液中不能测出。**尿血红蛋白参考范围（试管法）：阴性。**

尿肌红蛋白参考范围（试管法）：阴性。

尿血红蛋白阳性见于红细胞被大量破坏，产生过多的游离血红蛋白，经肾由尿液排出。

① 创伤。心瓣膜手术、严重烧伤、剧烈运动、感染、疟疾、肌肉和血管组织严重损伤。

② 动植物所致的溶血。由蛇毒、蜘蛛毒、蜂毒、毒蕈等所致的中毒。

③ 阵发性血红蛋白尿及所有引起血尿的疾病。肾炎、肾结石、肿瘤、经尿道前列腺切除等。

④ 微血管性溶血性贫血。溶血性尿毒症、广泛性弥漫性溶血、肾皮质坏死。

⑤ 用药。应用阿司匹林、磺胺类药、伯氨喹、硝基呋喃类、万古霉素、卡那霉素、吲哚美辛、秋水仙碱、吡罗昔康等。

尿肌红蛋白阳性见于以下情况。

① 创伤。挤压综合征、电击伤、烧伤、手术创伤及痉挛。

② 原发性肌肉疾病。肌肉萎缩、皮肤炎及多发性肌炎、肌营养不良。

③ 局部缺血性肌红蛋白尿。心肌梗死、动脉阻塞。

④ 中毒性肌红蛋白尿。酒精、药物（两性霉素、海洛因）、巴比妥中毒。

⑤ 代谢性疾病。肌糖原累积病、糖尿病酸中毒。

1165 尿沉渣白细胞检查有何临床意义？

正常成人的尿液中可有少数白细胞，超过一定数量时则为异常，白细胞尿中多为炎症感染时出现的中性粒细胞，已发生退行性改变，又称为脓细胞。尿沉渣白细胞（LEU）是检测离心尿沉淀物中白细胞的数量。结果以白细胞数/高倍视野（WBC/HPF）或白细胞数/微升（WBC/μl）表示。

参考范围：① 干化学试带法：阴性；② 镜检法：正常人混匀一滴尿WBC 0～3/HPF；③ 离心尿WBC 0～5/HPF；④ 混匀尿全自动有形成分分析仪法：男性WBC 0～12/μl，女性WBC 0～26/μl。

尿中白细胞增多见于：泌尿系统感染、慢性肾盂肾炎、膀胱炎、前列腺炎、女性白带混入尿液时，也可发现较多的白细胞。另由药品所致的过敏反应，尿液中会出现多量的嗜酸性粒细胞。

1166 尿沉渣管型检查有何临床意义？

尿沉渣管型是尿液中的蛋白在肾小管内聚集而成，尿液中出现管型是肾实质性病变的证据。常见的管型种类包括有：透明管型、细胞管型（白细胞、红细胞、上皮细胞）、颗粒管型、蜡样管型、脂肪管型和细菌管型。

尿沉渣管型参考范围（镜检法）：0或偶见（0～1/HPF，透明管型）。

尿沉渣管型异常见于以下情况。

① 急性肾小球肾炎。可见较多透明管型及颗粒管型，还可见红细胞管型。

② 慢性肾小球肾炎。可见较多细、粗颗粒管型，也可见透明管型，偶见脂肪管型、蜡样管型和宽大管型。

③ 肾病综合征。常见有脂肪管型，容易见细、粗颗粒管型，也可见有透明管型。

④ 急性肾盂肾炎。少见有白细胞管型，偶见有颗粒管型。

⑤ 慢性肾盂肾炎。可见较多白细胞管型、粗颗粒管型。

此外，尿沉渣管型异常尚可见于应用多黏菌素、磺胺嘧啶、顺铂等药物所致。

1167　尿沉渣结晶检查有何临床意义？

尿沉渣中的无机沉渣物主要为结晶体，多来自食物和盐类代谢的结果。正常人尿沉渣中的磷酸盐、尿酸盐、草酸盐最为常见，一般临床意义不大。而有些结晶，具有重要的临床意义。影响尿液中结晶析出的因素有：物质的饱和度、尿液的pH、温度、胶体物质（主要是黏液蛋白）的浓度。正常的尿液中结晶有：磷酸盐结晶、草酸盐结晶和尿酸盐等结晶。

尿沉渣结晶异常见于以下情况。

① 磷酸盐结晶常见于pH碱性的感染尿液。

② 大量的尿酸和尿酸盐结晶提示核蛋白更新增加，特别是在白血病和淋巴瘤的化疗期间，如发现有X线可透性结石并伴血清尿酸水平增高，则为有力的证据。

③ 尿酸盐结晶常见于痛风。

④ 大量的草酸盐结晶提示严重的慢性肾病，或乙二醇、甲氧氟烷中毒。草酸盐尿增加提示有小肠疾病及小肠切除后食物中草酸盐吸收增加。

⑤ 胱氨酸结晶可见于胱氨酸尿的患者，某些遗传病、肝豆状核变性可伴随有胱氨酸结石。

⑥ 酪氨酸和亮氨酸结晶常见于有严重肝病的患者尿液中。

⑦ 胆红素结晶见于黄疸、急性肝萎缩、肝癌、肝硬化、磷中毒等患者的尿液中；脂肪醇结晶见于膀胱尿滞留、下肢麻痹、慢性膀胱炎、前列腺增生、慢性肾盂肾炎患者的尿液中。

⑧ 服用磺胺类药、氨苄西林、巯嘌呤、扑米酮等药，可出现结晶尿。

1168　尿酮体检查有何临床意义？

酮体包括乙酰乙酸、β-羟丁酸、丙酮，是体内脂肪酸氧化的中间产物，酮体在肝脏产生，在血液中循环，在其他组织中氧化生成CO_2和H_2O，但在正常人体中极少有酮体。当糖供应不足和组织中葡萄糖氧化分解降低时，脂肪氧化加强。如酮体产生速度大于组织利用的速度，则血液中酮体增加出现酮血症。

尿酮体参考范围（定性）：阴性。

尿酮体增高多见于以下情况。

① 非糖尿病酮尿。婴儿、儿童急性发热，伴随有呕吐、腹泻中毒常出现酮尿；新生儿如有严重酮症酸中毒应疑为遗传性代谢性疾病；酮尿也可见于寒冷、剧烈运动后紧张状态、妊娠期、低糖性食物、禁食、呕吐、甲状腺功能亢进、恶病质、麻醉后、糖原贮积症、活动性肢端肥大症及生长激素、肾上腺皮质激素、胰岛素分泌过度等。另外，伤寒、麻疹、猩红热、肺炎等热病及氯仿、乙醚、磷中毒也可见尿酮体阳性反应。

② 糖尿病酮尿。糖尿病尚未控制或未曾治疗，持续出现酮尿提示有酮症酸中毒，尿液中排出大量酮体，常早于血液中酮体的升高。严重糖尿病酮症时，尿液中酮体可达6g/24小时。

1169 尿肌酐检查有何临床意义？

尿肌酐是体内肌酸代谢的最终产物，是脱水缩合物。由于肌酸经非酶促反应脱水生成后绝大部分由肾小球滤出，肾小管不重吸收，排泌至尿液中，人体每日的肌酐排出量较为恒定。

尿肌酐参考范围：男性8.8 ～ 17.6mmol/24h、女性7.04 ～ 15.8 mmol/24h、儿童8.8 ～ 13.2mmol/24h。

（1）病理性增加

① 内分泌疾病。肢端肥大症、糖尿病、甲状腺功能减退症等。

② 消耗性疾病。如伤寒、斑疹伤寒、破伤风等。

③ 另外，进食肌酐丰富的食物如烤牛肉等可致生理性尿肌酐增高。

（2）病理性减少

① 疾病。进行性肌肉营养不良、甲状腺功能亢进症、严重进行性肌萎缩、贫血、进行性肾病、硬皮病等。

② 其他。碱中毒、肾衰竭。

1170 尿尿酸检查有何临床意义？

尿尿酸为体内嘌呤类代谢分解产物，人体尿酸来自体内细胞核蛋白分解代谢（内源性占80%）和食物的分解代谢（外源性占20%）过程，其代谢物的去路60%由大肠黏膜细胞分泌进入肠道，经细菌分解为氨排出体外，另60%的尿酸主要由肾脏排出，经过肾小管滤过后，近端肾小管重吸收98%，远端肾小管分泌至尿液中排泄，尿酸具有酸性，以钾钠盐的形式从尿液中排出。

尿尿酸参考范围（磷钨酸还原法）：2.4 ～ 5.4mmol/24h。

（1）尿酸增高

① 疾病。痛风，或组织大量破坏，核蛋白分解过度，如肺炎、子痫等。

② 生理性。食用高嘌呤食物，木糖醇摄入过多、剧烈运动、禁食，可使尿尿酸出现非病理性增高。

③ 用药。肾小管重吸收障碍，如肝豆状核变性，或使用 ACTH 与肾上腺皮质激素，此类疾病血尿酸减少，尿尿酸增多。

④ 核蛋白代谢增强。如粒细胞白血病、骨髓细胞增生不良、溶血性贫血、恶性贫血、淋巴瘤与淋巴血病放疗后、红细胞增多症、甲状腺功能亢进症、一氧化碳中毒、银屑病等。

（2）尿酸减少

① 疾病。肾功能不全、痛风发作前期。

② 饮食。高糖、高脂肪饮食。

1171　尿淀粉酶检查有何临床意义？

尿淀粉酶催化淀粉分子中葡萄糖苷水解，产生糊精、麦芽糖或葡萄糖，故又称为 α- 淀粉酶，主要由胰腺分泌，称为淀粉酶；另由唾液腺分泌，称为唾液淀粉酶。分泌进入血液的淀粉酶由于其分子量小，易从血循环由尿液中排出，称为尿淀粉酶，当血液中该酶活性上升，尿中排泄也增高。

尿淀粉酶参考范围（碘-淀粉比色法）：100 ～ 1200U。

（1）尿淀粉酶增高

① 急性胰腺炎发作期。尿淀粉酶活性上升稍晚于血清淀粉酶，且维持时间稍微长。

② 疾病。胰头癌、流行性腮腺炎、胃溃疡穿孔也可见上升。

（2）尿淀粉酶减少　可见于重症肝病、糖尿病、重症烧伤。

1172　尿碱性磷酸酶检查有何临床意义？

碱性磷酸酶（ALP）是一种在碱性条件下活性较高，并能水解各种有机磷酸单酯的酶，肾小管上皮细胞含有丰富的 ALP，在正常人尿液 ALP 来自于个各组织器官，其中主要来自肾（60%）和肠道（30%），当肾实质发生坏死，肾小球通透性增高，肾小管上皮细胞坏死脱落，均可使尿液中 ALP 的活性增高。

尿 ALP 参考范围（Eastham 法）：0.51 ～ 0.61mg/L。

碱性磷酸酶增高可见于以下情况。

① 疾病。急性肾炎、急进性肾炎、狼疮性肾炎、糖尿病、肾小球血管间质硬化症、急性肾小管坏死、肾硬化、肾盂肾炎、肾癌、流行性出血热、肾坏死。

② 缺氧。急性心肌梗死、低血压，肾移植术后的急性排斥反应。

③ 用药。应用卡那霉素、链霉素、羟甲戊二酰辅酶A还原酶抑制药（他汀类），尤其与贝丁酸类药联合应用时。

第三节 粪便检查

人每日约有500～1000ml食糜残渣进入结肠，水分和电解质大部分在结肠上半段吸收，其中所含水分3/4，剩余的1/4为固体成分。

1173 粪隐血检查有何临床意义?

一般情况下，粪便中无红细胞，结果通常为阴性。

粪隐血参考范围：阴性。在病理情况下，粪隐血可见于以下情况。

① 消化道溃疡。胃、十二指肠溃疡者的隐血阳性率可达55%～77%，可呈间歇性阳性，虽出血量大但非持续性。

② 消化道肿瘤。胃癌、结肠癌者的隐血阳性率可达87%～95%，出血量小但呈持续性。

③ 其他疾病。肠结核、克罗恩病、溃疡性结肠炎；全身性疾病如紫癜、急性白血病、伤寒、回归热、钩虫病等；对老年人则有助于早期发生消化道恶性肿瘤。

1174 粪胆原检查有何临床意义?

粪胆原大部分在结肠被氧化为尿胆素而被排除出体外，正常粪便中检查呈阳性反应。但在测定中应结合粪胆素、尿胆原、尿胆红素定性实验及血胆红素等，以有效地鉴别诊断黄疸的性质。

参考范围：阳性。

（1）粪胆原增加　在溶血性黄疸时明显增加；也可见于阵发性睡眠性血红蛋白尿症。

（2）粪胆原减少　在阻塞性黄疸时明显减少；在肝细胞性黄疸时可增加或减少。

第四节 肝功能与乙型肝炎血清学检查

肝脏是人体内最大的实质性腺体，具有十分重要和复杂的生理功能，首先是人体内各种物质代谢和加工的中枢，把门静脉从肠道吸收来的营养物质进行加工，变成人体内自己的成分供应全身，并把多余的物质加以贮存，如糖、蛋白质、脂肪；又把动脉血带来的代谢产物进行加工利用，或把不能利用的加以处理，再由肾脏或胆道排泄，以此维持和调节人体内环境的稳定、水电解质平衡和血容量的稳定。其次，肝脏还有生物转化和解毒功能，对所有进入人体的药物或毒素等，都会在肝脏发生氧化、还原、水解、结合等化学反应，不同程度地被代谢，最后以代谢物的形式排出体外。

由于肝细胞不断地从血液中吸取原料，难以避免遭受有毒物质或病毒、毒素和寄生虫的感染或损害，轻者丧失一定的功能，重者造成肝细胞坏死，最后发展为肝硬化、肝癌及肝功能衰竭，甚至发生肝昏迷。肝脏的功能对人体十分重要，肝功能检查指标在临床上具有十分重要的意义。此外，乙型肝炎血清学(表面抗原、表面抗体、e抗原、e抗体、核心抗体)对乙型肝炎的诊断、监测和预后也有较大的价值。

1175 血清丙氨酸氨基转移酶检测有何临床意义?

丙氨酸氨基转移酶（ALT）是一组催化氨基酸与α-酮酸间氨基转移反应的酶类，旧称谷丙转氨酶（GPT），主要存在于肝肾、心肌、骨骼肌、胰腺、脾肺、红细胞等组织细胞中，同时也存在于正常体液如血浆、胆汁、脑脊髓液、唾液中，尤以肝内含量最高约为血浆的2000倍，但不存在于尿液中除外有肾脏损害或疾病的发生。当富含ALT的组织细胞受损时，ALT从细胞释放增加，进入血液后导致ALT活力上升，是最常用检测肝功能的试验。其增高的程度与肝细胞被破坏的程度呈正比。

ALT参考范围（速率法）：成人≤40U/L。ALT的测定可反映肝细胞损伤程度。

ALT升高常见于以下疾病。

① 肝胆疾病。传染性肝炎、中毒性肝炎、肝癌、肝硬化活动期、肝脓肿、脂肪肝、梗阻性黄疸、肝内胆汁淤积或淤滞、胆管炎、胆囊炎。其中慢性肝炎、脂肪肝、肝硬化、肝癌者转氨酶轻度上升或正常。

② 其他疾病。急性心肌梗死、心肌炎、心力衰竭所致的肝脏淤血，以及骨骼肌病、传染性单核细胞增多症、胰腺炎、外伤、严重烧伤、休克等。

③ 用药与接触化学品。服用有肝毒性的药物可导致肝脏AST及ALT异常。

1176 血清门冬氨酸氨基转移酶检测有何临床意义?

门冬氨酸氨基转移酶（AST）同样是体内最重要的氨基转移酶之一，催化L-门冬酸与α-酮戊二酸间氨基转移反应，旧称谷草转氨酶（GOT）。AST同主要存在于心肌、肝肾、骨骼肌、胰腺、脾肺、红细胞等组织细胞中；同时也存在于正常人血浆、胆汁、脑脊髓液及唾液中。但在无肾脏损害的尿液中不能检出。当富含AST的组织细胞受损时，细胞通透性增加，AST从细胞释放增加，进入血液后导致AST活力上升。

AST参考范围（速率法）：成人≤40U/L。AST的测定可反映肝细胞损伤程度。

AST升高常见于以下疾病。

① 心肌梗死。心肌梗死时AST活力最高，在发病6～8小时后AST开始上升，18～24小时后达高峰，一般为参考数值上限的4～5倍，并与病灶梗死大小大致成比例。若无新的梗死发生，4～5日AST活力恢复正常。单纯心绞痛时，AST正常。

② 肝脏疾病。传染性肝炎、中毒性肝炎、肝癌、肝硬化活动期、肝脓肿、脂肪肝、梗阻性黄疸、肝内胆汁淤积或淤滞、胆管炎、胆囊炎等。在急性或轻型肝炎时，血清AST升高，但升高幅度不如ALT，AST/ALT比值＜1，而在急性病程中该比值明显升高。在慢性肝炎尤其是肝硬化时，AST上升的幅度高于ALT，故AST/ALT比值测定有助于肝病的鉴别诊断。

③ 其他疾病。进行性肌肉营养不良、皮肌炎、肺栓塞、肾炎、胸膜炎、急性胰腺炎、肌肉挫伤、坏疽、溶血性疾病。

④ 用药。服用有肝毒性的药物时，具体与ALT类同。

1177 血清γ-谷氨酰转移酶检测有何临床意义？

血清γ-谷氨酰转移酶（γ-GT）是将肽或其他化合物的γ-谷氨酰基转移至某些γ-谷氨酰接受体上的酶。γ-GT主要存在于血清及除肌肉外的所有组织中，如在肾、胰、肝、大肠、心肌组织中，其中以肾脏最高。虽肾脏γ-GT最高，但血清中γ-GT主要来源于肝胆系统，少量酶存在于细胞液中，但大部分定位于细胞膜上。

γ-GT参考范围（速率法）：男性≤50U/L、女性≤30U/L。

导致γ-GT升高的原因如下。

① 肝胆疾病。肝内或肝后胆管梗阻者血清γ-GT上升最高，可达正常水平的5～30倍，γ-GT对阻塞性黄疸胆管炎、胆囊炎的敏感性高于碱性磷酸酶，原发性或继发性肝炎患者的γ-GT水平也高，且较其他肝脏酶类上升显著；传染性肝炎、脂肪肝、药物中毒者的γ-GT中度升高，一般为正常参考值的2～5倍；酒精性肝硬化、大多数嗜酒者γ-GT值可升高。慢性肝炎、肝硬化γ-GT持续升高，提示病情不稳定或有恶化趋势；而逐渐下降，则提示肝内病变向非活动区域移行。原发性肝癌、胰腺癌、范特壶腹癌时，血清γ-GT活性显著升高，特别在诊断恶性肿瘤者有无肝转移和肝癌术后有无复发时，阳性率可达90%。

② 胰腺疾病。急、慢性胰腺炎，胰腺肿瘤者可达参考上限的5～15倍。囊纤维化（胰纤维性囊肿瘤）伴有肝并发症时γ-GT值可升高。

③ 其他疾病。脂肪肾，心肌梗死后的第4日，且至第8日达高峰，前列腺组织中含有γ-GT，前列腺肿瘤者血清中γ-GT值可升高。另肾脏病变时，血清γ-GT值正常，但尿液中γ-GT活性升高。

④ 用药。应用抗惊厥药苯妥英钠、苯巴比妥、乙醇常致γ-GT升高。

1178 血清碱性磷酸酶检测有何临床意义?

碱性磷酸酶（ALP）为一组单酯酶，广泛存在于人体组织和体液中，其中以骨、肝、乳腺、小肠、肾脏的浓度较高。碱性磷酸酶大部分由骨细胞产生，小部分来自肝脏。此酶催化磷酸酯的水解反应，并有转移磷酸基的作用。当上述器官病变时，此酶的活性增强。

ALP参考范围（速率法）：女性1～12岁<500U/L、大于15岁40～150U/L；男性1～12岁<500U/L、12～15岁<750U/L、男性>25岁40～150U/L。

碱性磷酸酶增高可见于以下疾病。

① 肝胆疾病。阻塞性黄疸、胆道梗阻、结石、胰腺头癌、急性或慢性黄疸型肝炎、肝癌、肝外阻塞。其中阻塞性黄疸ALP升高幅度小于肝外阻塞；恶性肿瘤的ALP升高大于胆石症的。

② 骨骼疾病。骨损伤、骨疾病、变形性骨炎症（Paget病），使成骨细胞内有高度的ALP释放入血，如纤维骨炎、骨折恢复期、佝偻病、骨软化症、成骨不全等，因为ALP生成亢进，血清ALP或活性升高。

③ 用药。羟甲戊二酰辅酶A还原酶抑制药（他汀类血脂调节药）的不良反应，可导致ALP升高。

1179 乙型肝炎病毒表面抗原检测有何临床意义?

乙型肝炎病毒表面抗原（HBsAg）俗称"澳抗"，为乙型肝炎病毒（HBV）表面的一种糖蛋白，是乙型肝炎病毒感染血清里最早（1～2个月）出现的一种特异性血清标记物，可维持数周至数年，甚至终生。HBsAg可从多种乙型肝炎者的体液和分泌物（血液、精液、乳汁、阴道分泌物）中测出。

HBsAg参考范围（ELISA法或化学发光法）：阴性。

HBsAg异常提示以下情况。

① 慢性或迁延性乙型肝炎活动期，与HBsAg感染有关的肝硬化或原发性肝癌。

② 慢性HBsAg携带者，即肝功能已恢复正常而HBsAg尚未转阴，或HBsAg阳性持续6个月以上而患者既无乙肝症状也无ALT异常，即所谓HBsAg携带者。

1180 乙型肝炎病毒表面抗体检测有何临床意义?

乙型肝炎病毒表面抗体（抗HBs、HBsAb）是人体针对乙型肝炎病毒表面抗原产生的中和抗体，为一种保护性抗体，表明人体具有一定的免疫力。大多数HBsAg的消失和HBsAb的出现，意味着HBV感染的恢复期和人体产生了免疫力。

HBsAb参考范围（ELISA法或化学发光法）：阴性。

HBsAb阳性见于以下情况。

① 乙型肝炎处于恢复期，或即往曾感染过HBV，现已恢复，且对HBV具有一定的免疫力。

② 接种乙肝疫苗所产生的效果。

1181 乙型肝炎病毒e抗原检测有何临床意义？

乙型肝炎病毒e抗原（HBeAg）是HBV复制的指标之一，其位于HBV病毒颗粒核心部分。

参考范围（ELISA法或化学发光法）：阴性。

HBeAg阳性见于以下情况。

① 提示乙型肝炎患者的病情常为活动性，在HBV感染的早期，表示血液中含有较多的病毒颗粒，提示肝细胞有进行性损害和血清具有高度传染性；血清中HBeAg持续阳性则提示乙型肝炎转为慢性，表明患者预后不良。

② 乙型肝炎加重之前，HBeAg即有升高，有助于预测肝炎病情。

③ HBsAg和HBeAg均为阳性的妊娠期妇女，可将乙型肝炎病毒传播给新生儿，其感染的阳性率为70%～90%。

1182 乙型肝炎病毒e抗体检测有何临床意义？

乙型肝炎病毒e抗体（抗-HBe、HBeAb）是乙型肝炎病毒e抗原（HBeAg）的对应抗体，但非中和抗体，即不能抑制HBV的增殖，其出现于HBeAg转阴之后，证明人体对HBeAg有一定的免疫清除率。

HBeAb参考范围（ELISA法或化学发光法）：阴性。

HBeAb阳性见于以下情况。

① 多见于HBeAg转阴的患者，即HBV部分被清除或抑制，病毒复制减少，传染性降低。

② 部分慢性乙型肝炎、肝硬化、肝癌患者可检出抗-Hbe。

③ 在HBeAg和抗-Hbs阴性时，如能检出抗-HBe和抗-HBc，也能确诊为乙型肝炎近期感染。

1183 乙型肝炎病毒核心抗体检测有何临床意义？

乙型肝炎病毒核心抗体（抗-HBc、HBcAb）是乙型肝炎病毒核心抗原（HBcAg）的对应抗体，也非中和抗体，即不能抑制HBV的增殖，而是反映肝细胞受到HBV侵害后的一项指标，为急性感染早期标志性抗体，常紧随HBsAg和HBeAg之后出现于血清中，主要包括IgM和IgG两型，抗HBc-IgM

对急性乙型肝炎的诊断、病情监测及预后的判断均有较大的价值，因此，常以抗HBc-IgM作为急性HBV感染的指标。

HBcAb参考范围（ELISA法或化学发光法）：阴性。

HBcAb阳性见于以下情况。

① 抗HBc-IgM阳性是诊断急性乙型肝炎和判断病毒复制活跃的指标，提示患者血液有较强的传染性，比HBeAg敏感的多，抗HBc-IgM阳性尚可见于慢性活动性乙型肝炎患者。

② HBc-IgG阳性，高滴度表示正在感染HBV，低滴度则表示既往感染过HBV，具有流行性病学的意义。

1184 "大三阳""小三阳"有何临床意义?

在常规的乙型肝炎血清学检查中（两对半），如在乙型肝炎者的血液中检测出：乙型肝炎病毒表面抗原（HBsAg）、乙型肝炎病毒e抗原（HBeAg）、病毒核心抗体（抗-HBc、HBcAb）同为阳性，在临床上称为"大三阳"；在其血液中检测出乙型肝炎病毒表面抗原、乙型肝炎病毒e抗体（抗-HBe、HBeAb）、核心抗体同为阳性，在临床上称为"小三阳"。

大三阳阳性者说明乙型肝炎者的HBV在人体内复制活跃，带有传染性，如同时AST及ALT高，应注意尽快隔离，为最具有传染性的一类肝炎。如小三阳阳性，说明HBV在人体内复制减少，传染性减小，如肝功能正常，又无症状，称之乙型肝炎病毒无症状携带者，传染性小，不需要隔离。

第五节 肾功能检查

人体左右侧各有1个肾脏，是体内最重要的器官之一，其功能主要为分泌和排泄尿液、废物、毒物和药物；调节和维持体液容量和成分（水分和渗透压、电解质、酸碱）；维持机体内环境(血压、内分泌物、激素、肽类)的平衡。肾脏分为皮质和髓质两部分，皮质中主要有肾小球、近曲和远曲小管、集合管；髓质中主要为髓袢及集合管远端。肾脏的工作量极大，每日经肾小球滤过的血浆大约180L。因此，变态反应、感染、肾血管病变、代谢异常、先天性疾病、全身循环和代谢性疾病、药物和毒素对肾脏的损害，均可影响肾脏功能，主要表现在肾功能检查指标的异常，其在临床诊断和治疗上具有重要的意义。

1185 血尿素氮检测有何临床意义?

尿素是人体蛋白质的代谢产物，此外，氨在肝脏尿素循环中也合成尿素。血清尿素氮主要是经肾小球滤过而随尿液排出体外，比例约占90%以上。当肾实质受损害时，肾小球滤过率降低，致使血液中血清尿素氮（BUN）浓度增加，因此通过测定BUN，可了解肾小球的滤过功能。

BUN参考范围（速率法）：成人3.2～7.1mmol/L、婴儿和儿童1.8～6.5mmol/L。

（1）血尿素氮增高 BUN增高主要见于肾脏病，如慢性肾炎、严重的肾盂肾炎等。肾功能轻度受损时，尿素氮检测值可以无变化。当此值高于正常时，说明有效肾单位的60%～70%已受到损害。因此BUN测定不能作为肾病的早期功能测定的指标，但对肾衰竭，尤其是尿毒症的诊断有特殊的价值。检测值增高的程度与病情的严重程度成正比，所以对判断肾病的发展趋向有重要的意义。

① 肾脏疾病。慢性肾炎、严重肾盂肾炎等。

② 泌尿系统疾病。泌尿系统结石、肿瘤、尿结石、前列腺增生、前列腺疾病使尿路梗阻等引起尿量显著减少或尿闭时，也可造成血清BUN检测值增高（肾后性氮质血症）。

③ 其他疾病。脱水、高蛋白饮食、蛋白质分解代谢增高、水肿、腹水、血循环功能衰竭、饥饿时肌肉消耗、胃肠出血后血中蛋白质重吸收、皮质醇治疗、心输出量减少、继发于失血或其他原因所致的肾脏灌注量下降等均可引起血BUN升高（肾前性氮质血症）。

（2）血尿素氮降低 急性肝萎缩、中毒性肝炎、类脂质肾病、胆道手术后、妊娠后期妇女、磷、砷等化学中毒等。

1186 血肌酐检测有何临床意义?

血肌酐（Cr）的浓度取决于人体产生和摄入与肾脏排泄能力，血肌酐基本不受饮食、高分子代谢等肾外因素的影响。在外源性肌酐摄入量稳定，体内肌酐生成量恒定的情况下，其浓度取决于肾小球滤过功能。因此，Cr浓度可在一定程度上准确反映肾小球滤过功能的损害程度。人体肾功能正常时，Cr排出率恒定，当肾脏实质受到损害时，肾小球的滤过率就会降低。当滤过率降低到一定程度后，血中Cr浓度就会急剧上升，所以，测定Cr浓度可以作为肾小球滤过功能受损害的指标之一。

Cr参考范围：① Taffe法：男性62～115μmol/L（0.7～1.2mg/dl），女性53～97μmol/L（0.6～1.1mg/dl）；② 苦味酸法：全血88.4～176.8μmol/L、男性53～106μmol/L、女性44～97μmol/L。

Cr检测值增高主要见于急性或慢性肾小球肾炎等肾病。当上述疾病造成肾小球滤过功能减退时，由于肾的储备力和代偿力还很强，所以，在早期或轻度损害时，Cr浓度可以表现为正常，仅有当肾小球滤过功能下降到正常人的30%～50%时，Cr数值才明显上升。Cr与性别、肌肉容积有关；妊娠期妇女蛋白质合成增加，机体呈正氮平衡，此时的Cr浓度可稍低；肌肉萎缩性病变者的肌肉代谢减少，Cr浓度亦可稍低，而在肌肉特别发达的人体，其Cr正常值可增高。在正常肾血流条件下，Cr升高176～355μmol/L时提示有中度至严重肾损害。

血肌酐增高见于以下情况。

① 肾脏疾病。急、慢性肾小球肾炎，肾硬化、多囊肾、肾移植后的排斥反应，尤其是慢性肾炎者，Cr越高，预后越差。

② 疾病。休克、心力衰竭、肢端肥大症、巨人症。

③ 其他。失血、脱水、剧烈体力活动。

Cr和BUN同时测定更有意义，如两者同时增高，表示肾功能已受到严重的损害。

1187　血尿酸检测有何临床意义？

血尿酸为体内嘌呤类物质代谢分解的产物，人体尿酸来自体内细胞核蛋白分解代谢（内源性占80%）和食物的分解代谢（外源性占20%）过程，其代谢物的去路60%由大肠黏膜细胞分泌进入肠道，经细菌分解为氨排出体外，另40%的尿酸主要由肾脏排出，经过肾小管滤过后，近端肾小管重吸收98%，远端肾小管分泌至尿液中排泄，尿酸具有酸性，以钾钠盐的形式从尿液中排出。但正常肾排出肌酐较易，而排出尿酸却较难。所以在肾脏病变早期，血尿酸浓度首先增加，因而有助于肾病的早期诊断。

参考范围（酶法）：男性0.18～0.44mmol/L、女性0.12～0.32mmol/L。

（1）血尿酸增高

① 疾病。痛风，或组织大量破坏，核蛋白分解过度，如肺炎、子痫等；或有肾结核、肾盂肾炎、肾积水、代谢综合征。

② 生理性。食用高嘌呤食物，木糖醇摄入过多、剧烈运动、禁食，可使血尿酸出现增高。

③ 血液系统疾病。粒细胞白血病、骨髓细胞增生不良、溶血性贫血、恶性贫血、淋巴瘤与淋巴血病放疗后、红细胞增多症、甲状腺功能亢进症、一氧化碳中毒、银屑病等。

④ 其他疾病。如长期禁食和糖尿病，常造成血中酮体升高并由尿液中排出，竞争性地抑制肾小管对血尿酸的排泄，所以可使血液中的尿酸浓度增高。

⑤ 用药。使用促皮质素与肾上腺皮质激素或噻嗪类利尿药，或氯仿、四氯化碳、铅中毒等可使血尿酸增多。

（2）血尿酸减少　恶性贫血、范可尼综合征。

1188　哪些药可引起血尿酸水平增高？

有些药可抑制肾小管对尿酸的排泄，导致尿酸在体内蓄积，对患有痛风者禁用。

（1）利尿药 氢氯噻嗪、氯噻酮、乙酰唑胺、呋塞米、依他尼酸可干扰肾小管对尿酸的排泄，导致血尿酸升高，诱发痛风的发作。

（2）非甾体抗炎药 阿司匹林、保泰松等可竞争性干扰尿酸排泄。

（3）内分泌激素 亮丙瑞林可使血尿酸增加；环孢素、胰岛素偶见引起高尿酸血症。

（4）抗结核药 异烟肼、吡嗪酰胺、环丝氨酸、乙胺丁醇可致尿酸升高、关节肿痛。

（5）抗肿瘤药 巯嘌呤为尿酸的前体，服用后可出现高尿酸血症，多见于治疗初期，严重可发生尿酸性肾病。

（6）维生素 烟酸、烟酰胺参与嘌呤的代谢，偶尔大剂量服用可致高血糖和高尿酸。

对高尿酸血症者宜及时排酸，停用上述药物；多饮白开水，保持日尿量在2000～3000ml，为防止夜间尿液浓缩，在睡前或半夜适当饮水，白开水的渗透压最利于溶解体内各种有害物质，多饮白开水可稀释尿酸，加速排泄，使尿酸水平下降；同时增加碱性食物（香蕉、西瓜、南瓜、草莓、苹果、菠菜、萝卜、莲藕）摄取，碱化尿液（碳酸氢钠3g或枸橼酸钠），维持尿液pH 6.5～6.9。

第六节 血生化检查

1189 何谓C反应蛋白？其有何临床意义

C反应蛋白（CRP）是人类肝脏合成的重要急性期时相的反应蛋白，为最为敏感的炎症指标之一。

正常值虽然定在0.5mg/dl以下，但一般增至10mg/dl（10μg/ml）以上有意义。

（1）CRP增高

① 炎症或细菌感染。

② 心脏疾病。冠状动脉心脏病、动脉粥样硬化、心肌梗死、高血压、心律失常、充血性心力衰竭，CRP水平增高提示增加心肌梗死和脑卒中的风险。

③ 内分泌疾病。糖尿病、肥胖症、肾衰竭、肾移植后排异反应。

④ 其他疾病。抑郁、胰腺炎、肿瘤、呼吸道感染、结核、白血病、胸腔积液、手术前、中毒、创伤或烧伤。

（2）CRP降低

① 用药。服用羟甲戊二酰辅酶A还原酶抑制药（他汀类）、贝丁酸类、抗生素、胰岛素增敏药等。

② 控制饮食、适当减肥、戒烟和锻炼身体，可以明显降低CRP的水平。

1190 淀粉酶检测有何临床意义?

淀粉酶（AMY）在体内的主要作用是水解淀粉，生成葡萄糖、麦芽糖、寡糖和糊精。

淀粉酶参考范围（速率法）：血清 80 ～ 220U/L；尿＜1000U/L。

（1）血淀粉酶增高　血清淀粉酶活性测定主要用于急性胰腺炎的诊断，急性胰腺炎的发病后2 ～ 12小时，血清淀粉酶开始升高，12 ～ 72小时达到高峰，3 ～ 4日恢复正常。血清淀粉酶升高尚可见于急性腮腺炎、胰腺脓肿、胰腺损伤、胰腺肿瘤引起的胰腺导管阻塞、肾功能不全、肺癌、卵巢癌、腮腺损伤、胆囊炎、消化性溃疡穿孔、肠梗阻、腹膜炎、急性阑尾炎、异位妊娠破裂、创伤性休克、大手术后、酮症酸中毒、肾移植后、肺炎、急性酒精中毒等。

（2）淀粉酶降低　肝癌、肝硬化、糖尿病等。

淀粉酶、血清脂肪酶、胰凝乳蛋白酶的联合测定可提高对急性胰腺炎诊断的特异性和准确性。同时测定淀粉酶清除率及肌酐清除率并计算其比值也可提高对急性胰腺炎的诊断的敏感性和特异性。

1191 血清总胆固醇检测有何临床意义?

人体内含胆固醇（CH）约140g，其中25%分布于脑和神经组织中，CH主要在体内合成，人合成的速度为每日1 ～ 2g。此外，尚有由食物中吸收的胆固醇，吸收率达食物TC的1/3，CH的合成具昼夜节律变化，肝脏是合成、储藏和供给CH的主要器官。此外，CH的水平易受饮食、年龄、性别等多种因素的影响。

血清总胆固醇（TC）参考范围（两点终点法）：3.1 ～ 5.7mmol/L，胆固醇酯/TC 0.60 ～ 0.75。

（1）血清高胆固醇

① 动脉粥样硬化。粥样硬化斑块、动脉硬化、冠状动脉粥样硬化心脏病及高脂血症等。

② 其他疾病。肾病综合征、慢性肾炎肾病期、类脂性肾病糖尿病、甲状腺功能减退症、胆道梗阻、饮酒过量、急性失血以及家族性高胆固醇血症。糖尿病特别是并发糖尿病昏迷时，几乎都有TC升高。

③ 用药。服用避孕药、甲状腺激素、甾体激素、抗精神病药（如氯氮平）可影响TC水平。

④ 胆总管阻塞时。TC增高且伴有黄疸，但胆固醇酯/TC的比值仍正常。

（2）血清低胆固醇

① 疾病。甲状腺功能亢进症、溶血性贫血、感染和营养不良、严重肝功

能衰竭、急性肝坏死、肝硬化，血清总胆固醇降低，胆固醇酯/TC的比值也降低。

② 贫血。再生障碍性贫血、溶血性贫血、缺铁性贫血等，因骨髓及红细胞合成胆固醇的功能受到影响，TC降低。

血清TC浓度可以作为脂类代谢的指标，但脂类代谢又常与糖类及激素等其他物质的代谢密切相关，所以，其他物质代谢异常时也可以影响血清TC的浓度。

1192 血清甘油三酯检测有何临床意义？

甘油三酯（TG）也称三酰甘油，是人体贮存能量的形式，主要在肝脏合成；此外，人体的小肠黏膜在类脂吸收后也合成大量的TG，TG大约占总脂的25%，为乳糜微粒和极低密度脂蛋白的主要成分，并直接参与CH和胆固醇酯的合成。在正常情况下，人的TG水平保持在正常值范围内，伴随年龄的增长而逐渐增高。TG升高对人体主要有以下危害。

① 是诱发动脉粥样硬化的重要因素之一。

② 使血液凝固性增强，并抑制纤维蛋白溶解，促进血栓形成，与冠状动脉硬化性心脏病的发生有极其密切的关系，约有80%的心肌梗死者均有甘油三酯升高的指标。

③ 长期饥饿或食用高脂肪食品等也可造成TG升高。需注意的是大量饮酒可使TG的假性升高。

TG参考范围（一点终点法）：0.56 ～ 1.70mmol/L。

（1）血清甘油三酯增高

① 动脉硬化。动脉粥样硬化、原发生性高脂血症、家族性高TG血症。

② 其他疾病。胰腺炎、肝胆疾病（脂肪肝、肝脏胆汁淤积）、阻塞性黄疸、皮质醇增多症、肥胖、糖尿病、糖原累积症、严重贫血、肾病综合征、甲状腺功能减退症等疾病。

（2）血清甘油三酯减少　甲状腺功能减退症、肾上腺皮质功能减退、肝功能严重障碍等。

1193 低密度脂蛋白胆固醇检测有何临床意义？

低密度脂蛋白胆固醇（LDL-ch）是由血浆中极低密度脂蛋白胆固醇（VLDL-ch）转变而来，其合成部位主要在血管内，降解部位在肝脏。LDL-ch是空腹血浆中的主要脂蛋白，约占血浆脂蛋白的2/3。其是运输胆固醇到肝外组织的主要运载工具，控制饮食有助于降低血浆中的LDL-ch。LDL-ch的含量与心血管疾病的发病率以及病变程度相关，被认为是动脉粥样硬化的主要致病因子。

LDL-ch参考范围（两点终点法）：1.9～3.61mmol/L。

（1）低密度脂蛋白胆固醇增多 主要是CH增高可伴有TG增高，临床表现为Ⅱa型或Ⅱb型高脂蛋白血症，常见于饮食中含有过多胆固醇和饱和脂肪酸、低甲状腺血症、肾病综合征、慢性肾衰竭、肝脏疾病、糖尿病、血卟啉症、神经性厌食、妊娠等。

（2）低密度脂蛋白胆固醇降低 见于营养不良、慢性贫血、肠吸收不良、骨髓瘤、严重肝脏疾病、高甲状腺血症、急性心肌梗死等。

临床常与其他CH、TC、TG、VLDL-ch、HDL-ch等脂蛋白参数综合分析。

1194 极低密度脂蛋白胆固醇检测有何临床意义？

极低密度脂蛋白胆固醇（VLDL-ch）主要在肝脏合成，是体内运输内源性脂肪的脂蛋白。代谢后经过中间密度脂蛋白转换为LDL-ch。进食过量糖类食品易于诱发VLDL-ch的合成增加。

VLDL-ch参考范围：0.21～0.78mmol/L。

极低密度脂蛋白胆固醇增多见于：主要是TG增高，临床多表现为Ⅳ型、Ⅴ型或Ⅱb高脂蛋白血症，常伴有降低和糖耐量降低、血尿酸过多等；可见于胰腺炎、肥胖、未经控制的糖尿病、酒精成瘾、低甲状腺血症、肾病综合征、尿毒症、系统性红斑狼疮及禁食、妊娠期等。

1195 高密度脂蛋白胆固醇检测有何临床意义？

高密度脂蛋白胆固醇（HDL-ch）主要在肝脏合成，是一种抗动脉粥样硬化的脂蛋白，可将CH从肝外组织转运到肝脏进行代谢，由胆汁排出体外。其在限制动脉壁CH的积存速度和促进CH的清除上起着一定的积极作用，HDL-ch水平与动脉硬化和冠心病的发生和发展起负相关，是降低冠心病的先兆。

HDL-ch参考范围（直接遮蔽法）：1.04～1.55mmol/L。

高密度脂蛋白胆固醇降低见于以下情况。

① 动脉粥样硬化。脑血管病、冠心病、高脂肪蛋白血症Ⅰ型和Ⅴ型、

② 疾病。重症肝硬化、重症肝炎、糖尿病、肾病综合征、慢性肾功能不全、创伤、心肌梗死、甲状腺功能异常、尿毒症。

③ 吸烟、肥胖、严重营养不良、静脉内高营养治疗以及应激反应后。

其中HDL_2-ch在动脉硬化或糖尿病时明显降低，其下降比率大于HDL-ch。HDL-ch增高一般无临床意义，常与遗传有关。

1196 何谓降钙素原？有何临床意义？

降钙素原（procalcitonin，PCT）是一种蛋白质，当严重细菌、真菌、寄生虫感染以及脓毒症和多脏器功能衰竭时，PCT在血浆中水平升高。当自身免疫、

过敏和病毒感染时PCT不会升高，局部有限的细菌感染、轻微感染或慢性炎症不会导致PCT升高。

连续、动态地监测PCT，借以区分细菌或病毒所引起的感染及高热（细菌、真菌感染的特异性、灵敏性指标），以及感染的进展与预后，较之CRP和IL-6更为灵敏和有效，且稳定性好，不受外伤（创伤、手术）的影响。发生严重细菌感染和脓毒症时，血浆PCT异常升高，3～6小时即可测得，6～12小时达峰，2～3天恢复正常。PCT监测广泛用于ICU病房、血液科、肿瘤科、儿科、早产儿及新生儿监护室、外科、内科、器官移植科、急诊科、介入诊断和治疗实验室等的感染的诊断。

降钙素原升高的临床意义：正常健康人PCT水平＜0.05ng/ml；＜0.5ng/ml时，考虑全身感染（脓毒症）可能性非常小，但局部细菌感染可能可呈现较低水平的PCT，不能排除感染，在细菌感染的早期9小时（感染6小时内），PCT也可呈现较低水平，此类患者应在6～24小时后再次检测；0.5ng/ml≤PCT＜2ng/ml时，为中度风险进展为严重感染，可考虑为全身感染（并排出引起PCT升高的其他情况），此类患者应注意临床密切观察，同时6～24小时内再次进行PCT检测和评估；2ng/ml≤PCT＜10ng/ml，为高风险进展为中毒严重感染（中毒脓毒症），在排除其他引起PCT升高的病因或其他情况，可确诊为全身感染（脓毒症）；PCT≥10ng/ml，可确诊为中度脓毒症或脓毒症休克。对下呼吸道感染，PCT≤0.1ng/ml时，可以排出细菌感染，强烈不推荐应用抗菌药物；0.25ng/ml≥PCT＞0.1ng/ml时，提示细菌感染的可能性小，不推荐应用抗菌药物；0.5ng/ml≥PCT＞0.25ng/ml时，提示存在细菌感染的可能，建议开始抗菌药物治疗；而PCT≥0.5ng/ml，提示细菌感染，强烈推荐抗菌药物治疗。降钙素原的临床意义见表4-3。

表4-3 降钙素原的临床意义

降钙素原水平/(ng/ml)	所提示的疾病或状况
0.5～10	肺炎
0.5～2	非典型肺炎、复合性损伤、烧伤
≥2（通常10～100）	严重细菌感染、脓毒症多器官衰竭
≥5	细菌或病毒引起的脑膜炎、急性细菌性脑膜炎

自身免疫性疾病PCT不升高，如类风湿性关节炎、节段性回肠炎、溃疡性结肠炎、皮肌炎Ⅰ～Ⅳ型过敏反应、进行性硬皮病、类肉瘤病、系统性红斑狼疮。肿瘤性疾病、白血病、肿瘤并不能诱导降钙素原，从属于肿瘤的C-cell甲状腺癌和小细胞肺癌PCT和降钙素可能升高。

1197 何谓国际标准化比值?

国际标准化比值 (international normalizedratio,INR)=患者的PT/正常对照PT,是从凝血酶原时间 (PT) 和测定试剂的国际敏感指数 (ISI,商品试剂与WHO试剂的敏感比值) 推算出来的。同一份血浆样本在不同的实验室、使用不同的仪器或凝血活酶,所测的INR值相同,因此其结果具有可比性,有利于确保抗凝疗效,减少或避免出血合并症或抗凝无效。临床依据不同疾病状态和临床治疗的需求。根据INR检测的数据,作为调整抗凝药 (华法林、肝素或低分子肝素等) 剂量的依据。目前通常监测INR范围≥2.0 (1.8~2.5)。低标准强度 (INR 1.5~1.9) 抗凝治疗效果差,高强度林治疗 (INR 3.1~4.0) 并不能提供更好的抗血栓治疗效果,且增加出血 (牙龈、胃肠、口腔、鼻腔、皮下、阴道出血等) 的风险。

第七节 影响实验室检查结果的药品

1198 哪些药品可以影响实验室检查结果?

(1) 影响血常规、血糖监测的药品 含有雌激素的避孕药导致血小板计数、红细胞减少,以及肝脏转氨酶AST及ALT升高。肾上腺素导致血糖测定数值升高。利尿药导致血浆钾水平升高。

(2) 影响视力检测的药品 药物毒性可引起视神经炎,各种中毒如甲醇、重金属中毒也可发生视神经炎。用药也可以影响视力。

① 抗菌药物。链霉素、异帕米星、乙胺丁醇可致球后视神经炎、视网膜炎及视力神经萎缩,其发生率与剂量的大小有关,长期用药者可出现视敏感度降低、辨色力受损、视野缩小、视觉暗点,严重者可失明。氯霉素长期服用可引起眼球后视神经炎。青霉素、磺胺类药可引起暂时性视力下降,眼球运动和视盘水肿。抗结核药乙胺丁醇可引起视神经炎、视物模糊、眼痛、红绿色盲或色弱。

② 抗肿瘤药。氟达拉滨、他莫昔芬、喷他司丁、吉非替尼、伊马替尼、丝裂霉素的毒性可致视神经炎。

③ 抗精神病药。三氟拉嗪、硫利达嗪、氯普噻吨。

④ 抗疟药。氯喹、奎宁可引起眼视网膜炎、视神经损害、视野缩小、视力丧失,急性中毒时可使视力完全丧失、视力减退。

⑤ 免疫增强剂。基因工程干扰素α2a、基因工程干扰素α1b。

⑥ 其他。抗抑郁药帕罗西汀,抗震颤麻痹药罗匹尼罗,可致球后视神经炎。

救治措施：① 及时甄别和停药。② 对急性视神经炎者，由于视神经纤维发炎肿胀，若时间过长或炎性反应过于剧烈，可使视神经纤维发生变性和坏死。因此，早期控制炎性反应，避免视神经纤维受累极为重要。可应用糖皮质激素冲击治疗，以控制炎症，减少复发，缩短病程；复发期可应用糖皮质激素冲击疗法，或酌情选择免疫抑制药、丙种球蛋白等治疗。③ 对恢复期者可球后注射妥拉林或口服妥拉苏林、烟酸等，支持疗法应用维生素 B_1 一次 100mg、维生素 B_{12} 一次 500μg 肌内注射，一日 1 次，尚可用三磷酸腺苷一次 20mg，肌内注射，一日 1 次；如有合并感染可使用抗菌药物（大环内酯类、头孢菌素类）。

1199 哪些药品可使血小板计数减少？

许多药品可影响血小板功能和使其计数减少，出现血小板减少症。

（1）抗菌药物 氯霉素、甲砜霉素、青霉素类、两性霉素 B、去甲万古霉素对骨髓有抑制作用，引起血小板计数减少；头孢菌素类的头孢氨苄、头孢唑林、头孢乙腈、头孢克洛、头孢克肟、头孢吡肟、头孢地秦等也有骨髓抑制作用，使血小板减少。

（2）抗真菌药 氟胞嘧啶、咪康唑、氟康唑、伊曲康唑、灰黄霉素、特比萘芬等可引起血小板计数减少。

（3）抗血小板药 噻氯匹定、氯吡格雷、西洛他唑、阿司匹林等抗血小板药通过血小板膜上的环氧酶、二磷酸胰腺苷受体对血小板的形状及行为产生影响，加速血小板的凝聚，可引起血小板减少。

（4）抗凝血药 肝素、依诺肝素、达肝素、磺达肝癸钠也可引起血小板减少；凝血 Xa 因子抑制药利伐沙班和阿哌沙班服后常见大出血、贫血（包括术后贫血和伤口出血）、血小板计数减少等不良反应。肝素所引起的血小板减少症约在应用后 5～10 天内抗体产生，7～14 天达到血小板减少症的阈值。同时血小板减少通过肝素-血小板-抗体复合物以损伤内皮细胞，肝素与血小板结合，使血小板 α 颗粒释放具有高正电荷的四聚体蛋白 PF4，其通过葡萄糖胺聚糖与血小板结合，同时与肝素结合，当与 PF4 与肝素结合后，使其分子结构象改变，产生抗原性，可能导致血栓并发症。

（5）抗肿瘤药 阿糖胞苷、氟尿嘧啶、环磷酰胺、白消安、甲氨蝶呤、巯嘌呤、表柔比星、吉西他滨、奥沙利铂、卡铂、顺铂等可引起血小板减少。

（6）利尿药 噻嗪类利尿药亦可引起血小板减少。

（7）非甾体抗炎药 吲哚美辛、阿西美辛、舒林酸、双氯芬酸、氯诺昔康、对乙酰氨基酚。

（8）抗痛风药 秋水仙碱、别嘌醇、丙磺舒。

（9）免疫抑制药 硫唑嘌呤、麦考酚吗乙酯、他克莫司。

（10）抗病毒药　更昔洛韦、伐昔洛韦、泛昔洛韦、司他夫定。

（11）抗疟药　磷酸氯喹、硫酸羟氯喹、伯氨喹、乙胺嘧啶。

救治措施：① 应用上述药品治疗后，应对患者实施密切监测，观察是否有出血并发症征象（口腔、牙龈、鼻腔、阴道等），通过定期监测血常规、血小板、血红蛋白计数来实现。② 一旦发现血小板计数减少，应即停药，口服糖皮质激素泼尼松，或注射丙种球蛋白（免疫球蛋白）或免疫抑制药（长春新碱、环磷酰胺、氨甲蝶呤），输注成分血小板。③ 当怀疑由肝素诱发血小板减少症、血小板计数中度减少时，即停用肝素，包括用于冲洗静脉通路的肝素，并应用直接凝血酶抑制药阿加曲班替代治疗。④ 如检测血常规，应提前7天停用上述药品。

1200　哪些药品可使血红蛋白计数减少?

血红蛋白是组成红细胞的主要成分，其增减的临床意义基本上与红细胞增减的意义相同，但血红蛋白能更好地反映贫血的程度，用药可显著影响血红蛋白的水平。

（1）抗菌药物　氯霉素、氨苄西林、红霉素、头孢菌素（头孢呋辛、头孢他啶、头孢泊肟匹酯）、甲砜霉素、利福平、去甲万古霉素等对骨髓有抑制作用，可引起血红蛋白减少。

（2）抗疟药　磷酸氯喹、奎宁、乙胺嘧啶可引起血红蛋白减少。

（3）非甾体抗炎药　阿司匹林、水杨酸钠、保泰松、吲哚美辛、氨基比林、安乃近通过血小板膜上的酶、二磷酸腺苷受体对血小板的形状及行为产生影响。

（4）催眠药　苯巴比妥、甲丙氨酯。

（5）其他　口服抗糖尿病药甲苯磺丁脲，抗血小板药双嘧达莫，强心苷洋地黄，拟肾腺药肾上腺素，抗精神病药氯丙嗪，抗高血压药他巴唑，抗过敏药氯苯那敏等也可引起血红蛋白计数减少。

救治措施：① 一旦发现血红蛋白计数减少，应即停药。② 如检测血常规，应提前7天停用上述药品。③ 及时补充铁剂（硫酸亚铁、枸橼酸铁、富马酸亚铁、琥珀酸亚铁、右旋糖酐铁）和维生素 B_{12}。如患者的骨髓造血正常，上述治疗对一般患者的疗效迅速而明显，治疗有效的最早表现是自觉症状有所好转。开始治疗后短时期内网织红细胞计数明显升高，常于5～10天间达到高峰，平均6%～8%，范围2%～16%，2周后又降至正常范围内，血红蛋白常于治疗开始2周后才逐渐上升。④ 进食大量富含铁剂的食物有海带、发菜、紫菜、木耳、香菇、动物肝、肉类、猪血、豆类等。

1201 哪些药品可使丙氨酸氨基转移酶和天门冬氨酸氨基转移酶升高?

丙氨酸氨基转移酶（ALT）是一组催化氨基酸氨基转移反应的酶类，旧称谷丙转氨酶（GPT）。用药或接触化学品可影响肝功能，使ALT和AST活力升高。

天门冬氨酸氨基转移酶（AST）同样是体内最重要的氨基转移酶之一，催化L-天门冬酸与α-酮戊二酸间氨基转移反应，旧称谷草转氨酶（GST）。当富含AST的组织细胞受损时，细胞通透性增加，AST从细胞释放增加，进入血液后导致AST活力上升。

（1）抗菌药物 ① 抗生素中的四环素、利福平、林可霉素、克林霉素、两性霉素B、氨苄西林、羧苄西林、苯唑西林、氯唑西林、美洛西林、多黏菌素、头孢呋辛、头孢美唑、头孢曲松、头孢哌酮、头孢他啶、拉氧头孢、头孢地嗪、伊米配能/西司他丁等；尤其红霉素类的酯化物具有肝毒性，常在用药后10～12天出现肝肿大、黄疸、AST或ALT升高等胆汁淤积表现。其中依托红霉素对肝脏的损害比红霉素大。② 抗真菌药氟康唑、伊曲康唑等可致血清AST一过性升高。灰黄霉素大剂量时有肝毒性、可见AST或ALT升高、个别患者出现胆汁淤积性黄疸；酮康唑偶可发生肝毒性，表现为乏力、黄疸、深色尿、AST和ALT一过性升高，另有引起急性肝萎缩而致死的报道。③ 抗病毒药阿昔洛韦、伐昔洛韦、泛昔洛韦可致ALT和AST升高。④ 抗结核药异烟肼、利福平、乙胺丁醇等可致一过性肝功能异常。

（2）调节血脂药 应用他汀类血脂调节药辛伐他汀、普伐他汀、洛伐他汀、氟伐他汀、阿托伐他汀等连续1年以上者有0.5%～2%会观察到无症状的AST和ALT异常，且与剂量密切相关，罕见引起肝衰竭。缘于肝脏为合成和储存胆固醇的器官，降低血脂将会动员人体的副反馈平衡机制，促使脂肪向血浆移动，由于肝脂肪动力学作用，引起肝酶的变化。

（3）免疫抑制药 来氟米特、麦考酚吗乙酯、咪唑立宾可引起一过性ALT升高。

（4）抗儿童多动症药 匹莫林可使肝功能升高并出现黄疸。

（5）抗心绞痛药 莫雷西嗪使肝功能升高，停药后4周可恢复。

（6）治疗消化性溃疡药 西咪替丁、罗沙替丁、尼扎替丁、奥美拉唑、兰索拉唑、雷贝拉唑，可使肝功能升高。

（7）肝素或低分子肝素 肝素钙、依诺肝素、达肝素钠、那屈肝素钙等，溶栓酶中的降纤酶、东菱精纯抗栓酶，可致一过性肝功能异常。

（8）抗精神病药 氯丙嗪、氟哌啶醇、氯普噻吨、奥氮平等可致一过性肝功能异常。

（9）抗凝血药 直接凝血 X a 因子抑制药利伐沙班口服通过肝脏代谢，对肝功能有一定影响，50%患者在服用利伐沙班后的前21天内血谷氨酸转氨酶出现升高。

此外，接触有肝毒性的化学品如水杨酸、四氯化碳、乙醇、汞、铅、有机磷等亦可使ALT和AST活力上升。如ALT和AST升高2倍以内可继续服药；如在上限2～3倍可减量1/2服用，当超过正常数值3倍者可停药观察。

救治措施：① 对肝酶AST及ALT轻微升高者，可不必停药；严重升高者（超过正常值3倍者）可暂时停药。对肥胖性脂肪肝（非酒精性）者，应用他汀类药可改善肝脏脂肪变性，但不能改善肝脏纤维化，提示慢性肝脏疾病者可安全使用他汀类药，对伴有高脂血症脂肪肝者，如无明显肝脏损害（AST及ALT＞3倍正常值上限）、肝功能不全或失代偿性肝硬化者，可继续使用他汀类药。② 对肝酶显著升高者，可选服齐墩果酸、垂盆草苷、甘草酸二铵、联苯双酯（任选其一）。齐墩果酸能明显地降低试验性肝损伤动物的血清ALT，减轻肝细胞的变性、坏死、炎症反应和纤维化过程，促进肝细胞再生，加速坏死组织的修复，改善病毒性和慢性迁延性肝炎患者的症状、体征和肝功能，成人一次20～80mg，一日3次，连续1～3个月；联苯双酯具有增强肝脏解毒功能、促进肝细胞再生、改善肝功能、缓解肝区疼痛、乏力、腹胀等症状的作用，适合迁延性肝炎患者及ALT长期异常者使用。一次25～50mg，一日3次；甘草酸二铵可（甘利欣）能显著降低ALT，改善肝功能，口服一次150mg，一日3次。垂盆草苷作为中药提取物，促进肝酶下降也有显著效果。③ 对谷氨酰转肽酶较高者，可选择谷胱甘肽肌内注射，一次50～100mg，一日1次。④ 中药以清热、解毒、利湿为主。可口服茵栀黄汤，或将50%茵栀黄注射液80～120ml加入10%葡萄糖注射液800～1000ml中，分2次静脉滴注。

1202 哪些药品可引起尿液变色？

正常的尿液为淡黄色，其色泽的深浅伴随饮水量的多少而改变。但服用某些药品时可使尿液的色泽改变：① 小檗碱（黄连素）、米帕林、复合维生素B、四环素、核黄素（维生素B_2）等可使尿液呈黄色。② 利福平、磺胺嘧啶、吩噻嗪类（氯丙嗪、奋乃静）、复方大黄片可使尿液呈橙黄色。③ 酚酞、苯琥胺、苯妥英钠可使尿液呈红色，氯喹、痢特灵可使尿液呈棕色。④ 吲哚美辛（消炎痛）、阿米替林、亚甲蓝可使尿液呈蓝绿色。⑤ 呋喃妥因、呋喃唑酮（痢特灵）、扑疟喹林、伯氨喹、磺胺类药可使尿液呈土黄色或棕色。甲硝唑（灭滴灵）、甲基多巴、左旋多巴可使尿液呈暗黑色。⑥ 非那西丁、奎宁可使尿液呈棕黑色。⑦ 利尿药氨苯蝶啶（三氨蝶啶）使尿液变为蓝色；非那吡啶（尿痛宁）服后尿液可变成橙红色。⑧ 缓泻药酚酞（果导）使尿液变红，尤其在碱性的尿液中更甚。⑨ 抗癫痫药苯琥胺可使尿液变成粉色或红色。

救治措施：① 对可使尿液变色的药品应提示患者在用前注意，以免引起忧虑，对正常的变色现象可以忽略，如需做尿液常规检查，为避免干扰实验室结果，应提前3天停药。② 多饮水，以稀释尿液。

1203 哪些药品可引起大便变色?

正常的粪便为黄褐色，婴儿为黄色，均为柱状软便。但服用某些药品时可使粪便的色泽改变：① 抗酸药氢氧化铝可使粪便变为白色。② 大黄苏打片、吲哚美辛（消炎痛）可使大便变黄色或绿色。③ 华法林、保泰松、羟基保泰松、阿司匹林（乙酰水杨酸）、利福平，可使大便变粉红至红色。④ 抗酸药复方铝酸铋（胃必治）、枸橼酸铋钾（德诺）、复方碱式硝酸铋（胃速乐、胃乐）、胶体果胶铋（维敏），铁剂（硫酸亚铁、富马酸亚铁、乳酸亚铁等）、活性炭可使大便变黑。部分食物如动物血、菠菜等也会使大便变黑。⑤ 造影用的钡剂可使大便变泥土状、灰色。

但需注意的是，有些药品对胃肠黏膜有刺激性，如长期服用华法林、阿司匹林、保泰松、羟基保泰松等，可造成上消化道出血，如大便带血或出现黑便、柏油样便，很可能是药品不良反应，应立即停药。

救治措施：① 认真确定导致粪便色泽改变的原因和药品，排除消化道溃疡和出血的可能性。② 可使粪便变色的药品在用前应提示患者注意，以免引起患者忧虑，对正常的变色现象可以忽略。③ 如需做粪便常规检查，为避免干扰实验室结果，应提前3天停用药品。

1204 哪些药品可使尿素氮升高?

（1）抗结核药 异烟肼、乙硫异烟胺、丙硫异烟胺、吡嗪酰胺、乙胺丁醇、对氨基水杨酸、氨硫脲。

（2）抗高血压药 卡托普利、西拉普利、依那普利、咪达普利、喹那普利、贝那普利、阿拉普利、雷米普利、赖诺普利、培哚普利、福辛普利、佐芬普利、缬沙坦、坎地沙坦酯、硝普钠等。

（3）抗菌药物 氨基糖苷类（链霉素、卡那霉素、庆大霉素、新霉素、核糖霉素、西索米星、奈替米星、阿米卡星、阿司米星、小诺米星、妥布霉素、异帕米星、依替米星、达地米星、地贝米星、阿贝米星、大观霉素）；抗真菌药（两性霉素B、制霉素、曲古霉素、灰黄霉素、美帕曲星、克霉唑、咪康唑、酮康唑、益康唑、噻康唑、硫康唑、联苯苄唑、芬替康唑、氟康唑、伊曲康唑）；糖肽类（万古霉素、去甲万古霉素、替可拉宁、利托霉素、多黏菌素B、黏菌素、杆菌肽）；头孢菌素类和碳青霉烯类（头孢曲松、头孢美唑、亚胺培南、亚胺培南-西司他丁）；四环素类（米诺环素、多西环素）均可引起尿素氮水平升高或肾衰竭。

（4）免疫抑制药 环孢素、他克莫司。

（5）抗肿瘤药　紫杉醇、多西他赛、达卡巴嗪、氟他胺、美法仑。

（6）利尿药　阿佐塞米、托拉塞米、布美他尼、螺内酯、阿米洛利。

（7）非甾体抗炎药　美沙拉嗪、吡罗昔康、美洛昔康、伊索昔康、奥沙普秦、非诺洛芬、洛索洛芬、酮洛芬、吲哚美辛、金诺芬、阿西美辛等。

救治措施：① 及时停用相关药品。② 扩张肾动脉，增加肾血流和肾灌注，改善微循环，增加尿量达到每日2500ml以上，促使尿素氮的排出，并可服用利尿药、肌苷片、烟酸肌醇酯，保持充足的维生素（维生素B、维生素C）。③ 改善饮食结构，平衡蛋白质、糖和蔬菜的搭配，多饮水，限制盐和蛋白质摄入，注意日常饮食习惯，饮食宜清淡、易消化为主，多吃豆类制品、鱼类、蔬菜、水果等含有大量的维生素的食物，禁忌烟酒，多注意休息。④ 严重者可采用血液透析。

1205　哪些药品可使血肌酐升高?

（1）抗休克药　去甲肾上腺素、多巴胺、多巴酚丁胺。

（2）抗结核药　异烟肼、乙硫异烟胺、丙硫异烟胺、吡嗪酰胺、乙胺丁醇、对氨基水杨酸、氨硫脲。

（3）抗高血压药　卡托普利、西拉普利、依那普利、咪达普利、喹那普利、贝那普利、阿拉普利、雷米普利、赖诺普利、培哚普利、福辛普利、佐芬普利、缬沙坦、坎地沙坦酯、硝普钠等。

（4）抗菌药物　氨基糖苷类（链霉素、卡那霉素、庆大霉素、新霉素、核糖霉素、西索米星、奈替米星、阿米卡星、阿司米星、小诺米星、妥布霉素、异帕米星、依替米星、达地米星、地贝米星、阿贝米星、大观霉素）；抗真菌药（两性霉素B、制霉素、曲古霉素、灰黄霉素、美帕曲星、克霉唑、咪康唑、酮康唑、益康唑、噻康唑、硫康唑、联苯苄唑、芬替康唑、氟康唑、伊曲康唑）；糖肽类（万古霉素、去甲万古霉素、替考拉宁、利托霉素、多黏菌素B、黏菌素、杆菌肽）；头孢菌素类和碳青霉烯类（头孢曲松、头孢美唑、亚胺培南、亚胺培南-西司他丁）；四环素类（米诺环素、多西环素）均可引起血肌酐水平升高或肾衰竭。

（5）免疫抑制药　环孢素、他克莫司。

（6）抗肿瘤药　紫杉醇、多西他赛、达卡巴嗪、氟他胺、美法仑。

（7）利尿药　阿佐塞米、托拉塞米、布美他尼、螺内酯、阿米洛利。

（8）非甾体抗炎药　美沙拉嗪、吡罗昔康、美洛昔康、伊索昔康、奥沙普秦、非诺洛芬、洛索洛芬、酮洛芬、吲哚美辛、金诺芬、阿西美辛等。

救治措施：① 及时停用药品。② 服用肌苷片、烟酸肌醇酯等保护肾脏药品。③ 多饮水，注意日常饮食习惯，注意饮食（蛋白质、脂肪、糖、蔬菜、水果）平衡，饮食宜清淡、易消化为主，多吃豆类制品、鱼类、蔬菜、水果等含

有大量维生素的食物，禁忌烟酒，多注意休息。④ 严重者可采用血液透析。

1206 哪些药品可使蛋白尿出现?

（1）抗菌药物 氨基糖苷类抗生素（新霉素、阿米卡星、庆大霉素、妥布霉素、阿米卡星、奈替米星、链霉素）具有肾毒性，主要损害近曲小管上皮细胞，一般不影响肾小球，可引起蛋白尿、管型尿和红细胞尿；多肽类抗生素（黏菌素、多黏菌素B）也有肾毒性；β-内酰胺类抗生素的苯唑西林、氨苄西林、磺苄西林、呋布西林、头孢噻啶、头孢唑林、头孢噻肟、头孢磺啶、头孢唑肟、头孢泊肟酯、头孢他美酯、头孢替坦、头孢拉宗、头孢米诺也可引起蛋白尿。抗结核药对氨基水杨酸钠。

（2）抗肿瘤药 甲氨蝶呤、环磷酰胺、异环磷酰胺、尼莫司汀、多柔比星、丝裂霉素、吉西他滨、羟喜树碱、贝伐单抗等具有肾毒性，可引起血尿、蛋白尿、少尿。

（3）抗精神病药 氯丙嗪、卡马西平。

（4）抗真菌药 两性霉素B、灰黄霉素等可引起蛋白尿。

（5）抗高血压药 卡托普利、依那普利、培哚普利偶见蛋白尿。

（6）非甾体抗炎药 萘丁美酮、青霉胺、酮洛酸、布洛芬、吲哚美辛、阿司匹林、金诺芬具有肾毒性，抑制肾脏环氧酶，从而使前列腺素合成障碍，遂引起多种肾损害，引起蛋白尿。

（7）其他 七氟烷、去甲肾上腺素、去氧肾上腺素、甲氧明，可产生肾血管痉挛而致急性肾衰竭、蛋白尿、少尿或无尿。

救治措施：① 如检测尿常规，应提前10～15天停用上述药品。② 若出现蛋白尿是肾实质损害的表现。肾病综合征和持续蛋白尿患者预后不良。通过积极寻找原因和致病药品，有效治疗，保护和促进肾功能恢复，减少尿蛋白的排出，可改善患者病情，提高生存率。③ 应用糖皮质激素，可减轻炎症，减少蛋白尿，尤其对微小病变型、轻度系膜增生型肾炎、狼疮型肾炎等有较好疗效。④ 应用血管紧张素转换酶抑制药（赖诺普利、雷米普利、贝那普利），可降低血压和肾内压，具有独立于抗高血压之外的强效降低蛋白尿，延缓肾病进展的肾保护作用。⑤ 服用环磷酰胺，可降低蛋白尿，但不良反应多。

1207 哪些药品可使血胆固醇水平升高?

（1）利尿药 氢氯噻嗪、甲氯噻嗪、苄噻嗪、泊利噻嗪、贝美噻嗪、氯噻酮等长期应可使胆固醇、甘油三酯、低密度脂蛋白升高，高密度脂蛋白降低，有促进动脉粥样硬化的可能。但低剂量噻嗪类利尿药很少引起明显的血脂异常改变。服用氢氯噻嗪50～150mg/天，连续使用3～6个月，可使甘油三酯升高43.2%，胆固醇升高29.3%，极低密度脂蛋白升高17.8%，低密度脂蛋白升高

10%，而高密度脂蛋白降低12%。

（2）抗高血压药　硝苯地平、利血平、普萘洛尔，可使甘油三酯和胆固醇明显升高，并降低高密度脂蛋白。

（3）抗癫痫药　苯妥英钠连续口服3～6个月后，可以使血胆固醇平均升高19%。

（4）抗精神病药　氯丙嗪、三氟拉嗪、硫利达嗪、氟哌啶醇、舒必利、左舒必利、硫必利、氯氮平、奥氮平、米氮平、喹硫平、利培酮、齐拉西酮等可促进食欲，可引起血糖和血脂增加，服用氯丙嗪9周时可使血甘油三酯和总胆固醇水平明显升高。此外，药物还可通过影响某些脂蛋白代谢酶的活性，使血脂代谢发生障碍，引起血脂异常。米氮平可使胆固醇升高15%，甘油三酯升高6%。

（5）抗抑郁药　文拉法辛、度洛西汀可使血脂肪升高。

（6）雌激素　雌激素可促使血脂甘油三酯水平升高。

（7）孕激素　炔诺酮、左炔诺孕酮、甲羟孕酮、甲地孕酮口服避孕药是一种由雌激素和孕激素按不同比例组成的甾体激素制剂。研究发现，口服避孕药者低密度脂蛋白胆固醇和甘油三酯水平明显升高；而对高密度脂蛋白的影响则取决于口服避孕药中所含雌激素和孕激素的比例。

救治措施：① 如检测血生化，应提前15～30天停用上述药品。② 一旦发现血脂异常，应在医生指导下改用其他药品，凡是服用上述药品者，应定期检查血脂，若发现血脂异常应及时停药。③ 对药物性血脂异常者可有针对性地选药，对单纯性高胆固醇血症者可选他汀类单药治疗，如辛伐他汀、普伐他汀、阿托伐他汀等；对混合性高脂血症可选他汀类＋非诺贝特，或贝丁酸类＋血脂康；严重高胆固醇血症可选他汀类＋依折麦布，或胆酸螯合剂＋依折麦布；低高密度胆固醇血症可选他汀类＋烟酸；严重高甘油三酯血症可联合应用非诺贝特＋ω-3多烯不饱和脂肪酸（深海鱼油）；严重混合高脂血症可联合应用胆酸螯合剂＋烟酸。

第二章　妥善保存药品

1208　哪些药品需要遮光保存?

遮光系指用不透光的容器包装，如棕色容器或黑纸包裹的无色透明、半透明容器，用于存放受光照辐照易出现变化的药品。

易受光线影响而变质的药品，需要避光保存，应放在阴凉干燥和紫外线不易直射到的地方；或采用棕色瓶或用黑色纸包裹的玻璃器包装，以防止紫外线的透入。

（1）生物制剂 核糖核酸、抑肽酶注射剂，泛癸利酮（辅酶Q_{10}）片。

（2）维生素 维生素C、维生素K注射剂，维生素B_1、维生素B_2、维生素B_6、维生素B_{12}及注射剂，水乐维他、赖氨酸、谷氨酸钠注射剂。

（3）抗结核药 对氨基水杨酸钠、异烟肼（雷米封）片及注射剂，利福定片。

（4）平喘药 氨茶碱片或注射剂、茶碱片。

（5）促凝血药 卡巴克洛（安络血）片、酚磺乙胺（止血敏）注射剂。

（6）利尿药 呋塞米（速尿）片及注射剂、依他尼酸（利尿酸）片、布美他尼（丁尿胺）片及注射剂、氢氯噻嗪（双氢克尿噻）片、乙酰唑胺（醋唑磺胺）片、异山梨醇溶液。

（7）消毒防腐药 过氧化氢溶液（双氧水）、乳酸依沙吖啶溶液（利凡诺）、呋喃西林溶液、硝酸银溶液、聚维酮碘溶液（碘伏）、磺胺嘧啶银乳膏。

（8）滴眼药 普罗碘铵（安妥碘）、水杨酸毒扁豆碱（依色林）、毛果芸香碱（匹鲁卡品）、利巴韦林（三氮唑核苷）、盐酸乙基吗啡（狄奥宁）、硫酸阿托品、丁卡因（地卡因）、利福平。

1209 哪些药品不宜受潮？

（1）维生素 维生素B_1片、维生素B_6片、维生素C片及泡腾片、复合维生素B片、鱼肝油滴剂及丸剂、复方氨基酸片或胶囊（乐力胶囊）、多种维生素和微量元素片（施尔康片、小施尔康、善存、善存银、小善片、21金维他片、健老泰胶囊、微维乐胶囊）。

（2）助消化药 胰酶片、淀粉酶片、胃蛋白酶片及散剂、含糖胃蛋白酶散、多酶片、酵母片、硫糖铝片、甘珀酸钠片及胶囊（生胃酮钠）。

（3）抗贫血药 硫酸亚铁片、乳酸亚铁片、葡萄糖酸亚铁片、多糖铁丸、富马酸亚铁片。

（4）电解质及微量元素 氯化钾片、氯化铵片、氯化钙片、碘化钾片、复方碳酸钙片（钙尔奇D、凯思立D）、碳酸氢钠片。

（5）镇咳平喘药 复方甘草合剂片、苯丙哌林（咳快好）片、氯哌斯汀（咳平）片、福尔可定（福可定）片、异丙肾上腺素（喘息定）片、氨茶碱片、多索茶碱片。

（6）非甾体抗炎药 阿司匹林片、卡巴匹林钙散（速克痛）。

（7）镇静及抗癫痫药 溴化钾片、三溴片、苯妥英钠片。

（8）消毒防腐药 含碘喉片、西地碘片（华素含片）、氯己定片（洗比泰含片）。

（9）肠内营养要素 要素膳、爱伦多、氨素。

（10）含水溶性基质的栓剂 甘油栓、克霉唑栓、氯己定栓（洗比泰栓）、咪康唑栓。

1210 哪些药品宜在冷暗处贮存?

冷暗处是指遮光并温度不超过20℃的地方，保存易于受高热和光照射而变质的药品。

（1）抗过敏药 色甘酸钠胶囊。

（2）胃黏膜保护药 胶体酒石酸铋、胃膜素、麦滋林-S散。

（3）止吐药 甲氧氯普胺（胃复安）片及注射剂、昂丹司琼（枢复宁）注射剂、托烷司琼（呕必停）注射剂、格拉司琼（康泉）片及胶囊、阿扎司琼（芬罗同）注射剂。

（4）利胆药 曲匹布通（舒胆通）片、熊去氧胆酸片、鹅去氧胆酸片。

（5）脱水药 甘油果糖（布瑞得）注射剂。

（6）维生素 维生素A滴剂。

（7）酶类制剂 胰蛋白酶、糜蛋白酶、玻璃酸酶、三磷酸腺苷注射剂、溶菌酶片。

（8）氨基酸制剂 复方氨基酸（凡命）注射剂。

1211 哪些药品宜在冷处贮存?

冷处系指温度在2～10℃的地方，最适宜的位置是冰箱的冷藏室。保存易于受热而变质的药品，易燃易炸和易挥发的药品，易受热后而变形的药品。

（1）胰岛素制剂 胰岛素、胰岛素笔芯（诺和灵、优泌林、优泌乐）、低精蛋白胰岛素、珠蛋白锌胰岛素、精蛋白锌胰岛素（含锌胰岛素）、重组人胰岛素、单组分猪胰岛素、重中性胰岛素。

（2）血液制品 胎盘球蛋白、人血球蛋白、人血丙种球蛋白、乙型肝炎免疫球蛋白、破伤风免疫球蛋白、人血白蛋白、人纤维蛋白原、健康人血浆。

（3）维生素 维生素D_2滴剂及注射剂、降钙素（密钙息）鼻喷雾剂。

（4）子宫收缩及引产药 缩宫素、麦角新碱、地诺前列酮、垂体后叶素注射剂。

（5）抗凝血药 尿激酶、凝血酶、尿激酶、链激酶、东菱抗栓酶、去纤酶注射剂。

（6）微生态制剂 双歧三联活菌（培菲康）胶囊。

（7）抗心绞痛药 亚硝酸异戊酯吸入剂。

（8）抗菌与抗病毒药 氨苄西林、金霉素、氯霉素、磺胺醋酰钠滴眼液，重组人干扰素a26（甘乐能）注射剂。

（9）栓剂 甘油栓、吲哚美辛栓（消炎痛栓）、氯己定栓（洗比泰栓）、复方颠茄栓痔疮（安纳素栓）。

（10）外用消毒防腐药　过氧化氢溶液（双氧水）。

1212 何谓冷链?

冷链药品，一般是指冷藏药品等对温度敏感的药品，要求从生产到使用前贮藏、运输等流转、临床应用全过程，都必须保持在规定的冷藏温度条件下，做到冷链物流。属于冷链保管的药品如下。

（1）胰岛素制剂　胰岛素、胰岛素笔芯（诺和灵、优泌林、优泌乐）、低精蛋白胰岛素、珠蛋白锌胰岛素、精蛋白锌胰岛素（含锌胰岛素）、重组人胰岛素、单组分猪胰岛素、中性胰岛素。

（2）血液制品　人乙型肝炎免疫球蛋白、破伤风人免疫球蛋白等。

（3）生物制品　重组人干扰素a2b制剂、重组人血管内皮抑制素注射液等。

（4）疫苗　重组酵母乙型肝炎疫苗、破伤风抗毒素、狂犬疫苗等。

（5）靶向抗肿瘤药　注射用巴利昔单抗等。

1213 哪些药品不宜冷冻?

冷冻是指温度在–2℃及以下的贮藏、运输条件，使药品发生冻结。

（1）胰岛素　胰岛素、胰岛素笔芯（诺和灵、优泌灵）、低精蛋白胰岛素、珠蛋白锌胰岛素、精蛋白锌胰岛素（含锌胰岛素）。

（2）血液制品　胎盘球蛋白、人血白蛋白、人血球蛋白、人血丙种球蛋白、乙型肝炎免疫球蛋白、破伤风免疫球蛋白、人纤维蛋白原。

（3）输液剂　脂肪乳（力能、英特利匹特、力基）、甘露醇、氨基酸注射液、羟乙基淀粉氯化钠注射液（万汶）。

（4）消毒防腐药　甲醛（福尔马林）。

1214 哪些药品宜在阴凉处贮存?

阴凉处系指温度不超过20℃的地方，适宜下列药的储存。

（1）抗菌药物　头孢拉定、诺氟沙星、利福平片及胶囊，左氧氟沙星（利复星）片及注射剂。

（2）镇静催眠药　佐匹克隆（忆梦返）、唑吡坦（思诺思）、氯硝西泮（氯硝安定）、艾司唑仑（舒乐安定）片。

（3）钙通道阻滞药　维拉帕米（异搏定）片及注射剂、硝苯地C（心痛定）片、普尼拉明（心可定）片。

（4）抗心力衰竭药　洋地黄毒苷片、地高辛（狄戈辛）片、甲地高辛片、毛花苷C（西地兰）片及注射剂、去乙酰毛花苷（西地兰-D）注射剂。

（5）抗胆碱药 溴甲阿托品（胃疡平）片、丁溴东莨菪碱（解痉灵）胶囊。

（6）保肝利胆药 硫普罗宁（凯西莱）片、水飞蓟宾（益肝灵）片、门冬氨酸钾镁（潘南金）注射剂及口服液、苯丙醇片、羟甲香豆素（胆通）片及胶囊。

1215 人促红素在运输全程中为何不能振荡?

人促红素在慢性肾病和非肾病所致贫血的治疗中起着重要作用。但不同的配方和贮存条件变化（搬运时震动）可能会改变人促红素二级结构，导致先前隐藏的抗原决定簇暴露或产生具有免疫原性的结构，而使促红素具有抗原性，使得一些促红素制剂较易刺激人体产生抗体，而出现纯红细胞再生障碍性贫血，因此，在生产、流通、贮存和应用全程中应注意：① 尽量静脉注射或皮下注射；② 置冷处贮存；③ 切勿震动。

1216 已经开启的滴眼剂、眼膏剂可以用多久?

已经开启（拆开包装，打开滴用）的滴眼剂，用后应严密盖好（避免微生物污染），一般15天后不宜再用（单剂量包装的滴眼剂除外），除非药品说明书有特殊说明。应妥善保管滴眼剂，切勿与滴鼻剂、滴耳剂等混放，以免造成误用。夏季暂不使用的滴眼剂应置于冷藏室冷藏。如滴眼剂出现变色或异常混浊则不可再用。多次开管和连续使用超过4周的眼膏剂不要再用。

1217 药品拆零后如何标识有效期?

在日常治疗中，总有些药品必须拆零（瓶装、罐装、铝泡眼装、袋装），且短时间内无法用完。药品开启后还能应用多长时间?《中华人民共和国药典》（2020年版）规定：除药品说明书有明确规定外，眼用制剂、鼻用制剂、涂剂、涂膜剂等在开启后最长可以使用4周（即使药品仍在有效期内）。对固体制剂（片剂、胶囊剂）在分装、拆零后，直接暴露于空气中，容易出现质量问题。因此，美国FDA《单位剂量重新包装药品有效期：合规政策指南》（2017年版）中规定：① 自重新包装之日起不得超过6个月。②（药品有效期−重新包装日期）×25%。以上两条中以期限短者为准。但重新包装的药品有效期不能超过原始生产药品的有效期限，同时无菌制剂、液体制剂、局部用制剂不在此指南范围。

1218 对过期药品如何处理?

① 对到达或超过有效期的药品，不得使用或服用。

② 对过期药，片剂、胶囊剂、颗粒剂、散剂、丸剂等宜用水浸泡后，用

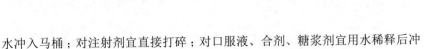

水冲入马桶；对注射剂宜直接打碎；对口服液、合剂、糖浆剂宜用水稀释后冲入下水道；对固体药用水溶解稀释后直接倒掉，但宜把所有的标签撕毁。

1219 为何要把药品放在儿童不能触及的地方?

由于儿童掌握药物的知识很少，同时童心好奇，尤其对糖浆、糖衣片、栓剂，或带有颜色的外用药，总喜欢尝一尝或摸一摸。曾有许多惨痛的范例，有时误把碘酊、紫药水喝下，造成食道灼伤；有的小儿错把甘草合剂当成甜水服，一次竟把1瓶全喝了，出现昏迷和休克；有的把避孕栓当成糖果吞服，导致少女阴道出血。因此，为保险起见，对所有的药均应提示，置于儿童不能触及的地方，以免误服而发生意外。

1220 如何识别变质的药品?

药品的质量直接关系到疗效，甚至关系到患者的生命安全，因此，无论是从医院取来或自药店购买的，均应注意药品的质量，并进行必要的检查。对药品质量的内在的全面的检查只能在药检部门进行，个人能做的只是一些外观检查，简要的检查方法如下。

（1）片剂 普通片（不包括糖衣或薄膜衣）重量应均匀、表面无斑点、无碎片、无受潮膨胀、无粘连、无裂缝。各种药片均不应变色，如维生素C变黄；阿司匹林有刺鼻的醋酸气味或细针状结晶等均为变质药。

（2）胶囊剂（胶丸） 装粉剂的硬胶囊应无受潮粘连、无破碎等现象；软胶囊多装油性或其他液体药，应无破裂漏药、无粘连、无混合异味。如维生素AD丸、维生素E丸等，如闻到异臭或丸内浑浊均为变质现象。

（3）颗粒剂（冲剂）、散剂 应干燥、松散，颗粒应均匀，应无受潮结块、无异臭、色点、虫蛀及发霉现象。

（4）溶液及糖浆剂 应澄清透明，应无浑浊、沉淀、分层、蒸发及异臭，无絮状物、无变色。此类药易受细菌的污染，如有絮状物、浑浊、发酵、异味均为变质。

（5）软膏、乳膏（霜剂）、栓剂 应无融化、分层、硬结、渗油、变色，无颗粒析出，无霉败及臭气。栓剂应无融化、软化、变形、断裂、异味等现象。

（6）注射剂 水溶液的小针，首先检查标签是否清楚，药瓶有无裂口，封口有无漏液，内装液有无沉淀、浑浊、异物或有结晶析出，无颜色变化。大瓶装葡萄糖注射液等除按上述检查外，另外要检查瓶口封盖是否严密，不能有松动，翻转检查应不漏气、不漏液。对于粉针剂，注意应是干燥、松散的粉剂或结晶性粉剂，多为白色，应无色点、异物、粘瓶、结块、脱屑、风化及变色现象，并检查瓶口是否严密，不得松动。

第三章　肝药酶与药物代谢

1221　何谓肝药酶?

　　肝细胞的平滑内质网脂质中的微粒体酶是药物代谢最重要的酶系统,称为"肝脏微粒体混合功能酶系统"简称"肝药酶"。进入体内的大多数药物须在肝脏进行生物转化,肝细胞内存在有微粒体混合功能酶系统,该系统能促进多种药物发生转化,故称肝药酶。少数药物的生物转化是靠非微粒体酶的催化,如线粒体中的单胺氧化酶(MAO),血浆中的胆碱酯酶(ACHE)等。肝药酶是光面内质网上的一组混合功能氧化酶系,主要能催化许多结构不同药物氧化过程的氧化酶系。其中最重要的是细胞色素P450单氧化酶系,最大吸收峰波长为450nm。P450是亚铁一类亚铁血红素-硫醇盐蛋白的超家族,参与内源性物质和包括药物、环境化合物在内的外源性物质(酒精、抗氧化剂、有机溶剂、染料、化学品)的代谢。它们在氧化、过氧化和还原内源性生理化合物,如甾体、胆汁酸、脂肪酸、前列腺素、生物源性氨类等的代谢中起重要作用。早期研究证实细胞色素P450有多种类型,研究人员根据同工酶的光谱、电泳泳动度或其底物分别命名。随着人们所认识的氨基酸顺序,其将同工酶及基因分为若干个家族、亚家族、个体酶,均以CYP为词首命名:① 家族以阿拉伯数字表示,如CYP2。② 亚家族以大写英文字母表示,如CYP2C。③ 个体酶以数字表示,如CYP2C9。

　　在该系统中,所有来源的细胞色素P450蛋白的氨基酸若有40%以上的同一性,则归于同一家族,并以阿拉伯数字标示。亚家族酶由氨基酸顺序有55%以上相似的酶组成,以大写字母标示,字母后面的阿拉伯数字表示个体酶。如CYP2家族有几个亚族,如CYP2C、CYP2D、CYP2E。数字代表不同的个体酶,如CYP2D6,基因则用*CYP2D6*表示。迄今为止,有人体中已发现至少500种以上与CYP相关的基因,且基因存在多态性。

1222　何谓酶促和酶抑作用?

　　所谓"酶促"即对P450酶(CYP)有诱导作用,一些药品能影响药物代谢和活性,诱导酶的活性,使活性增加、自身的代谢加快和使酶对药物的代谢速度加快(包括首关效应)而提前失效,而对于前药,可加速其转化为活性药而出现作用和疗效。这种作用称为酶诱导作用。具有这种作用的药物称为酶诱导药。由于加速了自身的消除,从而产生耐受性,并且使其他依赖药酶消除的药物药效降低,作用时间缩短,停药后可恢复。药酶诱导药分为苯巴比妥类药物和芳香族烃两类。苯巴比妥类诱导药中有苯巴比妥、卡马西平、苯妥英钠、格鲁米特、甲苯磺丁脲，能引起肝肿大，平滑内浆网增生，不但能诱导肝药酶，亦可能提高小肠多种生物转化酶的活性；其他尚有安替比林、扑米酮、利福平等。而"酶抑"与之相反，其抑制酶的活性，使酶对药物的代谢速度减慢（包括首关效应）而延迟效果和提高血浆药物浓度，即为酶抑制药。属于"酶抑"的药品众多，如甲硝唑、别嘌醇、环丙沙星、甲氧苄啶、胺碘酮、奎尼丁、异烟肼、红霉素、氯霉素等。

1223 常见的CYP1A2抑制药或诱导药有哪些?

属于CYP1A2抑制药的药品有：阿昔洛韦、胺碘酮、阿扎那韦、咖啡因、西咪替丁、环丙沙星、依诺沙星、法莫替丁、氟他胺、氟伏沙明、利多卡因、洛美沙星、美西律、吗氯贝胺、诺氟沙星、氧氟沙星、奋乃静、普罗帕酮、罗匹尼罗、他克林、噻氯匹定、妥卡尼、维拉帕米。

属于CYP1A2诱导药的药品有：卡马西平、埃索美拉唑、灰黄霉素、胰岛素、兰索拉唑、莫雷西嗪、奥美拉唑、利福平、利托那韦。

主要被CYP1A2代谢的药物有：阿米替林、氯丙嗪、氯米帕明、氯氮平、杜洛西汀、氟奋乃静、氟伏沙明、丙米嗪、米拉托林、奋乃静、普罗帕酮、雷美替胺、硫利达嗪、替沃噻吨、三氟拉嗪、咖啡因、环苯扎林、达卡巴嗪、厄罗替尼、氟他胺、夫罗曲汀、利多卡因、美西律、萘普生、昂丹司琼、R-华法林、普萘洛尔、罗哌卡因、他克林、茶碱、替扎尼定、佐米曲普坦、奥氮平。

1224 常见的CYP2C9抑制药或诱导药有哪些?

属于CYP2C9抑制药的药品有：胺碘酮、阿那曲唑、西咪替丁、地拉韦啶、依法韦仑、非诺贝特、氟康唑、氟西汀、氟伏沙明、氟伐他汀、异烟肼、酮康唑、来氟米特、莫达非尼、舍曲林、磺胺甲噁唑、他莫昔芬、替尼泊苷、丙戊酸钠、伏立康唑、扎鲁司特、氟尿嘧啶、帕罗西汀、硝苯地平、尼卡地平。

属于CYP2C9诱导药的药品有：阿瑞匹坦（长期）、巴比妥类、波生坦、卡马西平、利福平、地塞米松、利托那韦、圣约翰草（长期）。

主要被CYP2C9代谢的药品有：氟西汀、舍曲林、丙戊酸钠、塞来昔布、双氯芬酸、氟比洛芬、布洛芬、吲哚美辛、氯诺昔康、萘普生、吡罗昔康、舒洛芬、替诺昔康、氯磺丙脲、格列吡嗪、格列美脲、格列本脲、那格列奈、罗格列酮、甲苯磺丁脲、波生坦、坎地沙坦、氟伐他汀、厄贝沙坦、氯沙坦、苯巴比妥、苯妥英钠、他莫昔芬、S-华法林、托拉塞米。

1225　常见的CYP2C19抑制药或诱导药有哪些?

属于CYP2C19抑制药的药品有：青蒿素、氯霉素、地拉韦啶、依法韦仑、埃索美拉唑、非尔氨酯、氟康唑、氟西汀、氟伏沙明、吲哚美辛、莫达非尼、奥美拉唑、口服避孕药、奥卡西平、噻氯匹定、伏立康唑、氟伐他汀、洛伐他汀、尼卡地平、扎鲁司特、丙戊酸钠、异烟肼、胺碘酮。

属于CYP2C19诱导药的药品有：银杏叶制剂、利福平、圣约翰草、利托那韦、依法韦仑、地塞米松。

主要被CYP2C19代谢的药品有：阿米替林、西酞普兰、氯米帕明、地西泮、草酸艾斯西酞普兰、氟硝西泮、丙米嗪、氟西汀、吗氯贝胺、舍曲林、曲米帕明、美芬妥英、埃索美拉唑、兰索拉唑、奥美拉唑、泮托拉唑、雷贝拉唑、卡立普多、环磷酰胺、异环磷酰胺、奈非那韦、氯胍、R-华法林、普萘洛尔、甲苯磺丁脲、伏立康唑、伊曲韦林、苯妥英钠、地西泮、多塞平、美沙酮、奋乃静、雷尼替丁、他莫昔芬。

1226　常见的CYP2B6抑制药或诱导药有哪些?

属于CYP2B6抑制药的药品有：氯吡格雷、依法韦仑、氟西汀、氟伏沙明、酮康唑、美金刚、奈非那韦、避孕药、帕罗西汀、利托那韦、噻替哌、噻氯匹定。

属于CYP2B6诱导药的药品有：洛吡那韦、利托那韦、苯巴比妥、苯妥英钠、利福平。

主要被CYP2B6代谢的药品有：安非他酮、环磷酰胺、依法韦仑、异环磷酰胺、氯胺酮、哌替啶、美沙酮、丙泊酚、舍曲林、司来吉兰、他莫昔芬、甲睾酮。

1227　常见的CYP2D6抑制药或诱导药有哪些?

属于CYP2D6抑制药的药品有：胺碘酮、阿米替林、安非他酮、塞来昔布、氯苯那敏、氯丙嗪、西咪替丁、西酞普兰、氯米帕明、地昔帕明、苯海拉明、多塞平、杜洛西汀、卤泛群、氟哌啶醇、羟嗪、丙米嗪、美沙酮、甲氧氯普胺、吗氯贝胺、帕罗西汀、普罗帕酮、奎尼丁、奎宁、利托那韦、舍曲林、特比奈芬、硫利达嗪、噻氯匹定。

属于CYP2D6诱导药的药品有：利福平、苯妥英钠、苯巴比妥、卡马西平。

主要被CYP2D6代谢的药品有：苯丙胺、阿米替林、阿立哌唑、托莫西汀、苯扎托品、氯丙嗪、氯米帕明、地昔帕明、多塞平、度洛西汀、氟西汀、氟伏沙明、氟哌啶醇、丙米嗪、去甲替林、帕罗西汀、奋乃静、利培酮、舍曲林、硫利达嗪、文拉法辛、氯苯那敏、羟嗪、卡维地洛、美托洛尔、普萘洛尔、噻吗洛尔、可待因、氢可酮、羟考酮、曲马多、多拉司琼、多柔比星、恩卡尼、甲氧氯普胺、美西律、普罗帕酮、雷尼替丁、他莫昔芬、托特罗定、托烷司琼、珠氯噻醇、右美沙芬、文拉法辛。

1228 常见的CYP3A4抑制药或诱导药有哪些?

属于CYP3A4抑制药的药品有:胺碘酮、安普那韦、阿瑞匹坦、阿托那韦、西咪替丁、环丙沙星、克拉霉素、地那韦啶、地尔硫䓬、多西环素、依诺沙星、红霉素、氟康唑、氟伏沙明、伊马替尼、茚地那韦、伊曲康唑、酮康唑、咪康唑、奈法唑酮、泊沙康唑、利托那韦、沙奎那韦、泰利霉素、维拉帕米、伏立康唑。

属于CYP3A4诱导药的药品有:阿瑞匹坦(长期)、巴比妥类、波生坦、卡马西平、依法韦仑、非尔氨酯、糖皮质激素、莫达非尼、奈韦拉平、奥卡西平、苯妥英钠、苯巴比妥、扑米酮、依曲韦林、利福平、圣-约翰草、吡格列酮、托吡酯(>200mg/d)。

主要被CYP3A4代谢的药品有:阿普唑仑、阿米替林、阿立哌唑、丁螺环酮、卡马西平、西酞普兰、氯米帕明、氯氮平、地西泮、艾司唑仑、佐匹克隆、氟西汀、氟哌啶醇、咪达唑仑、奈法唑酮、匹莫齐特、喹硫平、利培酮、舍曲林、曲唑酮、扎来普隆、苄普地尔、齐拉西酮、唑吡坦、丁丙诺啡、可卡因、芬太尼、氯胺酮、美沙酮、羟考酮、苯环利定、红霉素、罗红霉素、地红霉素、交沙霉素、克拉霉素、泰利霉素、酮康唑、氟康唑、咪康唑、伊曲康唑、卡马西平、乙琥胺、噻加宾、唑尼沙胺、地洛他定、非索那定、氯雷他定、氟替卡松、沙美特罗、齐留通、硝苯地平、尼群地平、尼莫地平、非洛地平、氨氯地平、左氨氯地平、拉西地平、乐卡地平、伊拉地平、皮质激素类、去氧孕烯、炔雌醇、孕激素、长春新碱、阿瑞匹坦、埃索美拉唑、伊立替康、格拉司琼、那格列奈、奥美拉唑、吡格列酮、奎尼丁、西地那非、阿托伐他汀、普伐他汀、辛伐他汀、托特罗定。

1229 常见的NAT2抑制药或诱导药有哪些?

属于NAT2抑制药的药品有:对乙酰氨基酚。

属于NAT2诱导药的药品有:维A酸。

主要被NAT2代谢的药品的有:卡泊芬净、肼屈嗪、异烟肼、普鲁卡因胺、瑞替加滨、唑尼沙胺、柳氮磺吡啶、磺胺嘧啶、氟硝西泮。

1230 何谓耐受性?

所谓耐受性是指药品长期或连续多次用于人体后,其药效逐渐减弱,必须不断地加大用量才能达到和维持原来的效应。耐受性在药物治疗中很常见，发生的机制可因药物性质的不同而异，肝脏通过细胞色素酶（CYP）来代谢和分解药物。但此酶有活性，遗传、年龄、营养、机体状态和疾病等均可影响酶的活性。有些药品也可刺激它的活性，被称为"肝药酶诱导药或酶促药"，这些药物吃得越多酶的活性就高，促使肝脏本身加速代谢，使经酶药物代谢的速度加快、数量增加，因而，必须不得不逐渐加大用量才能维持疗效。

1231　药物代谢酶按代谢速度分为几种类型？

　　药物代谢酶按代谢药物的速度分为超快速代谢型、快速代谢型、正常代谢型和慢代谢型四种。属于超快速代谢型的酶携带者，对药物代谢的速度极快、量极多（毒性剂量），易发生药物中毒（尤其是胎儿、婴儿）；快代谢性型者对药物代谢快较多；正常代谢型属于适中，疗效显著且较安全；而慢代谢型者对药物代谢慢缓慢且量小，疗效甚微或几乎无效。

1232　哪些药品受到 CYP2C9 基因多态性的影响？

　　CYP2C9是第二亚家族中的重要成员，占肝微粒体P450蛋白总量的20%。CYP2C9能羟化代谢多种不同性质的药物，主要是酸性底物。目前约有16%的药物由CYP2C9代谢。CYP2C9、CYP2C19基因均具多态性，基因编码区和非编码区存在许多碱基突变，这种突变会影响酶的活性，导致酶底物药物清除率改变，导致疗效降低或不良反应的发生。

　　磺酰脲类促胰岛素分泌药甲苯磺丁脲治疗指数低，安全范围窄，在人体内甲基羟基化形成羟基甲苯磺丁脲，其后由醇和醛脱氢酶氧化羟基甲苯磺丁脲。对 CYP2C9*2、CYP2C9*3 两种突变体功能研究表明，两种突变体cDNA在不同重组表达体系中表达时，lle359Leu 突变可显著影响甲苯磺丁脲的代谢率。对甲苯磺丁脲在体内代谢研究表明，CYP2C9*3 纯合子携带者的药物清除率显著低于 CYP2C9*1 纯合子携带者。CYP2C9*3 纯合子对甲苯磺丁脲的清除率比野生型纯合子携带者低25%，CYP2C9*2/CYP2C9*3 杂合子显示中等程度的清除率。一些具有抑制甲苯磺丁脲在肝脏代谢的药物可以增强甲苯磺丁脲的降糖作用，如华法林、氯霉素、保泰松等；而糖皮质激素、氯丙嗪、苯巴比妥则可降低甲苯磺丁脲的降糖作用，所有药物几乎均通过CYP2C9代谢来影响甲苯磺丁脲的代谢和排泄。

　　抗癫痫药苯妥英钠的疗效和毒性存在显著的个体差异，而 CYP2C9 的基因多态性是导致个体差异的重要因素。CYP2C9 和 CYP2C19 是苯妥英钠的主要代谢酶，其基因多态性与患者由苯妥英钠诱导的神经毒性风险密切相关。同时，CYP2C9、CYP2C19基因多态性对其血浆药物浓度的影响发现，两种酶基因突变可导致苯妥英钠的血浆药物浓度升高。其中，强代谢基因型组有95.5%的患者血药浓度小于最低有效浓度，弱代谢基因型组有23.1%达到最小中毒浓度，*CYP2C9*和*CYP2C19*基因的分型在临床评估苯妥英钠的毒性时有重要的作用。因此在用药中，应依据药物基因组学的原理和方法指导临床用药，对弱代谢者酌减剂量，强代谢者给予较大剂量。

丙戊酸钠为一线抗癫痫药，其体内药代动力学过程复杂，药物代谢的个体差异大。CYP2C9和CYP2C19是丙戊酸的主要代谢酶，其活性的不同是导致丙戊酸钠血药浓度个体差异的重要原因。丙戊酸的血药浓度在突变基因携带者中明显增高，同时测定*CYP2C9*和*CYP2C19*基因型与单纯通过*CYP2C9*或*CYP2C19*基因相比，前者更能预测患者服药后的血药浓度变化，两者同时突变会使丙戊酸钠的代谢能力明显下降。因此，宜依据基因型对患者个体化给药。

研究尚发现，CYP2C9在生理性底物浓度下是催化人肝微粒体中氟西汀*N*-去甲基代谢的主要肝药酶，高底物浓度时作用不大，而在高底物浓度时（相当于治疗剂量时），以CYP2C19的作用为主，且氟西汀*N*-去甲基酶的活性与*CYP2C19*基因型显著相关。鉴于抗抑郁药氟西汀的去甲基代谢主要经CYP2C9和CYP2C19催化，因此，当具有对CYP2C9或CYP2C19酶诱导或抑制作用的药物与氟西汀联合应用时，这些药物可以通过影响氟西汀的氧化代谢而改变氟西汀在人体内的药动学以及疗效。

1233 应用华法林前须监测维生素K环氧化物还原酶和肝药酶CYP2C9的多态性（表型）吗？

华法林为两种不同活性的消旋异构体*R*和*S*型异构体的混合物，在肝脏两种异构体通过不同途径代谢。*S*型主要通过CYP2C9代谢，*R*型主要通过CYP3A4、CYP1A2代谢。量效关系受遗传和环境因素影响。*S*型异构体比*R*型的抗凝效果提高5倍，因此干扰*S*型华法林异构体代谢因素更为重要。*CYP2C9*、维生素K环氧合物还原酶（*VKORC1*）是重要基因，主要有三个点位的基因多态性（*CYP2C9*、*VKORC1-1639G*、*VKORC1-1173C*），影响着华法林起始和维持剂量、代谢和抗凝效果。

研究显示，基因变异是造成个体间华法林维持量差异和药物相互作用的原因。如*CYP2C9*（*2C9*1*、*2C9*2*、*2C9*3*）、*VKORC1*、*CYP2C19*因变异导致35%～50%的患者对华法林反应存在个体差异，需更低起始剂量。接受华法林抗凝治疗如服用过量则可出现致命性出血，但剂量过低则会有抗凝不足而致血栓风险，选择适宜的起始剂量十分重要，而基因检测有助于指导剂量调整的临床信息。

2007年8月，美国FDA批准更新华法林说明书，在警示信息中标明人的遗传差异可影响其对药物的反应。2010年，美国FDA再次修改说明书，建议结合筛查*VKORC1*和*CYP2C9*3*的基因型来考虑华法林的初始剂量。

CYP2C19是体内最重要的酶，大约临床中2%的药品经其代谢。*CYP2C19*变异等位基因的分布也存在非常显著的种族差异。*CYP2C19*2*等位基因的变异频率在非裔美国人中的发生频率小于17%，中国人中的发生率为约30%，白人中小于15%。与非裔美国人（0.4%）和白人相比（0.04%），*CYP2C19*3*在中国人中的发生频率更要高（5%）。*CYP2C19*2*是导致酶缺陷的主要突变等位基因，中国人和白人75%～85%的慢代谢型（PM）是由其引起的。几乎所有亚洲和非洲人群中的PM表型可以归因于*CYP2C19*2*或*CYP2C19*3*。其它*CYP2C19*突变等位基因的分布也存在种族差异。*CYP2C19*4*和*CYP2C19*5*在中国人群中的发生频率非常低（＜0.5%）。

*CYP2C19*至少存在14种突变基因和18种等位基因突变。编码正常酶活性的基因是*CYP2C19*1*，*CYP2C19*等位基因主要是*CYP2C19*1*、*CYP2C19*2*、*CYP2C19*3*……*CYP2C19*17*。而*CYP2C19*2*和*CYP2C19*3*等位基因占东方人弱代谢表型（PM）的99%以上。*CYP2C19*2*、*CYP2C19*3*等位基因编码的酶无活性，CYP2C19*2等位基因变异的外显子5第681位处的碱基发生变异（G/A）形成了一个异常剪接点，使得转录时在外显子5的始端丢失了40个碱基对（643—682bp），从而在翻译时丢失了215—227位氨基酸，使215位氨基酸开头的阅读框架发生移动，因此在215位氨基酸下游第20个氨基酸处提前产生1个终止密码，使蛋白合成过早被终止，结果使这一截短的含234个氨基酸的蛋白质丧失了催化活性。由此导致的慢代谢在中国人中的发生率约为30%。*CYP2C19*3*等位基因是在外显子4第636位发生G/A突变，产生了提前的终止密码，蛋白合成终止，使CYP2C19酶活性丧失。通过该CYP2C19代谢的药物（质子泵抑制药、抗血小板药氯吡格雷、抗惊厥药地西泮等）随患者基因型不同，其体内代谢、疗效和不良反应也有明显不同。

*CYP2C19*基因多态性对酶活性的影响具有基因剂量效应，表现为野生型纯合子高于野生型杂合子，更高于突变等位基因纯合子。地西泮、去甲地西泮和舍曲林的代谢依赖于*CYP2C19*的基因型，并有显著差异。如地西泮的药-时曲线下面积PM明显高于快代谢型（EM）者，清除率明显低于EM者。

苯妥英钠具有亲脂性，进入人体后经Ⅰ相反应进行生物转化后，由肾脏和肝脏排出体外。苯妥英代谢受*CYP2C9*和*CYP2C19*基因调控，其研究结果显示*CYP2C19*2*和*CYP2C19*3*与苯妥英钠的代谢缺陷关系密切，是苯妥英的关键代谢酶。

丙戊酸钠的血浆药物浓度、疗效、不良反应个体差异性很大，是临床需要治疗药物监测的药物之一。

质子泵抑制药（奥美拉唑、泮托拉唑、埃索美拉唑）主要经CYP2C19代谢，其次是CYP3A4代谢。*CYP2C19*基因型与奥美拉唑临床疗效研究发现，奥美拉唑合用阿莫西林等抗生素治疗幽门螺旋杆菌感染性消化道溃疡患者，PM和EM杂合子愈合率明显高于EM纯合子者。大量关于埃索美拉唑的循证医学研究证实，凡携带PM型*CYP2C19*者，无论是胃食管反流病治愈率，还是Hp清除率，均较携带EM型或中间代谢型（IM型）*CYP2C19*的患者显著为高。

伏立康唑具有广谱、高效、低毒的特点。通过细胞色素P450同工酶代谢，包括CYP2C19，CYP2C9和CYP3A4。这些酶的抑制药或诱导药可以分别增高或降低伏立康唑的血液浓度。伏立康唑进入人体后，EM与PM血液浓度差异显著，PM常规剂量可能出现毒副反应，此时应考虑减小剂量；EM和IM应考虑给予常规剂量，根据疗效小幅增、减剂量；给予常规剂量，若EM出现毒副反应或PM疗效不佳时，均应考虑换药品。

CYP2C19酶缺陷是否会加重临床药物毒副作用，目前尚不清楚。*CYP2C19*基因突变不仅影响CYP2C19酶活性，而且也影响CYP2C19的抑制和诱导。

CYP2D6是一种由人类*CYP2D6*基因编码的酶，主要在肝脏表达，且在中枢神经系统中也有高度表达，包括黑质。CYP2D6约占肝脏总量的2%，但却参与了临床约25%药品（抗心律失常药、抗高血压药、抗抑郁药、抗精神病药等）的代谢。是唯一不能被诱导的酶，具有广泛的多态性，已知等位基因变异型超过90多个。

1235 应用西酞普兰前须检测*CYP2C19*的基因多态性吗？

抗抑郁药西酞普兰在肝脏经*N*位去甲基化形成去甲西酞普兰和去二甲西酞普兰，CYP2C19、CYP3A4和CYP2D6三种酶参与西酞普兰氮位去甲基化。西酞普兰的药动学参数与*CYP2C19*基因型密切相关，存在基因剂量效应趋势，弱和慢代谢型者对西酞普兰的代谢弱。西酞普兰的慢代谢型者对于快代谢型纯合子、杂合子者相比，表现出一定的基因剂量效应，对西酞普兰快代谢型者血浆药物浓度高，慢代谢型者血浆峰浓度、药-时曲线下面积等参数显著高于快代谢型者，因此，西酞普兰给药前，应参考年龄、体重和*CYP2C19*基因型给药。此外，CYP2C19的慢代谢型者，服用西酞普兰后出现恶心、呕吐以及嗜睡的不良反应，可能与突变者体内西酞普兰的药物蓄积及对西酞普兰的耐受性较差相关。

1236 哪些药品受到*CYP2D6*基因多态性的影响？

*CYP2D6*基因点在东方人和高加索人中有极大的差异，东方人没有*CYP2D6*3*、*CYP2D6*4*和*CYP2D6*5*突变，因此，东方人中慢代谢型极少，但*CYP2D6*10*等位基因发生频率却在东方人中高达50%，在中国人、日本人和朝鲜人中相似，而在高加索人中相当低，*CYP2D6*10*等位基因可显著降低

CYP2D6酶的活性，是中国人CYP2D6酶活性低的主要原因。

　　美托洛尔作为β-受体阻断药，剂量的75%在肝脏代谢且由CYP2D6介导，其中，10%剂量由CYP2D6羟化作用代谢为α-羟基美托洛尔，65%则由CYP2D6脱甲基作用和其他酶催化代谢为O-去甲基美托洛尔。*CYP2D6*的多态性对美托洛尔的代谢有较大的影响，是产生疗效个体差异的关键，患者血浆峰浓度和药-时曲线下面积等参数的差异可达8～10倍。同时，血浆药物浓度差异较大，不同的个体间相差可达20倍，使治疗效果较难掌握。*CYP2D6*的基因型分为快代谢型（EM）、中间代谢型（IM）和慢代谢型（PM），不同的基因型对药物的代谢强度和临床效应也不相同，但纯合子变异型比杂合子变异型对酶的影响更大。野生型由于代谢能力强，导致血浆药物浓度偏低，给予美托洛尔相同剂量时，降压效果低于其他基因型，而纯合子变异型在给予相同剂量时，不良反应（支气管痉挛、下肢间歇性跛行、雷诺综合征）发生率高于其他基因型。

　　曲马多是一种结构与可待因及吗啡类似的中枢镇痛药，含有两种对映异构体，分别通过不同机制发挥镇痛作用。（+）-曲马多及其代谢产物（+）-*O*-去甲基曲马多（M1）是μ受体的激动药，（+）-曲马多和（−）-曲马多分别抑制5-羟色胺和去甲肾上腺素再摄取，提高对脊髓疼痛传导的抑制而镇痛。曲马多*O*位去甲基生成M1是主要发挥镇痛作用的代谢产物，由CYP2D6催化降解而*N*位去甲基生成M2则由CYP2B6和CYP3A4降解。曲马多药动学的较大差异性部分归因于*CYP*的多态性。其去甲基化和肾脏清除都是具有立体结构选择性的。曲马多血浆和作用靶点浓度差异大，两种对映体及其活化产物之间在药动学上相互作用，这些使得研究曲马多的药代-药效动力学存在一定的困难。

　　曲马多用于术后镇痛中，其*CYP2D6*多态性对镇痛效果有着显著的影响。*CYP2D6*10*等位基因的变异与酶活性稳定有关；*CYP2D6*17*等位基因与底物亲和力减弱有关，两者形成中间代谢型，导致曲马多的镇痛效果减弱。如盲目增加曲马多剂量可致药物依赖。此外，*CYP2D6*10*等位基因也影响曲马多向M1的转化，使得M1达到稳态的血浆药物浓度时间延长，稳态血浆药物浓度降低，影响到曲马多的镇痛效果，增加术后早期镇痛药的需求量。中国人群中，携带*CYP2D6*10*等位基因者较多，发生率为48%～70%，其中，*CYP2D6*10*纯合子较之*CYP2D6*10*杂合子者对曲马多的药动学影响更大，且呈基因剂量效应。

　　抗心律失常药普罗帕酮治疗指数窄，在肝脏由CYP2D6代谢生成5-羟基普罗帕酮，且具有立体选择性。对*S*对映体代谢较之*R*对映体代谢慢，口服普罗帕酮后，*CYP2D6*多态性对药品的代谢、疗效、毒性有显著影响，携带*CYP2D6*10/*10*纯合子变异者的血浆药-时曲线下面积为携带*CYP2D6*1/*1*者的1.5～2倍，而清除率仅为*CYP2D6*1/*1*者的50%。因此对携带*CYP2D6*10/*10*者，对应酌减剂量，避免血浆药物浓度过高，引起毒性（充血性心力衰竭恶化，狼疮样面部皮疹和发疹性脓疱病）。

抗抑郁药文拉法辛通过抑制5-HT及去甲肾上腺素再摄取，增强中枢5-HT能及去甲肾上腺素能神经功能而发挥抗抑郁作用。体内经CYP2D6代谢，PM者血药浓度较高，血浆药-时曲线下面积升高70%，而在IM者血药浓度则较低。用药宜根据基因型不同调整用药剂量，IM者增加给药剂量，而PM者，则要酌减用药剂量。

1237　应用可待因前须监测肝药酶CYP2D6的多态性（表型）吗?

将吗啡的3位羟基甲基化，可得到可待因，镇痛活性仅为吗啡的1/10，但具有较强的镇咳作用。但可待因属于前药，在体内须经CYP2D6代谢为吗啡起到镇痛作用，但镇痛药均能通过胎盘屏障，成瘾产妇的新生儿可立即出现戒断症状，甚至发生惊厥、震颤、反射加速、暴躁、哭闹、发热、腹泻或呼吸抑制等，应立即进行相应的戒断治疗。2013年6月，美国FDA对镇咳药可待因发出警告，鉴于美国已发生13例儿童扁桃体术后使用可待因镇痛而致死的案例，美国FDA对可待因加上了黑框警告，并建议医生为患儿选用其他药。可待因进入人体后，可经CYP2D6代谢为吗啡。儿童为可待因"超快速代谢型"人群，即儿童用可待因后，代谢产物吗啡的量高于正常水平。FDA专家评估后发现，这些死亡案例都是由扁桃体术后使用可待因镇痛，儿童体内代谢产生的吗啡过多而引起，且案例中多数儿童出现了睡眠呼吸暂停症状。21个月至9岁的儿童使用正常剂量1～2天后开始出现吗啡过量反应，包括睡眠异常、呼吸困难、嘴唇周围紫绀。肝药酶CYP2D6呈多态性，变异型约有70多种，基因变异可致人体对可待因呈现超快、慢代谢两种类型，慢代谢型者服用几乎无效，但超快代谢型（UM）者（包括妊娠或哺乳期妇女）促使可待因代谢为吗啡数量多且快，易引起吗啡中毒，导致呼吸抑制甚至死亡，用前须作基因筛查。

1238　应用帕罗西汀前须检测CYP2D6的基因多态性吗?

帕罗西汀作为选择性5-羟色胺再摄取抑制药的代表药，可显著改善抑郁症状，被广泛应用于重性抑郁障碍的治疗。由于帕罗西汀最低有效血浆药物浓度的尚不明确，临床在给予帕罗西汀治疗时大多采用经验疗法；且临床发现给予抑郁症患者同等剂量的帕罗西汀，体内血浆药物浓度差异很大，应答个体差异明显。这两个问题均会导致患者的病程迁延，造成明显的个体疗效差异。由于抑郁症是一种受遗传因素和环境因素等多因素影响的疾病，帕罗西汀血药浓度和相关基因的遗传多态性是否影响。

多种酶包括单胺氧化酶（MAO）、儿茶酚氧位甲基转移酶（COMT）、脑源性神经营养因子（BDNF）、5-羟色胺转运蛋白（5-HTT）、肝药酶CYP2D6、G蛋白β3（Gβ3）、多药耐药基因（MDR1）等基因多态性与帕罗西汀治疗抑郁症疗效之间的关系密切。极其复杂，加之抑郁症本身的病因也具有基因多态性，因此，患者的合理个体化药物治疗有实际的意义。依据*CYP2D6*10*的基因多态性可以影响帕罗西汀的药动学参数和体内代谢，使代谢减慢，应依据*CYP2D6*的基因多态性（*CYP2D6*1*、*CYP2D6*10*）选择剂量，其中，肝药酶超快代谢型（UM）者与慢代谢型者（PM）者剂量相差52%，中间代谢型者（IM）需增加剂量，PM者需减少剂量。此外，帕罗西汀的疗效与5-HT1B受体（G861C）有关联性。多药耐药基因（*MDR1*）等基因多态性与帕罗西汀治疗抑郁症疗效和不良反应之间也有关系，其基因和编码P蛋白的多态性有可能成为预测帕罗西汀疗效的指标，须等待大样本的循证研究所证实。

1239 应用曲马多前须监测肝药酶CYP2D6的多态性（表型）吗？

曲马多为中枢非麻醉性镇痛药，镇痛作用显著，几无成瘾性，用于各种原因引起的急慢性中、重度疼痛。但其疗效与不良反应在个体间差异较大，导致同等剂量在不同患者中出现镇痛不足或过度而致不良反应（头晕、嗜睡、出汗、恶心、呕吐）。曲马多在体内通过CYP2D6、CYP3A4、CYP2B6等多酶代谢，而*CYP2D6*的基因多态性正是导致个体差异的重要原因。*CYP2D6*主要突变方式是单个碱基的缺失或替换引起读码框移位，或大片段丢失，构成了曲马多药效个体差异的基础。

CYP2D6*3、*CYP2D6*4*、*CYP2D6*5*、*CYP2D6*6*等缺陷基因等导致CYP2D6蛋白产生减少，而形成药物慢代谢表型，影响曲马多术后镇痛的效果。*G1934A*和*C118T*等碱基改变而使剪切缺陷，是CYP2D6酶活性丧失的主要原因。*CYP2D6*10*的变异与酶的稳定性有关，*CYP2D6*17*与酶和底物的亲和力有关，两者均形成药物中间代谢表型，导致曲马多镇痛药效减弱。总之CYP2D6的多态性解释了中国人群应用曲马多的镇痛效果不佳，而盲目增加大剂量有可能引起药物依赖性。因此，应用曲马多前须监测肝药酶CYP2D6的多态性（表型）。

1240 应用他莫昔芬前须监测雌激素受体表达和肝药酶的多态性吗？

他莫昔芬结构中存在Z型和E型两种异构体，Z型具有抗雌激素作用，E型则具微弱雌激素活性。如乳腺癌细胞内有雌激素受体（ER），当雌激素进入肿瘤细胞内并与其结合，促使肿瘤细胞的DNA和mRNA的合成，刺激肿瘤细胞生长。Z型进入细胞内与ER竞争性结合，形成受体复合物，抑制雌激素作用和乳腺癌细胞增殖。对雌激素受体或孕激素受体阳性者易出现疗效。

他莫昔芬为前药，主要在肝脏经CYP2D6代谢，代谢物为N-去甲基三苯氧胺和4-羟基三苯氧胺，但*CYP2D6*具多态性，其中*CYP2D6*4*严重影响他莫昔芬对乳腺癌的疗效（1%的韩国、日本、中国人或7%～10%的白种人），并显著增加他莫昔芬对乳腺癌的复发率。2006年美国FDA要求修改药品说明书，并推荐乳腺癌者处方他莫昔芬以前应先监测 *CYP2D6* 的基因多态性。

1241 应用他克莫司前须监测肝药酶CYP3A5的多态性吗?

他克莫司为一种强效免疫抑制药，主要抑制白介素-2释放，全面抑制T淋巴细胞的作用，较之环孢素强100倍。作为肝、肾移植的一线抗排异用药。

他克莫司治疗窗窄，在体内的吸收、代谢、血浆药物浓度和剂量、肾毒性均受到CYP3A5以及P-糖蛋白密切关联，两种酶的编码基因，*CYP3A5*和多药耐药基因（*MDR1*基因）的多态性，造成患者对他克莫司的药动学、血浆药物浓度、剂量上的影响。其对他克莫司药理的效应的影响可能在首次剂量时就可能发生。

*CYP3A5*3*突变导致酶功能缺陷的现象在白人、非裔美国人和亚种人中均常见，但突变的发生率存在种族差异，非裔美国人中发生频率约50%，中国人中约为70%，白人中约为90%。该突变的显著意义在于使CYP3A5蛋白合成受阻，表达减少，酶活性下降，不能表达代谢酶CYP3A5的活性。免疫抑制药他克莫司主要在肝脏代谢，CYP3A5是其生物转化的主要代谢酶。*CYP3A5*1*、*CYP3A5*3*、*CYP3A5*1/*1*、*CYP3A5*3/*3*等基因多态性与他克莫司的服用剂量密切相关。对含*CYP3A5*3*等位基因的患者在应用他克莫司时，血浆药物浓度高，应较常规减少用药剂量并注意副作用的发生。而对携带*CYP3A5*1*或*CYP3A5*1/*1*慢代谢型者血浆药物浓度低，需要增加剂量；携带快代谢型的患者应适当增加服药次数以降低排异反应。CYP3A5作为最主要的表达于肝外的CYP3A酶，它的多态性表达可能与某些组织，如肺、肾、前列腺和乳腺对内源性甾类和外源性物质的代谢有关。相对于*CYP3A5*3/*3*基因型，*CYP3A5*1*等位基因携带者需要更高的他克莫司剂量开能达到相同目标的血浆药物浓度。*CYP3A5*3*基因型是造成血浆药物浓度个体差异的主要原因之一，与他克莫司血药浓度具有较强的相关性，在计算初始剂量时，应监测*CYP3A5*和*CYP3A4*的多态性。中国人群根据*CYP3A5*3*基因型给予初始剂量：*CYP3A5*3/*3*基因型者他克莫司的起始剂量为0.075mg/（kg·d）；*CYP3A5*1/*3*和*CYP3A5*1/*1*基因型者他克莫司的起始剂量为0.15mg/（kg·d）。

第四章 基因与药物基因筛查

1242 何谓基因?

基因（gene）是产生一条多肽链或功能RNA所需的全部核苷酸序列。基因支持着生命的基本构造和性能。储存着生命的种族、血型、孕育、生长、凋亡等过程的全部信息。环境和遗传的互相依赖，演绎着生命的繁衍、细胞分裂和蛋白质合成等重要生理过程。生物体的生长、衰老、病死等一切生命现象都与基因有关。它也是决定生命健康的内在因素。因此，基因具有双重属性：物质性（存在方式）和信息性（根本属性）。

基因具有两个基本特征：一是能忠实地复制自己，以保持生物的基本特征；二是在繁衍后代上，基因能"突变"和变异，当受精卵或母体受到环境或遗传的影响，后代的基因组会发生有害缺陷或突变（基因突变），突变后的基因又以新的形式处于稳定状态。绝大多数产生疾病，在特定的环境下有的会发生遗传，也称遗传病。在正常的条件下，生命会在遗传的基础上发生变异，这些变异属于正常的变异。基因尚可重组，可在不同物种上进行交换，在新的位置上复制、转录、翻译。

1243 何谓药物基因组学？

药物基因组学（pharmacogenomics）是以疗效、安全性为目标，研究药品在体内过程差异的基因特性，及基因变异所致的不同患者对药品的不同反应，为研发新药、合理用药、联合用药作基础。药物基因组学从基因水平研究人类个体对药品效应不同的分子机制。

研究证实，药品相关基因的多态性以及患者基因的变异，是导致个体药品反应（疗效、毒性）差异的重要原因。而个体基因的差异是一种普遍现象，所以个体化给药势在必行，且须从基因差异入手，弄清患者对某些药品的疗效反应率与其基因亚型之间的关系，也可弄清易感基因与疾病或不良反应发生的关系。对刚诊断为乳腺癌的女性，进行人类生长因子受体-2（HER-2）的测试，用以评估患者乳癌复发的个体危险率及靶向抗肿瘤药曲妥珠单抗（赫赛汀）的化疗效果。

现已揭示，虽然药物基因组学并不能改善药品的作用和效应，但能辅助临床在预测某一特定药品效应时，依据患者属何种代谢表型人群，为患者选择疗效最佳的药品和确定最佳剂量（精准治疗）。通过对患者的基因检测，再开出"基因合适"的药方即"基因处方"，使得到最佳的治疗，从而达到真正"用药个体化"。目前，已将药物基因组用于高血压、心律失常、哮喘、抑郁、痴呆、血脂异常、抗凝、感染、肿瘤等治疗中。药物基因组学将为特定人群设计最为理想的用药方案，提高治疗靶向，不仅提高疗效，缩短疗程，且可减少药品不良反应，降低医药费用。如环孢素与抑制CYP3A4的葡萄柚汁精确地合用，使1天剂量的药效维持2天，节约资源和费用。

1244 何谓基因多态性？

在一个生物群体中，同时和经常存在两种或多种不连续的变异型或基因型或等位基因则称为基因多态性（gene polymorphism）。通常分为3类：DNA片段长度多态性、DNA重复序列多态性、单核苷酸多态性。基因多态性是指一个基因位点上存在一种以上的等位基因，最常见的形式为单核苷酸（SNP）多态性和重复序列的多态性。单核苷多态性是指在基因组上单个核苷酸的变异，包括置换、缺乏、改变、插入。单核苷酸的变异频率≥1%单核苷酸变异。基因变异主要有以下四种形式。

① 由两个野生型等位基因（功能正常或1个功能正常，1个部分正常）编码CYP450，称为纯合子广泛代谢型酶（快代谢性酶，EM），占酶总量的75%～85%，对药品代谢正常，标准的药品剂量有极好的疗效。

② 由两个变异型等位基因（功能减弱或缺失）编码无活性和活性缺失的CYP450，称为纯合子慢代谢型酶（慢代谢型酶，PM），占酶总量的5%～10%，使药品代谢受阻，药品易于体内蓄积而发生中毒。

③ 由一个野生型和一个变异性等位基因（其中1个有活性或部分活性，1个无活性）编码CYP450，称为杂合子功能欠完整代谢型酶（中间代谢性酶，IM），其介于EM和PM之间，占酶总量的10%～15%，对药品代谢功能略有减弱。

④ 由至少三个野生型等位基因（代谢功能极强）编码和代谢活性极强的CYP450，称为纯合子超速代谢型酶（超速代谢型酶，UM），占酶总量的1%～10%，对药品代谢功能极强大，给予标准计量则不能获得良好疗效，必须增加剂量，但易引起药物中毒。

基因多态性可涉及疾病起因、疾病诊断、疾病治疗、患者转归、药品代谢、药品疗效、药品毒性或不良反应的防范等领域，以帮助临床医药实施更精准的治疗（个体化）。疾病基因多态性与临床表型多样性的联系已受到重视，如肿瘤等多基因病的临床表型往往多样化，阐明基因型与表型之间的联系在认识疾病的发生机理、预测疾病的转归等方面也有重要的作用。药物代谢基因多态性可以影响药物的代谢过程及清除率，从而影响治疗效果。致病基因的多态性使同一疾病不同个体其体内生物活性物质的功能及效应出现差异，导致治疗反应性上悬殊，按照基因多态性的特点用药，将会使临床治疗符合个体化的要求。

1245 哪些药物受基因组变异的影响？

在临床应用的多种药物中，受到基因组变异（酶、肝药酶、单核苷酸）和多态性的影响。近20年来，多项大规模临床试验结果显示，羟甲基戊二酰辅酶A还原酶抑制药（他汀类）在动脉心脑血管病变的一、二级预防中均能显著降低心血管事件危险，已成为防治此类疾病的最重要药物。同时为调脂达标，临床上首选他汀类药调脂（Ⅰ类推荐，A级证据），他汀类药在血脂异常药物治疗的基石地位得到肯定。但他汀类药的疗效和副作用受到代谢酶、肝药酶、载脂蛋白、转运蛋白、受体、药物靶蛋白遗传等多态性的影响，使它降低低密度脂蛋白胆固醇（LDL-ch）的效果有显著的个体差异（10% ～ 70%）。首先，多个肝药酶（CYP2C9、CYP2C8、CYP2D6、CYPC3A4）参与他汀类药的体内代谢，肝药酶的活性高，对药物代谢得快且多，血浆药物浓度降低；其次，他汀类药接受ATP结合盒转运家族的影响，其中洛伐他汀、阿托伐他汀均为P蛋白的底物，由多药抗蛋白（MDR1）和多药抗性相关蛋白（MAP）基因编码，以及*ABAG5/G8*基因（与胆固醇代谢有关的基因）的多态性也影响了他汀类药的疗效。再次，脂转运蛋白APOE由三个等位基因编码即*E2*、*E3*、*E4*在人群中产生6种基因型，即三种纯合子（*E2E2*、*E3E3*、*E4E4*）和三种杂合子（*E4E3*、*E4E2*、*E2E4*）。研究表明，*E2*等位基因携带者对他汀类药的降脂效果优于*E3*、*E4*等位基因携带者，*E4*等位基因携带者疗效最差，与动脉粥样硬化的发展最为密切。参与他汀类药肝脏代谢的关键性转运蛋白如阴离子转运多肽（OATP1B1，由*SLCO1B1*基因编码）及乳腺癌抑制蛋白（BCRP）的基因多态性可影响他汀类药的血浆及肝脏浓度，从而影响他汀类药的疗效和安全性。

再者，抗结核药异烟肼的代谢酶为*N*-乙酰转移酶，在个体间差异很大，慢乙酰化者服用后，异烟肼的血浆半衰期为2 ～ 4.5小时，血药浓度为5pg/ml；快乙酰化者服用后，则分别为45 ～ 110分钟及1pg/ml。慢乙酰化型在黄色种人中占10% ～ 20%，在美国白人及黑人中约占50%。苯妥英钠由羟化酶代谢，苯妥英钠在羟化酶正常人群中，其血浆半衰期为30 ～ 40小时，正常人日剂量为600mg，而羟化酶缺乏者日剂量300mg即可引起明显的神经毒性。假胆碱酯酶有遗传性缺陷的患者，在用去极化性神经肌肉阻滞药琥珀胆碱时不能及时分解琥珀胆碱，人体产生长时间的肌肉松弛，可发生用药后呼吸暂停，甚至达数小时。近年来，人类基因和药物基因组学的研究进展迅速，由于个体间基因存在着各种变异，所以，疗效、不良反应、药源性疾病的个体差异可以从遗传学得到解释。

依据所涉及的基因在影响药物反应中的作用机制和被测靶分子（DNA、RNA）的不同，个体化用药基因监测包括药物代谢酶与转运体多态性检测、药物作用靶点基因遗传变异检测、其他基因变异检测和药物作用靶点基因mRNA表达检测四种类型。由多项研究证实和美国FDA确认可受基因多态性影响的药品（循证等级1A/1B）见表4-4。

表4-4 美国FDA确认可受基因多态性影响的药品（建议使用前筛查）

基因或主要变异基因	宜应用前筛查基因和应个体化治疗的药物
CYP2C9（*2）	塞来考昔、华法林、苯妥英钠
CYP2C19（*2、*3）	氯吡格雷、奥美拉唑、泮托拉唑、伏立康唑、艾美拉唑、雷贝拉唑、地西泮、那非那韦、舍曲林

续表

基因或主要变异基因	宜应用前筛查基因和应个体化治疗的药物
CYP2D6（*10）	可待因、文拉法辛、利培酮、噻托溴铵、他莫昔芬、阿米替林、氟西汀、帕罗西汀、奥氮平、噻吗洛尔、西维美林、托特罗定、特比萘芬、曲马多、氯氮平、阿立哌唑、美托洛尔、普萘洛尔、卡维地洛、普罗帕酮、硫利达嗪、普罗替林、阿米替林、西酞普兰、依他普仑、多塞平、氯米帕明、丙咪嗪、地昔帕明、曲米帕明、去甲替林、昂丹司琼、氟哌啶醇
CYP2B6	依法韦仑
DPYD（*2A）	卡培他滨、氟尿嘧啶乳膏
G6PD	拉布立酶、氨苯砜、伯氨喹、氯喹
NAT1（*4、*17、*14A等）	利福平、异烟肼、吡嗪酰胺、白消安
TPMT	硫唑嘌呤、硫鸟嘌呤、6-巯基嘌呤
UGT1A1（*6、*28）	伊立康唑、阿扎那韦
ALDH2（*2）	硝酸甘油
WKORC1	华法林
ANKK1	安非拉酮

注：DPYD—二氢嘧啶脱氢酶基因。G6PD—葡萄糖6磷酸脱氢酶基因。NAT1—N-乙酰基转移酶1基因。TPMT—巯基嘌呤甲基转移酶基因。UGT1A1—葡萄糖醛酸转移酶1A1基因。ALDH2—乙醛脱氢酶基因。WKORC1—维生素K环氧化物还原酶1基因。ANKK1—锚蛋白重复和激酶域1基因。

1246 应用利福平前须监测有机阴离子转运蛋白1（OATP1B1）的表型或基因型吗?

利福平为一线抗结核药，肝毒性较大，与异烟肼和吡嗪酰胺等联合治疗时，肝损害发生率高达40.4%。有机阴离子转运蛋白1（OATP1B1）为仅在人肝脏组织中特异性表达的一种转运蛋白，是肝脏摄取转运体中最重要的一种，参与多种内源物质及外源性药物的摄取转运。但OATP1B1存在遗传多态性，具有某些等位基因的OATP1B1的转运能力降低，会对多种药物的药动学及药效学过程产生影响，同时OATP1B1基因多态性与药物的毒副作用及药物相互作用有关。利福平作OATP1B1的特异性底物，主要通过肝细胞膜表面OATP1B1转运进入肝细胞内。转运力微弱，利福平血浆药物浓度低，肝毒性大，血药浓度高，肝毒性小。提示利福平肝毒性可能与OATP1B1所介导的肝脏中利福平药物浓度有密切关系。

目前，已证实OATP1B1存在基因多态性，且利福平在不同个体毒性反应的差异与OATP1B1基因多态性具有相关性，选择连续多次服用利福平后出现肝损害的结核病者和服用同样剂量利福平未出现肝损害的患者，考察 *OATP1B1* 基因多态性、利福平血药浓度及肝毒性之间的关联性，通过分析 *OATP1B1* 的 *521T＞C* 突变位点及由该位点组成的 *OATP1B1*15* 单倍型与利福平所致的肝损伤有明显相关性。另外 *OATP1B1388A＞G* 基因位点突变对中国人体内利福平的血药浓度、肝毒性的发生也有显著影响。*OATP1B1388A＞G* 突变型个体内利福平血浆药物浓度相对较高，利福平进入肝脏较少，肝损害发生率较低；肝损害患者 *OATP1B1388A＞G* 突变率相对较低，利福平进入肝脏较多，血浆药物浓度较低。临床用药筛查基因，应根据患者基因型适当调整利福平的给药剂量。

CYP2C19 是 CYP450 酶第二亚家族中的重要成员，是人体重要的药物代谢酶，在肝脏中有很多表达。*CYP2C19* 基因座位于染色体区 *10q24.2* 上，由 9 个外显子构成。*CYP2C19* 具有很多 SNP 位点，最常见的是 *CYP2C19*2* 和 *CYP2C19*3*。*CYP2C19*2* 会导致转录蛋白的剪切突变失活，而 *CYP2C19*3* 能构成一个终止子，破坏转录蛋白的活性。据统计，*CYP2C19*2* 和 *CYP2C19*3* 两个突变位点能解释几乎 100% 的东亚人和 85% 的高加索人种的相关弱代谢遗传缺陷，而其他两种等位基因 *CYP2C19*4* 和 *CYP2C19*5* 主要在高加索人种中分布。大量证据证实，不同人种在 *CYP2C19* 的底物的代谢能力有很大差异；2%～5% 高加索人是弱代谢者，13%～23% 的亚洲人是弱代谢者。这是由于在亚洲人口中 *CYP2C19*2* 和 *CYP2C19*3* 等位基因的高频率造成的。通过 *CYP2C19* 基因检测，判断患者对相关药物的代谢能力，可以指导临床用药方案的制定，实现个体化用药治疗。

1247 应用巯基嘌呤类药前是否筛查巯基嘌呤甲基转移酶（TPMT）的表型或基因型吗？

巯基嘌呤甲基转移酶（TPMT）是一种专门催化芳香族和杂环化合物的巯基甲基化反应的胞内酶，与应用巯基嘌呤类药的代谢有重要关系。是巯嘌呤类药在体内代谢的关键酶，其活性高低直接影响巯基嘌呤类药的疗效和毒性。

巯基嘌呤类药常用品种有 6-巯基嘌呤（MP）、6-硫鸟嘌呤（TG）和咪唑硫嘌呤（AT），主要用于白血病和肿瘤化疗、器官移植受者的免疫抑制治疗及自身免疫性疾病的治疗。伴随发现 TPMT 在人群中分布呈多样性，存在 *TPMP* 的基因突变与酶缺陷。巯基嘌呤类药在体内的代谢主要有三条相互竞争的酶途径：① 由次黄嘌呤-鸟嘌呤磷酸核糖转移酶（HGPPT）代谢为巯基次黄嘌呤单磷酸盐（TIMP），再经一系列酶促反应生成 6-硫代鸟嘌呤核苷酸（6-TGNs）。② 巯基嘌呤甲基转移酶（TPMT）代谢为丧失药物活性的甲基化合物，阻碍 6-TGNs 形成，进而影响巯基嘌呤类药的疗效和毒性。③ 由黄嘌呤氧化酶代谢形成 6-硫脲酸，经肾排出体外。由于造血组织中缺乏黄嘌呤氧化酶，该组织中的嘌呤类药主要靠 TPMT 催化分解，因而 *TPMT* 缺陷者，如使用常规剂量的

MP、AT和TG时，则会引起巯基嘌呤类药在体内堆积，而且主要影响造血系统，轻者引起中毒（红细胞、血小板、白细胞尤其中性粒细胞计数降低）和影响治疗效果，重者可致死亡。虽然测定RBC中的TPMT活性可诊断*TPMT*缺陷，但由于肿瘤患者和器官移植受者接受同种异体输血后，干扰了*TPMT*活性的检测结果。故对*TPMT*缺陷者最好采用基因诊断。通过建立PCR和PCR-RFLP分析法，可测定≥80%的*TPMT*缺陷的基因，并有助于提高基因诊断水平，为基因治疗奠定基础。中国近亲结婚较为常见，有*TPMT*缺陷的发生频率会高。因此，应用巯基嘌呤类药前，有可能作TPMT酶活性筛查，对酶活性高者采用正常剂量，对活性中等者酌减剂量，对低活性者不予应用，以保障患者的安全。此外，有条件者，可作巯基嘌呤类药代谢全基因关联性监测（次黄苷三磷酸焦磷酸酶、谷胱甘肽硫转移酶、次黄嘌呤磷酸核苷转移酶、黄嘌呤氧化酶、次黄嘌呤核苷酸脱氢酶等）。

1248 应用伊立替康前须监测尿苷二磷酸葡萄糖醛酸转移酶1A1（UGT1A1）多态性吗？

伊立替康可直接抑制拓扑异构酶Ⅰ，阻止DNA复制及抑制RNA合成，用于晚期大肠癌，可与氟尿嘧啶、亚叶酸钙联合应用，单药氟尿嘧啶化疗方案失败者。但有严重的不良反应，包括迟发性腹泻和中性粒细胞减少，为伊立替康的剂量限制性毒性，迟发性腹泻多发生在给药后5天，平均持续4天，严重腹泻可能危及生命，尤其对于合并中性粒细胞减少症的患者更是如此。伊立替康导致的严重迟发性腹泻和中性粒细胞计数减少与葡萄糖醛酸转移酶1A1（UGT1A1）的多态性相关。研究最充分和证据最多的生物标记物单核苷酸（SNP）是*UGT1A1*6*和*UGT1A1*28*，美国FDA已提示，在应用伊立替康前，应筛查*UGT1A1*28*（作为亚洲人群伊立替康发生不良反应的标记物），此外，携带*UGT1A1*6*杂合子者出现严重中性粒细胞减少的风险高出未携带者的1.98倍，而携带突变纯合子*UGT1A1*6/*6*者则高出4.44倍。

伊立替康是一种无药理活性的前药，需在体内经羟酸酯酶的活化转变为其活性代谢物SN-38（活性约为母体药的100倍）。研究结果提示，伊立替康的毒性主要是由其活性代谢产物SN-38引起的。在体内SN-38主要与血浆蛋白结合（血浆蛋白结合率95%）发挥抗肿瘤作用后，活性SN-38通过位于肝脏的UGT1A1的催化作用而转变为无活性的SN-38G（活性为SN-38的1/50～1/100），后者再通过尿液、胆汁排出；同时UGT1A1亦可参与胆红素的糖基化转换，进而产生溶解性更高的结合胆红素。

研究发现，*UGT1A1*基因多态性可引起*UGT1A1*基因功能缺陷，进而导致未结合胆红素在体内蓄积。与此同时，在结直肠患者中的研究结果显示，同样存在UGT1A1基因多态性，且其表达水平是高度可变的，由此引起不同患者间SN-38糖化反应的速率相差最高达50倍，UGT1A1基因功能缺陷可导致活性代谢产物SN-38的显著增加，从而使患者发生迟发性腹泻、中性粒细胞减少的概率显著增加。研究显示，UGT1A1 *28基因位点中，TA6/6野生型最为常见，TA6/7杂合型次之，TA7/7纯合突变型最少；UGT1A1 *6基因位点中，G/G野生型最为常见，G/A杂合突变型次之，未发现A/A纯合突变型。综合UGT1A1*28、UGT1A1*6两个基因位点，野生型最为常见，单位点变异型次之，双位点变异型最少。TA6/7、TA7/7突变型与TA6/6野生型相比，显著增加Ⅲ～Ⅳ度迟发性腹泻及所有中性粒细胞减少的发生率。G/A、A/A突变型与G/G野生型相比，显著增加Ⅲ～Ⅳ度中性粒细胞减少的发生率。单位点变异和双位点变异型（TA6/6且G/A型、TA6/7且G/G型、TA6/6且A/A型、TA7/7且G/G型、TA6/7且G/A型）与野生型（TA6/6且G/G型）相比，显著增加Ⅲ～Ⅳ度迟发性腹泻的发生率；双位点变异型（TA6/6且A/A型、TA7/7且G/G型、TA6/7且G/A型）与野生型（TA6/6且G/G型）相比，显著增加Ⅲ～Ⅳ度迟发性腹泻的发生率。

　　在伊立替康治疗中，UGT1A1*28等位基因的存在可导致活性代谢产物SN-38的显著增加，从而使发生腹泻或中性粒细胞减少的概率显著增加。在UGT1A1*1、UGT1A1*28和UGT1A28*28基因型患者中，伊立替康最大耐受剂量（静脉滴注，每隔3周重复1次）分别为850mg、750mg和400mg，提示伊立替康基因型的检测可用于临床预测其相关的严重毒副作用的发生。基于此点，美国FDA要求伊立替康包装上必须注明该药易使UGT1A1*28基因纯合子者产生中性白血球减少症或腹泻，建议临床医师需根据UGT1A1基因型检测结果慎重考虑伊立替康的给药剂量。对拟接受伊立替康单药或联合治疗方案者，需尽可能获取患者UGT1A1基因型检测结果，并根据结果慎重考虑剂量，最大限度地减轻毒性。

1249　含服硝酸甘油疗效因人而异，用前须监测人体乙醛脱氢酶等位基因（ALDH2）吗？

　　硝酸酯类进入平滑肌细胞分解为无机硝酸盐，氧化硝酸盐、一氧化氮（NO），这种分解需要来自半脱氨酸的硫氢基的干预，进一步降解为亚硝酸硫基，后者活化血管平滑肌细胞内的鸟苷酸环化酶，产生环鸟核苷单磷酸，它使钙离子从细胞释放而松弛平滑肌。产生的作用有：① 降低心肌氧耗。② 扩张冠状动脉和侧支循环血管，增加缺血区域尤其是心内膜下的血液供应。③ 降低肺血管床压力和肺毛细血管楔压，增加左心衰竭者的每搏输出量和心输出量，改善心功能。④ 轻微的抗血小板聚集。但硝酸甘油服后个体间疗效有所差异，甚至无效。缘于在分解为NO时需要乙醛脱氢酶（ALDH2）的帮助，是代谢为NO的关键酶，乙醛（包括白酒）在体内的清除快慢也由ALDH2决定，且*ALDH2*具多态性（野生型、突变型），携带*ALDH2*1/*1*基因型（野生型）者具有酶的正常活性；携带乙醛脱氢酶*ALDH2*1/*2*者（突变杂合型）或*ALDH2*2/*2*（突变纯合型）者则部分或全部失去酶活性，药效减弱甚至无效（饮酒者也易醉）。多项研究证实：硝酸甘油以使健康人群左心室做功降低，其中*ALDH2*基因突变型者的个体左室做功开始降低的时间较*ALDH2*野生型者有所延迟。因此，对心绞痛患者携带*ALDH2*2*等位基因者应改用其他抗心绞痛药，避免含服硝酸甘油。

1250 应用卡马西平前须监测人体白细胞抗原等位基因（*HLA-B*1502*）吗？

卡马西平抗癫痫和抗躁狂的作用机制为阻滞电压依赖性的钠通道，抑制突触后神经元高频动作电位的发放，以及通过阻断突触前Na^+通道与动作电位发放，阻断神经递质释放，从而调节神经兴奋性，达到抗惊厥作用。但卡马西平可以导致严重、致命的皮肤毒性，包括大疱型表皮坏死松解症（大面积表皮坏死松解症）、红斑狼疮样综合征（表现为皮疹、荨麻疹、高热、骨关节痛及少见的疲乏或无力）。其中，90%患者发生于用药后的2个月，严重的皮肤毒性在白色人种中发生率不及0.01%，但在一些亚裔国家出现发生概率约高出10倍。药品毒性的易感性与遗传基因有关，与患者所携带人体白细胞抗原等位基因（*HLA-B1502*）阳性（人类基因组中基因密度最高的区域）表达率密切相关，几乎所有亚洲人群均携带*HLA-B*1502*，而中国、马来西亚、菲律宾、印度尼西亚、泰国和台湾地区携带*HLA-B*1502*概率为10%～15%，具有较高的风险。亚洲患者携带*HLA-B*1502*者发生严重皮肤毒性的危险度是非携带者的113.4倍。因此，美国FDA已批准在药品说明书中增加对汉族和东亚裔人群中在服用卡马西平前筛查基因，对*HLA-B*1502*等位基因阳性表达者不能服用卡马西平，以避免严重的皮肤毒性。此外，应用其他抗癫痫药如奥卡西平、利卡西平、拉莫三嗪、苯妥英钠发生超敏反应亦与*HLA-B*1502*有关。

1251 应用别嘌醇前须监测人体白细胞抗原等位基因（*HLA-B*5801*）吗？

抗痛风药别嘌醇的不良反应发生率3%～5%，其中以皮肤系统不良反应发生率最为严重，如史蒂文斯-约翰综合征（SJS）和大疱型表皮坏死松解症（TEN）等严重的皮肤敏反应，发生率为0.1%～0.4%。主要引起皮肤剥脱和黏膜的破坏，累积到肝肾器官，死亡率高，SJS的死亡率为1%～5%，而TEN的死亡率则达20%～30%。增加了临床使用的风险。

基因学和免疫学研究提示别嘌醇所引起的皮肤超敏反应与人类白细胞抗原HLA有关，其中相关联的是*HLA-B*5801*等位基因，*HLA-B*5801*已被多种指南认定为是别嘌醇严重皮肤反应的最大危险因素和特异性基因标志物。*HLA-B*5801*在不同种族间分布存在差异性，中国汉族人和泰国人该等位基因频度较高，达到8%，而白种人和日本人的基因频率仅为1%和0.5%。如携带该基因使用别嘌醇发生SJS/TEN的风险，根据人种不同，增加40～580倍。中国台湾汉族人中研究*HLA-B*5801*与皮肤毒性的相关性，发生严重皮肤毒性的51例患者均为*HLA-B*5801*基因携带者，而耐受别嘌醇的对照组135例中仅有20例（15%）具有该基因。通过循证医学证据分析，推荐在高风险人群中筛查*HLA-B*5801*，高风险人群包括中国汉族人和泰国人，如检测为阳性则不应服用别嘌醇。

1252　应用阿巴卡韦前须监测人体白细胞抗原等位基因（*HLA-B*5701*）吗？

阿巴卡韦为一种核苷类逆转录酶抑制药，作为抗HIV的初始治疗药。其可引起的超敏反应是一种多器官综合征，会出现两种或两种以上的体征或症状，包括发热、皮疹、胃肠道反应、肝毒性、呼吸系统反应和全身性反应。超敏反应通常出现在治疗早期或治疗开始的前6周（中位时间为11天）。美国FDA回顾了两项研究资料，支持患者在应用阿巴卡韦前对进行*HLA-B*5701*等位基因筛查，并对阳性患者选择其他药物治疗。一项研究将治疗前进行*HLA-B*5701*等位基因筛查的患者与未进行筛查者出现阿巴卡韦超敏反应的情况进行比较。在没有接受基因筛查的患者中，出现疑似阿巴卡韦超敏反应的比例为7.8%（66/847），而在接受筛查并被检测为*HLA-B*5701*阴性者中，该比例降为3.4%（27/803）（*P*＜0.0001）。据研究数据估计，61%的*HLA-B*5701*阳性者在接受阿巴卡韦治疗时会出现超敏反应，而阴性者出现超敏反应的比例仅为4.5%。第二项研究（SHAPE）是一项前瞻性病例对照研究，用于评估在美国黑人患者和白人患者中*HLA-B*5701*等位基因对阿巴卡韦超敏反应的敏感度和特异性。研究表明，无论是黑人或白人，*HLA-B*5701*和阿巴卡韦超敏反应之间都存在极强的关联性，同时说明，在美国患者中预先筛查*HLA-B*5701*等位基因能提高阿巴卡韦使用的安全性。有鉴于此，美国FDA向医务人员和患者提出以下建议：① 在使用阿巴卡韦治疗前，对所有患者进行*HLA-B*5701*等位基因的筛查，将其作为导致超敏反应的ⅠA级药物基因标记物，以减少超敏反应的发生风险。② 曾使用过阿巴卡韦并可耐受的患者，在重新使用阿巴卡韦时也会出现超敏反应。如这些患者*HLA-B*5701*状态不确定，在重新开始服用阿巴卡韦前也要接受基因筛查。

1253　应用拉布立酶前须监测葡萄糖-6-磷酸脱氢酶等位基因（*G6PD*）吗？

葡萄糖-6-磷酸脱氢酶（G6PD）为存在于所有细胞和组织中的看家酶，是磷酸戊糖旁路代谢的起始酶和关键酶。G6PD的缺乏不仅影响到还原型辅酶Ⅱ（NADPH）的生物合成，且妨碍过氧化氢和成熟红细胞对其他化合物的解毒功能，而NADPH含量直接影响到谷胱甘肽于红细胞的含量，后者可保护红细胞免受氧化反应而破坏。人体G6PD的缺乏，不仅加速破坏红细胞，降低红细胞计数，导致从新生儿黄疸、药物性贫血（磺胺类、硝基呋喃类、奎尼丁、氯喹、阿司匹林、氨苯砜、格列本脲等）、感染性急性贫血、蚕豆病、重症慢性非肺球细胞溶血性贫血等疾病，造成死亡或神经严重损伤。*G6PD*的基因多态性和突变（140种突变型，中国人有31种突变型）是导致G6PD缺乏的病理基础（5型缺乏症）。

人体内没有分解尿酸的酶，外源性拉布立酶和聚乙二醇尿酸酶可促进尿酸分解，将尿酸转化为一种溶解性更好的尿囊素，且易被肾脏排泄，降低尿酸水平，是对抗痛风的另一治疗途径，用于重症痛风。但药物基因组实施联盟指南指出：拉布立酶的禁忌证有*G6PD*缺乏症，因其可能有致AHA与正铁血红蛋白血症发生的风险，诱发急性溶血性贫血（黄疸、呼吸急促、心脏衰竭、休克乃至死亡）。美国FDA建议，在应用拉布立酶前（包括服用氨苯砜、氯喹）应对*G6PD*进行筛查，对*G6PD*缺乏者禁用，对变异者改用其他药，以降低诱发急性溶血性贫血的风险。

1254 应用卡培他滨前须监测二氢嘧啶脱氢酶（DPYD）多态性吗？

氟尿嘧啶、卡培他滨和替加氟都为嘧啶类似物，属抗代谢类抗肿瘤药。卡培他滨为氟尿嘧啶的前体，在体内可活化代谢为氟尿嘧啶，用于结肠癌和对紫杉醇及多柔比星等无效的晚期乳腺癌的治疗。替加氟为氟尿嘧啶的衍生物，在体内经肝脏活化变为氟尿嘧啶而发挥抗肿瘤作用。85%的氟尿嘧啶经二氢嘧啶脱氢酶（DPYD）代谢灭活。DPYD酶活性低下的结肠癌和胃癌患者应用氟尿嘧啶、卡培他滨或替加氟后出现体内氟尿嘧啶蓄积，引起严重黏膜炎（口腔及胃肠黏膜溃疡）、中性粒细胞减少、骨髓功能抑制、小脑失调、神经系统症状甚至死亡。

*DPYD*位于1号染色体短臂，该基因14外显子1986位A＞G多态性（*DPYD*2A）是最常见的引起酶活性下降的遗传变异，等位基因携带率为3%。约40%低DPYD酶活性的个体携带*DPYD*2A等位基因，其中有60%的患者应用氟尿嘧啶治疗后出现4级严重的中性粒细胞减少；而在DPYD酶活性正常患者中，氟尿嘧啶所致严重毒副反应的发生率仅为10%。因此，对*DPYD*2A多态性进行检测可预测氟尿嘧啶治疗所致致命性毒性反应发生风险。美国FDA已批准在氟尿嘧啶说明书中增加在用药前对*DPYD*多态性进行检测的建议。CPIC指南也建议在应用氟尿嘧啶、卡培他滨和替加氟前对*DPYD*多态性进行筛查，

携带*DPYD**2A等位基因者慎用氟尿嘧啶、卡培他滨和替加氟，或降低剂量，以避免严重不良反应或毒性的发生。

1255 应用异烟肼前须监测N-乙酰基转移酶1（NAT1）多态性吗?

异烟肼可选择性作用于结核分枝杆菌，对静止期结核杆菌有抑制作用，对繁殖期结核杆菌有杀灭作用，因其穿透性强，故对细胞内外的结核杆菌均有作用，是全效杀菌剂。异烟肼的不良反应伴随剂量增加而发生率显著增加，主要为肝毒性（轻度一过性肝损害如转氨酶AST及ALT升高、黄疸等）及周围神经炎（多见于慢乙酰化者，且与剂量有明显关系）。异烟肼的主要代谢产物为*N*-乙酰异烟肼，*N*-乙酰异烟肼又可分解产生乙酰肼和异烟酸，这些代谢物基本上都失去抗结核作用。在使用异烟肼治疗中，乙酰肼的存在始终与肝毒性相伴。其肝毒性与异烟肼的代谢产物乙酰肼有关，快乙酰化者乙酰肼在肝脏积聚增多，易引起肝损害。

N-乙酰基转移酶是一种 II 相药物代谢酶，催化多种药的乙酰化代谢。人类有两个编码N-乙酰基转移酶的基因，分别是*NAT1*和*NAT2*，两者具有87%的同源性。*NAT1*表达于大多数组织中，其中以红细胞和淋巴细胞中最为丰富，主要参与异烟肼、吡嗪酰胺、利福平、氨基水杨酸和对氨基苯甲酸等药的代谢；*NAT2*仅表达于肝脏和肠道，参与异烟肼、普鲁卡因胺、磺胺等20多种肼类化合物的乙酰化代谢。人群中N-乙酰基转移酶活性呈多态性分布，根据乙酰化表型的不同将人群划分为三类：慢型乙酰化代谢者、快型乙酰化代谢者和中间型乙酰化代谢者。其中，亚洲人群中慢型乙酰化代谢者的发生率为10%～30%。

*NAT1*基因具有高度多态型，国际芳香胺N-乙酰基转移酶基因命名委员会已发布了28种*NAT1*的基因型，其中*NAT1**4是*NAT1*的野生型等位基因。*NAT1**20、*NAT1**21、*NAT1**23、*NAT1**24、*NAT1**25、*NAT1**27与*NAT1**4功能类似，而*NAT1**14A、*NAT1**14B、*NAT1**15、*NAT1**17和*NAT1**22导致慢乙酰化表型，*NAT1**10和*NAT1**11导致酶活性升高。此外，还存在编码无酶活性的截短蛋白的基因型。通常将*NAT1**10和*NAT1**11纯合子和杂合子基因型视为快乙酰化代谢基因型，而其余等位基因的组合则被认为是慢乙酰化代谢基因型。因此，对*NAT1*基因进行分型不能局限于单个SNP，而应同时对多个SNP进行检测和分型。异烟肼受*NAT1*多态性影响最大，快乙酰化代谢型个体口服药物后，血浆半衰期为45～110分钟，而慢乙酰化代谢型个体服药后血浆半衰期可长达4.5小时。慢代谢型个体反复给药后易引起蓄积中毒，引起周围神经炎。FDA已将*NAT1*基因列为药物基因组生物标记。*NAT2*基因也具有高度多态性，国际芳香胺N-乙酰基转移酶基因命名委员会已发布87种*NAT2*基因型，其中*NAT2**4是野生型等位基因，属快代谢型等位基因；已知的慢代谢型等位

基 因 包 括 *NAT2*5A*、*NAT2*5B*、*NAT2*5C*、*NAT2*5D*、*NAT2*5E*、*NAT2*5F*、*NAT2*5G*、*NAT2*5H*、*NAT2*5I*、*NAT2*6A*、*NAT2*6B*、*NAT2*6C*、*NAT2*6D*、*NAT2*6E*、*NAT2*7B*、*NAT2*12D*、*NAT2*14A*、*NAT2*17*和*NAT2*19*。*NAT2*基因多态性通过降低酶的稳定性、改变酶与底物亲和力以及促使蛋白酶降解等方式影响*NAT2*的功能。临床上推荐检测的*NAT2* SNP有*rs1801280*、*rs1799930*、*rs1799931*和*rs1801279*。目前FDA已将*NAT2*列为异烟肼个体化用药的基因组标记物，推荐在使用异烟肼前对*NAT2*基因型进行检测。建议降低*NAT2*慢代谢型（携带两个慢代谢型等位基因或单倍型）个体异烟肼的用药剂量以预防蓄积中毒和周围神经炎；中间代谢型（携带一个慢代谢型等位基因和一个快代谢型等位基因）和快代谢型（具有两个快代谢型等位基因）者可应用异烟肼常规剂量治疗。

1256 应用安非拉酮前须监测锚蛋白重复和激酶域1（ANKK1）的多态性吗？

锚蛋白重复和激酶域1（ANKK1）为丝氨酸/苏氨酸蛋白激酶家族成员，与多巴胺受体（DRD2）基因相邻。ANKK1外显子上的SNP*rs1800497*又称*DRD2taq1*多态性，携带该多位点*T*等位基因可使人体纹状体DPD2密度下降。同时，携带*DRDrs1800497A*等位基因的患者对第二代抗精神病药治疗期间所导致的锥体外系反应、静坐不能的不良反应显著高于该位点*GG*基因患者。因此，把*DRDrs1800497A*等位基因作为B1级药物基因组标识物，在应用第二代抗精神病药安非拉酮前进行筛查，以减少不良反应法发生的风险。抗精神病药所致的锥体外系反应、静坐不能的发生率在所有药品中最高，发生率约20%，常见于用药后1～2周，且与药品的剂量、疗程和个体差异有关（更为警惕的是与精神病症状相似）。同时也与*DRDrs1800497A*等位基因密切相关。安非拉酮为兴奋剂和食欲抑制药，临床上主要用于治疗各种程度的单纯性肥胖症及伴有冠心病、高血压、糖尿病的肥胖患者，近年来用于帮助戒烟，但发现携带*DRDrs1800497A*等位基因者对其戒烟效果不同（总计有26种变异基因），戒烟成功者中基因变异的频率更高。美国FDA提倡应用安非拉酮前进行基因筛查，以提高戒烟的效果。

1257 单抗靶向抗肿瘤药在用前需要先做基因筛查吗？

为有的放矢和精准治疗，建议应用单抗靶向抗肿瘤药前尽可能先做患者的基因筛查，如筛查表皮生长因子受体（EGFR）过量、B淋巴细胞表面高表达的CD20抗原、雌激素受体阳性（ER）等，并于化疗后应用。应先应用化学治疗，使肿瘤细胞凋亡。曲妥珠单抗、西妥昔单抗是人表皮生长因子受体-2（HER-2）胞外区的人源化单克隆抗体，*HER-2*在乳腺癌、卵巢癌、胃癌等多种人类肿瘤中过度表达，主要是由于 *HER-2* 基因扩增或转录增多。利妥昔单抗为抗CD20抗体。研究表明，西妥昔单抗的疗效与 *KRAS* 基因第12或第13位密码子的突变状态有关，仅对 *KRAS* 野生型患者可延长无进展生存时间，但对突变型无效。因为 *KRAS* 基因突变后会自发激活RAS-Raf传导通路，而不再受EGFR调控。因此，指南中强调西妥昔单抗须在用药前监测 *KRAS* 突变状态，仅可用于 *KRAS* 基因野生型患者。单体靶向抗肿瘤药具有疗效明确、副作用小、价格昂贵等特点，因此，在研究、评价和优化其临床疗效的同时，也应对其不良反应及药物经济学予以关注。